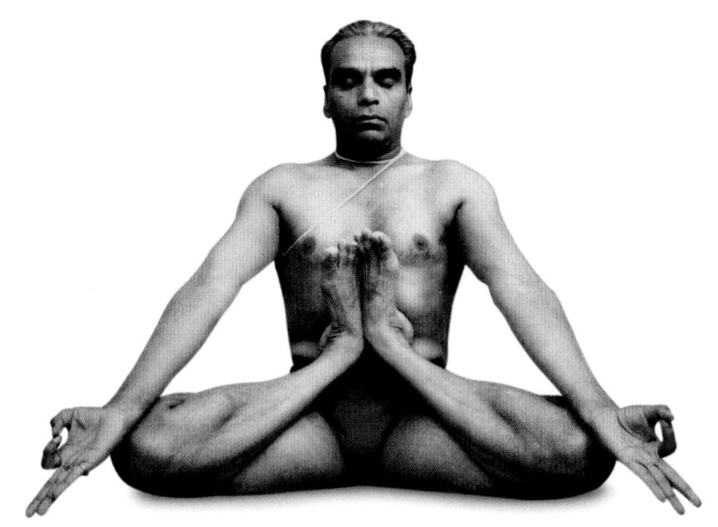

B.K.S. IYENGAR YOGA

艾揚格瑜伽修習寶典

推薦序／台灣艾揚格瑜伽協會理事長柯怡霙

艾揚格瑜伽，已經是當代最具代表性的瑜伽派別之一，由瑜伽大師艾揚格先生累積畢生的練習與教學經驗，隨著瑜伽在全世界普及與發展，漸進形成的一種獨特風格與方法。

何謂艾揚格瑜伽，其實不是簡單幾句話所能定義，艾揚格大師的兒子Prashant Iyengar曾做過一個比喻，「因為這個系統是如此巨大，要界定艾揚格瑜伽，就好比要五個盲人光從觸碰不同部位，就要他們去識別一隻大象。」

然而，艾揚格瑜伽的本質與精神，總是非常務實，最初階段非常強調在體位法與呼吸法。艾揚格大師發展輔具的使用協助身體安全進入體式，堅持順位與運作的方式、正確的序列編排，也因此讓艾揚格瑜伽以治療功效聞名。但艾揚格瑜伽並非只著重外在身體的面向，艾揚格大師主張在體式中將意識擴展到全身所有微細的部位，訓練心專注、警覺、敏銳。而後呼吸法練習則建基於身的穩固、心與感官基本控制能力之上，進入更精粹的生命能量控制。當一切都準備好時，禪定與三摩地的階段便會自然發生。

艾揚格大師從不喜歡空談哲學與靈性知識，他認為瑜伽八肢，就結合在體位法與呼吸法練習當中，對瑜伽哲學與真理的解釋，也來自於層層深入的切身練習與體悟。艾揚格大師直到離世前都仍持續不間斷的每日練習，用一生來實踐對瑜伽的堅持，對眾生慈愛，並將成就奉獻於神，這也是最令世人感到欽佩與崇敬的地方。

感謝積木文化出版本書的繁體中文版，這真是台灣練習者的福音。對初學者而言這是一本深入淺出的入門書，內容已幾乎涵蓋了瑜伽的許多面向，對於有經驗的練習者，更是一本能隨時翻閱參考的工具書。願所有人在瑜伽路上，最終能經驗大師提及的瑜伽目標「照見靈魂」(sight of soul)，體現內在真我。

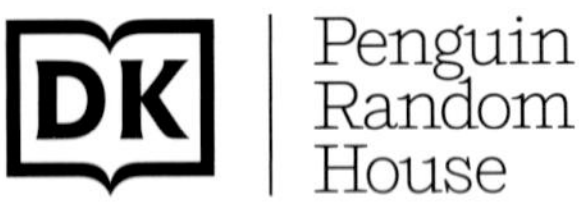

艾揚格瑜伽修習寶典——大師親授體式精要，360°全方位步驟解析，幫助練習者持續走向身心整合的健康之路

原書名／B.K.S Iyengar Yoga The Path to Holistic Health｜作者／B.K.S. Iyengar｜譯者／劉佳澐｜審訂／張怡沁、傅雅祺｜特約編輯／陳錦輝
總編輯／王秀婷｜責任編輯／梁容禎｜行銷業務／黃明雪、林佳穎｜版權／徐昉驊
發行人／凃玉雲｜出版／積木文化｜104台北市民生東路二段141號5樓｜電話：(02) 2500-7696｜傳真：(02) 2500-1953｜官方部落格：http://cubepress.com.tw/｜讀者服務信箱：service_cube@hmg.com.tw｜發行／英屬蓋曼群島商家庭傳媒股份有限公司城邦分公司｜台北市民生東路二段141號11樓｜讀者服務專線：(02)25007718-9　24小時傳真專線：(02)25001990-1｜服務時間：週一至週五上午09:30-12:00、下午13:30-17:00｜郵撥：19863813　戶名：書虫股份有限公司｜網站：城邦讀書花園　網址：www.cite.com.tw｜香港發行所／城邦（香港）出版集團有限公司｜香港灣仔駱克道193號東超商業中心1樓｜電話：852-25086231　傳真：852-25789337｜電子信箱：hkcite@biznetvigator.com｜馬新發行所／城邦（馬新）出版集團｜Cite (M) Sdn Bhd｜41, Jalan Radin Anum, Bandar Baru Sri Petaling, 57000 Kuala Lumpur, Malaysia.｜電話：603-90578822｜傳真：603-90576622｜email: cite@cite.com.my

城邦讀書花園
www.cite.com.tw

2020年10月1日初版一刷｜2020年12月1日初版二刷｜售價／1500元｜ISBN 978-986-459-232-6

國家圖書館出版品預行編目資料

艾揚格瑜伽修習寶典/B.K.S. Iyengar作；劉佳澐譯. -- 初版. -- 臺北市：積木文化出版：家庭傳媒城邦分公司發行, 2020.07　面；　公分
譯自：B.K.S. Iyengar yoga the path to holistic health　ISBN 978-986-459-232-6(精裝)　1.瑜伽　411.15　109006930

For the curious
www.dk.com

作者致謝

B・K・S・艾揚格欲感謝吉塔・艾揚格博士以顧問身份提供專業建議，並協助編輯初稿與照片拍攝。感謝《瑜伽入門》(Yoga for You)與《紓壓瑜伽》(Yoga for Stress)教學光碟製作人帕斯・阿敏(Parth Amin)，他在我完成本書時所提供了諸多想法與努力。也感謝羅申・阿敏(Roshen Amin)、史蒂芬妮・奎格(Stephanie Quirk)與烏瑪・達瓦萊(Uma Dhavale)的貢獻，以及R・N・庫哈里教授(R.N. Kulhali)協助起草與彙編本書文字。並感謝哈明德・辛格(Harminder Singh)的攝影，以及模特兒羅申・阿敏、雷絲莉・彼得斯(Leslie Peters)、阿里・達什蒂(Ali Dashti)及賈瓦哈爾・邦格拉(Jawahar Bangera)。

B.K.S. IYENGAR
YOGA
艾揚格瑜伽修習寶典

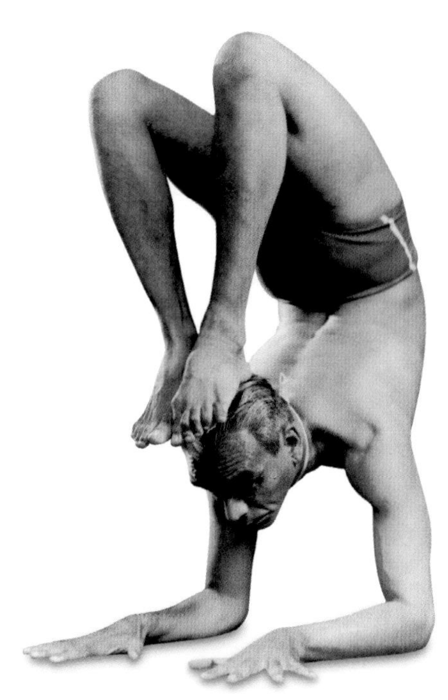

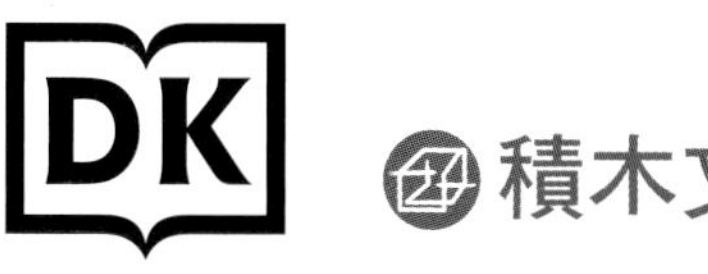

目錄

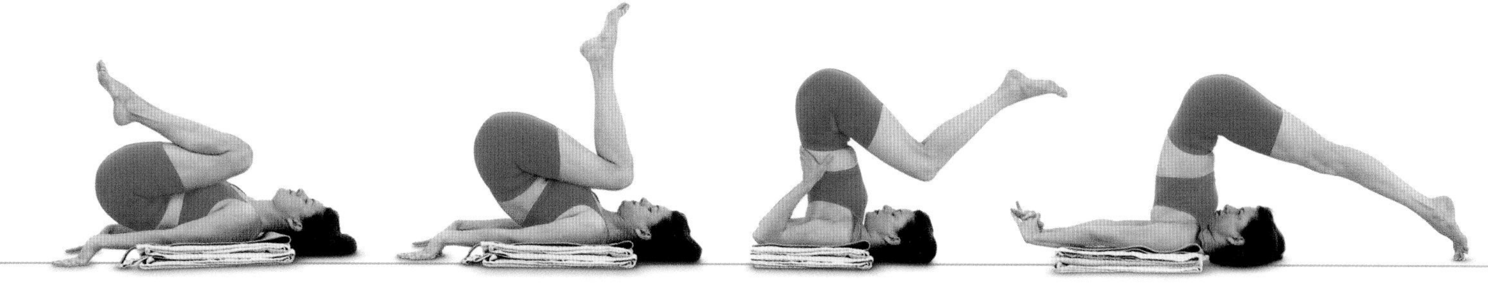

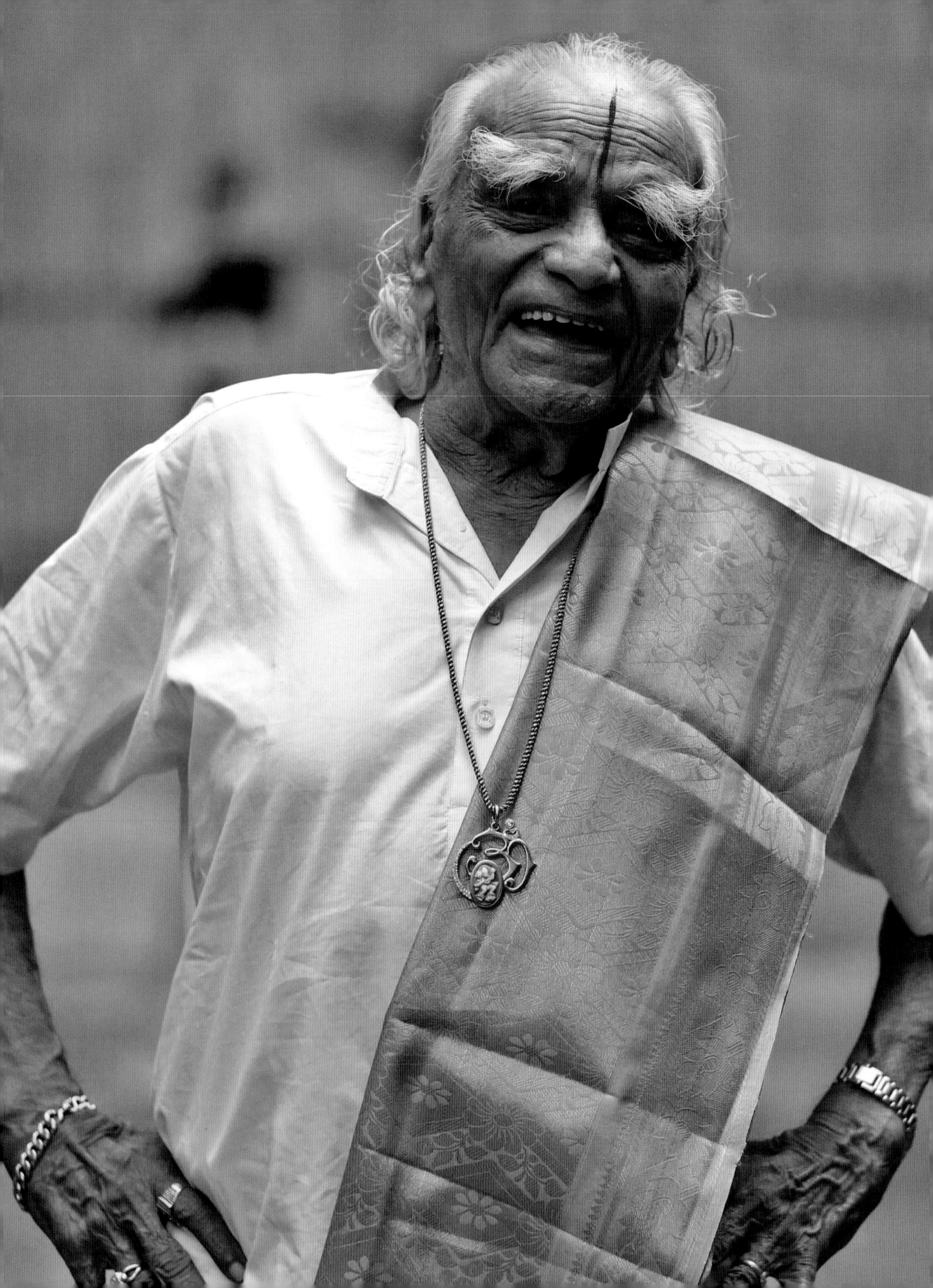

前　言

文／艾揚格上師（B.K.S. Iyengar）

瑜伽適合所有人。你既不需要身為專家，也毋須擁有完美的體能，就能練習本書中列出的體式。現代生活的壓力會導致身體疼痛和疾病，因為我們總是在追求外在的成功，卻在過程中忽視了自己的身體。這些壓力也可能引發心理上的痛苦，讓我們總是感到空虛、孤獨或無力。瑜伽有助於整合心理和生理層面，帶來內在和外在的平衡，也就是我經常說的「協調感」。一旦你的內在心智觸及到身體的每個細胞和組織，這便是真正的協調。

歷時七十三年的教學與練習過程中，我觀察到有部分學生只關注瑜伽的身體層面。他們的練習彷彿一條水流湍急的小溪，水花不斷濺起、落下，卻深度不足且方向凌亂。若這些誠心修習瑜伽的學生也能專注於心理和精神層面，就可以轉變為一條生生不息的大河，甚至能灌溉與滋養周圍的土地。古諺有云：「無人能踏入同一條河中兩次，因河已不同，人亦有別。」每一次體式的練習都不會相同，都將以新的能量來為你注入新的生命力。

不過，我在本書中仍會較著重於瑜伽技巧面，如此一來，即使是初學者也能對體式的練習擁有透徹的了解，進而獲得最大的練習效果。而透過一些簡單輔具的幫忙，不同程度的學生也可以逐漸建立力量、自信和柔軟度，不會導致疲勞或受傷。本書描述與說明的瑜伽技巧，也可以幫助一些特殊疾病患者，只要定期練習，便可增強身體的內在力量和身體的抵抗力，有助於減輕疼痛，並解除病根，而不是僅僅消除症狀。愈來愈多世界各地的人都逐漸意識到，替代療法比傳統治療更有益於健康。我希望這本書能幫助到所有想透過瑜伽來改變生活的人。願瑜伽帶給你們福賜。

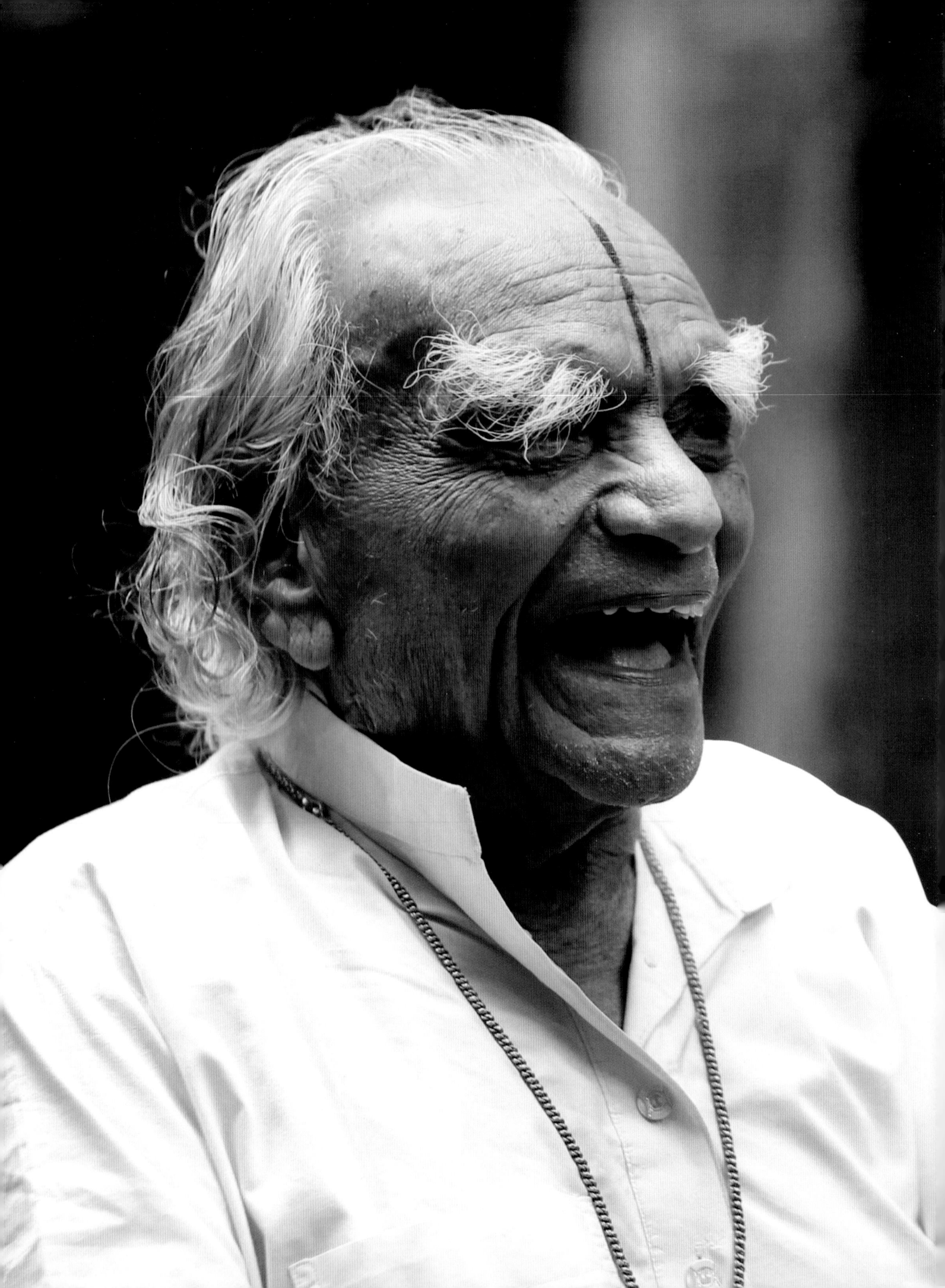

第一章

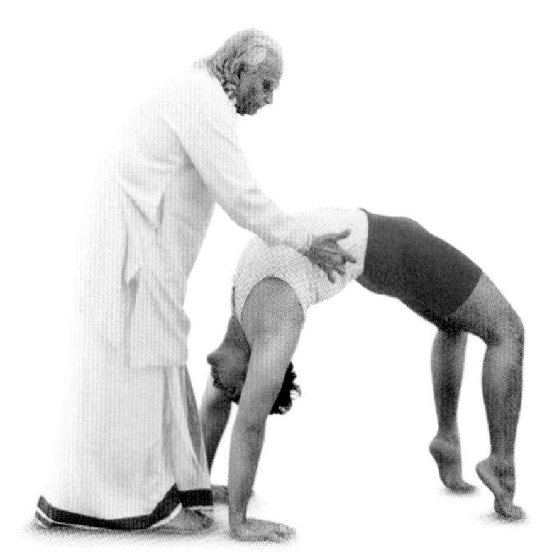

艾揚格的生平與成就

「我以哲學家的思想練習瑜伽，以科學家的技術教學，並以藝術家的精神示範動作。」

說到瑜伽的藝術，就不可不提備受尊崇的已故瑜伽大師B.K.S.艾揚格。他來自貧窮的底層家庭，卻展現出卓越的毅力與決心，透過瑜伽藝術改善了自身的處境與健康狀況。他對掌握與理解古代瑜伽傳統有獨到的天賦與觀點，在他的推動之下，現今瑜伽變得日益普及，全世界無數人都因此得以接觸瑜伽，並從一生致志的練習中找到精神的啟發。

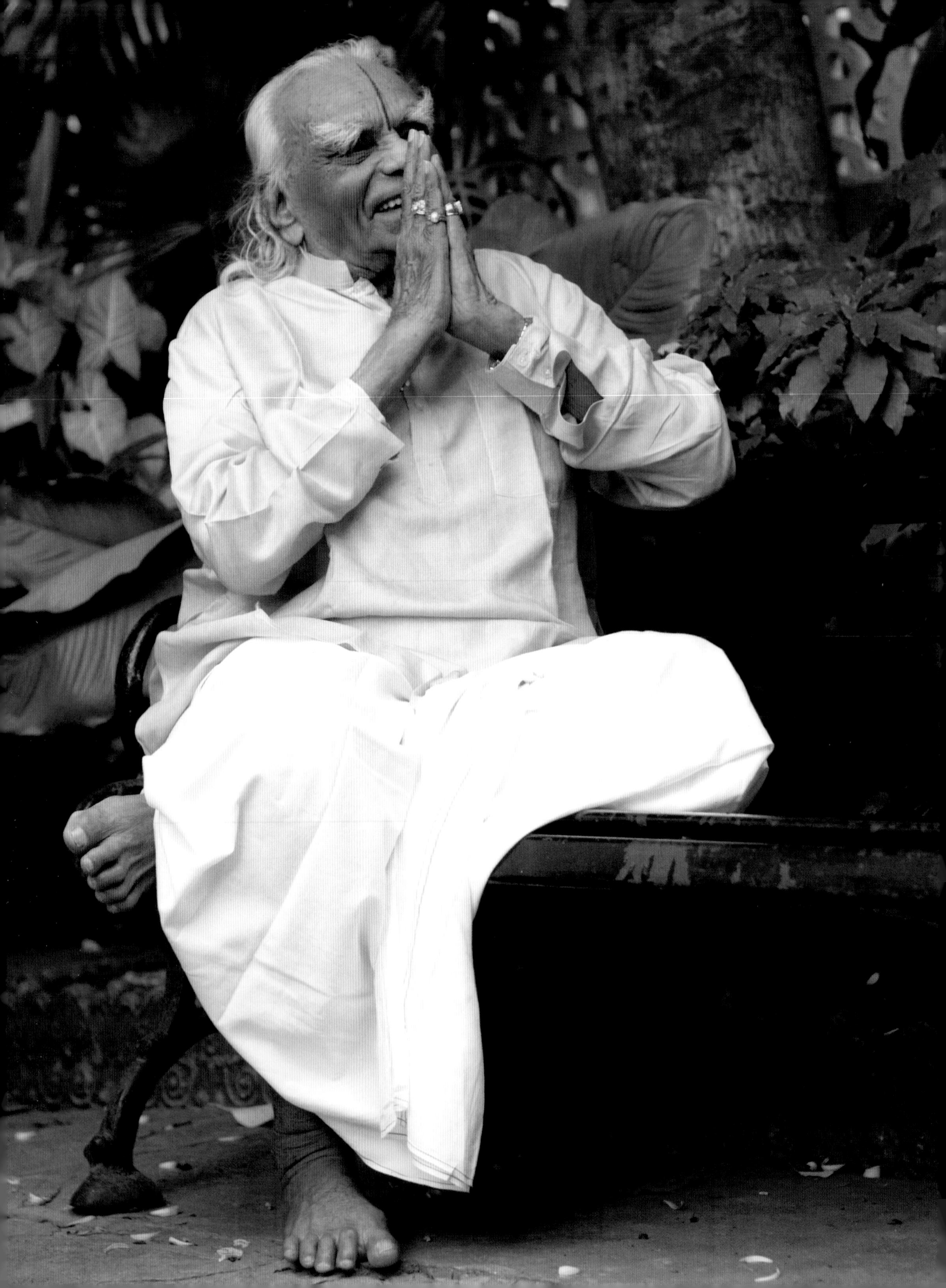

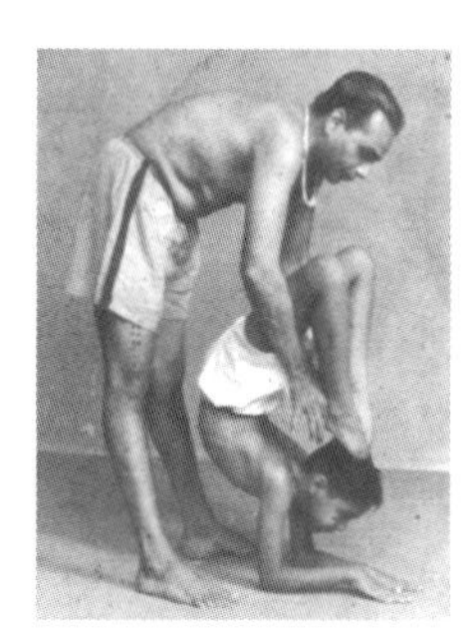

艾揚格大師

艾揚格戰勝兒時的貧困與病痛，精通並革新了瑜伽的藝術。他將瑜伽傳播到西方，也使全世界數以萬計的人都能輕易接觸瑜伽。

通往卓越並成為一則傳奇的道路上，充滿著失望、失敗與焦慮，而忍耐、通過時間的考驗則需要不懈的堅持、奉獻與專注。艾揚格曾獲得蓮花士勳章（Padma Shri）與蓮花裝勳章（Padma Bhushan）兩大公民榮譽獎，他的一生證明人是可以克服逆境的。

「度過許多難關之後，當你回首前塵往事，就會發現許多事其來有自。」艾揚格沉思道。那是2014年的一個傍晚，印度浦納的拉瑪瑪妮艾揚格瑜伽紀念學院裡，學生們來參加晚間課程，他們發現艾揚格老師就坐在辦公室附近，便全都停下腳步，圍繞在他身邊聽他說話。畢竟這是多麼難得的一次機會，能聽到一位傳奇人物談論他的生活、成果以及他超越身體、智力和心智的旅程。令人難過的是，這是他們最後一次聽到這個故事。同一年，艾揚格大師去世了，享耆壽95歲。

艾揚格是個單純的人，他畢生致力精通瑜伽傳統，並使其成為一門歷久不衰的學問。他的成功可說是堅強的意志力、極高的毅力與純然的頑強所致。

出身底層

拜魯爾．克里希那馬查爾．桑達拉拉亞．艾揚格（Bellur Krishnamachar Sundararaja Iyengar） 於1918年12月14日出生於印度貝魯爾小鎮，鄰近印度科技重鎮邦加羅爾（Bengaluru）。他是個體弱多病的孩子，有著細瘦的四肢、突起的腹部和沉重的大頭。「我的外表一點也不討喜，」艾揚格老師描述道。1927年父親去世時，他只有8歲，全家人也因此陷入徹底的貧困。「曾有一段時間我們因為付不出學費而不能去參加考試。哥哥帶我上街乞討。」即便後來獲得成就，他依然清晰記得過去這些苦難。「貧困如同知識的花環。如果我沒有出生在如此困苦的家庭，我可能什麼也辦不到。我很感激自己曾經那麼貧窮，知識就是由此受到激發的。」

初識瑜伽

1934年，艾揚格老師接獲一個難以拒絕的工作邀請。這個邀請來自奎師那阿闍梨（Tirumalai Krishnamarcharya），他娶了艾揚格的姊姊納瑪姬莉（Namagiri）。被稱為「現代瑜伽之父」的奎師那阿闍梨，當時在贊助人邁索爾王摩訶羅闍（Maharaja of Mysore）的賈甘穆罕宮殿（Jaganmohan）中經營一所瑜伽學校。他邀請艾揚格搬到邁索爾，幫忙姊姊納瑪姬莉一起處理家務，好讓他免於繼續挨餓。

奎師那阿闍梨是位嚴格的老師。「我並不認為他是因為看見我的潛力才提出邀請，他只是要我練習瑜伽來改善健康

（右上）艾揚格大師正在調整其子普尚．艾揚格（Prashant Iyengar）練習蠍子式的姿勢，1960-1961。

（左）艾揚格大師於印度浦納拉瑪瑪妮艾揚格瑜伽紀念學院，2008。

「是內在的聲音敦促我努力不懈怠，
是我的意志使我前進。」

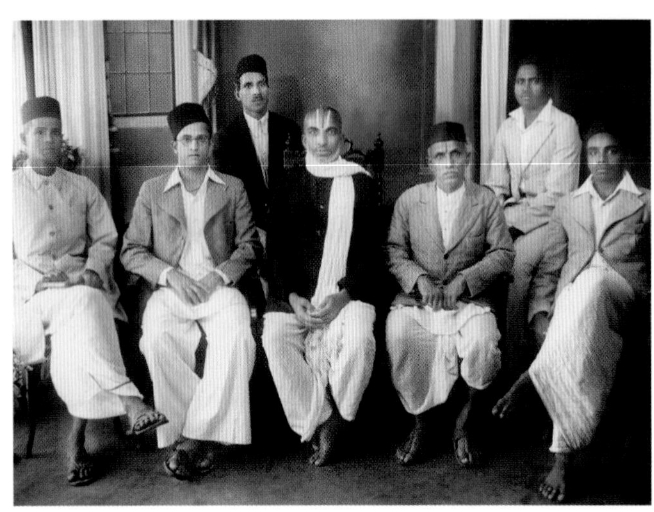

艾揚格（最右）與他的老師奎師那阿闍梨（中），以及邁索爾王子（左二）於早年（1937年）的合影。

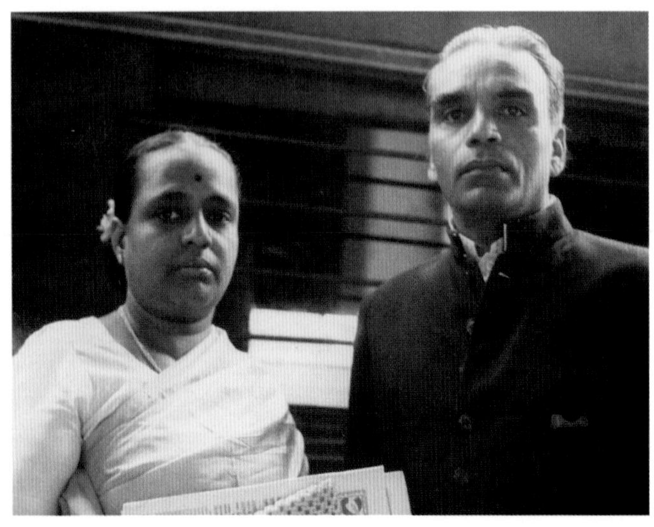

艾揚格與妻子拉瑪瑪妮於1960年的合影。她成為他的學生，以及他最重要的支持者之一。

狀況，」艾揚格回憶：「我立刻接下這份工作。更何況健康是我從出生以來就有的長期問題。」練習瑜伽三年之後，艾揚格才注意到自己的健康產生顯著的變化，這讓他大為振奮。「這段時間，我的老師奎師那阿闍梨很少注意到我。後來，他教了我一些基礎體式的概念，也就是一些經典的瑜伽姿勢。我掌握了每個體式的原理，並且自己練習。我開始學習更加困難的姿勢，像是蠍子式，還有以手倒立的姿勢，都是在我們以前參加的公開演出中學起來的！我不確定奎師那阿闍梨真正在我身上看出了些什麼，但我想他的確看出我的膽量。」

1935年，邁索爾王摩訶羅闍安排了一次瑜伽演示。艾揚格本來已經準備好示範一些體式，但奎師那阿闍梨卻突然向他扔出一個挑戰。他要艾揚格示範神猴哈努曼式（Hanumanasana）——俗稱的「一字馬」，雙腿分別往前方與後方劈開。「我完全不會這個體式。老師向我描述一遍，我明白這是一個很困難的體式。我告訴老師說我的短褲太緊了，要伸展雙腿會很困難。他便要一名高年級的學生用剪刀將我的短褲兩側剪開，然後叫我完成這個體式。我做到了，但也因此拉傷腿筋，花了許多年的時間才痊癒。這讓老師印象深刻，並問我是怎麼做到的。他說他原先並不認為我能完成動作，但我卻成功了。就算是邁索爾王摩訶羅闍致贈的信物，也遠遠比不上老師對我的稱讚之詞。」

艾揚格瑜伽的肇始

「那天，我也學到寶貴的一課。我發現，在沒有準備的情況下倉促地嘗試某些體式，會讓身體和心智都受到傷害。後來我開始科學地開發體式序列。我發展出一套循序漸進的方法，由簡入繁地練習體式。我按照各個體式的功用將其歸類，例如淨化、安撫、活絡、滋養或洗滌。老師點亮了我內在的瑜伽之火，但我一開始並不是用現在的方法練習，我努力找出其中缺失的環節，試圖變得更加精準、確切。我改進了老師的方法，運用瑜伽智慧中的協調性，讓體式能一組接著一組練習。」

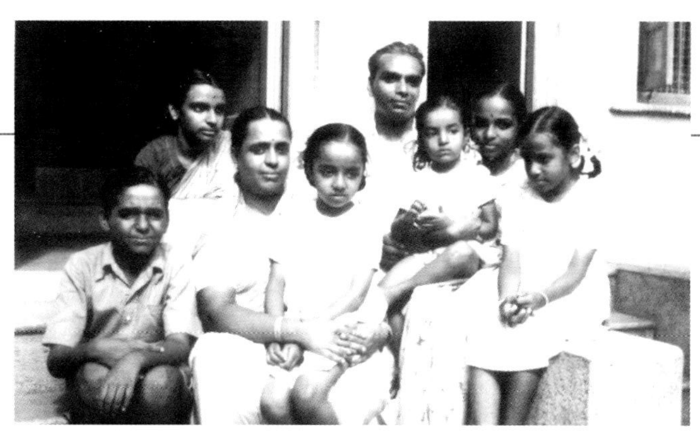

（左）艾揚格、拉瑪瑪妮與子女早期的全家福，1959。

奎師那阿闍梨也在艾揚格心中留有不可抹滅的印象。「在我們的瑜伽之輪中，他就是軸心。而我們則是輻條，讓輪子轉動時不至彎曲或凹陷。可惜的是，即使他知識淵博，他的行徑和情緒卻都令人捉摸不定。我們十分懼怕和他說話，更不用說向他提出質疑。但他的帶領、堅定的紀律、毅力、豐富的知識和強大的記憶力，在我們的生命中都留下永久的印記。」

在教學中學習

1936年，邁索爾王派奎師那阿闍梨和他的學生前往遠在印度另一頭的地區進行教學巡迴，該地區是現今的卡納塔克邦（Karnataka）。不久之後，知名外科醫師高克雷（V. B. Gokhale）又請奎師那阿闍梨派一名學生到浦納的迪肯金哈那運動會館（Deccan Gymkhana Club）進行六個月的瑜伽教學。艾揚格當時17歲，只會說一點英語，也不諳當地的馬拉提語，但他依然是不二人選。「除了語言隔閡之外，那些大學生還經常嘲笑我，因為他們比我年長，教育水平也更高，」他回憶道：「我那時還對我的束髮（shendi, 印度婆羅門教傳統髮型）非常自卑。但我決定不能就此消沉下去，我要努力證明瑜伽的價值。」後來，艾揚格每六個月就被續聘一次，一共在運動會館任教三年。

接下來的幾年，可說是艾揚格一生中最黑暗的時期。他失去迪肯金哈那運動會館的工作，教學活動幾乎全部停止，只剩兩三名學生。「這是考驗的時刻，充滿淚水、挫折與焦慮。事後回想，這似乎是成功的曙光到來之前的暗夜，」艾揚格回憶道：「內在的聲音敦促我努力不懈，意志推動我繼續前進。我勤奮練習，並且傳授瑜伽給任何有興趣的人。甚至會騎著腳踏車，到好幾英里外的學生家裡教課。曾有一段時間我僅靠自來水度日，因為其他東西我全都買不起。我沒有任何保障、沒有人幫助我，也沒有家人的支持。但失敗給了我決心，讓我看見通往進步的光明與道路。我將挫折當作工具，用來完成新的目標。所有的失敗、僵局和挫折都使我在追尋瑜伽之路上的決心更加堅定，一路上都有神的恩典。」

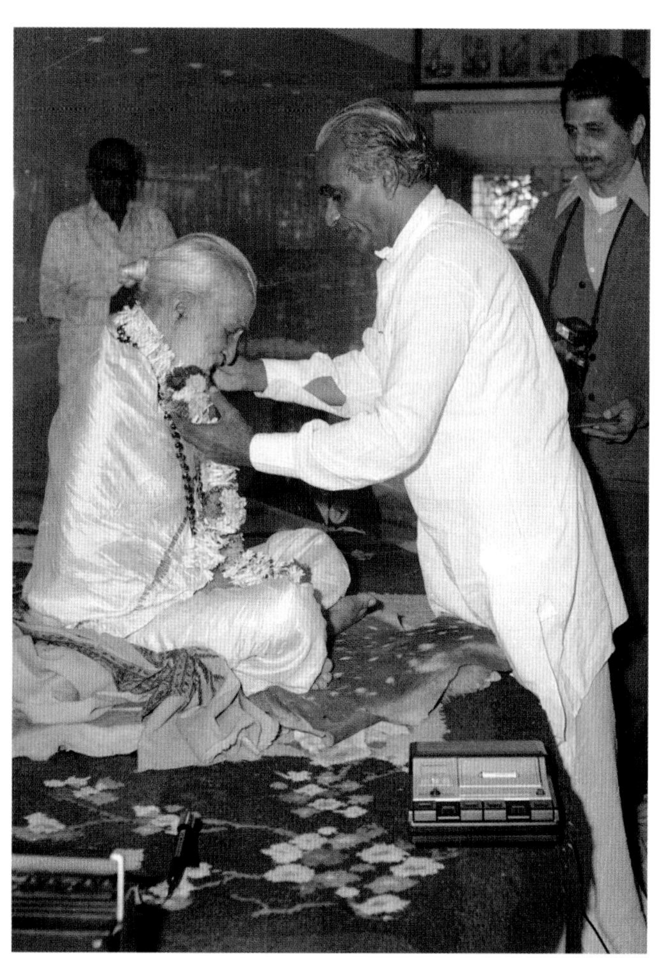

艾揚格祝賀奎師那阿闍梨60歲生日。

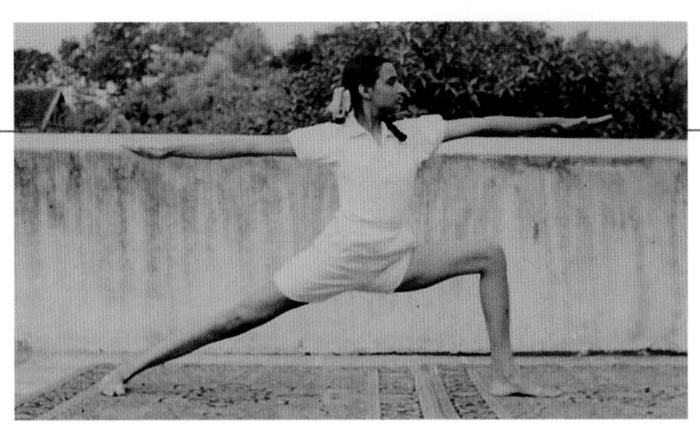

（右）年輕的艾揚格之女吉塔．艾揚格正在練習戰士二式。

在這段勉強謀生與追尋成就的日子裡，艾揚格與拉瑪瑪妮於1943年結婚。

「當時我的財務狀況很糟，但家裡給了我很大的壓力，我們很倉促地結婚了，」他回想：「我們借錢來辦婚禮。」拉瑪瑪妮一開始並不熟悉瑜伽，但她很快就成為一名專心致志的學生。「她很快就開始幫助我練習。她漸漸發展出對瑜伽的敏銳度，並為我帶來一股治癒之感。如果沒有拉瑪瑪妮，我和我的瑜伽練習法都不會有今天的成果，」他說：「我曾要拉瑪在我練習時觀察我的動作，並糾正我。她就像我的鏡子，幫助我達到最精確的樣貌。」

艾揚格說，毫無疑問，拉瑪瑪尼犧牲她自己的夢想，好讓他能無牽掛地追尋他的藝術。「當我離開家人到歐洲和美國進行瑜伽教學時，她面臨許多困難。例如，1962年浦納發生大洪水，人們全都帶著家當逃到頂樓，但拉瑪唯一掛記的就是要保住我那本《瑜伽之光》（*Light on Yoga*）的手稿。」

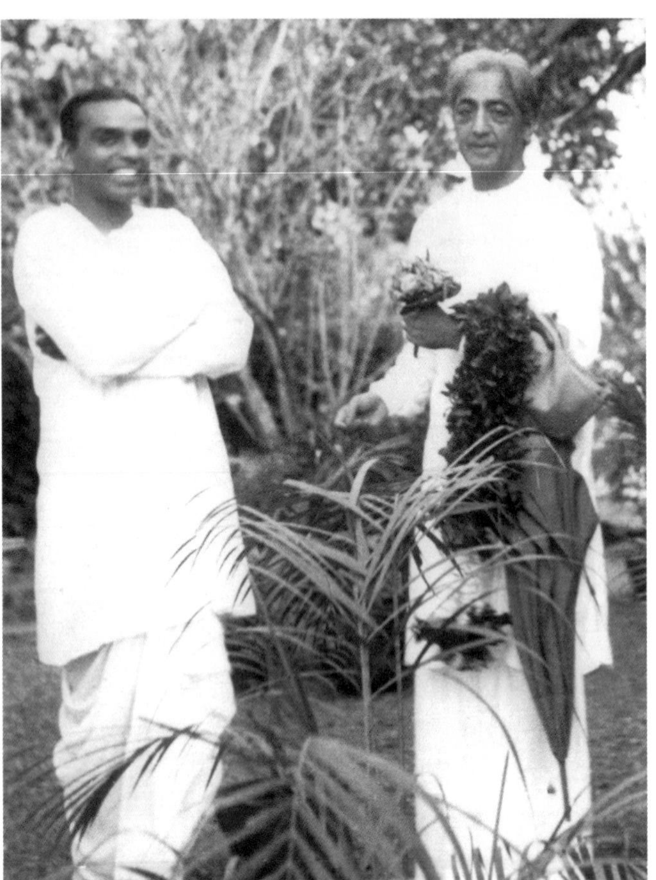

艾揚格與哲學家吉杜．克里希那穆提（右），他後來成為艾揚格忠實的學生，1955。

艾揚格瑜伽的發跡

漸漸地，想向艾揚格學習瑜伽的學生愈來愈多。在他幫助一名年輕女孩從脊髓灰質炎中康復後，艾揚格治癒病痛的口碑也在當地人與醫師之間傳開。艾揚格相信一切的轉折是在1946年，那年的某一夜，他和妻子做了非常相似的奇妙夢境。「從那天晚上起，幸運便降臨在我們身上。患有不同病痛的人們開始紛紛向我求助。」

也是大約在這段時間，一名學生將艾揚格介紹給吉杜．克里希那穆提（Jiddu Krishnamurthi），他是印度最偉大的哲學家之一。但當時，艾揚格並不知道他是誰。「我沒有讀過他的書，也不知道他是二十世紀最重要的思想家之一，就這麼開始在浦納教他瑜伽。他總說：『不要批評，也不要辯解。』他教導我不要為人們的評語感到困擾，也不要因此受到動搖。那時，世界各地的瑜伽士都批評我，認為我只是在做他們所謂的『身體瑜伽』（physical yoga）。但是，我非常清楚自己在做什麼，並且從不覺得我需要為這些事情辯解。即便是現在，我也不擔心他人的言論，只是一心專注實踐。

「1952年與耶胡迪・曼紐因的偶然會面，開啟了艾揚格瑜伽通往世界的大門。」

我自己也不會批評別人或他們的瑜伽方法。克里希那穆提後來在信中讚許我：『您教我瑜伽長達二十年，每當有人問我誰是最偉大的瑜伽老師，我都會告訴他們是您。』」

接著，艾揚格推動瑜伽普及化的夢想終於出現關鍵的轉捩點。1952年，他與著名小提琴家耶胡迪・曼紐因（Yehudi Menuhin）男爵偶然見面，開啟了「艾揚格瑜伽」通往世界的大門。曼紐因那時人在孟買，本來約好要與艾揚格見面，卻差點失約。「我察覺他的心智狀態，便說服他給我五分鐘。我讓他以攤屍式躺下（一種臥姿體式，有助於平緩呼吸，並使身心沉靜，參見頁170-173）。在他平躺時，我用手指引導他練習六頭戰神式（Shanmukhi mudra, 將手指放在臉部特定位置以遮擋感官）。結果，他就這樣睡了將近一個小時！」艾揚格說。

「我本來也沒有聽說過這個人，後來知道他是個名人，但對我來說，他只是另一個我能幫助治療身體病痛的患者，」他回憶道。曼紐因當時身心疲累，拉琴弓的手臂飽受過度拉伸之苦。在艾揚格的指導下，他的症狀迅速好轉。他喜出望外，送了一支手錶給艾揚格，上面刻著「獻給我最好的小提琴老師」。

破除隔閡

那五分鐘的相會，後來綿延為一生的友誼。曼紐因邀請艾揚格到他在瑞士格施塔德（Gstaad）的家中，接著再到倫敦，然後又介紹他到歐洲與美國。艾揚格瑜伽終將受到眾人肯定，但這段引介與草創的時期依然十分艱難。1954年，艾揚格到訪倫敦時便發覺了這一點。「當我到達維多利亞車站時，海關人員詢問我的職業。我說我是瑜伽老師，他們接著問我能不能在火焰上行走、咀嚼玻璃或吞下刀片！ 瑜伽對西方國家來說是未知的東西，他們對瑜伽完全沒有概念。」他回憶道。

曼紐因將他介紹給想學習瑜伽的朋友。「那段時間很艱難。現在大家都對瑜伽感興趣，但在當時，瑜伽修練者要教西方人瑜伽卻面臨很多難題。因為瑜伽沒有受到尊重。許多

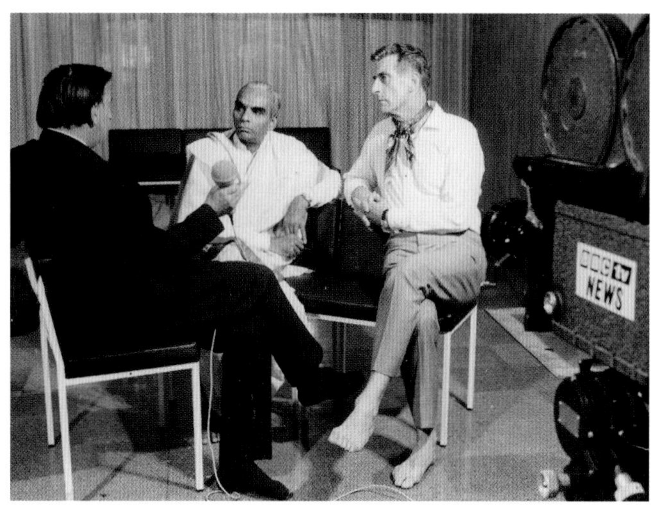

艾揚格與尼格爾・格林（Nigel Green, 最右）一同接受英國廣播公司（BBC）採訪，1962。

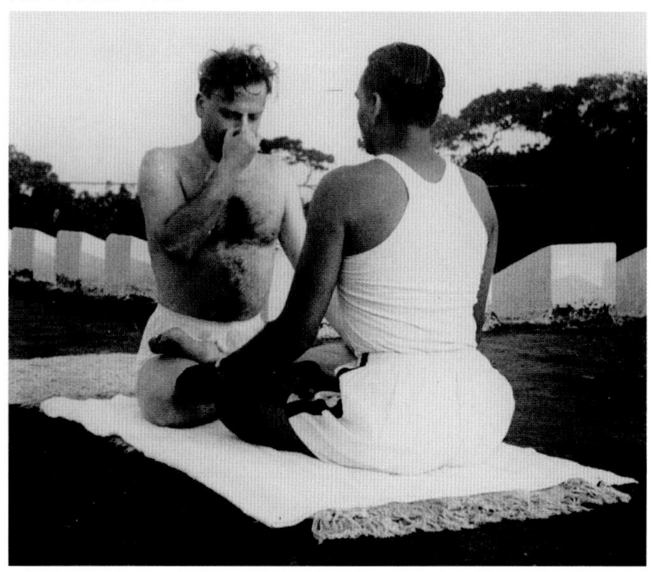
小提琴家耶胡迪・曼紐因（左）向艾揚格學習瑜伽，1956。但艾揚格認為曼紐因讓他更加理解呼吸法（Pranayama）的藝術。

「大樹持續成長，瑜伽之風吹向四面八方。」

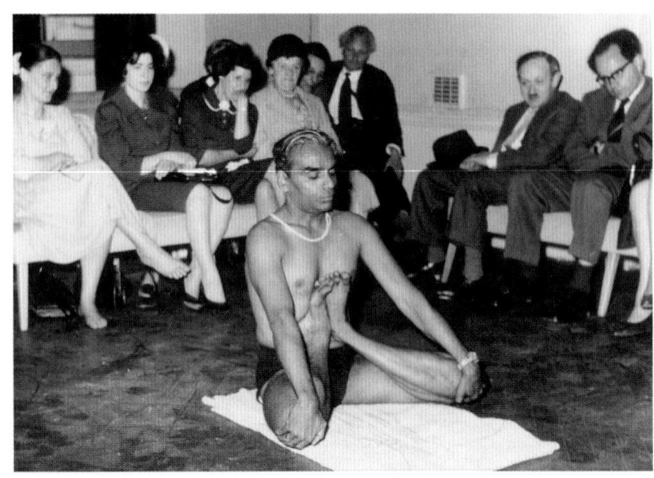

艾揚格早期在其中一段倫敦行程中，於猶太社區中示範瑜伽動作，1963。

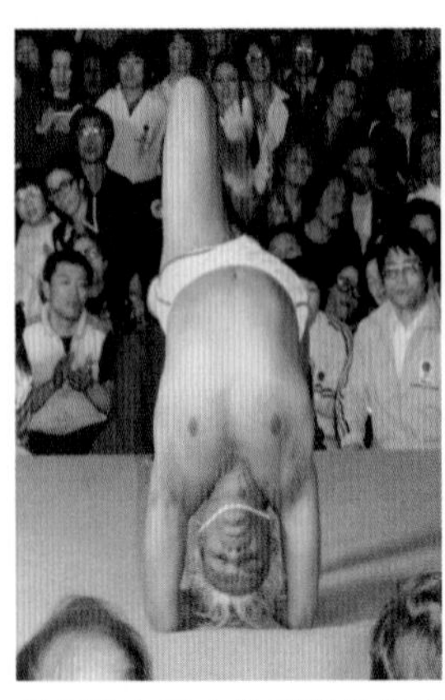

艾揚格在日本為感興趣的群眾公開示範，1984。

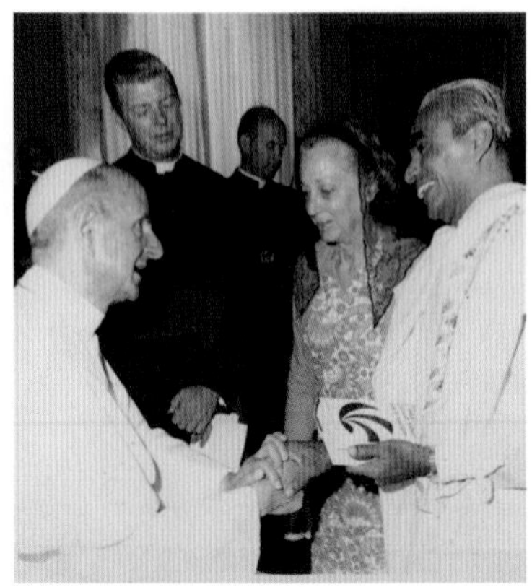

艾揚格8月於梵蒂岡面見教宗聖保祿六世，1966。

人只將我視為一個來自前英國殖民地的有色人種而已。早年在英國和美國，我面對了一定程度的歧視，但同時也有許多人給予我款待與友誼。」

艾揚格一開始會在酒吧裡示範動作，或演練給某些對瑜伽感興趣的人們看。「大家會在我面前抽煙、喝酒，而我慢慢地改變他們。我不要求他們尊重我，而是爭取他們的尊重。剛開始，他們會問我能不能一邊喝酒一邊看我示範，但後來，他們自動自發地不再抽菸、不再喝酒了。這並不是一夕間的轉變。我抱持著寬容的態度，內心的聲音告訴我不要批判，因為我是去那裡推廣瑜伽的。」1956年，艾揚格接受曼紐因的朋友列貝卡．哈克尼斯（Rebekah Harkness）之邀前往美國。她是美國標準石油公司（Standard Oil）的繼承人，而這次艾揚格只是前去為她的家人和朋友進行示範。艾揚格瑜伽後來花了十八年以上的時間，才終於在美國真正發揮影響力。

艾揚格其中一次重要會面發生在1958年，他與比利時伊莉莎白王后（Queen Elisabeth）見面，並教導她瑜伽。王后邀請艾揚格時已高齡84歲。「我從簡單的站姿體式和犁式（Halasana, 參見頁150-153）開始教她。她一點也不想停下來，後來又要我教她頭倒立式（Salamba Sirsasana, 參見頁138-143）。但她身體很虛弱，我一看就知道她的心臟有問題，於是請她給我看她的醫療報告，但她卻說：『老師，如果您對瑜伽有信心，為什麼需要看我的醫療報告？如果您不敢教我頭倒立，就請您搭下一班火車回格施塔德找您的朋友曼紐因吧！』我對她的勇氣和毅力印象深刻，於是我告訴她：『如果您有勇氣練習，我就有勇氣教您。』在她學會頭倒立之後，我又教她一系列能降低血壓的體式，」他回憶道。艾揚格持續教導王后瑜伽，直到她於1965年去世。

全民瑜伽

1960年，艾揚格再度回應曼紐因的邀請返回倫敦。這次，他想教導所有人瑜伽，而不僅僅是名人。在阿亞那．安加迪（Ayana Deva Angadi）創辦的亞裔音樂圈（Asian Musical

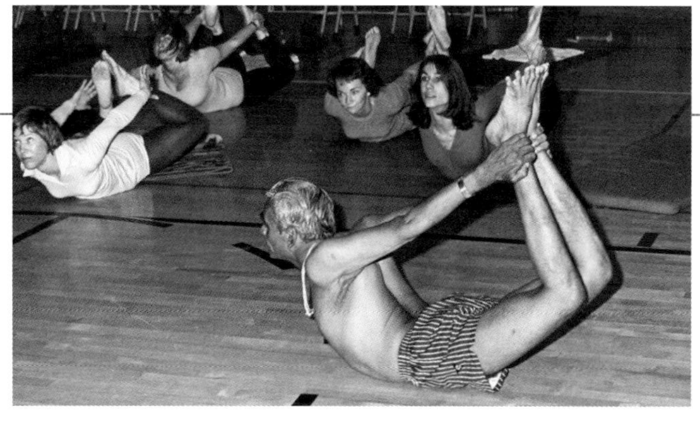

（左）艾揚格在密西根安納堡（Ann Arbor）進行瑜伽教學，1973。

Circle）幫助之下，曼紐因為艾揚格籌組瑜伽課程。剛開始只有四名學生，而且由於資金不足，他將安加迪家的後院當作教室。但漸漸地，他的實作示範吸引了更多人前來學習。

1966年，艾揚格與教宗聖保祿六世（Pope Paul VI）的會面，是艾揚格瑜伽推動過程中一項重要的文化交流。「我很幸運能與他見面。我們一起討論瑜伽話題，那是我一生中最快樂的時刻之一。教宗握住我的雙手，祝福我的工作。他讚揚我：『你專精於瑜伽，更引領了瑜伽。我全心地祝福您，並且很高興能夠認識您。』」

這也是艾揚格的《瑜伽之光》一書首次出版的時間。這本書立刻成為經典，並吸引無數人開始練習瑜伽。曼紐因在書序中寫道：「凡是有幸認識艾揚格先生的人，或曾經親眼目睹他瑜伽藝術的精確、純粹與優雅，都會被帶往人類創造之初那種美好與純真的視野之中。」《瑜伽之光》成為全球暢銷書，後來更翻譯成十八種語言，常被稱為「瑜伽聖經」。

拉瑪瑪妮艾揚格瑜伽紀念學院

瑜伽終於在全世界發揮影響力。學生開始前往印度浦納向艾揚格學習瑜伽，他的妻子拉瑪瑪妮認為有必要創建一所瑜伽學校，艾揚格於是用《瑜伽之光》的收入在浦納買下一塊地。然而就在1973年1月學校落成的三天後，拉瑪瑪妮便病逝了。創辦的工作持續進行，而學院也終於在1975年向學生敞開大門。「即使她已經不在，但我仍從未與她分開，因為她始終在我的心中。拉瑪瑪妮艾揚格瑜伽紀念學院是獻給她的。」艾揚格說。

如今，每年上千名學生來到學院學習艾揚格獨特的瑜伽理念。「一開始我只有兩名學生。現在，世上有數百萬人都在練習瑜伽，」艾揚格備感自豪：「我的學生也在美國各大城市的中小學、大學、瑜伽機構和運動中心教瑜伽。瑜伽也打破了種族隔離制度，1960年代，許多南非學生來倫敦上我的課。我幾乎在所有歐洲國家都有學生，俄羅斯和中國也有。這棵樹還在繼續成長。雖然無法確切知道有多少人受到我的教學影響，但肯定是成千上萬的。瑜伽無處不在。」

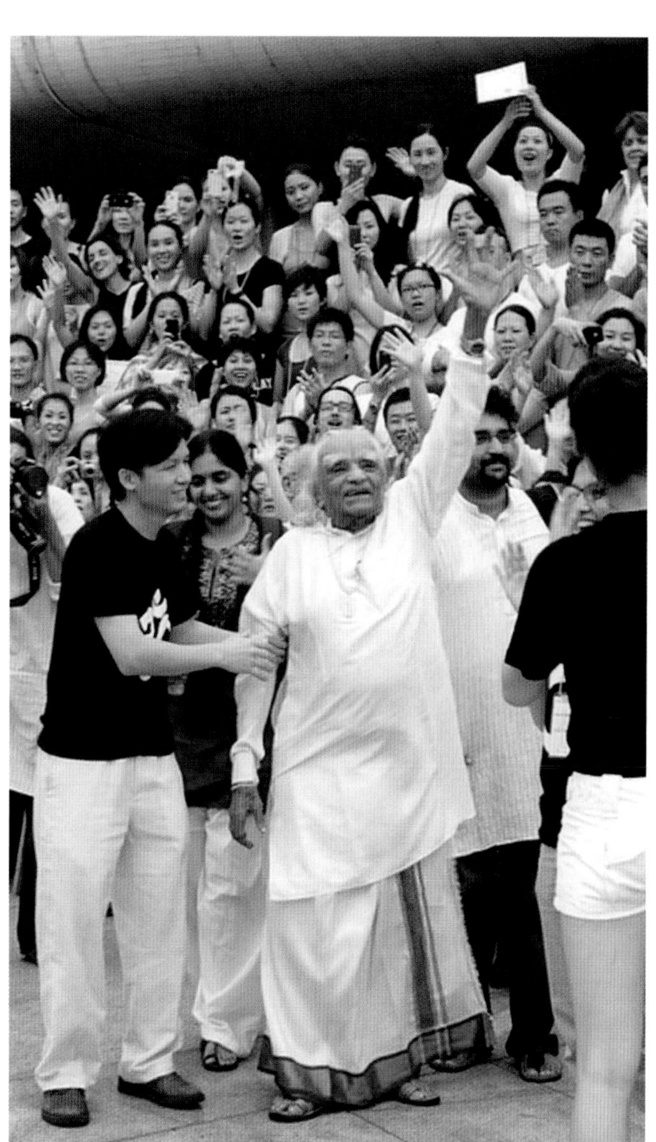

2011年，艾揚格在中國會見追隨者，並廣受歡迎。他的著作許多已被翻譯成中文。

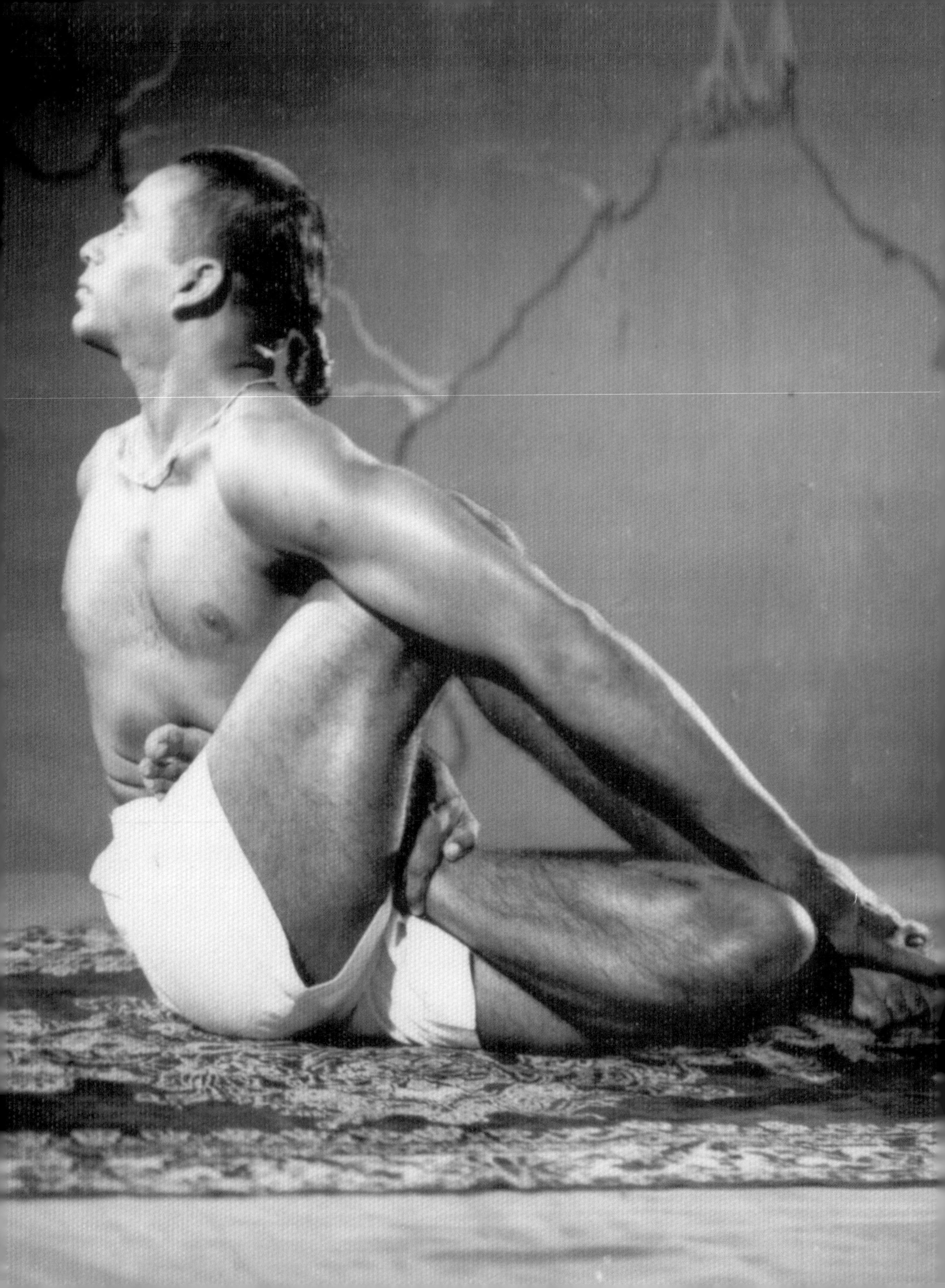

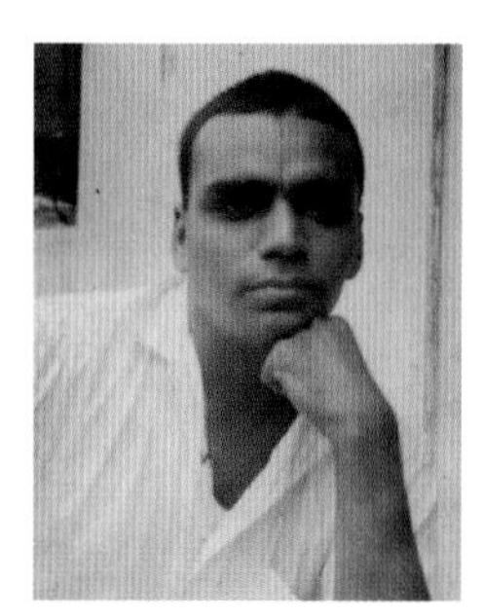

艾揚格瑜伽練習法

艾揚格瑜伽是一種有益身體、心智和情緒的整體經驗。艾揚格瑜伽背後的精神，是艾揚格本人深信瑜伽是適合所有人練習的，並且可以有效減輕現代生活的壓力。

早年在練習與教授瑜伽時，艾揚格也經歷過內在枯竭的時刻。但他直面這種感受，因為他知道自己的技巧是正確的，並且在練習時以身體和智性來自我理解。他的內在意識成了他的導師。

艾揚格了解到，練習任何體式時，無論身體和器官如何運作或運動，都要保持整體協調。透過仔細觀察自己的外在身體、皮膚的運動以及肉體的協調狀態，他理解了有機身體的運作。他發現，完美的對稱能消除不當的壓力，並使有機體與細胞體回復到原始的健康狀態。接著，他內在的枯竭之感也隨之消失了。

當艾揚格在不同的體式中觀察自己的有機身體時，他感受到各個經脈（nadis）從內部打開了。這些經脈使「氣」（prana）能夠在包含神經、皮膚與大腦等身體的各部位中流動、擴散並循環。他也因此獲得協調、靈活與充滿智慧的感受。在練習體式的過程中融入微觀意識、自我探掘與身心回饋，為艾揚格的瑜伽修習與教學帶來革命性的改變。

自我協調

許多練習瑜伽的人都肢體靈活，並將瑜伽當作一種運動習慣，卻沒有投入心智或經常反思。艾揚格讓他的學生了解到，體式不只是身體運動，還必須融入微觀意識與內在洞見，如此一來，你所練習的這些體式才會是真正的體式。艾揚格認為，每個人都有各自的覺察工具。一般的瑜伽學生都知道身體是體式的技術與輪廓，卻並不了解該如何發展內在意識。

艾揚格教學生喚醒內在的智性，讓他們得以提升感受力，進而產生內在行動。例如，在練習山式（Tadasana, 參見頁68-69）時，艾揚格並不僅僅是教他們「雙腿與雙腳併攏站立」，而是要學生理解為什麼雙腳的內側與外緣都要對齊，讓他們得以增加雙腳的靈敏度，並平衡能量。接著，學生會將膝蓋兩側往上提，使四頭肌收緊，並更靠近大腿骨。在山式中，大腿的穩定度能幫助胃部與下腹部區域向上拉提，進而活絡胸部與內臟區域，呼吸自然會變得更深、更具節奏，並且感官、心智與情緒都會隨之改善。

平衡內在力量

艾揚格的教學方式看似較側重實質層面，這只是因為一般的旁觀者無法觀察到修習者心智運作。他相信意識能使修習者在動作執行與能量消耗之間找到完美的平衡，只要正確地利用身體與心智，就能確保能量得以保留，並獲得正確的分配。

每個人都有兩種能量：右脈（pingala）：陽脈（surya

（右上）年輕的艾揚格。

（左）24歲的艾揚格練習全魚王式（Pari Purna Matsyendrasana）。

「呼吸專注純淨之時，能量才得以流動。」

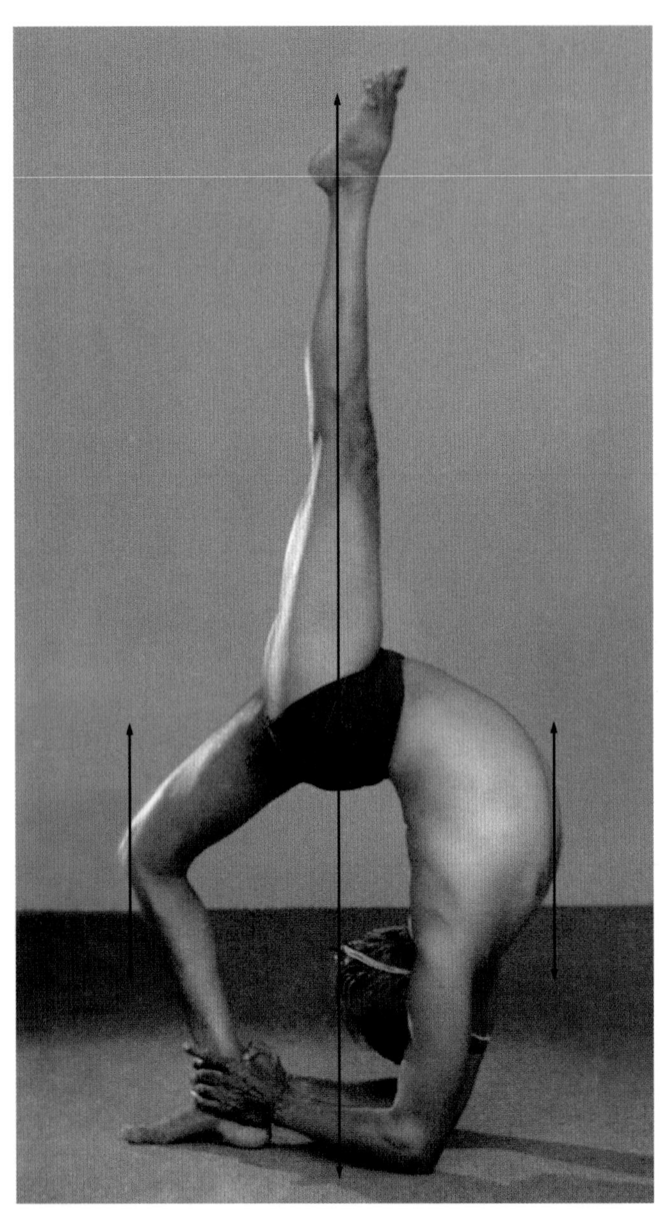

協調可提升靈敏度，並平衡內在的能量。上圖中，62歲的艾揚格透過反向單腳手杖式（Eka Pada Viparita Dandasana）證明協調的重要性。

nadi, 太陽能量），以及左脈（ida）：陰脈（chandra nadi, 月亮能量）。太陽是主動的能量，代表熱能和日間活動，月亮則是被動的能量，代表冷卻與夜間休養。艾揚格認為創造出右脈與左脈的完美平衡非常重要，身心的協調與準確能使能量有效運作、相互作用、相融與結合，進而帶來健康與平衡。在練習瑜伽的過程中正確運用能量，便能讓修習者達到和諧（samatvam）的狀態。

《薄伽梵歌》（*Bhagvad Gita*）經文寫道：「瑜伽即是和諧狀態（Samatvam yoga uchyate）。」撰寫《瑜伽經》（*Yoga Sutras*）的聖哲帕坦伽利（Patanjali）則解釋，肌肉、四肢、關節、器官、心智、智性與自我之間的差異必須消失，才能達到這種和諧狀態。而艾揚格透過精確的指導和示範，確保學生在每個體式中融入更多覺察，藉此讓他們得以開始體會到和諧。

艾揚格的內在覺察使他意識到，呼吸是一種工具，運用得宜便能向內探尋。在現今的瑜伽教學中，教授體式時也會一併教授呼吸法。例如，在練習蓮花坐式（Padmasana, 參見頁54）時，老師會這麼指導：「吐氣，彎曲右膝蓋，並將右腳放在左大腿上。」但除此之外，艾揚格還會指導學生呼吸的內在通道。他不只告訴學生要從鼻孔吐氣，還會在體式的各個動作中要學生感受當下發生的變化。在蓮花坐式中，呼吸法和心智相互作用，讓膝蓋得以放鬆。如果膝蓋僵硬，吐氣就必須吐得重一些。

深沉的呼吸會使知覺放鬆，進而放鬆大腦，使體式的動作變得更為和緩。當練習者調整動作，或者用正確的方法練習體式時，注意力和呼吸都會隨著動作流動。而當呼吸專注且純淨之時，能量便得以流動。

瑜伽序列的力量

有時，即便盡了最大努力，學生還是無法完成某些體式。這時候，艾揚格就會讓學生練習瑜伽序列，依序練習到困難的體式。序列可以幫助他們掌握各個體式的本質，體驗每個體式的益處，並提升心智的層次。艾揚格總是以帕坦伽利所提出的瑜伽八肢（astanga）完整地教導學生（參見頁52-53）。帕坦伽利也說：「Ahimsa satya asteya brahmacharya aparigrahah yama（出自《瑜伽經》第2章30節）。」意即持戒（yama）乃是不傷害、不說謊、不偷盜、不縱慾、不貪圖。這樣的原則能幫助修習者行於正軌之上，進而得以望見靈魂。

艾揚格發覺，修習者經常會過度使用力量（himsa）來進行體式練習，這麼做會導致肌肉拉傷、關節疼痛、呼吸急促和身體不穩定。他於是常告誡道：「別讓大腦與身體變得像是乾枯的土地，要用運智性與心智將之化為柔軟的泥土。」

艾揚格希望每名學生在練習體式時都能運用自己的判斷力。他認為制定目標以完善體式十分重要，同時也強調學生要珍惜自己身體的每個部分，應該知道自己能力所及的範圍在哪裡。謹慎的智性就如同法律制度，在暴力與非暴力之間取得平衡。

誠心習練

心智、自我意識和智性共同構成了心智（chitta）。自我意識之中包含意志、自尊和謙卑，而意志能使人的自我意識從自尊慢慢引領到謙卑，反之亦然。謙卑能讓大腦放鬆，進而開始內省，接著，覺察和感知也隨之而來，讓修習者走向自我，並與靈魂相連結。

艾揚格敦促學生在練習時要充滿誠心與投入感，正是這種投入使他成為一位瑜伽士和瑜伽大師。若是沒有真誠（satya），體式就會變得十分機械和重複。他也要學生研究每個體式中的意識和協調。如果練習體式時沒有仔細關注身體的右側和左側，身體的其中一邊就會占據主導地位，因為它會從另外一邊「竊取」能量，使之變得虛弱無力。

剛開始練習瑜伽時總會充滿熱誠，但也很混亂，因為練習者往往會過度投入，更經常在還沒有練習過那些對身心有益的簡單姿勢之前，就渴望練習更進階的體式。這就是一種貪婪（steya）和占有慾（parigraha）。當練習者不自覺地在練習中自我放縱，身體的右側便有可能比左側更強壯、更協

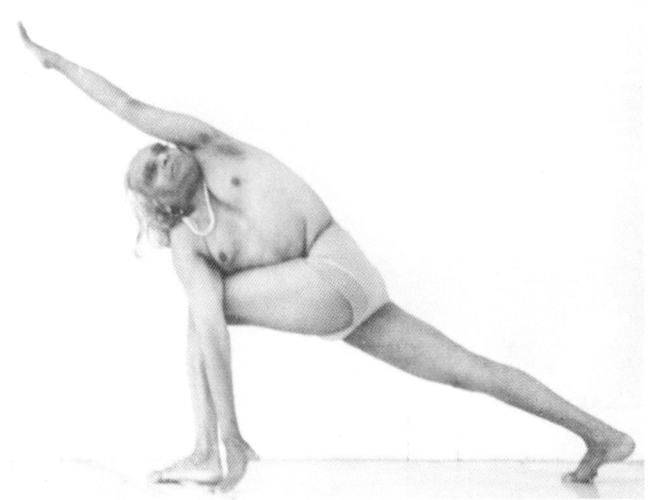

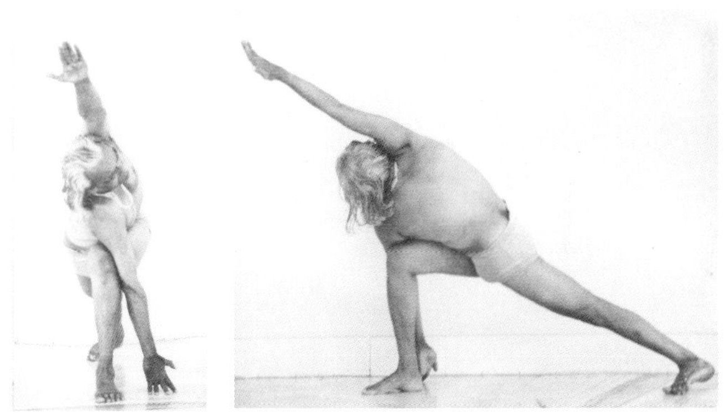

65歲的艾揚格示範扭轉側三角式（Parivrtta Parsvakonasana）的正確對齊方式。他說：「我的練習方式著重於正位，進而達到精確，這是一種神聖的狀態，是個體靈魂與宇宙神靈交會之處。」

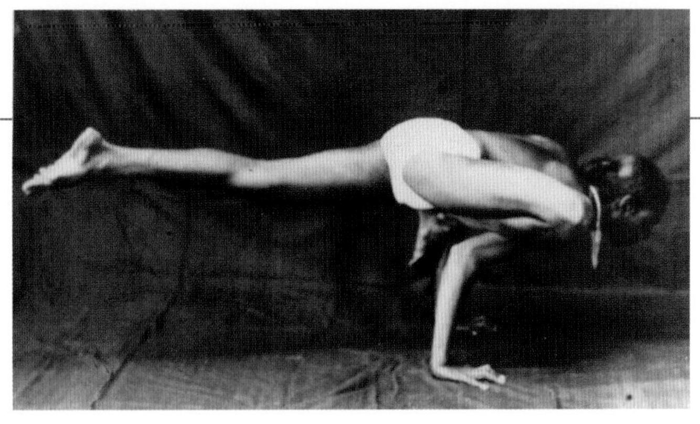

（右）17歲的艾揚格以極度的專注穩定與沉著的感官進入禪定（dhyana）狀態。

調，進而導致身體的能量失衡：右側營養過剩、左側營養不良。

梵文brahmacharya這個字的意思是要了解創造之神梵天（Brahma），並觸及靈魂。練習瑜伽時要完全投入其中，懷抱著觸及內在梵天的目標，這個首要目標永遠都是最重要的。修習者也必須遵循內修（niyama）的原則，包含純淨（saucha）、知足（santosa）、苦修（tapas）、自省（svadhyaya）和對神奉獻（isvara pranidhana）。學生要觀察自己內在的純淨，讓良好的血液與能量循環洗滌體內的每一處。良好的健康狀態以及健康的生活將帶來滿足的感受。

這並不容易做到，但能幫助修習者遏制充滿憤怒、貪婪和慾望的情緒，使他們在瑜伽的道路上持續前進。艾揚格不認為修習瑜伽是輕鬆的，反而是一件需要嚴格自律才能做到的事。懈怠和懶散違反了瑜伽修練的原則，更會侷限心智。例如，對某些體式的恐懼感就是為心智設下界線。修習瑜伽的目標是要淨化身體，並深入心智。心智勢必需要具備熱誠與意志力，才能承受練習過程中身體的勞苦，而嚴格與積極的瑜伽練習能引領修習者自省與奉獻。在研究與練習瑜伽時專注於神，這就是冥想。而艾揚格則說，修習者之所以能判斷自己是否有虔誠而審慎地完成體式，仰賴的是明辨（viveka）之智，而非大腦。

喚醒內在之眼

艾揚格指導學生的五感時，會要求學生將行動感官與心智都轉向內，但他的意思並不是要大家的思緒全部終止，只將專注力集中於內在。相反地，他是要學生運用內在之眼，也就是覺察（prana）與智慧（prajna），去觀照身體的每個部分。

真我（atman）是肉體、精神與感官（indriyas）能力的主宰，這些官能均不可用於享樂（bhoga），而是必須以純淨而正確的方式為主宰運作。梵文Pratyahara是感官收攝的狀態。修習者在練習時必須完全專注於內在身體，將心智向內牽引，並使智慧更加敏銳。感官與大腦是密切相關的，這就是為什麼艾揚格說：「眼睛是大腦的窗戶，而耳朵是大腦的出口。」

練習體式時，視線應該往內收。在三角伸展式（Utthita Trikonasana, 參見頁70-75）中，頭部是抬起的，艾揚格會要求學生看向天花板，但目光焦點並不是落在天花板上的某一盞燈或某個斑駁處，視線和外在物件之間不應有任何連結，而是沉靜地向內凝視，讓視線保持被動的狀態。進而，臉部的皮膚會變得柔軟，大腦也擺脫了緊張和焦慮。當感官放鬆時，大腦便會進入空（shunya）的狀態，思緒會停止，知覺向內轉，能量也在體內平均分布了，進而，便達到真正的平衡，這時體式也才真正地完成。

達到空無狀態

平靜能讓身心進入空無狀態，讓身體的細胞趨於穩定，心智則變得沉著。修習者要學會阻斷侵略性的思緒進入大腦，這才是空無。艾揚格總說：「我以體式來教授心靈集中（dharana）之道。心智集中與禪定的基礎必須透過練習體式和呼吸法奠定。就像突如其來的高壓電流會損壞電器設備，如果沒有練習體式與呼吸法，心智集中與禪定的強大能量也可能使人的神經系統受損。」

艾揚格總會引用《瑜伽經》的「Desha bandha cittasya dharana」這句話，意即「將心智集中於一處或一物」，要修習者長時間將注意力集中身體的其中一處。例如，練習頭倒立式（Salamba Sirsasana, 參見頁138-143）時，可以將注意力放在膝蓋上。在這個姿勢中，學生無法用肉眼看到自己的膝蓋，因此要用微觀之眼（dharmendriya eyes）觀照，這能讓意識延伸到沉寂的區域，導正差異並拓展微觀之眼的視野，進而創造出身體的平靜。

體式看似一種肢體的鍛練，但艾揚格讓學生領會微觀之眼的作用，以此建立學生的智慧。他很嚴格，但正因如此，學生才能在體式中達到這種狀態。他會責備看時間的學生，但也會允許他們的腿彎曲。他不會糾正他們肢體動作的不完美，而是專注導正學生的能量消耗，讓遊蕩的心智集中回到

「在瑜伽的終極階段，追尋者將擺脫身體與心智以及心智與自我的二元對立。」

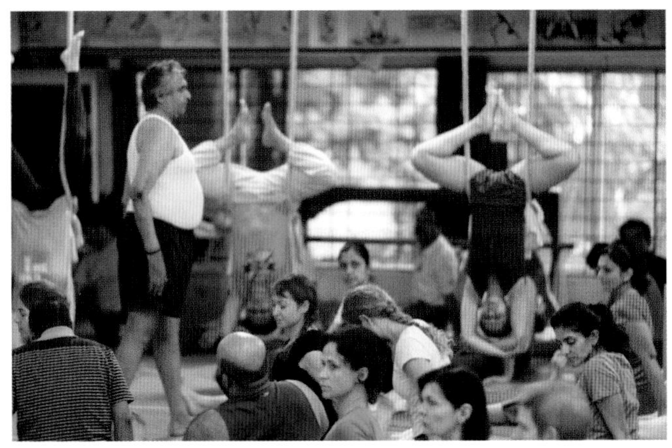

艾揚格大師之子普尚．艾揚格於位在印度浦納的紀念學院以體式教導學生身心合一。

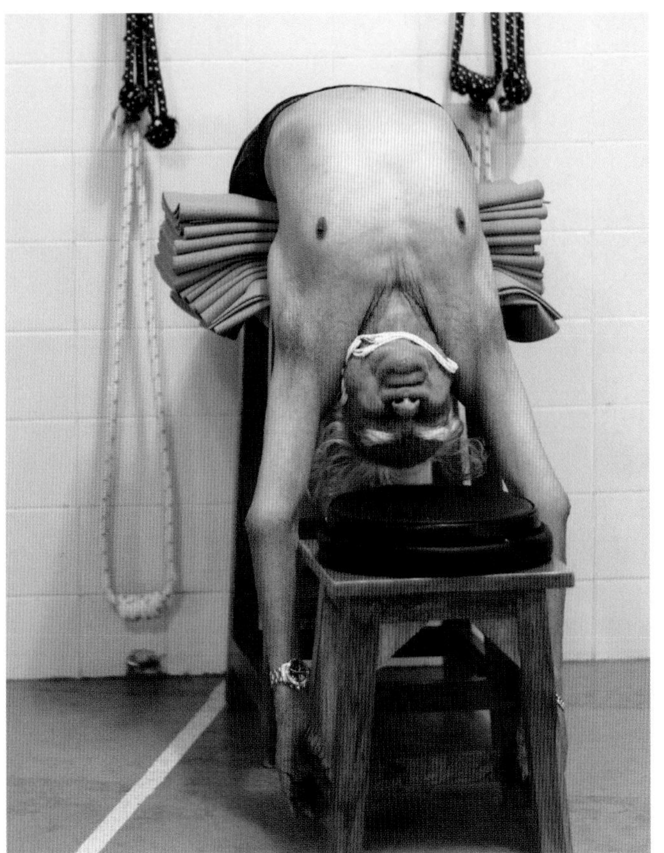

艾揚格強調要使用內在之眼觀照身體的各個部位。他說：「我們存在於身體的每一處。」

單一處。

擺脫二元對立

在瑜伽的終極階段，修習者將擺脫身體與心智以及心智與自我的二元對立。艾揚格認為，二元對立與惰性（tamas）、激性（rajas）和悅性（sattva）三種特質（tri gunas）直接相關。本質上，身體是遲鈍而懶散的惰性，心智是活躍與多變的激性，自我則是具啟迪的悅性。惰性特質是充滿恐懼與痛苦的，通常會以罪惡或不良習慣呈現出來。艾揚格以各種體式挑戰他的學生，並突破身體的懶散狀態。這種體式練習方式所追求的不僅是技術上的正確悅性，也能達到智慧的覺醒，並使悅性的純淨之感浮現。

艾揚格不會縱容自己的學生，而是會敦促他們每天至少練習一個小時，挑戰自己的身體與心智。他主張使用輔具（參見頁182-185）學習體式中正確對齊身體的動作和方式。他認為，大家應該獨立練習並隨時自省，將使用輔具的感覺以及不使用輔具時姿勢錯誤的感受兩相比較。

艾揚格也認為，修習者必須在認識到自己的特質之後修正瑜伽練習方式，如此才能達到預期的結果。他的方法可以確保學生應用正確的技巧，將體式由惰性特質轉為激性特質。

剛開始練習時，都需要進行許多肢體的移動和調整，但只要經過調整，就能達到真正的穩定。就算是充滿活力的體式也是沉穩和冷靜的，這即是悅性體式。

冥想也仰賴悅性特質來運作。冥想過程能帶來平靜，修習者也會與體式成為一體，身心之間的二元對立逐漸消失。雖然唯有達到三摩地（samadhi）狀態的瑜伽士才有辦法使這種二元對立「歸滅」（pratiprasava），但體式與呼吸法的練習過程中，也能佈下三摩地的種子。

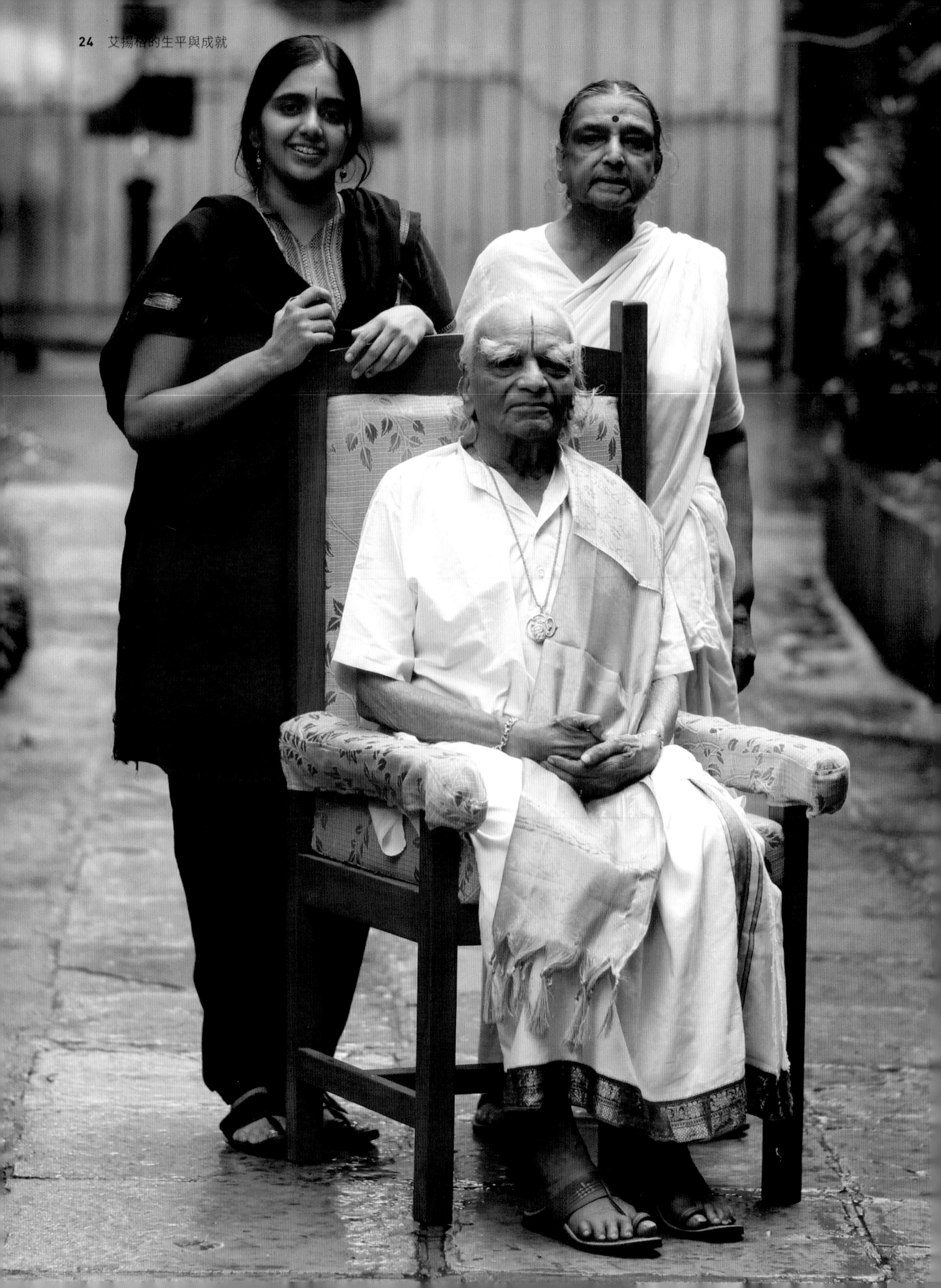

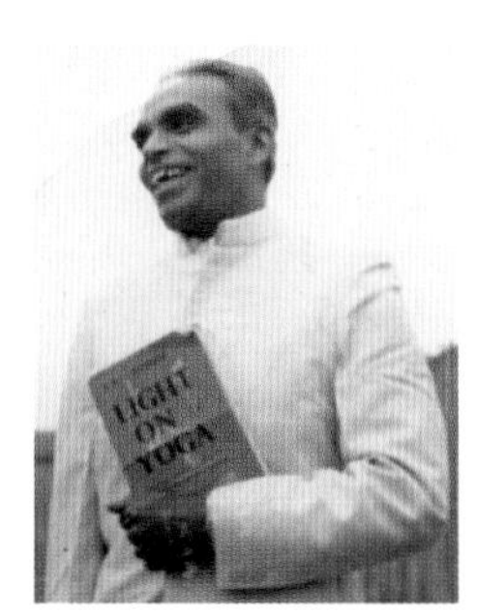

艾揚格的傳承

艾揚格對瑜伽的獨到觀點在他的家人與學生之間不斷開花結果。在他的故鄉印度貝魯爾有各式各樣的慈善活動，都看得出他的熱誠為人們的生活帶來了正向的改變。

那是印度浦納一個平凡的週二早晨，也是艾揚格離世前不久的時光。下個不停的大雨終於短暫的停歇，看似空蕩的拉瑪瑪妮艾揚格瑜伽紀念學院教室，一樓大廳裡其實十分忙碌。學生正以謹慎、毅力、全神貫注地進行他們的例行練習，他們用繩索、木磚、毛巾來當作輔具，達到完美的扭轉動作。

艾揚格在窗戶附近一個安靜的角落裡練習瑜伽。他開始進行動作，皮膚輕輕起伏、身體推向難以想像的極限，但姿勢優美而典雅，彷彿就像一首詩。接著他完成了最後的步驟，看起來十分複雜。那是反向雙腳手杖式（Dwi Pada Viparita Dandasana），是高難度的後彎姿勢，但艾揚格卻毫不費力，動作流暢。來自世界各地的學生都停下練習，在老師身邊圍成一個半圓形，鴉雀無聲地看著。

艾揚格從姿勢中起身，坐直並調整呼吸。學生們不由自主地鼓掌、歡呼，甚至吹口哨。在持續不斷掌聲中，他笑了。「希望你們都受到了啟發」他說：「願神祝福你們。」

學生紛紛站起來伸展四肢，接著繼續各自的練習。他們之中，許多人是資深的艾揚格瑜伽老師，在世界各地的瑜伽中心和學校都獲得認證並從事教學。但每年，他們都仍會來到浦納，來到這個大師所在之地，學習艾揚格瑜伽背後的哲學。

（右上）1966年首次出版的《瑜伽之光》記述著艾揚格珍貴的瑜伽教學，被稱為「瑜伽聖經」。

（左）艾揚格與孫女阿碧嘉塔．斯里達爾（左）及女兒吉塔．艾揚格（右）於印度浦納拉瑪瑪妮艾揚格紀念學院，2014。

教學世家

艾揚格過世後，女兒吉塔、兒子普尚與孫女阿碧嘉塔．斯里達爾（Abhijata Sridhar）繼續傳承他的理念。他們大量教學，讓學生成為真正了解艾揚格瑜伽含義與目標的修習者。

阿碧嘉塔是看著祖父練習瑜伽長大的。每逢暑假她都會回到浦納。「我們會在他練習時在旁邊玩耍。他進行某個體式時，我們就從底下爬過去，或從他身上跳過去。但是當我理解了他在做什麼以及他是如何做到之後，我便對他肅然起敬。」她回憶道。瑜伽在她心中留下美好的印象，隨著對瑜伽的認識慢慢加深，她後來更明白原來瑜伽並不是只有長者能修習。「我發覺，其實我也可以修習瑜伽。」她說。直到艾揚格去世之前，教學以外的時間她都會與他一起練習，磨練並鑽研各個姿勢的奧妙。

艾揚格還會與家人一起教授醫學課程，幫助患有疾病的學生一起練習。艾揚格大師是一位嚴格的老師，是紀律的奉行者。他會責備、叨念其他的老師，並輕輕矯正患者的姿勢。「你現在感覺如何？」他問其中一名學生。這名女學生正仰臥著，以瑜伽枕支撐著背部。「好多了。」她回答。

「無論何時何地，都能練習艾揚格瑜伽。」

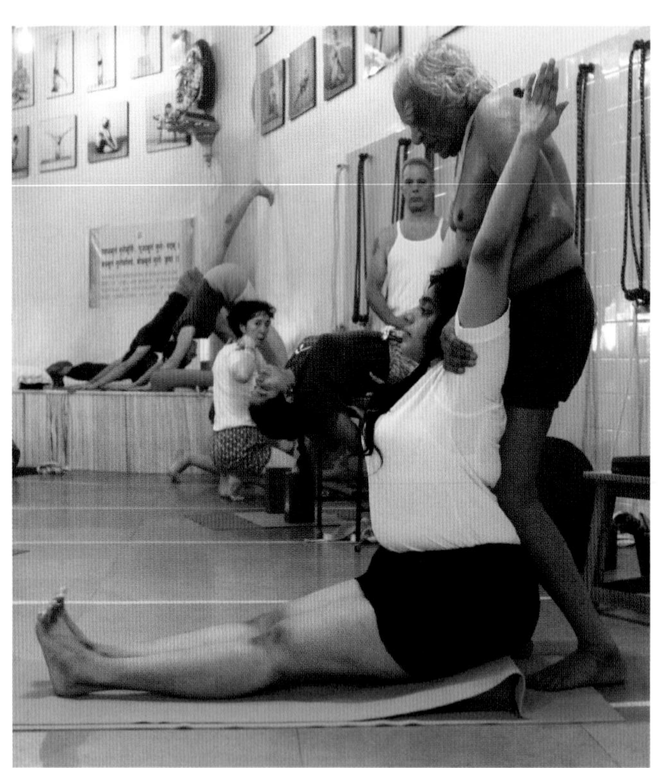

阿碧嘉塔・斯里達爾向祖父艾揚格大師學習正確的瑜伽體式。

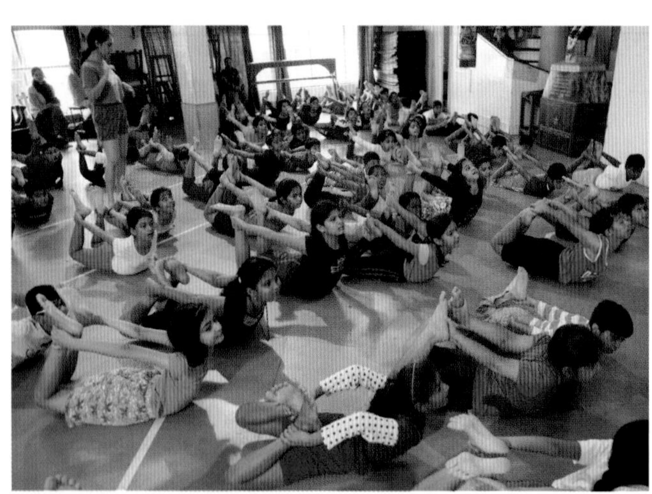

孩子們在印度浦納拉瑪瑪妮艾揚格紀念學院接受艾揚格的指導練習瑜伽。

全心投入

倫敦麥達維爾區（Maida Vale）艾揚格瑜伽協會（Iyengar Yoga Institute）創始人潘妮洛普・卓別林（Penelope Chaplin）說，這種嚴格的方式所展示的正是艾揚格對瑜伽的熱誠。潘妮洛普是2009年艾揚格認證英國七位級別最高的「資深帶領老師」之一。1971年，她在派丁頓街的教室第一次上艾揚格老師的課。當時她的背不好，並且極度缺乏自信。「他站在我身後說：『如果你害怕的話，我就無法幫助你。』」當下，她立即明白向艾揚格學習的唯一方法就是全心投入，不去質疑或抵抗。之後的四十五年，艾揚格瑜伽形塑了潘妮洛普的生活核心。

「對我而言，他的瑜伽就像水泥一般，讓我們得以將身心固定在一起。我當時非常溫順，但他教導我也要鍛練自己內在，而不是只練習肢體動作。這花了我好多年的時間才慢慢改變。」她說。

阿碧嘉塔與潘妮洛普的看法幾乎一致，她說：「大師以身體隱喻教導我們瑜伽。我們經常無法看見事物的全貌，因此要訓練自己更加敏銳地去理解大師的教導，」她說：「我們要訓練自己去感受瑜伽，這樣才能提升我們所練習的體式，並改變我們的生活方式。」她說艾揚格瑜伽的形式確實改變了她的生活：「艾揚格瑜伽改變了我的思維⋯⋯他教導我神聖的課題，要運用我的心、我的頭腦，完全、徹底、全面地做我要做的事情。大師教導我生命中的二進位法，他教導了我零與一的意義。」

超越國界

艾揚格瑜伽無疑改變了世界看待瑜伽的方式。它超越了文化、國界與宗教。艾揚格瑜伽學院所認證的瑜伽教師超過3,800名，遍布美國、英國、義大利、西班牙、德國甚至中國等全球四十多個國家。

「你可以在世界各地練習艾揚格瑜伽，」艾揚格在去世不久前這麼說。「現在，我是世界上最快樂的人。歷經所有的失敗與挫折，我不僅為自己爭取到名聲和名譽，更為瑜伽這

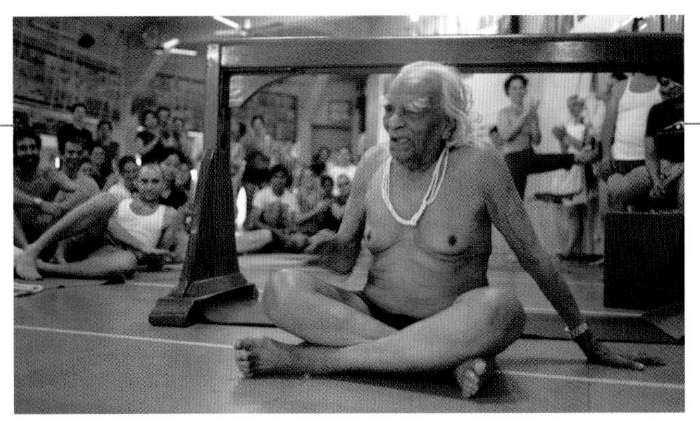

（左）學生們很少看到艾揚格練習瑜伽，偶爾看見時，便是見證了傳奇。

一門科學與藝術贏回尊重與威嚴。若我不曾一人進行一萬五千場演講和示範，我想瑜伽不一定會受到歡迎。」

艾揚格瑜伽在當今世上的影響力顯而易見，他不僅與教宗聖保祿六世會晤、受南非政府之邀首次訪問該國、在蘇聯最高領導人赫魯雪夫（Nikita Krushchev）拜訪印度時為他示範瑜伽動作，更於2011年訪問中國。「抵達中國時，我並不知道會發生什麼事。但人們的迴響如此令人難以置信。一直到中印瑜伽峰會（China-India Yoga Summit）期間，我才發現我大部分的書籍都已經譯成中文，並且大受歡迎。」艾揚格回憶道。在中國的17個省份、57座城市中，有許許多多的瑜伽學院，師生都深受《瑜伽之光》與《調息之光》（*Light on Pranayama*）的啟發。

他認為，艾揚格瑜伽的普及是因為做法切實，且深入理解身體與心智。「身體的成長亦是心智的耕耘，」艾揚格說：「這也是智慧的培養。它們之間是沒有界線的。」他相信，當學生能「從唯物主義的世界解放出來」，便是向內觀照的時候。「我希望我的同胞能將瑜伽之光帶至各個鄉里民間，使他們獲得健康與幸福。他們代表著未受外在世界影響的印度文化根基。」

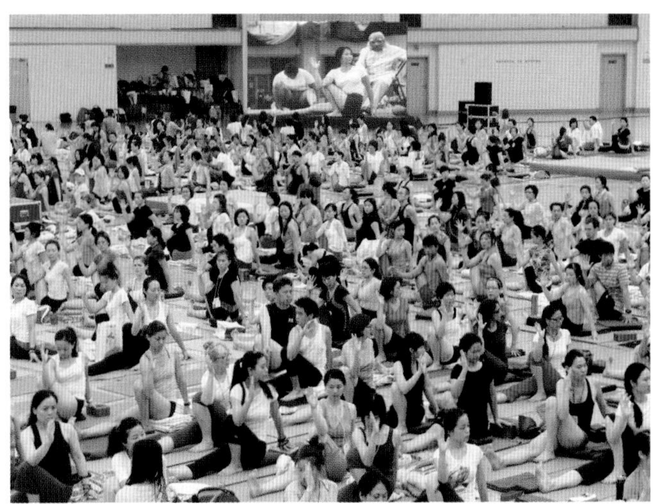

艾揚格瑜伽在中國大受歡迎，艾揚格2011年的大師課程反應熱烈。

建設貝魯爾

正是這種回饋社會與家庭的願望，促使艾揚格重回貝魯爾。那是一個小村莊，距離班加羅爾（Bangalore）和他出生地大約40公里。「貝魯爾」更是他全名的開頭。那裡曾是個貧窮的地方，沒有學校、醫院，甚至沒有乾淨的飲用水。艾揚格自己錯過接受正規教育的機會，對此最為重視。他決心為這個地方帶來改變，便與學生在英國和瑞士組織瑜伽示範活動，一共籌得990元英鎊，貝魯爾第一所學校聖克里希那馬查爾小學（Sri Krishnamachar-Seshamma Vidyamandir）於是在1967~68年間落成。當時的村長文卡塔斯瓦米（Venkataswamy）與當地政府人士克里希納帕（Krishnappa）見證了家鄉的轉變，他們記得學校的成立，也看著建築物的出現。「那是這一帶唯一的學校，也是唯一所有屋頂的學

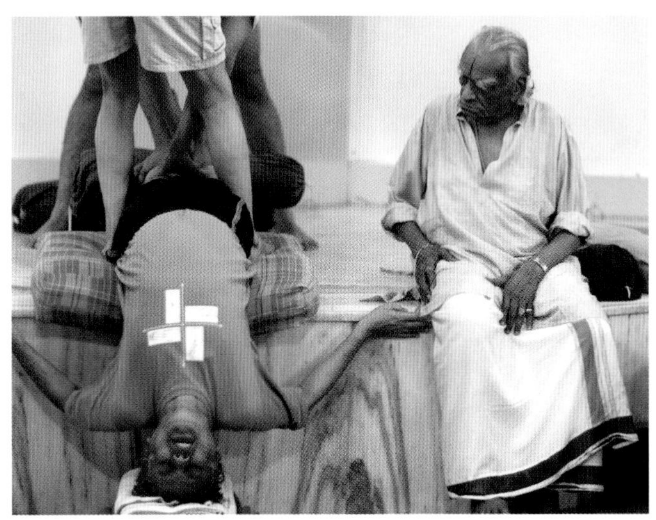

艾揚格是一位嚴格的老師。他曾在醫療課程中監督瑜伽教師，幫助他們與學生一起練習，確保學生從準確的姿勢中獲得最大益處。

「大師很愛孩子們，也和他們非常親近。」

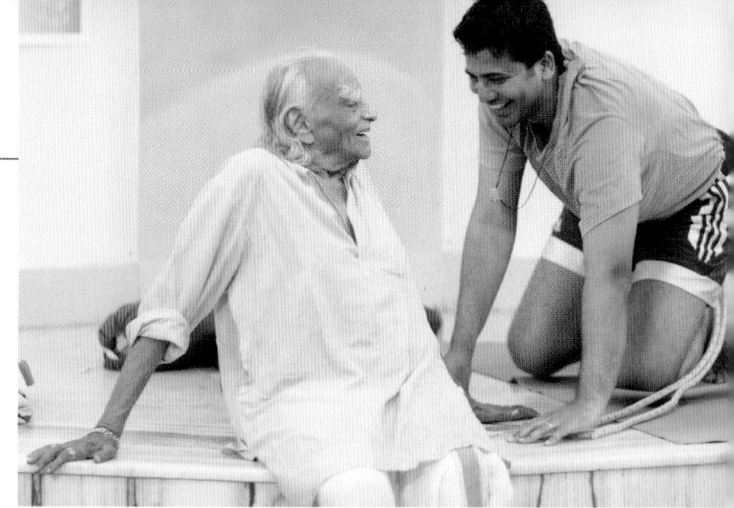

校。我們從來沒有看過。村民都很高興有這樣的新機會，並且立刻蜂擁到學校。一開始有兩百名學生。大師又增設了校舍，好容納更多學生。」克里希納帕說。

2005年1月，拉瑪瑪妮艾揚格高級中學（Smt Ramaamani Sundararaja Iyengar High School）落成，並於同年6月開學。入學第一天，艾揚格全程陪同孩子們和老師接受訪問。接著，在本書初版的兩年前，拉瑪瑪妮艾揚格大學（Smt Ramaamani Sundararaja Iyengar College）向學生們敞開了大門。

顯而易見，艾揚格和他的瑜伽方法在世界各地都擁有廣大的影響力，無論是在小村貝魯爾，或是在浦納的瑜伽學院。

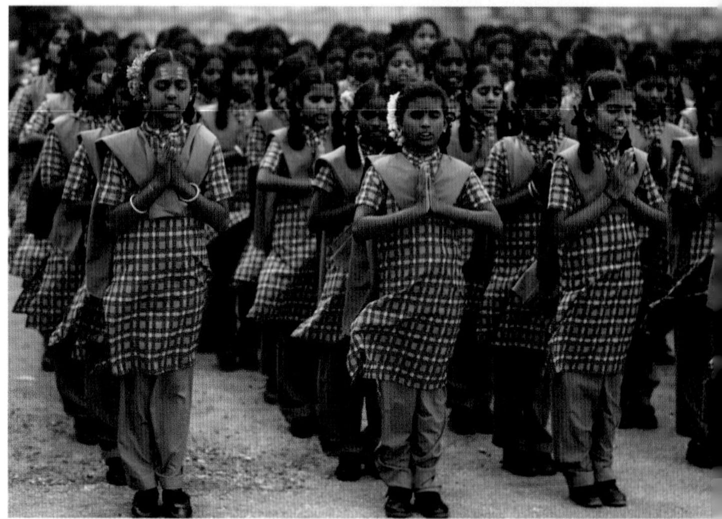

提供教育

貝魯爾已經轉變。如今，這個有4,000居民的村莊裡，還有個名叫「拉瑪瑪妮城」（Ramaamani Nagar）的區域，那裡是高中、大學和醫院的所在地。每天早晨，梵文祝禱（shlokas）的樂音會迴盪在整個村莊之中。接著，320名高中生和160名大學生會成群結隊走進操場裡，開始練習瑜伽動作。其中最優秀的學生甚至能練習高難度的體式，也會去參加比賽。

文卡塔斯瓦米還記得，艾揚格每次到村裡的小學時，都會帶來許多甜點。「大師很愛孩子，也和他們非常親近。我們的村子就位在前往蒂魯帕蒂的途中，那裡有聖文卡特斯瓦拉（Lord Venkateswara）之廟。大師來訪我們村莊時，都會從蒂魯帕蒂帶點心給孩子。」

艾揚格對孩子們接受教育的各個方面都十分重視。他察覺到大多數學生都出生清寒，並從周邊十三個其他村莊遠道而來。因此，學校會特地提供從班加羅爾送過來的免費午餐。中小學和大學無疑為孩子們提供了更多機會。克里希納

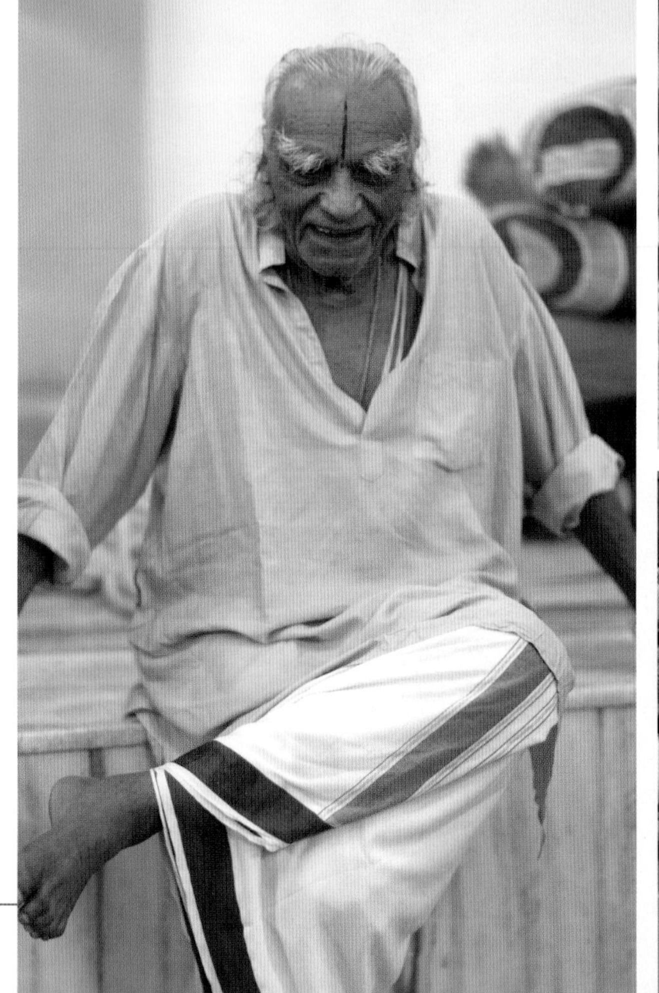

艾揚格和他的瑜伽方法在世界各地都明顯擁有廣大的影響力，無論是在小村貝魯爾，或是在浦納的瑜伽學院。

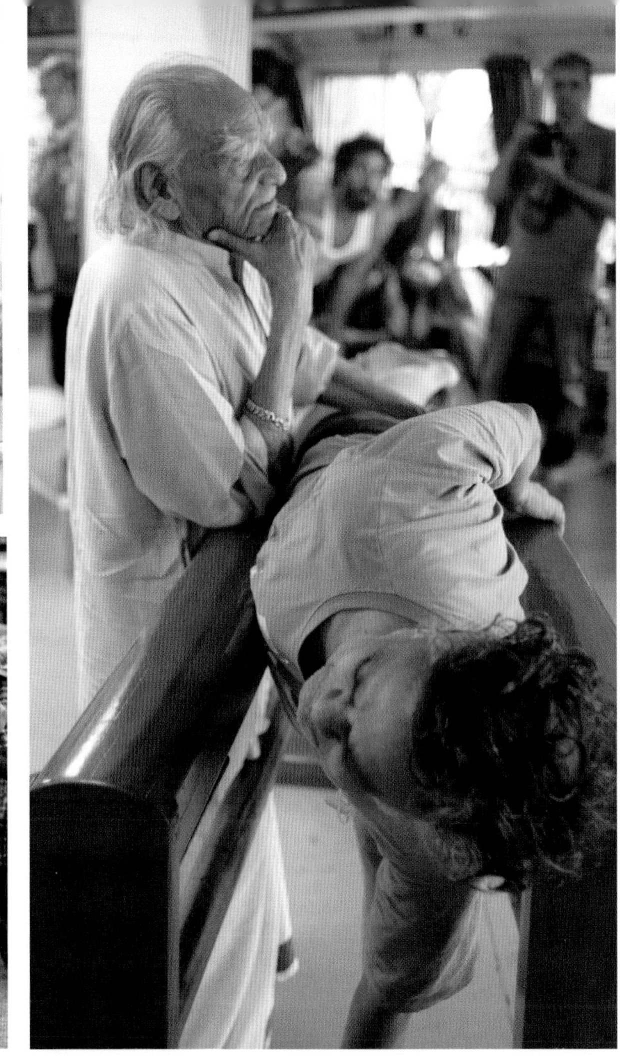
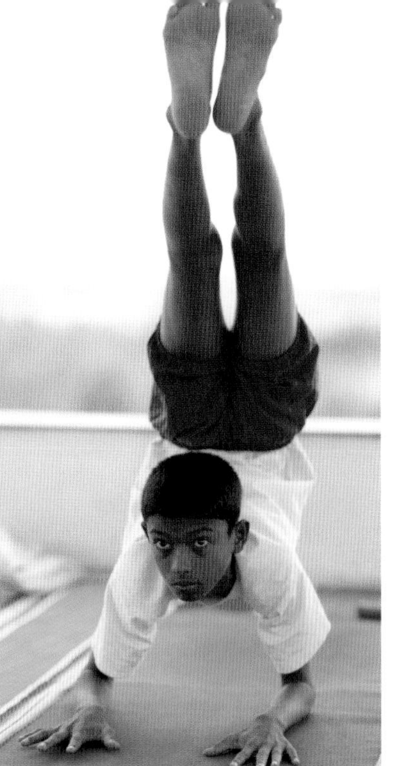
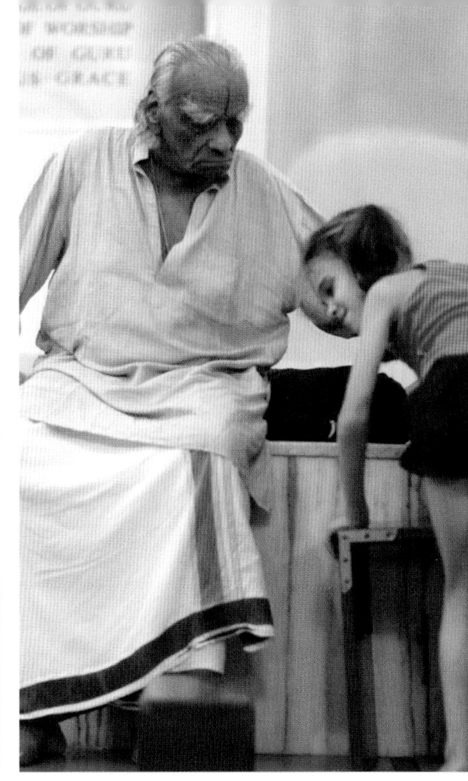
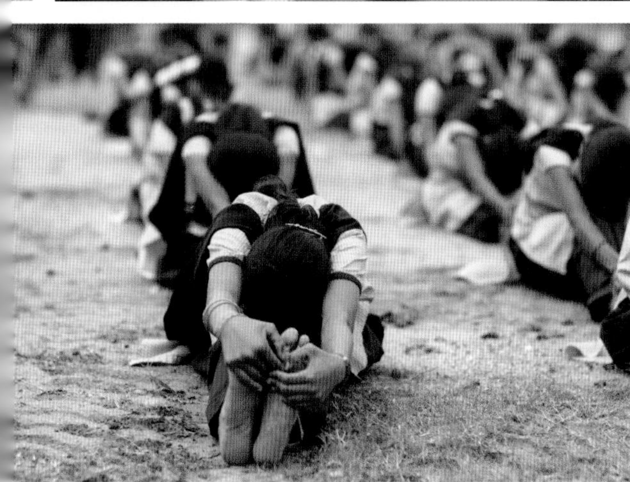
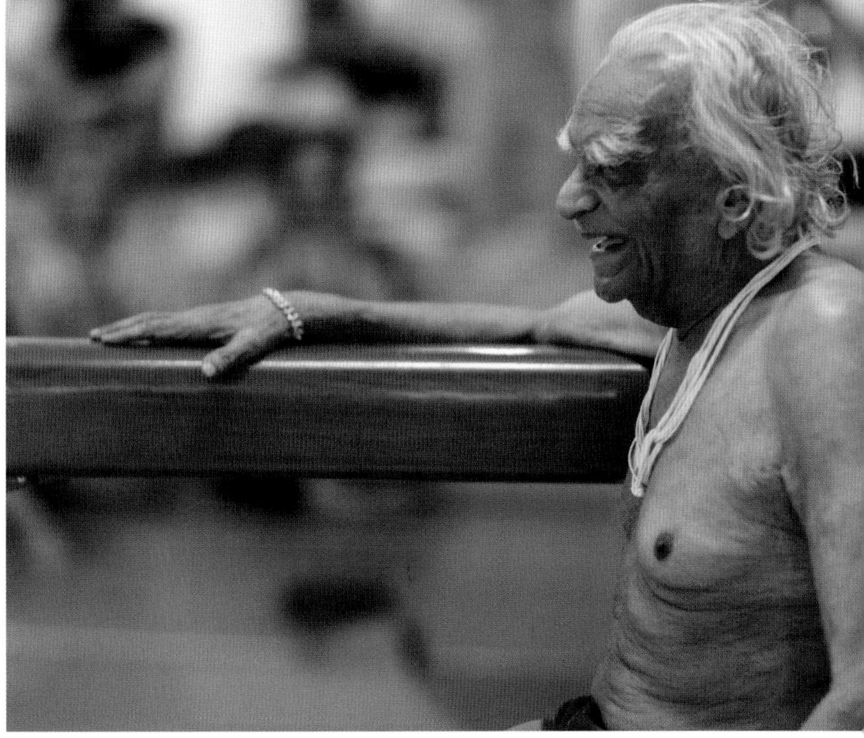
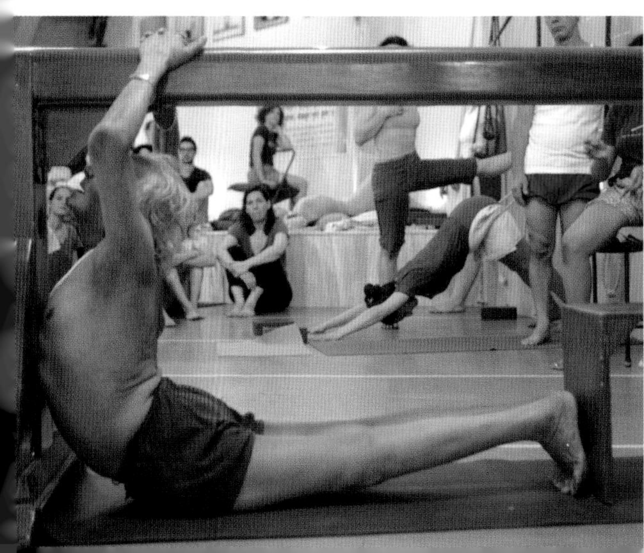
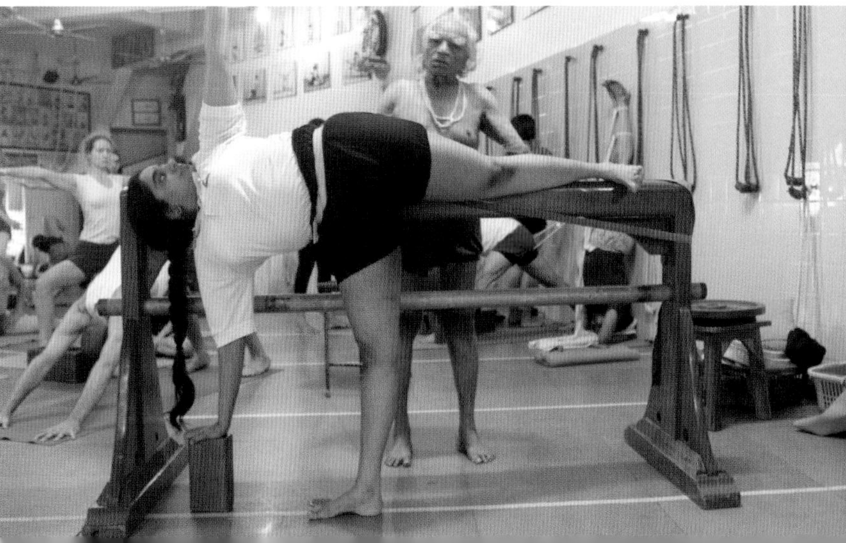

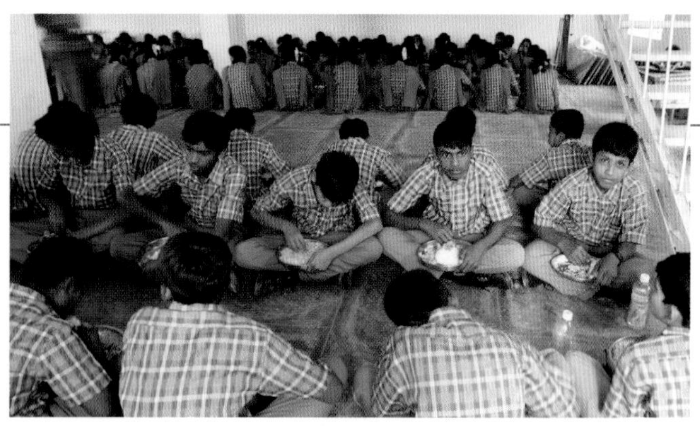

（右）艾揚格為貝魯爾當地的學生啟動午餐計畫。

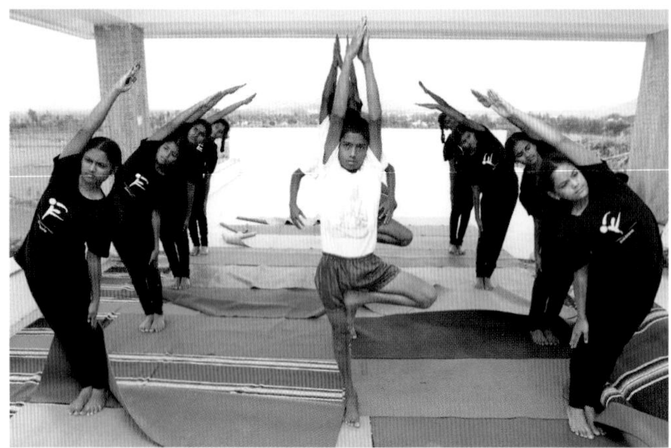

貝魯爾的學生正進行例行瑜伽練習。

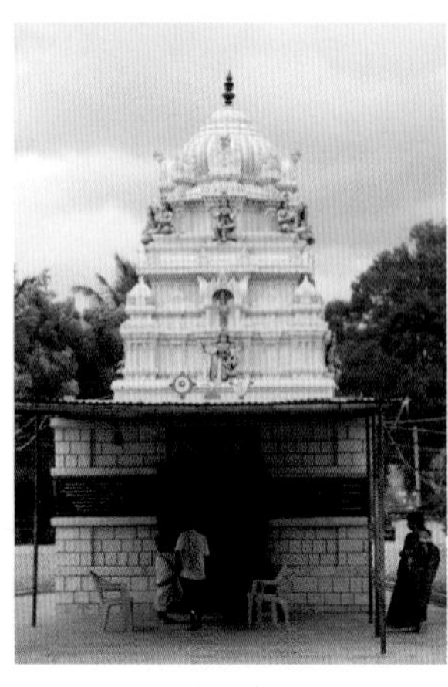

世上第一座聖哲帕坦伽利廟建於貝魯爾，艾揚格是幕後推手。

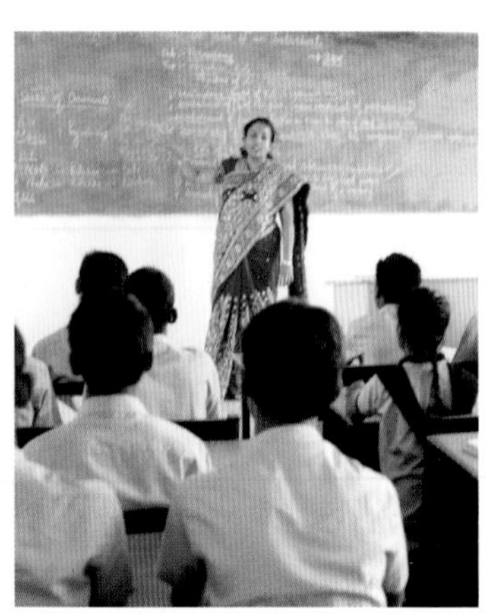

教育為艾揚格故鄉貝魯爾的居民提供了機會。

帕說：「教育的基礎大大改變了我們的村莊。年輕一代學子都開始學習瑜伽。我們學校畢業的學生也都很優秀，有人在銀行上班，有人是律師，有些人甚至拿到博士學位。」

奠定未來基礎

然而教育只是第一步。最重要的是能在村子裡建設一個足以改善居民生活品質的設施。2003年，貝魯爾信託基金會（Bellur Krishnamachar & Seshamma Smaraka Niddhi Trust, BKSSNT）正是基於這樣的構想成立的。艾揚格希望藉此推動一場寧靜改革，他相信良好的健康和教育能為社會與經濟變革打下堅實的基礎。

信託基金會的的首要任務之一就是找到純淨的地下水源。今天，村莊裡有了一個容量為5萬加侖的水塔為居民提供乾淨的飲用水，也啟動了雨水利用設施計畫。而1920年時瘧疾流行，又缺乏即時醫療設施，也讓艾揚格決心在村裡建立初級衛生保健單位。拉瑪瑪妮艾揚格健康中心（Smt. Ramaamani Sundararaja Iyengar Primary Health Center）於2007年開始營運，為鄰近地區的30個村莊提供醫療照護。至今，健康中心提供的免費醫療服務已經幫助了貝魯爾和周邊村莊超過18,500名患者。這裡有20張病床，管理單位現在希望能從其他更資深的醫院獲得幫助。目前中心共有兩位醫師、六位護士和一名研究助理，也有完整的白天照護服務。所有醫療服務、外科手術和藥物治療都免費提供給村民。

貝魯爾也成為艾揚格瑜伽學生們的朝聖之地。他們來到村莊參加工作坊，或探訪這位導師的出生地，因為他改變了他們的人生。途中，他們會在村裡的廟宇祭拜。艾揚格在這裡建造了世界上第一座帕坦伽利廟，以紀念這位撰寫《瑜伽經》的聖哲。

信託基金會還修復了一座擁有八百年歷史的哈奴曼（Hanuman）廟，以及一座祭祀羅摩王子（Lord Rama）與詩人蟻垤（Rishi Valmiki）的廟宇。蟻垤是史詩《羅摩衍那》（*Ramayana*）的作者，從一名凶悍的強盜轉變為一位博學的聖人。當地村民對蟻垤的崇敬十分具有象徵意義，因為貝魯

「能將神所賦予我的東西奉獻給他人，
讓我感到非常滿足。」

爾也是從一群毫無希望的偏鄉轉變為一個未來可期的社區。「大師推動貝魯爾成為世界地圖上一個重要的點。」克里希納帕表示。

艾揚格認為貝魯爾的成功是他一生志業的最高峰。「能將神所賦予我的東西奉獻給他人，讓我感到非常滿足，」他說：「我擔起提升我的故鄉、貝魯爾和其他印度貧窮偏鄉的任務，以教育、文化、社會和健康相關計畫幫助他們。這並不容易，但貝魯爾信託基金會在相較極短的時間內推動了巨大的轉變。這不僅幫助了貝魯爾，更廣泛的地區也共同受惠。生活品質、整體清潔度以及居民的積極程度都變得越來越好，尤其是青年人。我相信，未來我的家人、學生，還有他們的子子孫孫，都將繼續把瑜伽的信念傳播到世界的每個角落，讓所有人都能以『人類』這個共同群體一起生活，不分地域、不分種族、宗教、膚色或性別。」

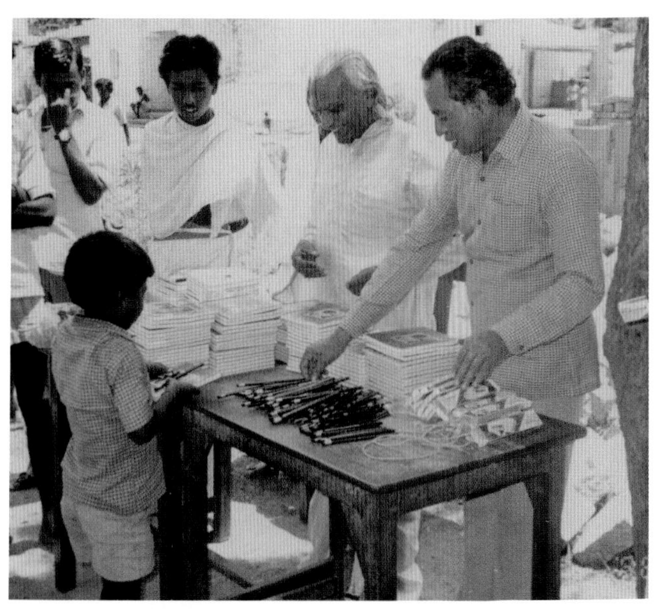

艾揚格經常前往貝魯爾分送書籍給學生，並鼓勵他們。

建立傳承

阿碧嘉塔知道，接下來的路可能十分艱難。「他的付出是如此純粹而又無遠弗屆，並且隨著他的理念傳播開來，越來越多人因此受惠。但我們的所知遠遠不及他，我很擔心他過去的努力會被稀釋。」她的擔憂和其他瑜伽老師相同。潘妮洛普．卓別林補充道：「大師其中一部分的傳承是他如此無私、耐心地將精確的知識和紀錄教導給資深的瑜伽老師，而這些老師在自己的教學中，勢必也一定會反映出他的一些精髓，純粹的『艾揚格瑜伽』因此得以繼續觸及更多人。我們一定要謹慎，讓他過去的努力不會漸漸消失。」

然而，艾揚格瑜伽對當代生活的影響至今始終無庸置疑。阿碧嘉塔引用艾揚格的話說：「人類天生就會抗拒改變，因為我們對熟悉的事物感到安全，並害怕新事物帶來的那股不確定感。我們追求自由，卻也固守窠臼。大師傳承（parampara）的重點在於我們如何改變自己的生活方式，利用身體和心智進行這種改變。瑜伽是一種『照見』（darshana），是一面能觀照自我的鏡子，永遠與我們息息相關，永遠不會隨著時間消逝。」

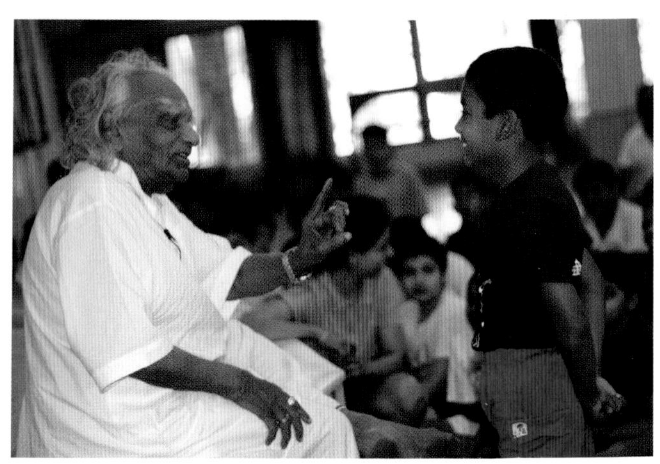

小朋友非常高興有機會與艾揚格見面，並從他的教誨中學習。

艾揚格大師的訊息

“瑜伽是永恆的，它歷久不衰，不隨時間消逝。它也是現代高壓生活的解套，為我們的生活帶來平衡，讓躁動不安的心智沉靜，引領我們達到完全寧靜的境界。那時，我們便會找到真正的自我。

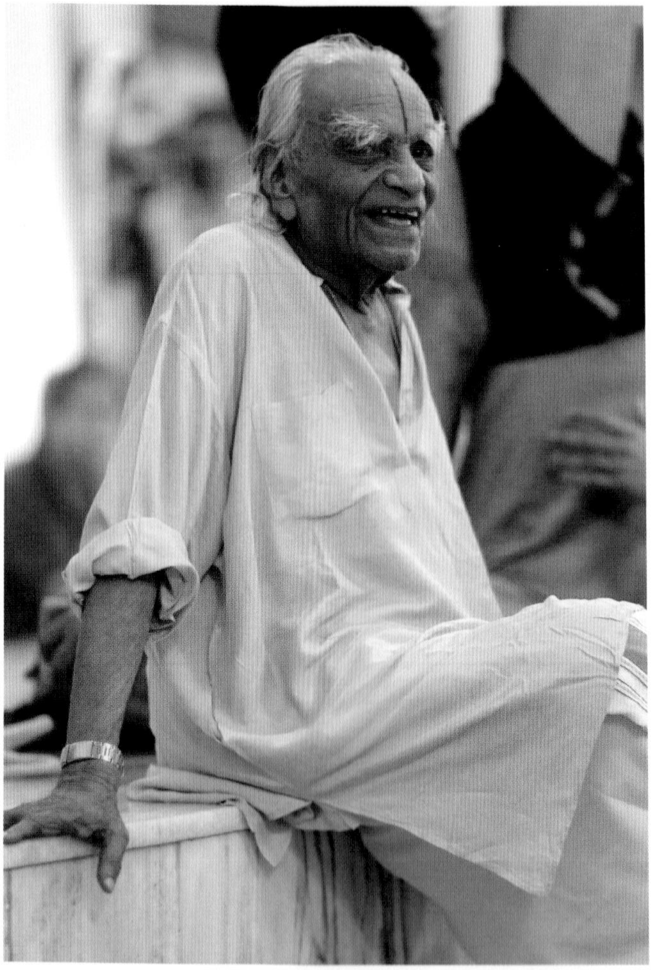

艾揚格在拉瑪瑪妮艾揚格瑜伽紀念學院與學生互動時所發表的箴言。

天性使我們容易陷入暴力、憤怒與貪婪之網中，而這些天生的弱點或社會帶來的壓力，也直接或間接使我們的行為變得充滿暴戾之氣。修習瑜伽能轉換或改變這些天生的不足之處。弱點不見得會被根除，但一定能減低至最小。當人的生活變得更美好，生命也會隨之改變，心智與智慧都以不同於以往的直觀視野來審視成長。瑜伽幫助我們完成生命的目標，使我們活得更加值得。

我稱不上是個受過教育的人。成長過程中，我無論在教育、經濟或者情感上都十分困乏。出生時，我只是一個無名小卒，來自貧窮的家庭，幼時更是病痛纏身，經常感染肺結核、流感、瘧疾和傷寒。我雖然活了下來，但身體非常虛弱。這種狀態讓我無法發展體能與智力。因此，我有許多煩惱，也有很多躁動的情緒，因此我無法設想未來，也無法活在當下。

練習瑜伽將我帶領至現在這種內在富足的狀態，即便我從來沒有學習過任何學術理論。我此刻所說和我能教導的一切，都是從我的實修經驗累積而成，我是發自內心的全盤托出，因此也更加牢靠。

現今，孩子們多半都受過良好的教育並且十分優秀。可惜的是，年輕人的生活方式十分進步，因而也不經意地忽略了他們的基礎，也就是用以支撐他們智力的身體。他們大幅發展頭腦時，卻忽視了肌肉。每個人的內在原本就存在著差異，而當身體受到忽視，內心也因此產生各自心理與情緒上

「瑜伽幫助我們完成生命的目標，使我們活得更加值得。」

的問題。練習瑜伽能建立內在的力量，幫助我們度過當代生活的種種難關。

壓力是當今社會的一個普遍現象，原本並不存在於瑜伽的觀念之中。負面的壓力就像一個敵人，正面的壓力卻是一種成長。如果我們描述一個人正備感壓力，就會想像這個人一定十分負面，並用負面眼光看待一切，勢必也承受著許多困難。也有另外一種壓力，是大腦不顧一切地工作著，卻忽略了情緒和身體的力量。這種壓力也像是敵人。瑜伽可以消除這兩種類型的負面與高壓的狀態，使我們變得平衡，並讓大腦與心智的智慧變得和諧，為我們帶來平靜與安寧。

練習瑜伽的人要知道，我們可能十分了解外在世界，卻不明白內在世界。瑜伽教導我們內在世界的知識，還有我們身體中的一切——肝、脾、胰、呼吸系統和神經系統等等。它幫助我們了解這些構造的功能，以及這些構造在什麼情況下會干擾我們的內在。瑜伽使我們覺察到日常生活的種種起伏，並透過練習來建立我們身心的平衡。

瑜伽有許多方法能因應當代生活的需要。有些瑜伽動作是純粹幫助身體的，也有些能穩定情緒。當我們感覺到大腦的思緒紛雜，這些姿勢可以幫助我們立刻感到平靜。然而我們必須先根據自己的狀態釐清我們最需要的是什麼。修習者能從瑜伽中獲得這些幫助，但前提是要誠實、全心、真摯地練習。

人們知道身體是有限的，因此開始尋求無限。然而，其實我們不必一直去追尋，因為那不存在於外在，而是在我們的內在之中。練習瑜伽能幫助我們在有限之中看到無限。當我們認識了身體的所有內容，從皮膚的細胞到自我，有限的事物就會消散，剩下的便是無限的自我。

我永不停止學習、永不停止思索瑜伽。練習時，我不會想著自己的身體，而是想著我能否將自我延伸到身體的每個角落。我會問自己：我是否存在？並在練習時自我觀察。我觀照自己的身體哪裡正在休息、哪裡已經完滿，並且自問：這些特定區域為什麼能達到這種狀態？我隨時提問，然後照見心智均勻地延伸到各處。因為，當心智在身體中均勻延伸，沒有任何偏差或折射時，心智便會逐漸消失，就像大海回歸寧靜的一刻。

在身體這片汪洋中，我是完全沉靜的，只有自我存在。而這就是瑜伽的教誨。我們可以透過書籍或社會經驗來學習許多客觀的知識，然而，主觀的知識只能透過與自我的接觸學習到。這又稱之為「合」(samyoga)，意即身、心、智性與自我合一與整合。

就某方面而言，瑜伽可以說是一把通向健康的黃金之鑰。但健康指的不僅僅是身體的健康，而是可以分為七個層次：生理、心理、精神、智慧、意識、良知與神性。當一個人的七個健康層次都呈現和諧狀態，那麼我就會說，他是一個活得很有價值的人。

這就是我想告訴你們的。

”

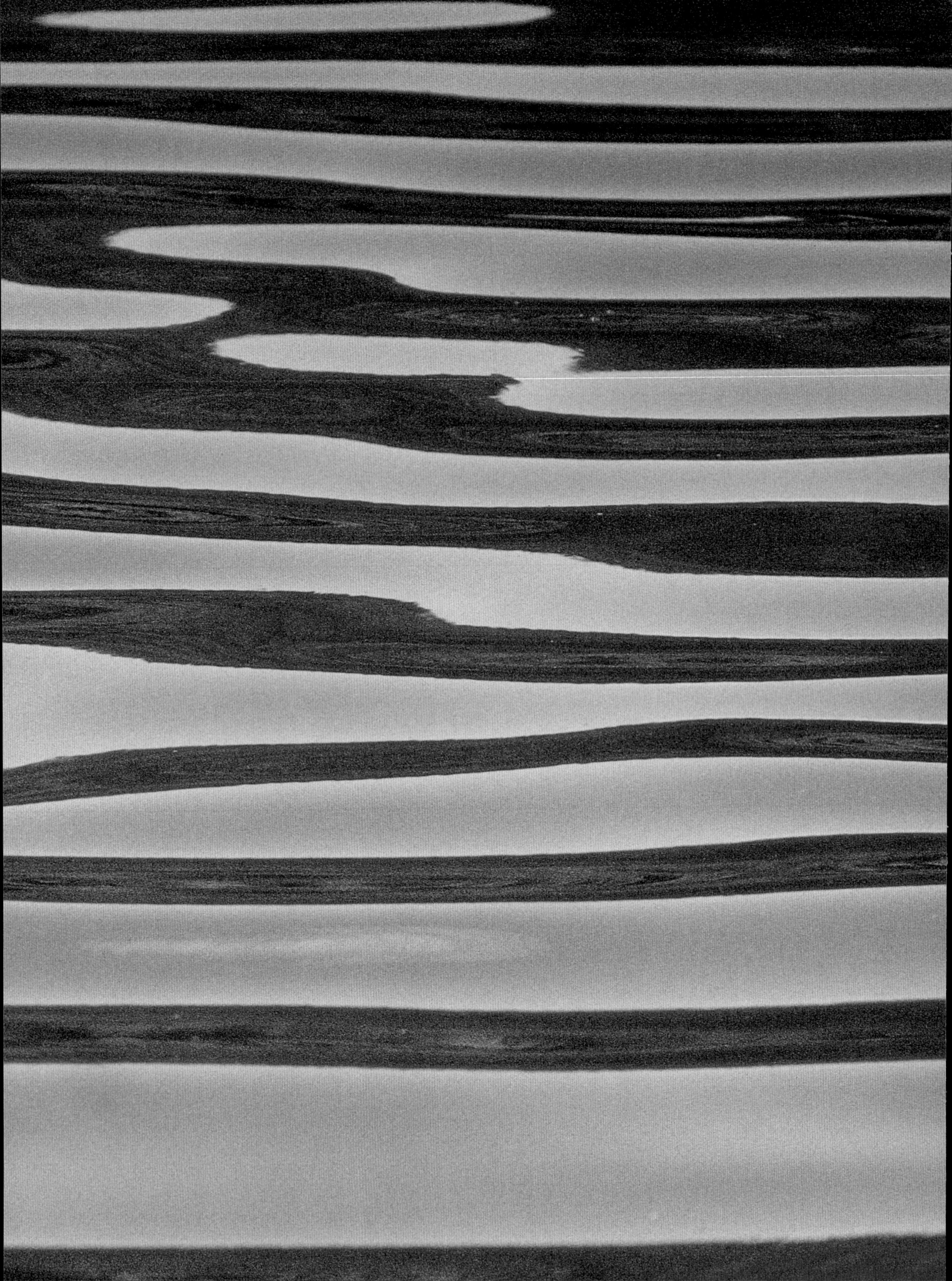

第二章

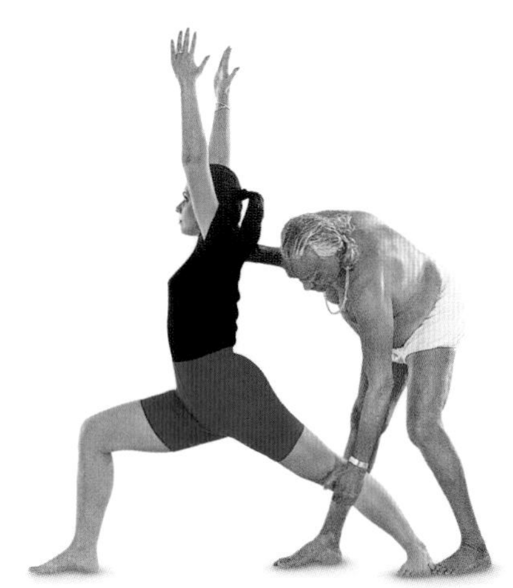

適合你的瑜伽

「瑜伽是一盞燈，一旦點亮，便永遠不會黯淡。
練習得越好，火光就越是明亮。」

瑜伽的主要目的是使心智恢復簡樸與平靜，擺脫渾沌與苦痛。
這種平靜感是源自瑜伽體式與呼吸法的練習。
與其他容易耗損肌肉及骨骼的運動形式不同，瑜伽可以柔和地讓身體恢復活力。
現代生活步調快速，造成許多負面情緒，而瑜伽透過修復身體，
能將心智這些情緒中解放出來。練習瑜伽能使你的內在充滿希望與正面能量，
幫助你克服障礙，達到完滿的健康與富足心智狀態，宛如重生。

瑜伽的目標

練習瑜伽的目標是要克服身體的限制。瑜伽教導我們，我們生命的目標即是展開一場通往靈魂的內在旅程。瑜伽既提供了我們生命的目標，又給予我們達成目標的方法。

當身心之間達到完美和諧，我們便達到了自我實現。瑜伽告訴我們，我們的身體或精神上的不適即是自我實現道路上的障礙。當我們的身體狀態不完美時，也會導致精神狀態失衡，這種心緒波動的狀態在梵文中稱為chittavritti，而練習瑜伽可以幫助我們克服這些不平衡。

瑜伽體式，也就是一系列姿勢，可以治療梵文所謂的vyadhi，也就是身體的疾病，並且，也能調整angamejayatva，意即「身體不聽使喚」的狀態。至於梵文中的Shvasa-prashvasa意為「呼吸不均勻」，是壓力的跡象，也能透過練習瑜伽得到緩解。體式可以讓調理整個身體，強健骨骼和肌肉、矯正姿勢、改善呼吸並增加能量。身體上的健康更將能為心智產生強化和鎮定的助益。

體式與呼吸法

練習體式可以淨化身體。就像金匠會以火焰鍛造黃金，將其中的雜質燃燒出來，體式透過增加新鮮血液在體內的循環，清除身體的疾病和毒素。這些疾病和毒素都是不規則的作息、不健康的習慣和不良的姿勢導致的後果。經常練習伸展、扭轉、前後彎和倒立等體式的基本動作，便可以恢復身體的力量和耐力。

體式與控制吐納的呼吸法訓練，都可以矯正身體、生理和心理的問題，它們對壓力和疾病具有積極的影響力，許多疾病諸如骨關節炎、高低血壓、糖尿病、氣喘和厭食症等，都能從體式練習中受益。

身體與靈魂的和諧

這尊十世紀的「瑜伽上主」（Yoga Narayan）雕像出土於印度卡修拉荷（Khajuraho），刻畫了處於瑜伽寧靜狀態中的保護之神毗濕奴

心智與身體

身體與心智是不斷處於互動狀態的，瑜伽科學並未界定何處是身體、何處是心智，而是將二者理解為一個整體。日常生活的動盪為身心都帶來許多壓力，進而產生焦慮、沮喪、浮躁與憤怒的感受。瑜伽體式雖然看似只關乎身體，實際上卻能影響大腦的化學平衡，進而改善人的心理狀態。

大約兩千年前，聖哲帕坦伽利在《瑜伽經》中便曾經概述過達成完美平衡之前可能會遇上的一些阻礙。雖然歷史學家並沒有公認一個確切的時間，不過大部分人認為，這些關於瑜伽哲學與實踐的箴言，大約是在西元前300年至西元300年之間編寫完成的，整部經文又稱為「帕坦伽利瑜伽真知」(Patanjali Yoga Darshana)。在《瑜伽經》的最後一章〈三摩地篇〉(Samadhi Pada)，帕坦伽利提及疾病乃是苦痛的根源。他說身體疾病會引起情緒劇變，而瑜伽的任務就是同時解決這兩個問題。

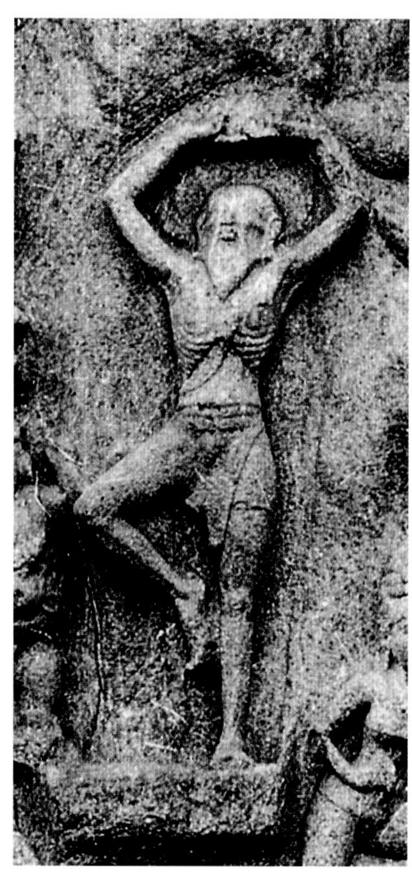

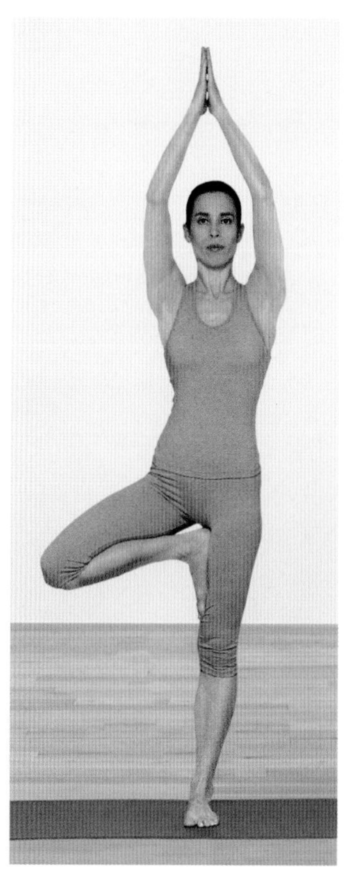

歷久彌新的傳統

這尊出土於印度馬馬拉普拉姆（Mahabalipuram）四世紀的人物雕像（左），以及這位現代女性的瑜伽動作，顯示出這些經典姿勢視歷久彌新的

即便是在現今，減輕疼痛仍然是大多數人進入瑜伽旅程的主因之一。瑜伽體式可以作用於身體的特定部位，同時紓緩與放鬆心智。例如，倒立的體式既能鎮定也能活絡大腦。這些體式向大腦供應新鮮血液，藉以刺激腺體和重要器官，使大腦保持靈敏但又放鬆。

瑜伽也具有鎮定神經的獨特能力。神經是生理體和心理體之間的媒介（參見頁62），而練習瑜伽具有放鬆身體和撫平心智的整體效果。

瑜伽的層次

瑜伽的主要目的是使心智恢復質樸、寧靜與平衡，並擺脫混沌和苦痛。這種質樸、有序與祥和之感來自於體式與呼吸法練習。瑜伽體式將身體、心智、智性以及自我四個層次融合在一起。第一階段梵文稱為arambhavastha，是指在身體層面練習瑜伽。

「練習瑜伽序列之後，
心智將感到寧靜與緩和。」

第二階段梵文稱為ghatavastha，這時心智學會與身體同步運動。當智慧與身體合為一體時，這即是第三階段，梵文為parichayavastha。而最終階段的梵文是nishpattyavastha，即是完滿狀態（參見頁63）。精神覺知會在各個階段逐漸流入練習中。「苦」（duhkha）會消失，質樸與祥和的生活藝術於是實現。

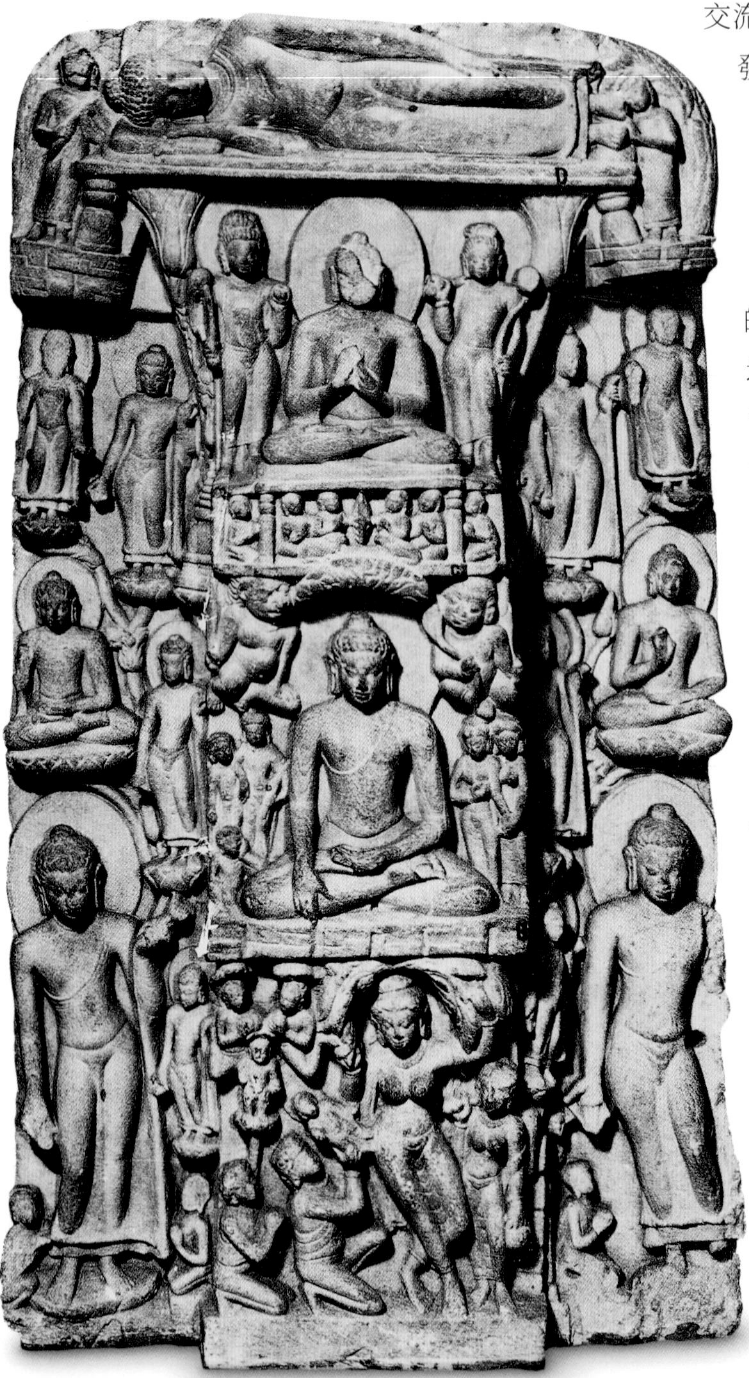

佛陀自我實現之旅的四個階段

這幅五世紀的壁畫來自印度鹿野苑（Sarnath），描繪了佛陀一生中的四件大事：（由下至上）佛陀的誕生、於菩提伽耶（Bodhgaya）獲得啟迪、為門徒講道及升天

瑜伽能填補精神的空缺

當今世界淨是唯物主義，在人們的生活中製造出巨大的精神空缺。人們的生活方式過於複雜，而自身的行為也引發龐大的壓力，更使人們感到存在是貧瘠且缺乏意義的，生活與人際關係也缺乏精神交流。許多經常自省的人也因此意識到，慰藉與啟發、和平與幸福是不可能來自於外部環境的，而是發自內在。

瑜伽的自由

瑜伽帶來的影響，絕不會是純粹物理層面的。只要正確練習，體式便能彌合身體與精神領域之間的鴻溝。瑜伽能除去不時侵擊我們的痛苦、疲倦、懷疑、困惑、冷漠、懶惰、自欺與絕望之感。

瑜伽士的心智將這些消極的心緒拒於門外，試圖在前進過程中克服這些波動，以實現自我的完全解脫。只要我們誠心地練習瑜伽，便不會再受到這些不快樂與沮喪的心境折磨。

瑜伽會照亮我們的生活。如果我們誠摯、認真而誠實地進行練習，瑜伽之光將散佈到我們生活的方方面面。定期練習將使我們以嶄新的角度審視自己與目標，而這也有助於消除那些會妨礙健康與穩定情緒的障礙。如此一來，便能達到解脫與自我實現，而這是每個人生命的最終目標。

通往健康之途

當各個細胞彼此之間相互交流時，身體和心智各部分之間便能完美溝通，進而帶來良好的健康。即使瑜伽本質上是一門精神科學，但也能帶來身體和情感上的安康。

健康不僅僅是擺脫疾病。關節、組織、肌肉、細胞、神經、腺體和各個系統都必須處於完美平衡與和諧的狀態，才能達到健康。健康即是身體、心智、智慧與靈魂的完美平衡。

健康就像湍流不息的河水，始終清新純淨，並且持續源源流動著。人類是知覺器官、行動器官、心智、智性、內在意識與良知的綜合體，而這些都能透過練習瑜伽來鍛練。

瑜伽體式有助於確保生物能量均勻分布，生物能量也就是生命力，均勻分布之時，心智便能處於平靜狀態。瑜伽修習者絕不會以受害者之姿面對生活，而是成為一個掌握者，能夠控制自己的生活狀態、情勢與環境。

體式完美平衡了呼吸、循環、神經、激素、消化、排泄與生殖系統，而體內的平衡將能帶來精神上的安寧，並強化智慧的清晰程度。

身心和諧

體式能滿足每個人不同體質與身體狀況的所需。體式有垂直、水平與循環等不同運作方式，將血液供應引導至身體最需要的區域，為身體系統提供能量。在瑜伽練習中，每一個細胞都會受到觀察、照顧並提供新鮮血液，這些細胞因而能夠順暢地運作。

當靈魂是光明之時，心智自然是活躍且充滿活力的。然而，不健康的身體容易使人心智了無生氣、晦暗與遲鈍。練習瑜伽除了能消除這種停滯狀態，還能將心智帶往活躍的層次。最後，身體與心智都會提升至光明的境界。

練習瑜伽還可以活絡並改變情緒，將憂慮情緒轉化為勇氣，將優柔寡斷與缺乏判斷力轉化為積極的決策技巧，將心煩意亂轉化為自信與平衡的心理狀態。

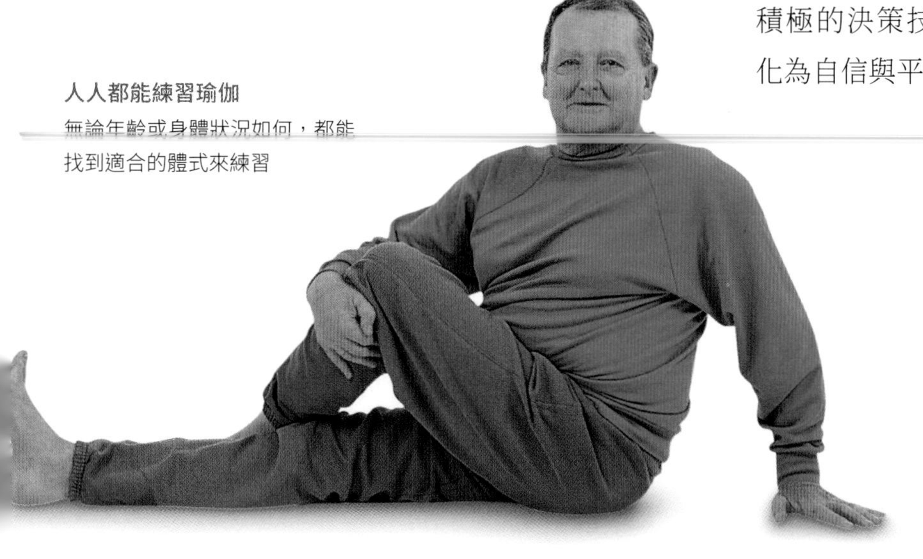

人人都能練習瑜伽
無論年齡或身體狀況如何，都能找到適合的體式來練習

良好的健康
健康的身體就如同流動的河水，始終清新且純淨

姿勢的益處

體式是根據人類站立、坐下或躺下這三種基本姿勢而設計的，但並非一系列機械式的動作。若要正確練習姿勢，必須理解其中的邏輯。

梵文的asana有時會譯為「姿勢」(pose)，有時譯為「儀態」(posture)。兩種翻譯都不完全準確，因為都沒有精確傳達體式每個動作中必備的思考或覺察。當身體的所有部分都以充分的覺察與智慧到達正位時，便能完成一個體式的最終動作。

為了達成最後動作，我們必須仔細思索體式的結構，想像自己在每個步驟中要如何調整與安排身體的每個部分，尤其是四肢，便能了解體式的根本之道。

接著，形塑你的身體以適應每個體式的結構，確保身體兩側達到完美平衡，並且沒有任何一個器官、肌肉、骨骼或關節承受過度的壓力。

練習體式的重要性

練習體式對整個身體都會產生有益的影響。體式不僅能鍛練肌肉、組織、韌帶、關節與神經，還可以維持人體所有系統的平穩運作及健康。體式也能放鬆身心，使我們從疲勞、虛弱以及日常生活的壓力中恢復，此外還可以促進新陳代謝、淋巴循環及激素分泌，並使體內達到化學平衡。

重要的是，要持續練習，直到你在完成式中感到完全舒適為止。唯有如此，你才能體驗到體式的所有益處。聖哲帕坦伽利在《瑜伽經》第2章47節中指出：「毋須費力完成體式即達成完美，亦觸及內在無限的存在。」

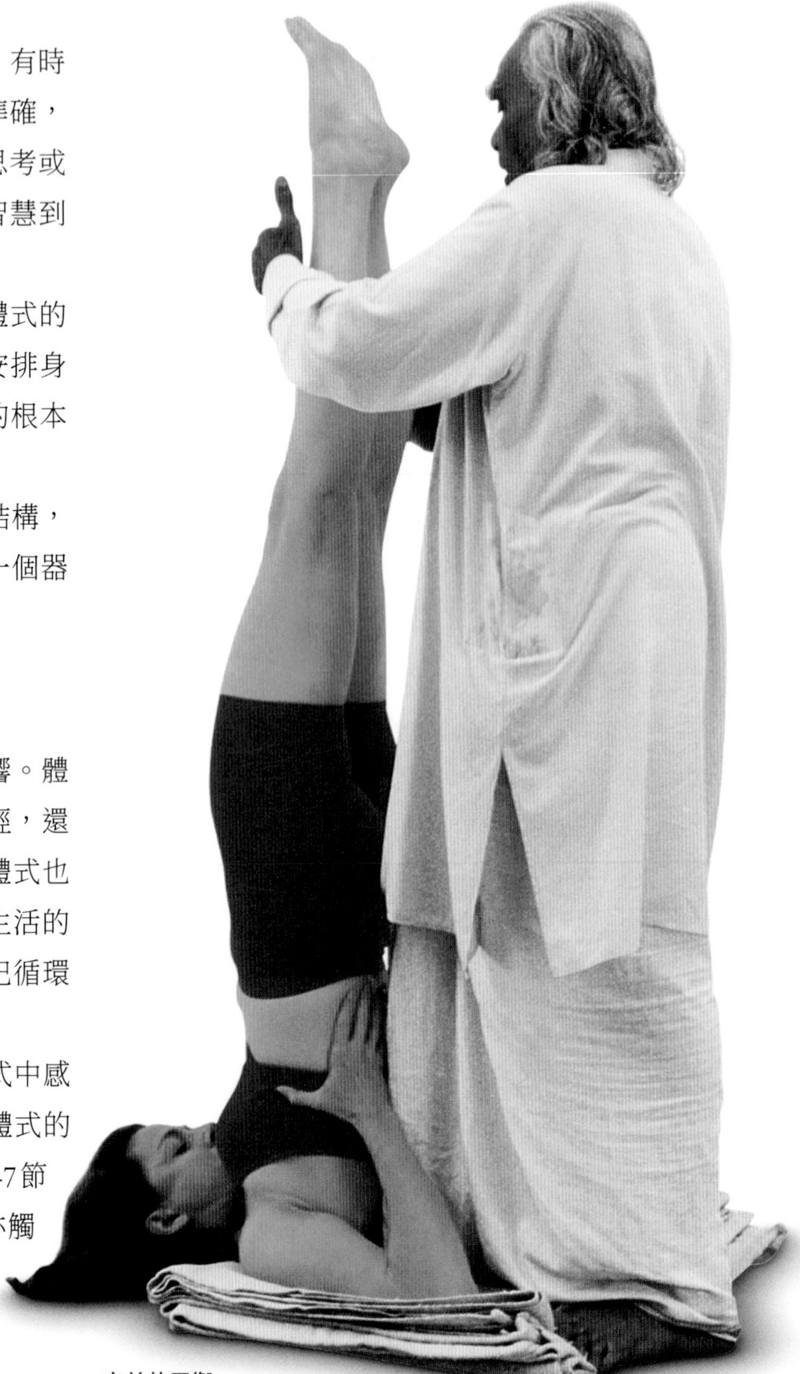

完美的平衡

艾揚格大師幫助學生練習肩倒立式

瑜伽與壓力

瑜伽可以將壓力對人的影響降至最低。瑜伽科學認為，經常練習體式與呼吸法可以強化神經系統，幫助人們積極面對壓力。

我們都曾經歷無法緩解的緊張情緒，並造成精神上的困擾與身體的不適。這並非現代才有的現象。在擁有數百年歷史的《瑜伽經》中，聖哲帕坦伽利就將精神困擾歸因於自尊、精神上的無知、慾望、對他人的仇恨與對生命的執著。他稱這些因素為「煩惱」(kleshas)。

壓力的根源

由於科學和技術的進步，現代文明已經能夠征服許多未知的領域，但同時，現代社會也對技術成就過分自傲，且過度使用。這會引發大量的競爭和嫉妒情緒。當今的生活充滿財務壓力、情緒波動與環境污染，以及最重要的——事物無時無刻都在變化，這一切都會增加我們日常生活的壓力。

這些壓力會使身體疲乏、引發神經緊張，對心智產生不利的影響。此時，孤立與孤獨的感受便會占據我們的內心。

為了解決這種問題，人們轉而尋求一些不自然的方式來面對生活壓力，像是藥物濫用、飲食失調和不穩定的人際關係，這些都是人們在絕望中尋求安慰的替代品。然而，即便這些方法可能會暫時分散我們的注意力或使我們短暫遺忘，卻仍然無法解決造成不快樂的根本原因，也就是壓力。

瑜伽當然並非某種能使人擺脫所有壓力的奇蹟解藥，但它能最大幅度地減少壓力。現代生活的困難耗盡了我們的生物能量，因為我們會從「倉庫」中——也就是神經細胞裡——不斷汲取生命能量。最後，我們可能會將自己的能量儲備消耗殆盡，進而導致身心失衡。瑜伽科學認為，神經控制著潛意識，當神經系統充滿能量時，我們便能更加積極地面對壓力。體式可以改善人體所有細胞的血液流動，使神經細胞恢復活力，強化神經系統及其受壓的能力。

緩解壓力

在瑜伽科學中，橫膈膜是心靈智慧與靈魂之窗的所在。然而，在備感壓力的情況下，你的橫膈膜會在呼吸時太過緊繃，無法順利地擴張。瑜伽練習能解決這樣的問題，它有助於橫膈膜恢復彈性，使其在拉伸時有能力適應任何壓力，無論是智性、情緒或身體的壓力。

體式和呼吸法的練習有助於整合身體、呼吸、心智與智性。在練習體式的過程中，緩慢、輕鬆地吐氣能為身體細胞帶來寧靜，並放鬆臉部肌肉，釋放眼、耳、鼻、舌與皮膚等感知器官的所有壓力。

此時，原本與動作器官不斷交流的大腦也會進入「空無」，所有的思緒都會靜止下來，因而所有具侵略性的恐懼與焦慮之感都將無法穿透大腦。一旦我們學會這樣的能力，便可以有效率、有效果地從事日常活動，而不會消耗寶貴的生物能量，並且智慧將達到真正清晰的狀態，心智不會感到壓力，反而充滿平靜與安寧。

瑜伽與體能

大多數的運動都是充滿競爭的。瑜伽雖然不具競爭性質，但仍十分有挑戰性。它挑戰的是一個人的意志力，可說是人的自我與身體之間的競爭。

大多數的運動通常是快速、有力且經常重複的身體動作，會導致耗損、緊繃和疲勞。瑜伽的體式則是一種身體、感官、心智、智慧、意識以及良知的穩定運動。體式的本質正是穩定的動作，完成動作後，不會僅僅是結束，而會獲得一種平靜的滿足感。

許多疾病是由大腦和身體行為的變動引發的。在瑜伽的練習過程中，大腦是安靜的，感官是靜止的，感知則是敏銳的，這會使我們產生一種平靜的超脫之感。隨著練習，修習者能學會將大腦視為客體，將身體視為主體。能量會由大腦散佈至身體的其他部位，接著，大腦會與身體一起運作，且能量也會在兩者之間平衡。因此，瑜伽在梵文中又稱為sarvanga sadhana，意即「整體修習」。

沒有任何一種運動形式能如此全面地使身體與心智和自我一起運作，並達到全方位的發展與和諧。其他形式的鍛練往往只針對身體的特定部位，這種鍛練在梵文中稱為angabhaga sadhana，意即「體育修習」。

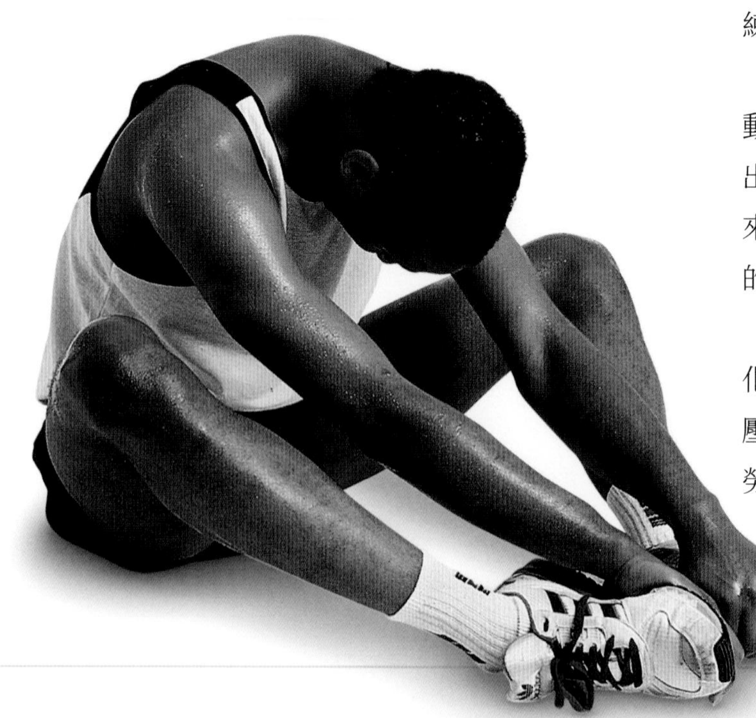

具激勵效果的運動

瑜伽體式是一種能達到活絡效果的運動，其他類型的耐力運動則是具有刺激性的。例如，醫學專家指出，慢跑可以活絡心臟。但其實，慢跑中的人心跳是呈現加速的狀態，這在瑜伽的理解中，並不是一種賦予能量及生命力的活絡方式。在瑜伽的練習中，像是後彎等動作比慢跑需要更多體能，但過程中，心臟是穩定且有節奏地跳動著。

練習體式並不會使人氣喘吁吁。練習過程中，力氣與力量扮演著不同的角色，以達到身體各部位以及心智的完美平衡。完成這種具有活絡性質的鍛練之後，就會煥發一股活力與清新的能量。

也有許多運動可能導致筋疲力盡。大多數的運動都需要體力和耐力，並且練習十到十五分鐘後會出現疲勞感。這些運動也大多會透過增強神經功能來提升能量的水平，但最終，反而會耗盡身體儲存的細胞與內分泌腺體。

此時，細胞中的毒素會增加。即使體內循環強化了，代價卻是擾亂身體的其他系統，且脈搏與血壓都升高了。最後，心臟負擔過重，並會感到極度勞累。

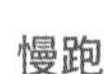

慢跑
這種運動能促進心跳，但也會讓你筋疲力盡

運動員的肺活量通常是透過費力且高強度的方式訓練而成，但這並不利於保持肺部健康。此外，諸如慢跑、網球與橄欖球等一般體育鍛鍊，很容易導致骨骼、關節和韌帶重複損傷。

這些運動形式可以鍛練到骨骼與肌肉系統，且也是專門鍛練這些系統的，無法訓練到其他部位。體式則會滲透到身體的每一處，最終滲入意識本身。唯有練習瑜伽，才能使身心保持放鬆，即便是在拉伸，延展、扭轉和彎曲身體之時。

不同於其他形式的運動，瑜伽可以使神經系統保持彈性並承受壓力。雖然所有形態的運動都能帶來健康，但大多數也會為我們的身體帶來壓力。瑜伽能幫助身體恢復活力，其他運動則往往讓身體勞累。瑜伽不僅能使身體各個部位的同時運動，又不至於使任何部位過度勞累。

其他類型的運動則往往只限於一個或數個部位，往往也像是一種反射動作，在運動過程中不會涉及智性，也不會需要運用其他能量去達成精確與完美。

任何年齡都可以練習瑜伽

隨著年齡增長，僵硬的關節和肌肉會失去張力，很難再進行劇烈的運動。例如，長者沒辦法再練習等長運動（Isometric exercises），否則容易導致肌肉扭傷、關節疼痛、身體系統耗損和器官退化。而瑜伽的最大優點是，無論年齡、性別和身體狀況如何，所有人都可以練習。

事實上，瑜伽對中老年人尤其有益。當身體能量恢復的能力下降，對疾病的抵抗力也減弱時，瑜伽可說是給長者最好的禮物。瑜伽能生成能量，不會使之消散。一旦練習瑜伽，我們便能擁有更滿意、更健康的未來，不必再懊悔年輕時所犯的錯誤。

與其他運動不同的是，瑜伽能將免疫細胞集中於受到疾病影響的區域，進而提高對抗疾病的能力，這也是古代聖哲稱瑜伽為治療學和預防學的原因。

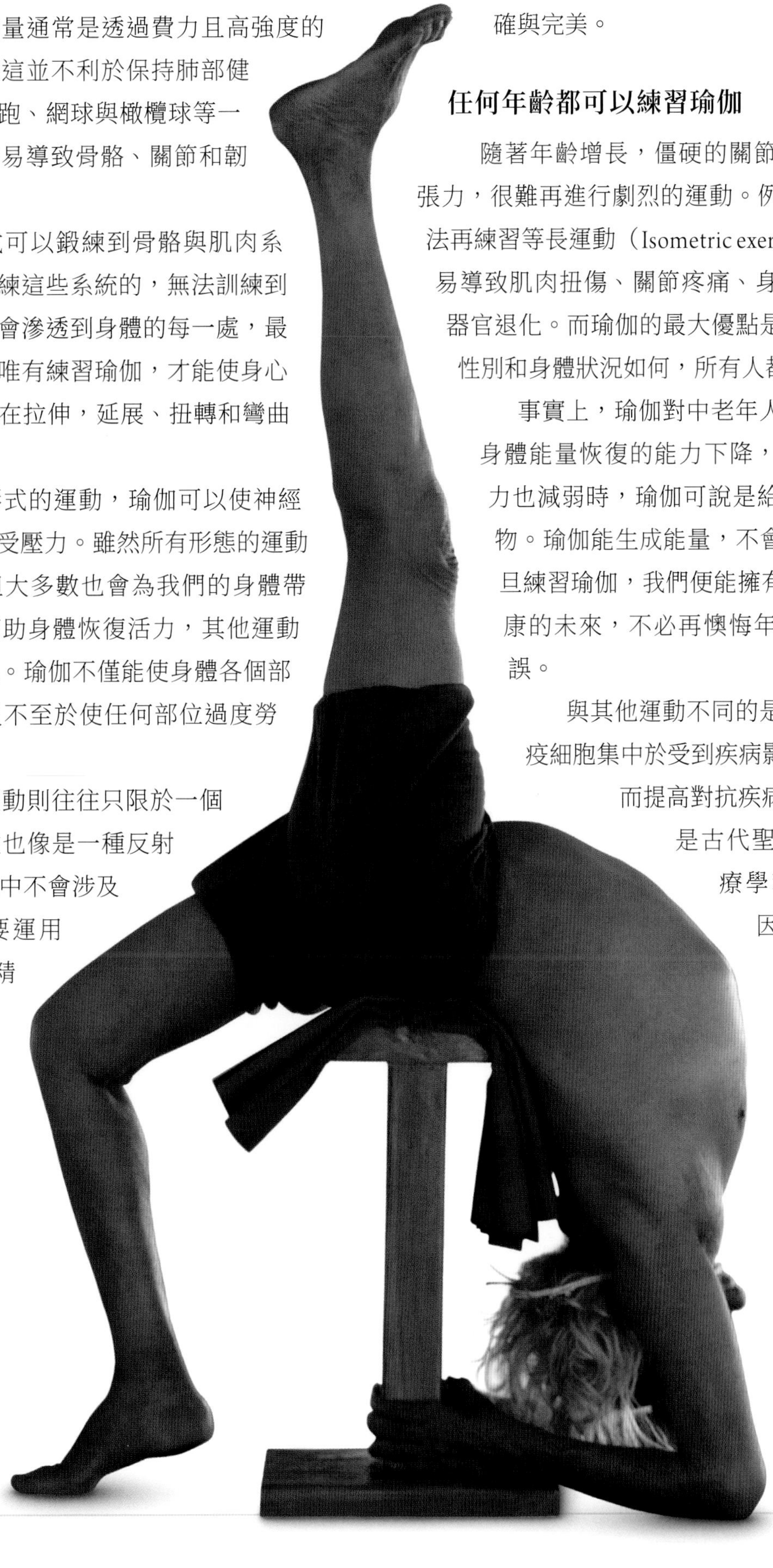

艾揚格大師示範反向單腳手杖式

瑜伽能幫助長者獲得更多能量與健康

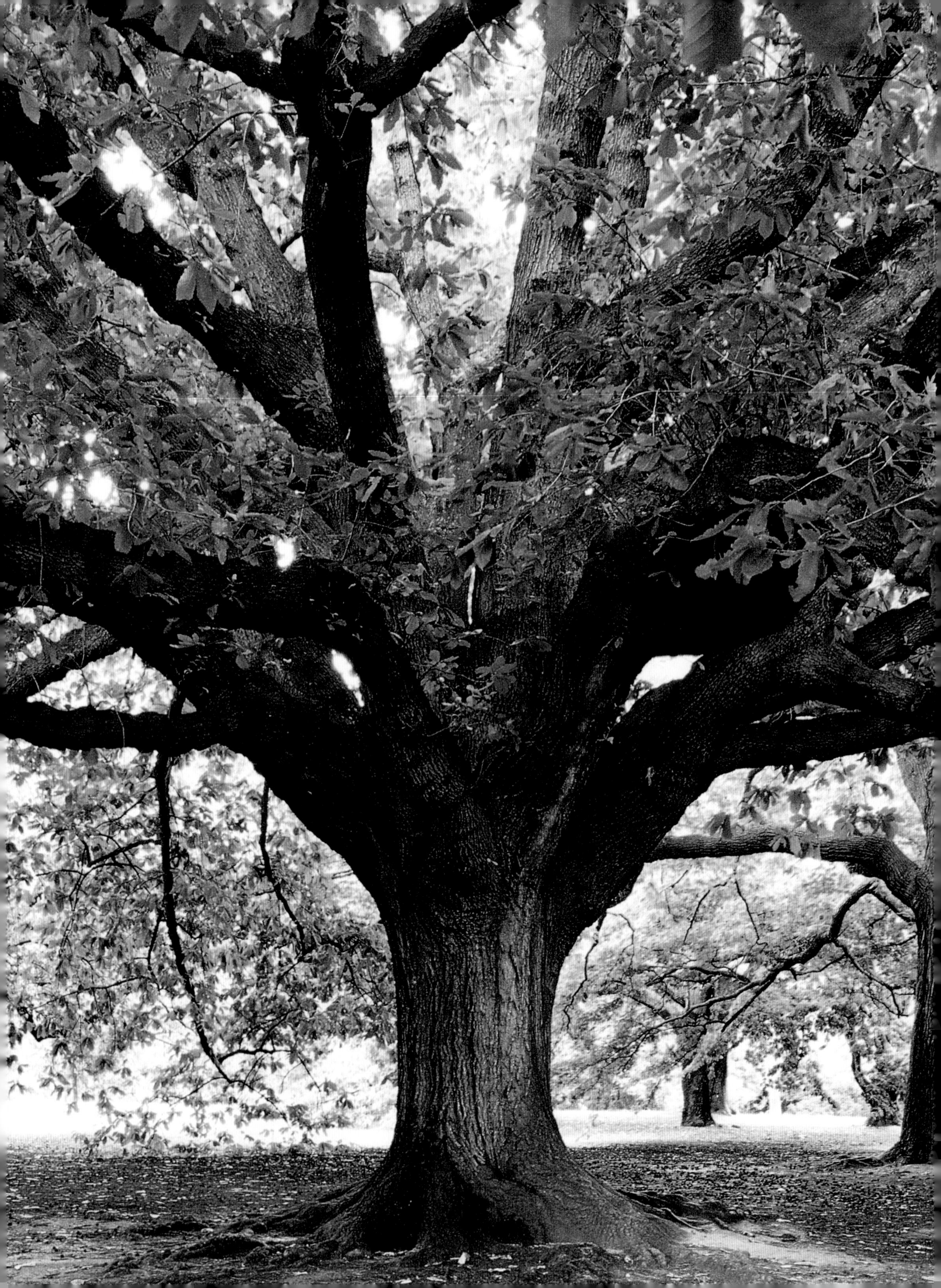

第三章

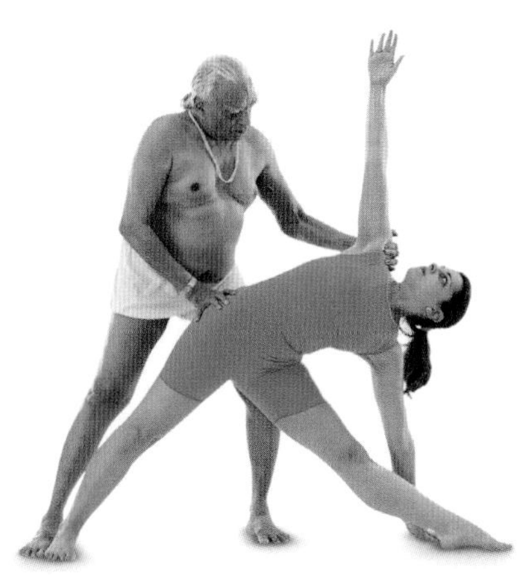

瑜伽的哲學

「瑜伽乃是個體自我與整體自我的整合。」

瑜伽是一門藝術，力求將藝術家的才能發揮到極致。
大多數的藝術家都需要透過畫筆或小提琴等工具來傳達他們的藝術，
而瑜伽修士唯一所需的就是自己的身體與心靈。
古代聖哲以果樹比喻瑜伽，從一粒種子裡長出根、樹幹、樹枝與葉子，
樹葉會為整棵樹帶來生命的能量，進而開花，並結出甜美的果實。
正如果實是樹的成果，瑜伽能將黑暗化為光明，將無知轉為知識，
將知識提升為智慧，而智慧能成為純粹的平和與精神上的幸福。

瑜伽的意義

瑜伽是一門古老的藝術，建立於極其精細的身體、心智與靈魂科學之上。長時間練習瑜伽，最終會產生一種平和之感，與周遭環境融為一體。

人們都知道練習瑜伽會使身體強壯而靈活，瑜伽可以改善呼吸、循環、消化及荷爾蒙系統的功能，還可以使情緒穩定、心智清明，但這僅僅是通往三摩地的開端，三摩地也就是自我實現，是瑜伽的最終目標。

古代聖哲經常冥思人類處境，早在兩千年前便總結出四種自我實現的方式：使追尋者學會區分真實與虛假的智道（jnana marg）、無私付出不求回報的業道（karma marg）、愛與奉獻的虔道（bhaki marg），以及最後一種，收攝心智及其活動的瑜伽道（yoga marg）。這些道路最終都通向同一個目標：三摩地。

「瑜伽」一詞來自梵文字根 yuj，意即「合一」或「連接」，這個字根也與「專注」或「使用」之意有關。在哲學意涵上，瑜伽是指個體自我（jivatma）與集體自我（paramatma）的合一。這種融合將引領我們達到純淨與圓滿的意識狀態，並且，「我」的感受完全消失。

若要達成融合，首先要讓身體與心智相連接，而心智與自我相結合。也就是說，瑜伽是一種充滿變化的內在經驗，身體、感官、心智、智性與自我都將合而為一。

聖哲帕坦伽利是一位瑜伽大師，自身的靈魂已達到完全的昇華，但這位偉大的思想家卻仍對常人的悲歡離合感同身受。一如其他古代聖哲，他深入思索人們該如何發揮自身的潛在能量，並將他的反思結果歸納為總共一百九十六條箴言的《瑜伽經》之中。

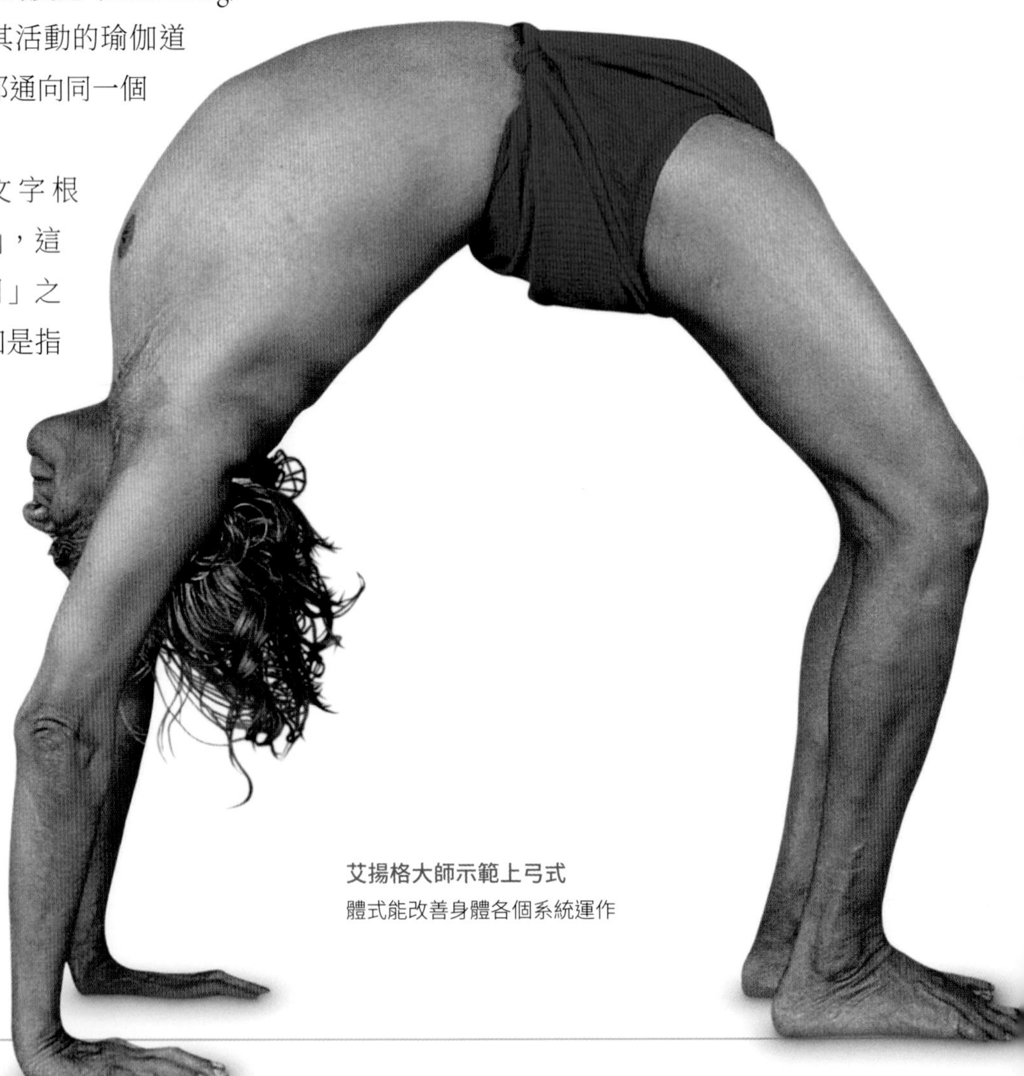

艾揚格大師示範上弓式
體式能改善身體各個系統運作

瑜伽之所向

根據帕坦伽利所言，瑜伽的目的，乃是平息矛盾雜念帶來的心智混沌。心智主宰著思緒與念頭，本能傾向於自我本位（asmita），進而容易滋生偏見與謬誤，為生活帶來痛苦與煩惱。瑜伽科學認為心智，有時稱為「心根」（root mind），其實是「我執」（ahankara）的源頭，會擾亂頭腦的智性，帶來身心浮動。

帕坦伽利接著將這些波動歸納為身體的疾病（vyadhi）、心智的倦怠（styana）、質疑（samshaya）、冷漠（pramada）、懶散（alasya）、感官享樂（avirati）、謬見（bharanti darshana）、精神不集中（alabdha bhumikatva）、身體不聽使喚（angamejaytatva），以及呼吸不均勻。唯有瑜伽能根除這些波折，並且約束心智、情緒、智性與理性。

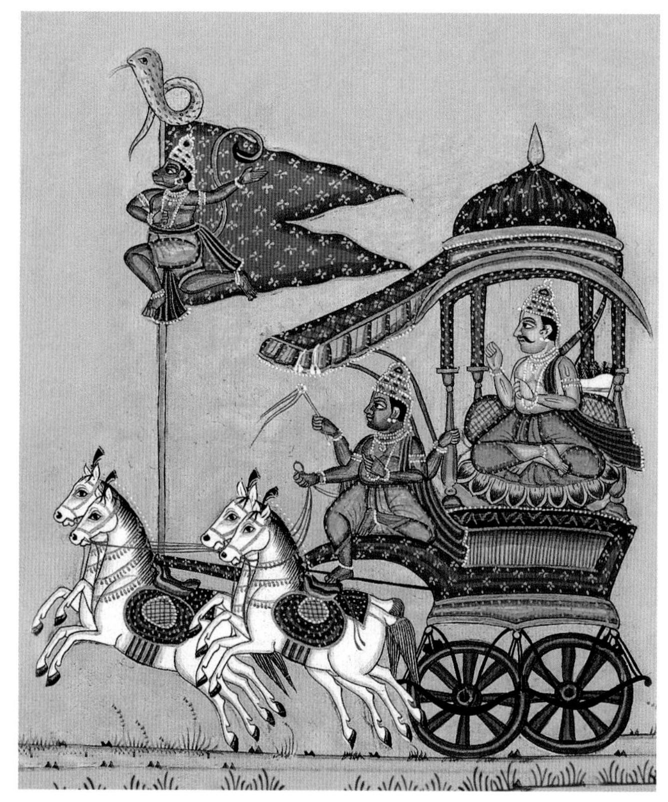

黑天奎師那駕著勇士阿周那的戰車
他們之間的討論記錄在《薄伽梵歌》，這本經典是瑜伽哲學的主要根源之一

八肢瑜伽

瑜伽又稱為「八肢瑜伽」（Astanga yoga）。梵文的astanga意為「八肢」或「八步」（參見頁52），並分為三種法門。一是修身之道（bahiranga-sadhana），包含遵守道德原則的「持戒」、自我控制的「內修」，以及體式與呼吸法的身體鍛練。二是修心之道（antaranga-sadhana），以呼吸法與感官收攝將情感與心智鍛練至成熟。最後則是靈性的修行（antaratma-sadhana），透過心靈集中、禪定與三摩地境界，成功觸及靈魂（參見頁52）。

在此精神探索過程中，也務必謹記身體的角色。編寫於西元前三百至四百年間的古老典籍《加德奧義書》（*Kathopanishad*）將身體比作戰車，將感官比作馬匹，將心智比作韁繩。智性是車伕，而靈魂，是主人。無論戰車、馬匹、韁繩或車伕何者出了問題，首先受到傷害的必定是戰車本身以及車伕，而主人也會經歷痛苦。

然而，帕坦伽利在《瑜伽經》第2章28節中寫道：「練習瑜伽能破除身體與心智的雜質，而後，成熟的智性與智慧自核心照亮，使身體、感官、心智、智性與意識合一。」

「瑜伽的目的，乃是平息矛盾雜念所致的混沌。」

體式的哲學

體式是瑜伽最重要的「工具」之一，能幫助真誠修習的學生獲得身體和精神上的發展。古代哲人相信，只要你全心投入練習，便能掌控自身的環境和時間。

體式是瑜伽最重要的「工具」之一，益處十分廣泛，能從身體層面擴及至精神層面，這也是瑜伽被稱為整體修習的原因。

體式是身體在各種姿勢中的位置，練習體式時，心智與自我也會完全參與其中，得以建立我們外在與內在自我的溝通。

在瑜伽哲學中，身體是由三身與五層鞘所組成。三身包含：因身（karana sharira）、細微身（sukshma sharira）及粗顯身（karya sharira）。每個個體則透過五層鞘來運作思想、現實、能量和純粹的潛意識。

五層鞘包含：運用體式來平衡的食物層（annamaya kosha）、以呼吸法來治癒的能量層（pranamaya kosha）、用冥想來提升的心智層（manomaya kosha），還有意識層（vijnanamaya kosha），運用真誠的態度與思辨的精神學習經文，便能獲得啟發。當這四鞘的目標都實踐之後，便能觸及喜樂層（anandamaya kosha）。

瑜伽能結合三身與五層鞘，使個體發展成為整體。隨著身體與心智、心智與靈魂之間的隔閡消失，所有層面便融合為一。體式能將個體對身體的關注轉向對靈魂的覺察，進而帶來轉變。

瑜伽的旅程

《哈達瑜伽經》（*Hathayoga Pradipika*）是一本實用的瑜伽專書，相傳編寫於十五世紀。作者是先哲斯瓦特瑪拉摩（Svatmarama），他為初學者提供了實用的瑜伽指南，在身體文化到靈魂視野這條必經之路上，給予他們所需的指引。

不同於聖哲帕坦伽利透過約束心智照見靈魂，斯瓦特瑪拉摩以控制生命之「氣」（prana）作為闡述的開端。後者即是哈達瑜伽，而前者則被稱為勝王瑜伽（Raja Yoga）。

在《哈達瑜伽經》第4章29節中，作者強調呼吸的重要性：若心為感官之主，呼吸即為心之主宰。如果能有節奏地呼吸，並在吸吐時規律持續地發聲，心智也將能隨之平靜。在這樣的平靜中，心智之主（靈魂）便會成為感官、心智、呼吸以及意識的最高主宰。

學習專注於吸吐，能

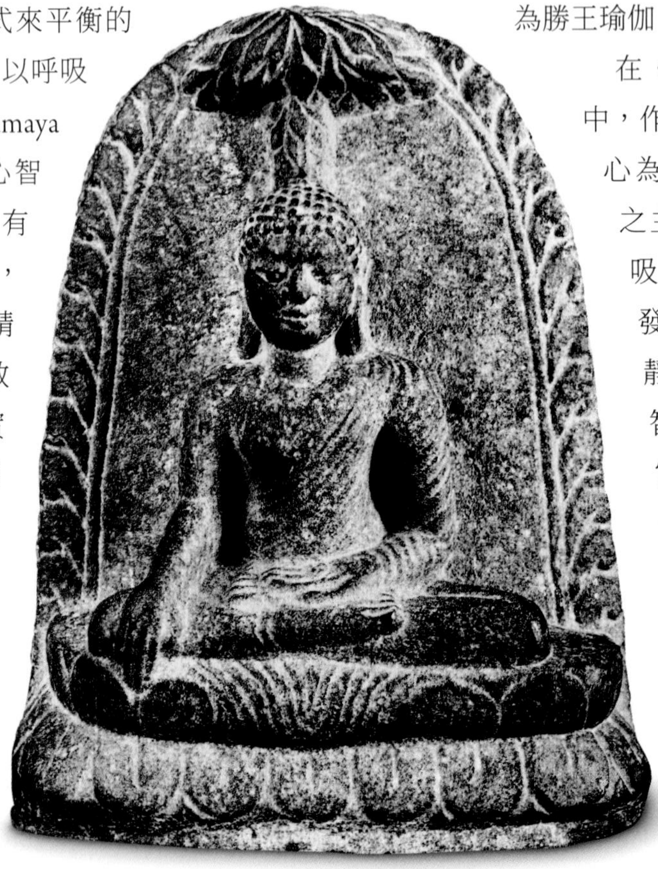

三摩地

佛陀開悟於菩提伽耶。來自印度鹿野苑第三世紀的雕塑

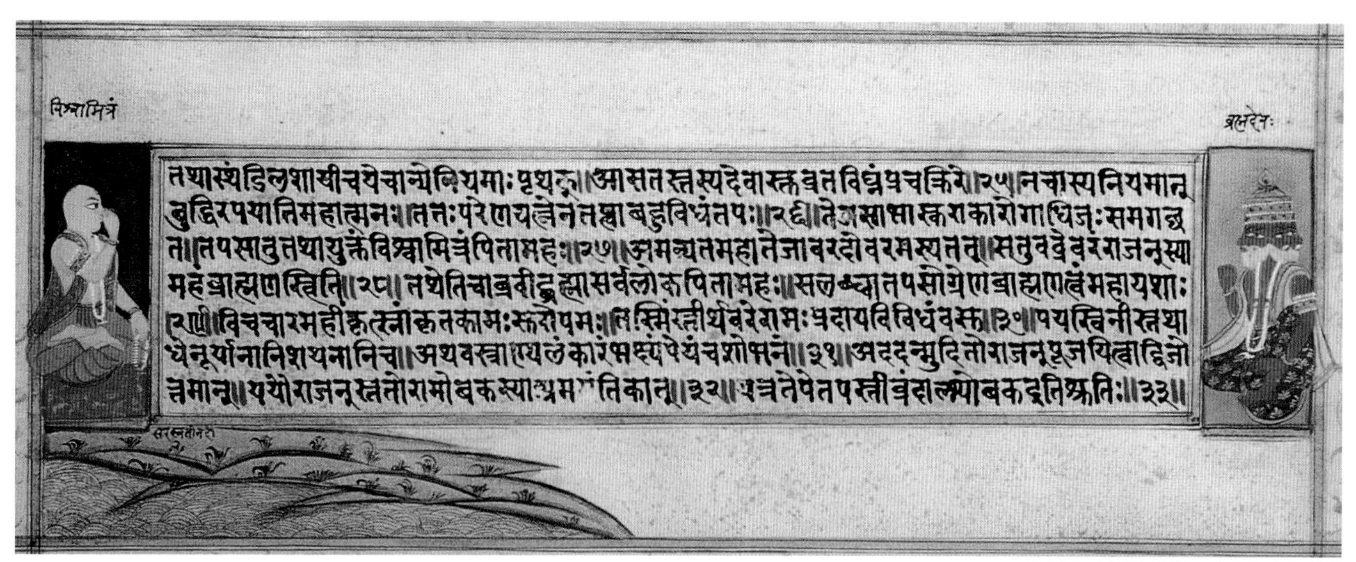

印度古代史詩《摩訶婆羅多》一頁
闡述瑜伽哲學精神的〈薄伽梵歌〉便是出自《摩訶婆羅多》(*Mahabharata*)的其中一部分

讓你體驗到心智上的平和。這種效果也使斯瓦特瑪拉摩得出結論，認為「氣」乃是終極覺知，也就是三摩地的關鍵。

在《哈達瑜伽經．三摩地篇》中，斯瓦特瑪拉摩簡述了自己的三摩地經驗。他說，一旦學會停止思索外在事物，並同時屏除內在思緒，便能達到三摩地。當意志消融於靈魂的汪洋，便能達到絕對的存在狀態。這即是圓滿狀態，是自束縛解脫的自由。

瑜伽的目標是達成平衡與平靜。但帕坦伽利也曾告誡瑜伽學生，別一味追求這種寧靜，以免導致「偏離瑜伽的初衷」(yogabhrastha)。他也說，瑜伽的修習必須持續，才能達到靈魂視野的極致。當個體與其存在的核心合一，這種狀態即是無種(nirbija)三摩地。

眉心輪
這個符號象徵個體的靈性潛能

瑜伽的影響

在《瑜伽經》第3章〈力量篇〉(Vibhuti Pada)中，帕坦伽利談到瑜伽的效果。雖然以當代角度來看較為奇異，但仍能從中看出人性的潛在力量。人所具備的靈性與天賦必須一一克服，否則就會成為陷阱，使得修習者偏離瑜伽真正的目標。

當靈魂不再受制於身體、心智、力量與成功的驕傲，便達到解脫(kaivalya)的狀態。關於這點，則在《瑜伽經》第4章〈解脫篇〉(Kaivalya Pada)中有解說，這個章節闡述的是終極的自由。

經常練習瑜伽的人，能夠成為自身環境與時間的主人而非受害者。瑜伽修習者能夠奉獻並愛著這個世界，這才是生命的本質，能夠達成內在與外在的平靜，以及個人、家庭、社會和整個世界的和平。

心智的層次

心智是身體與意識之間重要的連結。唯有心智沉靜且專注之時，人才能以充滿覺察、思辨與自信的方式生活。而瑜伽正是成就這種平衡感的鍛造之術。

在瑜伽術語中，意識（chitta）包括心智（manas）、智性（buddhi）與小我（ahankara）。梵文中的manusya或manava則是指擁有這些意識的「人」。心智並非位在身體某個特定部位，而是潛藏著、難以捉摸且無處不在。心智能夠產生慾望、擁有意志、留下記憶，並能夠觀察和體驗。無論悲歡、冷暖或榮辱之感，都是透過心智來體會與解讀，心智能夠反思內在與外在世界。但即便有能力由內或向外觀察，心智卻也會本能地沉浸在外在世界中。

心智的天性

當心智過度沉迷於其所見、所聞、所嗅、所感、所嚐之物時，便會給人帶來壓力、疲憊與不快樂。心智有時如同潛在的敵人、不忠的朋友，往往在我們來不及思索前因後果時便影響我們的行動。瑜伽能鍛練我們的心智，反覆讓心智學習辨別能力，使我們得以觀察到事物的真貌，而不會受外在世界所掌控。

五種心智能力

我們具備五種可能以積極或消極的方式運用的心智能力，分別為：正確的觀察與知識、感知、想像、無夢的睡眠與記憶。有時，心智會失去穩定與純淨，可能導致我們無力或消極地運用這五種能力。練習瑜伽能幫助我們以積極的方式運用這些能力，將心智導向思辨與專注的狀態。覺察與思辨及記憶都能用以對付不良的習慣——大多是重複犯錯或偏誤的感知。透過練習瑜伽，我們將變得更加堅強及誠實，並且更加成熟，能夠清晰地感知與理解他人、情境及事件。經過鍛練而成熟的心智更會逐漸超越侷限，突破世俗的理解與經驗，進而遠離渾沌，踏上澄澈的靈性之途。這便是瑜伽的最大助益之一。

心智的不同層次

瑜伽科學將基本的心智狀態區分為五種，但並非依照階段區分，也不是不會變動的，只有最後一個狀態是絕對的。根據帕坦伽利所言，這五種心智狀態分別是：愚鈍懶散、分心、散亂、專注，以及控制。

帕坦伽利認為層次最低的心智即是「愚鈍」（mudha）。處於這種狀態的人往往不願觀察、行動或有所反應，但這種狀態很少會是固有或永久的，反而通常是由於諸如喪親之類的創傷所引發，或是過多障礙出現使目標無法實現時，且在長期無法控

「經驗豐富與成熟的心智能超越疆界，
超越世俗的視野。」

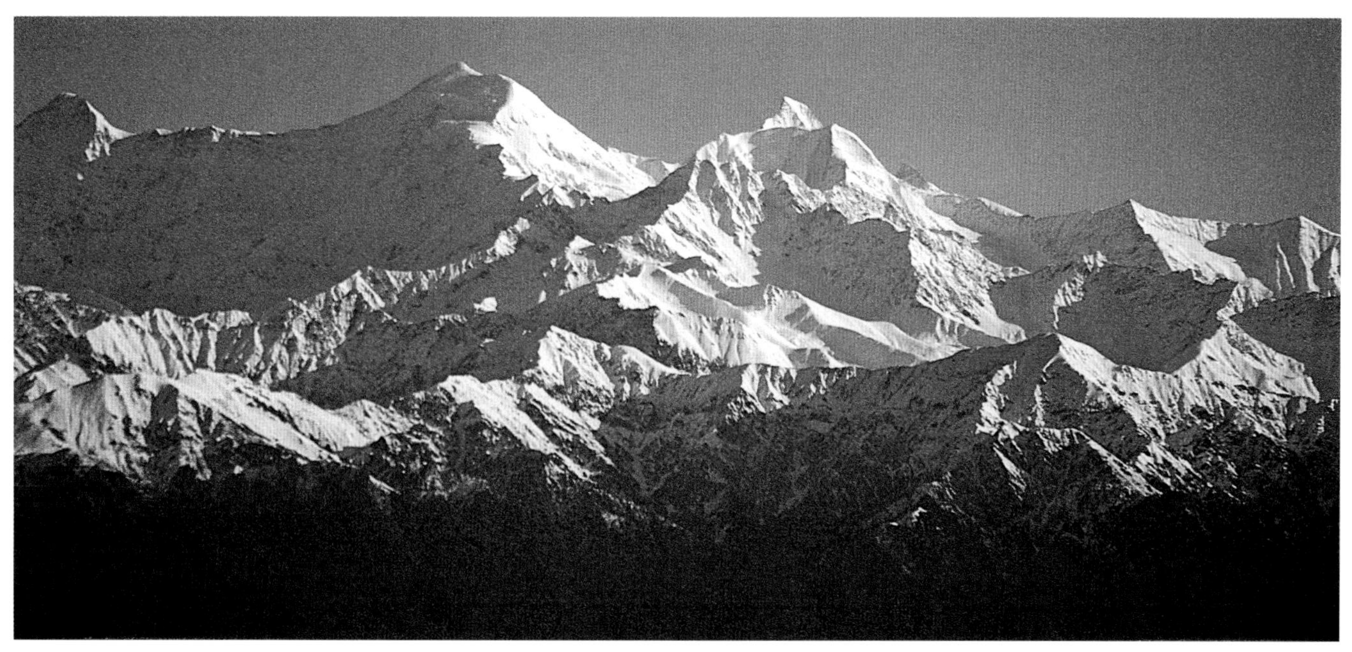

最終階段
堅持不懈地練習瑜伽，便能超越較低層次的心智，達到自我了悟的頂峰

制自己的生活之後，許多人便會因此陷入所謂的茫然狀態。通常，睡眠過多或缺乏、以進食來尋求慰藉，或服用鎮定劑及其他藥品會加劇這種狀態，使得原本的問題更加嚴重。瑜伽能將這種挫折與無助之感逐漸轉化為正向及能量。

至於，心不在焉時，思緒、感受和感知在意識中四處遊蕩，卻不會留下任何長久的印象，因此無法發揮任何作用。帕坦伽利將這種狀態稱為「散亂」(ksipta)。處於散亂狀態的人心思非常不穩定，無法辨析事情的優先順序或專注於目標，這時，他的感知通常是有缺陷的，但他卻會不加思索地服從自己的感知，讓智性受到蒙蔽、精神的平衡遭到擾亂。練習體式與呼吸法能緩解這種狀態，讓我們得以面對事實與現實。

另一種常見的心智狀態是心思渙散。此時儘管大腦十分活躍，卻缺乏目的和方向，這種心理狀態便是「分心」(viksipta)，使我們容易受到懷疑和恐懼困擾，在果斷與遲疑之間徘徊。經常練習瑜伽可以逐漸幫助覺察與思辨的種子紮根，進而產生積極的態度與心理的平衡。

古代聖哲將「專注」(ekagra) 歸類為一種較高的境界，這是經歷過苦難與障礙，並加以克服，最後得到解脫的心智。處於這種狀態的心智擁有方向感、專注力與覺察力，這種狀態的人可以活在當下，不會陷入過去的記憶或未來的想像中，更不會受到外在環境的干擾。

心智的第五種狀態，也是最高的狀態，便是「控制」(niruddha)，此時心智是受到克制與約束的。根據帕坦伽利所言，持續練習瑜伽便可以達到這種境界，超越較低層次的心智狀態。

在這個最高的階段，心智會專一地與其所專注的對象相連結，使我們完全沉浸在一項特定的活動中，不受任何事物的干擾。大腦穩定下來時，智性也處於寧靜狀態，整個人便會是安穩且平衡的，並非絕對自由，但也未受到束縛，而是保持著純淨的意識。

八　肢

瑜伽的基本原則即是聖哲帕坦伽利所描述的「八肢」或「八步」，他的箴言解釋了道德行為的法則，恪守這些法則，最終便能達到自我實現。

過去，聖哲帕坦伽利反思了所屬時代的人性與社會規範，接著，以箴言的形式有系統地講述自己的觀點。這些箴言討論的範疇涉及整個人生，從行為準則談到最終的目標、解脫與自由。箴言中，他也歸納了瑜伽的基本原理，即是「八肢」。

瑜伽八肢

瑜伽八肢分別是：持戒、內修、體式、呼吸法、感官收攝、心智集中、禪定與三摩地，是我們以瑜伽走過生命旅程會歷經的各個階段。唯有理解並遵循這些步驟，才能實現瑜伽八肢的最終目標：自我解脫。

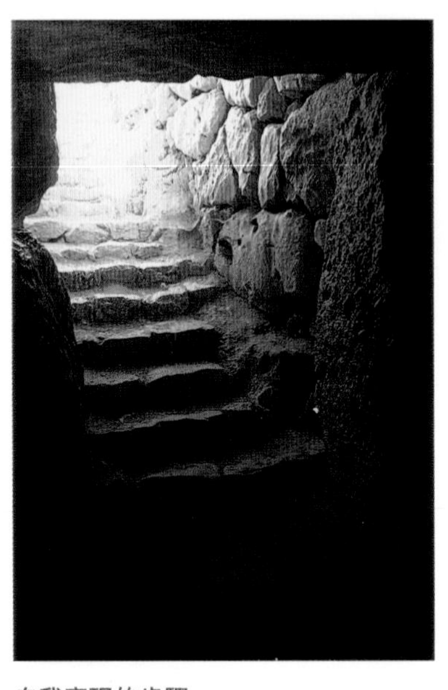

自我實現的步驟
了解並吸收每個階段的意涵，便能達成終極目標

持戒是遵守一般道德原則，內修是自我約束，這兩者共同規範了個人道德與行的守則。體式是一系列瑜伽動作，呼吸法是吐納的控制，這兩者則是有益於肉體、生理、心理和精神健康的基本練習，專門用來鍛練身體和心智。

呼吸法控制的是心智，能馴服本能，而感官收攝則是與外界隔絕，能阻止感官的向外索求，將感知和行動器官從世俗享樂之中抽離。

心智集中乃是專注，能引導意識，使之嚴格專注於一物之上。禪定是更長時間的專注，能使心智飽滿，直至滲入存在的源頭，智性與意識的能量隨之消散於靈魂中。

最後，自身存在之感也消散之時，即得三摩地，存在別無其他，僅有核心，即是靈魂。

持　戒

持戒與內修都需要極為嚴謹的內在紀律。持戒是日常生活中應遵守、遵循的道德行為原則，提醒我們作為一名社會成員的責任。持戒又分為五個原則：不傷害（ahimsa）、不說謊（satya）、不偷盜（asteya）、不縱慾（brahmacharya）和不貪圖（aparigraha）。

要做到不傷害，便需要內省的能力，用積極與具建設性的思考和行動替代消極與破壞的想法和作為，畢竟憤怒、殘忍和侵犯他人，是我們所有人內在都具有的潛在傾向。

上述的傾向與不傷害原則相違背，而謊言、造假、不正直與悖信則破壞了不說謊原則。不縱慾，並不是只完全節制，而是保有紀律，可以從內部促進知足和道德的力量。至於不貪圖梵文字根中的parigraha，意指「占有」或「貪圖」，這可說是所有人的本能，卻也使我們陷於死後輪迴的業力循環中。

然而，即便我們能做到放棄物質的占有欲，情感或知識的占有欲又該如何呢？八肢瑜伽有助於規範心智，使人自占有慾中解脫，進而也成就了不偷竊與不貪圖的狀態，擺脫慾望與貪婪。

內 修

內修是一種正向的流動，能帶來紀律、消除慣性，激發出踏上瑜伽之路的內在渴望。內修的五個原則包含純淨、知足、苦修、對身體、心智與自尊的自省，以及最後是對神奉獻。

知足有助於抑制慾望、憤怒、野心與貪婪，苦修包含自律以及對淨化身體、感官與心智的渴望，最後，苦修之人以對神奉獻的專注力來研究與修習瑜伽。

體式、呼吸法與感官收攝

由十五世紀瑜伽聖哲所寫的《葛蘭達本集》(*Gheranda Samhita*)中提到：「身體很快就會衰敗，如同未經燒製的陶罐扔在水中一般。因此，要以瑜伽之火強健與淨化身體。」練習體式有助於創造並激發能量。在體式中停留，則能組織與分配能量，從姿勢中起身時，我們的能量會受到保護，且不會消散。

在《瑜伽經》第3章47節中，帕坦伽利如此解釋體式的效果：Rupa lavanya bala vajra samhananatvani kayasampat。意思是，完美的身體擁有美感、優雅與力量，宛如鑽石一般璀璨堅固。練習體式時，必須專注於內在，將心智向內牽引，以強化智性。

接著，完成體式將會變得毫不費力，因為粗顯身與細微身的污點都洗滌了。當身、心與自我相結合之時，便是體式練習的轉折點，自此，便進入奉獻的狀態。

體式與呼吸法是相互連結與交織的。帕坦伽利曾明言道，唯有精通體式之後，才能嘗試練習呼吸法。梵文的呼吸法pranayama字根中，prana為「氣」之意，是生命力，ayama則是「延伸、擴展與展開」。呼吸法可以說是「能量或生命力的擴展和延伸」。

帕坦伽利從簡單的吐納動作開始解說呼吸法，教導我們觀察每一次吸氣與吐氣，引領我們益發深入自我。呼吸法共有三個動作：延長吸氣、深沉吐氣與穩定持久的止息，這三個動作我們都必須精確執行。

呼吸法是將能量向內引導的過程，使心智為感官收攝作好準備，從感官中抽離，這便是呼吸法的提升。一旦感官抽離了慾望的客體，心智便能從感官的掌控中釋放出來，感官也會變得被動，心智則開始轉向內在，完全超越感官的宰制。這便是感官收攝。

通向解脫的三夜摩

帕坦伽利將心智集中、禪定與三摩地合稱為「三夜摩」(samyama)，是身體、呼吸、心智、智性與自我的合一。

瑜伽的最後這三個階段很難完全獨立於彼此。透過感官收攝控制心智，將強化心智集中階段的專注力。當這種專注持續延長時，就成為了禪定。而在禪定中，會感受到釋放、擴展、寧靜與和平，這種長時間的寧靜狀態將使人擺脫執著，從享樂的喜悅與悲傷的痛苦中抽離。進而，知者與可知及已知合而為一時，即是達到三摩地經驗。一旦冥想的客體吸納了冥想者並成為主體，自我意識就會消失，此即三摩地，一種完全沉浸的狀態。在三摩地梵文samadhi的字根中，sama是指「水平」或「相似」，adhi則是「超過」或「上方」之意，也表示智性仍維持在平衡狀態。

雖然三摩地可以智性層面來解釋，卻只能透過心智層面來體驗。三摩地是八肢瑜伽紀律最終結成的果實。

呼吸法

「氣」是貫串個人與集體各個層面的生命力量，是肉體、性、智性、精神及宇宙的力量。「氣」也是呼吸，呼吸和心智之間有著千絲萬縷的聯繫。

古代瑜伽士倡導以呼吸法將呼吸與心智以及生命之力結合在一起。梵文的prana是能量，ayama則是儲存與分配。儲存與分配共有三個方面或動作：垂直延伸、水平擴展和循環延長。透過練習呼吸法，我們學會了以垂直、水平和循環的方式將能量移動到身體的各個邊界。

呼吸法中的吐納

呼吸法並不是深呼吸。深呼吸會繃緊臉部肌肉，使頭骨和頭皮變得僵硬，胸腔也受到壓迫，並需要運用外部能量來吸入或釋放呼吸，讓肺部和胸腔的纖維硬化，導致呼吸無法滲入全身。

在練習呼吸法時，大腦和臉部肌肉的細胞都是柔軟且敏銳的，氣息則是緩慢吸入與輕柔吐出。吸氣時，大腦可以個別感受到每一個分子、纖維和細胞，並且能夠接納與吸收「氣」。過程中，不會有任何突然的動作，我們只會意識到呼吸器官的逐漸膨脹，並感覺呼吸到達肺的最遠端。

吐氣時，氣息是逐漸釋放的，使肺泡有足夠的時間盡可能地重新吸收餘下的「氣」。這樣的吐氣方式能充分利用能量，進而使情緒穩定、心智平靜。

練習體式能清除阻塞「氣」流動的種種障礙。在練習呼吸法期間，也要在精確的吐納與自然的止息之中完全吸收「氣」的能量。過程中，切勿打擾或刺激重要的器官和神經，也不要對腦細胞施加壓力。大腦是觀察吐納流動的工具。練習時，也必須覺察到每一次吸氣與呼氣之間的中斷，仔細地觀察，便能獲得更加順暢的能量流動。同樣地，在止息時，要學會穩定地屏住吸進的第一口氣。如果失去穩定性，那麼最好將氣息吐出，不再繼續閉氣。在反覆練習呼吸法的過程中，無論吸氣或止息，都要切記確保腹部沒有鼓脹。

最終目標

要在熟稔體式之後再嘗試練習呼吸法。帕坦伽利多次在《瑜伽經》中強調這一點，尤其是第2章49節所言。下一條經文，也就是第2章50節則又進一步說道，無論是吸氣、吐氣與止息都務必要做到精確。

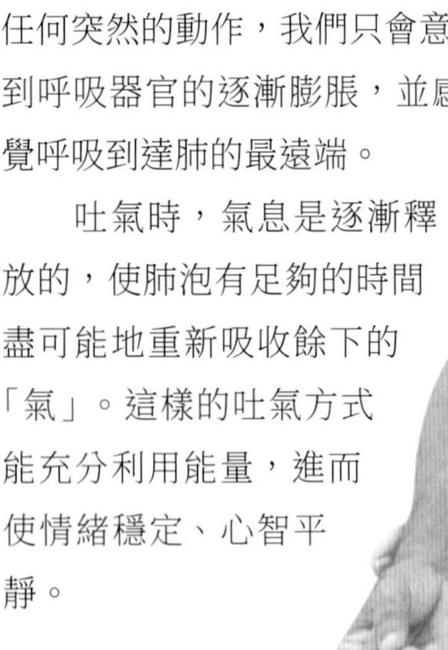

艾揚格大師示範呼吸法
以蓮花式練習呼吸法，這個盤腿坐姿也很適合冥想

經文指出，要控制吐氣（bahya）和吸氣（abhyantara）的動作，每次吸氣都會刺激中樞神經系統，進而活絡周圍的神經，而每次吐氣，則都會安撫它們。至於在止息時，兩種效果都會發生。《哈達瑜伽經》中也有提到「吸氣後止息」（antara-kumbhaka）與「吐氣後止息」（bahya-kumbhaka），在吸氣與吐氣之後止息，肺部會呈現飽滿或淨空的狀態。

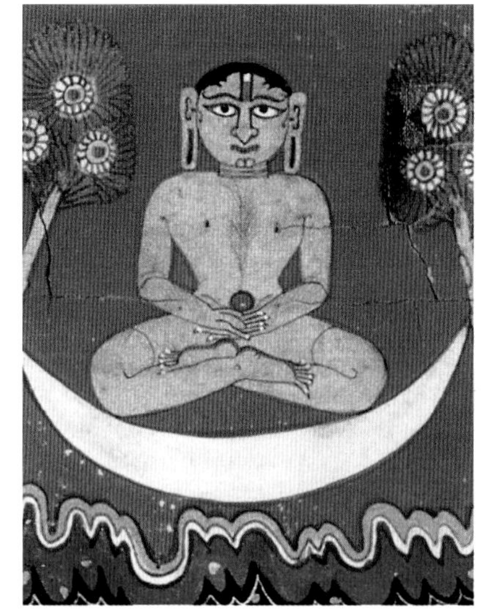

練習呼吸法的瑜伽士
千年來，諸聖賢一直以呼吸法鍛練自己的吐納與心智

呼吸法是這些方法所組成的複雜過程，必須極為誠心且準確地練習，且不能想練習時就練習，必須做好準備之時才能嘗試。

練習呼吸法時，大腦會變得十分安靜，使神經系統更有效地發揮作用。吸氣是一種將氣的原始能量納入身體的呼吸技巧，也將精神宇宙之氣與個體之氣兩相接觸。吐氣則能將毒素從身體系統內清除。

物質與精神世界之間

呼吸法更是人類生理和精神有機體之間的聯繫。剛開始練習呼吸法時會感到很困難，需要極大的努力。一旦呼吸法變得輕鬆，也就是精通之時。

正如橫膈膜是生理和精神身體的交匯點一樣，保留能量的「止息」（kumbhaka）技巧則是你身體核心體現，一旦能控制呼吸的外在動作，我們的內在也就會安靜下來。這樣的平靜是沒有任何雜念的，因為心智已經完全融於自我之中。

在《哈達瑜伽經》中，聖哲斯瓦特瑪拉摩也有詳細說明如何以呼吸法來經驗自我一體的昇華狀態。練習呼吸法不僅非常困難，也很容易過度沉浸其中。如果你練習多次仍然無法成功，不要氣餒，因為你已經成功以覺察與專注嘗試練習過了。也不要逃避失敗，要接受難關，並從中學習，如此一來，便能逐漸獲得成功，並掌握呼吸法的技巧。

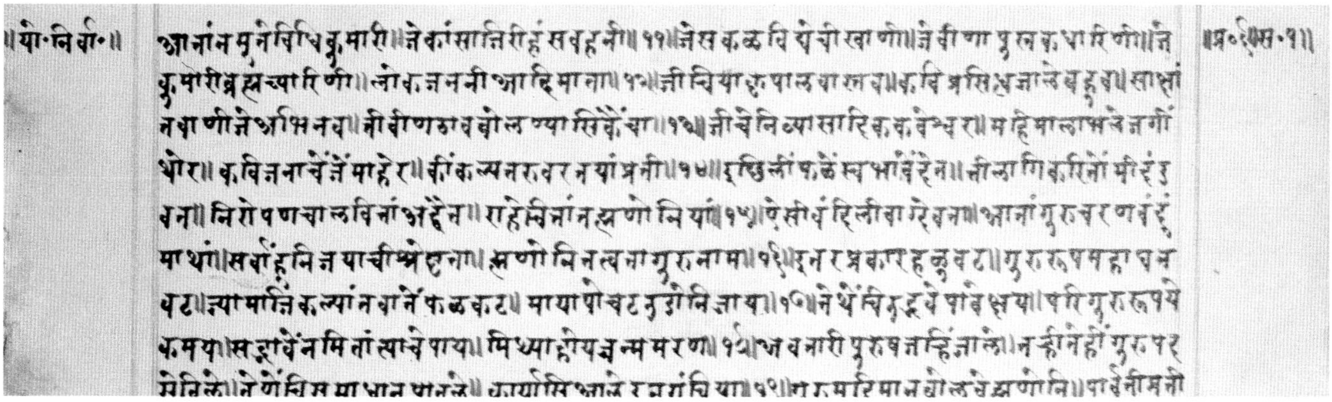

古代傳統
十五世紀《劫波經》（*Kalpasutra*）的一頁，此經描述通往健康與靈性之路

脈　輪

瑜伽科學認為「脈輪」（chakras），也就是「神經」中心，掌管著精神健康，並認為這些系統位於脊椎內。脈輪中也包含宇宙能量，必須透過自我覺醒才能將之喚醒。

現代科技提供我們許多方法檢查健康狀態，卻無法辨識出特質、性格或美德的潛力。人類最重要的面向位於外在皮膚與最內在的「靈魂」（shakti）之間，其中包含心智、智性、情感、生命力、「我」的意識、意志力與思辨力，還有良知。每個人的這些特質都不盡相同，正因如此，個體才顯得神祕而獨特。

在瑜伽術語中，梵文的purusha shakti是指「靈魂」，prakriti shakti則是「自然能量」之意，古代瑜伽士又將這股自然能量稱為「拙火」（kundalini）。拙火是神聖的宇

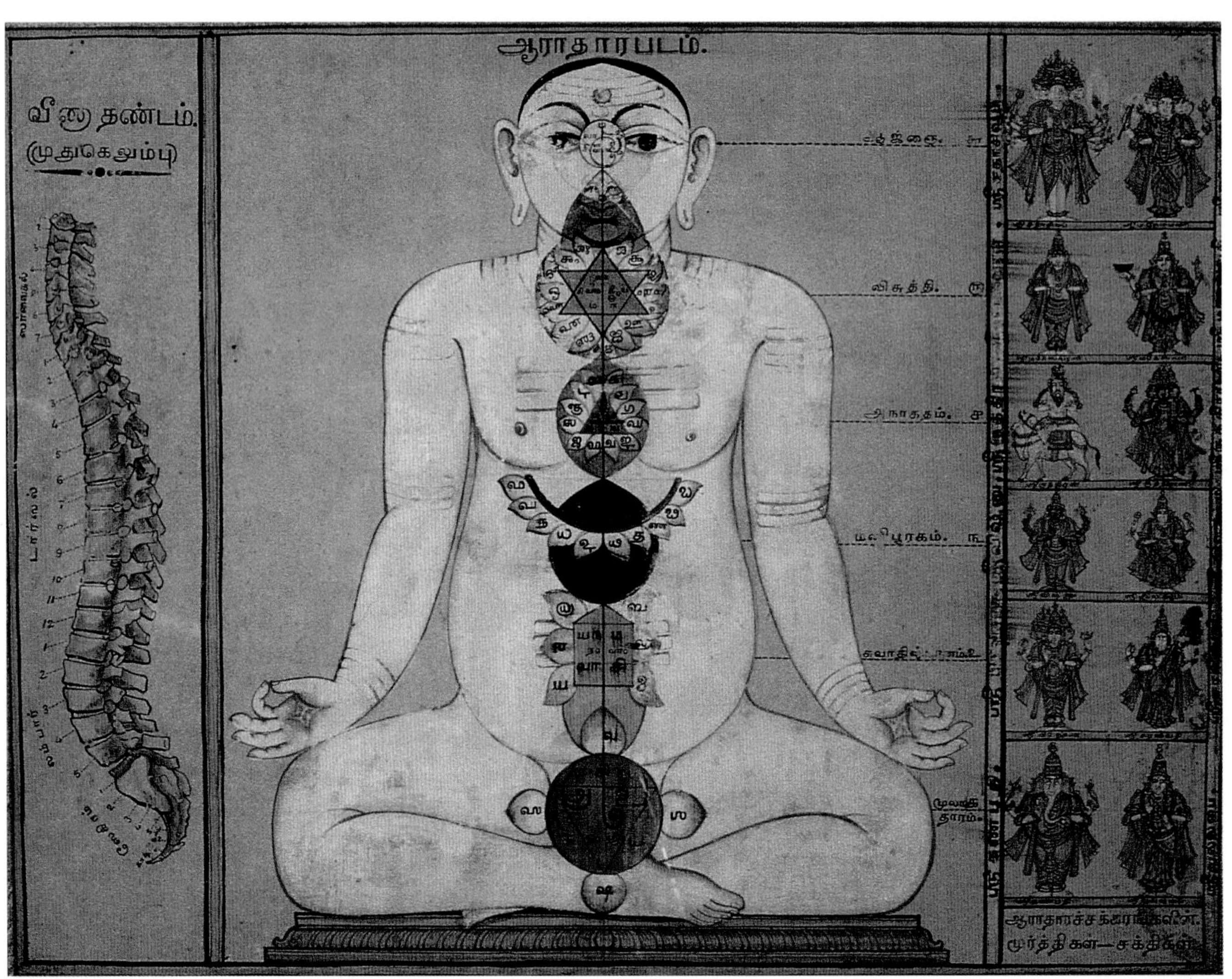

身體的七個主要脈輪　瑜伽聖哲相信脈輪位於脊椎

宙能量，也是每個人的潛在力量。當自然能量被喚醒時，便會被牽引至靈魂的核心。

宇宙能量的覺醒

瑜伽之火（yoga-agni）能點燃神聖的宇宙能量。當大火被塵土覆蓋，便容易熄滅。同樣道理，若我們的感官遲鈍，或動機驕傲、自我放縱和嫉妒，拙火便會處於休止狀態。如果讓這種消極狀態長期主導思維，那麼我們的精神提升不僅會受到阻礙，更可能從此停滯。

我們常說健康很重要，但更要理解身體狀況與心理狀態是密不可分的，自古以來的瑜伽士便深明此點。

瑜伽科學從早期就已經明白兩者的關聯。古代聖哲指出，要達到完美的身體健康，就必須活絡身體的脈輪。脈輪沿著從大腦到尾骨分佈。然而，雖然脊椎是一個實體結構，脈輪卻不是由任何物質組成的，而就算它們並非實體，卻支配著身體的所有元素。

脈輪的意義

「脈輪」的梵文chakra有「輪」或「環」之意，我們的個人脈輪內部都蘊藏著能量，這些脈輪是決定身心狀態的關鍵要素。就如同大腦透過神經細胞控制身體、心理和智力功能，脈輪會接通我們體內的「氣」，將之轉化為精神能量，並透過「經脈」在體內散佈開來。

脈輪是不可見的，唯有其作用時才能感受得到。一旦瑜伽修習者歷經瑜伽八肢（參見頁52），個體自我與神性自我相融合時，便能觸及脈輪。脈輪共有十一個，其中七個至關重要（參見上圖），其他則不一定。最重要的是頂輪（Sahasrara chakra），自然能量會與靈魂合而為一。

練習瑜伽是為了喚醒每個人內在神聖力量。體式與呼吸法能解開並喚醒脈輪。過程中，經脈也會受到活絡，使脈輪振動並生成能量，而能量透過經脈在整個人體中循環。

一旦神聖能量開始覺醒和循環，根植於脈輪的情感便也開始發生變化。

為了達成自我了悟，虔誠的瑜伽修習者會堅持不懈地嚴格練習，克服阻礙幸福的六個障礙：慾望、憤怒、貪婪、痴迷、驕傲和嫉妒。

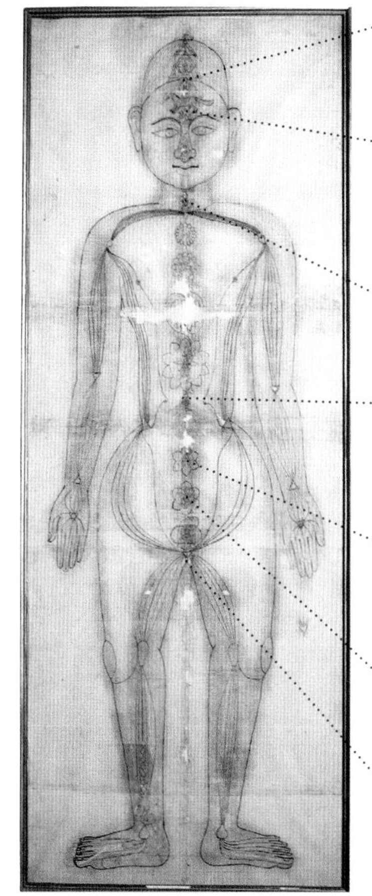

人體的脈輪與經脈

這幅十九世紀的繪畫來自印度拉賈斯坦（Rajasthan）。脈輪將宇宙能量轉化為精神能量

老師與修士

瑜伽老師與瑜伽學生之間的指導制度是古老的傳統，這種學習方式是世世代代傳下來的。老師必須富有同情心，但也要十分嚴格，學生則必須誠心且全心全意學習。

但我們該如何區分一位「瑜伽大師」的真偽呢？亞洲文化中才有追隨大師的觀念。在其他文化中，這個概念看起來可能是奇特、神祕甚至悖逆的，因為追隨他人有礙個人自由或判斷能力。某些思想家甚至認為根本不需要老師的帶領，但也有另一些人認為，若是沒有上師的引導，就無法實現自己的目標。

我們或許可以從梵文的字根來檢視老師的重要性。上師的梵文guru中，gu是「黑暗」之意，而ru意指「光明」。意即，上師能將我們從黑暗帶入光明。雖然修行者（sadhaka）必須獨自走完自我實現的精神道路，但上師的指導能將學生引向正確的道路，並在過程中提供保護，因此是不可或缺的。

古老的傳統

老師就像是精神覺醒過程中的意識之聲。在印度，導師和門徒之間的關係是一種古老的傳統，也是所有學習的基礎，「師徒傳統」（guru-sishya parampara）已經成為世代相傳的知識體系。導師從自己的導師那裡獲得的教誨會傳給他的門徒，交流過程是世世代代延續的。

老師能打開學生的覺察之眼，儘管知識始終存在，無知卻會將之掩蓋，而老師能夠除去遮蔽學生智性的那一層帷幕。

老師就像一位嚮導，為學生開啟潛能的大門，並喚醒潛藏於其中的能量。跟隨老師學習就像沐浴在陽光之下，光明將永恆持續。

老師和門徒之間的關係是獨特的，雖與母子關係不同，但也十分類似。就像母親熱愛、養育、引導自己的孩子，也會安撫孩子，使他順從，還會斥責、教導和保護他，老師也是這般照顧著自己的學生，這是他一生的工作，幫助學生在身體、心理與

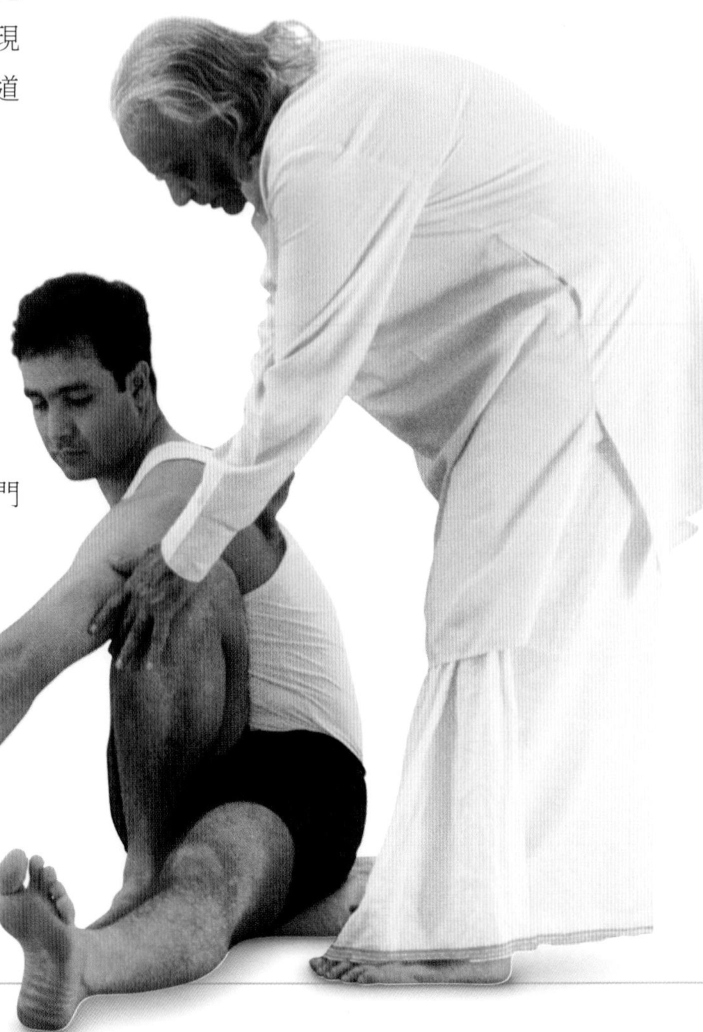

艾揚格上師與學生
上師不僅指導體式，也教你如何生活

精神上都達到完美的狀態。

老　師

瑜伽可說是一門紀律的學科，而許多瑜伽經典也都強調「紀律」(anusasanam) 的重要：「沒有紀律，就無法達成任何目標。」老師當然並非嚴格執行所有規矩，而是慢慢讓學生意識到紀律的重要性，並發展自己內在的紀律。有智慧的老師不會製訂出一套行為準則，而是透過教誨與榜樣激勵自己的學生。

老師不會要求學生聽話，而是平時就會建立起威信。老師會在教學過程中幫助學生建立起絕對的信心，養成鎮定的態度和堅強的意志力。老師還會不斷改進教學技巧，打開學生視野，並在必要時有所創新，使他的教學呈現多元樣貌。老師也富有同情心，但是並不會希望學生對他有情感上的依戀，他自己也不會對他們有所牽絆。

老師應該充滿自信、挑戰力、開朗、謹慎、具建設性和勇氣。他的教學清晰、富創造力，反映出他對複雜而精妙的瑜伽藝術是充滿投入感和奉獻精神的。

紀　律

好的學生則要順服、認真、嚴謹，並且隨時準備遵循老師的教導。這並非不經思考的服從，而是出於尊重以及誠心學習的動機。

有的學生遲鈍、有的平庸，也有的十分優異。較為遲鈍的學生往往缺乏熱情、情緒不穩定、極為膽怯或自我縱容，較不願為自我實現的目標付出艱辛的努力。

平庸的學生較為猶豫不決，對世俗的享樂和靈性事物都很感興趣。即便明白自我實現的境界，卻缺乏毅力，無法堅持走在瑜伽修習的道路上。身為瑜伽老師，馬上就能意識到，這些學生需要的就是

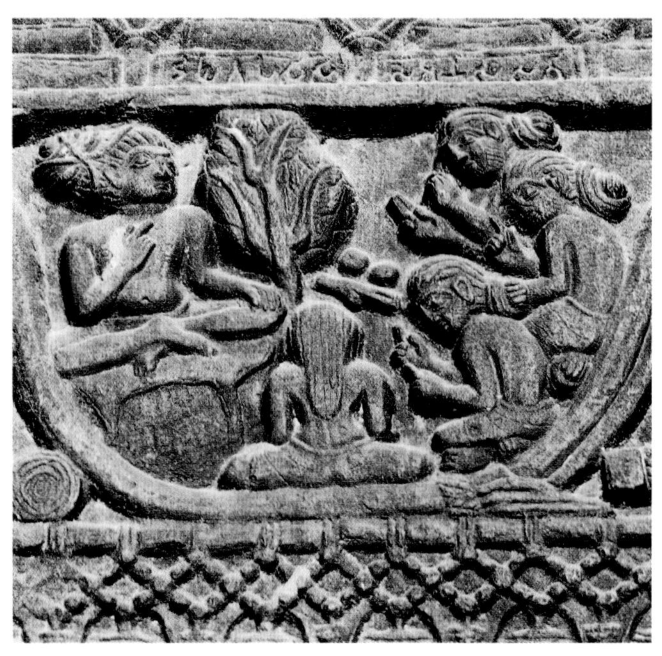

聖哲指導學生
這尊西元前二世紀的雕像出土於印度巴戶特（Bharhut），展現了古代瑜伽導師與修士制度的傳統

老師的堅定和紀律。

另一方面，優異或熱誠的學生具有遠見、熱情和勇氣，能抗拒誘惑，並毫不猶豫地放棄所有使他們偏離目標的干擾。這樣的學生會逐漸變得穩定、穩重且熟練。老師能指導這類學生達到自我實現的最終目標。

練習瑜伽時，學生必須複習並思索老師的所言所行，並且鞏固每一次的學習經驗。今天的學生有可能成為明天的老師。

若要踏上自我實現之途，澄澈的心智與堅定的態度是至關重要的。瑜伽修習者必須具有「方法」(riti) 與「道德」，有朝一日才能將多年積累的知識、經驗、和智慧傳授給學生。師徒傳統便是如此代代相傳的。

而我想嘗試藉由這本書，向全世界所有想學習瑜伽的人傳播我的瑜伽知識。

第四章

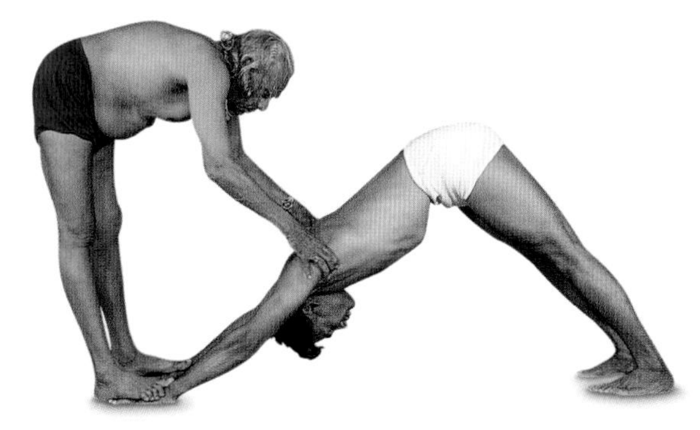

基礎體式

「身體是你的聖殿，要維持純粹潔淨，
好讓靈魂安住。」

學習瑜伽就像學習音樂。身體有其節奏，透過專注練習體式的每個步驟，並注意每個體式之間的連貫性，便能夠維持住身體的節奏。練習瑜伽時，必須同時關注身體、生理、心理和心智的節拍，唯有組成和諧的旋律，它們才會產生動聽的樂音。身體就像一種敏銳的樂器，而它的律動就如同樂器發出的聲音，會傳達出其中的和諧或不和諧。而體式，便是一種能夠使所有的律動達到一致的方式。

經典體式

瑜伽體式包含站姿、坐姿、前彎、扭轉、倒立、後彎及躺姿等基本動作形式。本章中的二十三種經典動作必須運用身體的協調、智性和虔敬來學習。

要將體式練習到正確，所需要的不僅僅只有身體協調性。當你運用思辨精神與自我覺察進行練習時，經典體式能將身體、心智、智性、神經、意識和自我全數合一，達成一個和諧的整體。體式看似僅在幫助生理身體，但事實上，不同的體式會影響大腦產生不同的化學反應，進而改善並穩定你的精神狀態。瑜伽擁有能夠舒緩神經的特殊效果。神經是生理與心理之間的媒介，而瑜伽能使大腦平靜下來，也使心智煥然一新、感到平和，並放鬆整個身體。

我之所以挑選出這二十三個體式，是因為它們包含了瑜伽的所有基本姿勢：站姿、坐姿、前彎、扭轉、倒立、後彎及躺姿。經常練習這些體式，能夠刺激並活絡我們的身體器官、組織和細胞。心智能變得更加靈敏、強壯，身體也會更為健康、有活力。

結構體由四肢和軀幹組成。肉體則包含骨骼、肌肉、皮膚和組織，生理體涵蓋了心臟、肺、肝臟、脾臟、胰臟、腸道和其他器官，神經、大腦和智性則組成精神體。將這些身體的層次合而為一，才能正確地練習體式。

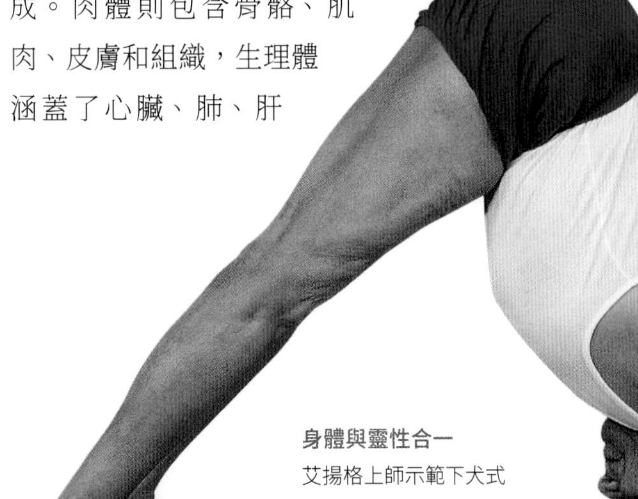

身體與靈性合一

艾揚格上師示範下犬式

學習瑜伽的階段

剛接觸瑜伽的新手，心智處於「尚未開發」的階段。我們知道，剛開始練習體式時，都只是處於只鍛練結構體的階段。這個階段便稱之為「開始階段」(arambhavastha)。這個階段對初學者來說很重要，千萬不能操之過急。要學好體式，初學者的首要目標是將每個步驟做到正確。本章節會對體式進行逐步教學，我也會標示出一些轉換動作時需要特別注意的地方，練習時，這些部分都需要特別專注。

但初學者也不能迷失在枝微末節中，一定要對體式有完整全面的理解。一開始最重要的是在姿勢中的達到穩定，這能帶給你強而有力的練習基礎，然後便能進入到第二階段ghatavastha，你的心智會開始受到身體變化影響。

到達這個階段時，則要將體式與體式的轉換動作做到正確。身體必須在你的掌控之中，但更重要的是，要讓心智與身體的每一部分相接觸。

「體式能使你的身體和心智都保持健康和活力。」

本章的體式教學中，我也特別提到，這個階段的學生要以如同深思與冥想的專注程度來練習體式，必須能意識到自己的組織、器官、皮膚，甚至細胞，你的心智必須隨之流動。

接著就會來到第三階段Parichayavastha。當你的心智帶著身體與智性相接觸，便達到貼近而透徹的理解。一旦兩者相互連接，心智便不再是獨立的存在，而是與智性和身體成為一體。我會在後面的教學中特別指出進階瑜伽修習者應該注意的地方。你的每一個調整都應該更細緻、更具備區別性，你會需要連同心理和生理一併做出調整，而不再只是調整肌肉、骨骼和關節。

最後，就來到完滿階段（nishpattyavastha）。一旦智性感受到你已經身心合一，就會引領你去感覺「真我」——你的本我，或說靈魂。這趟從有限進入無限的旅程中，你的肉體得到自由，並與靈魂整合，從而肉體、心智和自我都將合一。這個階段的體式充滿冥想與靈性，可以稱之為「動態靜心」（dynamic meditation）。

何謂體式？

體式並非只是機械化的姿勢，而是經過深思熟慮的過程，最終在動作與耐力之間取得平衡。你的體重必須均勻分布在各處肌肉、骨骼與關節，而智性也必須貫注在各個層次。你必須在肌肉與皮膚之間創造出空間，將整個身體的所有細節都融入體式之中。這有助於感知器官（眼、耳、鼻、舌頭和皮膚）辨別每個動作微妙的變化。

當修習者對體式有了主觀的理解，並開始透過直覺和知識將自己的動作調整至正確，動作器官與知覺器官便結合在一起了。要全心全意地練習，完全沉浸於體式之中。

一旦身體兩側勻稱了，循環、呼吸、消化、生殖和排泄系統中的不必要壓力就得到消除。每個體式中，各個不同位置的器官會受到揉壓、伸展、滋潤和乾燥以及升溫和降溫。器官收到新鮮的血液，受到溫和按摩、放鬆並調理至最佳健康狀態。

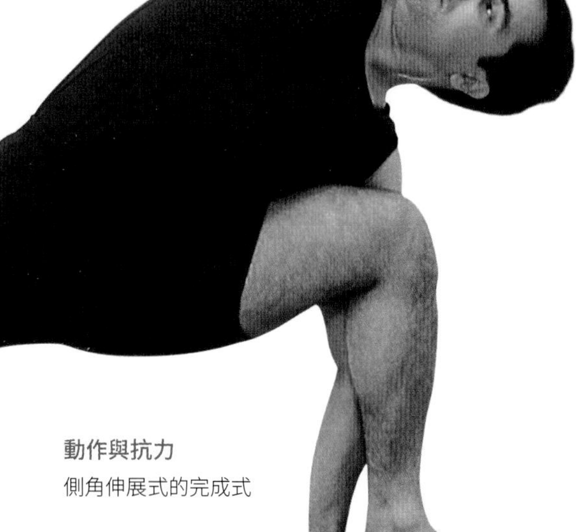

動作與抗力
側角伸展式的完成式

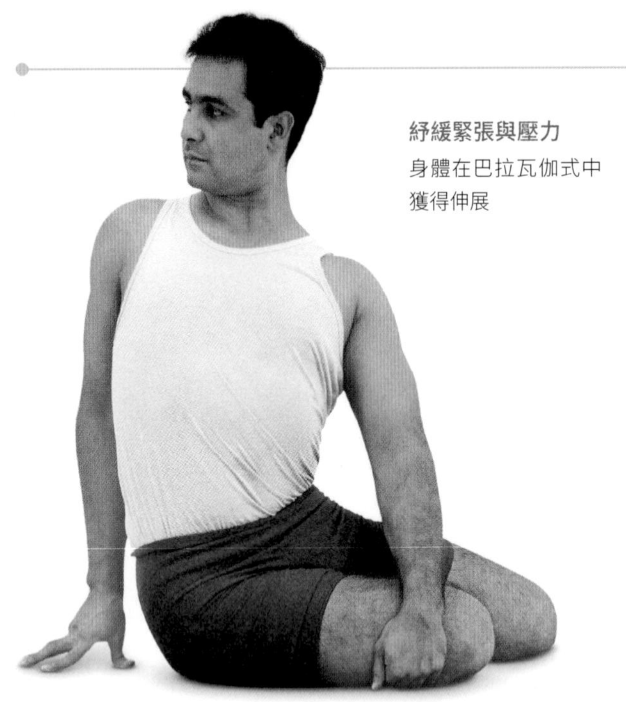

紓緩緊張與壓力
身體在巴拉瓦伽式中獲得伸展

坐立體式

所有坐立體式都能使髖部、膝蓋、腳踝和鼠蹊部肌肉增加彈性。這些姿勢也能消除橫膈膜和喉嚨的壓力和僵硬，使呼吸更加順暢和輕鬆。此外，也能使脊椎保持穩定、心智獲得平靜，並舒展心臟的肌肉，更讓血液循環遍及身體的各個部位。

站姿體式

站姿體式可以強健腿部肌肉與關節，並增加脊椎的柔軟度和力量。在站姿體式的扭轉與彎曲動作中，脊椎肌肉和椎骨間的關節會變得靈活和整齊。此外，腿部動脈也會獲得伸展，增加了下肢的血液供應，並防止小腿肌肉中形成血栓。這些體式還能改善心血管系統問題，因為心臟的側壁將獲得完全的伸展，補充心臟的新鮮血液供應量。

前　彎

在前彎動作中，腹部器官會受到按壓，對神經系統有獨特的效果。隨著這些器官放鬆，大腦額葉因而冷卻下來，也會調節流向整個大腦的血液流量，並讓交感神經系統得到休息，進而降低脈搏與血壓，壓力更將從感知器官中消除，令人感到放鬆。此外，腎上腺也得到舒緩，讓功能更加有效率。在這些動作中，由於身體是處於向前彎曲的水平位置，因此能減輕平時心臟與引力抗衡的壓力，讓血液輕鬆地循環於身體的各個部位。前彎還可以強健脊側肌肉、椎間關節和韌帶。

扭　轉

扭轉體式讓我們明白脊柱與體內健康的重要性。這些動作能按壓骨盆與腹部器官，並將血液注入其中，也能改善橫膈膜的柔軟度，並緩解脊椎、髖部和鼠蹊部的不適。脊椎變得更有彈性，並增加脊神經的血液流量，以及提升整體能量水平。

倒　立

有些人會擔心，練習倒立體式會使血壓上升或血管破裂，這些都是誤解。畢竟，平時長時間站立會導致血栓形成和靜脈曲張，但大家卻仍然繼續站立！直立是生物演化的結果，既然人體在演化過程中學習直立姿勢，當然也可以學習倒立，而不會招致任何風險或傷害。

與扭轉體式不同的是，倒立體式對骨盆和腹部器官具有乾燥作用，而諸如大腦、心臟和肺部等重要器官則會得到新鮮血液灌溉洗滌。聖哲斯瓦特瑪拉在《哈達瑜伽經》第3章中說，頭倒立式（Sanab Sirsasana, 參見頁138）是體式之王，頭碰膝式

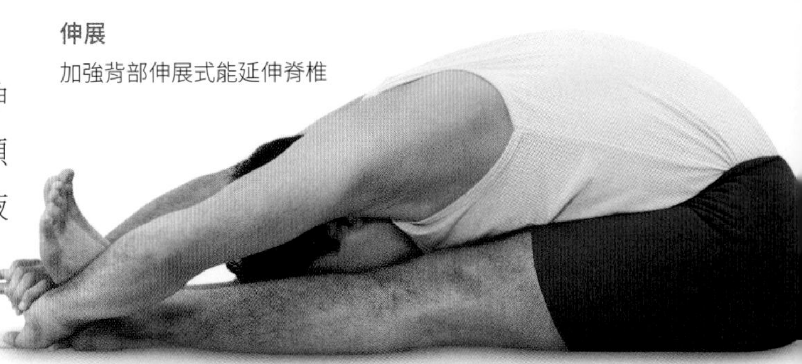

伸展
加強背部伸展式能延伸脊椎

(Salamba Sarvangasana, 參見頁144)是體式之后。練習這兩種體式能大幅增進身心健康。

後 彎

所有後彎體式都能刺激中樞神經系統並增強其受壓的能力。這些體式有助於緩解壓力、緊張和神經疲勞，還可以激發身體的活力，對憂鬱症患者來說是無價之寶。在上弓式(Urdhva Dhanurasana, 參見頁160)和反向手杖式(Viparita Dandasana, 參見頁238)中，肝臟和脾臟將獲得充分拉伸，因此更能有效發揮作用。

仰臥體式

仰臥體式是十分放鬆的姿勢，可以舒緩身體並使心智清澈。雖然仰臥體式通常安排在瑜伽序列的最後，但也可以是預備體式，因為它們有助於放鬆身體並強健關節。練習較為費力的體式之前，仰臥姿勢能為身體提供更多所需的能量。例如，攤屍式(Savasana, 參見頁170)有助於平復呼吸，並冷卻身體和心智，也能幫助你進入呼吸法練習。

練習經典姿勢

請先參見頁408開始的練習說明。當你對身體的柔軟度和心智的穩定程度感到十分有把握，便可以開始練習經典姿勢。在〈20週瑜伽課〉(參見頁410)中，我建議初學者以及肌肉或關節僵硬的人，還有患有特殊疾病的人，在前六至八個月之內，可以先使用輔具。若你平時已經常在沒有輔具幫助的情況下練習，感到特別疲倦或身體特定部位僵硬時也可以使用。

務必小心安排你的體式序列，初學者務必遵循二十週瑜伽課中提供的順序。練習時，也要注意切勿讓你的大腦「僵化」。大腦僵化通常發生在閉氣時，頭部會變得緊繃而沉重，尤其是練習站姿勢和前彎體式時更容易發生。發生在站姿體式時，通常是因為你在沒有完全伸展脊椎的情況下猛力降低身體，你使用了力氣而非脊椎的智性來完成動作，才會導致脊椎緊繃。我稱這類情形為「大腦僵化」，表示大腦對身體動作沒有足夠的敏銳度。同樣地，在後彎動作中，如果向後伸展時使用蠻力而不是身體的智性，則會讓頸部區域仍然緊繃，這也是一種大腦僵化。

姿勢的「大腦」

在每個體式中，都會有一個特定的身體部位成為這個姿勢的「大腦」。例如，伸展的手臂就是側角伸展式(Utthita Parsvakonasana, 參見頁80)的「大腦」，也就是姿勢的平衡中心點。練習體式時，要仔細觀察身體的這個特定部位，並將注意力集中於此，為其帶來堅定和穩定，再將這種穩定力慢慢分散給身體的其餘部位，讓身體處於掌握之中。漸漸地，你不是僅僅能在肢體上體驗這些姿勢，更能在生理上獲得體式的助益。

無所畏懼地練習
像肩倒立式這樣的倒立動作對身心都十分有益

站姿體式

「體式並非機械化的姿勢，其中還涉及到思考。

在體式的最終，是動作與拮抗達到平衡。」

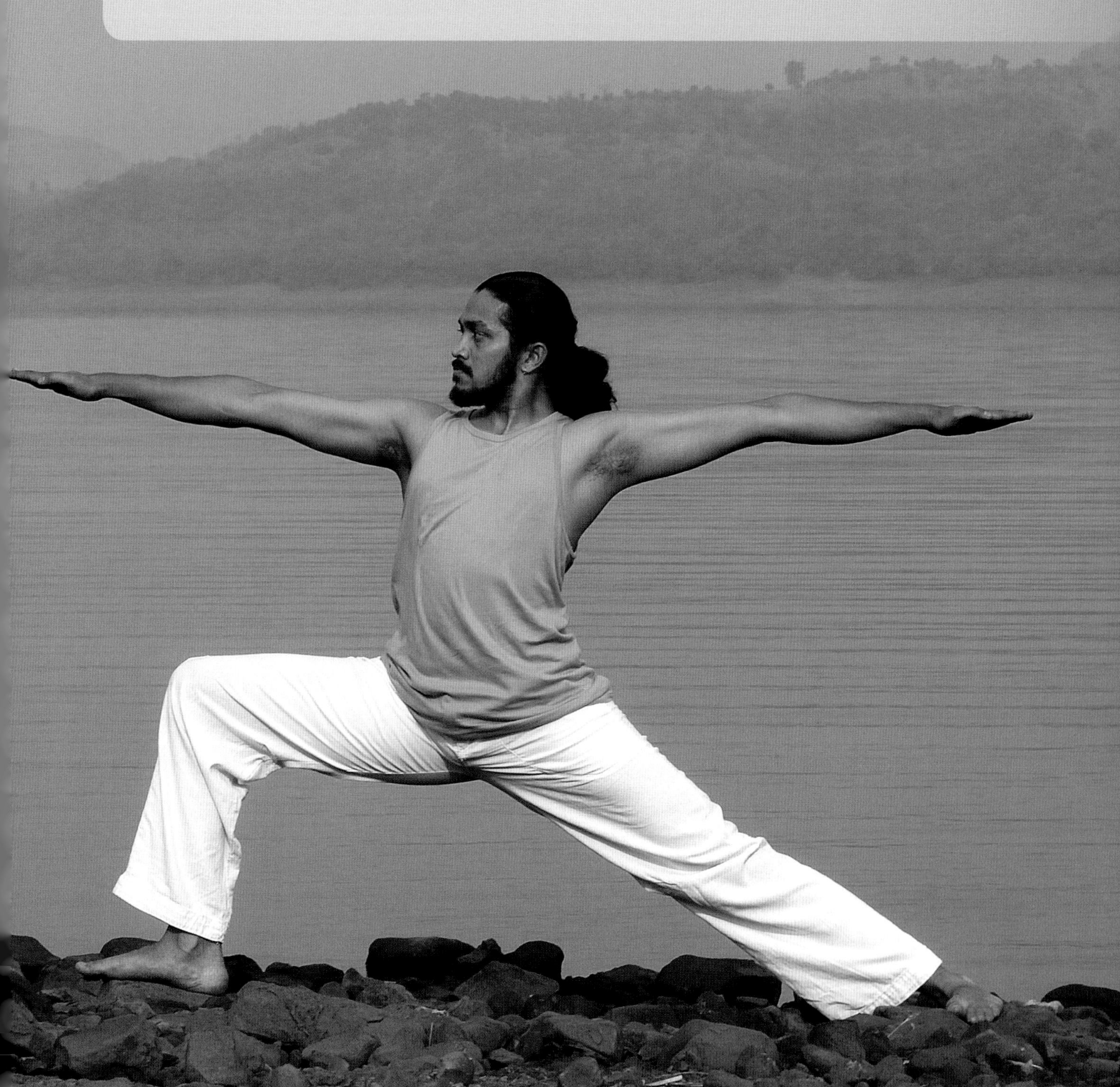

山　式
Tadasana

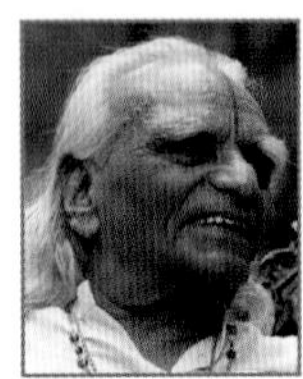

在這個姿勢中，你將學會站得像山一般堅定挺拔。梵文中的Tada指的正是「山」。大多數人的雙腿無法保持完美平衡，進而造成一些病痛，然而這可以避免。山式有助於學習正確的站姿技巧，並強化你對身體的覺察。

● 益處

拉直脊椎，矯正不良姿勢

改善身體正位

防止脊椎、腿部和足部因老化而出現的退化

調整臀部肌肉線條

● 注意

若你罹患帕金森氏症或椎間盤疾病，可以面向牆壁站立，並以雙手扶牆。而脊椎側彎的人，則可以將脊椎靠在兩面牆交會的突出牆角。

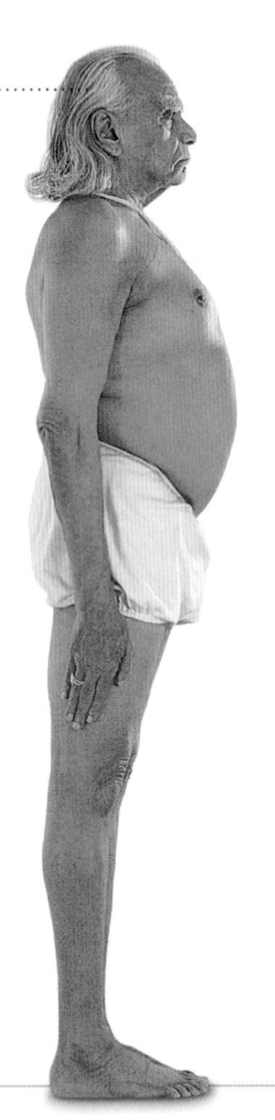

保持頭部、頸部和脊椎成一直線

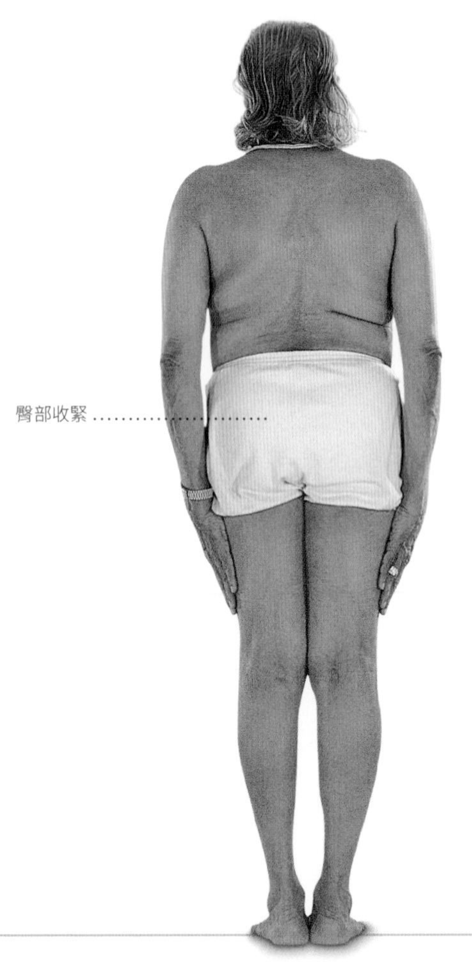

臀部收緊

1 雙腳併攏，站在平滑、沒有鋪墊的地面上。確保雙腳對齊，大腳趾與腳跟都相互接觸。如果你覺得雙腳很難併攏，可以先分開雙腳大約7公分（約3英寸）。體重放在足弓中央。保持腳後跟站穩，腳趾往前延伸。伸展腳趾，並且放鬆。

2 雙腳穩定往地板下壓，雙腿則向上延伸，左右腳踝保持在同一直線上。雙腿應該與地板垂直並彼此對齊。收緊並上提膝蓋和四頭肌。夾緊臀部，兩邊髖部收向中線。

「山式是所有體式的基石。
練習山式能帶來堅實、有力、
平靜與穩定的感受。」

頭部保持直立，並直視前方

不要聳肩

胸骨上提

手臂靠近身體兩側

3 手臂在身體兩側延伸，掌心朝大腿，手指朝下。頭部和脊椎成一直線。脖子延展，但肌肉不要緊繃。收下腹並上提，胸骨上提並開展胸口。在這個體式的所有步驟裡都保持正常呼吸。

手指併攏

4 腳跟與趾球踩向地板，如此一來，足部的外緣和內緣承受的力量相當。小心不要用前腳掌平衡。接著，帶著意識將體重放在腳跟。停留在體式裡20~30秒。

從腳趾趾跟延伸向趾尖

三角伸展式
Utthita Trikonasana

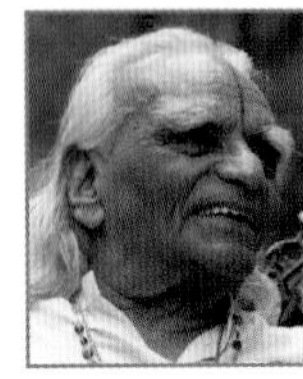

在這個體式中，身體會呈現出延展的三角型，軀幹和雙腿得到加強伸展。梵文中的Utthita指的就是「伸展」，Tri是「三」，kona則表示「角」。練習久了，你會從表象肉體的運動進展到內在生理（參見頁62），生理包括器官、腺體和神經，都會透過四肢的動作控制得到刺激與啟動。這個體式也能訓練韌帶，並改善柔軟度。

● 益處

緩解胃炎、消化不良、胃酸和脹氣
增進脊椎柔軟度
減緩背痛
矯正肩膀正位
有助於紓緩頸部扭傷
按摩並調整骨盆區域
強健腳踝
減緩經期不適

● 注意

若你容易頭昏、暈眩或高血壓，進入完成式時請看向地板，不要將頭轉向天花板。如果你有心臟相關疾病，練習時請背靠牆壁，並且手不要往上舉，改成放在髖部上。

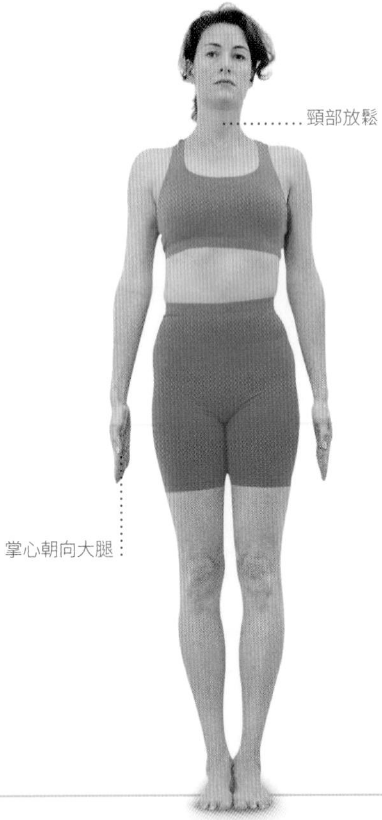

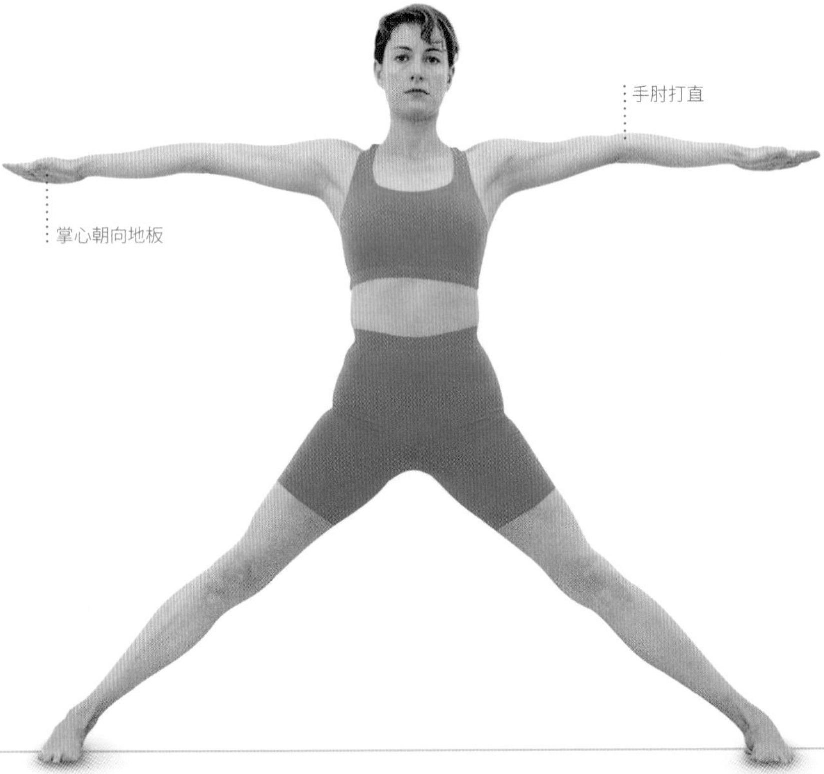

頸部放鬆
掌心朝向大腿
手肘打直
掌心朝向地板

1 以山式站立（參見頁68）。體重平均分配到雙腿，最後將力量放在足弓。腳跟踩穩，腳趾向前延伸，確保兩腳的內側互碰。背部打直，平順呼吸。

2 深吸氣，雙腿跳開，著地時雙腳距離約1.2公尺（4英尺）。雙腳在一直線上，腳趾朝向前方。接著手臂上舉與肩同高（參見圖示），兩邊手臂在一直線上。從手肘後方伸展手臂。胸口上提，直視前方。

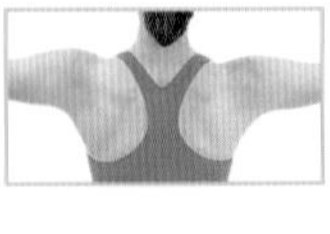

3 右腳掌稍微向左轉動，另一條腿則保持伸展。接著，左腳掌向左旋轉90度，同時，右腿保持伸展，並收緊膝蓋。手臂保持不動，並確保它們充分伸展。

初學者 依照上述順序先轉動右腳，好讓你在這個步驟中保持平衡。右腳轉動完成之後，再將左腳轉開。

中級練習者 左腳跟向下踩在地板上，並將腳趾往天花板抬起（參見圖示），好讓你能在這個最後的姿勢中獲得更好的伸展。接著收緊左膝蓋，再將腳掌平放在地板上。

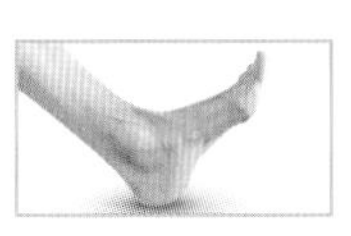

自我調整

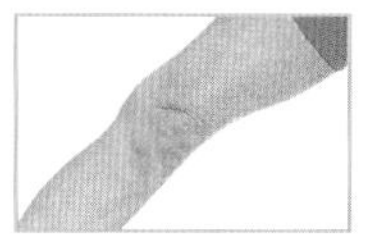

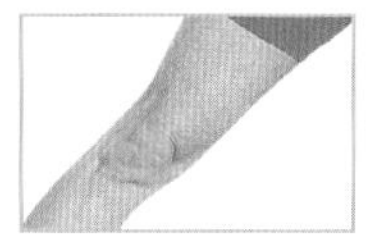

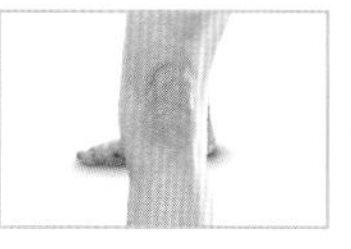

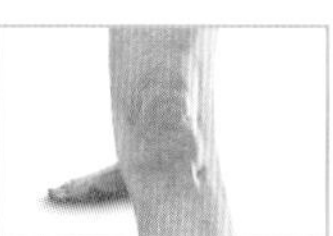

右膝

錯誤 若右膝蓋轉向右，在完成式裡就無法獲得伸展。

正確 右膝蓋骨朝前，確保右大腿不內轉。

左膝

錯誤 若左膝蓋向左旋轉太多，會影響你在姿勢中的平衡。

正確 收緊你的左膝，並對齊左腳、脛骨和大腿的中線。

肩膀伸展，遠離軀幹
手指不往上、不往下
也不朝向任一側
胸口上提
大腿內側的肌肉外轉
左腿保持延伸

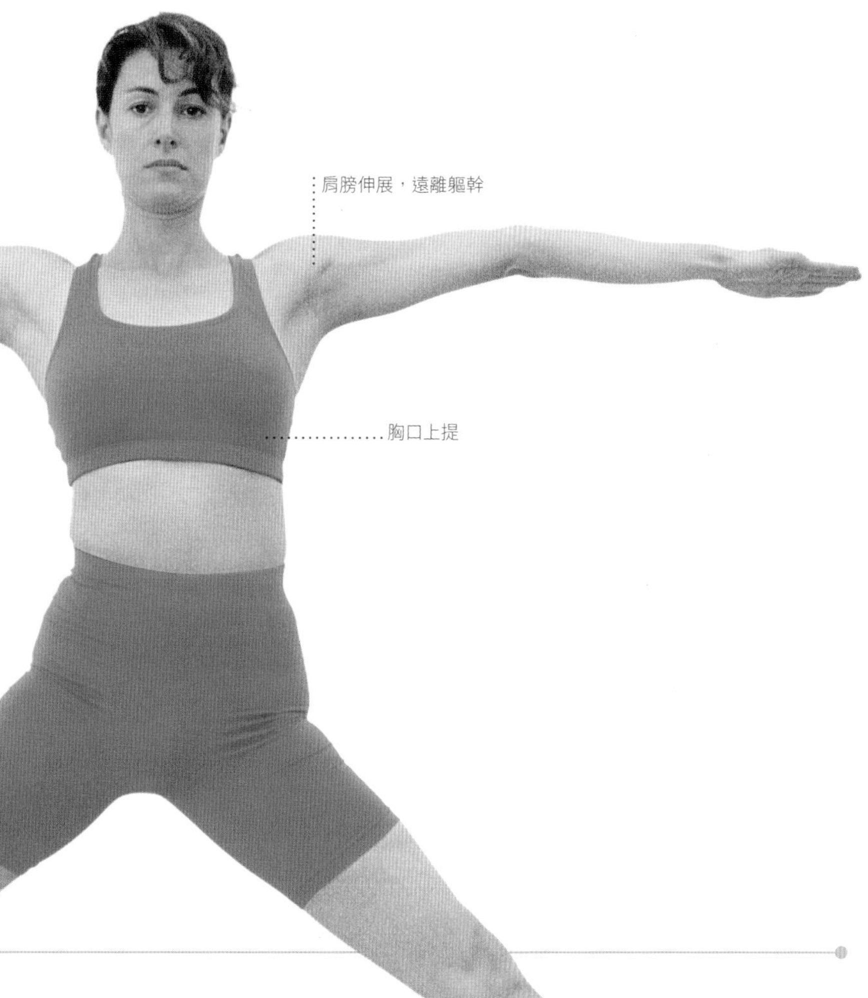

三角伸展式

上師的建議

「請看我如何以膝蓋將學生的左臀部往內推。若要幫助她轉動軀幹，我會穩定她的右肩，然後慢慢將軀幹轉向上。來到這個姿勢時，左邊的浮肋往前帶，並讓右側身體往右腋窩延展。」

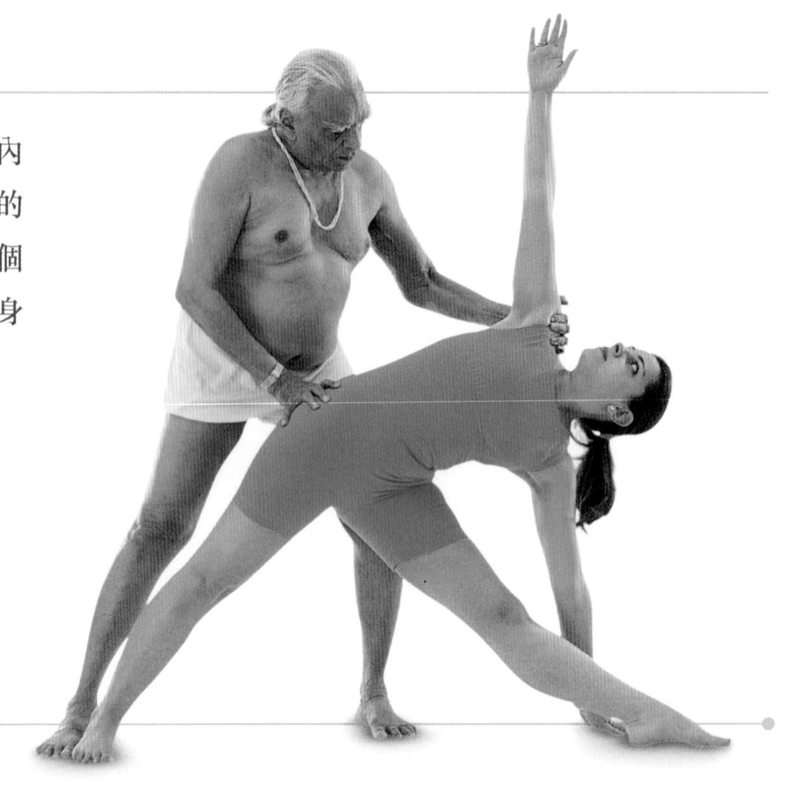

自我調整

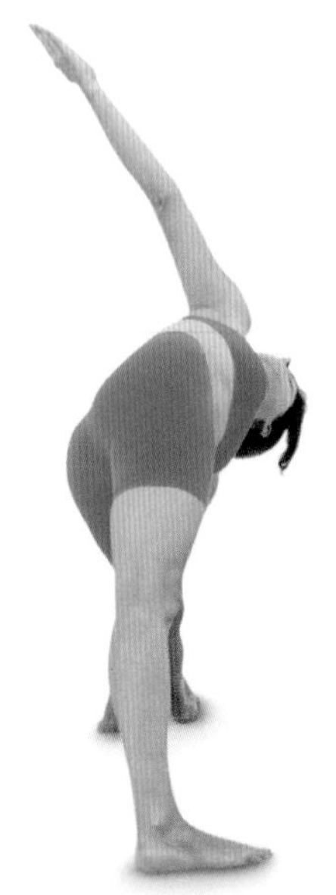

錯誤　若右手臂往後倒，髖部和臀部會離開正位，而頸部和頭部往前跑，此時體重會全部落在左手，而不是放在左腳跟。

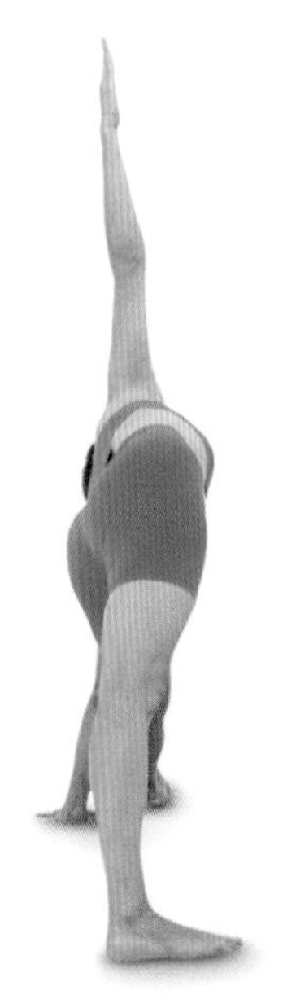

正確　右手臂從腋下筆直向上伸展，保持穩定。後腦勺與脊椎對齊，兩邊肩胛骨在同一平面。

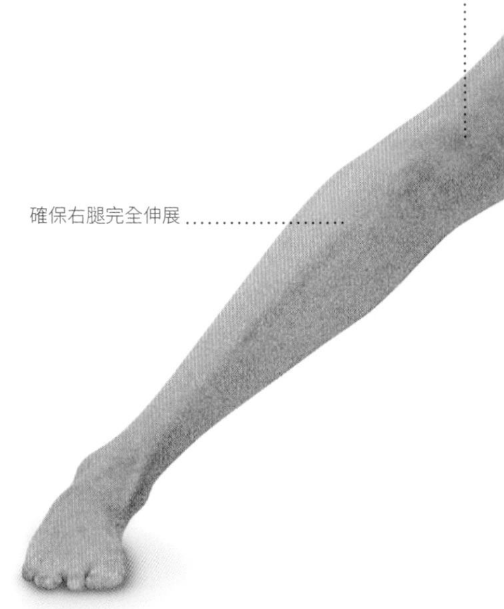

4 吐氣，軀幹向左側延伸。左手掌平放在地板，左腳跟踩向地板。慢慢調整姿勢，直到體重落在左腳跟而不是左手掌。右手臂往天花板上舉，與肩膀和左手臂成一直線。轉動頭部，頸部保持放鬆，眼睛看向右手拇指。停留在體式裡20~30秒。呼吸保持均勻，不用深呼吸。

初學者 身體彎曲時，可以先用左手握住左腳踝。稍微將左臀部推向前，右手放在右髖上。等到你在姿勢中感到穩定了，再依照前面的指示做動作。

右手掌開展，
並完全伸展
看向右手拇指
左側肩膀打直
左側大腿不要往內倒
左腳跟內側邊緣
下壓地板

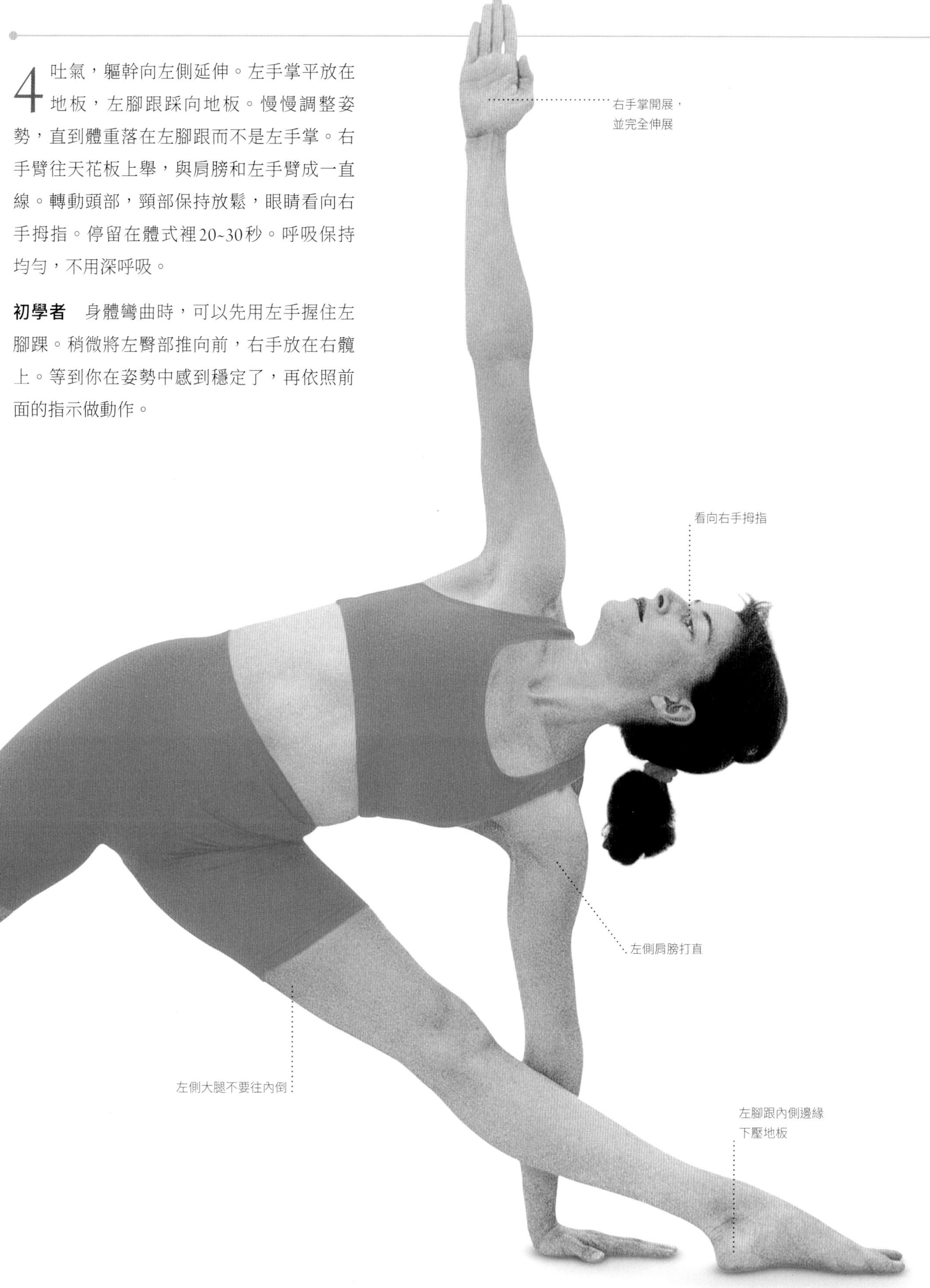

三角伸展式

進階練習的360°視角

右手臂保持穩定，這是三角式的「大腦」(參見頁65)。調整背部。想像身體從脊椎開始拉向不同方向。檢查兩邊肩膀是否平均伸展出去，確保身體稍微向上和向後旋轉。頸部後方與脊椎保持在一直線上——但喉嚨放鬆，頸部肌肉也保持放鬆。尾骨和後腦勺對齊，整個身體對稱而且呈現一個均衡的平面。

肩膀往後，肩胛骨和
後肋骨收進身體
手臂不要搖晃
右腿後側保持穩定
左腿啟動，同時也
要牢固和穩定
視線看向右手拇指
脛骨延展向上

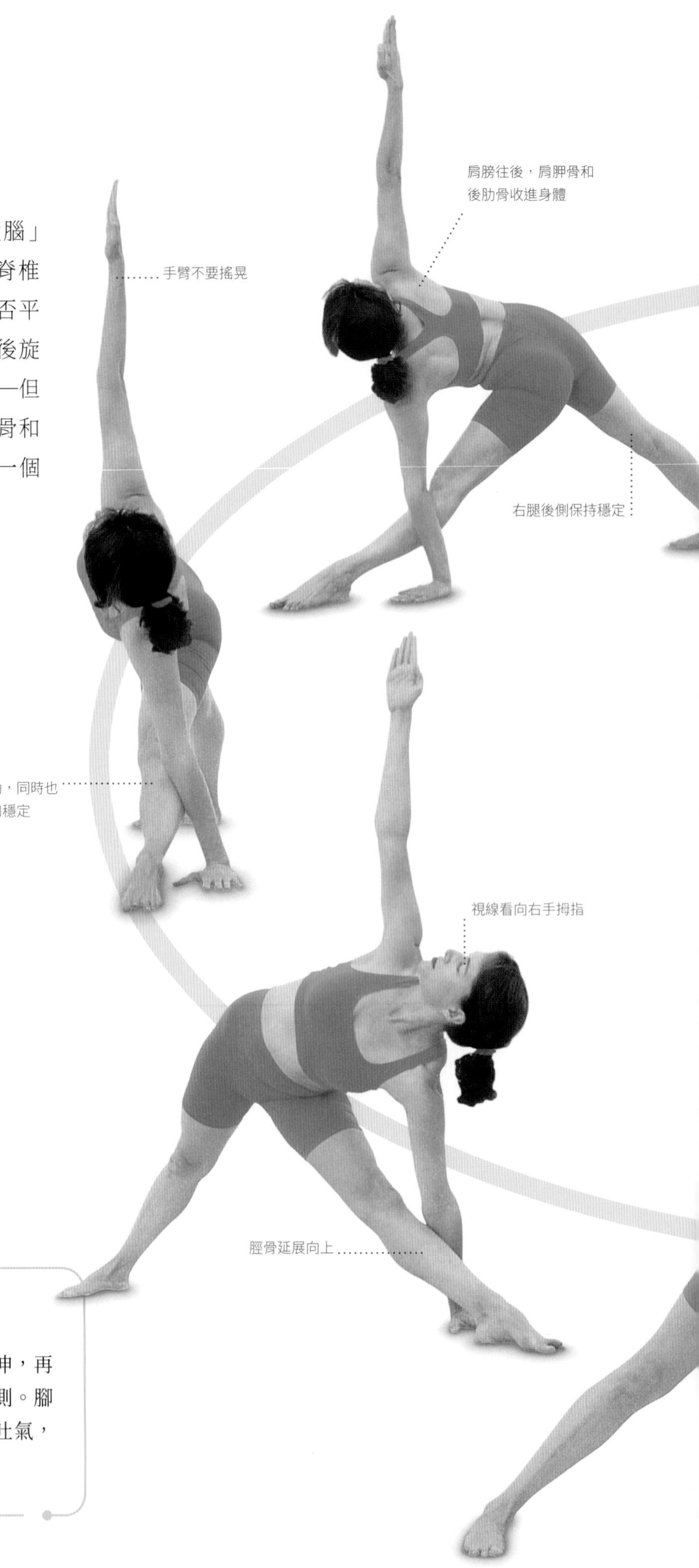

離開姿勢

吸氣，然後左手掌離地。右臂向外延伸，再慢慢拉直軀幹起身，雙手放在身體兩側。腳掌轉向正前方，換邊再做一次。接著吐氣，回到山式。

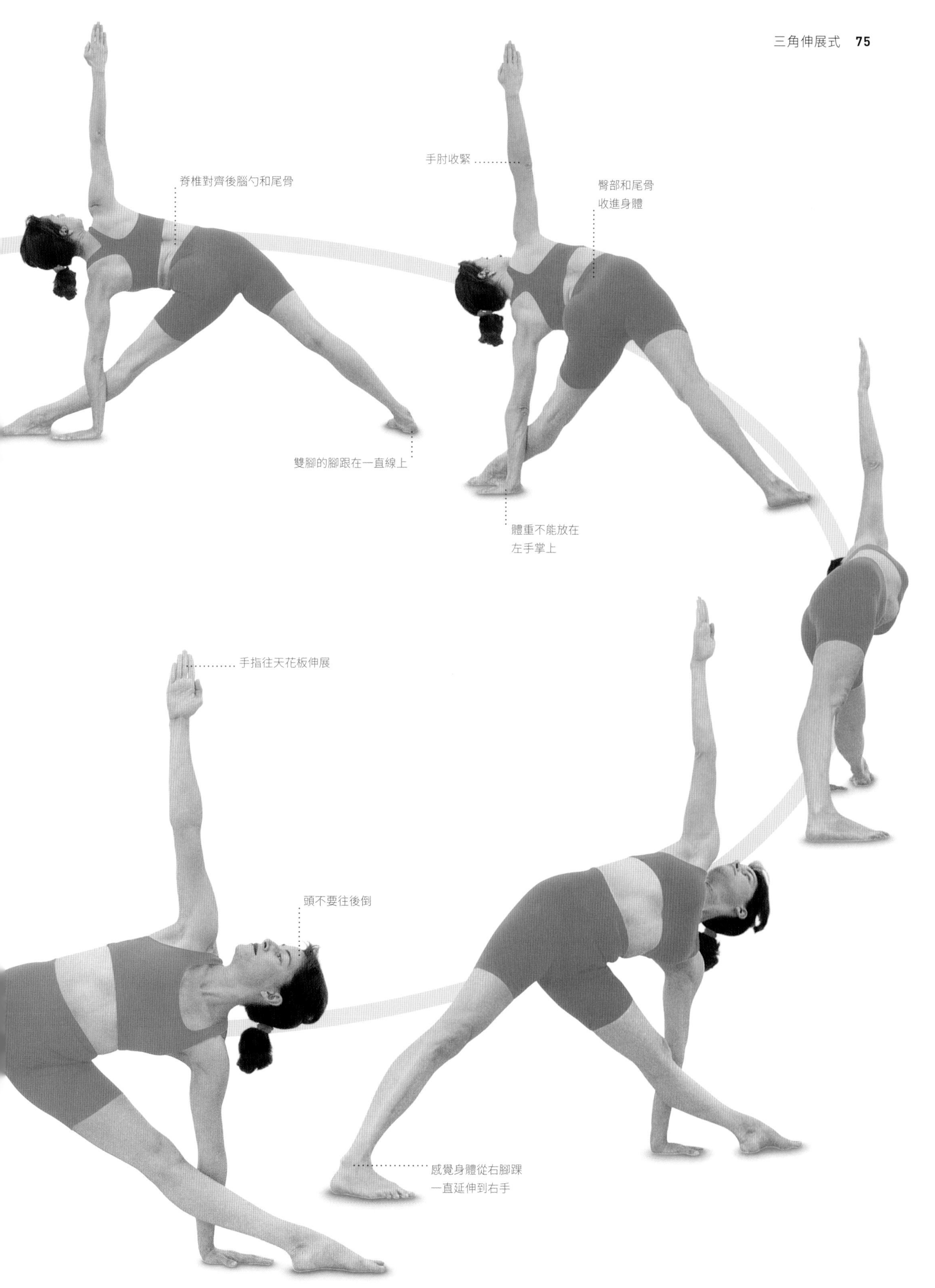
脊椎對齊後腦勺和尾骨
手肘收緊
臀部和尾骨
收進身體
雙腳的腳跟在一直線上
體重不能放在
左手掌上
手指往天花板伸展
頭不要往後倒
感覺身體從右腳踝
一直延伸到右手

戰士二式
Virabhadrasana 2

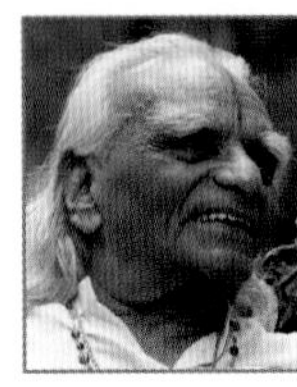

這個姿勢以傳奇戰士維拉巴鐸（Virabhadra）命名，他的故事被著名的梵文劇作家迦梨陀娑（Kalidasa）記載在史詩作品《鳩摩羅出世》（*Kumaranasmbhava*）中。依照步驟練習，可以大幅鍛練到四肢和軀幹，並減緩頸部和肩膀僵硬，還可以使膝蓋和髖關節更加柔軟。

● **益處**

擴張胸腔，增加肺活量

有助於治療椎間盤突出

緩解尾骨斷裂、接合或錯位的疼痛

減少髖部周圍的脂肪

紓緩下背疼痛

● **注意**

若你患有心臟相關疾病，或有心悸、胃灼熱、腹瀉或痢疾等症狀，請不要練習這個姿勢。月經過多和子宮不正常出血的女性，也應避免練習這個體式。

軀幹往上延伸
手肘打直
右腿向外轉
左膝蓋要
保持穩定

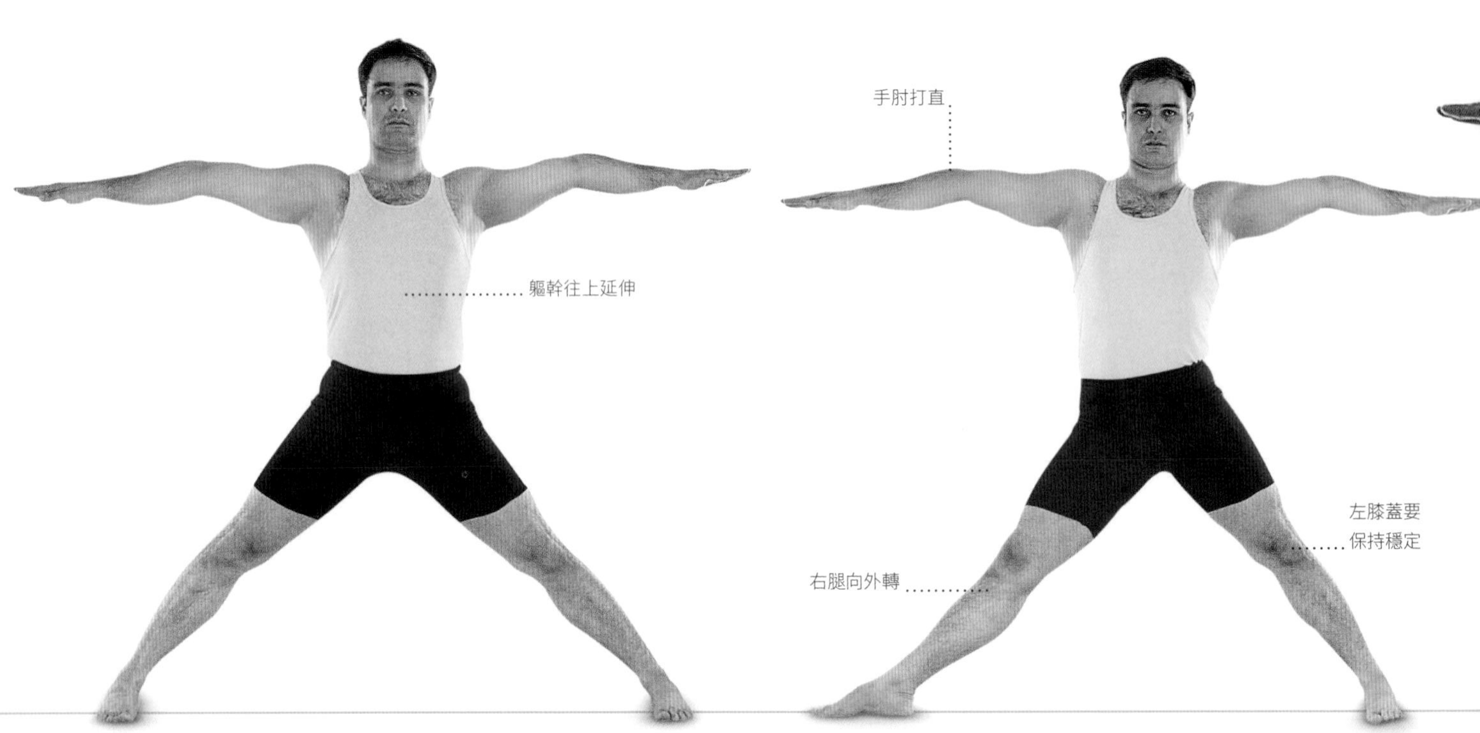

1 以山式站立（參見頁68），並深吸一口氣。先跳躍，當雙腳著地時，分開約1.2公尺（4英尺）的寬度，腳趾朝向正前方。手臂上舉並往兩側分開，與肩膀成一直線（參見圖示）。掌心朝向地板，雙手位在同一直線上，手指打直並往前延伸。兩腳的小趾向下踩在地板上。有意識地將雙腿的內側肌肉上提向腰部。

2 慢慢吐氣，然後右腿向右旋轉90度，左腳則稍稍往右轉一些。確保體重放在右腳跟上而不是腳趾。左腿打直，並收緊膝蓋，確保體重是放在最後兩根腳趾上，以免左腿打滑。

初學者 專心確保右大腿正確向外轉開。右大腿應該與右腳同時轉動，轉動幅度要相同。

3 吐氣，接著彎曲右膝，讓右大腿與地板平行，脛骨則垂直於地板，並與右腳跟在同一直線上。右小腿的肌肉往上拉升。頭部向右轉。伸展雙腳的足弓和腳趾。停留在這個姿勢30秒，並均勻地呼吸。

中級練習者 從坐骨延展並屈右膝，有意識地將大腿肌肉與皮膚都往膝蓋延展。完全伸展手臂，彷彿雙臂在拔河比賽中被拉開了一般。

自我調整

身體不要往右移動或向前傾。若想避免這種情況，注意讓左側腋下與左臀部成一直線即可。左邊肩胛骨往內收，眼睛看著右手臂，並且注意身體伸展的部位。

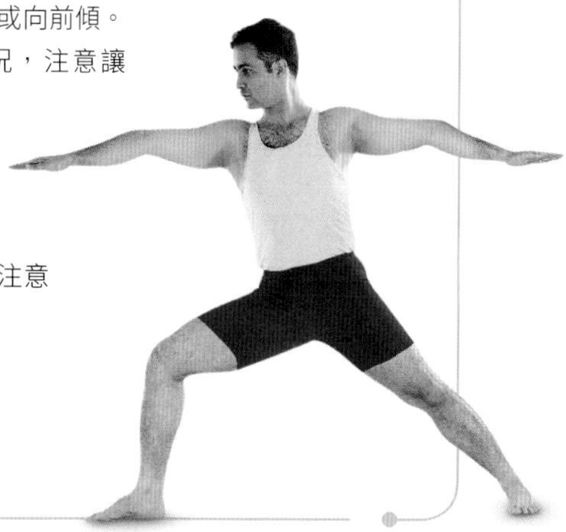

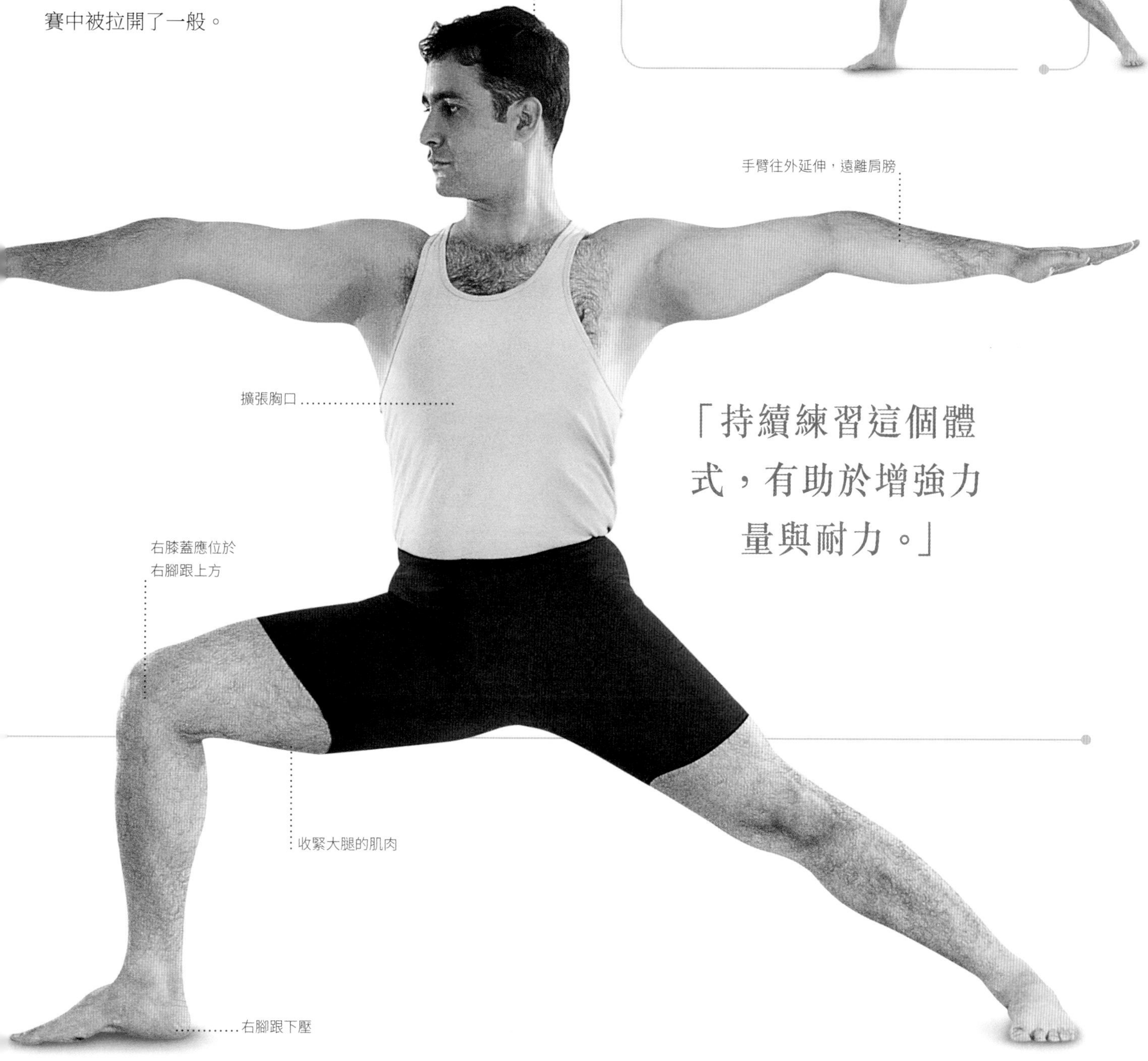

保持頭腦被動

手臂往外延伸，遠離肩膀

擴張胸口

「持續練習這個體式，有助於增強力量與耐力。」

右膝蓋應位於右腳跟上方

收緊大腿的肌肉

右腳跟下壓

戰士二式

進階練習的360°視角

不要過度彎曲膝蓋，腿部保持放鬆。有意識地讓頭腦被動。右臀部應該略低於右邊內側膝蓋。收緊臀部，同時擴張髖部。雙腳的外側邊緣向下踩在地板上。感覺能量從腳踝爬升到膝蓋。胸口往外開展，好充分擴張胸腔。左膝蓋繃緊，肌肉向上提升。如果左膝蓋彎曲了，胸腔也會跟著塌陷。保持手臂和肩胛骨向外伸展，遠離身體。

右腳踝要與右膝蓋位在同一直線上
臀部收進身體
手肘打直
腳趾分開，保持靈活
兩側的手臂位在同一直線上

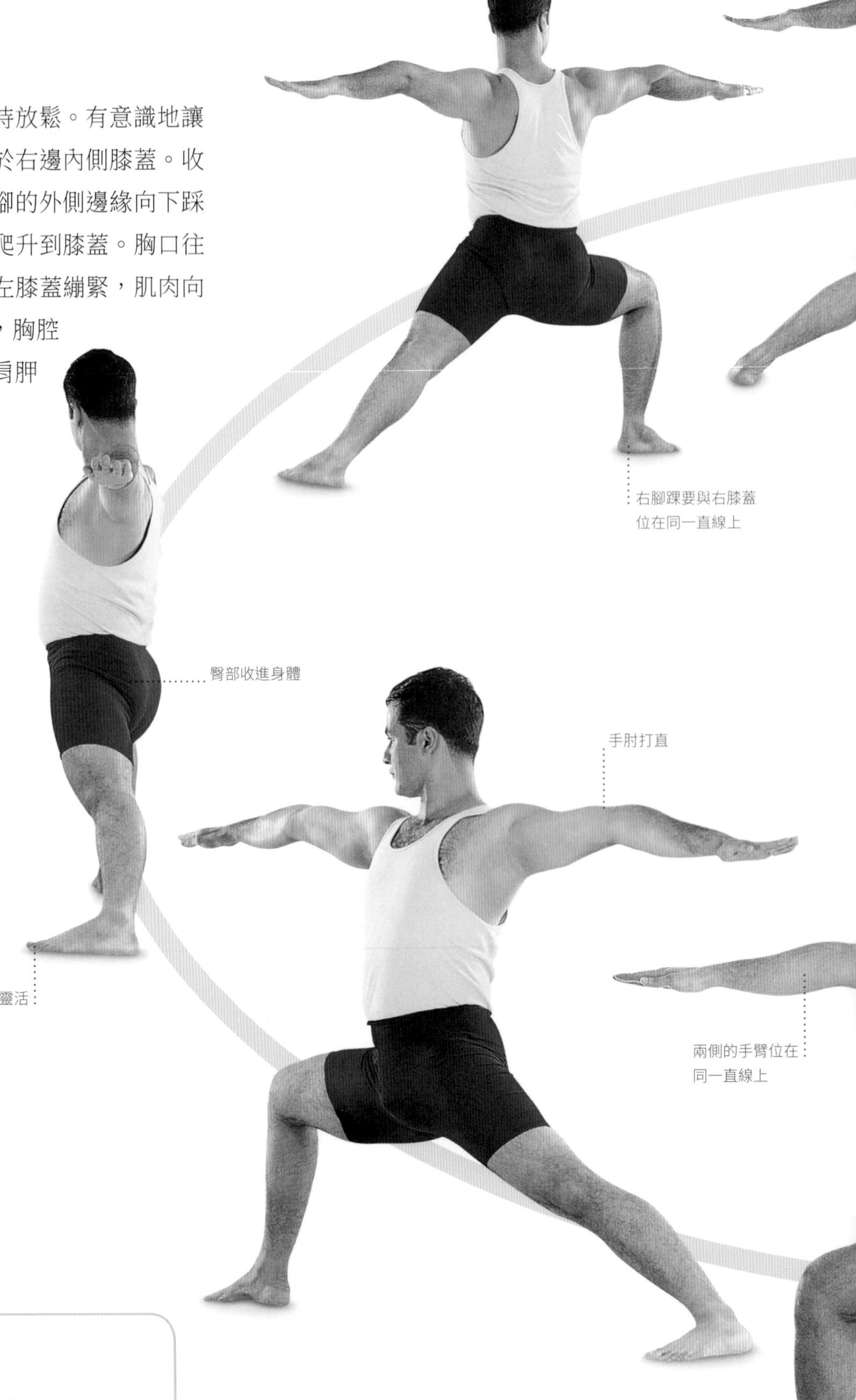

離開姿勢

吸氣，伸直右腿。先將右腳掌轉向正前方，接著左腳轉正。吐氣，然後跳回，回到山式。

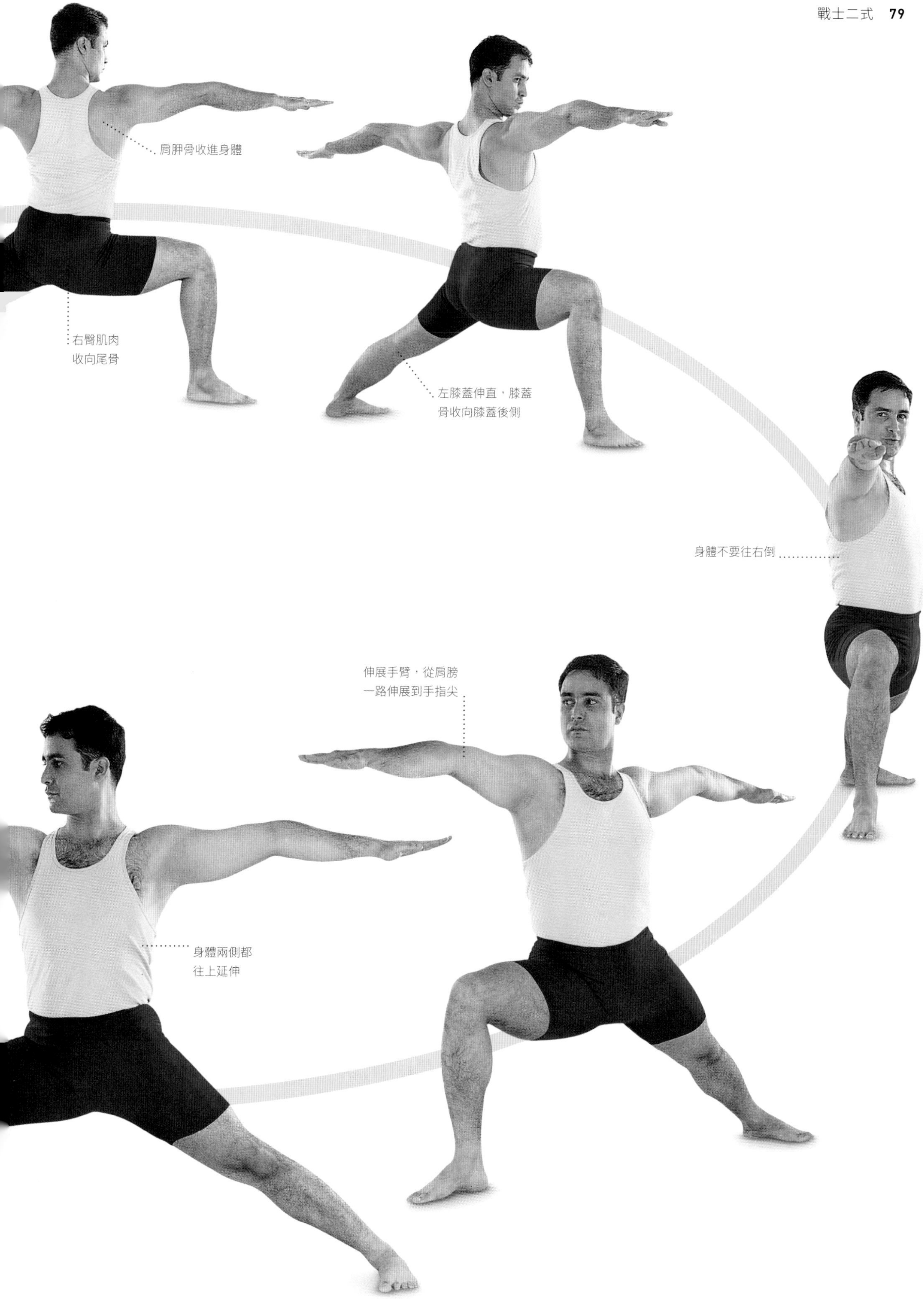

肩胛骨收進身體

右臀肌肉
收向尾骨

左膝蓋伸直，膝蓋
骨收向膝蓋後側

身體不要往右倒

伸展手臂，從肩膀
一路伸展到手指尖

身體兩側都
往上延伸

側角伸展式
Utthita Parsvakonasana

梵文中的utthita意為「伸展」，parsva指的是「旁邊」或「側面」，kona則表示「角度」。在這個體式中，身體的兩側都會獲得加強伸展，從其中一邊的腳趾一直伸展到另一邊的手指尖。

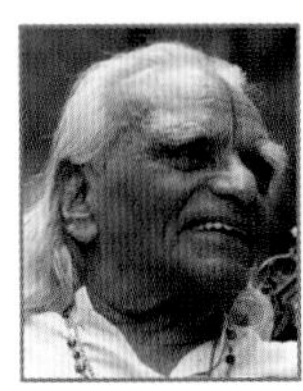

● **益處**

增加肺活量
強健心肌
紓解坐骨神經痛及關節炎
促進消化並使排泄更加順暢
減少腰部及臀部的脂肪

● **注意**

若你患有高血壓，請避免練習這個體式。頸椎症候群患者則不要轉動脖子或抬頭。

兩隻手掌要在
同一直線上
左膝蓋
保持穩定
右膝蓋轉向右側

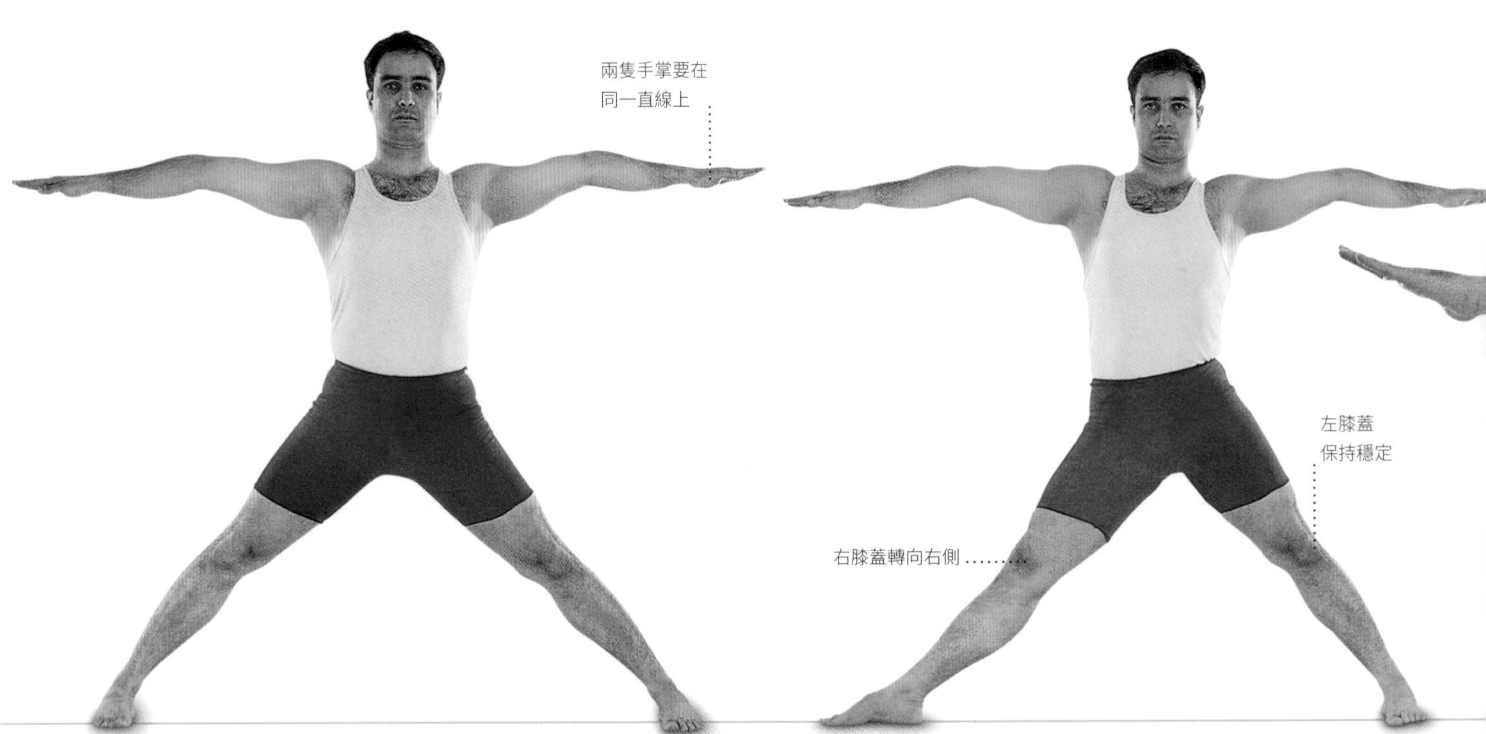

1 先以山式站立（參見頁68）。吸一口氣，接著跳躍，雙腳著地時，分開約1.2公尺（4英尺）。同時手臂往兩側延伸，肩膀同高。掌心朝向地板，並從手肘的位置伸展手臂。確保雙腳在同一直線上，腳趾朝向前方，用腳掌的外緣踩穩，並將雙腳的小腳趾用力踩在地板上。

2 慢慢吐氣，同時將右腿和右腳向右轉90度，左腳則稍微往右轉一些。左腿打直，膝蓋收緊。確保體重放在腳跟而不是腳趾。可以稍微調整雙腿之間的距離，並確保兩隻腳位在同一直線。

初學者 轉動右腿時，注意讓大腿向外開展，這樣可以減輕右膝蓋的壓力。

「練習這個體式時，記得讓身體保持絕對的穩定。」

肩膀和手臂
保持延伸
軀幹打直，
不要往右倒
膝蓋稍微
轉向右
左腳的第四與
第五根腳趾向
下踩往地板

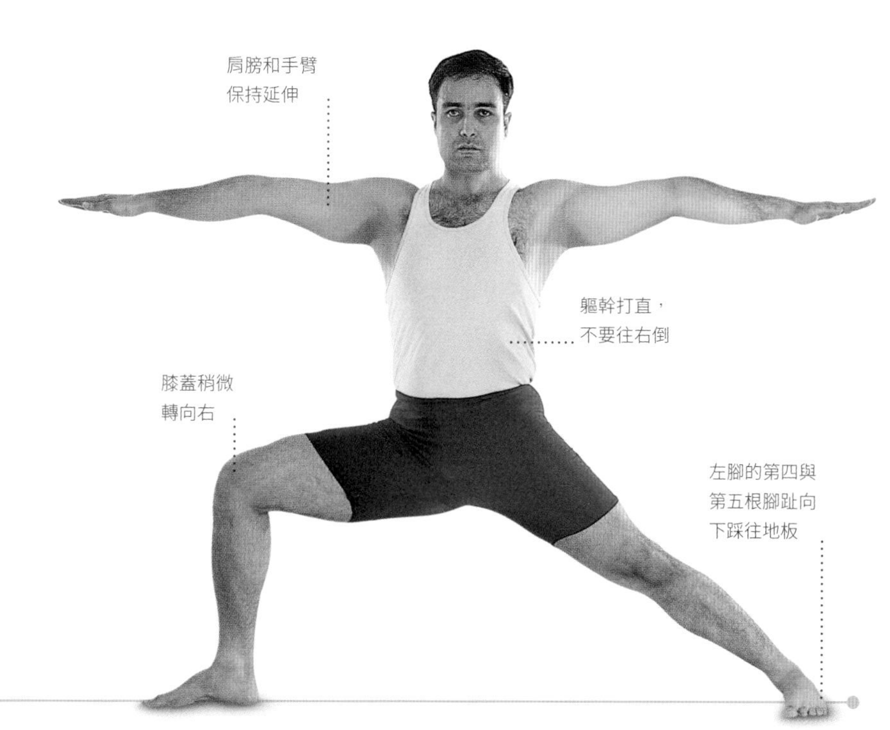

3 彎曲右膝蓋，讓大腿和小腿呈直角，右大腿與地板平行。做一兩次呼吸。

中級練習者　有意識地將左膝蓋和左腳踝上提。左膝蓋後方從中向兩側展開。兩邊小腿肚肌肉都拉向大腿。

4 吐氣，然後右手掌放在右腳旁邊的地板上。右邊腋下要碰到右膝蓋外側。左手臂越過左耳，往前延伸。轉頭，眼睛往上看。停留在這個姿勢20~30秒。

初學者　吐氣，先伸展右手臂，接著手臂放到地板上。可以用指尖觸碰到地板就好，不需要整個手掌平貼地面。

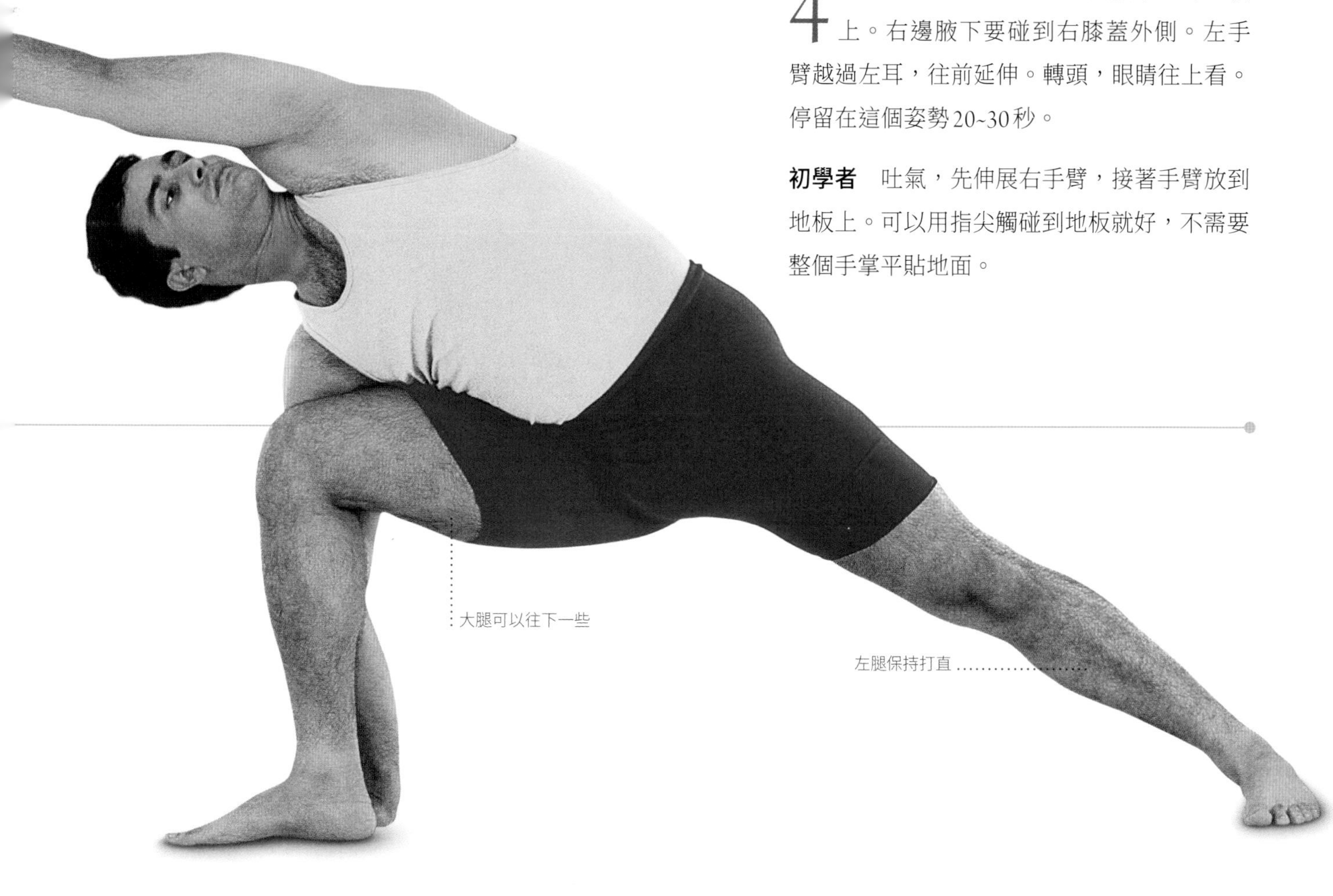

大腿可以往下一些

左腿保持打直

側角伸展式

進階練習的360°視角

左手臂就像是這個姿勢的「大腦」（參見頁65），因此，左手臂務必保持穩定，不能移動。左手臂用力往斜前方延伸，讓整隻手臂遠離左側腋窩。讓肩胛骨下緣深入背部。可以稍微抬高左大腿，讓右手更容易放低。確保體重落在右腳跟外緣，不要壓在右大腿或右手掌。胸部、髖和左腿保持在一直線上。伸展身體的各個部位，尤其是脊椎。感受自己從左腳踝到左手腕一路連續拉伸。

肩膀往後推
左腿打直，伸展腿筋
軀幹左側往上
及往後轉
膝蓋轉向右

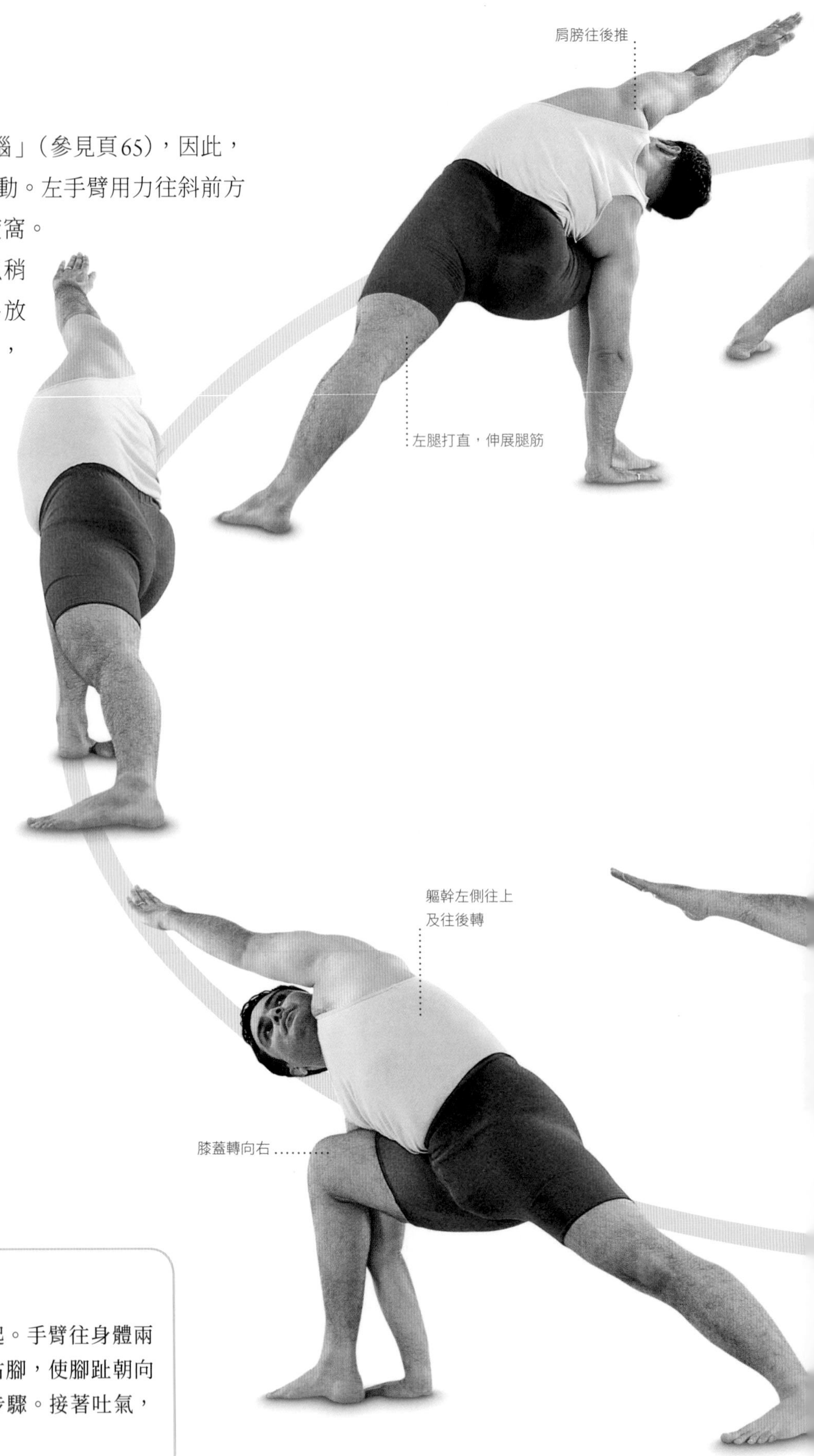

離開姿勢

吸氣，然後右手從地板上抬起。手臂往身體兩側延伸，並伸直右腿。轉動右腳，使腳趾朝向正前方。左腿也重複一樣的步驟。接著吐氣，並跳回山式。

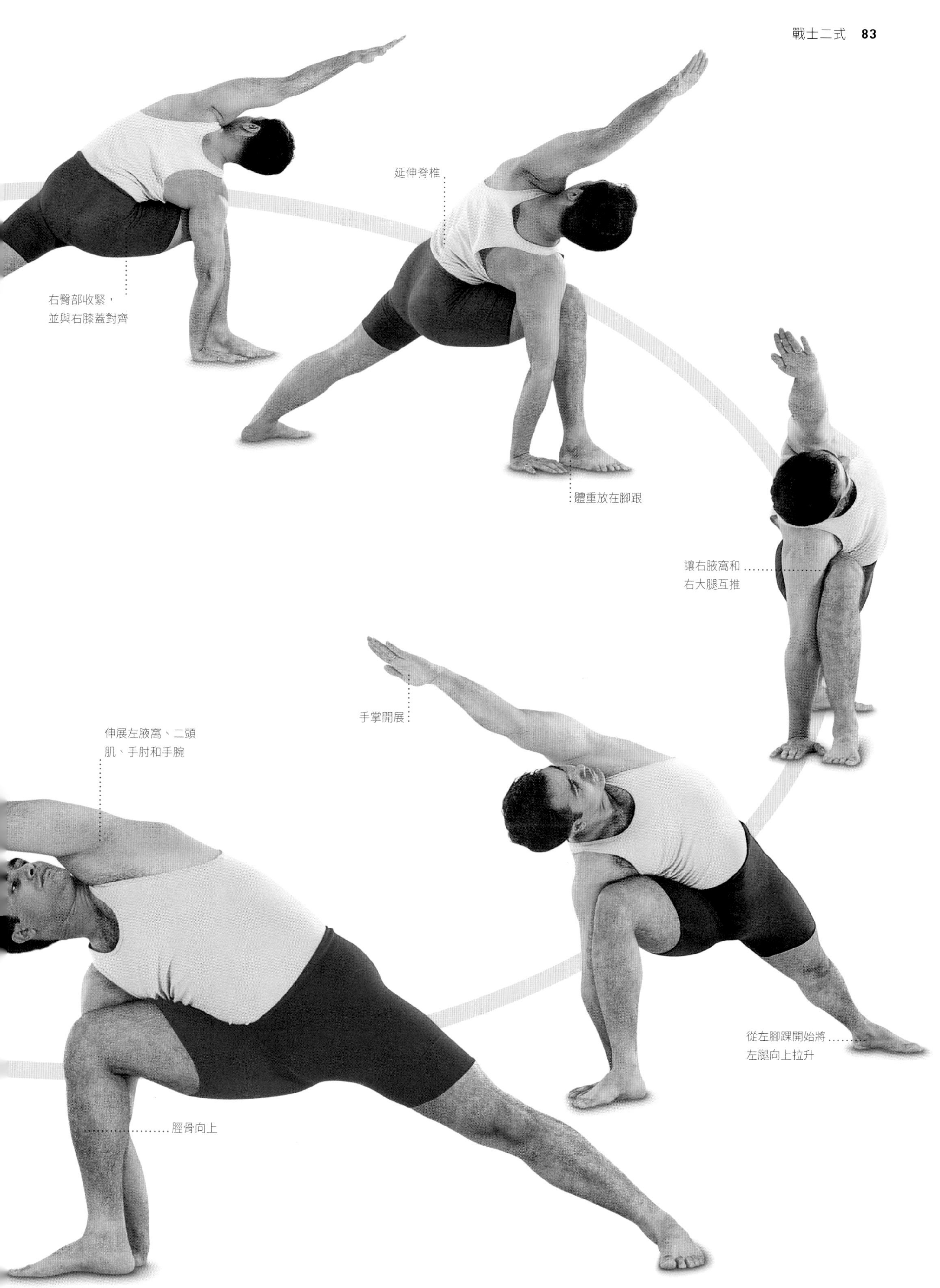
延伸脊椎
右臀部收緊，
並與右膝蓋對齊
體重放在腳跟
讓右腋窩和
右大腿互推
手掌開展
伸展左腋窩、二頭
肌、手肘和手腕
從左腳踝開始將
左腿向上拉升
脛骨向上

加強側伸展式

Parsvottanasana

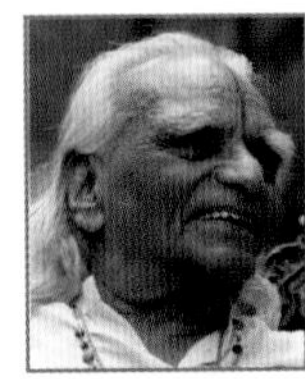

這個體式能讓胸部獲得深度伸展。梵文中的Parsva意為「側面」或「旁邊」，uttana則表示極大深度的伸展。定期練習加強側伸展式可以刺激並調理腎臟，一旦你適應了完成式，便能感受到它的效果。

● **益處**

使大腦冷靜並紓緩神經

紓解頸部、肩膀、手肘和手腕關節炎

強化腹部器官

促進消化

調理肝臟和脾臟

減緩經痛

● **注意**

若你患有高血壓或心臟相關疾病，請略過步驟4。若患有痢疾或腹疝，則要練習到步驟4就好。

肩膀往後推
手腕推向彼此
體重平均分配在雙腿

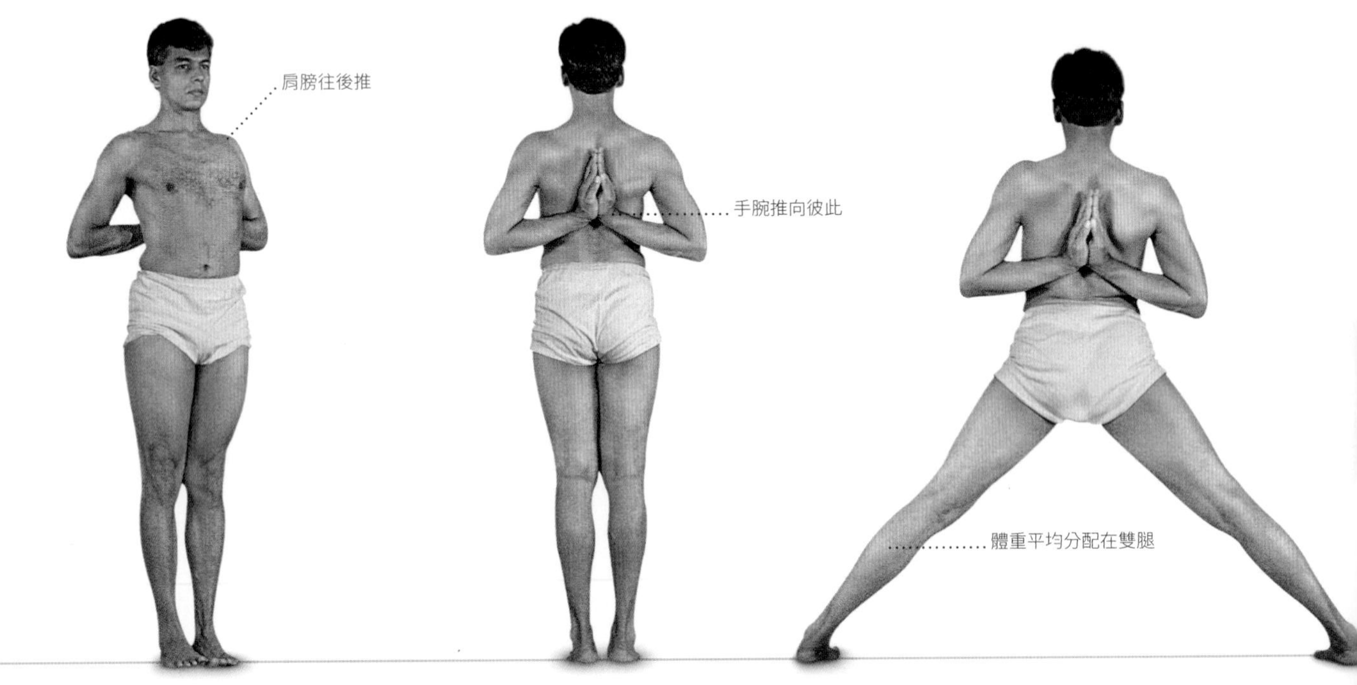

1 以山式站立（參見頁68）。手臂向內和向外旋轉，好讓手臂先放鬆。雙手合掌在背後，指尖先朝下，朝向腳。接著，轉手腕（參見圖示），直到手指朝向天花板。

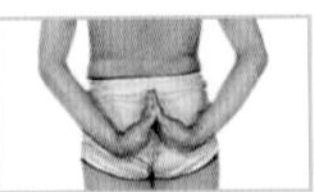

初學者 如果雙手很難合十，可以將手臂帶到背後，手肘彎曲，然後手掌握住另一邊的手肘。

2 手掌合十並往上直到背部中間的高度。雙手的小指觸碰到背部。接著再繼續往上，直到手掌來到兩邊肩胛骨的中間（參見圖示）。十隻手指緊緊貼在一起，手肘推向彼此，幫著手掌緊緊貼合。這有助於肩膀往後轉開，讓你能深度開展胸腔。

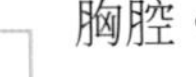

3 吸氣，接著跳躍，雙腳著地時分開約1.2公尺（4英尺）。如果你覺得腿部過度拉伸或靠得太近，就慢慢調整距離。當你感覺體重平均且舒服地分配在雙腿上，就表示兩腳的距離正確。先停留幾秒鐘，然後慢慢吐氣。

「這個體式也有助於消除頸部、肩膀和手肘的僵硬感。」

頸部不要過度
向後傾斜
確保右腳掌
獲得完全伸展

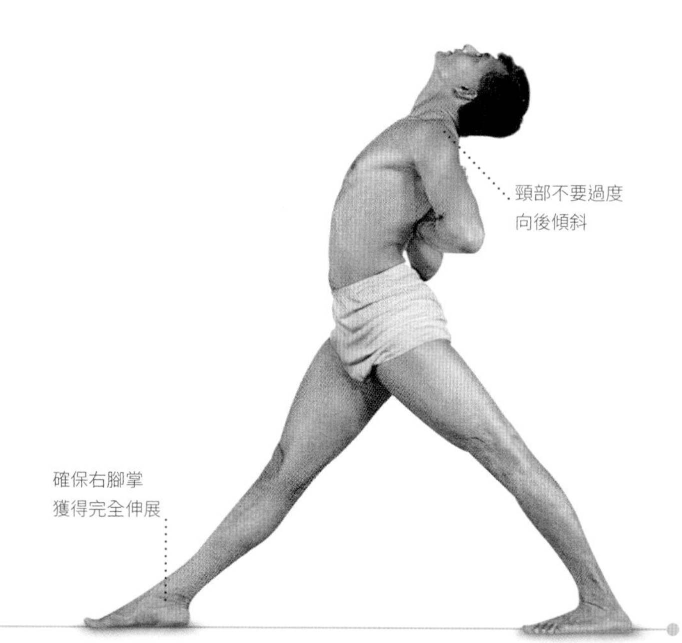

4 吸氣，接著右腳向右旋轉90度，左腳也向右旋轉75~80度。同時，從腰部和臀部開始向右轉，確保軀幹面向前方，並與右腿成一直線。體重放在右腳腳跟。收緊右膝蓋並伸展胸部、腰部和髖部。接下來，頭部和胸部向後傾，抬頭望向天花板，但不要拉扯喉部。手掌持續緊貼背部，不要向下滑落。

手肘開展

5 吐氣，並伸展脊椎，從兩側大腿的頂端開始向前彎曲。彎曲時以胸骨帶領，注意右膝蓋不能彎曲。還要注意腰部兩側平均前彎。下巴放在右膝上。停留在這個姿勢20~30秒，並均勻地呼吸。

初學者 若你發現最後的這個伸展動作很困難，就將手掌放在右腳兩側的地板上，並慢慢地伸展背部和頸部。

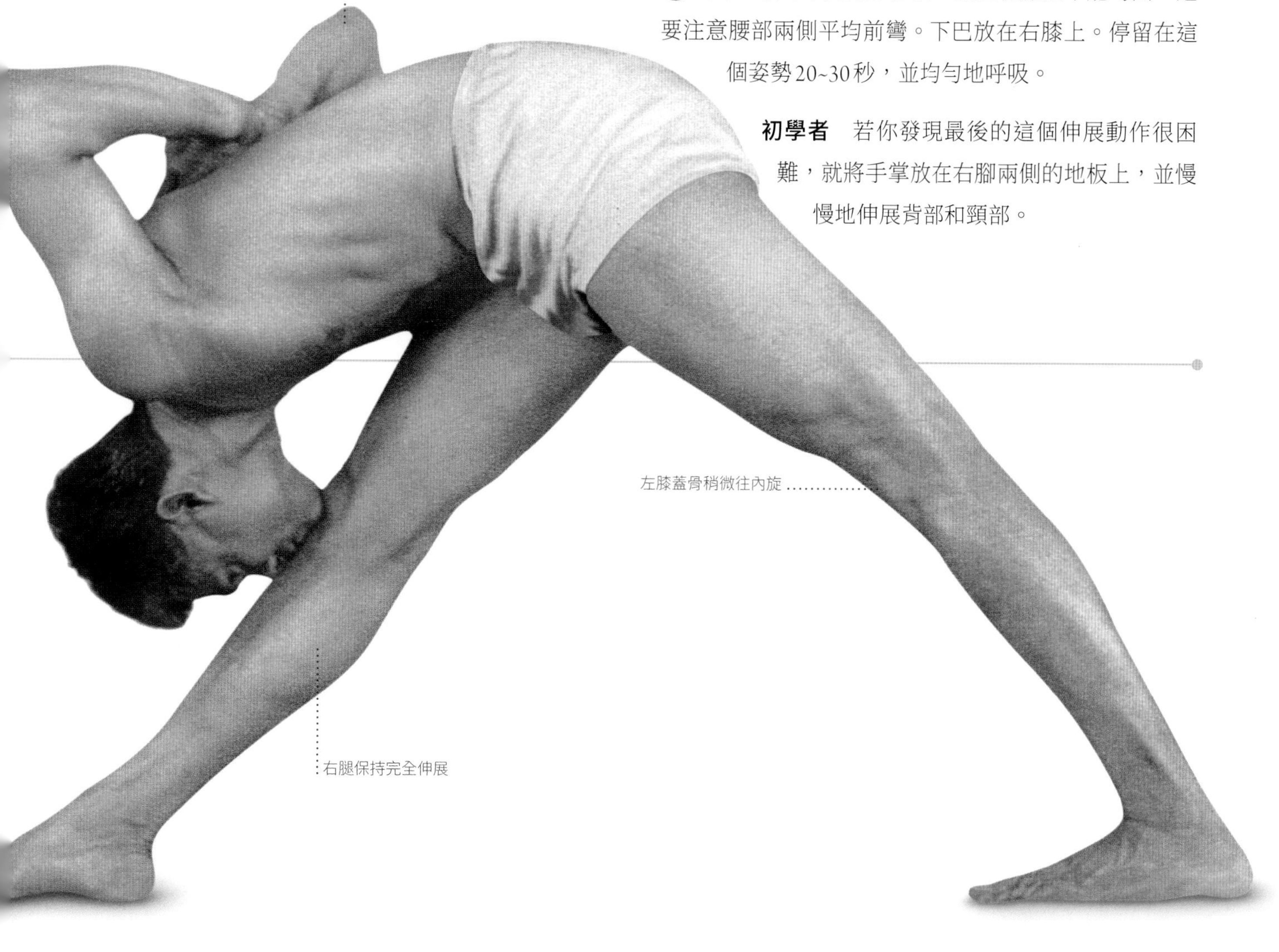

左膝蓋骨稍微往內旋

右腿保持完全伸展

加強側伸展式

進階練習的360°視角

維持在姿勢時，要確保上半身處於伸展狀態，從骨盆到鎖骨一路延伸。均勻地延展腰部兩側，好增加大腿的伸展度。從鼠蹊向前彎，但會陰區域放鬆。腹部稍微往右移一些，直到肚臍對準右大腿的中央，好讓右大腿位於整個身體的正中央。收緊腿部的肌肉，感覺雙腿後側拉伸。脊椎再往下推，靠近右大腿。肩膀往後，好讓胸部兩側平均展開，並均勻地呼吸。

腳踝內側向上延伸
伸展左腿
兩側臀部平行
左腳外緣向下
踩在地板上

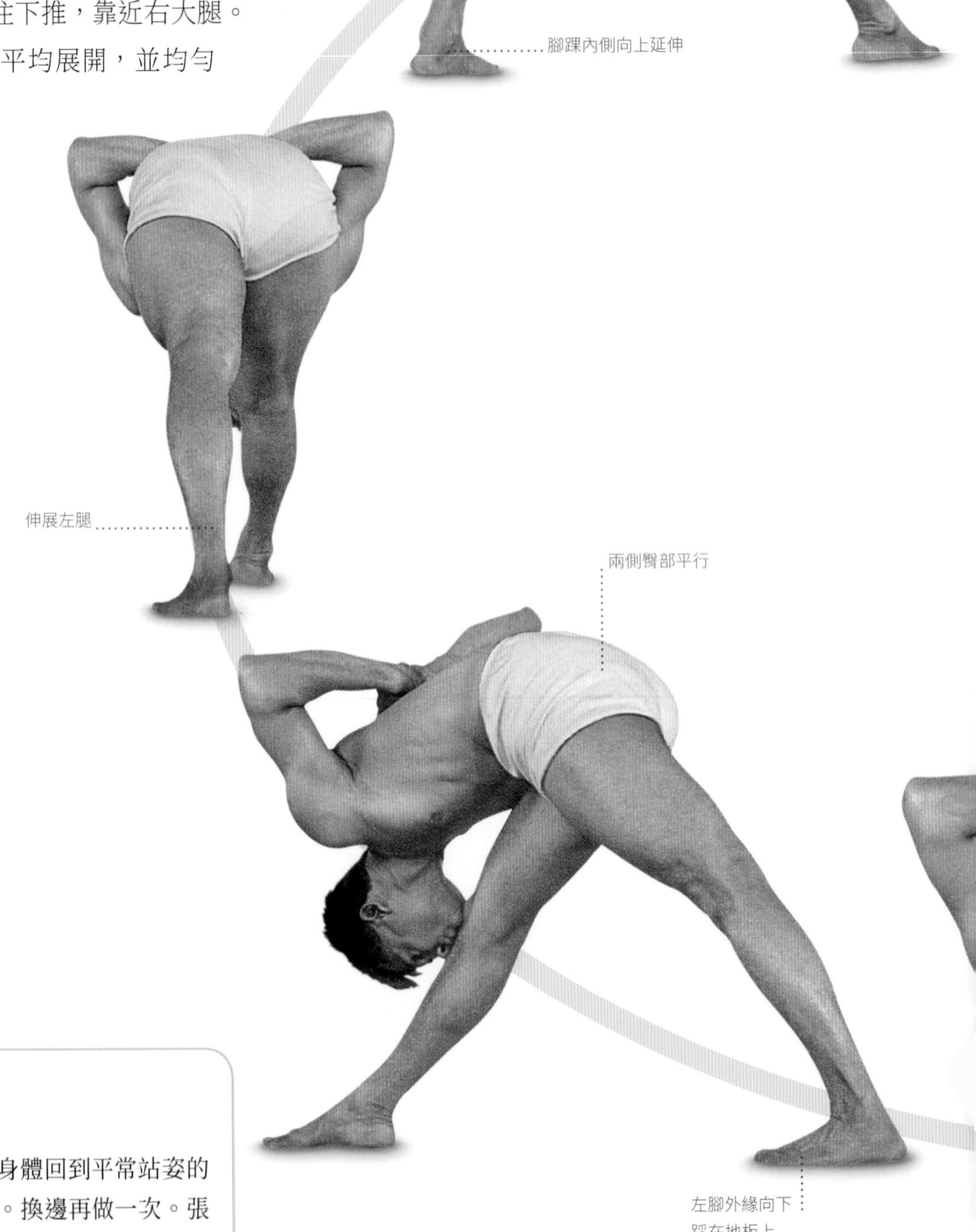

離開姿勢

吸氣，慢慢抬起身體，讓身體回到平常站姿的狀態，但不要馬上抬起頭。換邊再做一次。張開雙臂，抬至與肩同高，然後跳回山式。

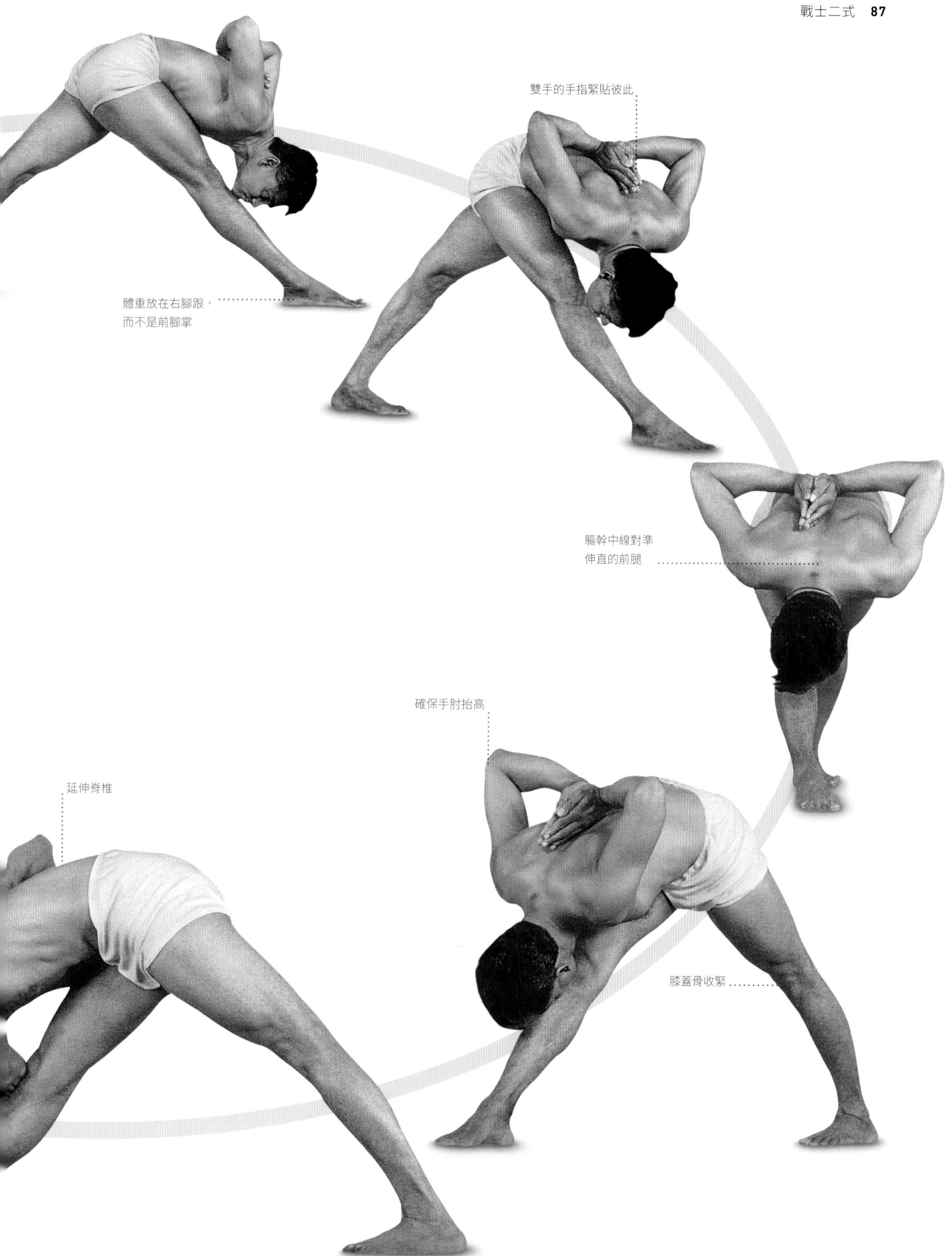

雙手的手指緊貼彼此
體重放在右腳跟，
而不是前腳掌
軀幹中線對準
伸直的前腿
確保手肘抬高
延伸脊椎
膝蓋骨收緊

下犬式
Adhomukha Svanasana

在這個體式中，身體會呈現為狗兒伸懶腰的模樣。梵文

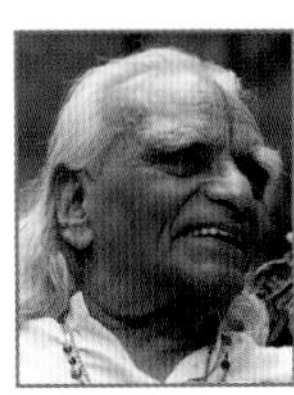

Adhomukha的意思是「臉向下」，svana則是指「狗」。這個體式對跑者很有幫助，因為它能降低腳後跟的僵硬程度，並使腿部結實、敏捷。停留在這個姿勢1分鐘，則能讓你在疲倦時恢復精神。這個體式也能溫和刺激神經系統，定期練習可使身體恢復活力。

● **益處**

使大腦平靜下來，並溫和地促進神經運作

減緩心律

緩解肩胛骨僵硬與肩關節炎

強健腳踝與腿部

緩解腳後跟疼痛，並軟化跟骨骨刺

調整月經量大的症狀

有助於防止更年期熱潮紅症狀

● **注意**

若你患有高血壓或經常頭痛，可以用瑜伽枕支撐頭部（參見頁185）。如果你肩膀容易脫臼，則要確保手臂沒有向外旋轉。懷孕後期時請避免練習這個體式。

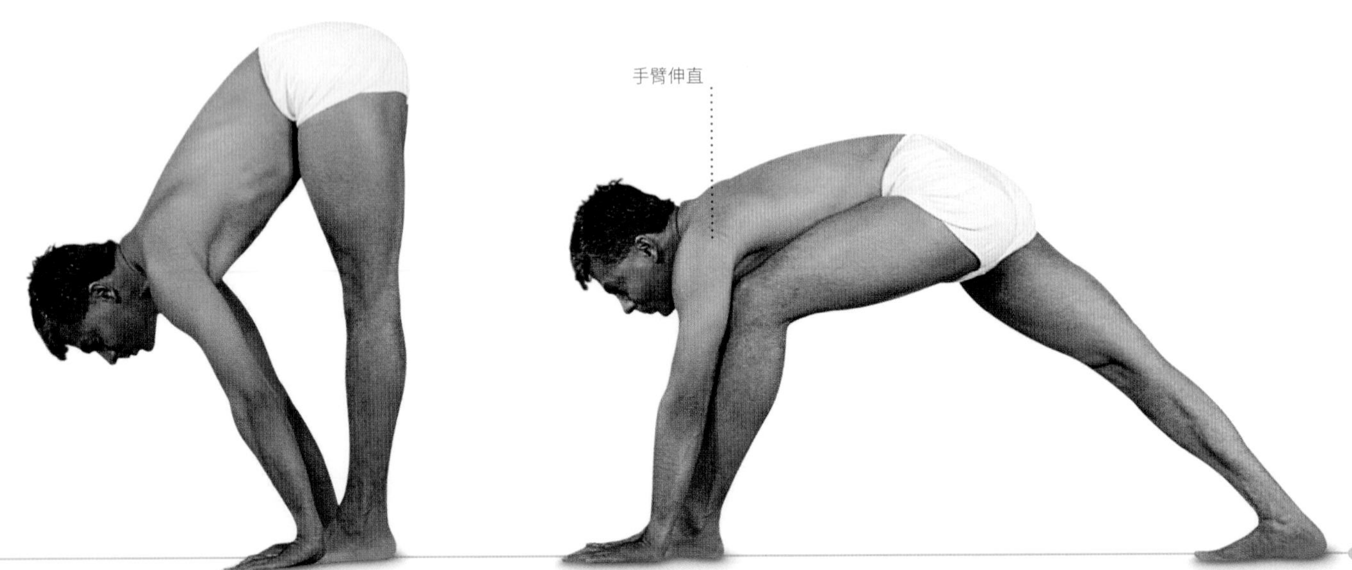

1 以山式站立（參見頁68）。吐氣，並從腰部開始前彎，兩隻手掌放在雙腳旁邊的地板上。

初學者 吐氣，從腰部開始往下彎。膝蓋彎曲，手掌放在腳旁邊的地板上。

2 彎曲膝蓋，並依序將雙腳往後踏大約1.2公尺（4英尺）。兩隻手掌距離大約1公尺（3英尺）。兩腳之間的距離相當於兩隻手掌間的距離。

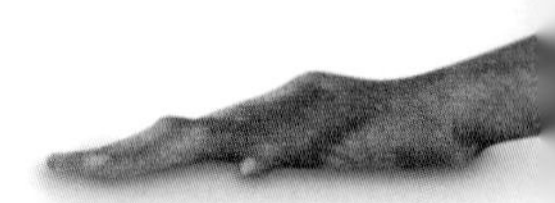

上師的建議

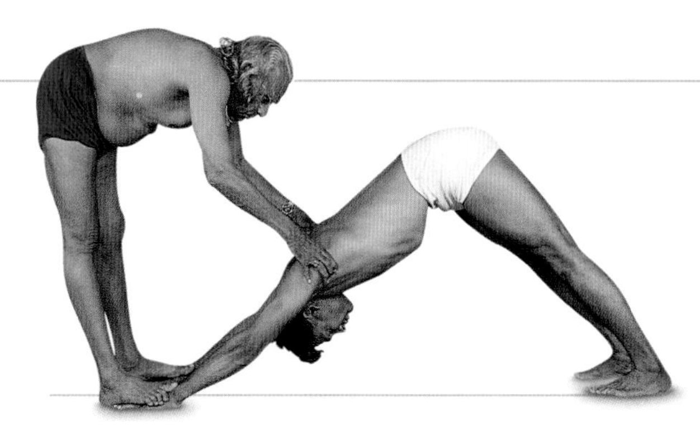

「為了確保學生的手臂伸直，我會踏在他的手上，幫助他的手掌牢牢固定在地板上，然後，我會將他的肩胛骨往內推，呈現出一個直角三角形的展示姿勢。在這個姿勢中，你應該感覺到自己從臀部到背部、胸椎，再一直到手掌都受到強力拉伸。」

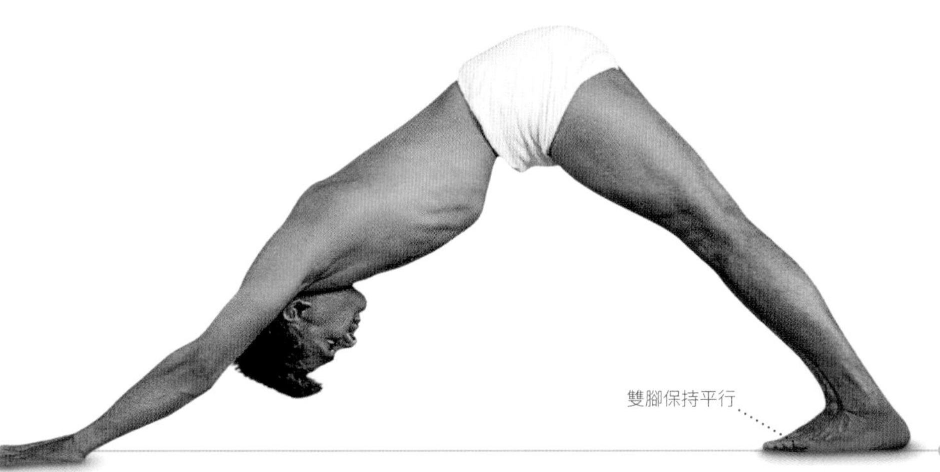

3 右腿對齊右手臂，左腿也對齊左手臂。伸展手指和腳趾。抬起腳跟，收緊大腿頂端肌肉，膝蓋骨收緊。接著，伸展足弓，再將腳後跟放平到地板上。

4 手臂內側肌肉從手肘上提至肩膀。讓軀幹往腿部移動。從手掌到腳後跟都要感到舒展。然後吐氣，並拉伸頸部的底端，頭頂放低到地板上。停留在這個姿勢15~20秒。

中級練習者 放低頭部之前，讓你三角肌深入肩關節，然後肩胛骨往上。兩隻手掌向下壓在地板上，並將胸骨往上提向橫膈膜。

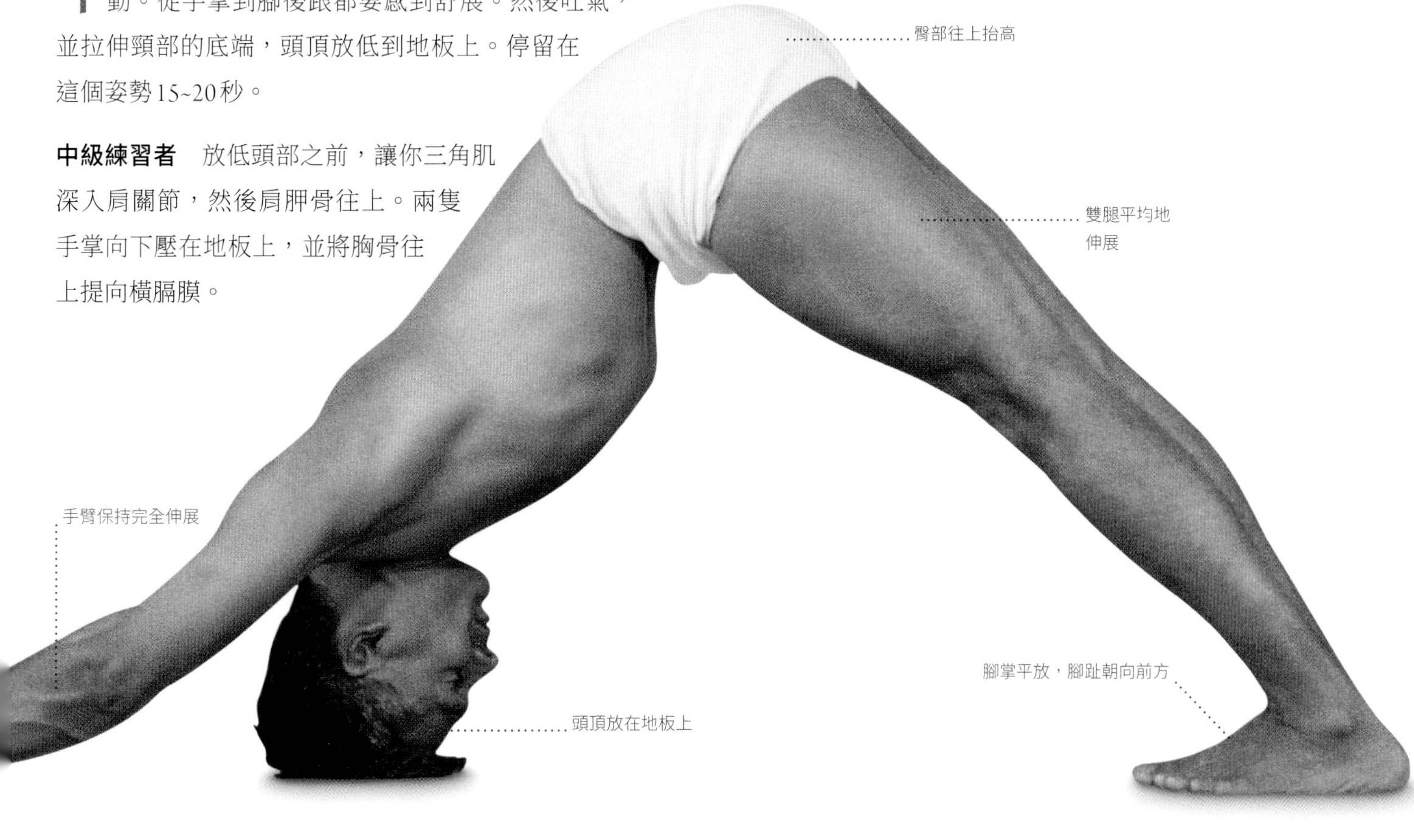

臀部往上抬高

雙腿平均地伸展

手臂保持完全伸展

腳掌平放，腳趾朝向前方

頭頂放在地板上

下犬式

進階練習的360°視角

雙腿盡量向後移。確保兩邊的大腿平均伸展，大腿內側與外側後緣要相互平行。如果大腿沒有平行，肌肉就會縮短，並且無法獲得伸展。同時，脊椎也要保持伸展，不要壓迫到。感覺脊椎中的能量是從頭部往抬高的臀部向上流動的，而不是往下流動。肩胛骨收進身體，並擴張胸部。胸部完全開展時，呼吸會變得比較深，要注意到這樣的深度。

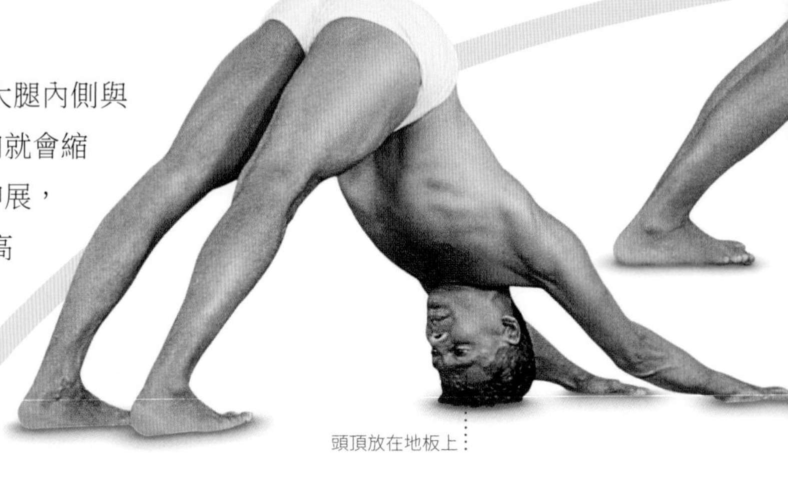

頭頂放在地板上

大腿保持平行

長期不間斷地
完成每一個體式

雙腿遠離身體

伸展上手臂

離開姿勢

吸氣，慢慢將頭部抬離地面。雙腳慢慢走向手掌，然後回到山式。

不要壓迫
到脊椎
讓三頭肌深入肩胛骨
腳跟踩在地板上
頸部保持放鬆，
但要伸長
膝蓋不要彎曲
軀幹推向雙腿

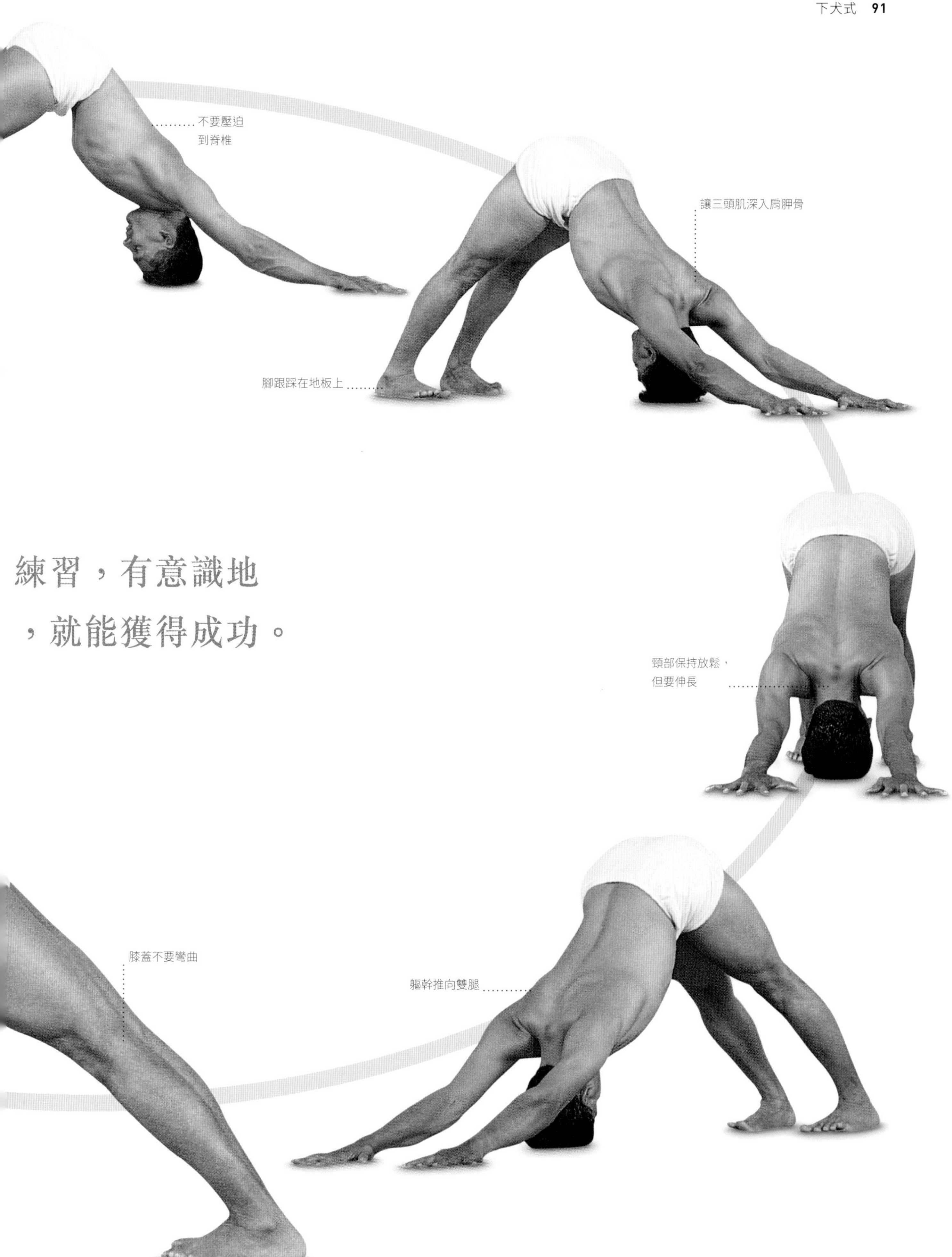

練習，有意識地
，就能獲得成功。

加強前屈伸展式
Uttanasana

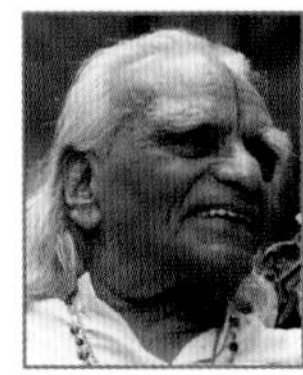

這個體式能使脊椎受到精確而有力的伸展。梵文中的ut表示「精確」或「強烈」，tana則是指「伸展」。這個體式能幫助易焦慮、沮喪的人恢復脊椎神經和腦細胞的活力，還能減慢心跳。

● **益處**

紓緩身心疲勞
減緩心律
調理肝臟、脾臟和腎臟
緩解胃痛
減輕經期間腹部和腰部疼痛

● **注意**

若你患有椎間盤疾病，請練習到步驟3即可，並確保脊椎呈現下彎狀態。而容易泛胃酸或頭暈的人，練習時則可以將雙腿距離拉寬。

上舉手臂時，
伸展全身
伸展小腿的肌肉
脊椎保持凹背

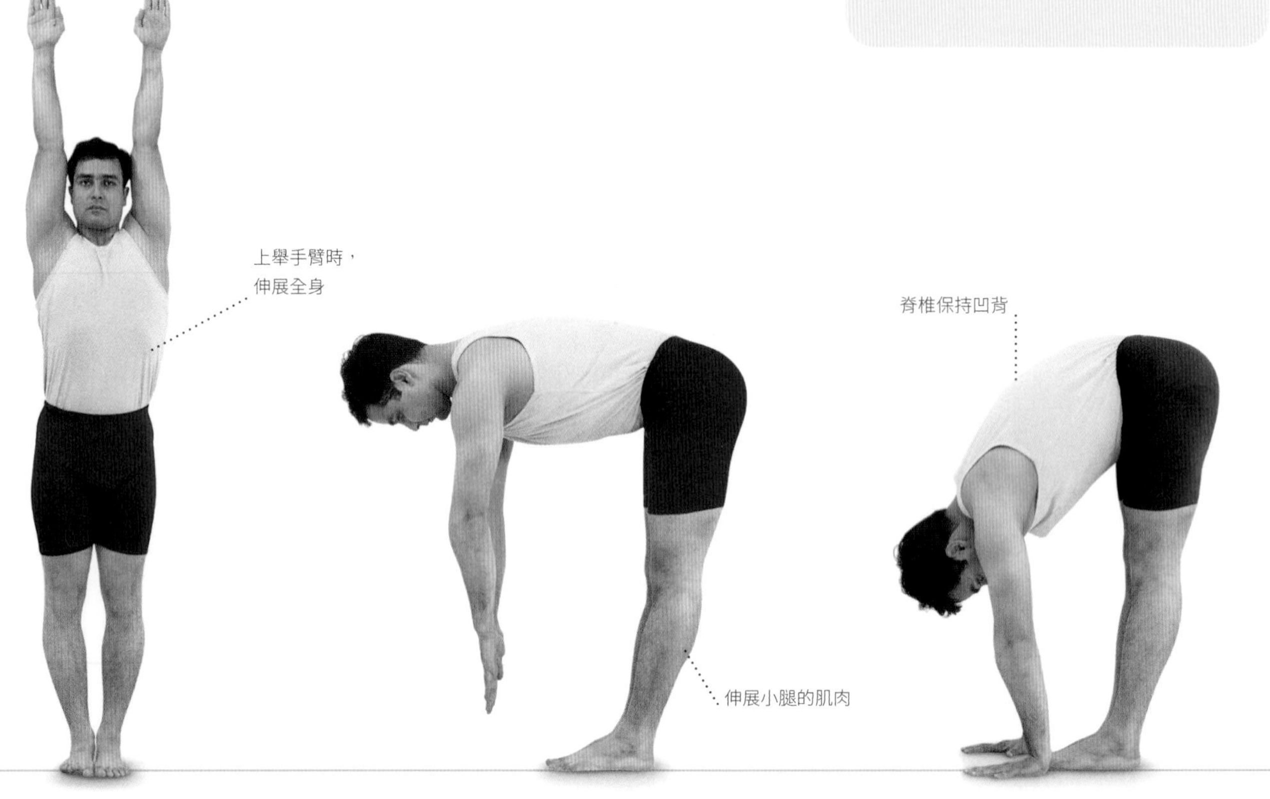

1 以山式站立（參見頁68），雙腿伸直，並完全伸展。收緊膝蓋骨並上提。手臂往天花板抬高，手掌朝向前方。伸展全身，呼吸一到兩次。

2 吐氣，從腰部開始往前彎。腿部保持完全伸展。確保體重平均分配在兩隻腳上。伸展腳趾。

3 軀幹再向前彎一些，然後手掌平放在雙腳前面的地板上。腳踝稍微分開一些，好讓下背部、臀部和腿部較為放鬆。有意識地伸展你膝蓋和大腿後方的皮膚。

初學者　抬起腳趾，並在彎曲時腳跟向下壓在地板上（參見圖示）。如果柔軟度不夠，也可以先將手指指尖放在

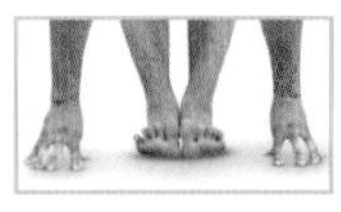

地板上，不需要整隻手掌都平放。

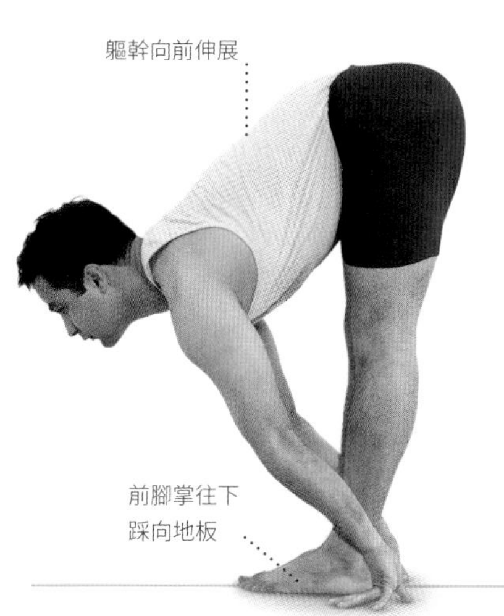

4 往後移動雙手，放在腳跟附近。手掌從地板上抬起，手指和拇指則繼續擺放在地板上。保持大腿完全伸展，並感覺能量沿著腿部後方流動，流向腰部，再向下流至脊椎。膝蓋骨往內深入膝蓋，兩側膝蓋保持平行，膝蓋後方完全開展。體重平均分配在腳掌的內緣和外緣。

自我調整

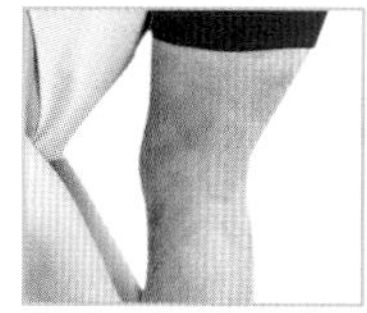
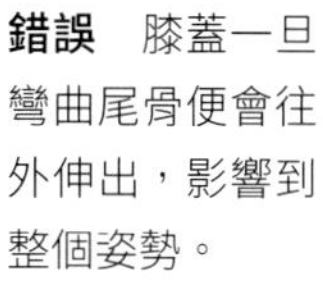

錯誤 膝蓋一旦彎曲尾骨便會往外伸出，影響到整個姿勢。

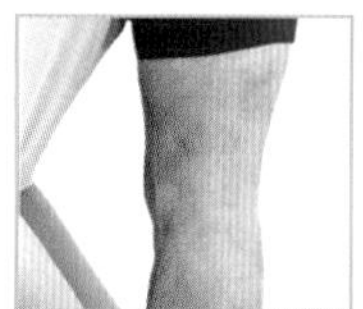

正確 伸展你的大腿，膝蓋骨保持收緊並往上拉伸。

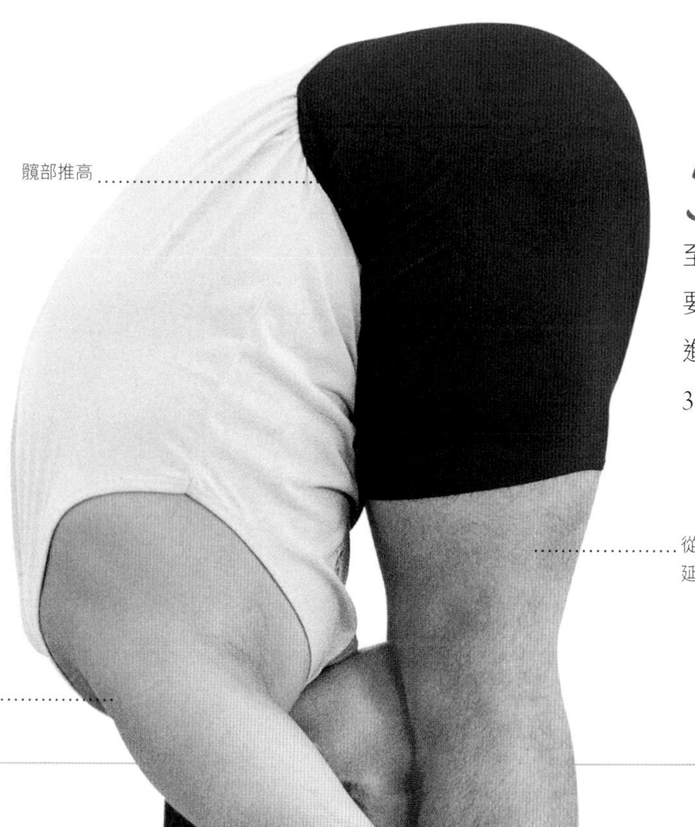

5 吐氣，接著讓身體貼向腿部，使臉貼在膝蓋上。繼續將身體和腹部向下推至地板，直到下巴接觸到兩個膝蓋。下巴不要碰到胸部，否則會使頭部和喉嚨緊繃，進而造成頭部承受壓力。停留在這個姿勢30~60秒，並均勻地呼吸。

「練習加強前屈伸展式能消除身體與大腦的身心疲勞。」

加強前屈伸展式

進階練習的360°視角

手指放在地板上時，可以將手臂向外旋轉，並向下延伸。想像你正將手臂的皮膚從腋下推往指尖。注意力集中在肋骨上，並有意識地伸展胸腔底部到腋下的每一根肋骨。接著，從腋下開始繼續降低身體，這有助於開展大腿內側，感覺自己從腳後跟到頭頂都獲得持續的拉伸。

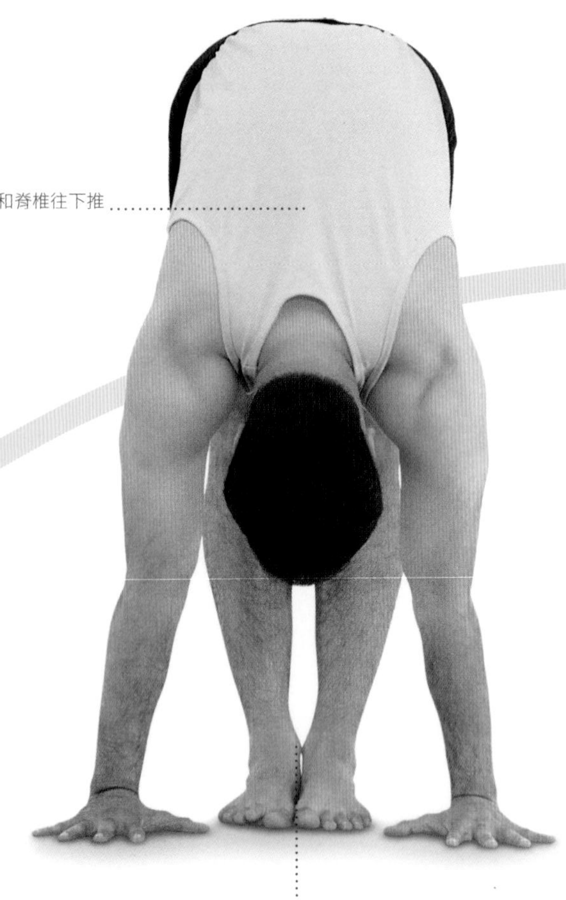

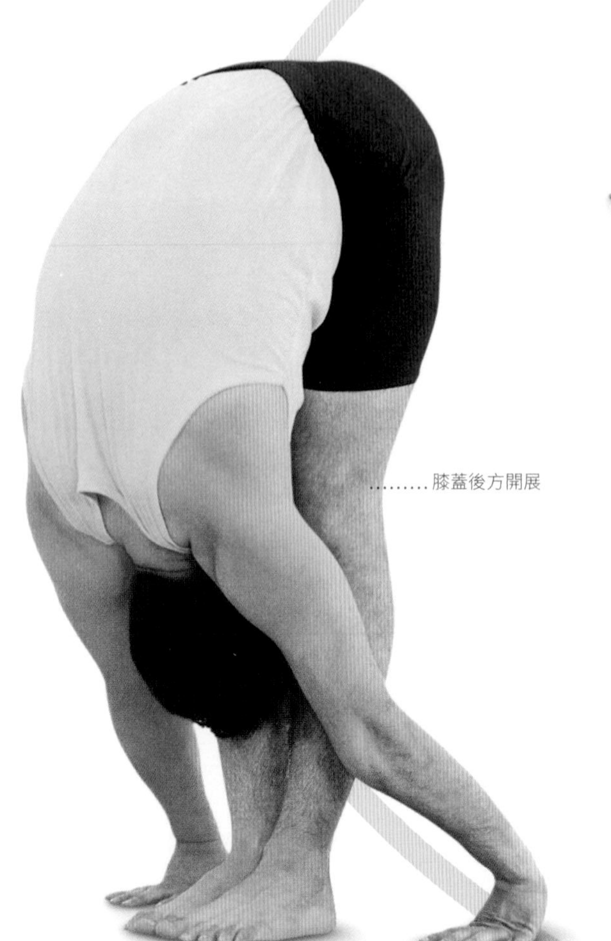

身體留在過去，
修習瑜伽，身心

離開姿勢

吸氣，慢慢抬起頭，但不要將手掌從地板上抬起。手指按在地板上，然後腋窩降低。接著，慢慢抬起身體。確保背部保持一直線。最後回到山式。

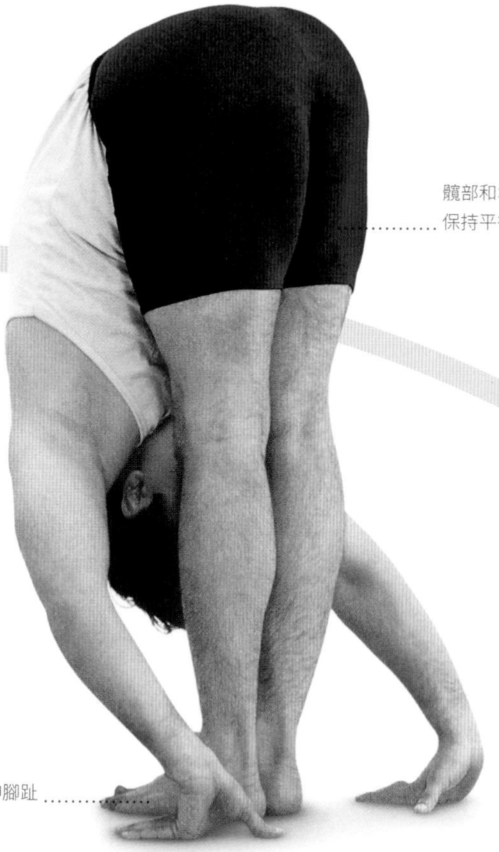

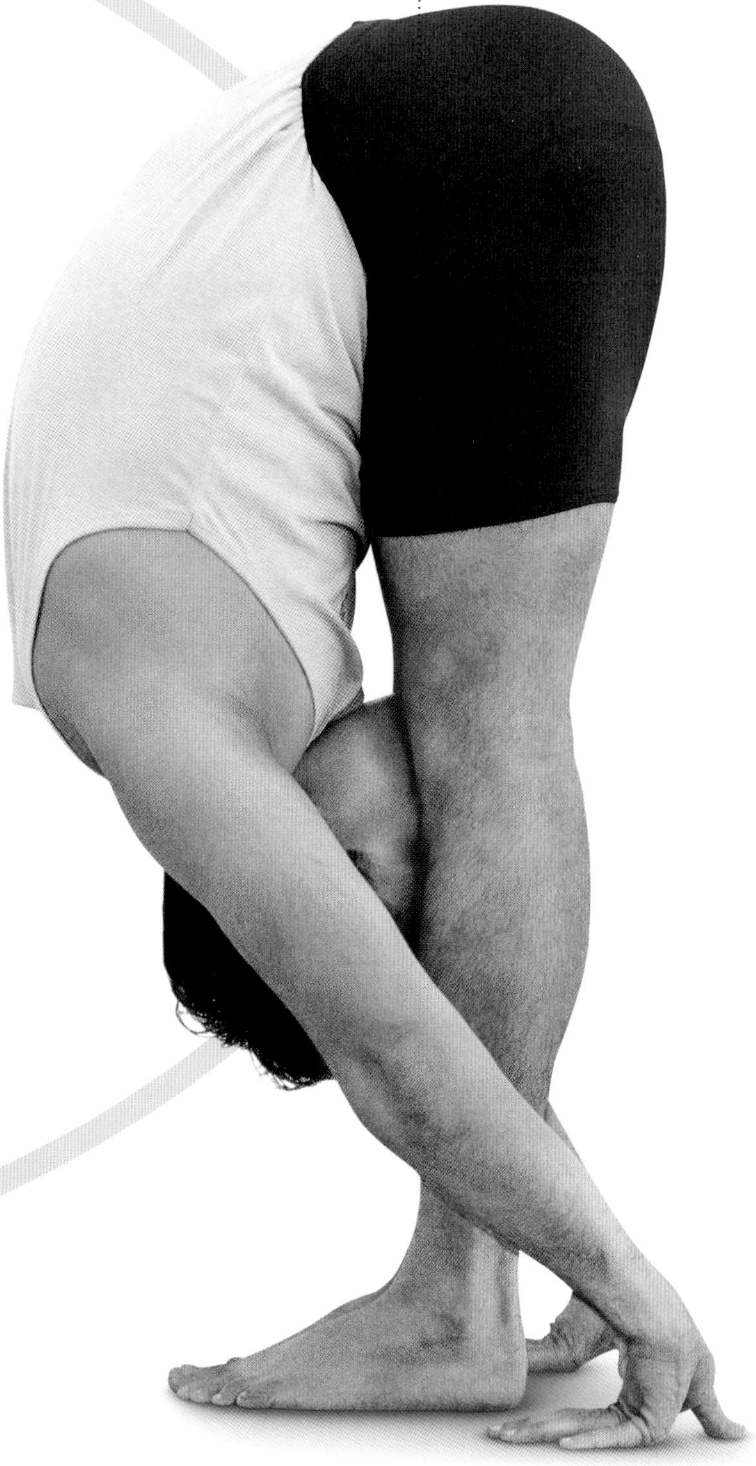

髖部和地板
保持平行

伸展並開展
大腿肌肉

從足弓處延伸腳趾

而心智追逐未來。
合一共存於當下。

戰士一式
Virabhadrasana 1

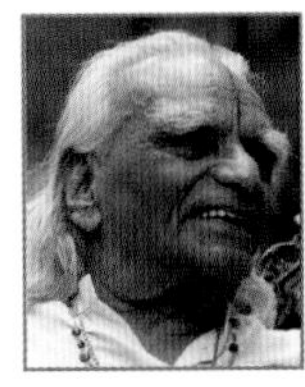

這個英雄式體式，比戰士二式（參見頁76）強度更高。兩個體式都是以傳奇戰士維拉巴鐸命名。這個強度極大的體式能強健脊椎，並增加膝蓋和大腿的柔軟度。此外手臂也會受到深度伸展，能夠擴展胸部的肌肉，並增加肺活量。

● **益處**

緩解背部疼痛、腰痛及坐骨神經痛

強健背部肌肉

調理腹部肌肉

緩解胃酸症狀，並促進消化

強健膀胱，並矯正子宮位移

減輕經期疼痛和月經流量過大的症狀（但請不要在月經期間練習這個體式，請在兩個經期之間練習）。

● **注意**

若你患有高血壓及心臟相關疾病，請避免練習這個體式。

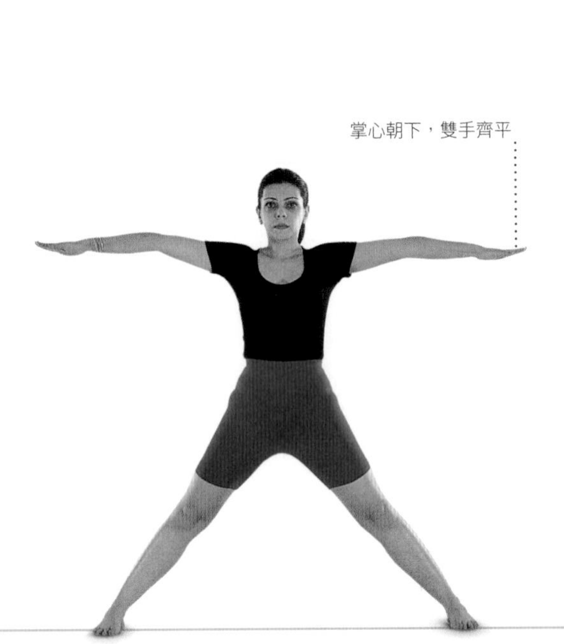

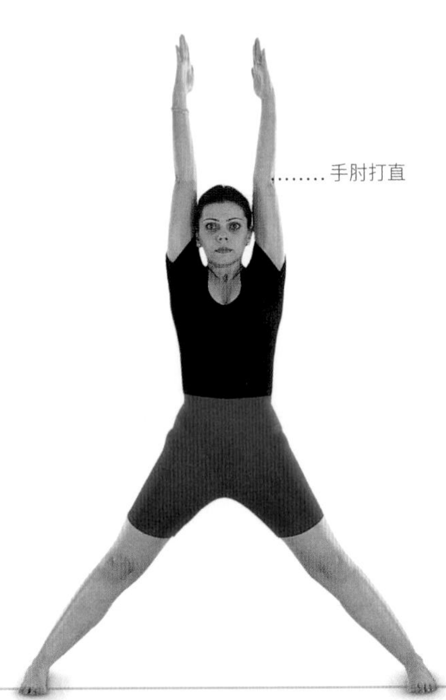

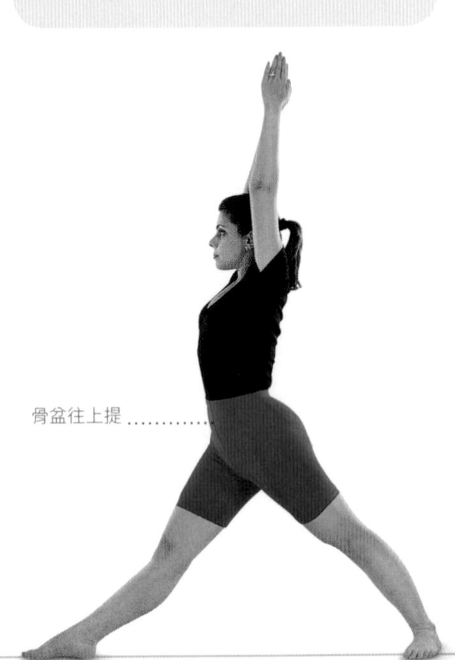

1 先以山式站立（參見頁68）。吸一口氣，接著跳躍，雙腳著地時，開展約1.2公尺（4英尺）。確保雙腳在同一直線上，腳趾朝向前方。手臂抬至與肩同高，並與地板平行。手肘打直。雙腳的小腳趾用力踩在地板上，腳掌的外緣也緊踩地面。

中級練習者 要獲得更有力的伸展，注意力集中在腿部內側，想像自己正將雙腿的皮膚從腳跟拉升至腰部。

2 轉動手腕，手掌朝向天花板。打直並舉起雙臂，使它們彼此平行，與地板垂直。提起肩胛骨，推入背部（參見圖示）。

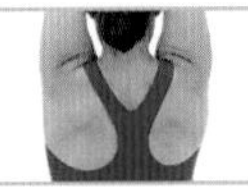

中級練習者 手肘就像是手臂的「大腦」（參見頁65），要從手肘一直伸展到指尖。

3 吐氣，接著身體和右腿向右旋轉90度，再將左腿也向右旋轉。旋轉身體時，要從胸部和腰部開始轉動。當你向右旋轉得越多，手臂也往上抬得越高時，這個姿勢的效果就越大。

中級練習者 注意左腿，感受後腳跟後到大腿後方的拉伸。

上師的建議

4 吐氣，並從右坐骨開始彎曲右膝蓋。小腿和大腿應該形成一個直角。向下放低身體的同時，力量要往上拉升，讓身體一直往天花板延伸，並注意不要讓全身的重量都落在右膝。均勻地呼吸，停留在這個姿勢15~20秒。

「左膝蓋必須保持上提，
同時，要將肩胛骨往內推並往上提。」

肩膀不要僵硬
胸口往前推
膝蓋要與腳踝位
在同一直線上

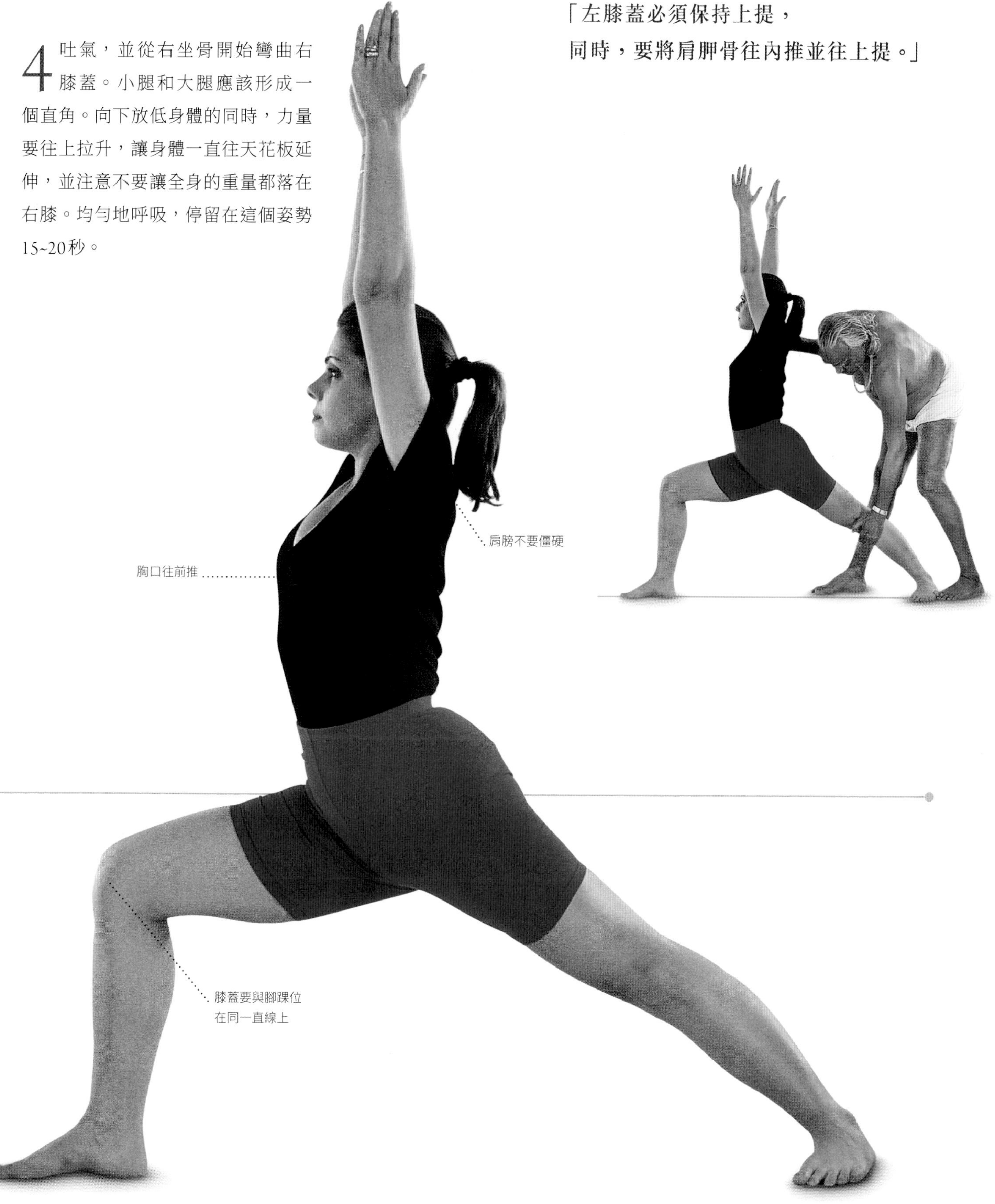

戰士一式

進階練習的360°視角

練習這個體式時，要感覺到背部獲得伸展。將肩關節帶回腋窩，手臂抬得更高。確保上半身的各部位對稱，兩側腋下要保持平行。臉、胸部和右膝蓋都要與右腳位在同一直線上。為了避免右膝蓋負荷過度，請將膝蓋骨往外轉向右腳小趾。體重應該放在左側臀部內緣和左腳跟外緣上。專注力放在左半身，這能控制整個姿勢的和諧。感受能量在左腿流動。

從肩胛骨開始
伸展手臂
平均伸展
腰部兩側
左側臀部
稍微往外轉
從尾骨開始往上
延伸脊椎
右大腿的肌肉
保持放鬆

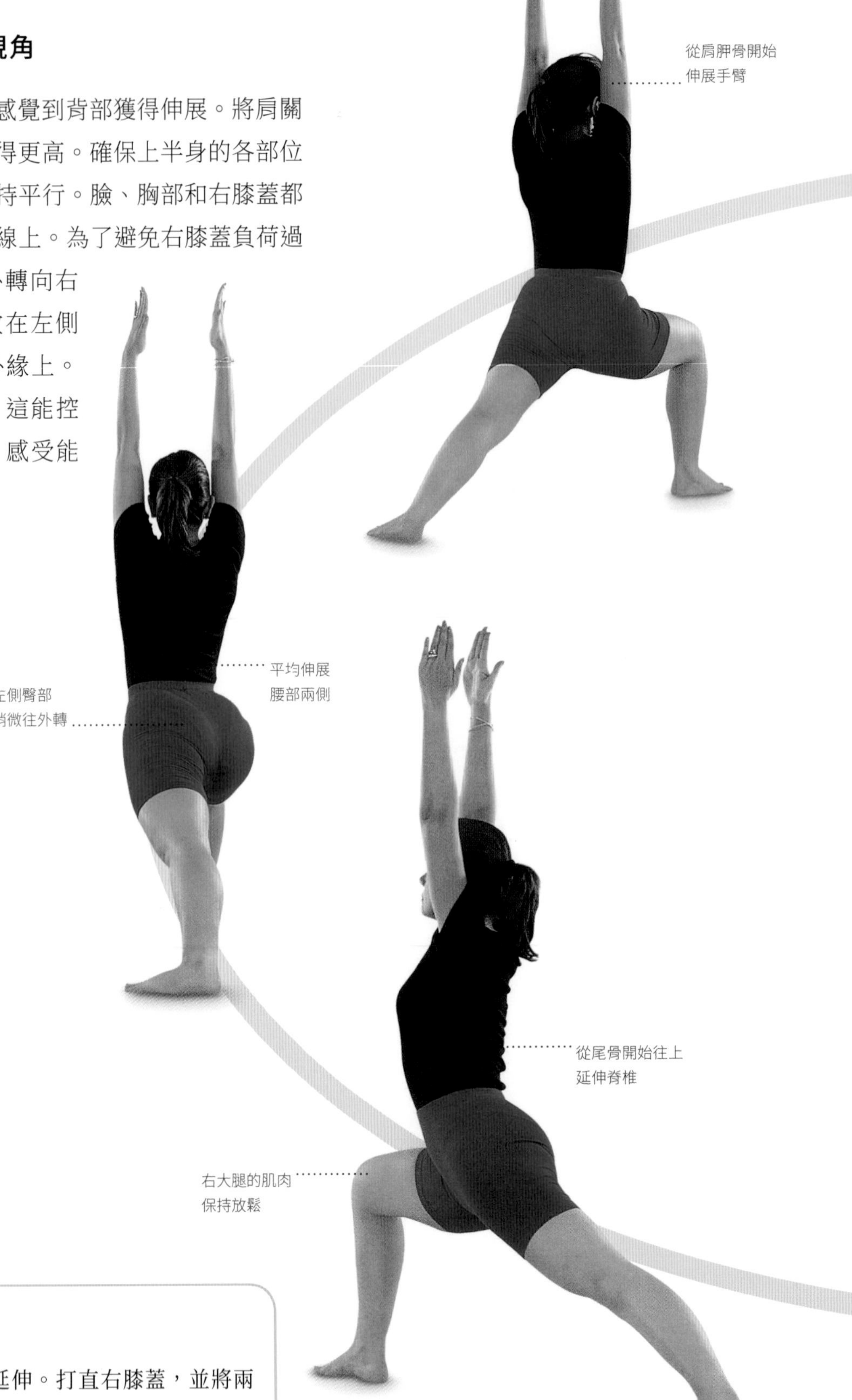

離開姿勢

吸氣，手臂往兩側延伸。打直右膝蓋，並將兩隻腳併攏，腳趾都朝向正前方。換邊再做。接著吐氣，並跳回山式。

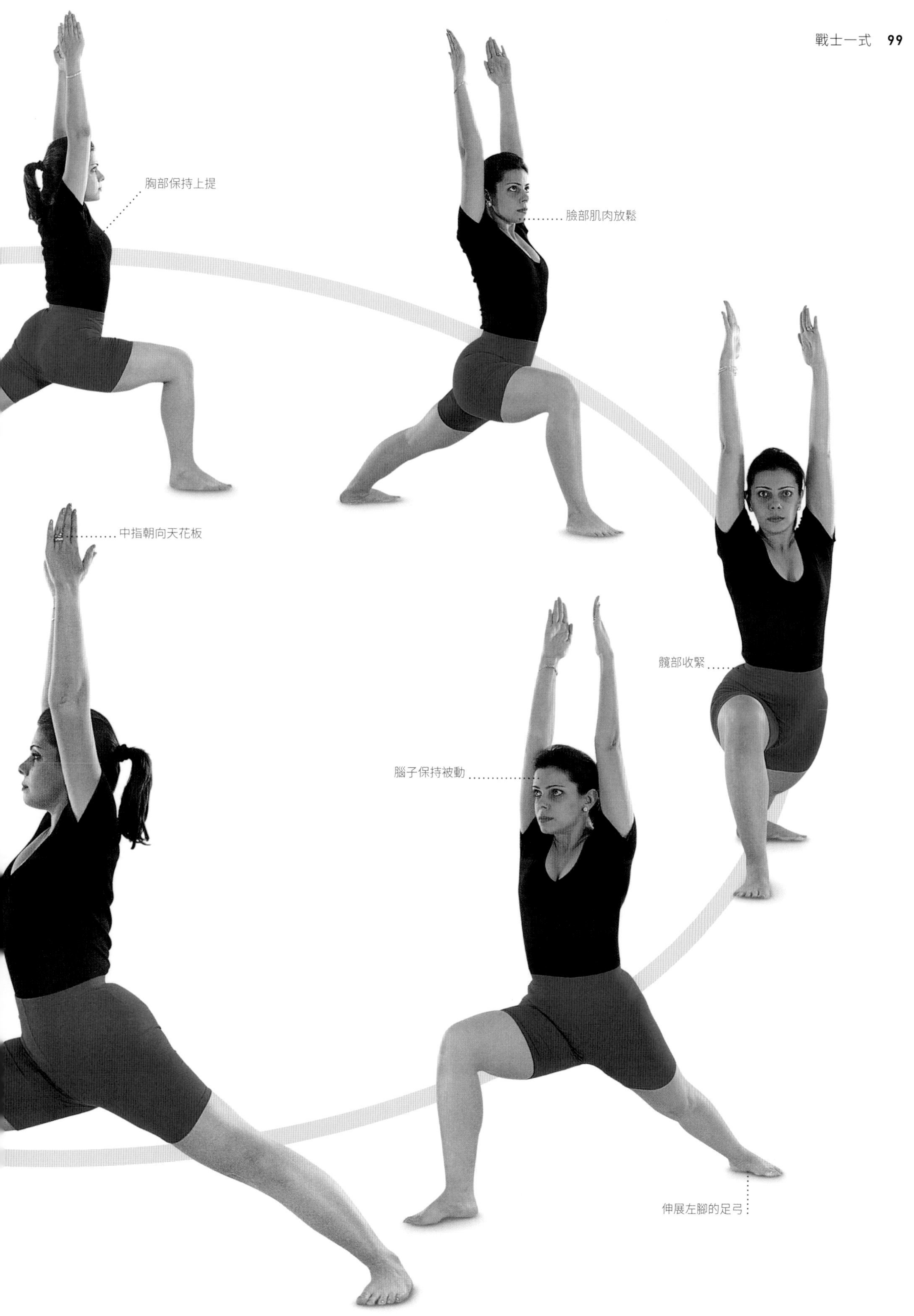
胸部保持上提
臉部肌肉放鬆
中指朝向天花板
髖部收緊
腦子保持被動
伸展左腳的足弓

坐立體式

「運用辨別力與自我覺察來練習經典體式，能將身體、心智與意識整合為一，達成和諧的整體。」

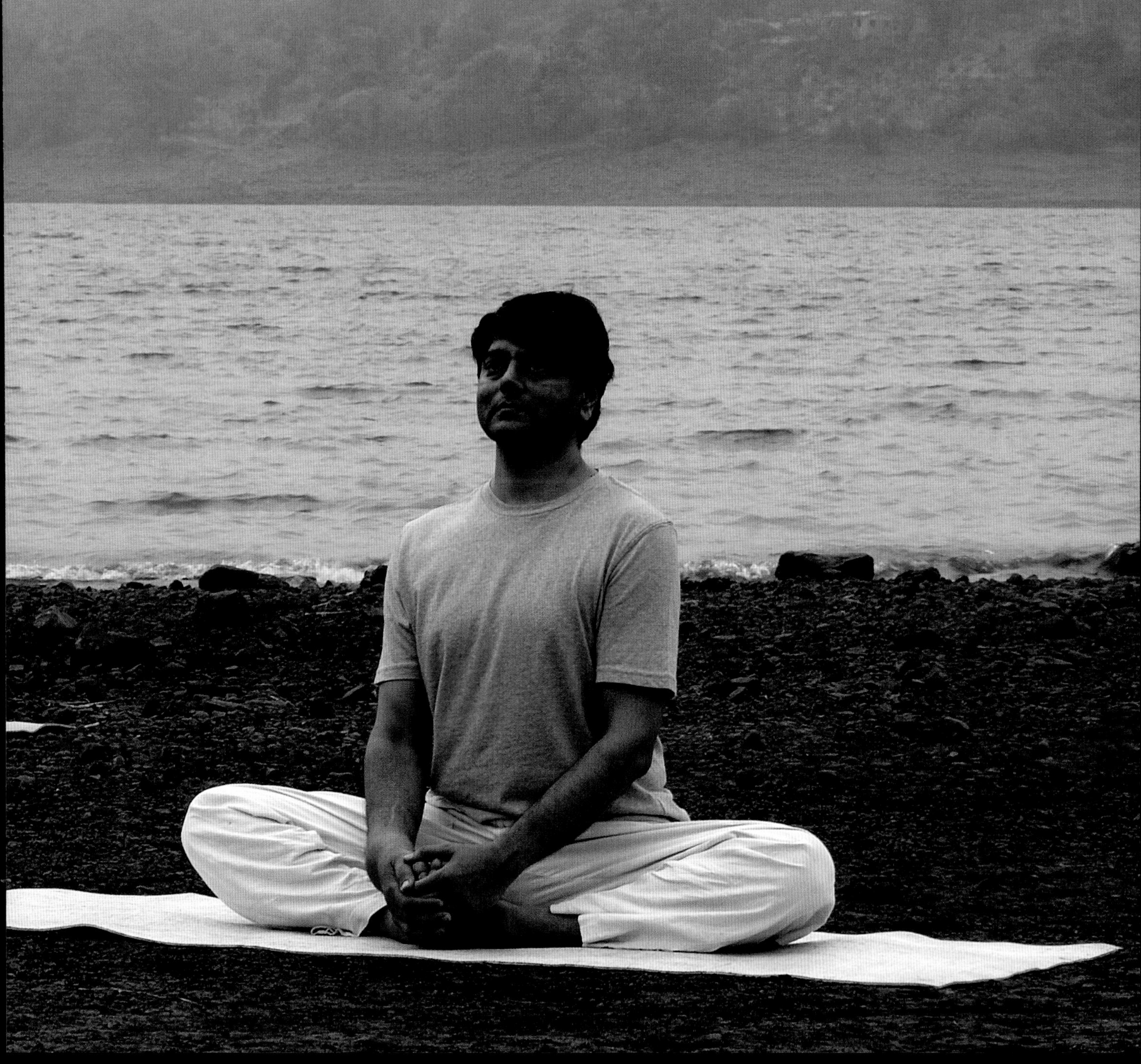

手杖式
Dandasana

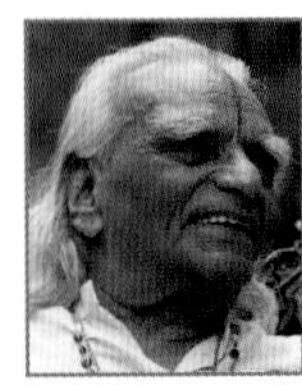

手杖式是所有前彎動作的基本坐姿。梵文中的Danda意為「手杖」或「枴杖」，經常練習這個體式可以改善坐姿。練習這個體式時，腿部可以獲得休息，患有關節炎或膝蓋風濕的人可以多加練習。

● 益處

緩解氣喘患者呼吸急促、氣噎、喉嚨充血症狀

強健胸腔肌肉

調理腹部器官，並拉提下垂的腹壁

緩解胃灼熱與脹氣

調理脊椎與腿部肌肉

伸展腿部韌帶

● 注意

若脊椎習慣性下垮，或者氣喘嚴重發作，請將脊椎靠牆來練習這個體式。

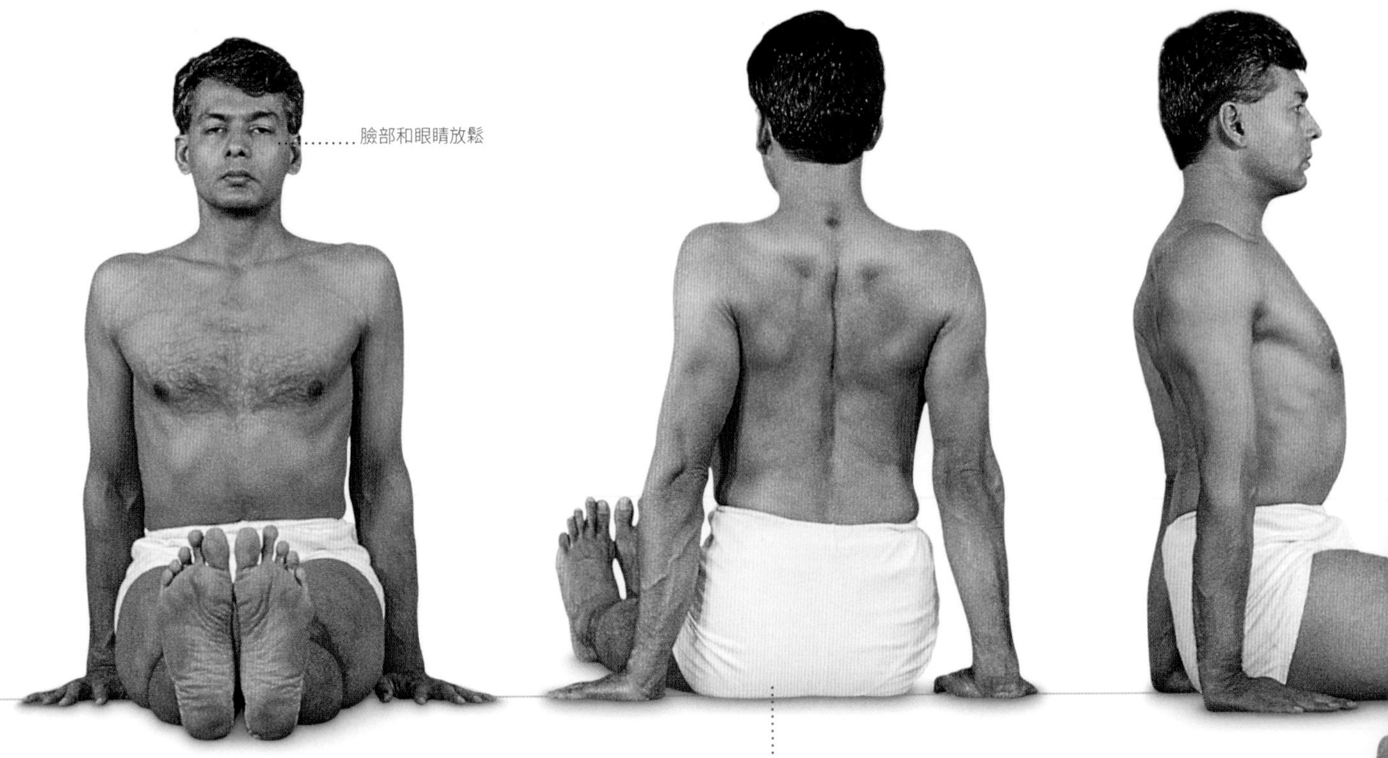

1 坐在地板上雙腿伸直。用手將臀部兩側的肉往外撥開（參見圖示），坐在坐骨上。大腿、膝蓋、腳踝和腳掌併攏。手掌放在臀部旁邊的地板，

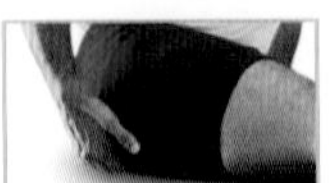

手指朝前。胸口上提，手肘打直，伸直手臂。

「若你容易焦慮或情緒浮動，練習這個體式能幫助你增強意志和穩定情緒。」

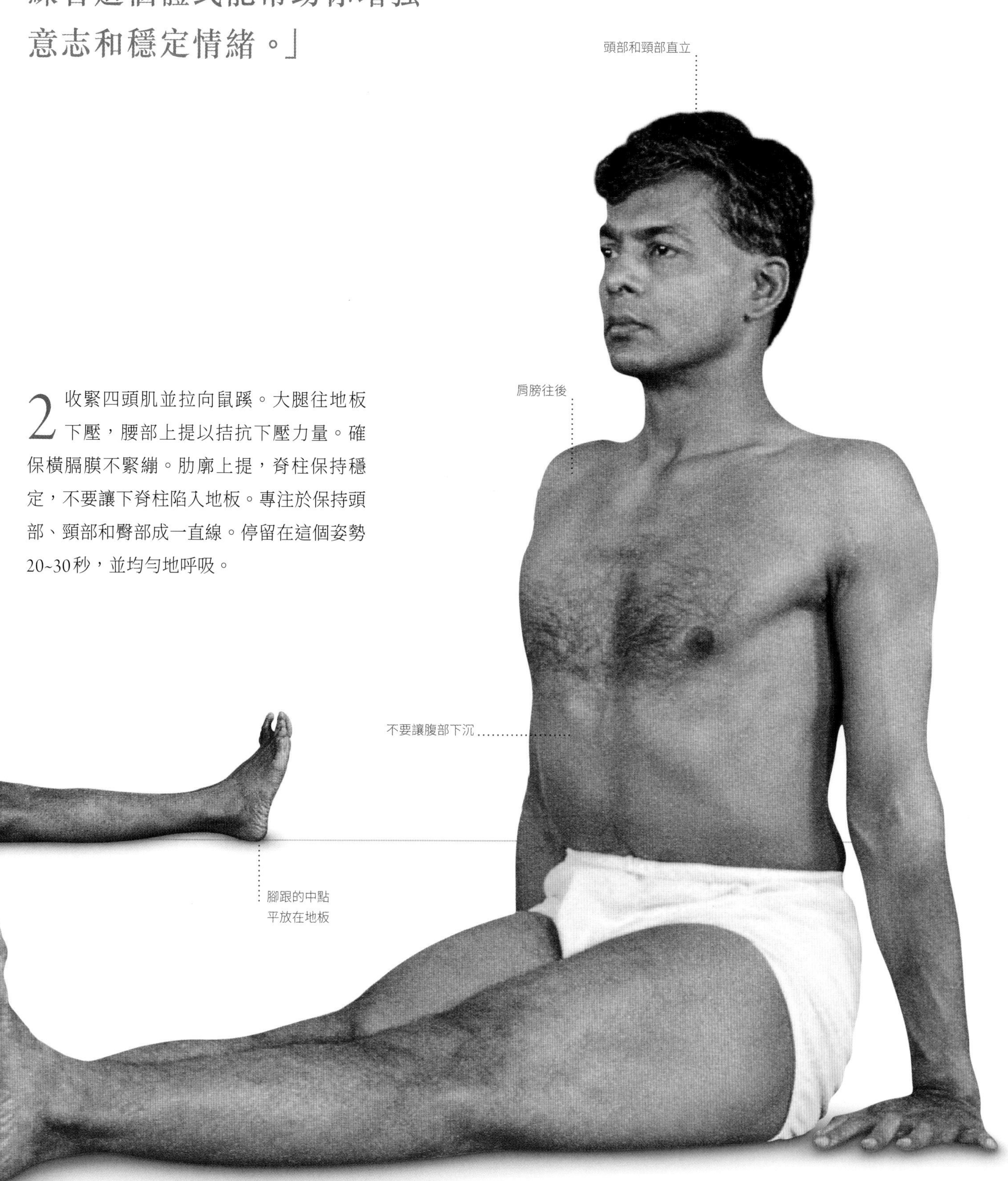

2 收緊四頭肌並拉向鼠蹊。大腿往地板下壓，腰部上提以拮抗下壓力量。確保橫膈膜不緊繃。肋廓上提，脊柱保持穩定，不要讓下脊柱陷入地板。專注於保持頭部、頸部和臀部成一直線。停留在這個姿勢20~30秒，並均勻地呼吸。

英雄式
Virasana

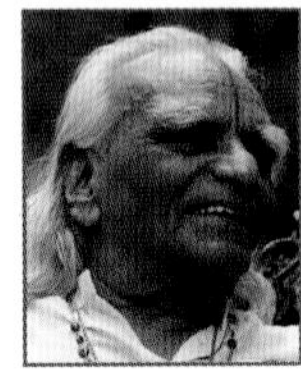

這個體式是個戰士坐姿。梵文中的Vira意即「英雄」或「戰士」。定期練習這個體式，能幫助你增強體力和耐力，此外還能伸展胸部，增加深呼吸的肺活量。

● **益處**

緩解痛風

紓解肩膀、頸部、髖關節、膝蓋和鼠蹊部僵硬

減輕手肘和手指的關節炎

紓緩背痛

減輕尾骨斷裂、接合或錯位的疼痛

矯正椎間盤突出

促進足部血液循環

緩解跟骨骨刺症狀

● **注意**

若膝蓋韌帶受傷，請以瑜伽毯來支撐雙腿（參見頁185），或坐在腳跟上（參見步驟2）。若患有心臟相關疾病，請跳過步驟4和5。

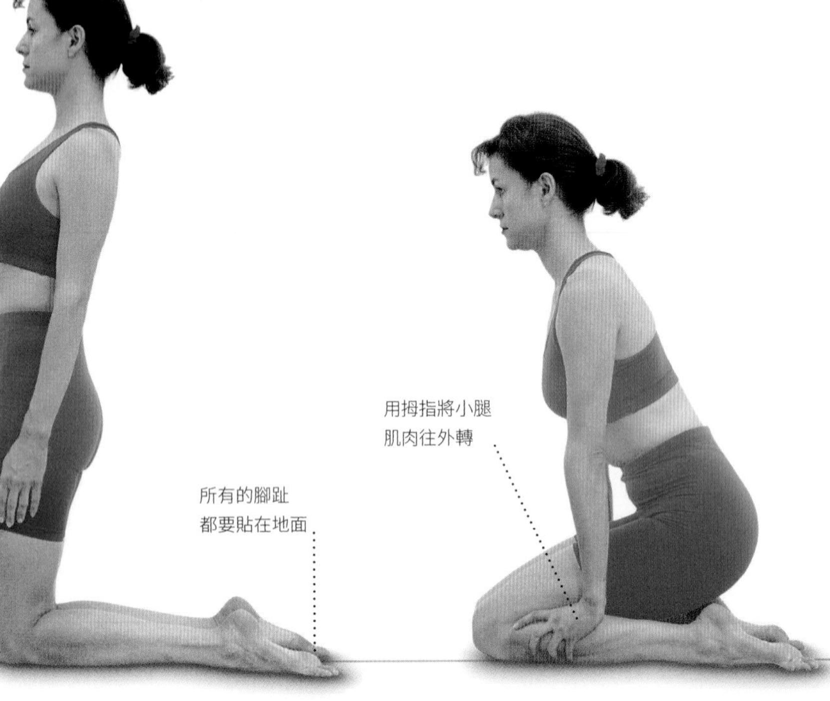

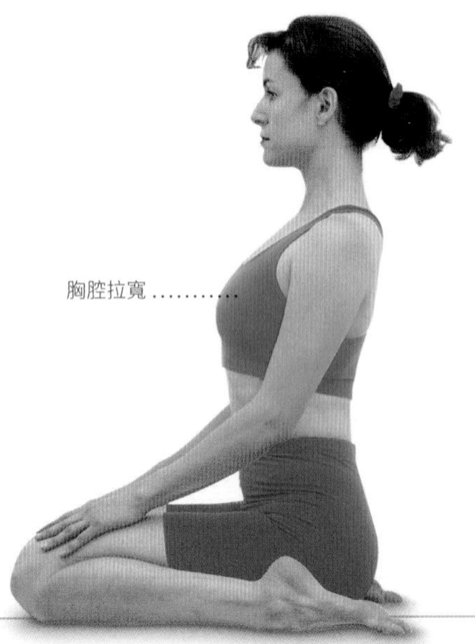

1 跪在地板上，膝蓋併攏。雙腳分開大約0.5公尺（20英寸），腳底朝向天花板。

中級練習者 調整腳踝，使足弓到腳趾和足弓到腳跟都獲得均勻地伸展，並感覺能量往這兩方向平穩地流動。

2 身體往前傾，手掌放在脛骨上，並將臀部朝地板放低。確保小腿內側貼向大腿外側。小腿肌肉向外轉，而大腿肌肉向內轉。

初學者 如果臀部無法放到地板上，則將兩隻腳掌交疊，然後讓臀部坐在腳底上。雙腳分開。

3 臀部坐在地板上，不要坐在腳上。手掌放在大腿靠近膝蓋處。體重放在大腿上，腰部和身體兩側上提，然後脛骨牢牢下壓往地板。

初學者 手掌放在膝蓋上，用手的力量將大腿往下推。從骨盆的底部上提軀幹。

中級練習者 想像雙腿固定在地板上，然後軀幹上提，感覺能量從胸腔底部向上流動。

「英雄式能紓解關節僵硬，並增進全身的柔軟度。」

從骨盆底部開始
延伸脊椎
確保手臂與地板垂直
胸骨上提
膝蓋穩穩地往下壓

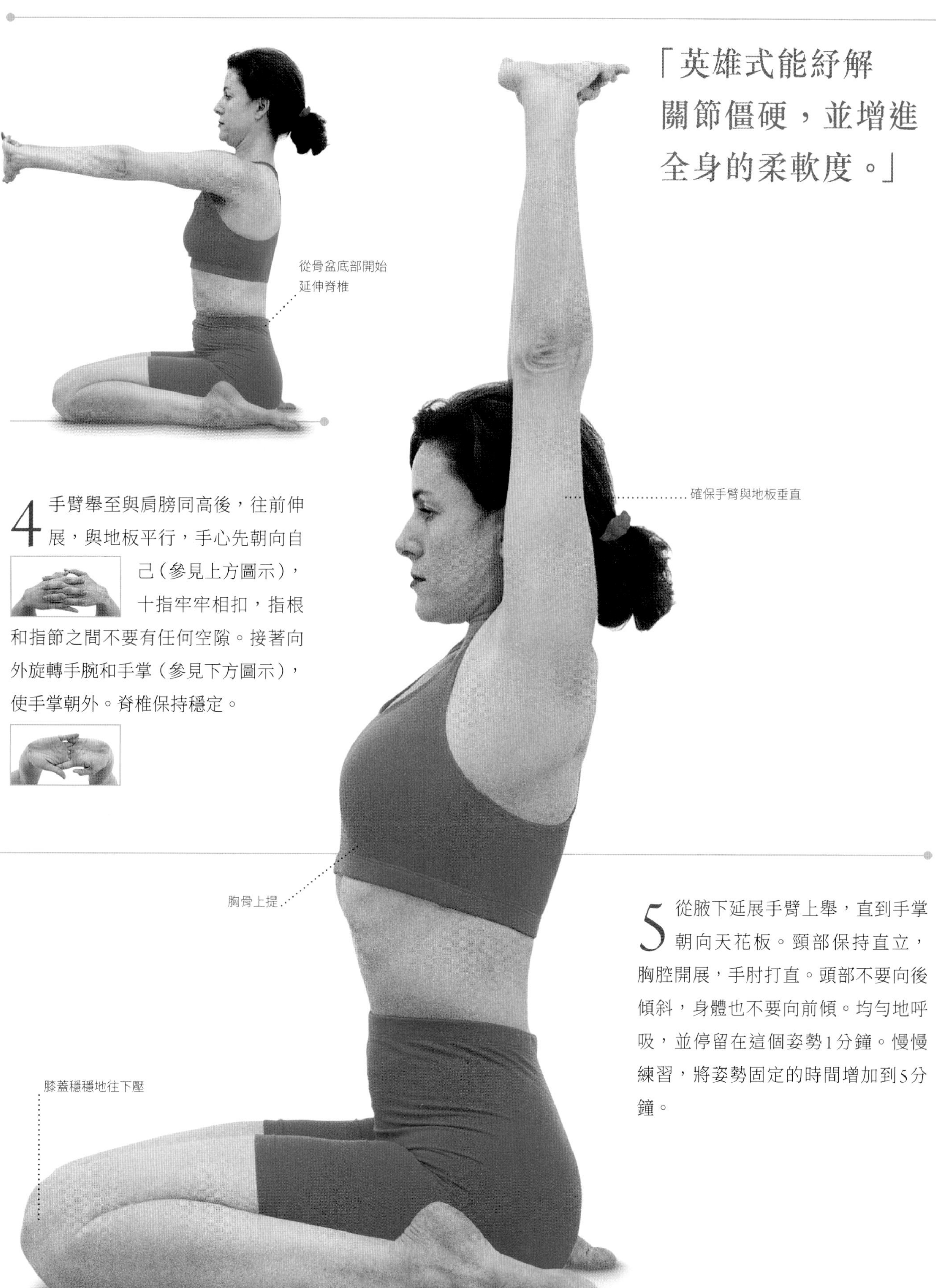

4 手臂舉至與肩膀同高後，往前伸展，與地板平行，手心先朝向自己（參見上方圖示），十指牢牢相扣，指根和指節之間不要有任何空隙。接著向外旋轉手腕和手掌（參見下方圖示），使手掌朝外。脊椎保持穩定。

5 從腋下延展手臂上舉，直到手掌朝向天花板。頭部保持直立，胸腔開展，手肘打直。頭部不要向後傾斜，身體也不要向前傾。均勻地呼吸，並停留在這個姿勢1分鐘。慢慢練習，將姿勢固定的時間增加到5分鐘。

英雄式

進階練習的360°視角

大腦的智慧是意識，而身體的智慧則是能量。能量會隨著每個行動而轉移。向上伸展手臂是身體動作，而手肘打直並收住三角肌，再從腋下將手臂高舉，這是一種生理身體的行動（參見頁62）。舉起手臂時，你會感覺到能量移往雙腿前側。隨著每一個動作，腿上的能量都會流向不同的位置。當心智跟隨著能量流動時，注意力集中在腿上，並在你繼續伸展手臂之際，想像能量正從腿部流向地板。這能安定心智，釋放身體緊繃。

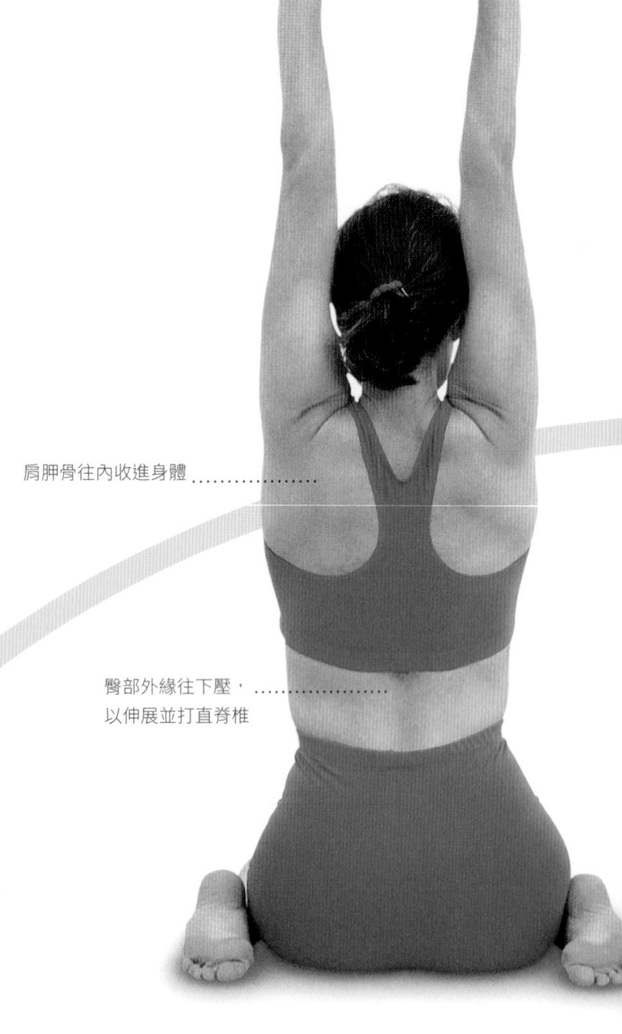

體重放在膝蓋上

練習瑜伽有助於將

離開姿勢

手臂放下至身體兩側。手掌放在地板上，並抬起臀部。先呈四足跪姿，再一一伸直腿。

頭部直立
不要讓身體向前傾
手肘打直
喉嚨和頸部放鬆
胸骨往前

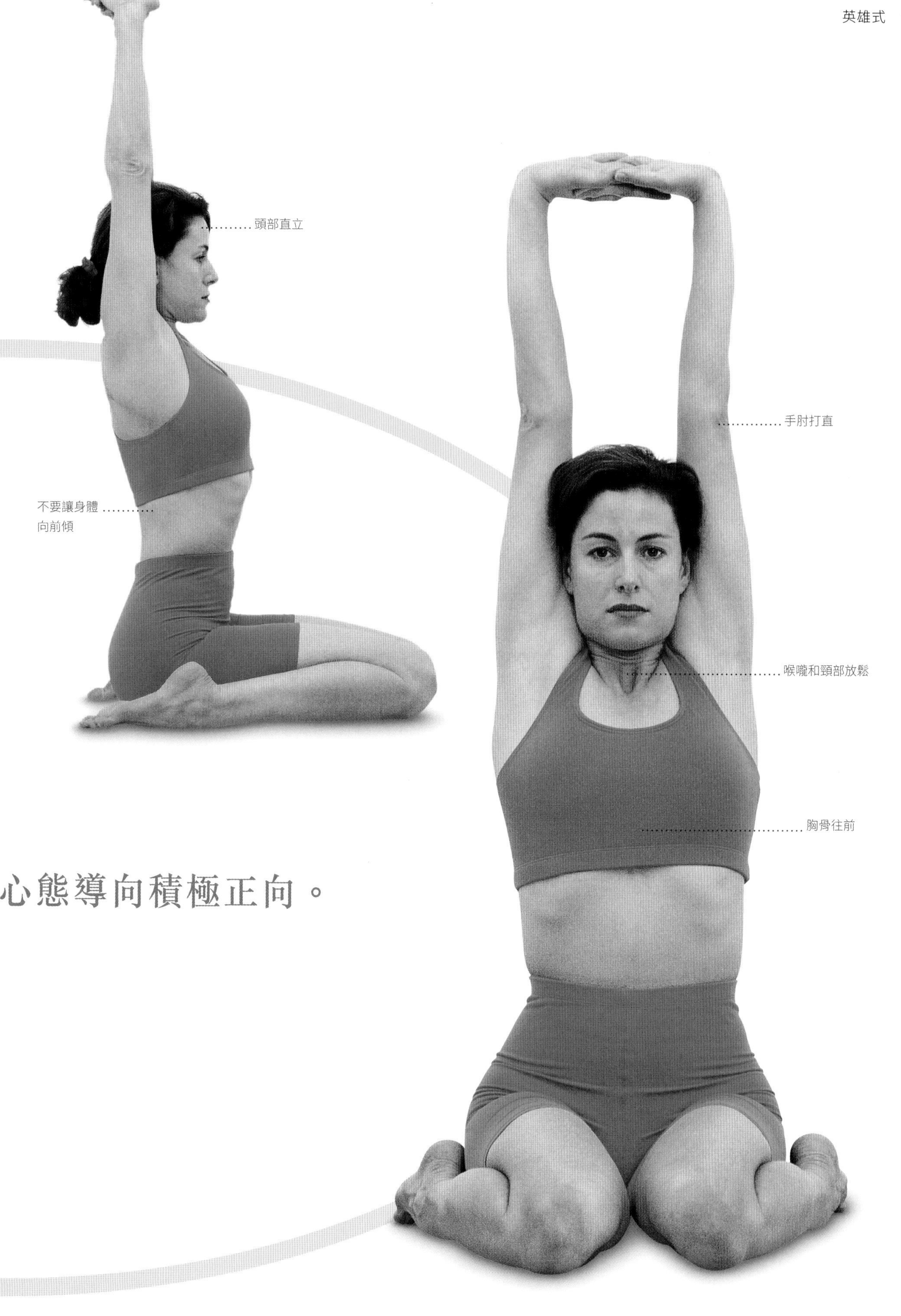

心態導向積極正向。

束角式
Baddhakonasana

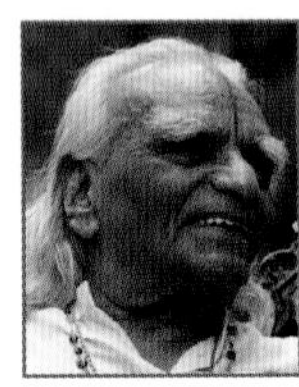

梵文中的baddha意為「束縛」或「被抓住」，kona則指的是「角度」。經常練習束角式能促進腹部、骨盆和背部的血液循環，還有助於治療膝蓋、髖骨和骨盆的關節炎。孕婦如果每天練習這個姿勢幾分鐘，將能減輕分娩時的痛苦，並且能避免靜脈曲張。

● 益處

保持腎臟和前列腺健康

有助於治療泌尿系統疾病

減緩坐骨神經痛

預防疝氣

經常練習可緩減睪丸下墜感與疼痛

維持卵巢健康

調整經期混亂

有助於疏通阻塞的輸卵管，減輕陰道炎症狀

紓緩經痛以及調整經血量過大的問題

● 注意

若有子宮移位與下垂問題，請避免練習這個體式。

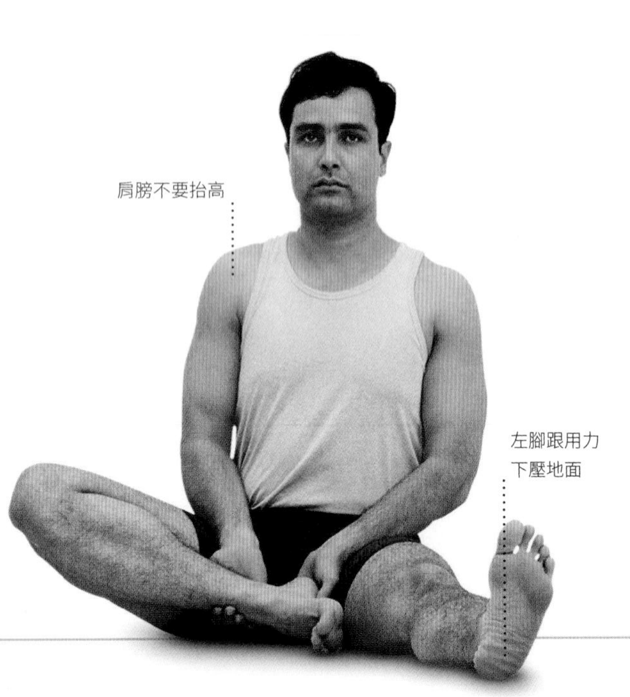

1 先呈手杖式（參見頁102）。接著曲右膝，雙手握住右腳踝和右腳跟，右腳慢慢拉向鼠蹊。左腿保持伸直，平放在地上。

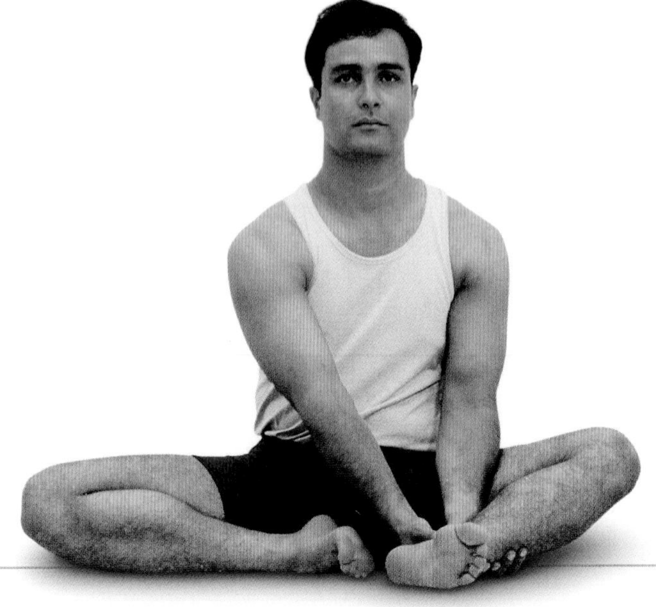

2 用與右腳相同的方式彎曲左膝，慢慢將左腳拉向鼠蹊，直到雙腳的腳底相互接觸，並確保兩隻腳的腳後跟都觸碰到鼠蹊。雙腳的外緣放在地板上。

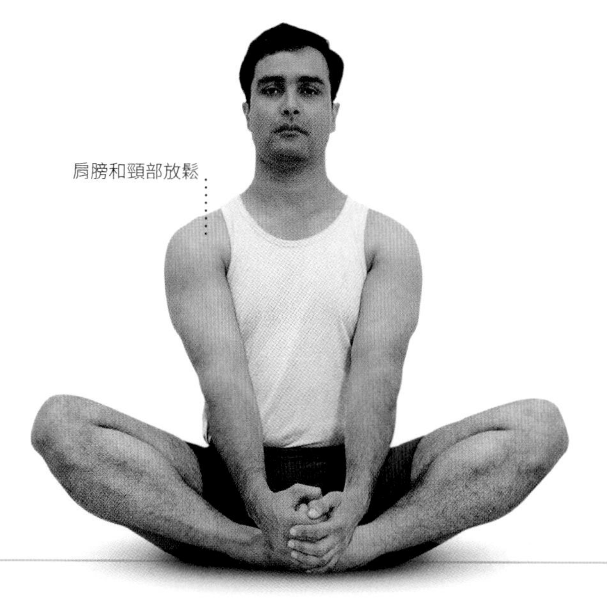

頸部保持直立

腹部往上延伸

3 雙手抓住靠近腳趾的位置，牢牢抓住雙腳，並將腳跟拉得更靠近鼠蹊部。脊椎向上延伸。張開大腿，膝蓋往下靠近地面。直視前方，停留在這個姿勢30~60秒。

中級練習者　雙手抓牢雙腳，握得越緊身體就能挺得越直。胸部向兩側伸展。

4 大腿穩穩地向下壓往地板，使得雙膝往下。膝蓋往兩側開展，遠離軀幹（參見圖示），這也能使膝蓋高度更低。接著，腳跟拉回到鼠蹊部，並放鬆鼠蹊。腳踝和脛骨壓向地板，兩隻腳掌輕輕互推。身體往上延伸更多，於是手臂能打直。均勻地呼吸。

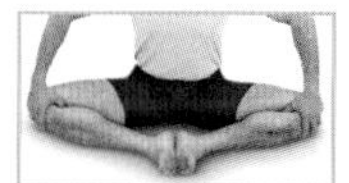

初學者　如果一開始很難將膝蓋靠近地板，先專注在鼠蹊，有意識地放鬆它。

「這個體式隨時都能練習，就算剛吃飽也可以。」

確保身體兩側平行

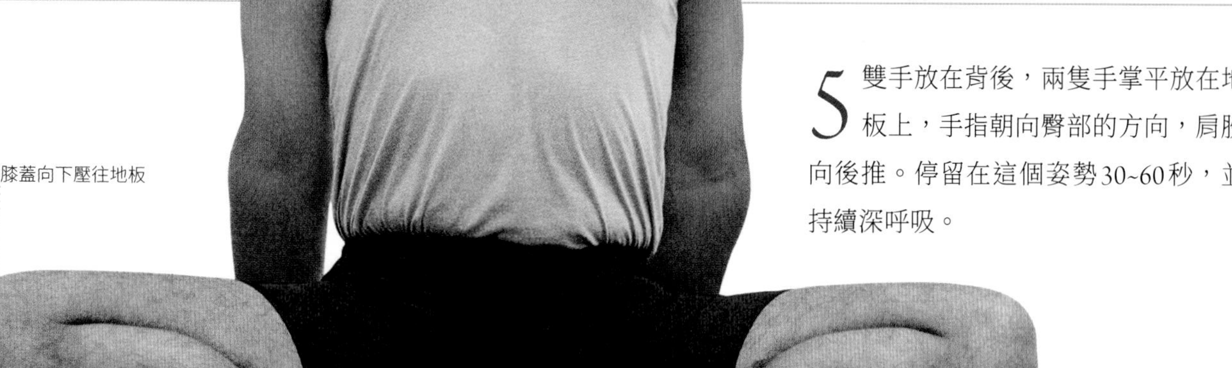

5 雙手放在背後，兩隻手掌平放在地板上，手指朝向臀部的方向，肩膀向後推。停留在這個姿勢30~60秒，並持續深呼吸。

束角式

進階練習的360°視角

當你進入完成式並感到舒適，可以練習開展胸腔，往四面八方向外擴張。想像雙腿固定在地面，便能不影響下半身姿勢並上提前肋骨與軀幹。接著，注意力集中在腎臟，想像你正將腎臟往身體的深處拉入。背部一定要保持挺直。深吸氣並深吐氣，感覺能量從胸部底部開始流動，流往肩膀，再沿著脊椎向下，進入腹部，然後不斷循環。慢慢增加停留的時間，直到你能停留5分鐘。

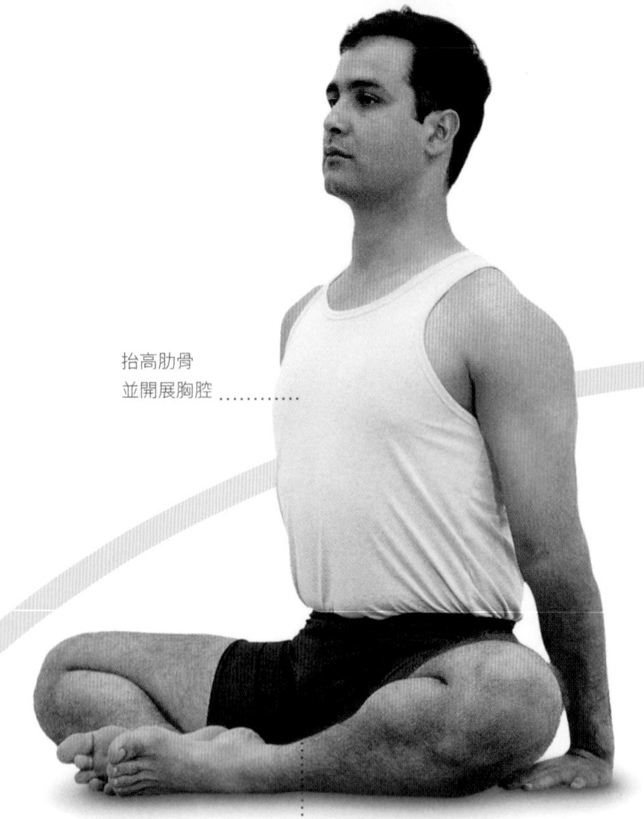

我們所有人的內在都

而瑜伽能將之

大腿和小腿
貼在一起

離開姿勢

鬆開手臂，回到到身體兩側。一次抬起一邊膝蓋，並依序伸直雙腿。回到手杖式。

肩膀開展
脊椎往上延伸
頭部保持
直立穩定
臀部兩側都坐在地上，
不要離開地板
從肚臍開始向上
延伸軀幹

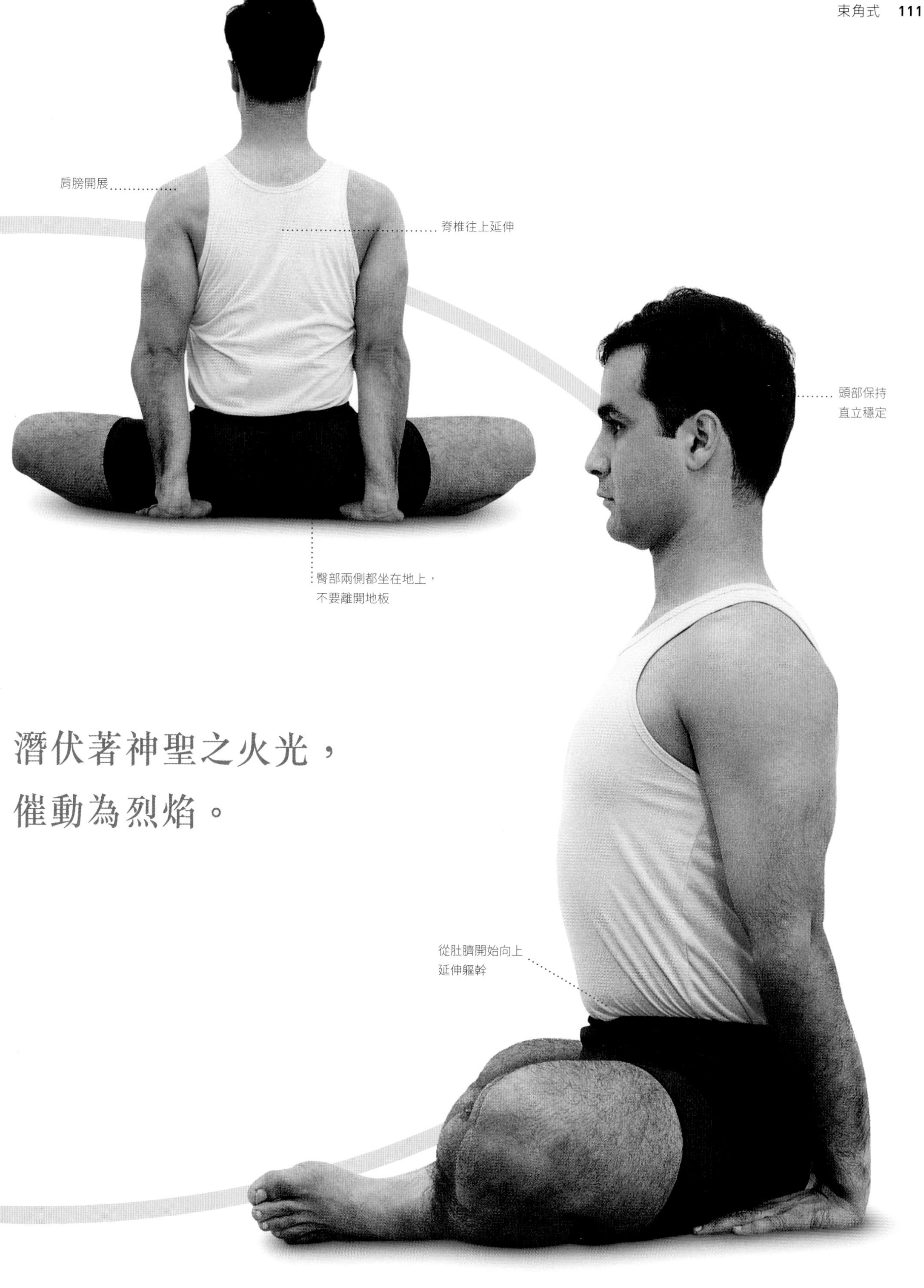

潛伏著神聖之火光，
催動為烈焰。

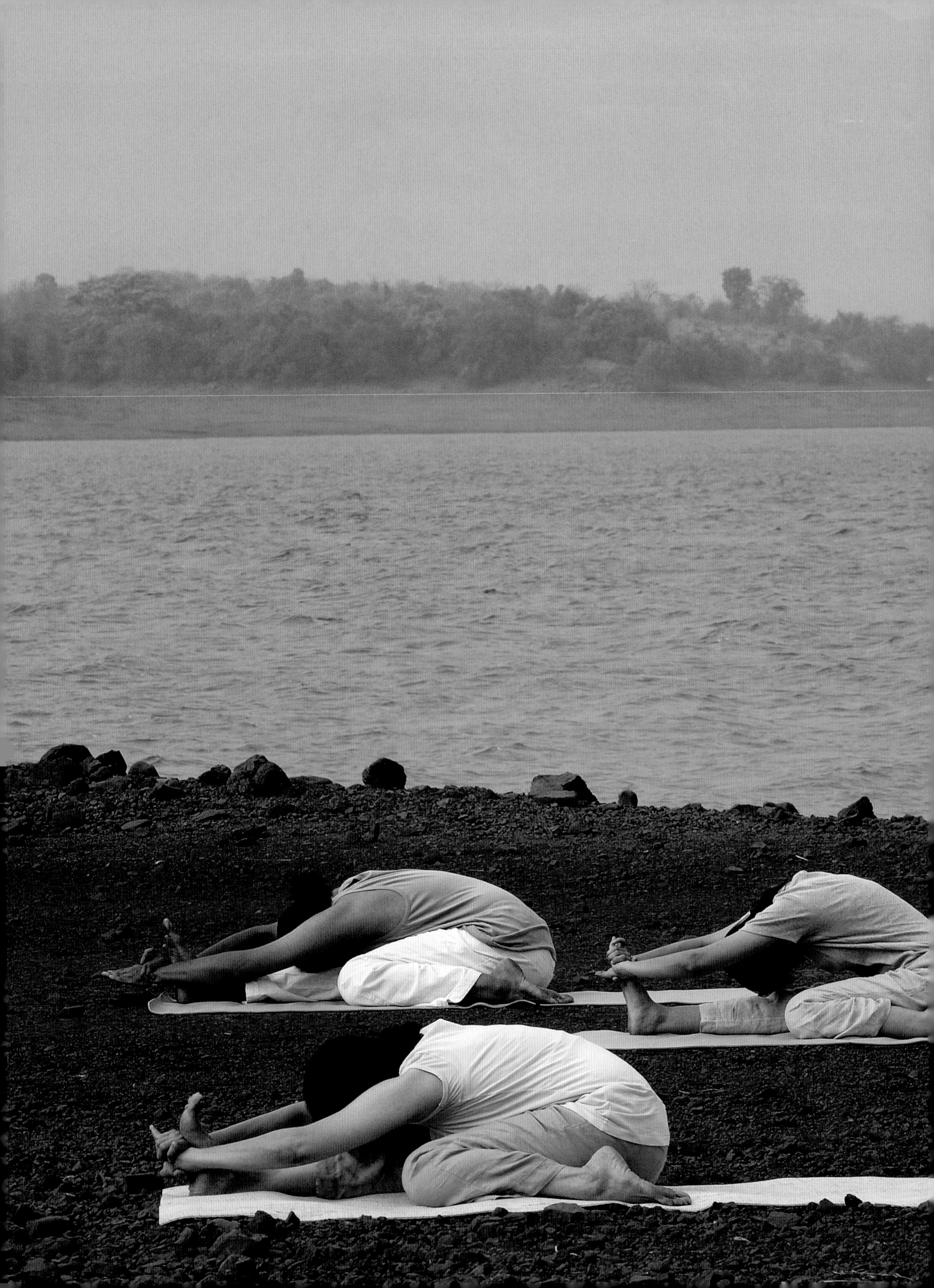

前伸展體式

「體式練習要在肌肉和皮膚創造出空間，
身體的精微網路才能融入體式之中。」

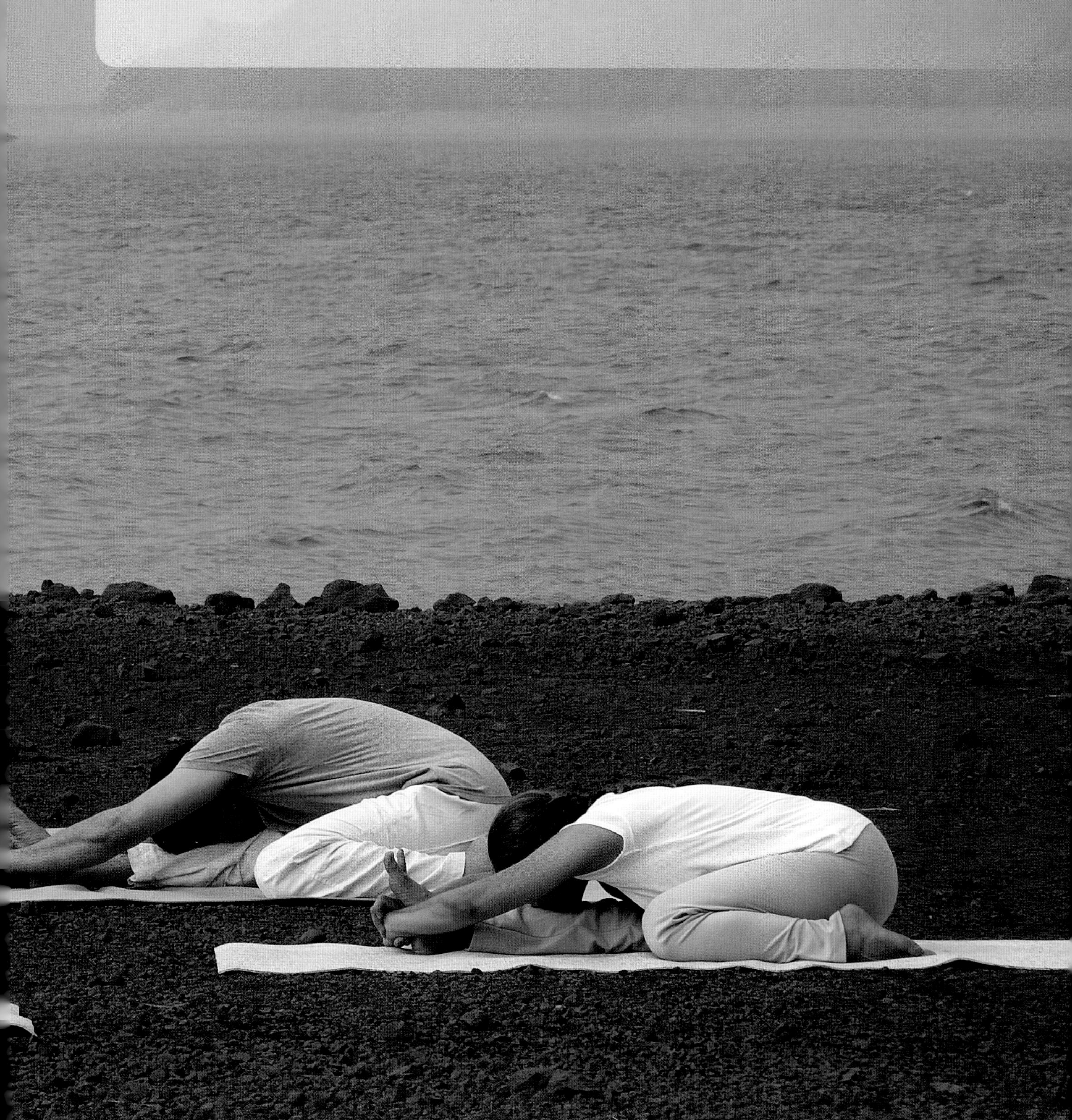

頭碰膝式
Janu Sirsasana

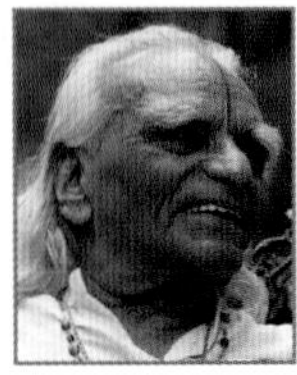

膝蓋的梵文為janu，頭則是sirsa。練習這種頭碰膝式對身體有各式各樣的影響和許多好處。這種體式能伸展脊椎的前側，減輕腿部肌肉與髖關節僵硬。此外還能增加從肩膀到手指各處關節的柔軟度。

● 益處

紓解壓力對心臟和心智帶來的影響

穩定血壓

逐漸矯正駝背和圓肩

紓緩肩膀、髖部、手肘、手腕和指關節僵硬

調理腹部器官

緩解腿部壓力，並強健腿部肌肉

● 注意

膝蓋完全開展、伸直腿部，並且平均地伸展腿部，以避免腿筋肌肉受到傷害。伸直的大腿不要離開地面。

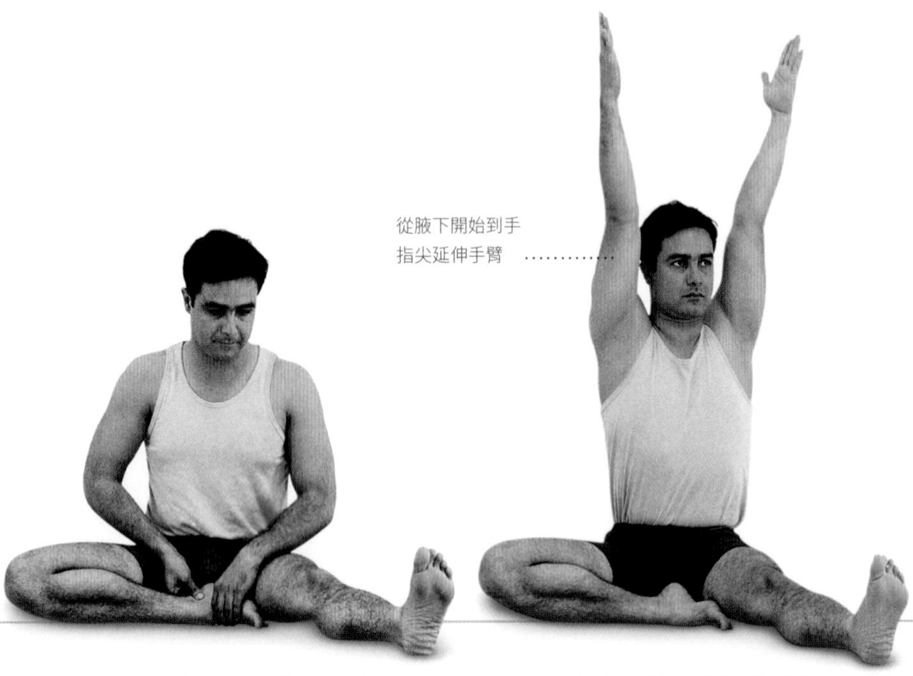

1 先呈手杖式坐姿（參見頁102）。彎曲右膝蓋，使膝蓋朝向右側。右腳拉往會陰部，直到大腳趾觸碰到左大腿的內側。確保右膝蓋穩穩地向下壓往地板，並將它繼續向後推，直到兩腿的角度大於90度。保持左腿伸直，並將左小腿的中線對準地面。

2 伸展左腳，感覺腳底開展，但腳趾朝上，並將右膝蓋繼續推離身體。接著，手臂筆直上舉過頭，掌心相對。從髖部開始向上延伸軀幹，並從肩膀和手臂繼續向上伸展。

3 吐氣，並從髖部開始向前彎，下背保持平坦。軀幹向下推往腰部，並放鬆脊椎的肌肉，以獲得更有效的伸展。兩隻手臂往左腳伸展，雙手握住腳趾。

初學者 如果碰不到腳趾，就讓手臂盡量往腿的方向伸展，雙手可以握在膝蓋、脛骨或腳踝的位置。慢慢練習，就能逐漸學會伸展身體的各個部位，包含臀部、背部、肋骨、脊椎、腋下、手肘和手臂。注意力放在左腿，讓左大腿、膝蓋和小腿都放在地板上。記得是大腿持續向下壓，而不是脛骨。

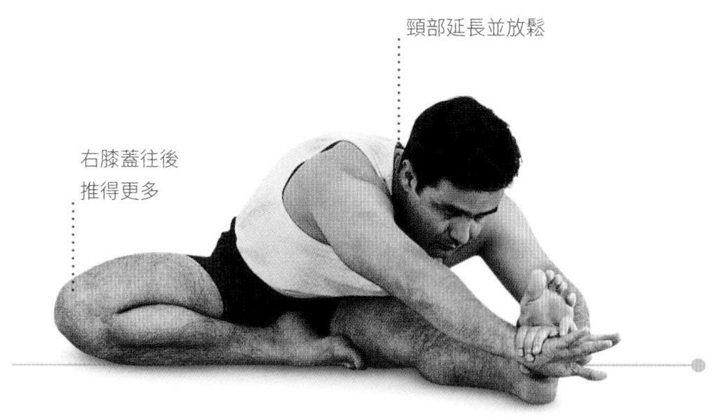

「頭碰膝式這樣的前伸展體式能放鬆大腦額葉和心臟。」

4 接著加深伸展，吐氣，手臂伸展超過左腳。左手握住右手腕。調整一下姿勢，伸展脊椎，並將右膝蓋向下壓往地板。手臂保持打直，並抬高胸口。停留在這個姿勢15秒，並均勻呼吸。

自我調整

進入完成式時，可以想像自己背部的形狀。如果呈現下圖這樣的拱背狀態，那麼只有靠近肩膀處的小部分脊椎得到伸展。要將下脊椎拉長、拉直，並且從肩胛骨處延伸手臂，才能獲得更好的伸展。

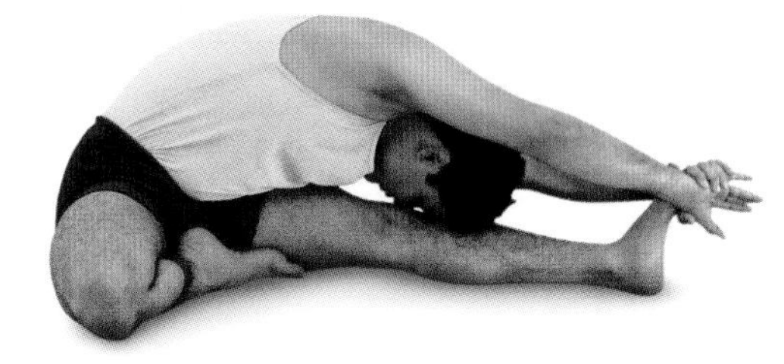

5 吐氣，讓軀幹向腳趾更加延伸。額頭放在左膝上，或盡可能靠近左膝。停留在這個姿勢30~60秒。

中級練習者 試著先將鼻子接觸膝蓋，再試著用嘴唇，最後超過膝蓋用下巴接觸小腿。

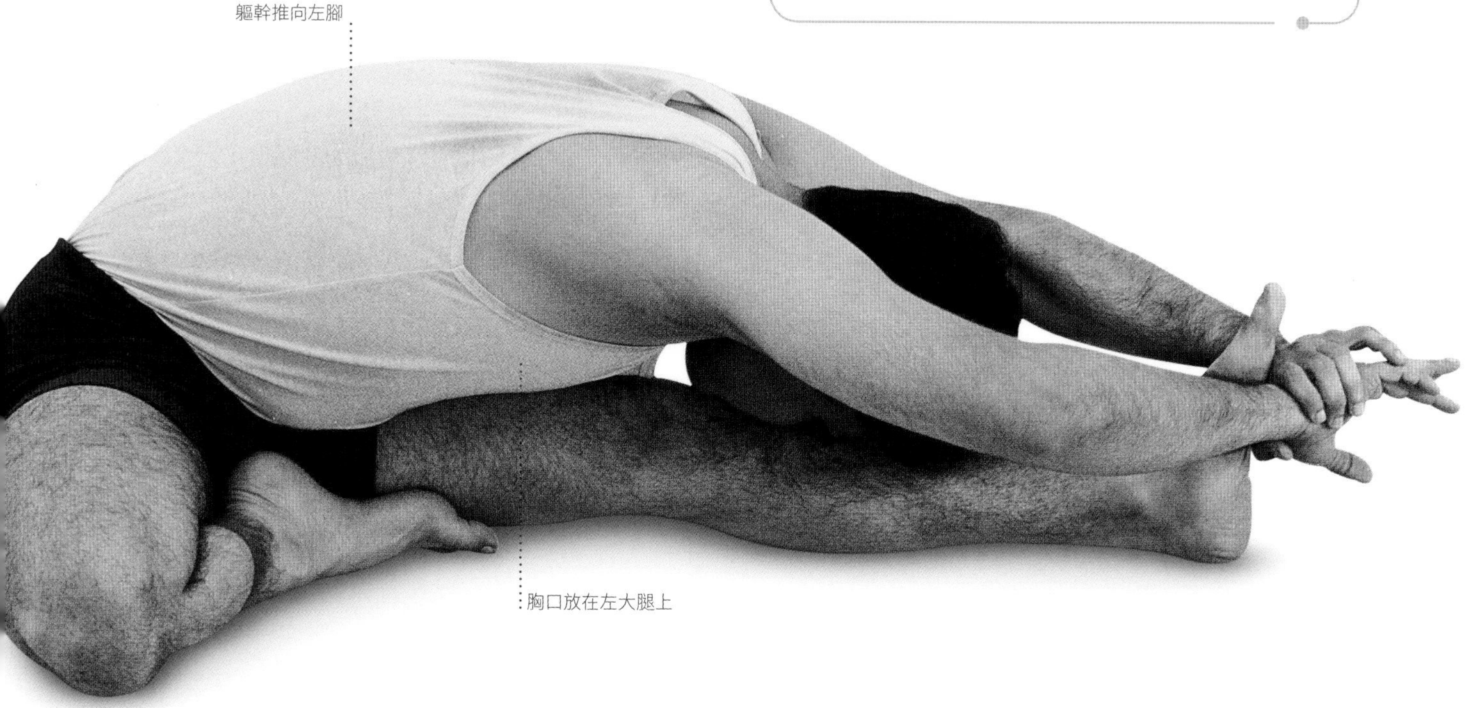

頭碰膝式

進階練習的360°視角

停留在這個姿勢時，胸骨和腹部應該放在左大腿上，腿和身體彷彿合而為一。通常在伸直腿的那一側，背部和身體會拉得比另一側更深，因此要對這一點保持覺察，並嘗試讓兩側平均伸展。
手肘往外張開，增加胸腔的擴展度。

背部右側不要往上翹

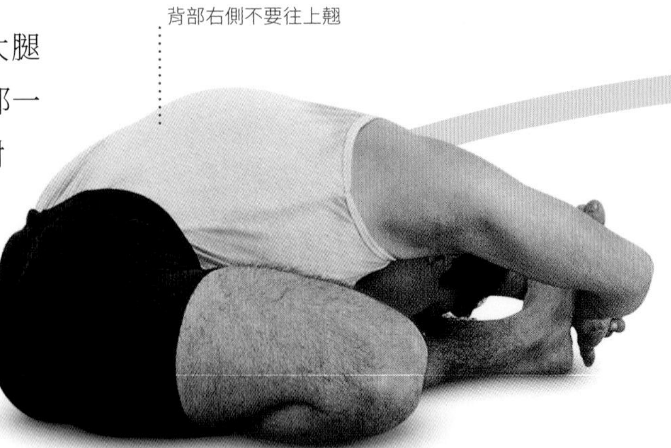

從腋下開始延伸手臂

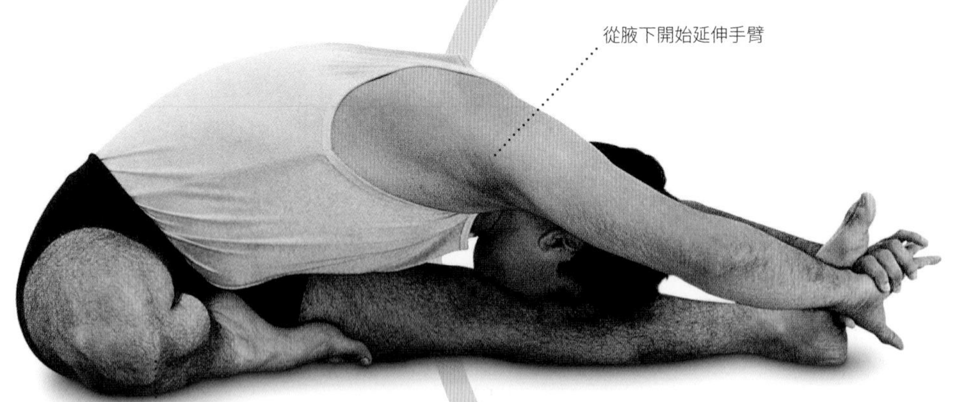

膝蓋向下壓往地板

隨著伸展的
便能不斷增加

牢牢握住手腕，
並伸展身體右側

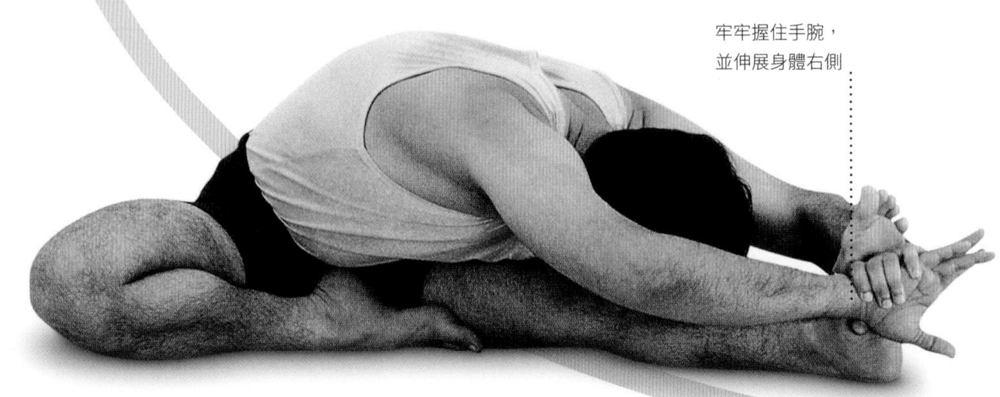

離開姿勢

吸氣，稍微抬起頭和身體。幾秒鐘之後，鬆開雙手，再坐起身。伸直右腿，回到手杖式。再換邊，重複同樣步驟。

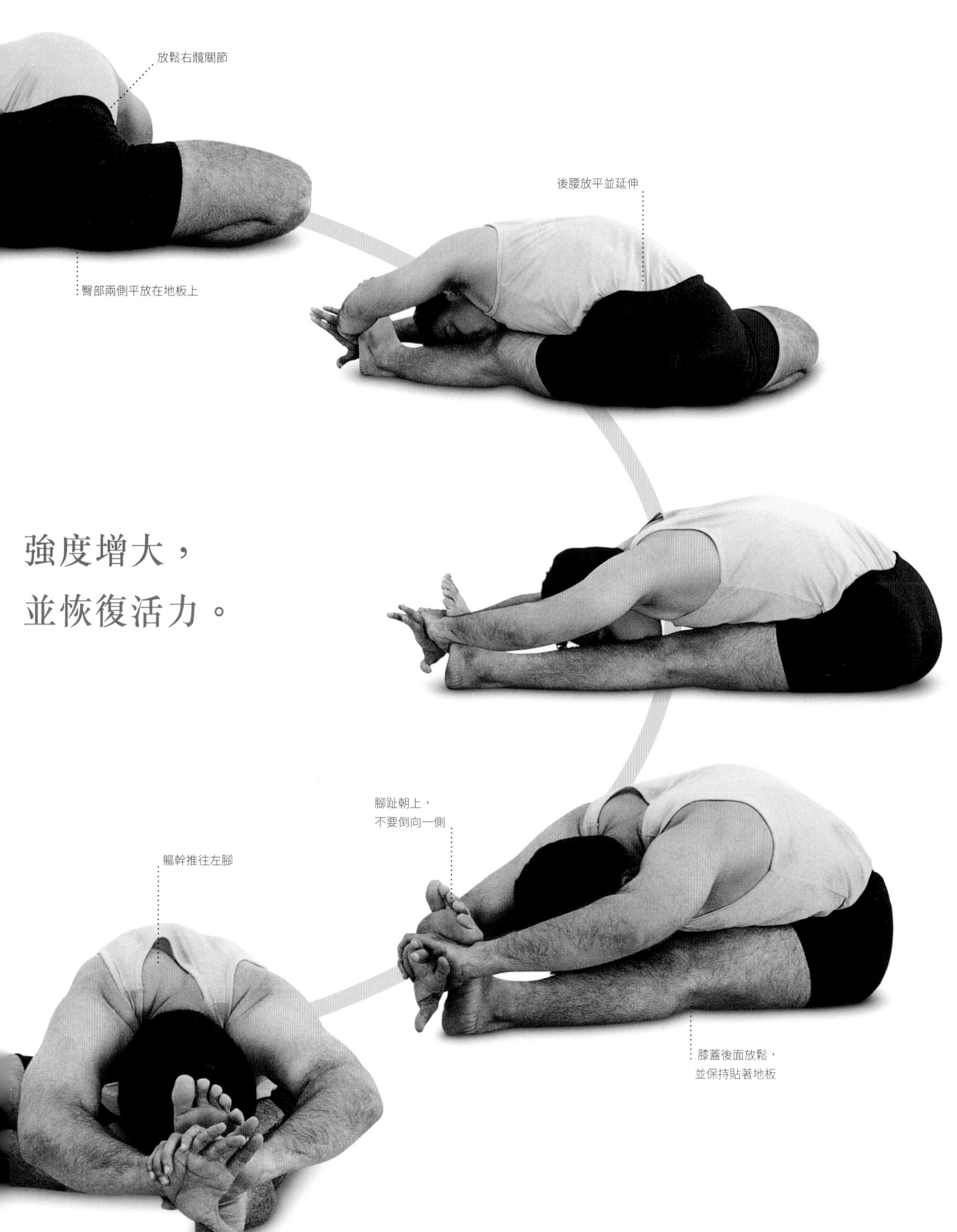
放鬆右髖關節
臀部兩側平放在地板上
後腰放平並延伸
腳趾朝上，
不要倒向一側
軀幹推往左腳
膝蓋後面放鬆，
並保持貼著地板

強度增大，
並恢復活力。

半英雄面碰膝加強背部伸展式

Trianga Mukhaikapada Paschimottanasana

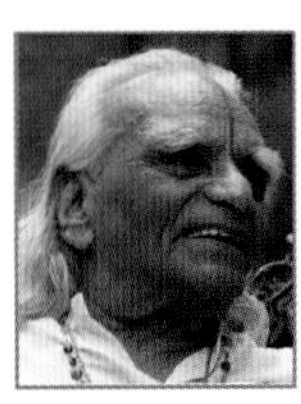

梵文trianga字面上的意思是「身體的三個部分」。在這個體式中，「三個部分」包括臀部、膝蓋和雙腳。梵文的paschima是指「西方」，也就是身體的背面，延伸往eka pada也就是單腳上方，而mukha是臉部，則會貼在腿上。經常練習這個體式，能使全身變得柔軟靈活。

● 益處

調理並活絡腹部器官

幫助消化，並對抗膽汁分泌過多的症狀

減少脹氣與便祕

增加膝關節的柔軟度

矯正低足弓與扁平足

● 注意

若有腹瀉症狀，請不要練習這個體式。另外，也不要扭轉身體或彎向伸直的腿部外側，否則會拉傷脊椎或腹部器官。

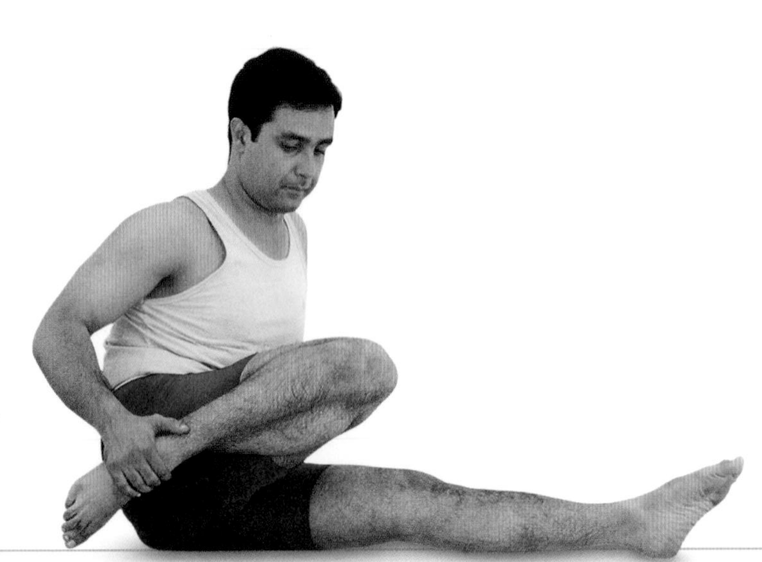

1 先呈手杖式坐姿（參見頁102）。右腿朝向右臀部彎曲，並用右手將右腳踝拉到正確位置。左腿保持打直，確保左小腿和後腳跟的中線放在地面上。

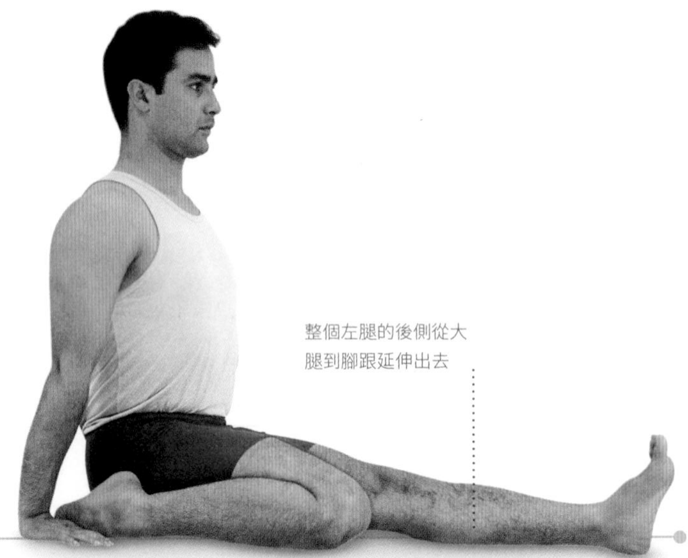

整個左腿的後側從大腿到腳跟延伸出去

2 大腿併攏。右膝蓋向下壓往地板，右小腿的內側要貼著右大腿外側。臀部兩側保持平衡，確保右臀平放在地板上（參見圖示）。手掌放放在臀部旁邊的地板上，手指朝向前方。

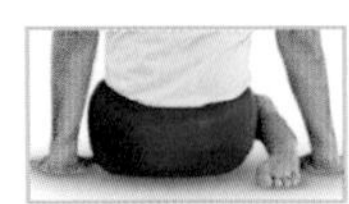

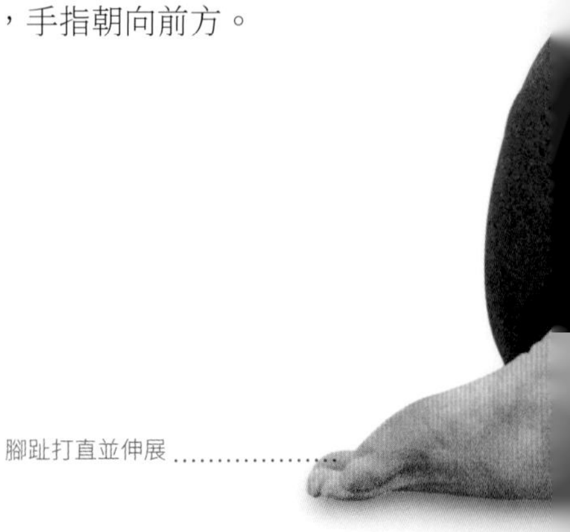

腳趾打直並伸展

3 手臂朝天花板上舉。身體向上伸展，感受腰部到指尖的拉伸。

初學者 體重放在彎曲的膝蓋上以保持平衡。這樣做可以確保軀幹不會向左傾斜。

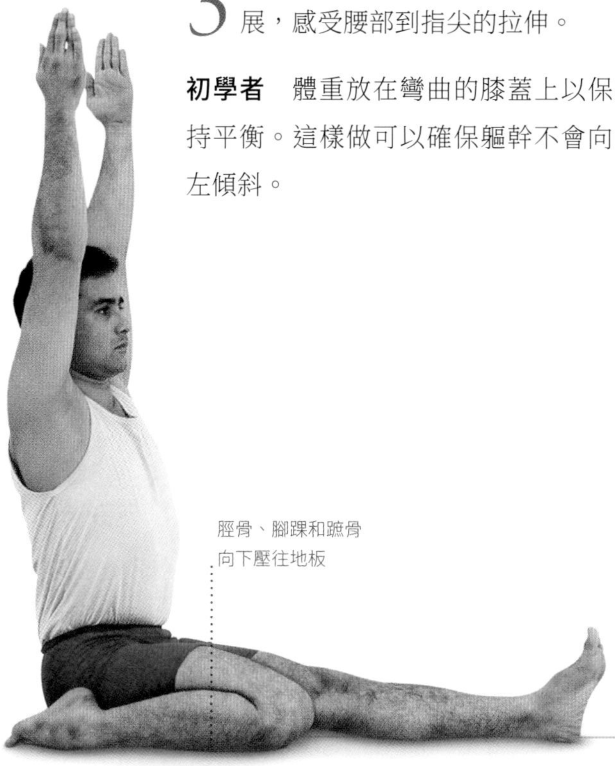

脛骨、腳踝和蹠骨向下壓往地板

4 吐氣，並從腰部開始向前彎曲。雙臂伸向左腳，掌心相對。確保大腿和膝蓋併攏。身體坐在兩邊臀部上，這個姿勢的重點是正確維持平衡。

中級練習者 來到這個步驟時，身體常常會往左傾斜。為了防止身體向左倒，請先將體重移到右邊，於是重心移到右大腿中間，接著再讓體重平均分配在臀部兩側。

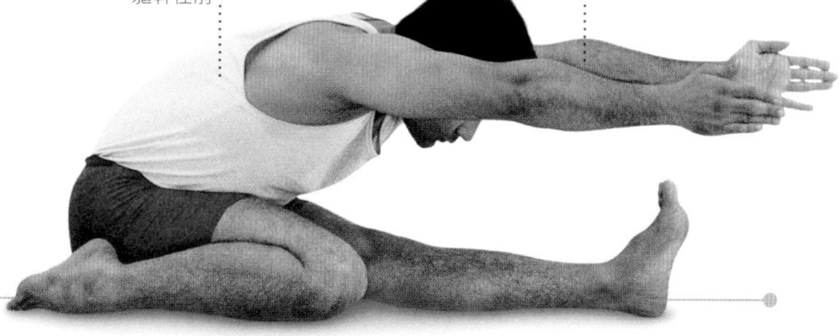

軀幹往前

手肘打直並伸展手臂

5 吐氣，手肘拉寬，然後軀幹往左腳延展。兩隻手腕都壓向左腳底，然後用左手握住右手腕。先讓額頭觸碰到左膝蓋，接著是鼻子和嘴唇，最後才是下巴。左臀部向外推，然後坐在左坐骨的內側。停留在這個姿勢30~60秒。

初學者 盡量往前伸展，練習久了，慢慢就能將手腕環住腳底了。

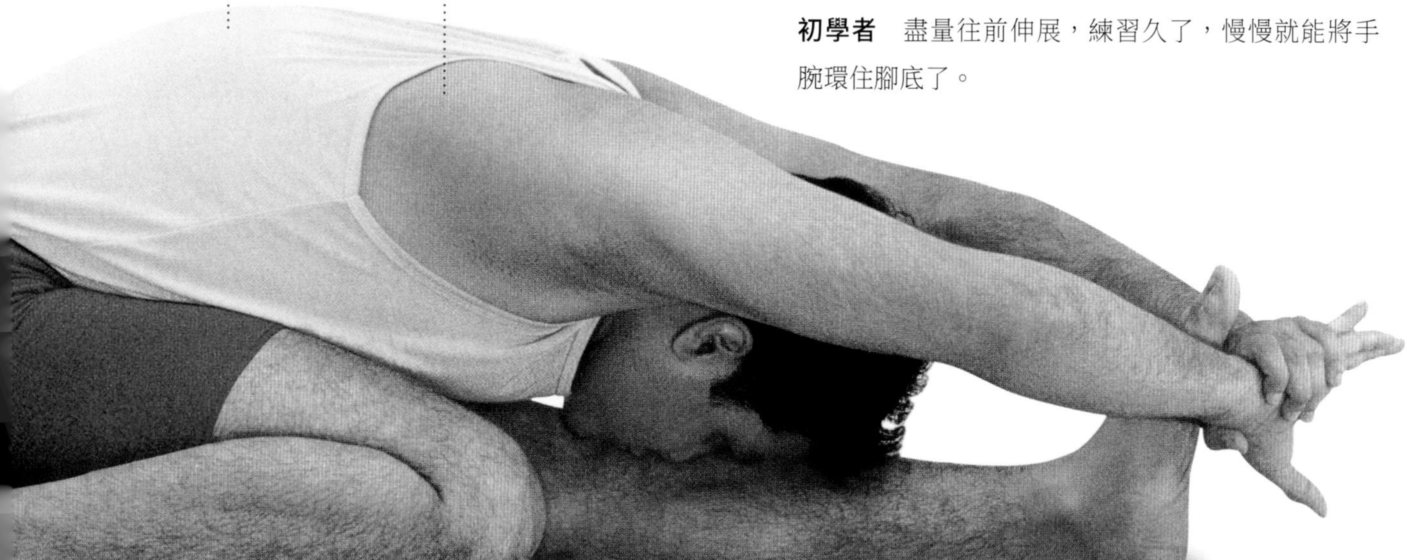

軀幹不要倒向左邊

伸展肩膀，頸部保持放鬆

半英雄面碰膝加強背部伸展式

進階練習的360°視角

在最後的伸展步驟中，要確保體重平均分配在腿部和臀部。兩隻手臂都要向前伸。而打直的腿和彎曲的腿、膝蓋承受的力量也應該相等。注意姿勢的重心保持在右大腿的中間。伸展身體的右側，從骨盆外緣一路往頭部延伸。伸展胸部和腰部的右側，並擴張放置在膝蓋上的肋骨邊緣，使身體更加往前延伸。

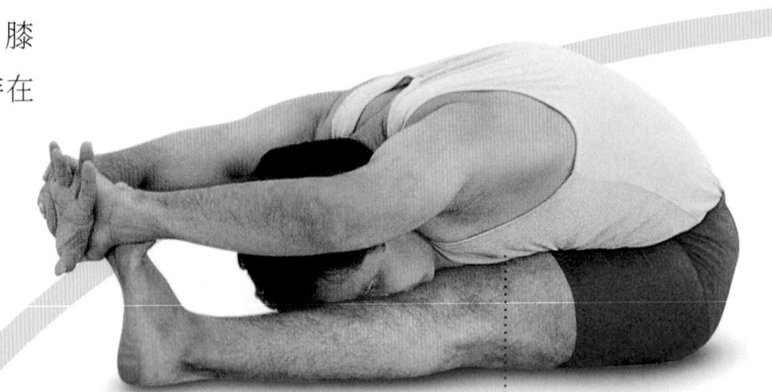

胸骨放在大腿上

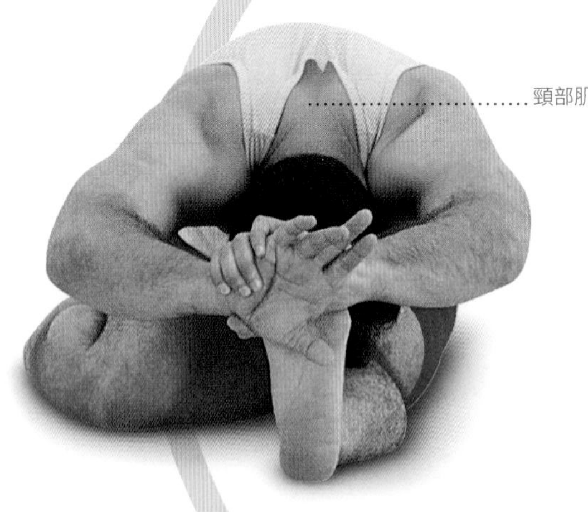

頭部肌肉保持放鬆

瑜伽修習者的
一直延伸

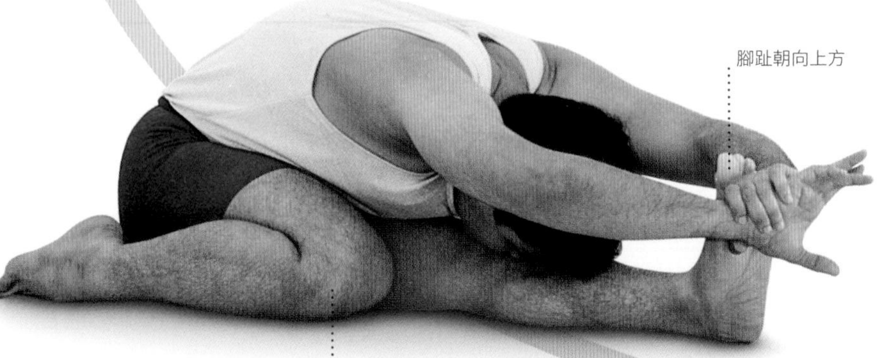

腳趾朝向上方

確保彎曲的膝蓋壓向地板

離開姿勢

吸氣，抬起頭和身體，然後等待幾秒鐘，保持凹背。鬆開雙手，接著坐直身體，伸直右腿，換邊重複，最後回到手杖式。

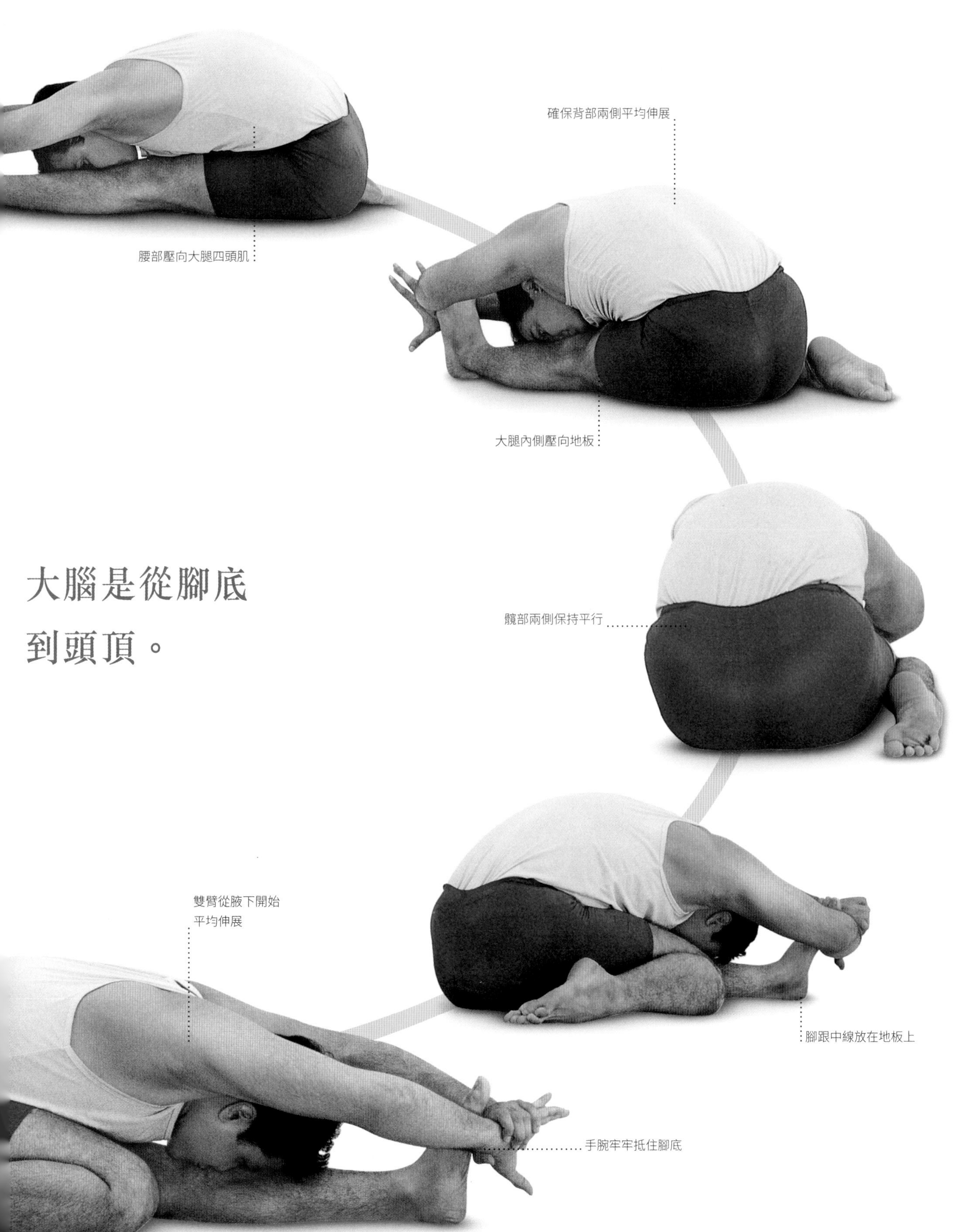
腰部壓向大腿四頭肌
確保背部兩側平均伸展
大腿內側壓向地板
髖部兩側保持平行
雙臂從腋下開始
平均伸展
腳跟中線放在地板上
手腕牢牢抵住腳底

大腦是從腳底
到頭頂。

加強背部伸展式
Paschimottanasana

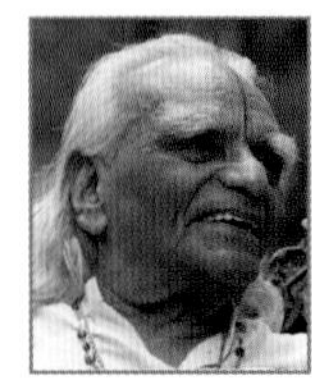

梵文中的paschima是指從腳後跟到頭部的整個身體背面。Ut表示「強烈」，tan則意為「伸展」。這個體式能延伸脊椎的長度，使能量流動到身體的各個部位。額頭放在膝蓋上，能安定過度活躍的前腦，讓沉思的後腦保持平靜而敏銳。

● 益處

放鬆並紓解心臟壓力

紓緩腎上腺

調理腎臟、膀胱及胰臟

刺激缺乏活力的肝臟，並改善消化系統

有助於治療陽萎

活絡卵巢、子宮和整個生殖系統

● 注意

氣喘發作期間或發作後，請不要練習這個體式。若有腹瀉症狀，也請避免練習。練習時大腿不要離開地板，否則可能會導致膝蓋後方的肌肉撕裂。

頭部保持直立
腿往前伸
坐骨不要
抬離地板
脛骨和大腿
牢牢壓往地板
緊握住腳趾

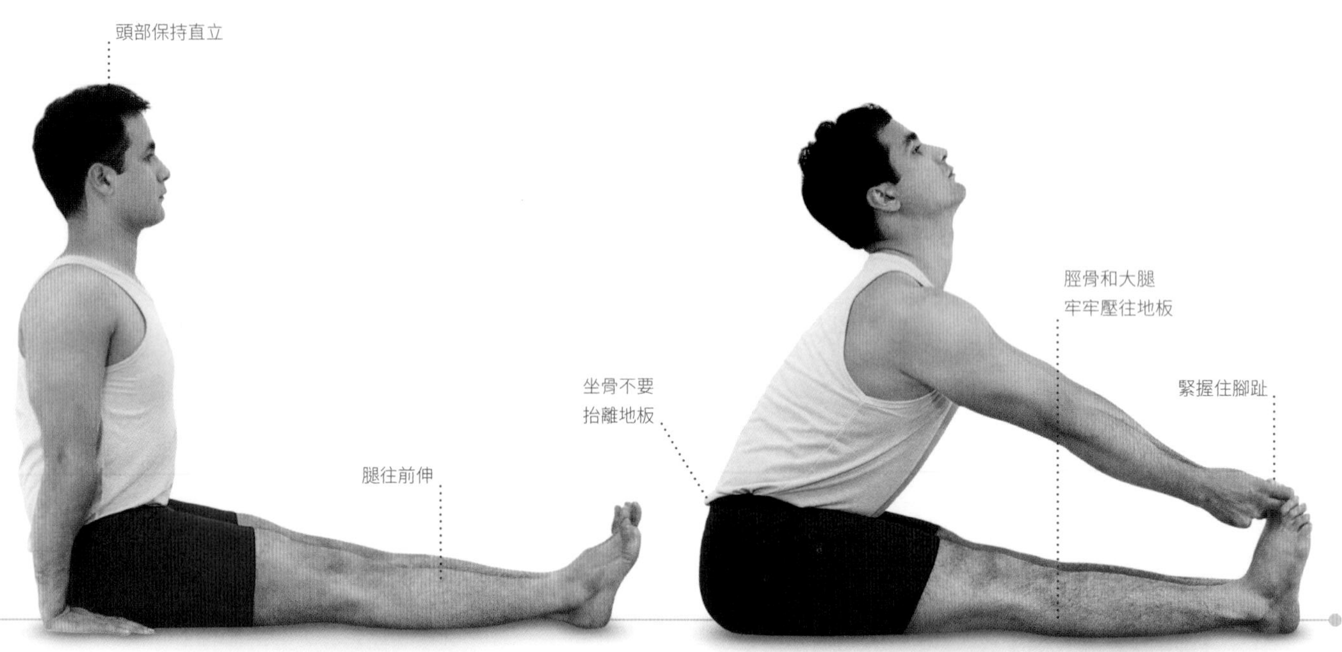

1 先呈手杖式坐姿（參見頁102）。雙腿併攏，伸展腳跟，確保雙腳均勻地下壓。手掌放在臀部旁邊的地板上。深吸一口氣，接著雙手伸到頭頂上方（參見圖示），掌心相對。脊椎往上延伸。

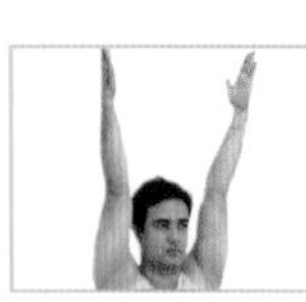

2 吐氣，手臂伸往腳的方向。用左手拇指、食指和中指扣住左腳的大腳趾。右手指也扣住右腳的大腳趾（參見圖示）。大腿向下壓往地板，大腿上的承受的力量應該大於小腿，如此一來能幫助你獲得更有效的伸展。

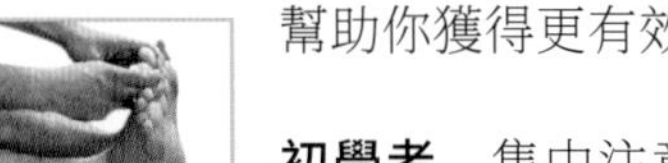

初學者 集中注意力讓大腿平放在地上，不要讓大腿離開地面。這比握住腳趾更為重要。

上師的建議

「從臀部坐著的位置往上伸展，感覺臀部輕盈，這才是正確姿勢的重點。」

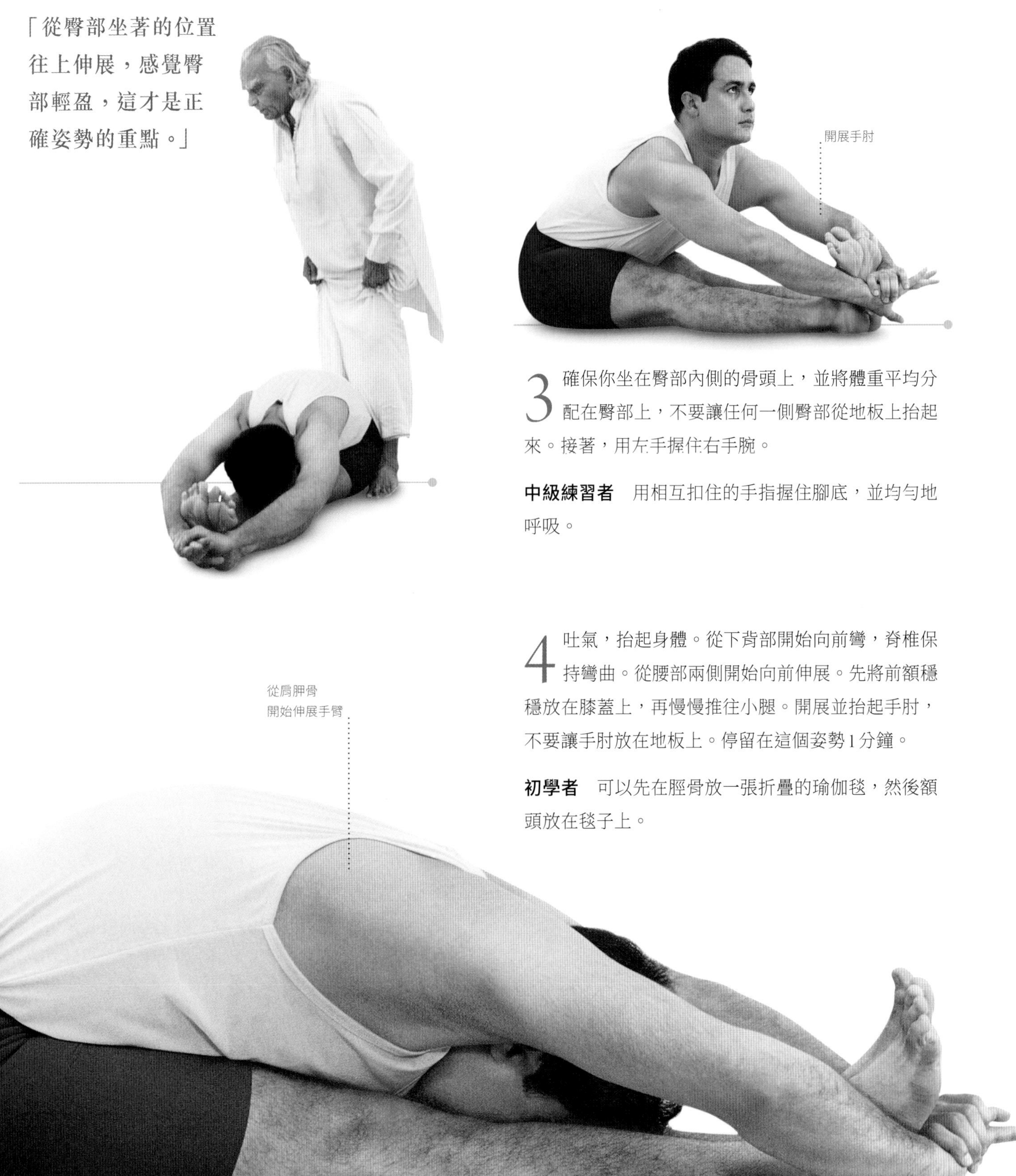

3 確保你坐在臀部內側的骨頭上，並將體重平均分配在臀部上，不要讓任何一側臀部從地板上抬起來。接著，用左手握住右手腕。

中級練習者 用相互扣住的手指握住腳底，並均勻地呼吸。

4 吐氣，抬起身體。從下背部開始向前彎，脊椎保持彎曲。從腰部兩側開始向前伸展。先將前額穩穩放在膝蓋上，再慢慢推往小腿。開展並抬起手肘，不要讓手肘放在地板上。停留在這個姿勢1分鐘。

初學者 可以先在脛骨放一張折疊的瑜伽毯，然後額頭放在毯子上。

加強背部伸展式

進階練習的360°視角

彎曲時，讓橫膈膜像麵團一樣保持柔軟。頭部放低時，使橫膈膜更加靠近胸部，以獲得更有效的伸展。前胸是這個姿勢的「大腦」(參見頁65)，要讓前胸更加靠近大腿。確認胸部的兩側有沒有均勻伸展，以確保最後的姿勢是對稱的。有意識地讓心智沉浸在這個姿勢中。注意力放在背部，讓背部的皮膚一路向頭部延伸。脊椎要完全放低，這能使大腦感到光明和平靜。不斷增加伸展力，透過反覆練習，慢慢將停留體式的時間增加到5分鐘。

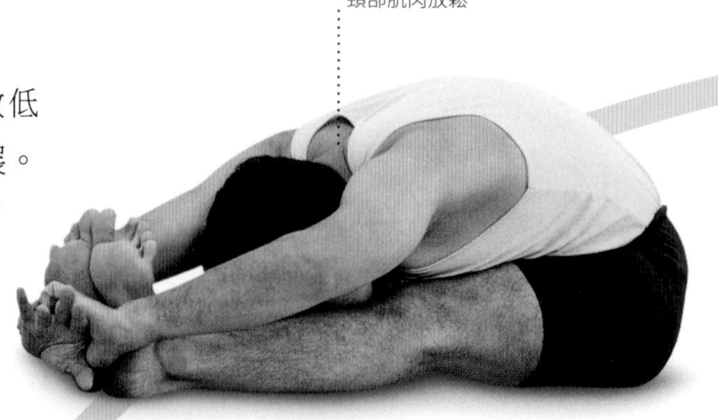

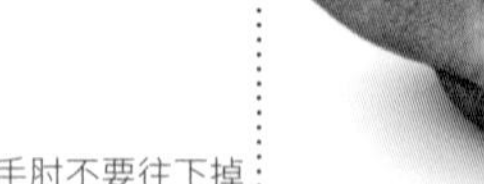

身體的運動和
應該一致並互

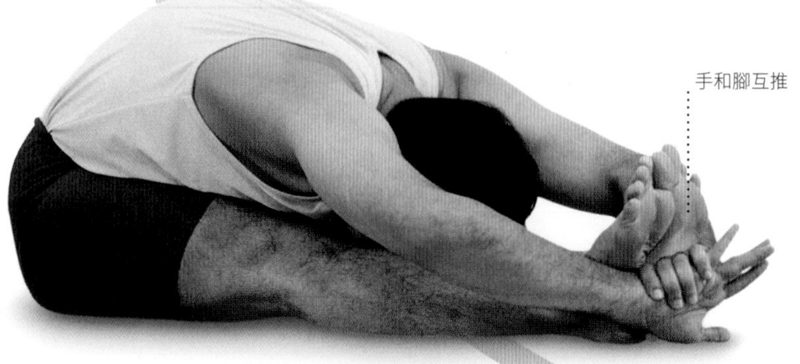

離開姿勢

吸氣，抬起頭和身體，背部保持彎曲。等待幾秒鐘，再鬆開雙手，接著坐直身體，回到手杖式。

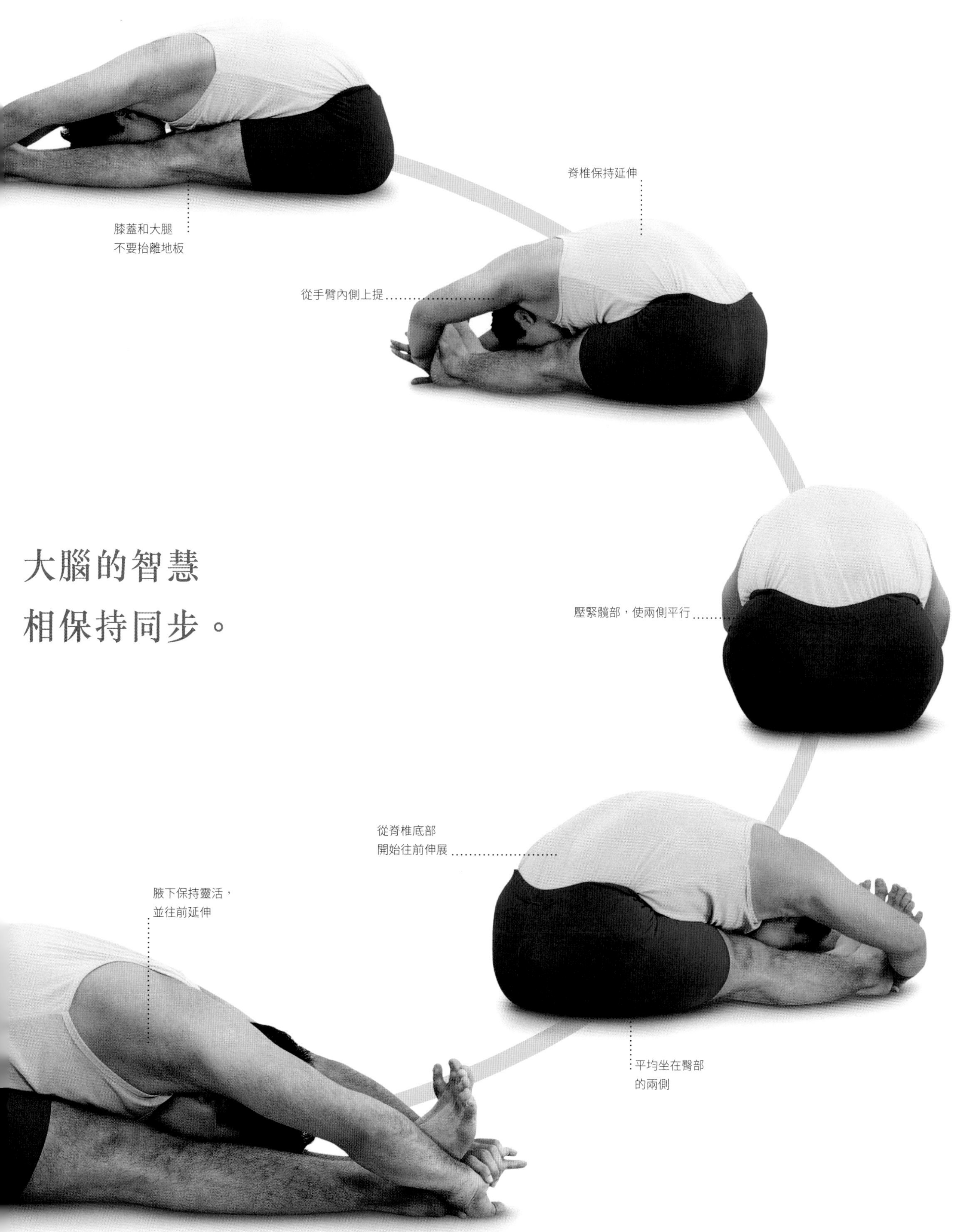
膝蓋和大腿
不要抬離地板
脊椎保持延伸
從手臂內側上提
壓緊髖部，使兩側平行
從脊椎底部
開始往前伸展
腋下保持靈活，
並往前延伸
平均坐在臀部
的兩側

大腦的智慧
相保持同步。

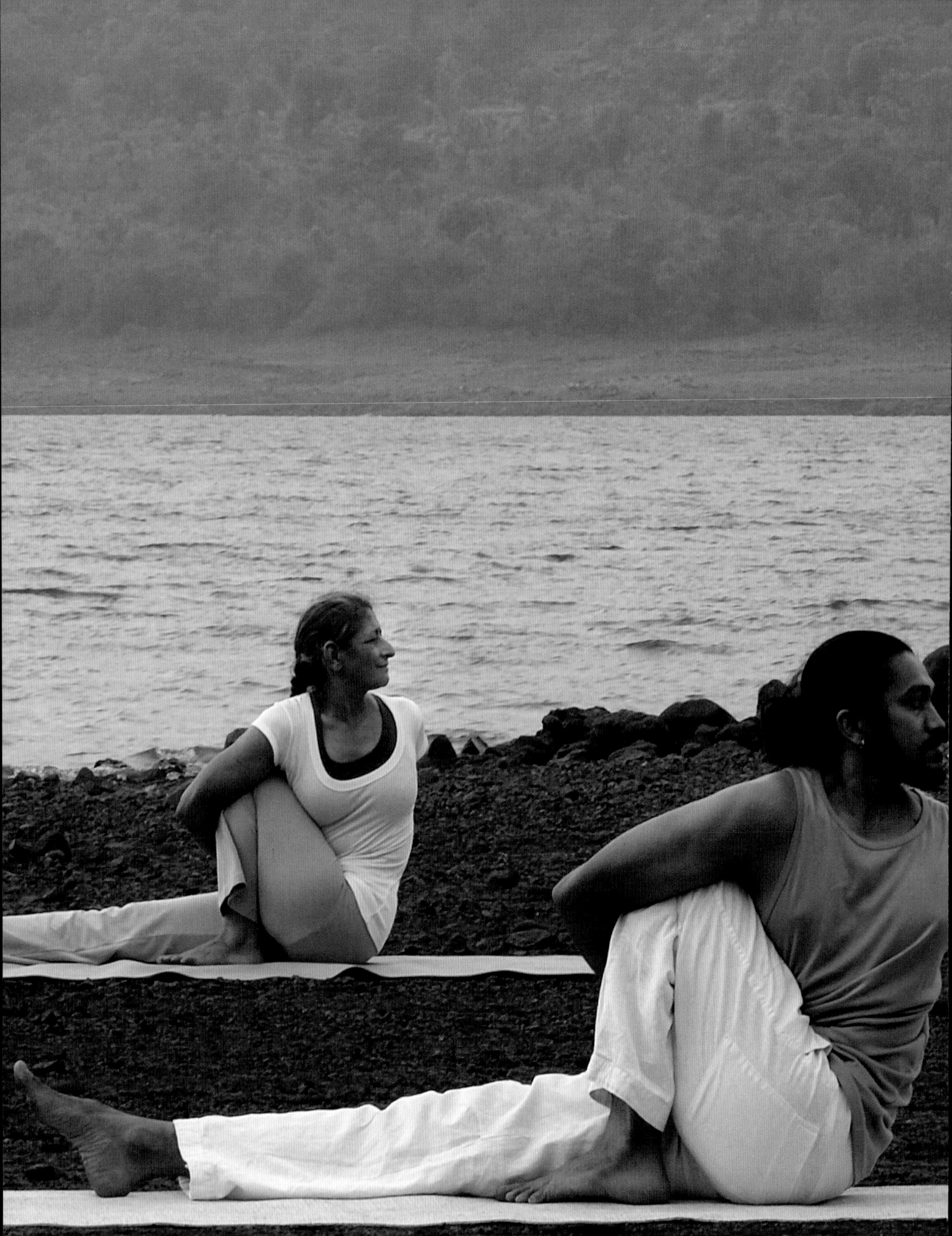

扭轉體式

「每天堅持不懈地練習瑜伽，

便能平靜而成熟地面對生活的波瀾。」

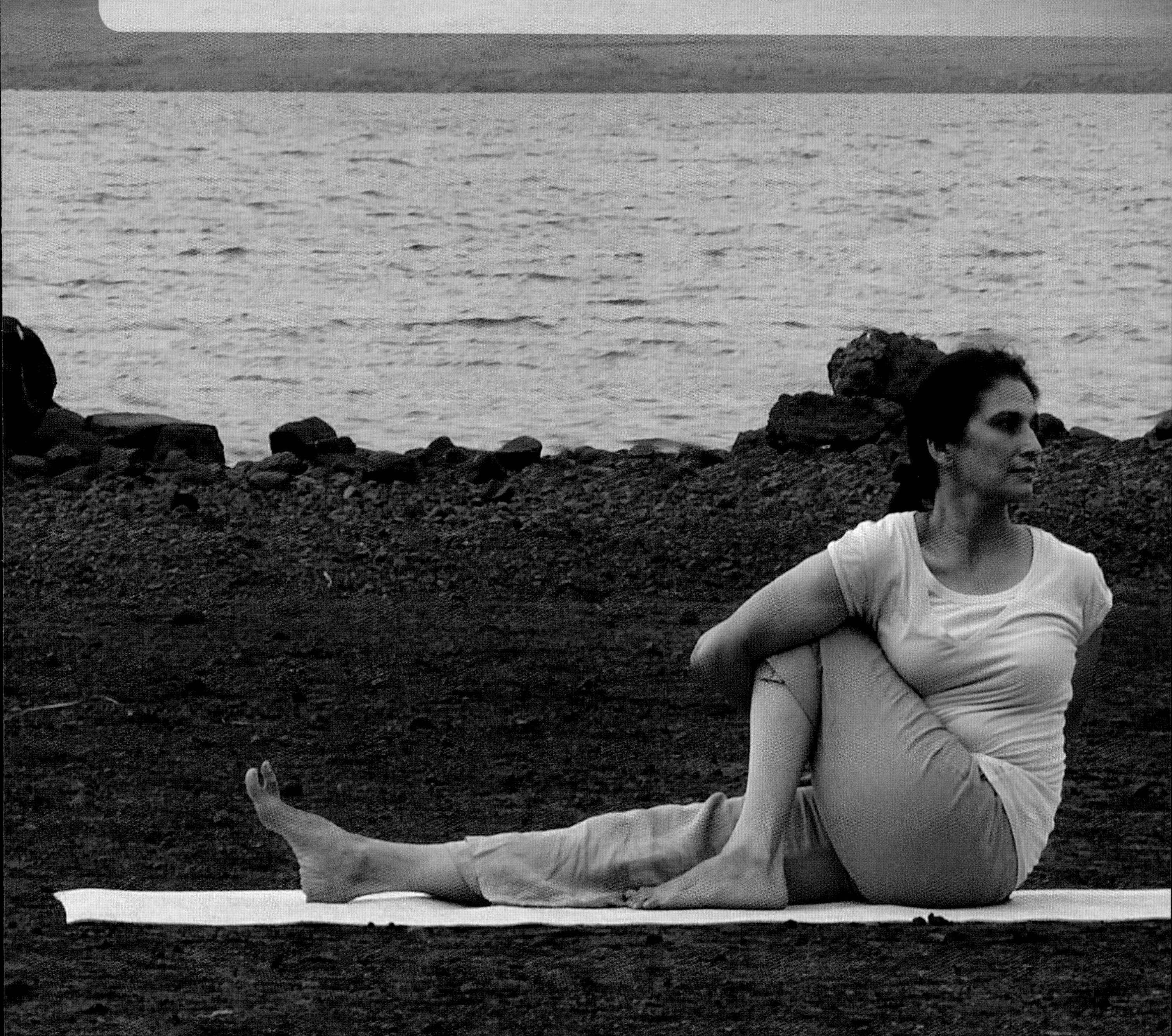

巴拉瓦伽式
Bharadvajasana

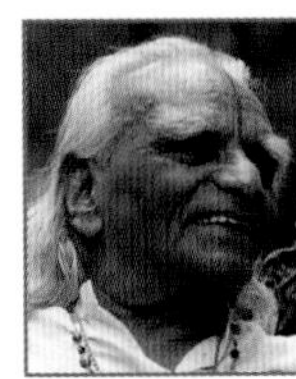

這個體式以古代聖人巴拉瓦伽（Bharadvaja）命名，他是偉大的戰士德羅納（Dronacharya）的父親，兩人都是印度史詩《摩訶婆羅多》中的主要角色。經常練習這個體式，能讓你學會有效地扭轉脊椎，進而增加背部和身體的柔軟度，並為更深度的扭轉做好準備。

● **益處**

紓解頸部、肩膀及背部疼痛

有助於保持脊椎和肩膀的柔軟

緩解腰部脊椎的疼痛、僵硬、扭傷或錯位

減輕背部脊椎範圍的不適感

增加背部與髖部的柔軟度

● **注意**

若你眼睛疲勞，或正經歷因壓力造成的頭痛或偏頭痛，請避免練習這種體式。如果有腹瀉或痢疾等症狀，也不要嘗試練習。

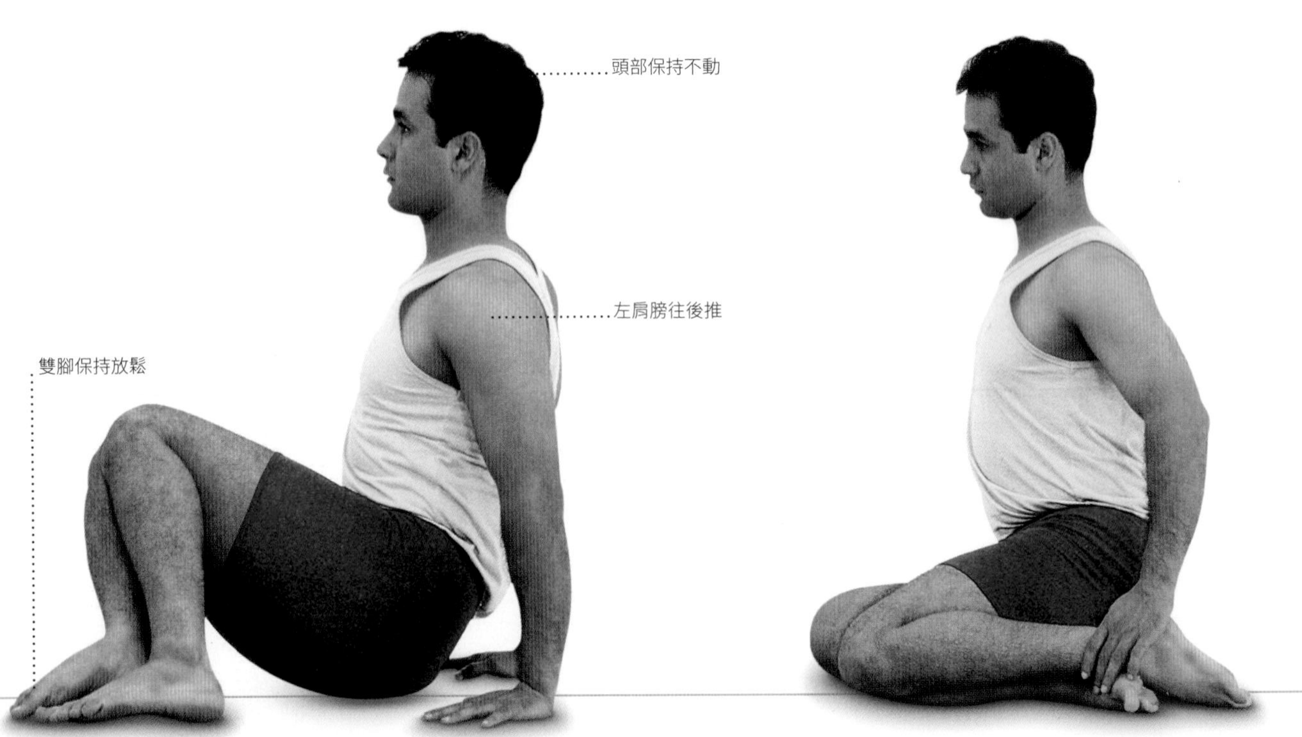

1 先呈手杖式坐姿（參見頁102）。雙手平放在臀部兩側的地板上，手指指尖朝前。彎曲膝蓋，雙腿保持併攏，接著將小腿骨移往左側。確保大腿和膝蓋都朝向前方，並均勻地呼吸。

2 握住你的腳踝，小腿骨更進一步往左移，直到雙腳都擺在左臀的旁邊。左腳踝的前端應該放在右腳的足弓上（參見圖示）。伸展左腳的腳趾，並保持右腳踝向下壓在地板上。臀部要平放在地板而不是你的腳上。打直身體，使脊椎完全向上延伸。先固定在這個姿勢中，做幾個深呼吸。

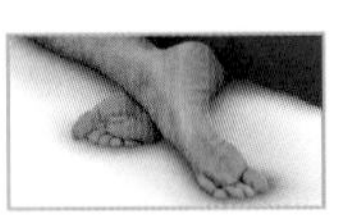

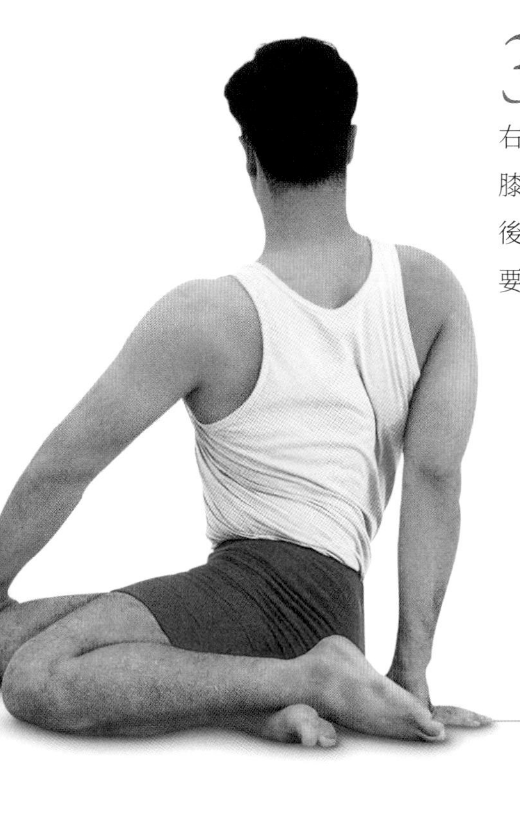

3 吐氣，胸部和腹部向右旋轉，讓左肩膀向前移動朝向右側，右肩膀則向後移動。左手掌放在右膝蓋上，右手掌則放在地板上。然後讓你的右肩胛骨向後旋轉，彷彿要深入右肩胛骨中。呼吸一到兩次。

「巴拉瓦伽扭轉式可以按摩、調理並活絡你的腹部器官。」

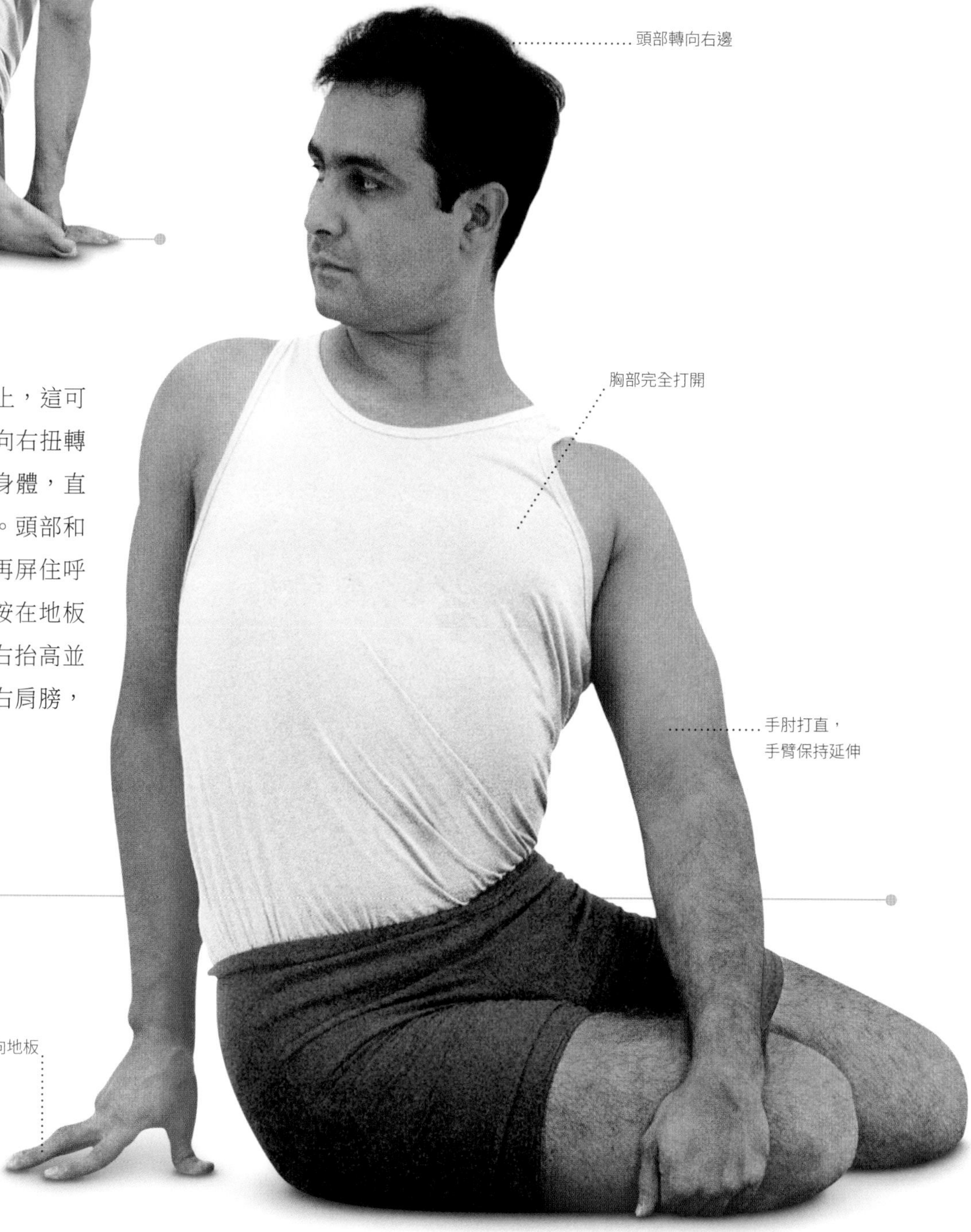

頭部轉向右邊

胸部完全打開

4 右小腿骨向下按到地板上，這可以幫助你打直身體，並向右扭轉得更多。接著開始慢慢扭轉身體，直到身體的左側與右大腿對齊。頭部和頸部也向右轉。然後吸氣，再屏住呼吸，用力將右手的指尖向下按在地板上。接著吐氣，同時脊椎向右抬高並扭轉得更深。眼睛看向你的右肩膀，保持在這個姿勢中30~60秒。

手肘打直，
手臂保持延伸

指尖壓向地板

巴拉瓦伽式

進階練習的360°視角

頸部和頭部向右旋轉並扭轉身體後，肩膀要收緊。抬起你的胸骨，讓脊椎往上延伸，並在旋轉時保持在原本的軸線上。進行扭轉時，膝蓋的位置維持不變，注意不要讓雙膝跟著身體移動，並確保身體不會向後傾斜。頭部和頸部持續向右旋轉，並在扭轉身體時讓左髖部和左肩膀保持在同一直線上。讓你的脊椎深度扭轉，盡可能地向右轉動，把注意力集中在背部的皮膚上，並試著有意識地將皮膚從頸部開始往下壓，而下背部的皮膚則往上提。均勻地呼吸。

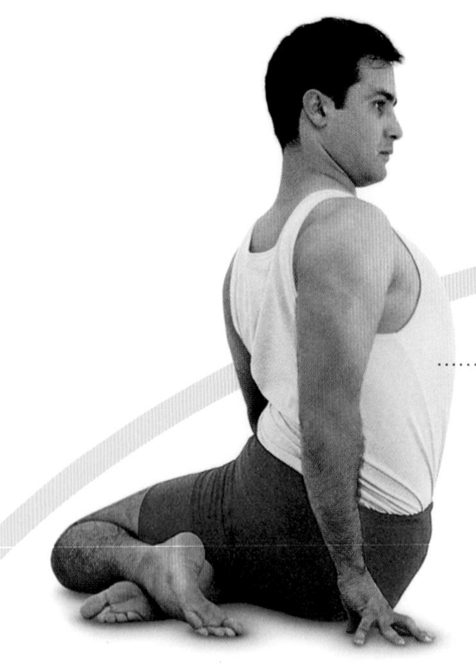

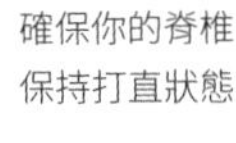

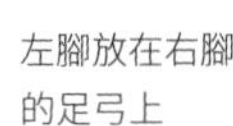

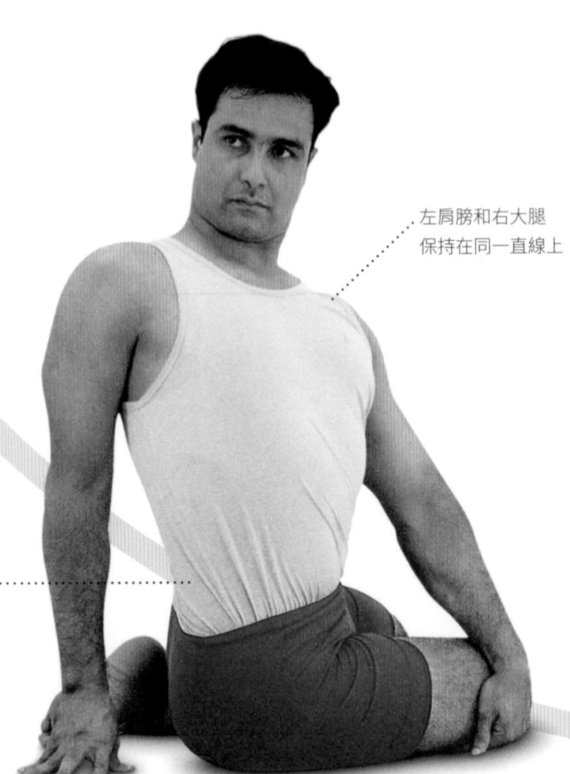

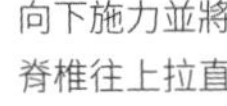

離開姿勢

鬆開雙手，身體回正，伸直你的雙腿。然後在另一側重複練習同樣的姿勢。最後回到手杖式。

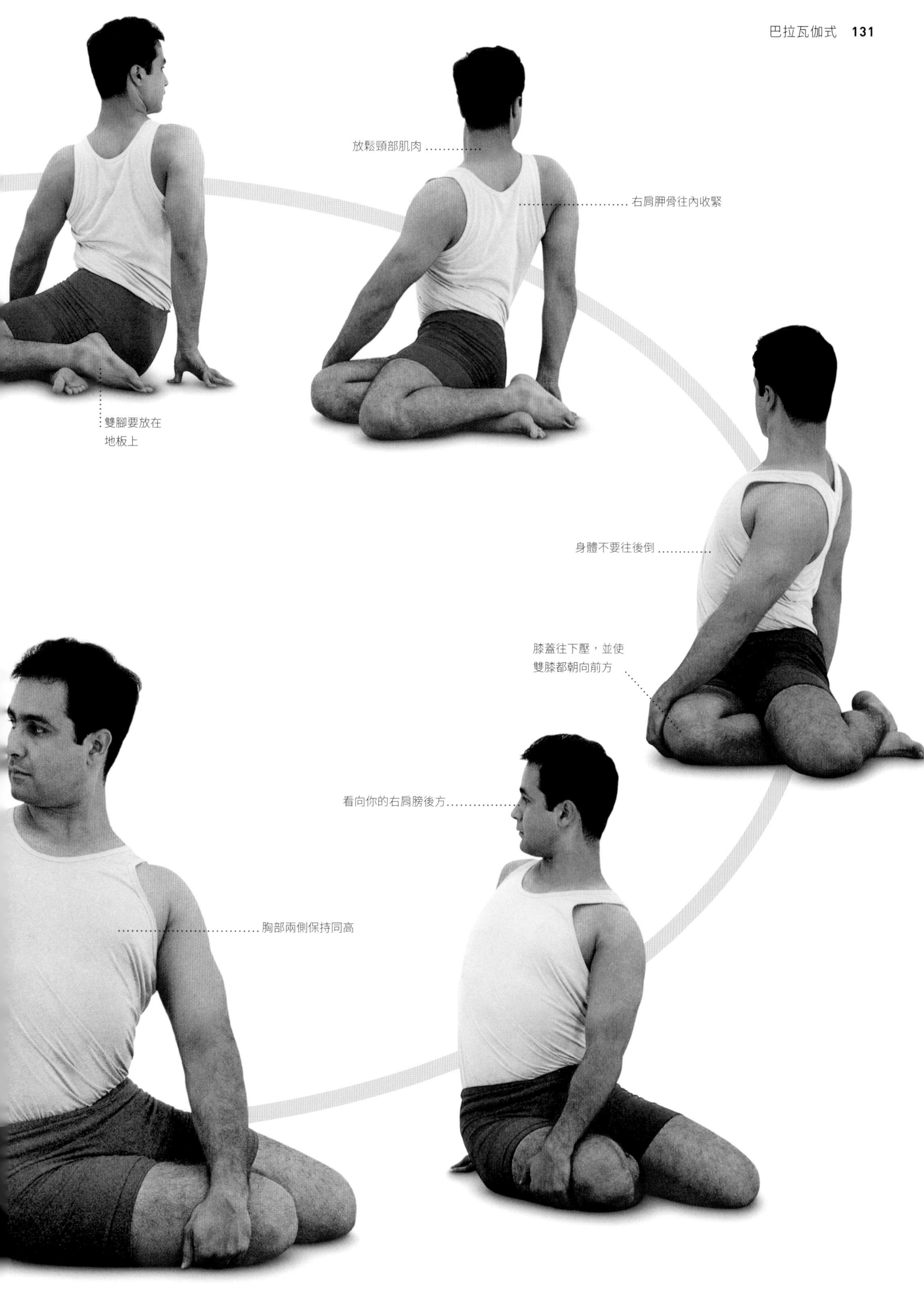
放鬆頸部肌肉
右肩胛骨往內收緊
雙腳要放在
地板上
身體不要往後倒
膝蓋往下壓，並使
雙膝都朝向前方
看向你的右肩膀後方
胸部兩側保持同高

聖哲馬里奇式
Marichyasana

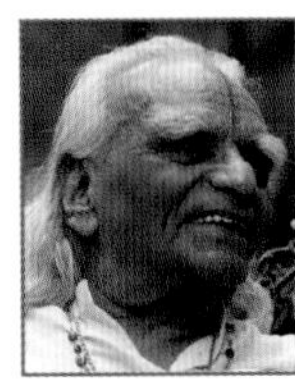

這個體式以聖人馬里奇（Marichi）為名，他的父親正是創造之神「梵天」（Brahma），而他的孫子則是賜予生命的太陽神「蘇利耶」（Surya）。經常練習這個體式可以讓身體恢復活力，更能提升你的能量。

● 益處

增加活力

調理並按摩腹部器官

增進肺、脾臟、胰臟、腎臟與腸道功能

減少腰部周圍脂肪

減緩背痛

紓緩腰痛

● 注意

若你有腹瀉或痢疾症狀，請不要練習這個體式。如果正處於頭痛、偏頭痛、失眠或疲勞狀態，或正在月經期間，也都請避免練習。

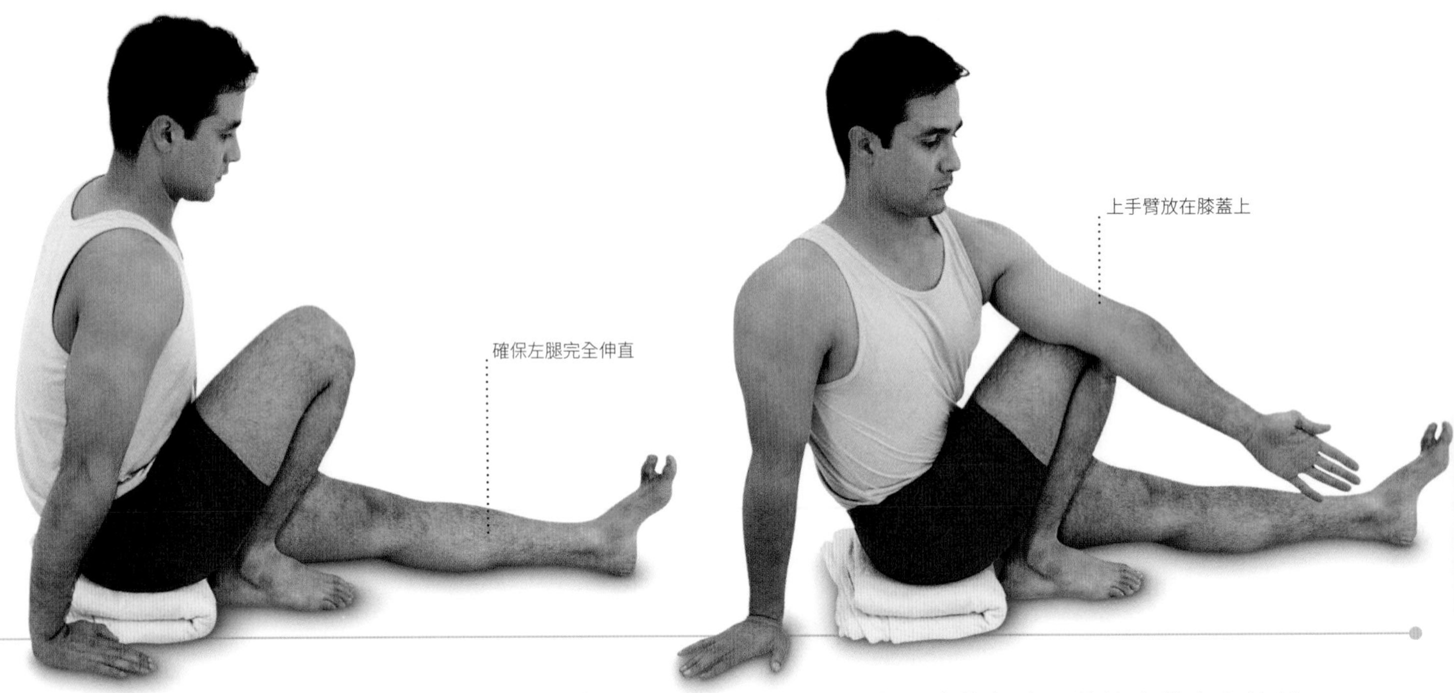

1 坐在一張折疊的瑜伽毯上（參見頁185），先呈手杖式坐姿（參見頁102）。彎曲你的右膝蓋，右腳拉向自己的大腿，讓你的右腳跟觸碰到右臀部。腳趾朝向前方，右腳用力地踩在地板上。手掌放在臀部旁邊的地板上，手指也朝向前方。

2 吐氣，脊椎打直，然後身體向右旋轉90度。彎曲左手臂，左肩向前移動，往右大腿的方向伸展。左手臂從腋下到手肘都要完全拉伸——此一步驟對最後的伸展動作非常重要。左腿不要向左傾斜，身體的重量也不要落在右手掌上。

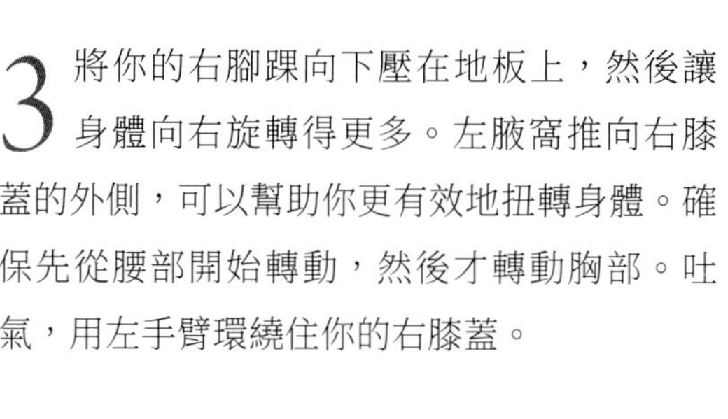

3 將你的右腳踝向下壓在地板上，然後讓身體向右旋轉得更多。左腋窩推向右膝蓋的外側，可以幫助你更有效地扭轉身體。確保先從腰部開始轉動，然後才轉動胸部。吐氣，用左手臂環繞住你的右膝蓋。

右腳向下壓在
地板上

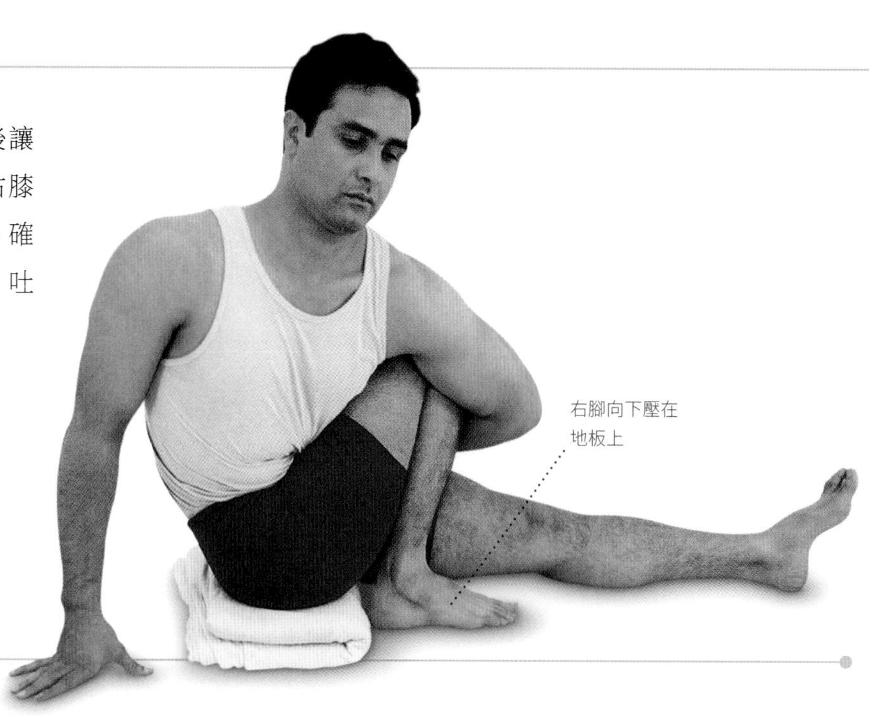

「這個體式也能按摩和調理你的腹部器官。」

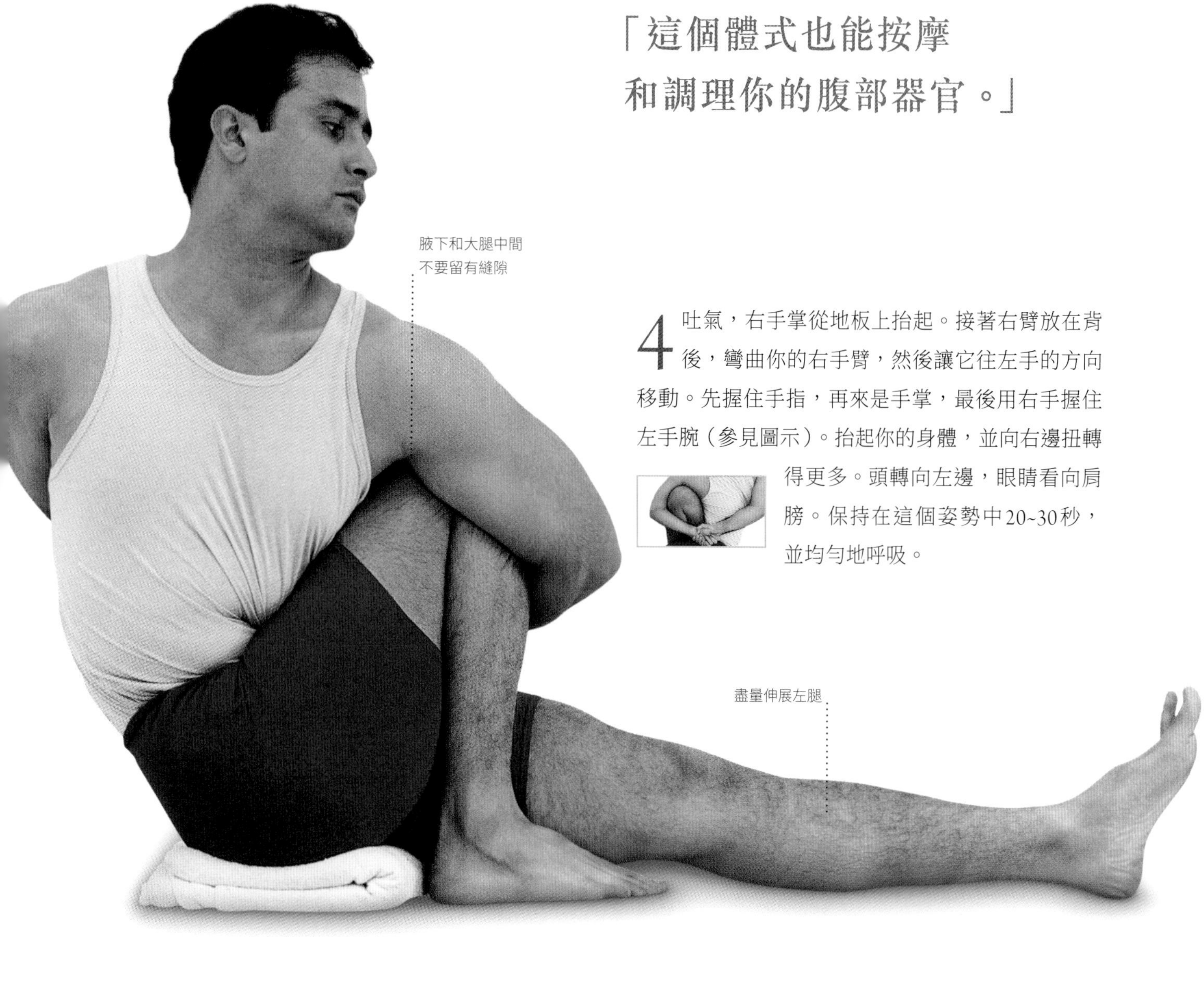

腋下和大腿中間
不要留有縫隙
盡量伸展左腿

4 吐氣，右手掌從地板上抬起。接著右臂放在背後，彎曲你的右手臂，然後讓它往左手的方向移動。先握住手指，再來是手掌，最後用右手握住左手腕（參見圖示）。抬起你的身體，並向右邊扭轉得更多。頭轉向左邊，眼睛看向肩膀。保持在這個姿勢中20~30秒，並均勻地呼吸。

聖哲馬里奇式

進階練習的360°視角

這個體式要啟動脊椎，因此，不要靠手臂的力量扭轉，而要從脊椎開始轉動身體。在這個姿勢中，身體往往會向右傾斜，所以請有意識地讓你身體的左側高於右側。伸展並抬起脊椎的前側，並且除了胸部之外，也要讓腰部靠近你大腿的中間部分。身體的整個左側邊緣都要與右大腿相接觸到。另外，讓你的手臂彼此靠近，並增加相握的力量。右上手臂是這個姿勢的「大腦」（參見頁65），因此要讓右上臂保持完全穩定。

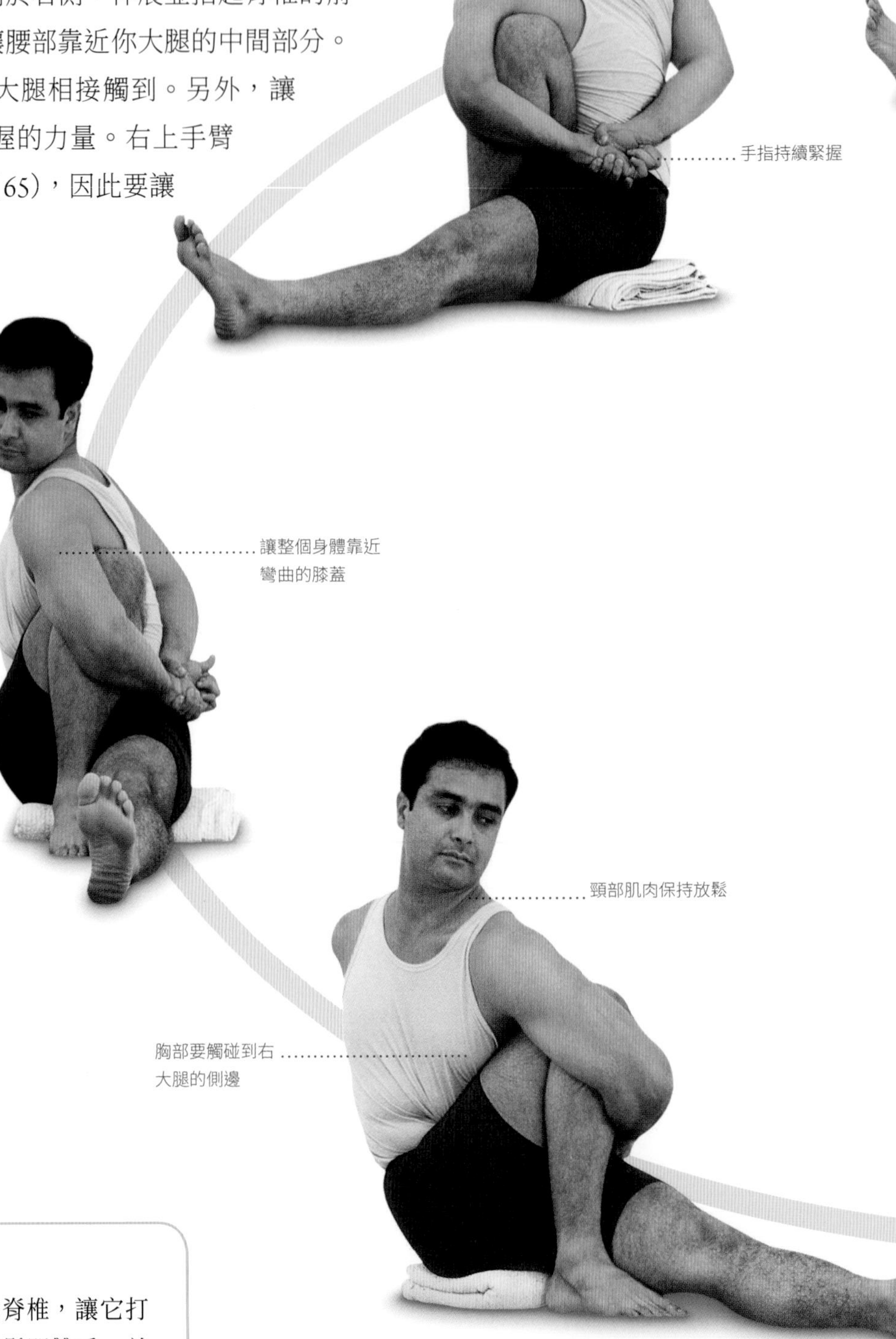

離開姿勢

吸氣，先屏住呼吸，然後轉動脊椎，讓它打直。轉過頭來面對前方，接著鬆開雙手，並伸直雙腿。在另一側也重複練習同樣的姿勢。最後回到手杖式。

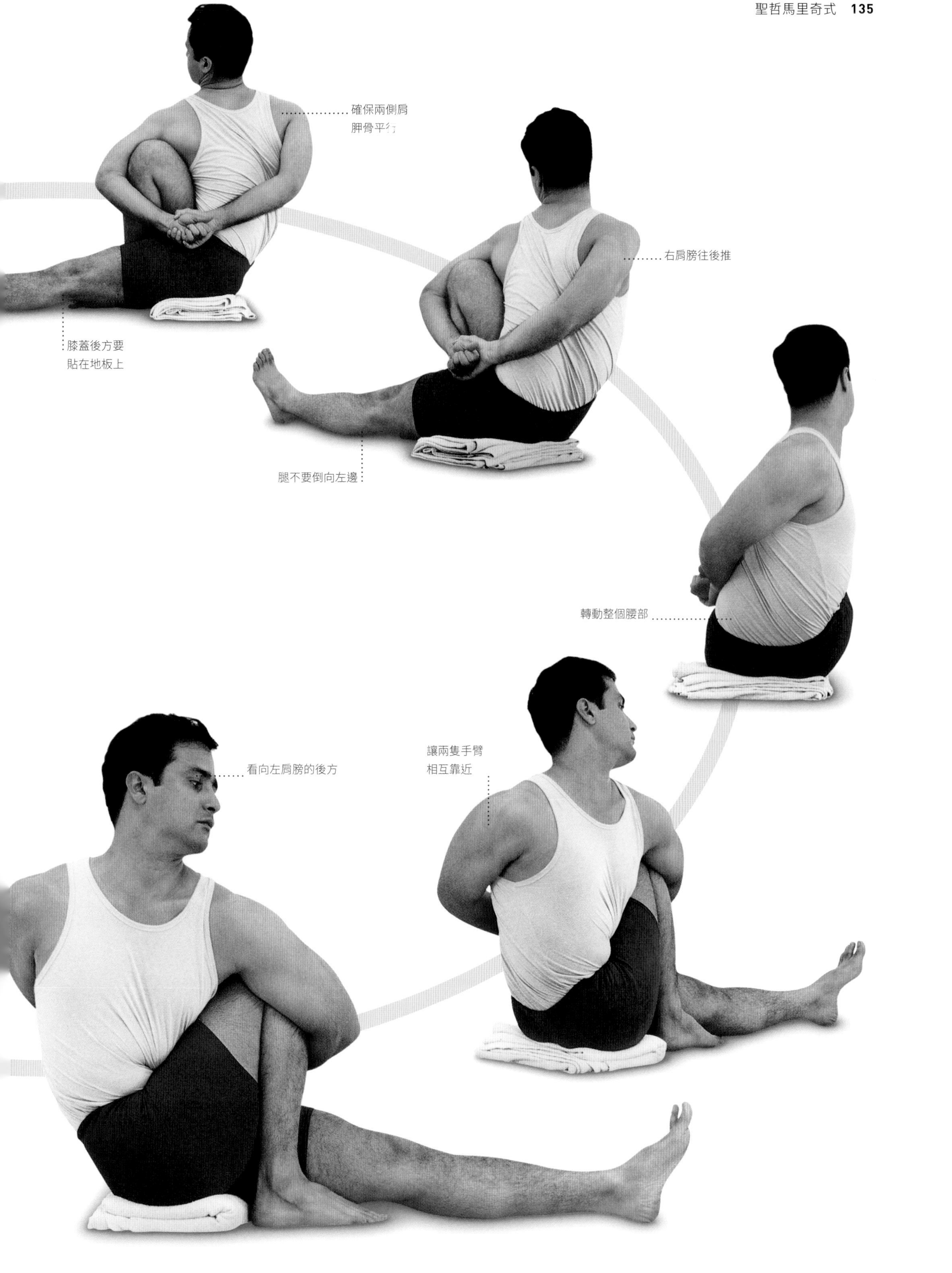

確保兩側肩
胛骨平行

右肩膀往後推

膝蓋後方要
貼在地板上

腿不要倒向左邊

轉動整個腰部

看向左肩膀的後方

讓兩隻手臂
相互靠近

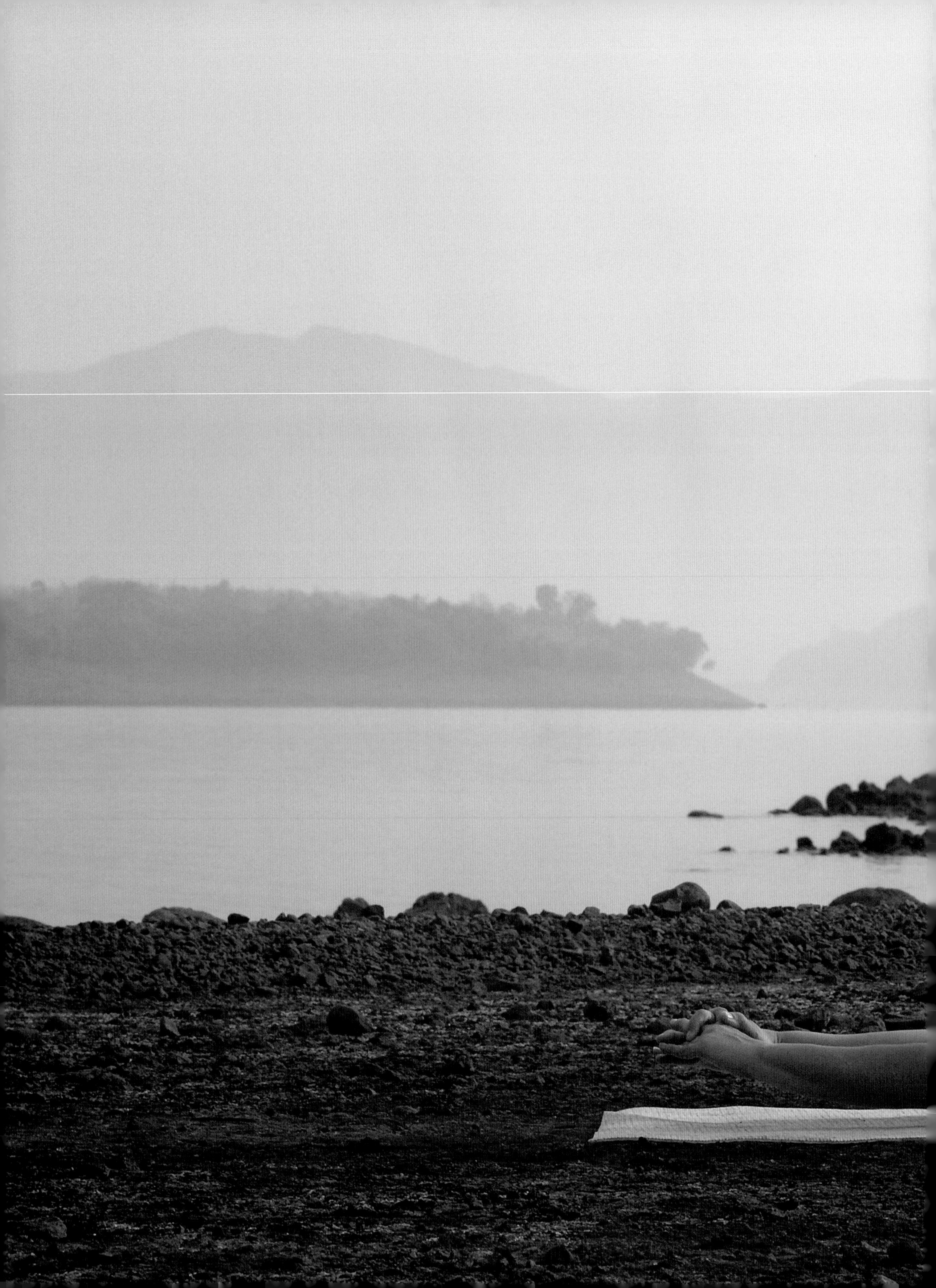

倒立體式

「練習體式可以淨化體內的雜質，

為心靈帶來力量、堅定、寧靜與澄清的感受。」

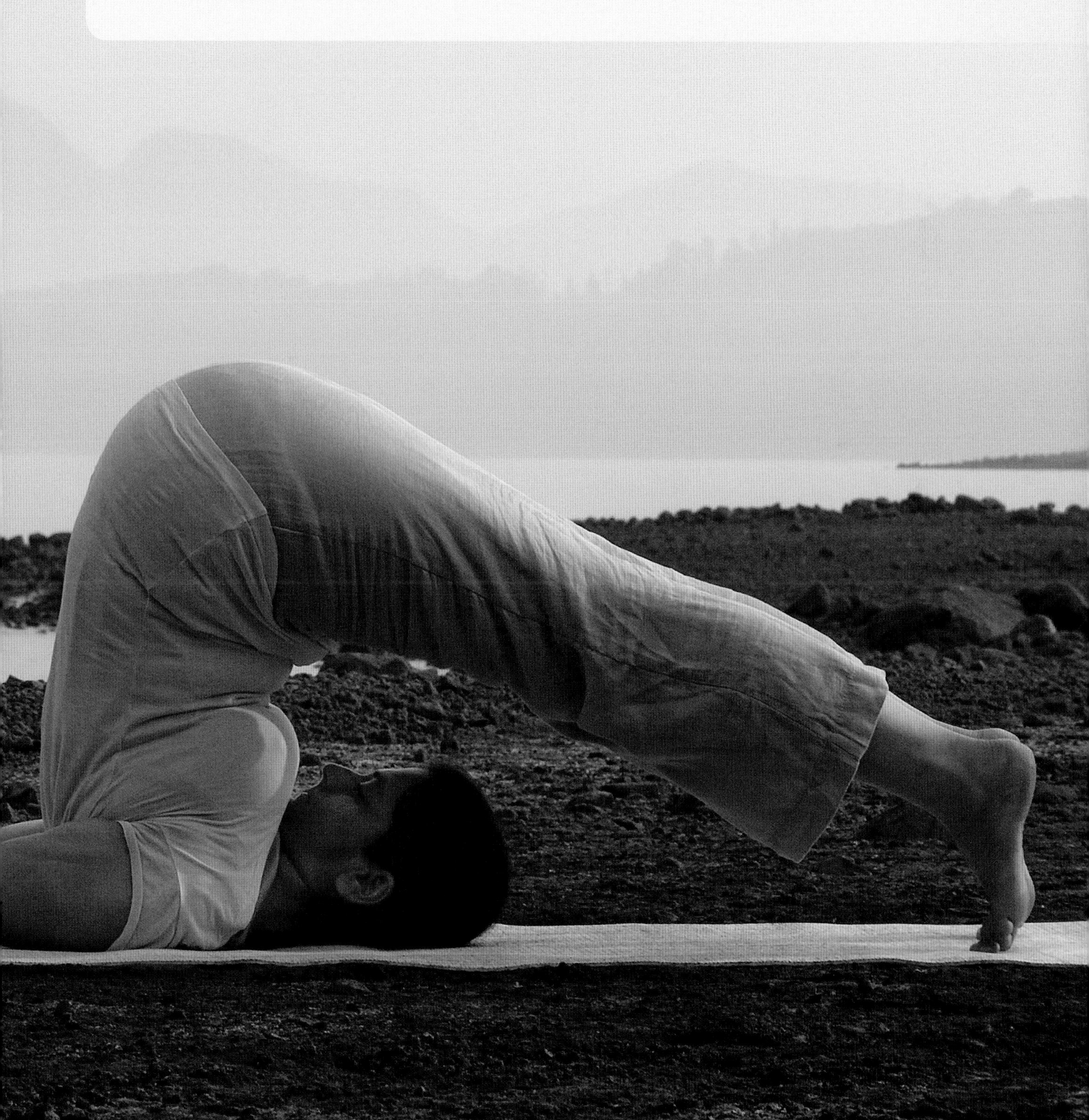

頭倒立式
Salamba Sirsasana

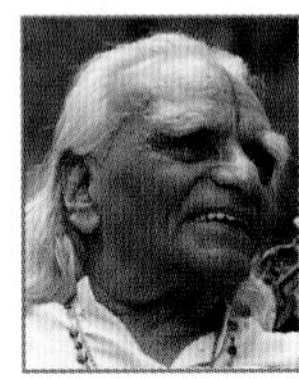

頭倒立式是瑜伽最重要體式之一。最後的倒立姿勢能促進腦部的供血量，定期練習這個體式還能拓寬你的精神視野，不僅可以使思路更加清晰，也能集中注意力，並增強記憶力。梵文中的salamba意即「受到支撐」，sirsa則是「頭部」的意思。

● 益處

養成毅力
減輕失眠
降低心悸發生率
有助於治療口臭
強化肺部功能
提升腦下垂體與松果腺功能
增加血液中的血紅蛋白含量
緩解感冒、咳嗽與扁桃腺發炎症狀
與肩倒立式（參見頁144）接連練習，可緩解消化和排泄問題

● 注意

若你患有高血壓或頸椎退化病變，或正經歷背痛、頭痛或偏頭痛，請不要練習這個體式。如果平時就血壓較低，也請不要一開始就練習這個姿勢。並且，在排列一套瑜伽系列動作時，這個體式也只要做一次即可，不要重複練習，千萬不能讓自己的身體過度疲勞。另外，月經期間也不要做。

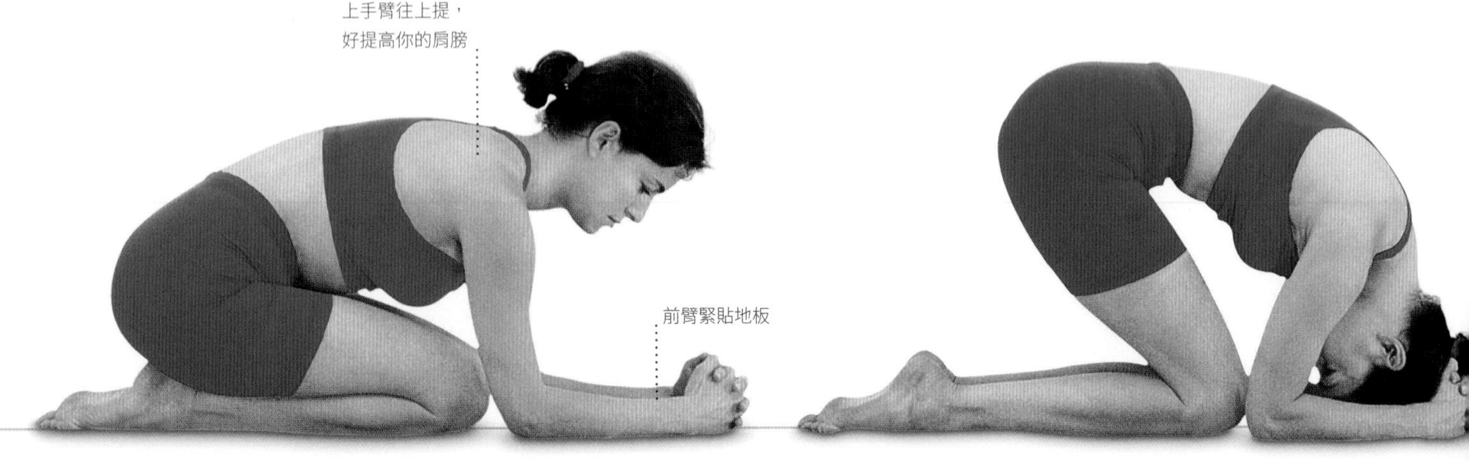

1 先以英雄式跪坐在地板上（參見頁104）。用右手握住左手肘內側，左手握住右手肘內側。接著身體向前傾，讓手肘放到地板上，兩個手肘間的距離不要大於肩膀的寬度。雙手從手肘上鬆開，然後十指互扣，做出一個杯子的形狀（參見圖示）。手指牢牢扣緊，但不要僵硬。將你的雙手放到地板上。

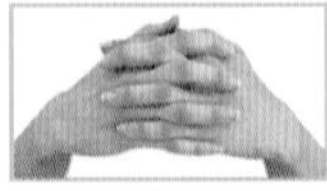

2 頭頂置於地板上，使頭部後方接觸到你的手掌。要確保放在地板上的是頭頂而不是前額或後腦杓。在最後一個姿勢中，你的重量會完全放在頭部中央，而不是頭部的後方或前方，否則，就會造成頸部或眼睛的壓力，也會導致脊椎彎曲。確保你的小指觸摸到後腦杓，而不是被壓在下面。保持在這個姿勢中幾秒鐘，並均勻地呼吸。

雙腿的大腿、膝蓋和
腳跟都要併在一起

確保你的手肘向下
壓在地板上

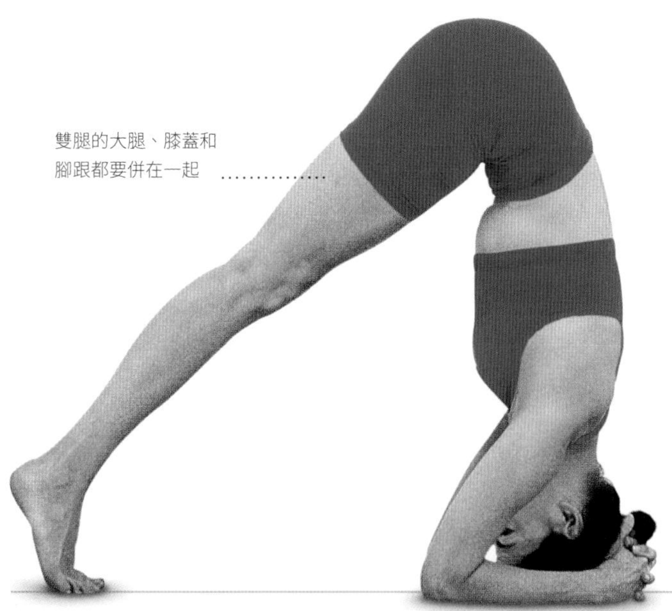

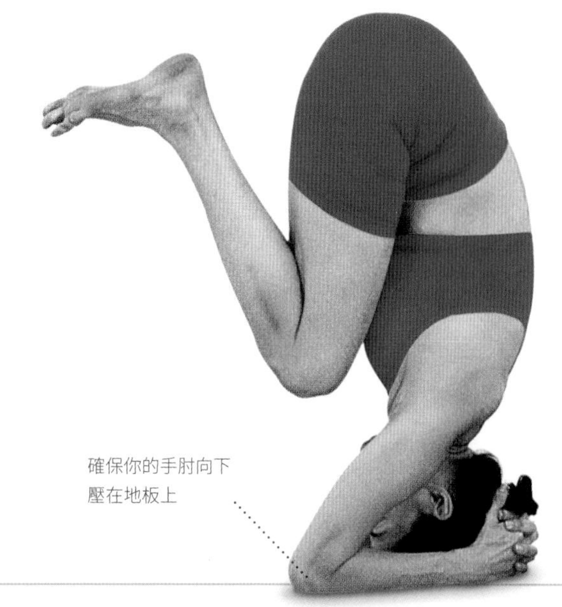

3 蹠骨球往下踩，把自己撐起來，腳跟抬高離開地板，並伸直膝蓋。雙腳慢慢朝頭部走過去，好讓你的身體慢慢與地板垂直，一直走到你從頭到腰的整個背部形成一條直線為止。

4 吐氣，讓你的膝蓋彎曲貼近胸口，接著，腳趾往地板上一踩，雙腳向上推離地板。這個動作類似跳躍，能為你提供抬高雙腿的推力。讓腳後跟靠近臀部。

初學者　靠著牆面練習這個體式（參見下方框內說明）。

靠牆頭倒立式

初學者　一張折疊好的瑜伽毯放在牆邊。然後在毯子上進行步驟1到步驟3（參見左頁和本頁上方）。雙手擺放的位置與牆壁的距離不要超過5~8公分（2~3英寸），否則你的重量會落在手肘上，導致脊椎彎曲，並壓迫到眼睛。做完步驟3之後，步驟4、5、6則按照此框內的版本進行練習。一開始也可以請人幫助你將雙腿抬離地板。而要從這個姿勢中起身時，則要按照頁142的說明進行，或倒著進行步驟4到6。

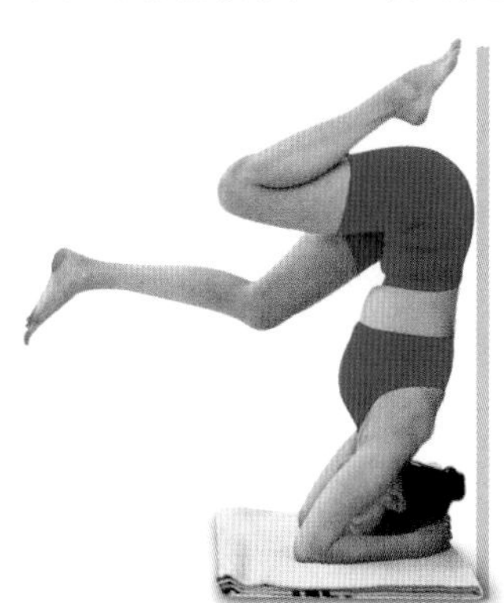

4 身體垂直於地板後，讓臀部靠在牆上。接著彎曲膝蓋，並讓右腳往上甩，離開地板。在這個「甩」的動作中，大腿和膝蓋是與臀部同高的。接著左腿也重複一樣的動作。

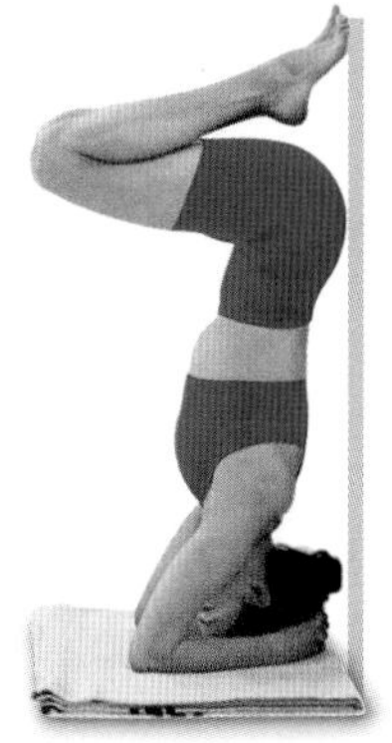

5 在這個步驟中，你的臀部和腳掌都要緊貼牆壁。調整身體姿勢，手肘壓在地板上，並伸展你的上臂，從腋下開始往上延伸，到身體側邊，在一直往上延伸到腰部。

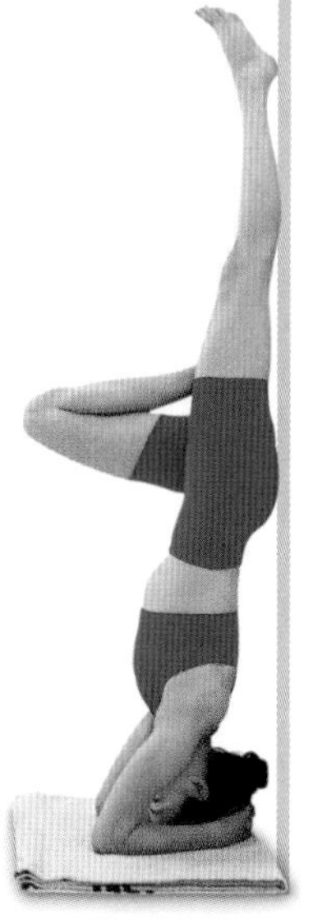

6 雙腿一一伸直，髖部、腿部和腳後跟都倚靠在牆上。隨著練習，慢慢將髖部從牆面上移開，讓頭部、手臂和身體承受你的重量。若一直仰賴牆面的支撐，最終反而會導致脊椎彎曲。

頭倒立式

「這個體式對容易感到精疲力竭的人十分有幫助。」

膝蓋朝向天花板
伸展腳趾
膝蓋和大腿前部
保持朝上

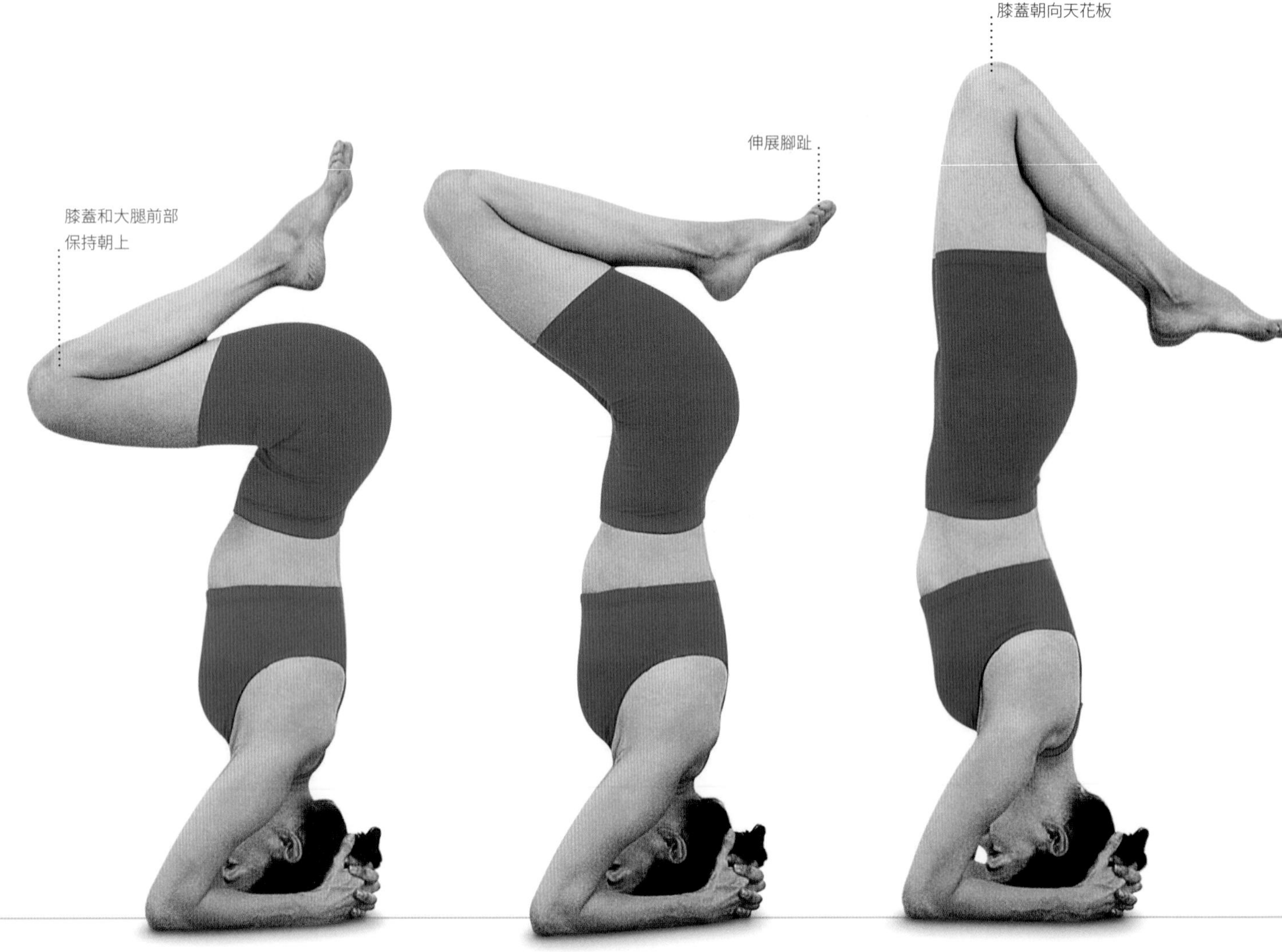

5 手肘壓在地板上，然後肩膀往上抬離地板（參見圖示）。吐氣，接著輕輕將彎曲的膝蓋向上舉，直到大腿與地板平行。在這個步驟中，整個上半身都要垂直於地板，包含頭部到腰部、再到髖部，都是與地板垂直的。一直到離開姿勢之前，手肘都要保持穩定不動。

6 膝蓋繼續往上舉，慢慢舉向天花板，腳後跟盡量貼近臀部。集中注意力保持平衡，並且在動作時注意讓身體保持不動。步驟5、6、7，也就是你將腿慢慢抬向天花板的過程，應該是一連串輕柔而連貫的動作。

7 當膝蓋完全朝向天花板之後，請在這個姿勢中停留幾個呼吸。要確保你的脊椎是打直的，臀部收緊，大腿垂直於地板，小腿則是向後彎曲的。檢查你的肩膀，確定雙肩沒有任何傾斜。然後停留在這個姿勢，習慣一下處於姿勢中的感覺。

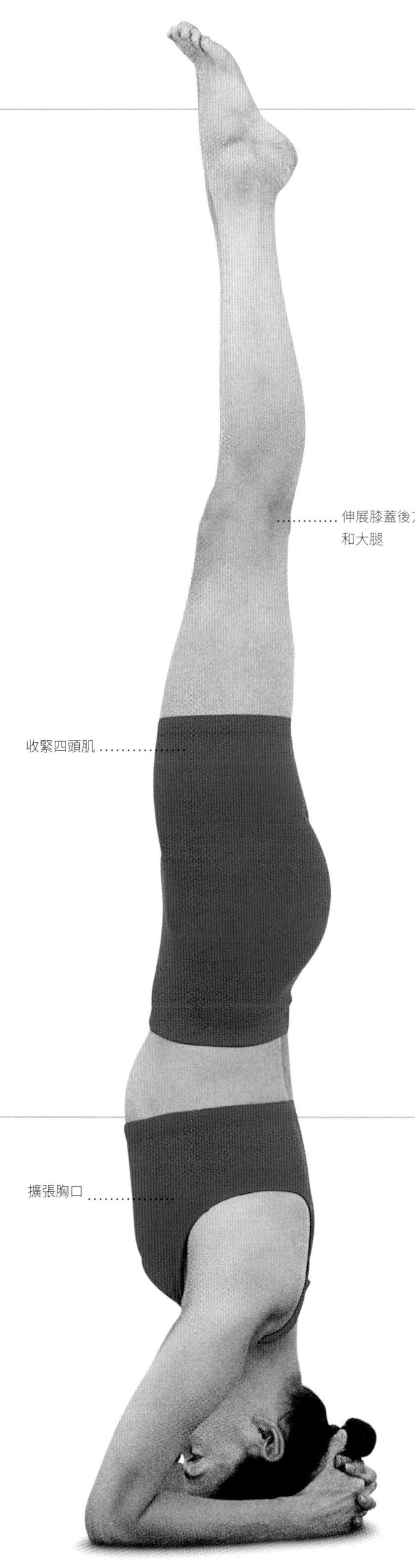

自我調整

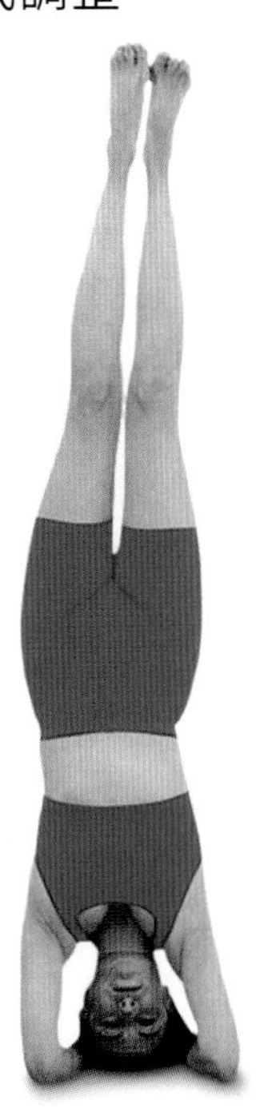

你可能會發現自己的腿部沒有與身體成一直線。此時，確認看看手肘是否有固定好，並收緊你的膝蓋。

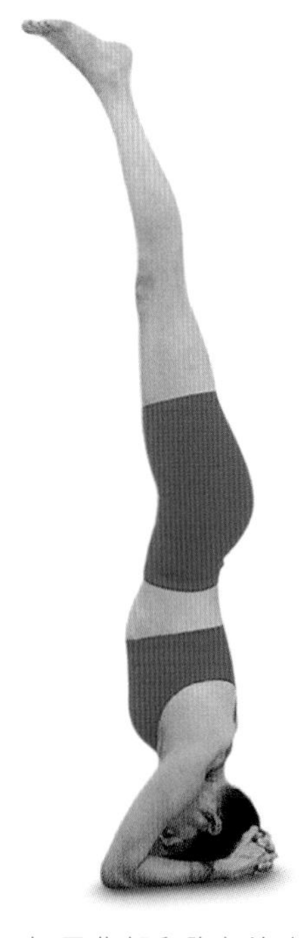

如果背部和胸部沒有伸展開，你的腿就有可能向前擺動，而臀部會倒向後方。若發生這種情況，記得重量放在手肘，而不是放在頭部。

8 伸直膝蓋，讓小腿與大腿呈一直線，而你的整個身體也會形成一條垂直線，腳趾則朝向天花板。像練習山式一樣收緊雙膝（參見頁68），並保持大腿、膝蓋和腳趾併攏。用你的頭頂保持整個身體的平衡，而不是用前臂或手掌。前臂或手掌在這個步驟中只是輔助平衡作用。向上伸展你的上手臂、身體和腰部，一路伸展到腿部和腳趾，並確保身體沒有傾斜。讓肩膀保持穩定，不斷向上拉升，這樣便可以確保這個動作的穩定。保持在這個姿勢中5分鐘，並均勻地呼吸。

頭倒立式

進階練習的360°視角

保持在這個姿勢中時，要伸展整個身體，從上手臂一直伸展到腳趾。提起並打開你的胸骨，使胸部的每一面都獲得均勻的擴展。膝蓋要收緊，好讓雙腿處於整個身體的正中切面，這可以確保你的雙腿是與地板垂直的。腹內肌肉往內收向腰部，好伸展你的下脊椎。要從脊椎來練習整個動作，而不是只靠頭部支撐。關鍵在於能否掌握平衡，而不是消耗多少力量，掌握技巧之後，就能輕鬆地頭頂表面的一小塊面積保持平衡了。這可以為你的頭部帶來輕盈的感受，並使整個身體的各個部位都完全放鬆。

伸展膝蓋後方並延伸小腿骨
二頭肌和三角肌往上提
從頸部到尾骨延伸你的脊椎
拉伸腿部內側
手指放鬆，但要牢牢相握

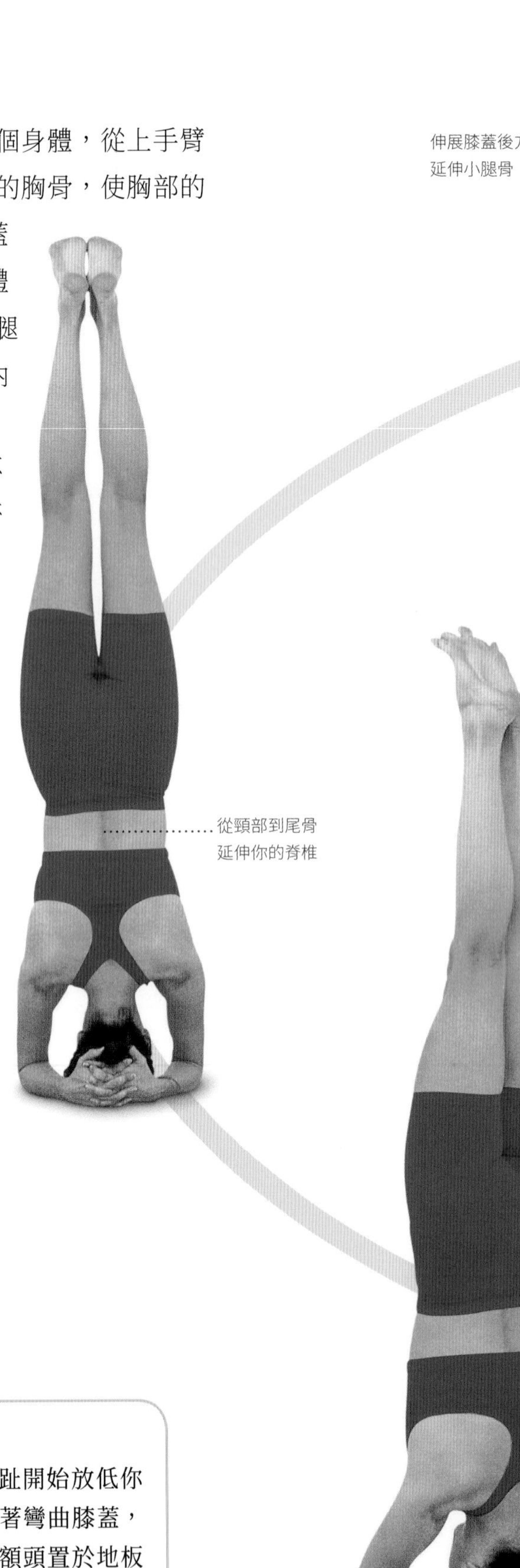

離開姿勢

雙腿保持伸直與併攏，慢慢從腳趾開始放低你的腿，直到腳趾放在地板上。接著彎曲膝蓋，然後跪下來，身體坐在小腿上。額頭置於地板上。在這個姿勢停留一下，最後再坐起來，回到英雄式。

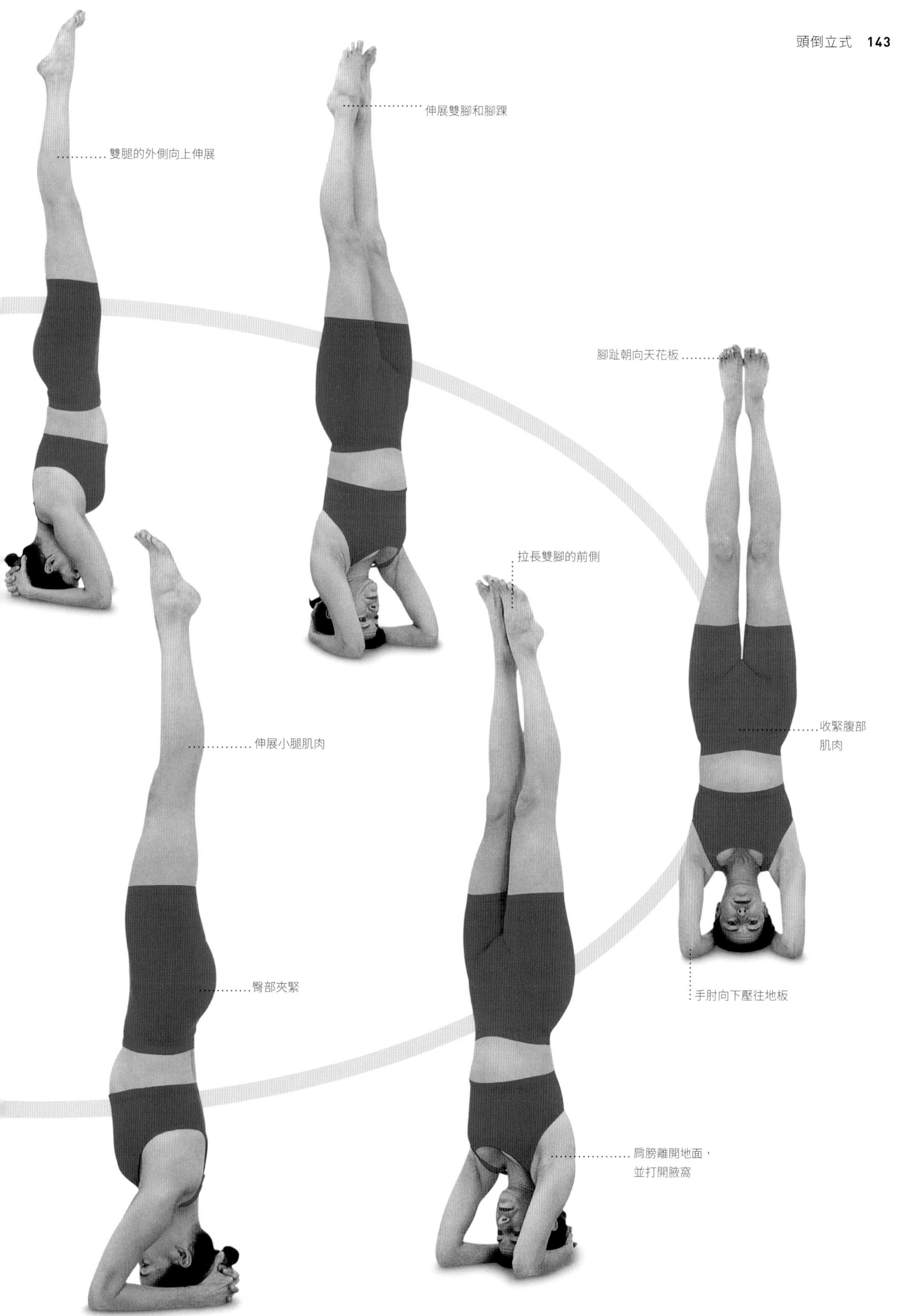
伸展雙腳和腳踝
雙腿的外側向上伸展
腳趾朝向天花板
拉長雙腳的前側
伸展小腿肌肉
收緊腹部
肌肉
臀部夾緊
手肘向下壓往地板
肩膀離開地面，
並打開腋窩

肩倒立式

Salamba Sarvangasana

練習這個體式能讓你感到身、心、靈融為一體。大腦將感到

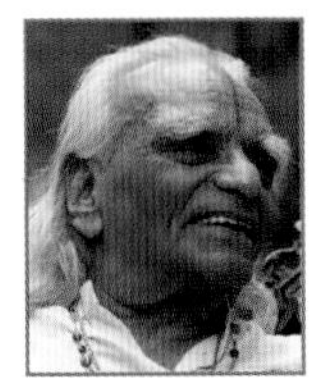

明亮而平靜，身體則感到輕盈、充滿光彩。倒立的姿勢會使新鮮健康的血液在頸部與胸部周圍循環。此外，這個姿勢還能緩和支氣管疾病症狀，並活絡甲狀腺與副甲狀腺。

● 益處

減輕高血壓
緩解失眠，並紓緩神經
提升甲狀腺與副甲狀腺功能
緩解氣喘、支氣管炎和喉部疾病
減緩呼吸急促與心悸症狀
有助於治療感冒和鼻竇阻塞
促進腸道蠕動並緩解結腸炎
有助於治療痔瘡
緩解泌尿系統疾病
有助於治療疝氣
幫助治療子宮脫垂，並減少子宮肌瘤的發生
緩解卵巢充血與下墜感，並有助於治療卵巢囊腫
如果兩個經期之間固定練習，月經來潮時有助於減輕經痛，並調節經血量

1 三張摺好的瑜伽毯疊在一起（參見頁185），放在地上，上面再鋪一張瑜伽墊。接著躺下來，讓你的脖子、肩膀和背部放在瑜伽墊上，頭部則放在地板上。膝蓋打直，並伸展雙腿，彷彿要把腿部的內側推向你的腳跟。肩膀的外側向下壓在毯子上。抬高上脊椎，但下脊椎則向下在毯子上。手臂放在身體兩側，手腕要觸碰到你的身體，手掌則朝向天花板，然後伸展你的雙臂。抬起並擴張胸骨，但不要移動頭部。

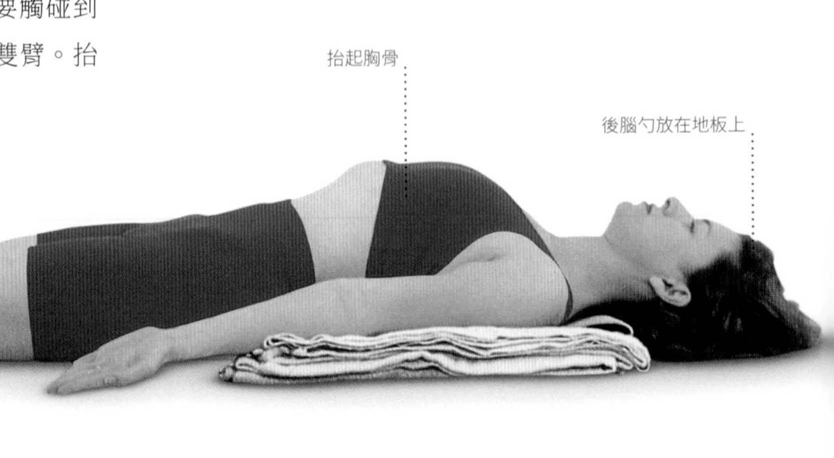

2 肩膀向後旋轉，讓肩胛骨往內收。稍微將你的上臂向外轉，好讓雙臂內側向小指的方向伸展。吐氣，接著彎曲膝蓋。

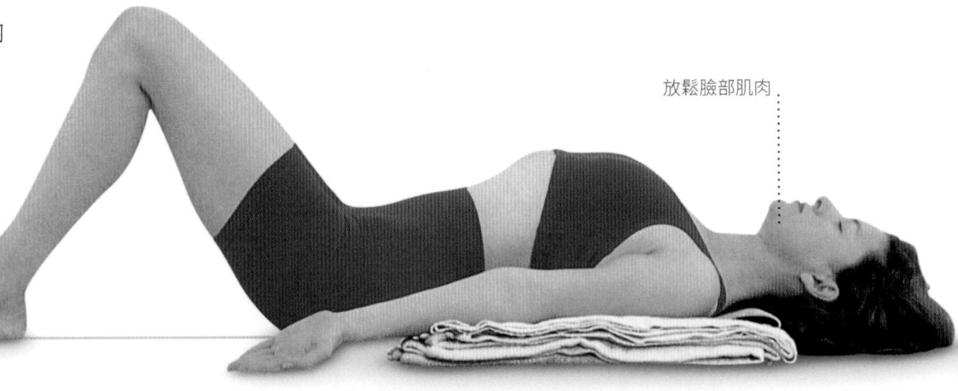

● 注意

請不要在行經期間練習這個姿勢。高血壓患者，一定要先在犁式（參見頁150）停留至少3分鐘之後，才可以接著嘗試這個體式。

3 吐氣，髖部和臀部抬離地板，但上半身不要移動。接著膝蓋抬至你的胸口上方。

初學者　如果你發現一開始很難將髖部抬離地板，可以請人幫你握住腳踝，並將你彎曲的雙腿推向頭部的方向。而在對方推動你的同時，就將髖部抬高，背部離開地板，直接進入最後一個步驟的姿勢。穩住你的身體，並可以將背部倚靠在助手的膝蓋上。或者，請人幫助你將雙腿抬離地板後，直接進入頁146~147的步驟5、6和7。

雙膝併攏

「梵文中Salamba意即『撐起』，sarvanga則指『四肢』。」

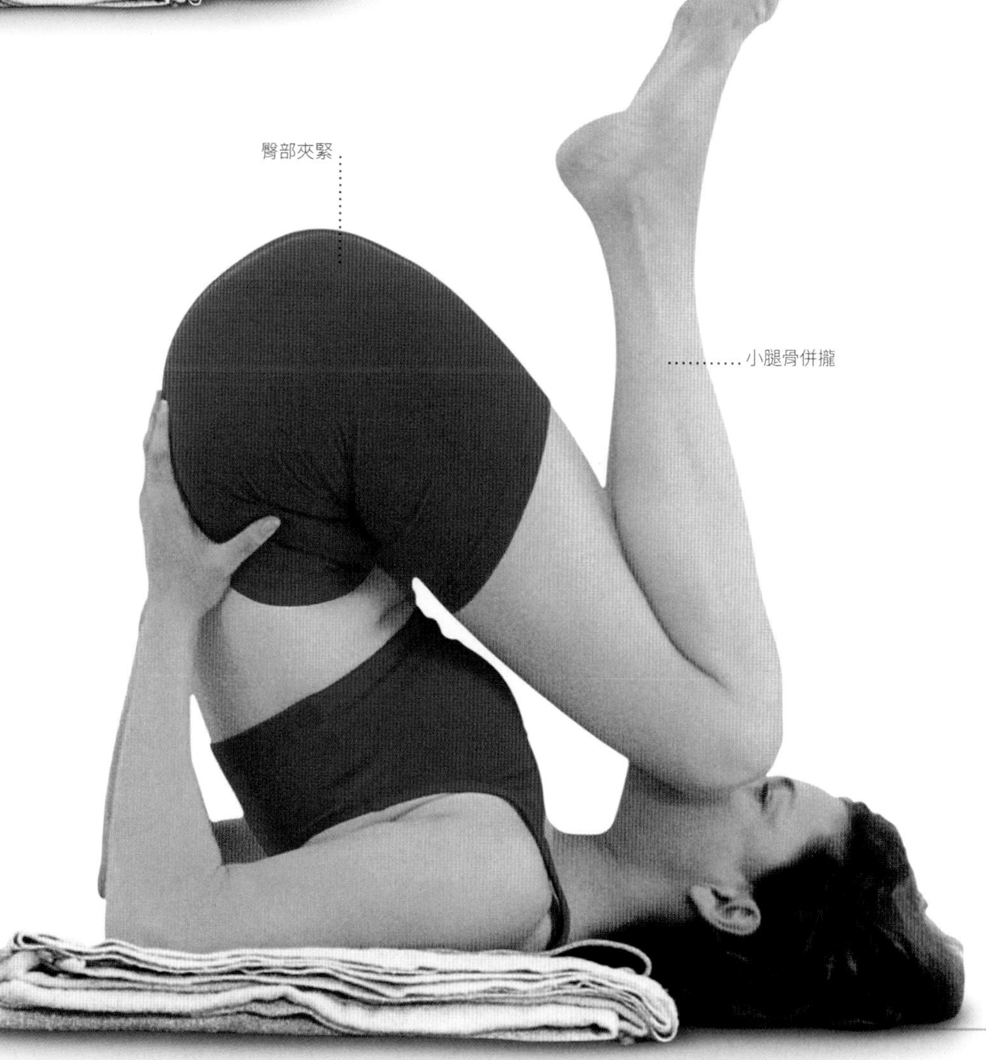

4 手掌放在臀部上，手肘則穩穩地壓在毯子上。抬起身體，直到你的臀部垂直於地板。讓彎曲的膝蓋靠近頭部。

肩倒立式

自我調整

若你的雙腿在最後一個步驟中往左或往右倒，請先彎曲膝蓋，並移動腰部，讓腰部與胸部相互對齊，之後再次伸直雙腿。

若你的身體向前傾斜，胸口會有壓迫感，更會感到呼吸困難。此時要抬高你的腰部、大腿和髖部，並且不要讓臀部往下掉。

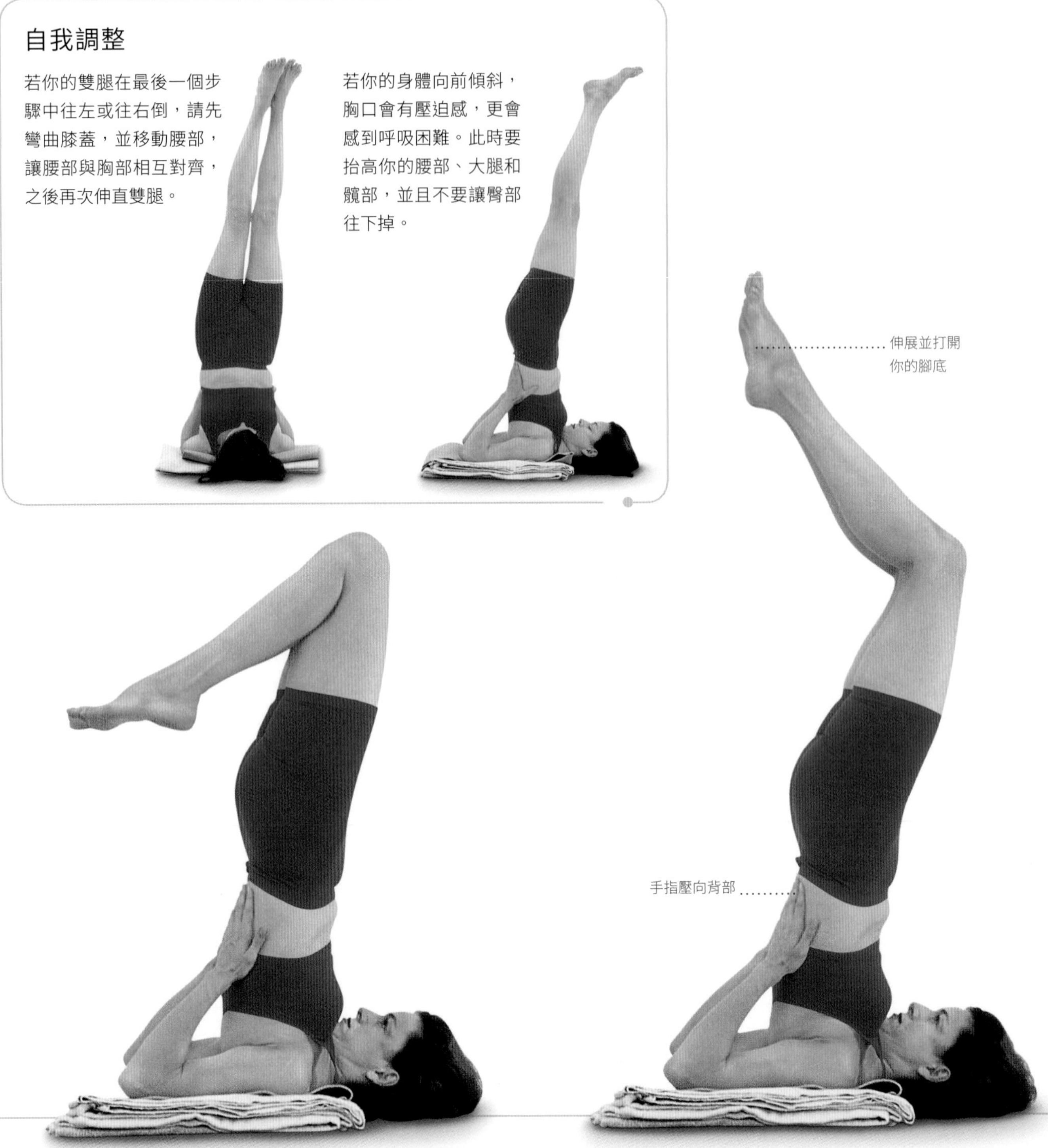

5 現在，將你的手向下滑至背部中間，讓手掌覆蓋在腎臟的位置（參見圖示），拇指朝向身體的正面，其他手指則朝向脊椎。吐氣，抬高你的身體、髖部和膝蓋，直到下巴觸碰到胸口。均勻地呼吸。

6 抬起腳向天花板，只有後頸、肩膀和上手臂放在毯子上。確保你從肩膀到膝蓋都垂直於地板。

上師的建議

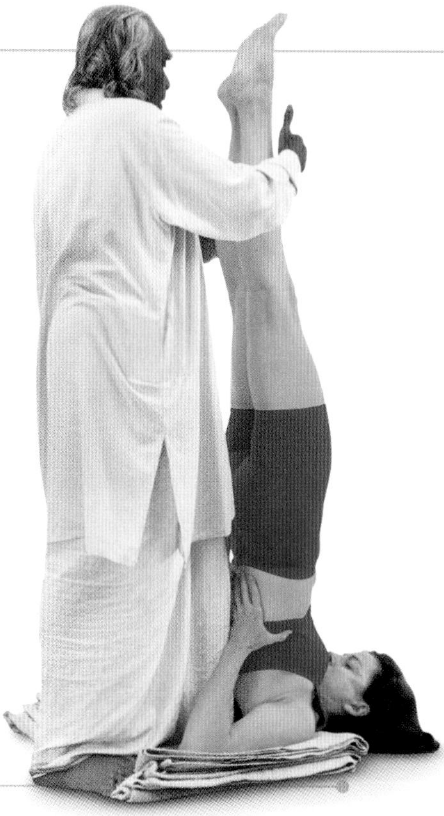

「不要一下子將雙腿往後甩高，而是要慢慢地抬起來。小腿內側向外轉，並讓腿部的皮膚向上延伸到腳後跟。」

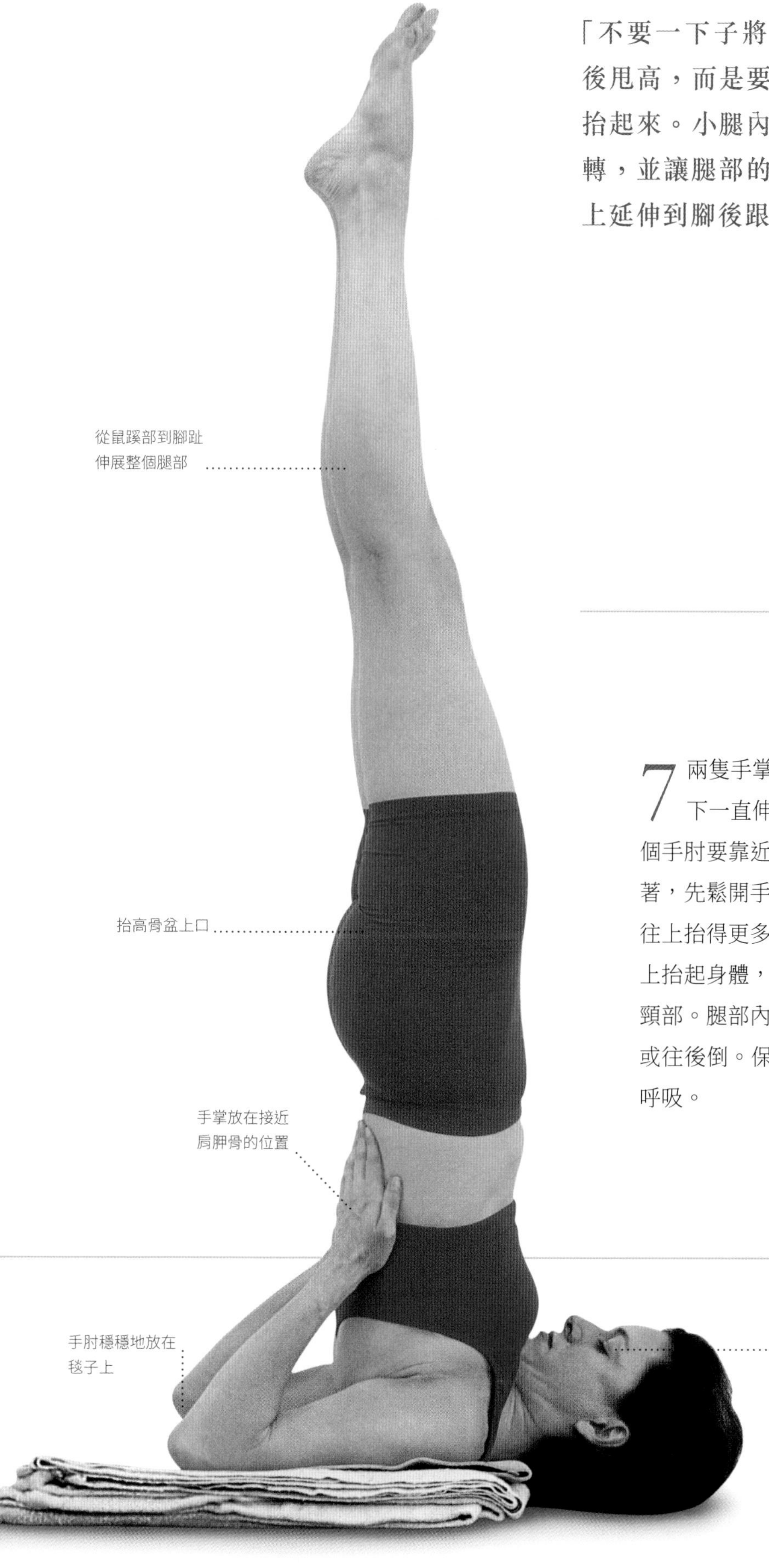

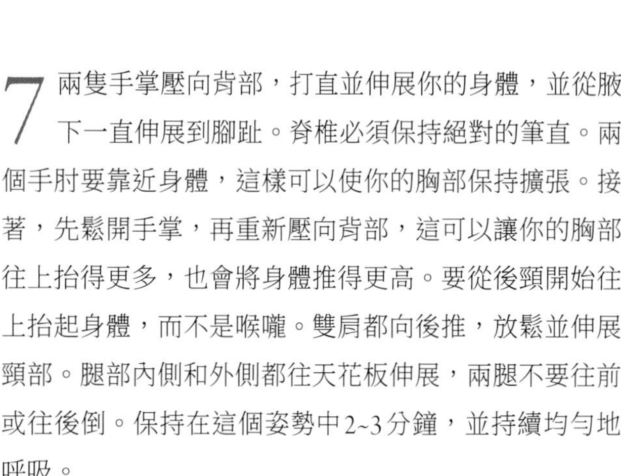

7 兩隻手掌壓向背部，打直並伸展你的身體，並從腋下一直伸展到腳趾。脊椎必須保持絕對的筆直。兩個手肘要靠近身體，這樣可以使你的胸部保持擴張。接著，先鬆開手掌，再重新壓向背部，這可以讓你的胸部往上抬得更多，也會將身體推得更高。要從後頸開始往上抬起身體，而不是喉嚨。雙肩都向後推，放鬆並伸展頸部。腿部內側和外側都往天花板伸展，兩腿不要往前或往後倒。保持在這個姿勢中2~3分鐘，並持續均勻地呼吸。

從鼠蹊部到腳趾伸展整個腿部

抬高骨盆上口

手掌放在接近肩胛骨的位置

手肘穩穩地放在毯子上

眼睛看向胸口

肩倒立式

進階練習的360°視角

在你的脊椎中製造活力，並讓脊椎裡的能量從手指流入身體。眼睛專注看著胸骨，這能增強意志力，並穩定心智。你的拇指要深深按入背部肌肉，並把肌肉推向脊椎，這可以壓縮背部。在這個體式中，你的背部應該是收緊的，胸口則是擴展開來的。手肘不要向外張開，要讓兩個手肘靠近。若兩個手肘間的距離過大，會導致胸口陷下去。鼻梁與胸骨中間要對齊，肩膀往後。注意力集中在你的腿部內側，並讓雙腿內側朝天花板伸展。這是一個細緻而困難的動作，但長時間練習就能越來越熟悉。透過反覆練習，慢慢將保持姿勢的時間增加到5分鐘。過程中都要均勻地呼吸。

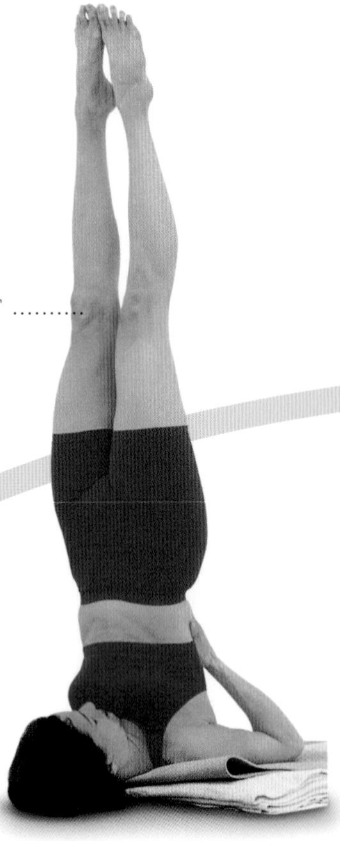

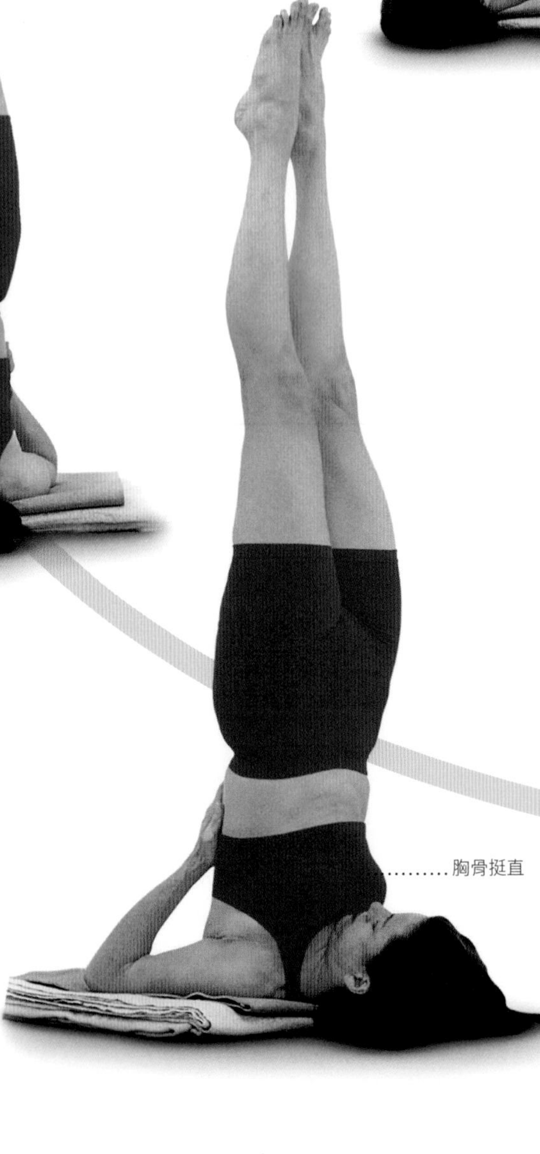

均勻收緊膝蓋骨的每一面

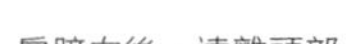

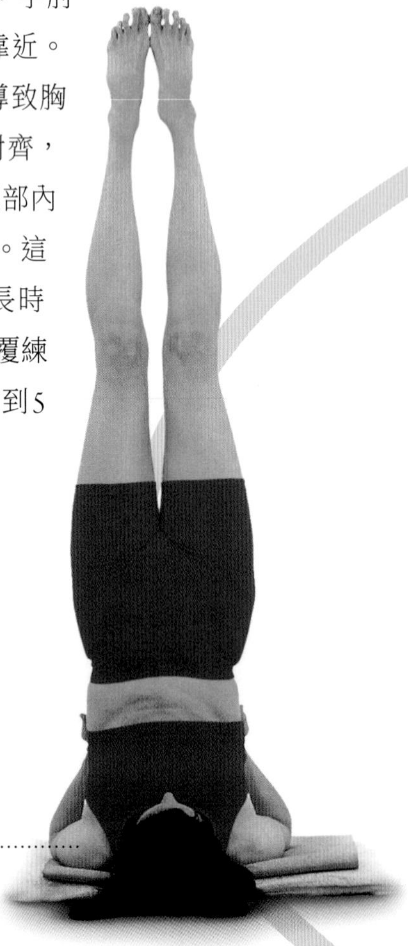

胸骨挺直

離開姿勢

吐氣，從膝蓋開始彎曲你的雙腿。大腿放到腹部的位置，然後輕輕將臀部和背部放到地板上。鬆開雙手，放在身體兩側。平躺在地板上，全身放鬆。

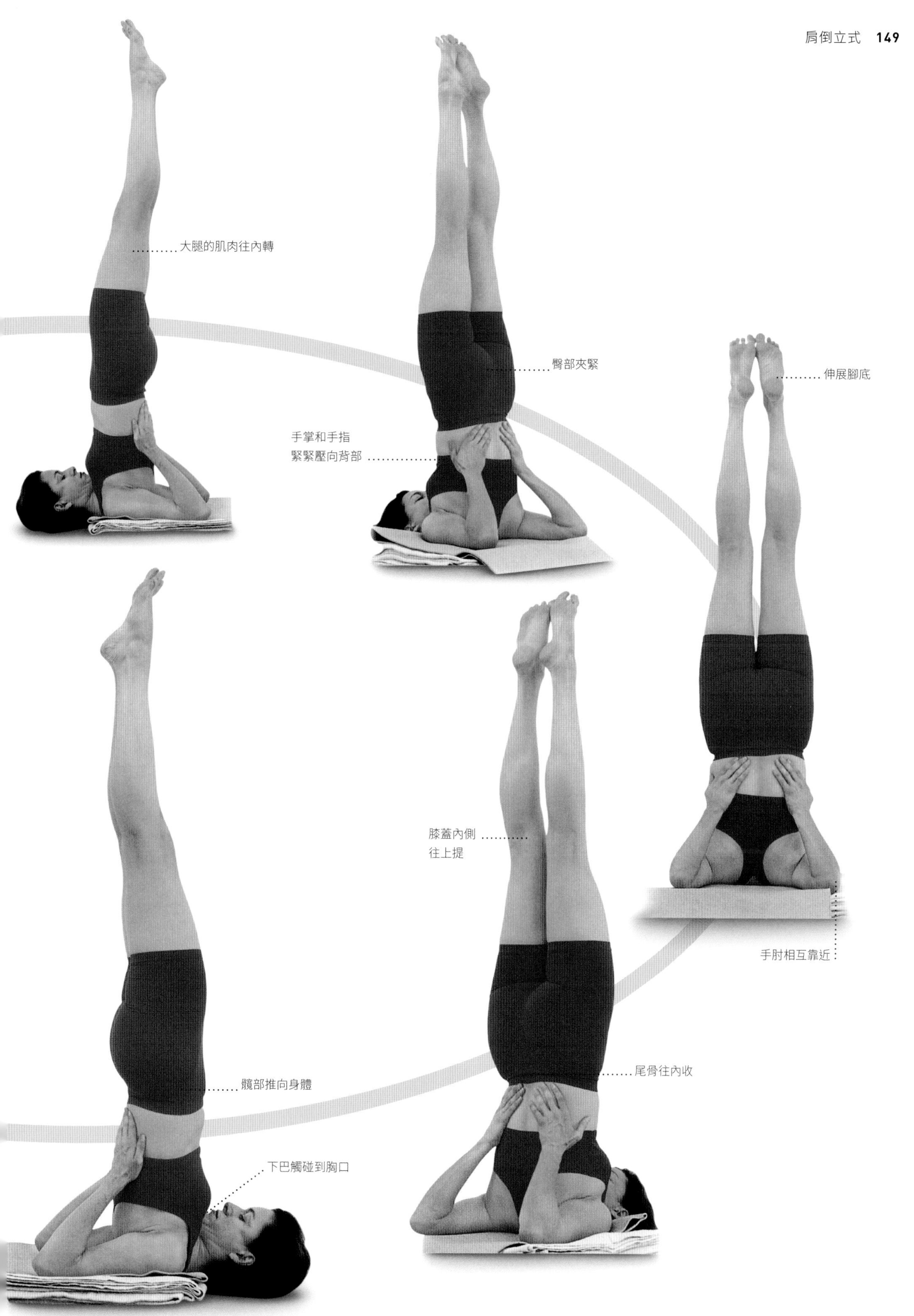
大腿的肌肉往內轉
臀部夾緊
伸展腳底
手掌和手指
緊緊壓向背部
膝蓋內側
往上提
手肘相互靠近
髖部推向身體
尾骨往內收
下巴觸碰到胸口

犁式
Halasana

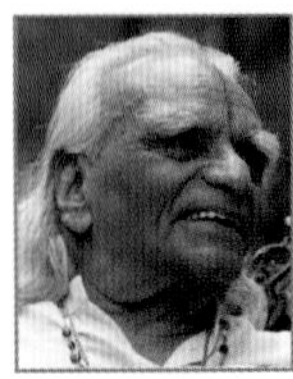

在這個體式中，你的身體呈現為「犁」的形狀。梵文的hala就是「犁」的意思。定期練習犁式能幫助你增加自信和活力。在久病初癒之際，這個體式也有助恢復心智平靜和思緒清晰。犁式也使你的雙眼和大腦休息放鬆，進而緩解壓力和疲勞。

● 益處

緩解疲勞，並提升能量水平

穩定高血壓

活絡腹部器官，並改善消化

延伸脊椎，並改善側彎

以雙腿分開的姿勢練習，有助於治療疝氣和痔瘡

練習時，若將手臂和相扣的十指往腿部延伸，則能緩解手指、手掌、手腕、手肘或肩膀的疼痛或抽筋

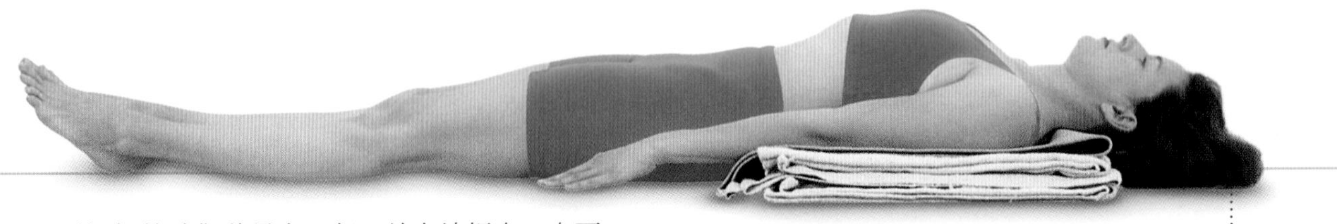

1 兩張摺好的瑜伽毯疊在一起，放在地板上，上面再鋪一張瑜伽墊（參見頁185）。接著躺下來，讓你的脖子、肩膀和背部放在瑜伽墊上。伸展雙腿並收緊膝蓋。注意力放在腿部內側，並從大腿開始一直伸展到你的腳跟。手臂放在身體兩側，手掌朝下，平放在地板上。

● 注意

若你患有缺血、頸椎退化或腹瀉，請不要練習這種體式。月經期間也請避免練習。如果你容易頭痛、偏頭痛、氣喘、呼吸困難，或你患有高血壓、正處於身心疲勞狀態，以及體重過重者，則可以搭配輔具（參見頁232）練習，並在練習過程中閉上眼睛。

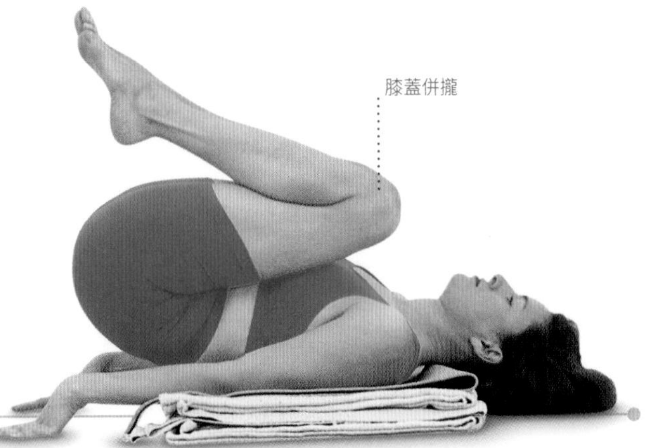

2 吐氣，臀部抬離地板，然後膝蓋抬至你的胸口上方。手臂打直，手指牢牢按在地板上。肩膀往後推，擴展胸腔。

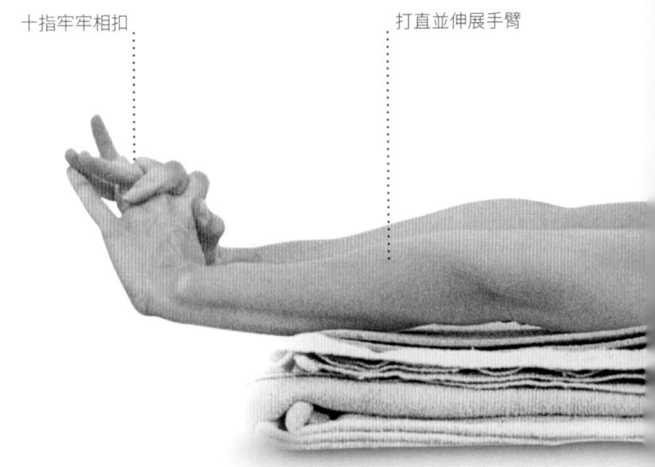

向上伸展足弓
雙腳、膝蓋和大腿併攏
臉部的皮膚與肌肉都要放鬆

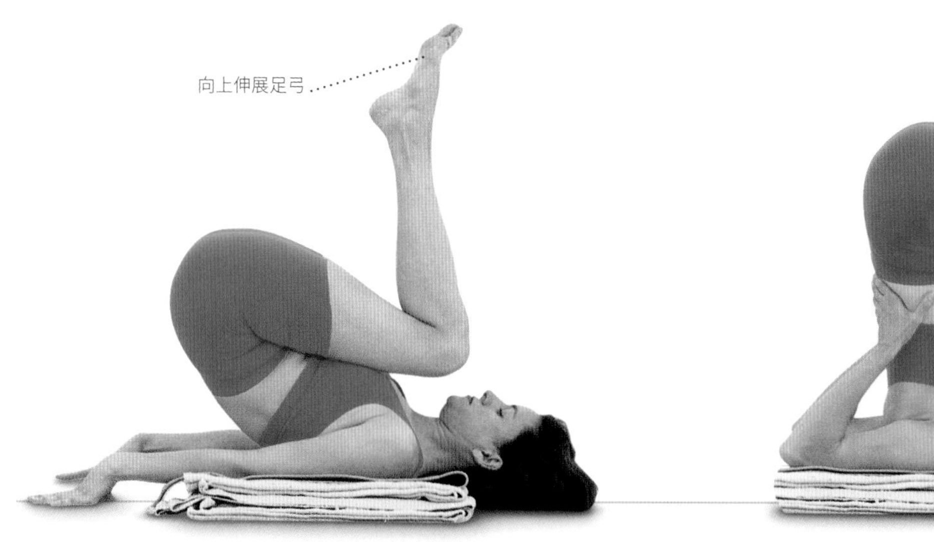

3 用流暢畫圓的方式，髖部和臀部抬向天花板。膝蓋靠近下巴，並抬高小腿，讓小腿垂直於地板。

初學者 臀部抬離地板之後，可以請人幫你握住腳踝，然後將你的雙腿推向頭部。

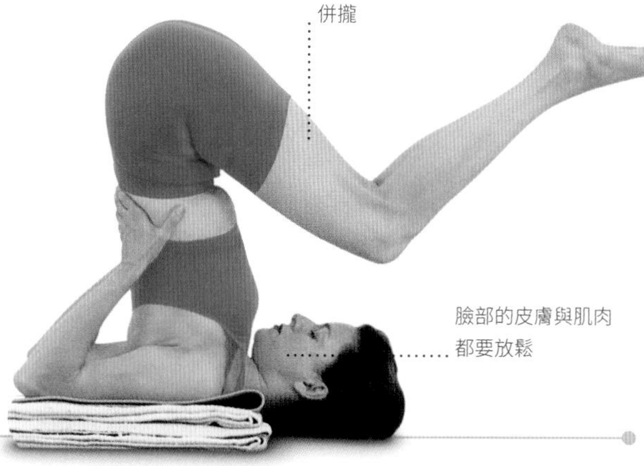

4 手肘彎曲，雙手放在下背部（參見圖示），好將髖部和臀部抬得更高，直到你的身體與地板垂直，而大腿位於臉的上方，彎曲的膝蓋則位於額頭的位置，再慢慢將腿往地板的方向放低。均勻地呼吸。

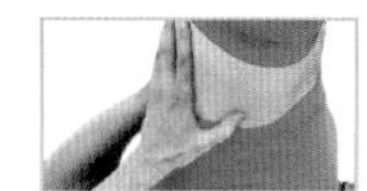

5 在頭部上方擺動髖部和臀部，直到它們與地板垂直，並與肩膀呈一直線。慢慢打直雙腿，並放低你的腳，直到腳趾觸碰到地板。抬高胸部，並讓胸骨接觸到下巴。在毯子上向後伸展手臂，十指關節穩穩扣住，接著旋轉手腕，直到手指朝向天花板。保持在這個姿勢中1~5分鐘，並均勻地呼吸。

初學者 一開始，可以先讓手臂往腳的方向伸展，等到在姿勢中感到舒適時，再把手臂伸到背後。

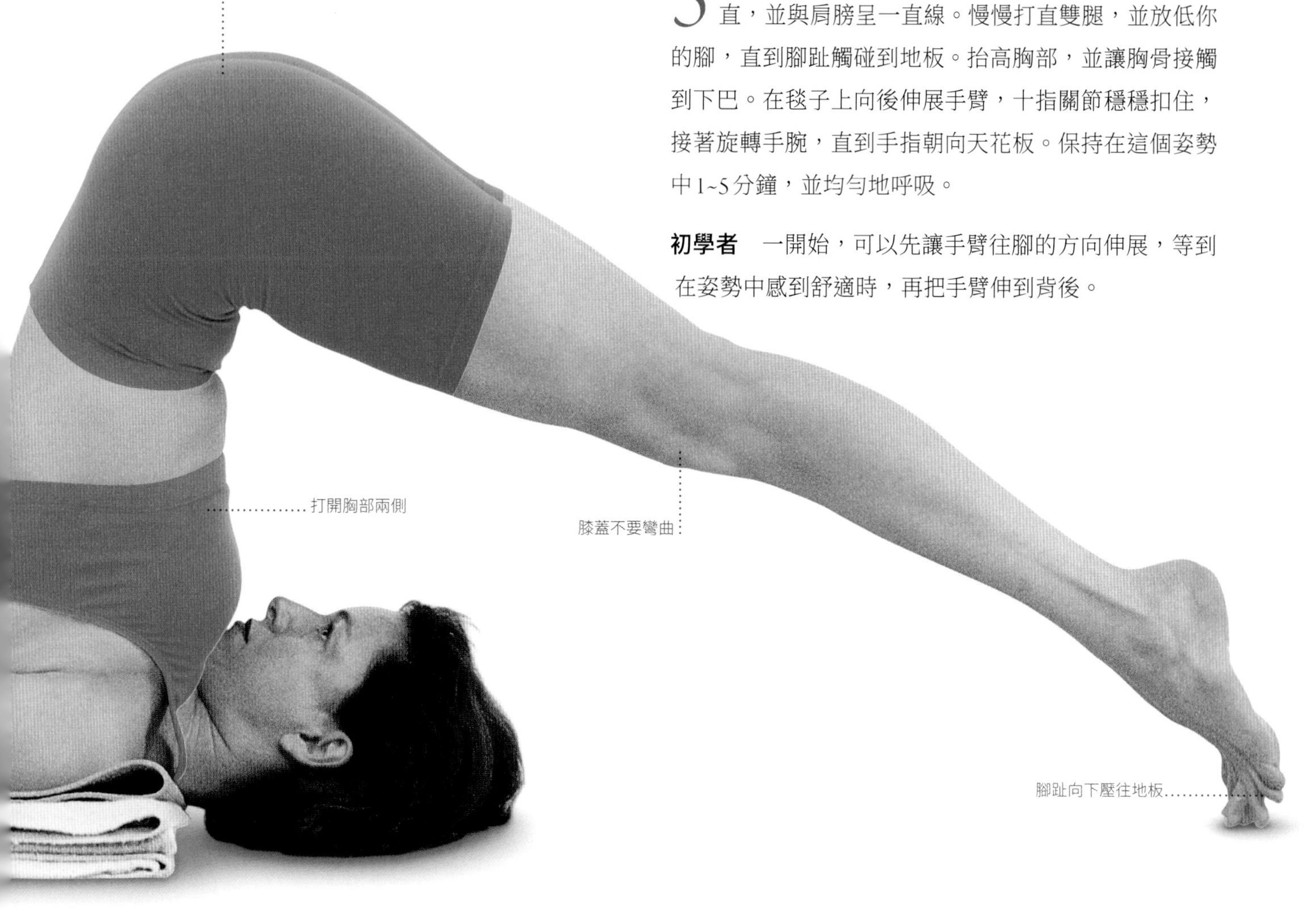

臀部夾緊

打開胸部兩側

膝蓋不要彎曲

腳趾向下壓往地板

犁 式

進階練習的360°視角

保持在這個姿勢中時，要確保你的大腦並未處於緊繃狀態。有意識地放鬆臉部的皮膚和肌肉，並看向胸口，不要往上看。眼睛要彷彿沉入你的眼窩中，這樣有助於放鬆臉部的肌肉。頸部應該是完全柔軟的，這樣才能放鬆腦部。要記得，你的喉嚨即是你的喉輪（参見頁57），若過度緊繃，你的大腦也會隨之緊張。因此，要抬起胸骨和胸部，好讓喉嚨放鬆，確保呼吸順暢。另外也要擴展肚臍和隔膜之間的空間。

腳踝保持伸展
肩膀推入身體
從臀部到腳跟伸展雙腿
伸展腳底
手臂往下壓

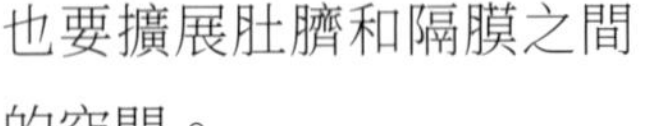

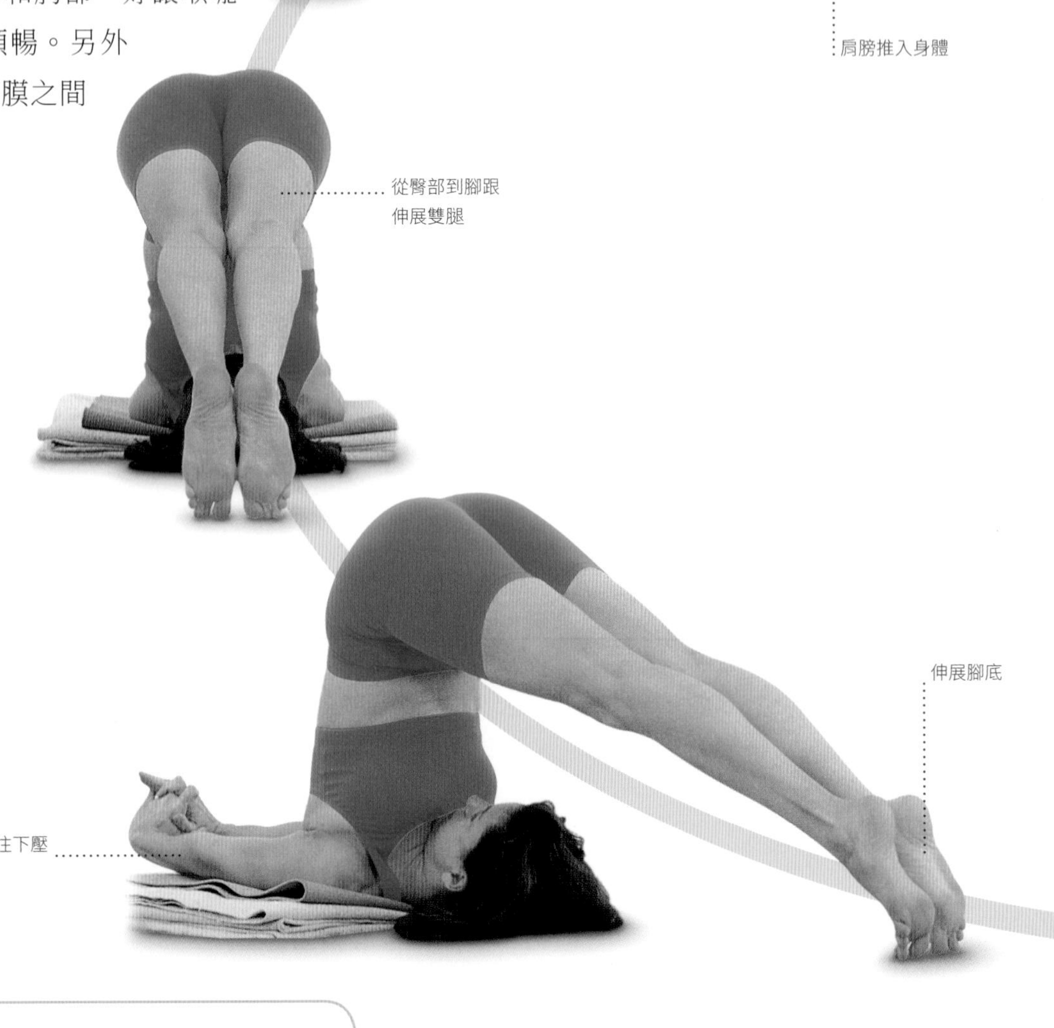

離開姿勢

緩慢且自制地將雙腿抬離地面。膝蓋彎曲，讓大腿往腹部方向移動。臀部往後推，慢慢放低到地板上。最後背部躺平，放鬆全身，並深呼吸。

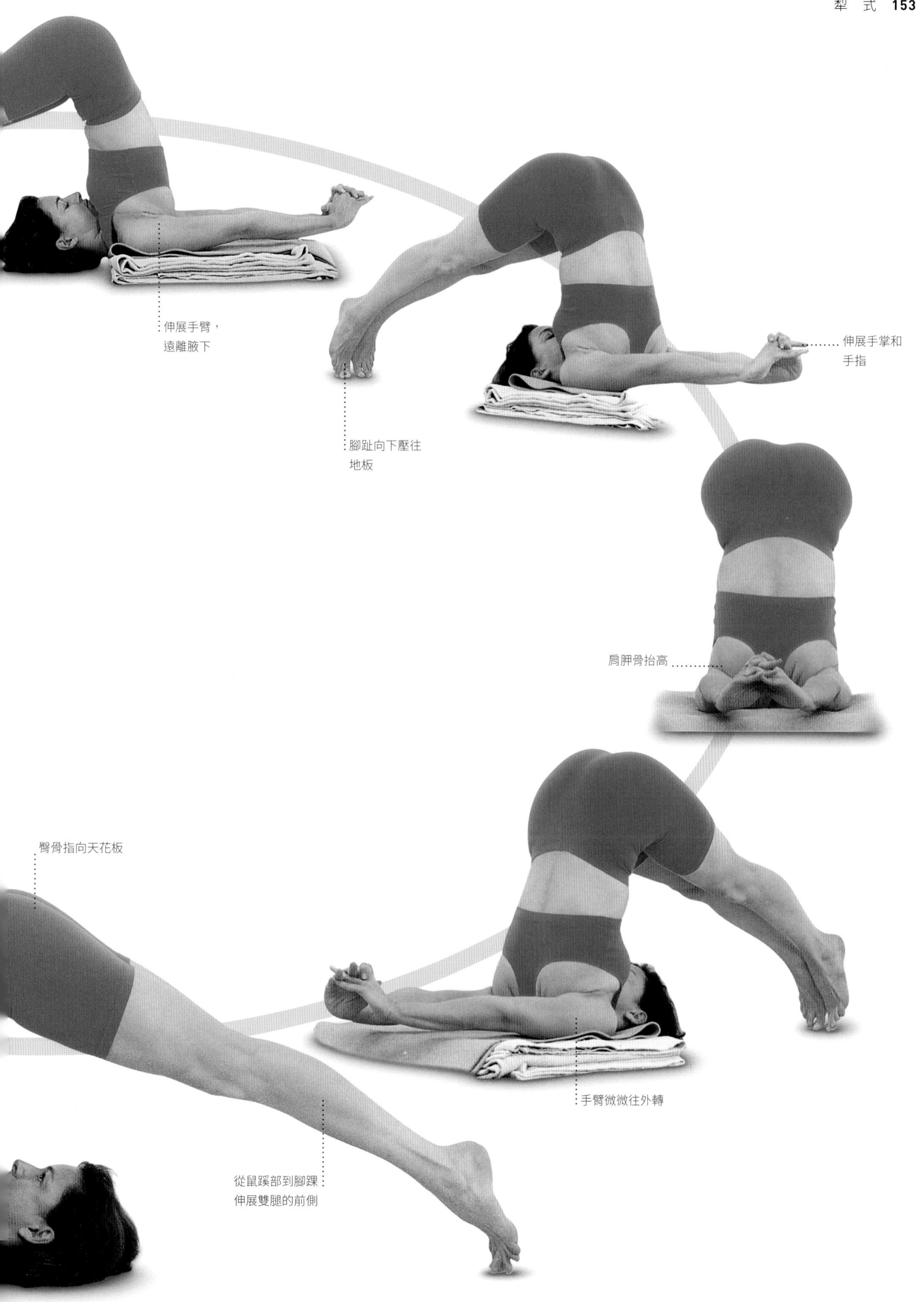
伸展手臂，
遠離腋下
伸展手掌和
手指
腳趾向下壓往
地板
肩胛骨抬高
臀骨指向天花板
手臂微微往外轉
從鼠蹊部到腳踝
伸展雙腿的前側

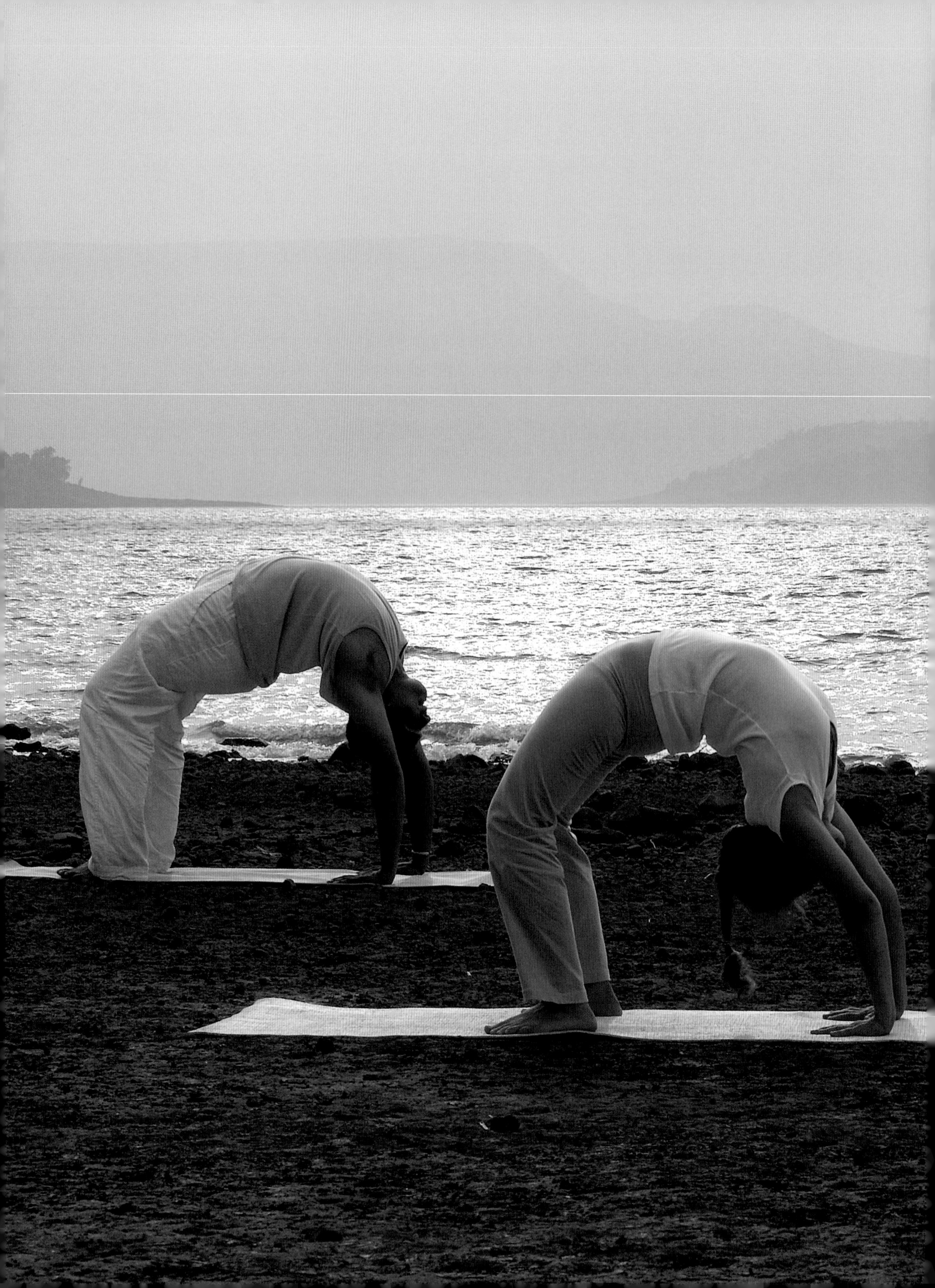

後彎體式

「體式深入身體的每一個層面，
並且最終將滲入意識之中。」

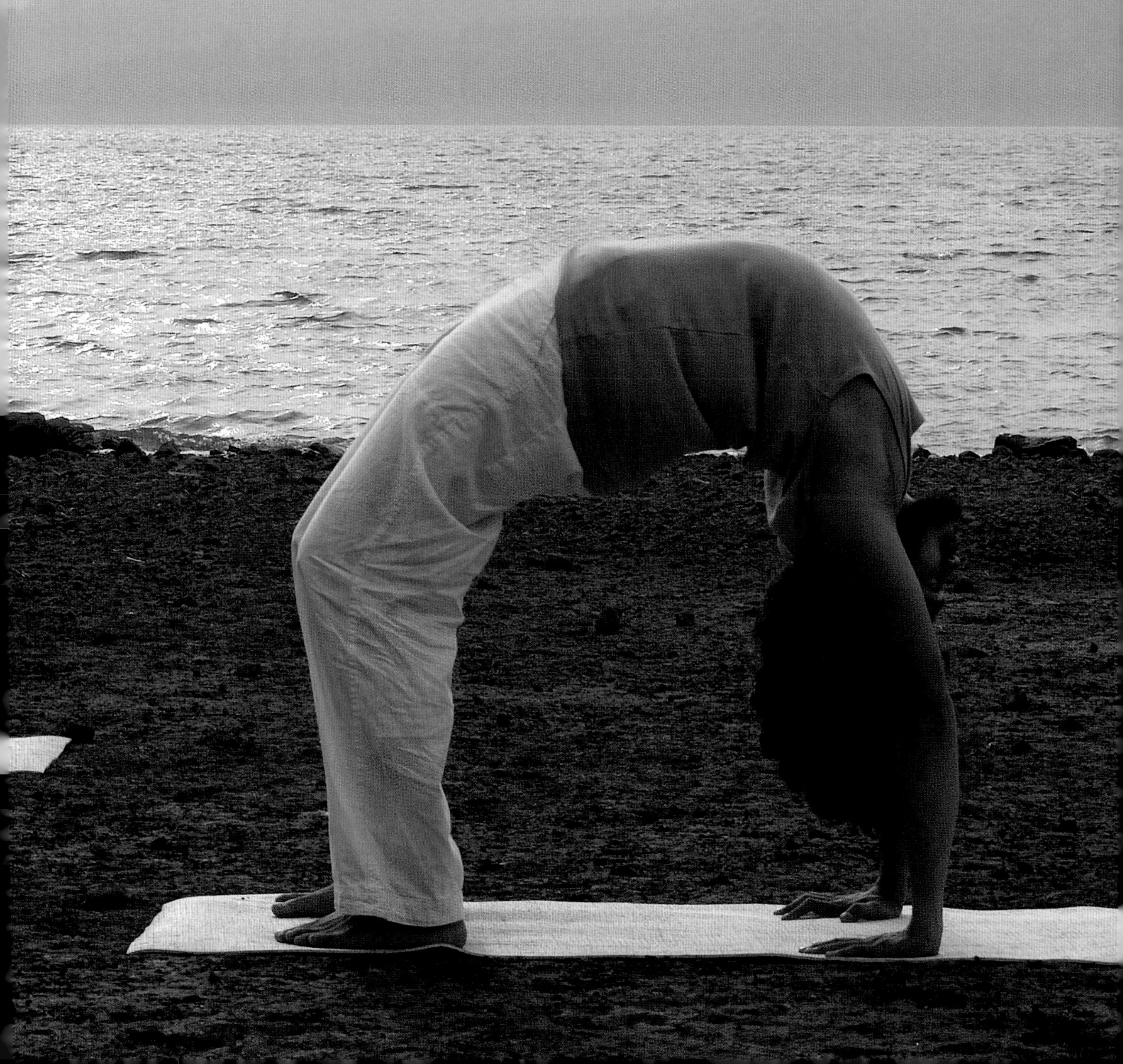

駱駝式
Ustrasana

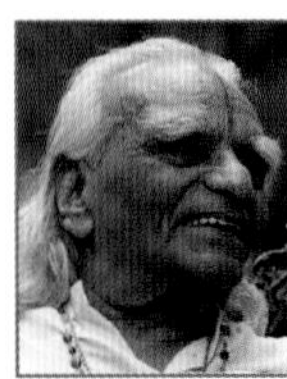

在這個體式中，你的身體向後彎曲，呈現駱駝的模樣，梵語的ustra正是「駱駝」之意。要在最後一個步驟中保持平衡，相對來說是比較容易的，因此這個姿勢也很適合初學者和長輩練習。這個體式對久坐的人也十分有益，因為久坐是一種長時間向前彎曲的姿勢。

● **益處**

有助於矯正姿勢
增加肺活量
促進全身器官的血液循環
調理背部肌肉與脊椎
消除肩膀、背部與腳踝僵硬
緩解腹部痙攣
調整月經量

● **注意**

若你有嚴重便祕、腹瀉、頭痛、偏頭痛或高血壓，請不要練習這個體式。如果你有心臟相關問題，則可以使用輔具練習駱駝式（參見頁240）。

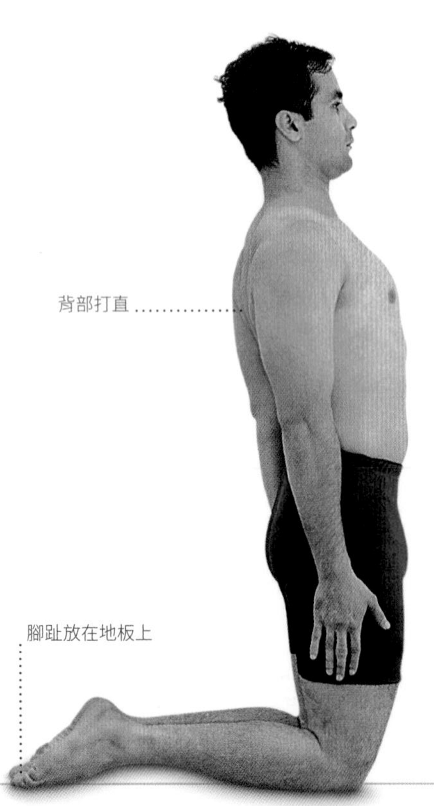

眼睛張開

上手臂相互靠近，
肩胛骨則往肋骨靠近

1 跪在地上，手臂放在身體兩側，大腿、膝蓋和雙腳併攏。腳背放在地板上，腳趾朝向後方。身體打直，並均勻地呼吸。

初學者 如果併攏膝蓋會讓你感到大腿緊繃，那麼練習時就將膝蓋稍微分開，這也能讓脊椎活動起來更靈活。

2 吐氣，手掌放在臀部上。稍微將大腿往前推，臀部往鼠蹊部收緊。脊椎推入身體，然後，慢慢往地板的方向彎曲你的背部，同時伸展胸腔，並擴張你的胸部。保持均勻地呼吸。

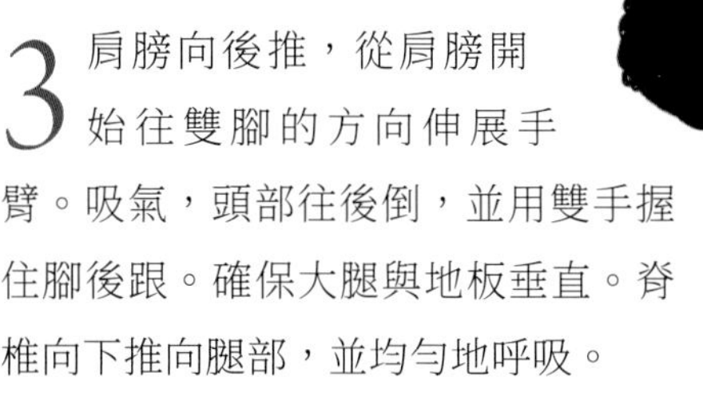

3 肩膀向後推，從肩膀開始往雙腳的方向伸展手臂。吸氣，頭部往後倒，並用雙手握住腳後跟。確保大腿與地板垂直。脊椎向下推向腿部，並均勻地呼吸。

初學者　一開始可以依序傾斜肩膀，一次握住一邊的腳跟。

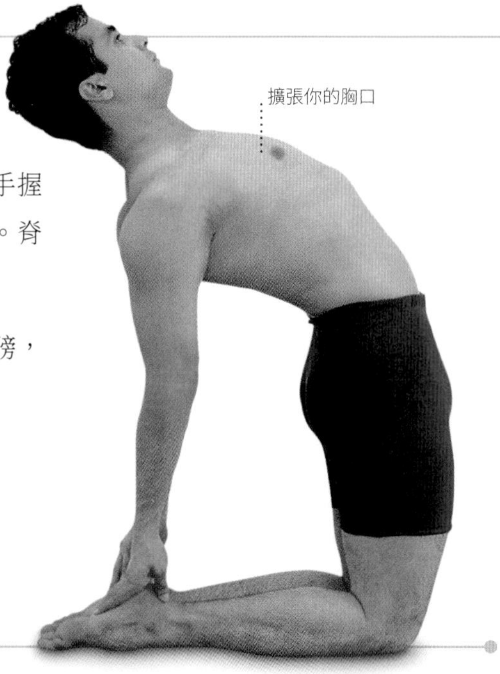

擴張你的胸口

「定期練習這個體式能緩解背部、肩膀和腳踝的僵硬。」

4 雙腳向下壓在地板上，同時，用手掌壓住腳底，而手指要朝向腳趾（參見圖示）。臀部收緊並提起尾骨。肩胛骨往後推。頭部盡可能往後倒，但注意不要拉扯到你的喉嚨。保持在這個姿勢中30秒。

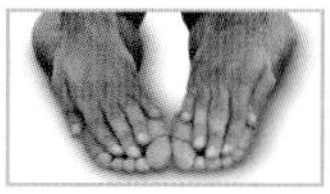

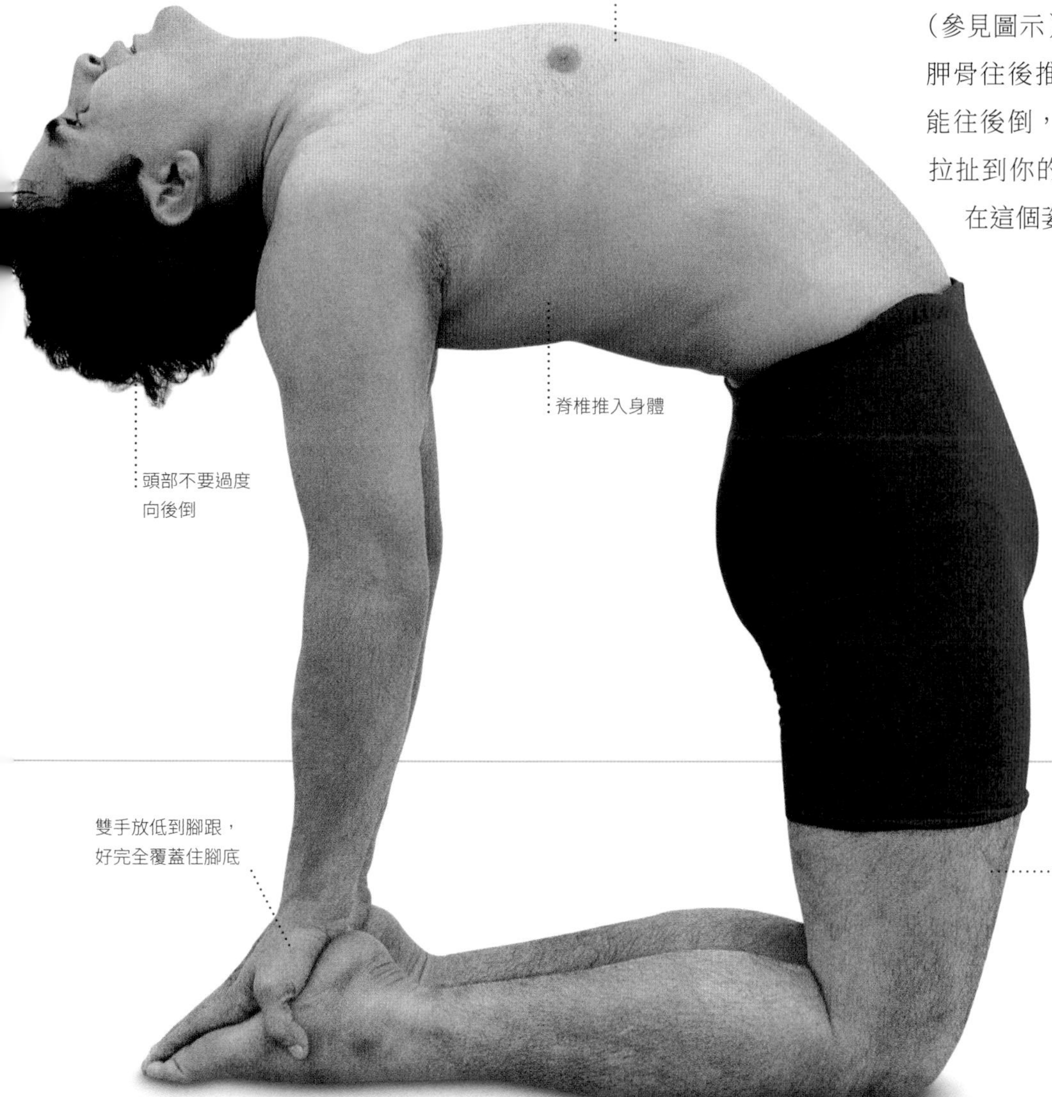

抬起胸骨

脊椎推入身體

頭部不要過度向後倒

雙手放低到腳跟，好完全覆蓋住腳底

四頭肌保持伸展

駱駝式

進階練習的360°視角

小腿骨往下推向地板上，手掌也往下壓在腳底上。抬起並延伸你的脊椎，好讓身體呈現一個拱形。胸部、腋窩和背部要往內捲，這樣才能支撐胸部的後方。有意識地將後肋骨往裡收，感覺腎臟彷彿被往內拉並受到擠壓。試著先在隔膜頂端和肚臍之間創建出一個空間，接著，再創造出肚臍和鼠蹊部之間的空間。如此一來，便可以擴展腹部與骨盆器官以及腸道。上臂內側往前轉，上臂外側則往後轉，手肘關節打直。並均勻地呼吸。

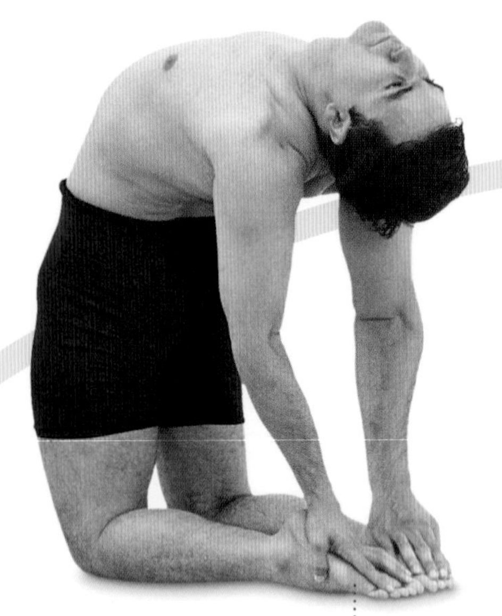

腳背擺在地板上

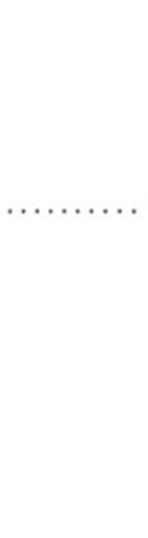

手肘打直

不要扯緊喉嚨

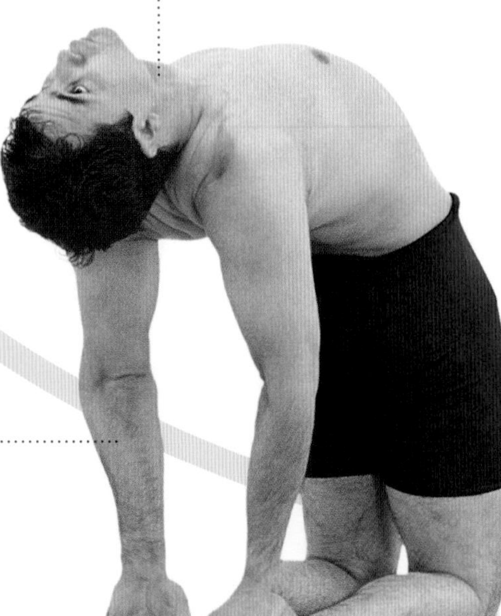

手掌壓在雙腳上，並往腋窩處伸展整個手臂

離開姿勢

吐氣，並鬆開雙手施加在腳上的壓力。抬起身體，手臂來到身體兩側。身體往上抬的力量應該來自你的大腿和胸部。如果無法同時提起雙手，就一次提起一隻手。

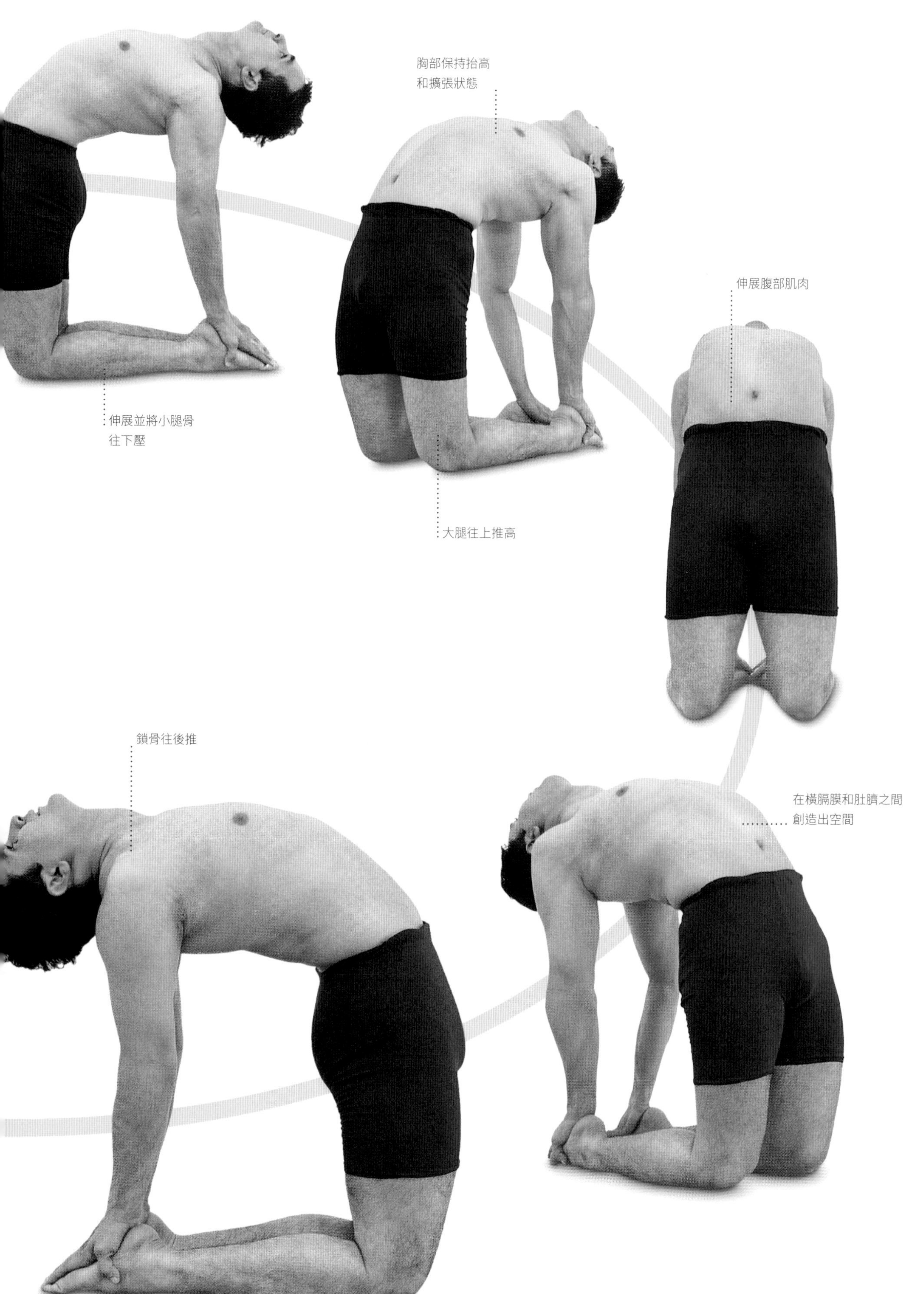
胸部保持抬高
和擴張狀態
伸展腹部肌肉
伸展並將小腿骨
往下壓
大腿往上推高
鎖骨往後推
在橫膈膜和肚臍之間
創造出空間

上弓式
Urdhva Dhanurasana

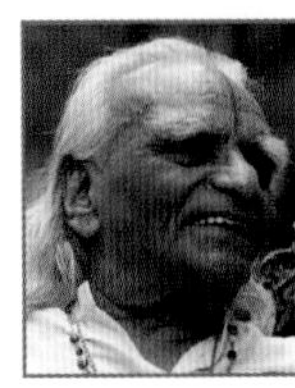

在這個體式中，你的身體向後彎曲，形成一個展開的弓狀。梵文中Urdhva意即「向上」，而dhanur指的就是「弓」。定期練習上弓式可以讓你的身體保持柔軟，並帶來活力和輕盈的感受。這個體式也能刺激腎上腺，增強你的意志力以及抗壓性。

● **益處**

防止心臟動脈增厚，並確保體內健康血液的循環

調整脊椎

強健腹部與骨盆器官

活絡腦下垂體、松果腺和甲狀腺

預防子宮下垂

有助於防止經血量過多，並減輕經痛

● **注意**

若你的血壓過高或過低，請不要練習這個體式。如有便祕或腹瀉症狀，或感到疲倦，還有偏頭痛發作或處於劇烈頭痛期間，也請避免。若你患有心臟相關疾病或缺血，請改練習反向手杖式（參見頁238），不要練習這個體式。

1 先躺在地板上。膝蓋彎曲，並將腳後跟貼向你的臀部。雙腳稍微分開，與髖部同寬。彎曲手肘，並將手肘舉至頭部上方，手掌放在頭部兩側的地板上，手指則朝向肩膀。

初學者　一開始你可能會覺得腳後跟很難靠近臀部，可以用雙手幫忙，腳往臀部的方向拉。

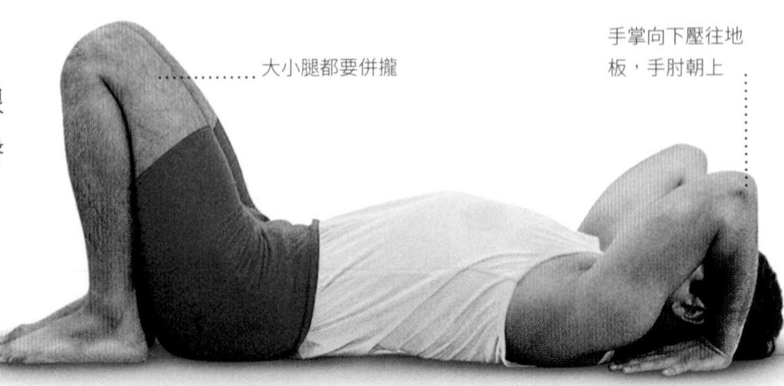

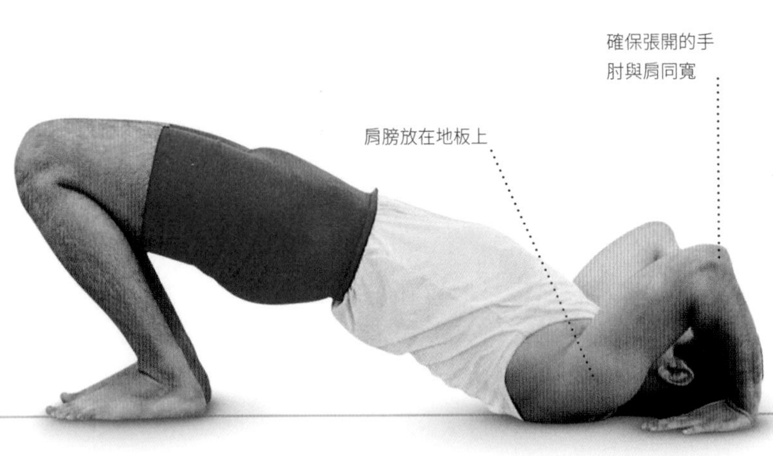

2 注意力放在手掌和腳上，接下來你需要手腳並用來完成動作。提起肩胛骨，將背部的肌肉拉入身體。吐氣，然後將身體和臀部抬離地板。均勻地呼吸。

上師的建議

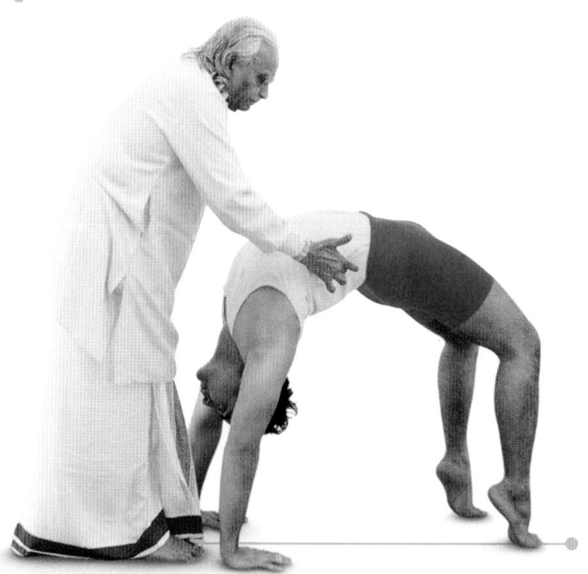

「推高胸部時，如果只有往前方施力，身體的拱型還是會向下塌陷。請注意我如何幫助學生將他的胸腔下側往上提。胸部兩側都要往天花板的方向抬高。」

雙腳朝向前方

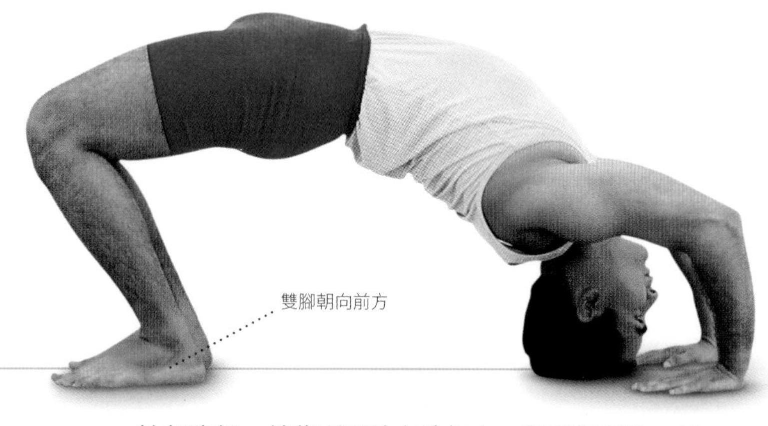

3 抬起胸部，並將頭頂放在地板上，深呼吸兩次。接著大力吐氣，收緊背部和臀部。全身的重量從手掌移到腳背上，並一口氣把身體往上推。調整姿勢，直到你的重量均勻分佈在手臂和腿上。

頭部不要往後倒得太多
手腕保持牢固和穩定
手指張開，伸展你的手掌

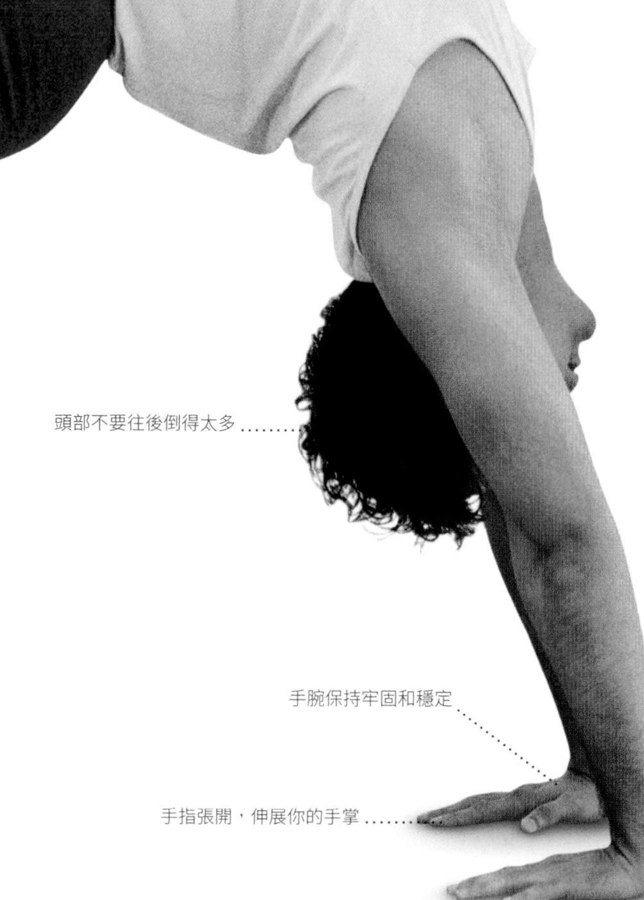

4 身體往上推得更高，手掌和腳底都向下壓往地板，然後將頭抬離地面上。吐氣，把脊椎拉入你的身體。手肘打直，手臂也伸直，手臂外側往手肘的方向收緊。接著，頭部往後倒，但不要拉扯到喉嚨。保持在這個姿勢中5~10秒。

中級練習者 吐氣，大腿的肌肉往上拉，並將腳後跟也抬離地面（參見圖示），這樣便能伸展得更多。擴展你的胸部，並抬起下脊椎，直到腹部繃緊得像一面鼓皮。身體不要往下掉，伸展全身所有的關節。接著，再將腳後跟放回地板上。

上弓式

進階練習的360°視角

在最後一個步驟中，你的身體會分別往手掌和腳掌兩個方向伸展，中心點則是在脊椎的底端。試著將這個中心點盡可能往上推。打開每根肋骨之間的空間，尤其是胸腔底部的肋骨。拉寬你的橫膈膜。收緊肩胛骨和後肋骨，彷彿正在擠壓腎臟。確保你的重量均勻分佈在手掌和腳掌上，並確保手臂和腿都往上拉，朝天花板的方向延伸。一開始先保持在這個姿勢中5~10秒，並均勻地呼吸。透過練習，每次可以重複這個姿勢3~5次，這能使你的身體更加靈活，並增進伸展的效果。

打開腋窩

腳的外緣向下壓往地板

從手腕到腋下伸展手臂

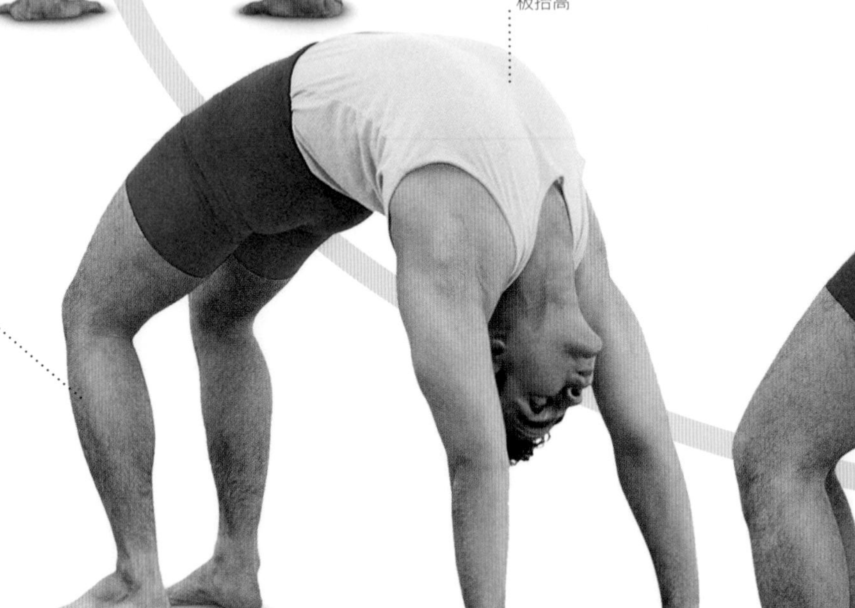

胸部往天花板抬高

小腿骨向上推往大腿

離開姿勢

吐氣，彎曲手肘和膝蓋。放低身體，然後頭頂放到地板上。背部和臀部也放低到地板上。最後平躺下來，深呼吸幾次。

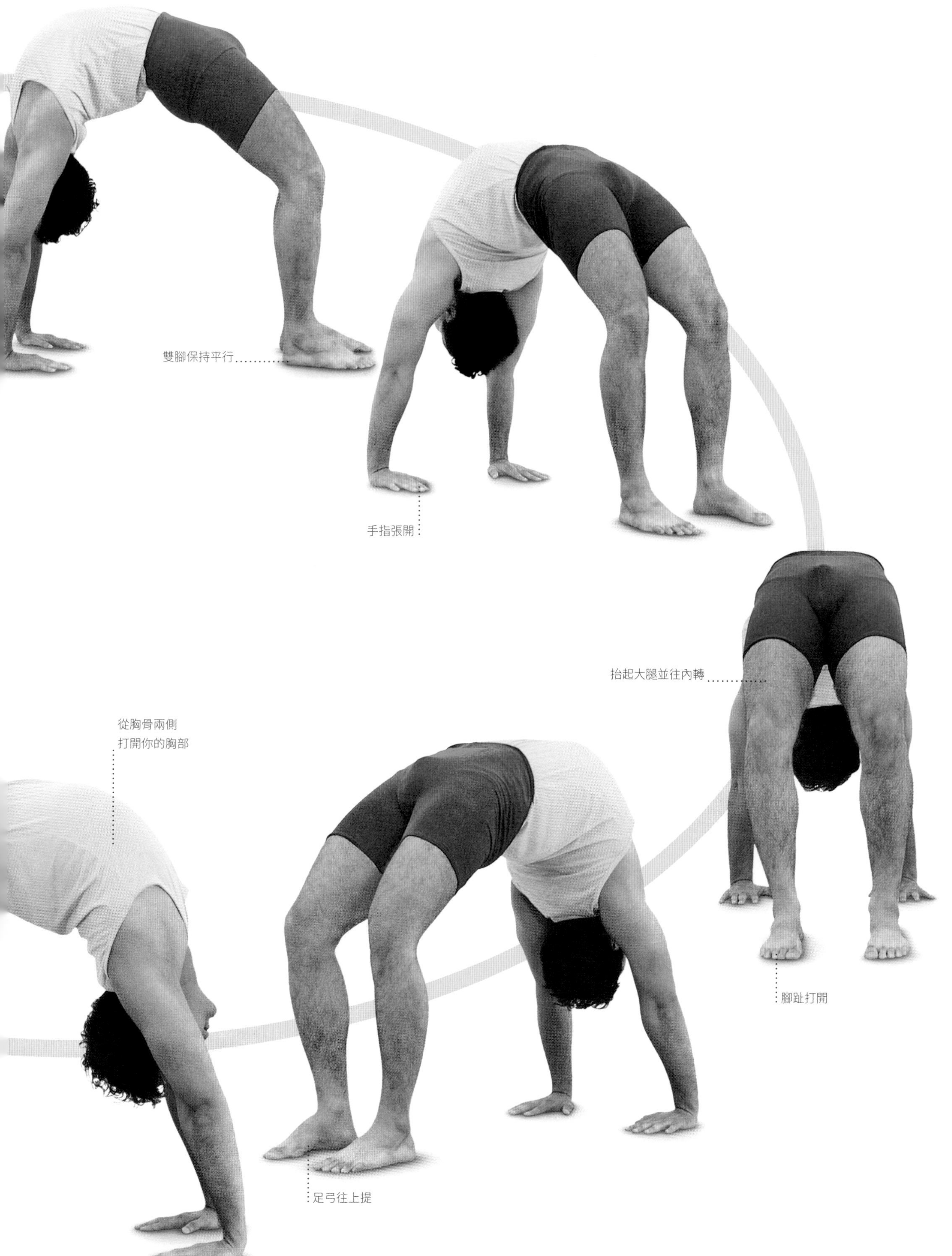
雙腳保持平行
手指張開
抬起大腿並往內轉
從胸骨兩側
打開你的胸部
腳趾打開
足弓往上提

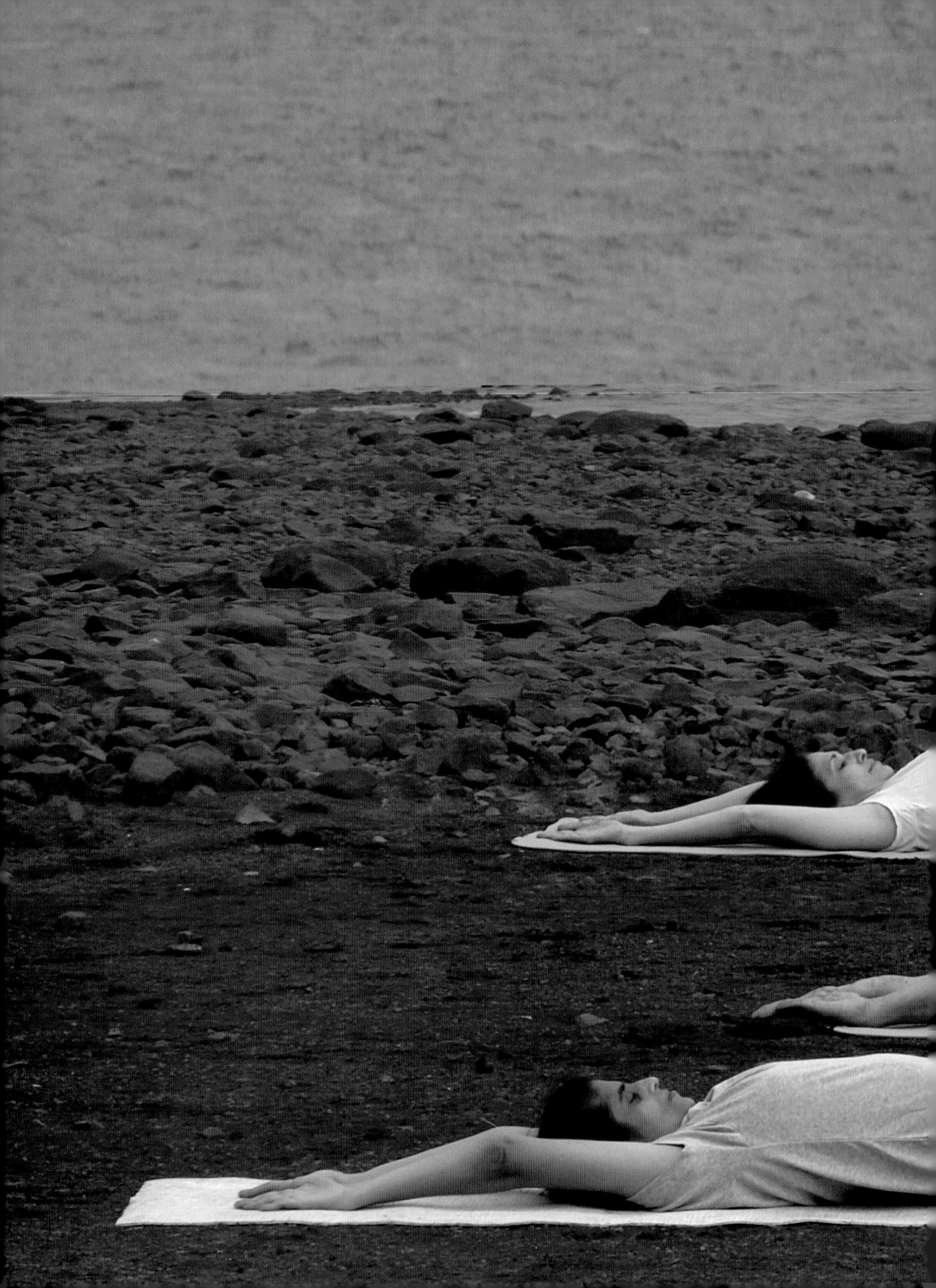

仰臥體式

「感受你的內在心智正撫觸到你整個身體——

甚至是以往難以觸及的最深遠之處。」

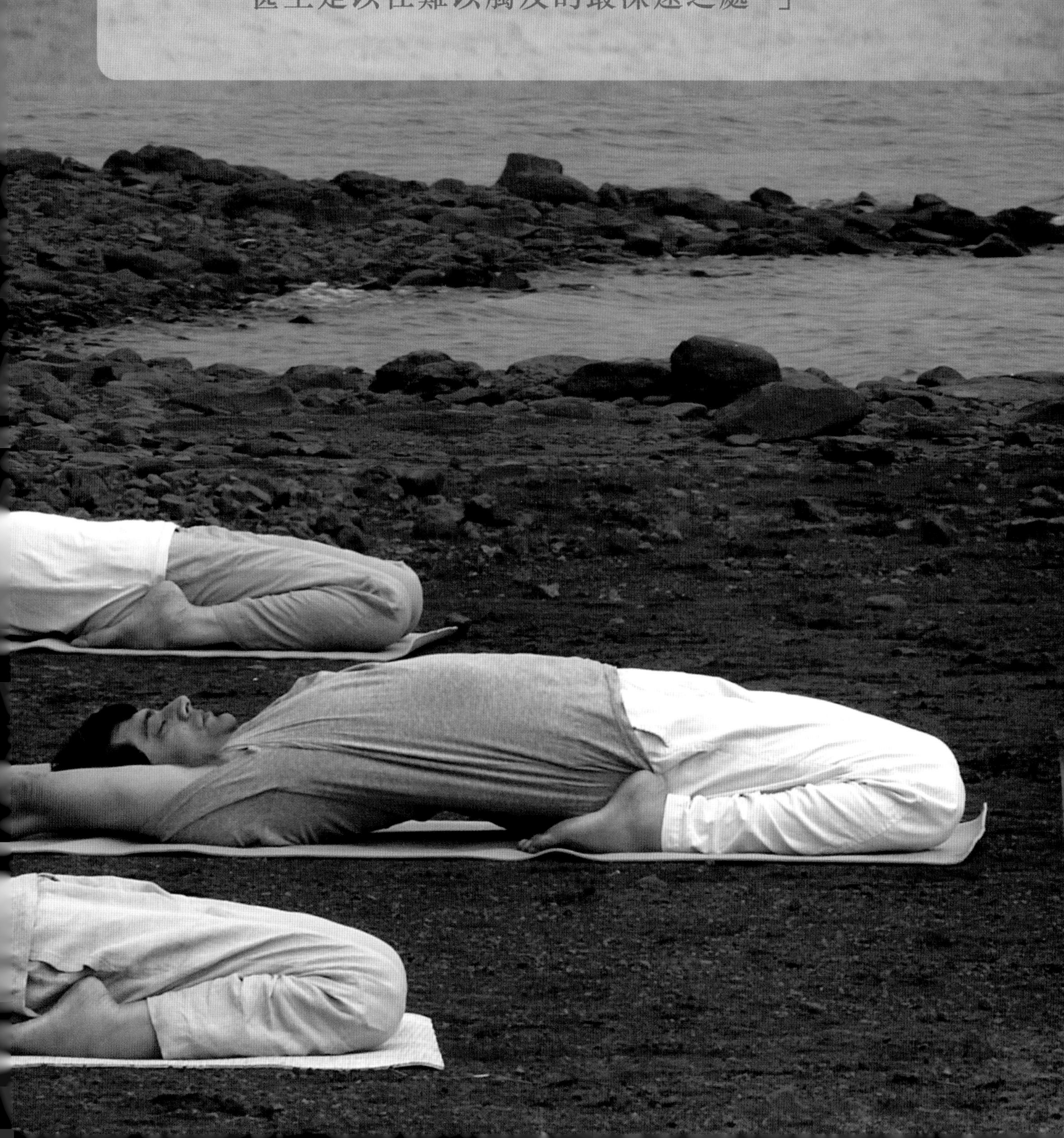

仰臥英雄式

Supta Virasana

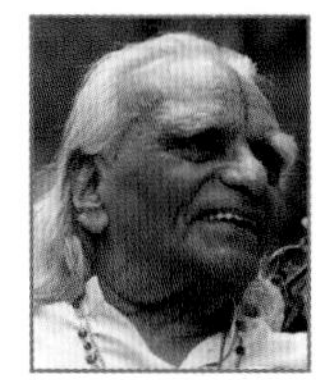

這是英雄式（參見頁104）的一個變化姿勢，在這個體式中，身體是躺在地板上的。梵文的Supta意即「躺著」，vira則指「英雄」或「冠軍」。這個體式對運動員或長時間站立的人很有幫助，因為腿部會受到強而有力的拉伸。如果在晚上睡覺之前練習這個這個姿勢，隔天早上會覺得腿部獲得休息並恢復活力。

● 益處

有助於減少心臟相關疾病
伸展腹部、背部和腰部
緩解風濕以及上、中、下背部的疼痛
紓解痛風和膝蓋骨關節炎
促進消化
紓緩胃酸和胃潰瘍
緩解氣喘症狀
減輕經痛，並有助於治療卵巢相關疾病

● 注意

若患有踝關節炎或椎間盤疾病，要使用輔具來練習（參見頁185）。女性若在月經期間練習，則要在背部下方墊一個瑜伽枕做支撐（參見頁246）。

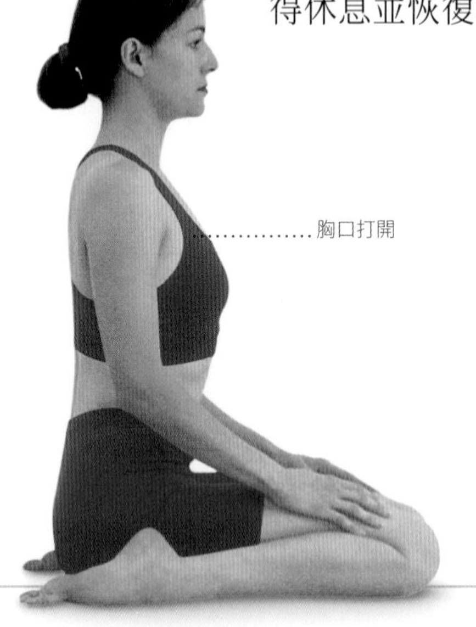

前臂往下壓並伸展你的身軀

確保膝蓋併攏

1 先呈英雄式坐姿（參見頁104）。雙膝併攏，雙腳則分開大約50公分（18英寸），使兩腳放在你的臀部旁邊，並確保小腿內側與大腿外側相互接觸，以免過度拉扯到腿部。腳底轉向天花板，所有腳趾都要放在地板上。徹底伸展腳踝，腳底往腳趾延伸。讓能量通過你的雙腳，並前後流動。

2 調整你的腿部姿勢，大腿往內轉，小腿則往外轉。吐氣，然後逐漸將背部朝地板放低，手肘也依序放在地板上。

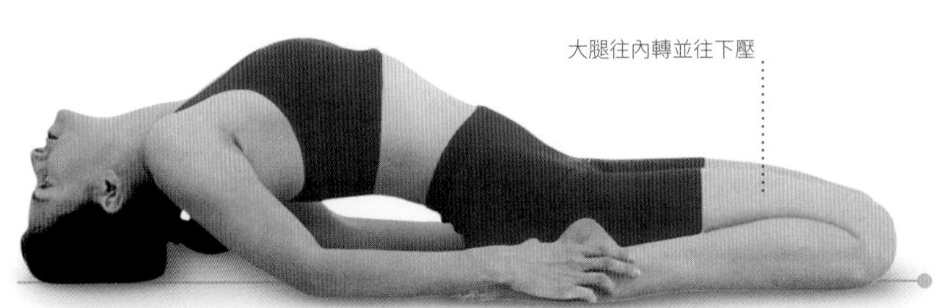

3 頭頂置於地板上。然後，放低你的肩膀和上半身，好讓頭部和背部能放在地板上。在身體的兩側伸展手臂，手腕向下壓在腳底上。

上師的建議

「不要將臀部推向脊椎，這會導致腰椎彎曲。我會將學生的腰部和臀部推向膝蓋。要拉伸臀部的肌肉，並使腰椎獲得伸展。然後再將脊椎放在地板上。」

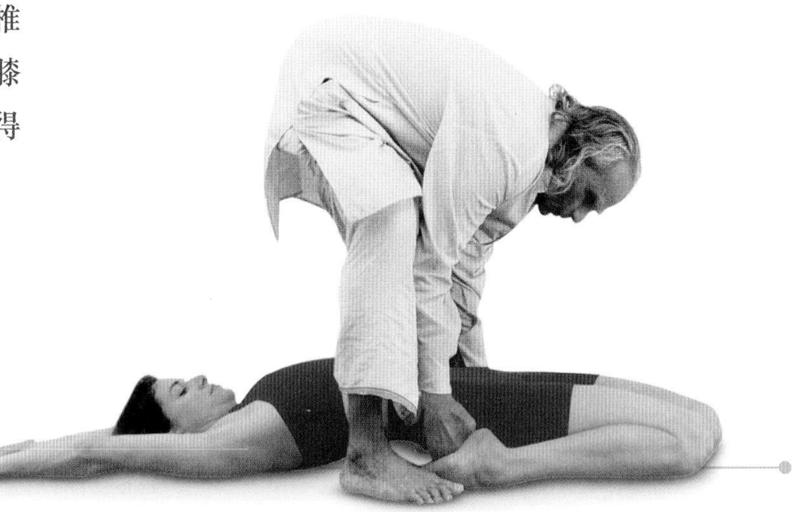

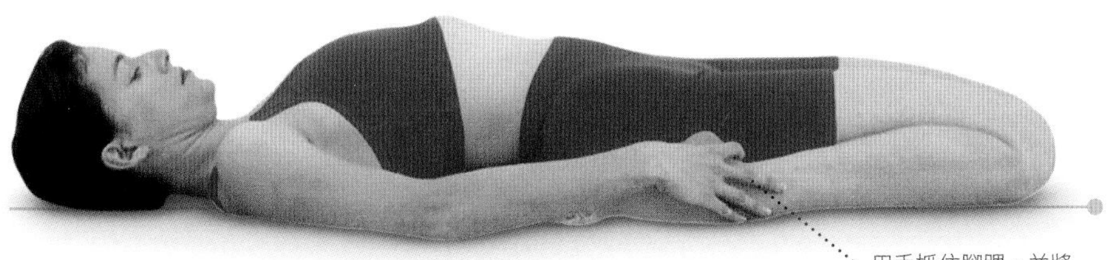

用手抓住腳踝，並將它們往外轉

4 手肘擺在身體外側，並平躺在地板上，直到你的脊椎獲得完全伸展。頭部放低，肩膀向外打開，遠離脖子。肩胛骨和膝蓋完全放平在地板上。

5 手臂舉過頭頂，在地板上伸展，手掌則朝向天花板。確保兩側肩胛骨都平放在地板上，臀部或膝蓋也不要抬離地板。放鬆你的背部，而且整個背部也要完全平放在地板上，若背拱起來，會對下背造成壓力。大腿併攏，但不要拉扯到膝蓋。均勻地呼吸，並保持在這個姿勢中30~60秒。

從胸骨兩側平均擴張你的胸部

手臂打直，並平放在地板上

腳的外緣往地板的方向轉動

仰臥英雄式

進階練習的360°視角

在最後一個步驟中，你伸展手臂的同時，也會將大腿和腹部朝胸部的方向拉伸，過程中更會按摩到這些部位。兩邊肩胛骨往內收，好完全展開胸部。肩膀向下壓，確保膝蓋和臀部都留在地板上。身體的正面和背部都要均勻地拉伸，腋窩也要完全伸展。將你的骨盆往膝蓋的方向推，然後向下壓在地板上。注意力集中在肋骨，並有意識地讓肋骨往頭部的方向伸展。逐漸將固定在姿勢中的時間增加為5~7分鐘。

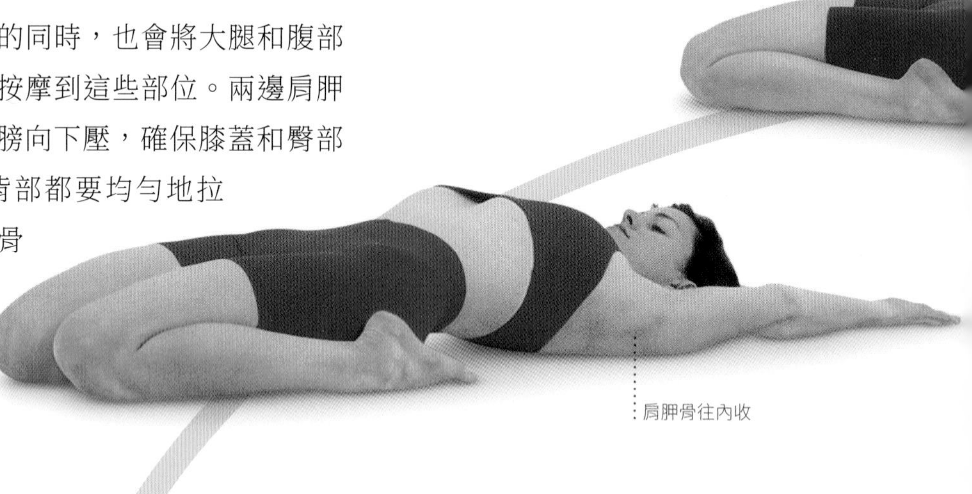

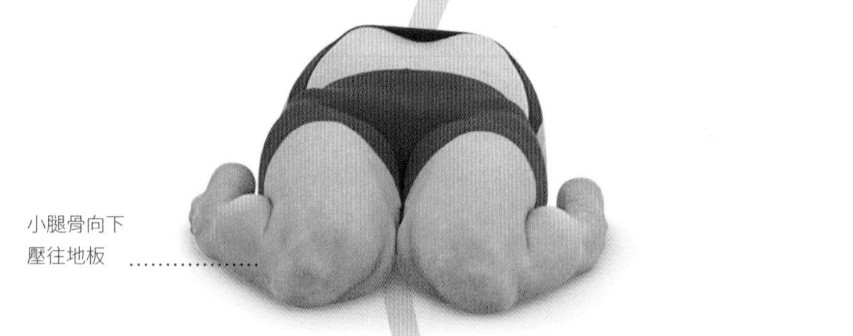

當心智穩定寧靜之

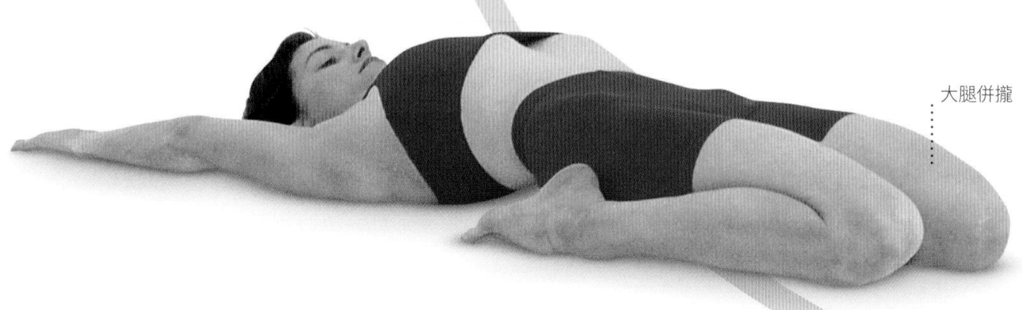

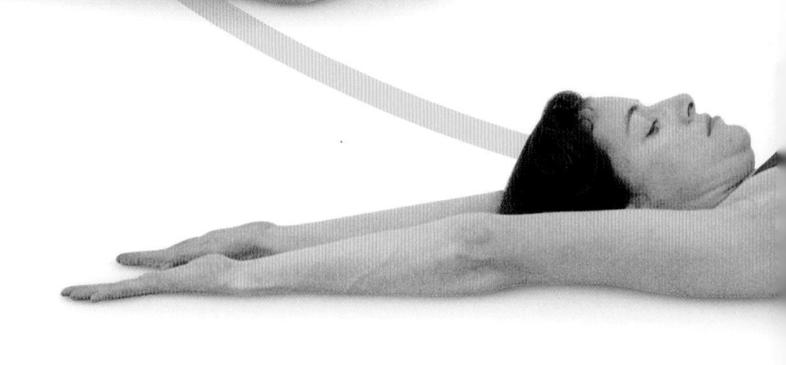

離開姿勢

手越過頭頂來到腳邊，並握住腳踝。用手肘支撐自己，然後將頭和身體抬離地面。回到英雄式坐姿。吐氣，並伸直雙腿。最後回到手杖式。

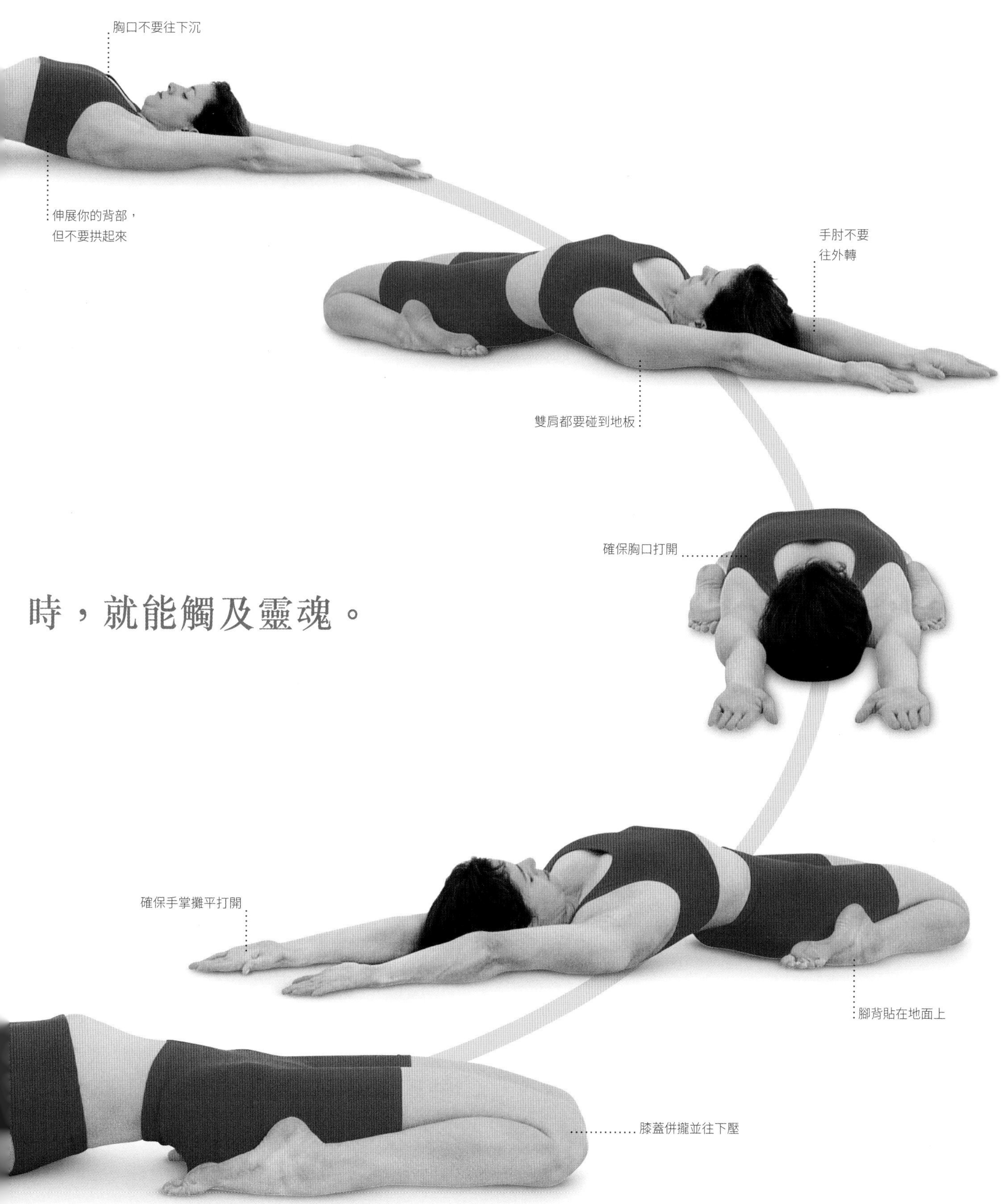
胸口不要往下沉
伸展你的背部，
但不要拱起來
手肘不要
往外轉
雙肩都要碰到地板
確保胸口打開
確保手掌攤平打開
腳背貼在地面上
膝蓋併攏並往下壓

時，就能觸及靈魂。

攤屍式
Savasana

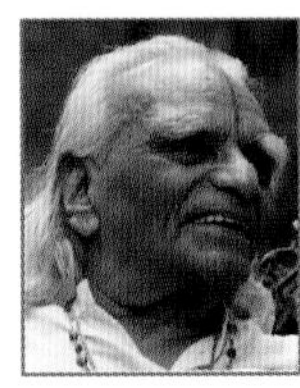

在這個體式中，你的身體會像屍體那樣一動也不動，但心智會清醒而又鎮定。梵文的sava意即「屍體」。練習這個體式時，你的感知器官——眼、耳、舌——會從外在世界中抽離，而身體和心智將合而為一，你會感受到內心的平靜。這個體式也是冥想練習的第一步。

● 益處

有助於減輕神經緊張、偏頭痛、失眠和慢性疲勞症候群

放鬆身體，並紓緩呼吸

紓緩神經系統，為心智帶來寧靜

促進長期或嚴重疾病的康復

● 注意

若你懷孕、患有呼吸系統疾病或正感到焦慮，練習攤屍式時，請在頭部和胸部下方墊一個瑜伽枕（參見頁248）。如果你背痛，則可以將小腿放在椅子上，而大腿垂直於地板，好讓你整個背部平放在地板上。兩個體式之間不要安排練習攤屍式。

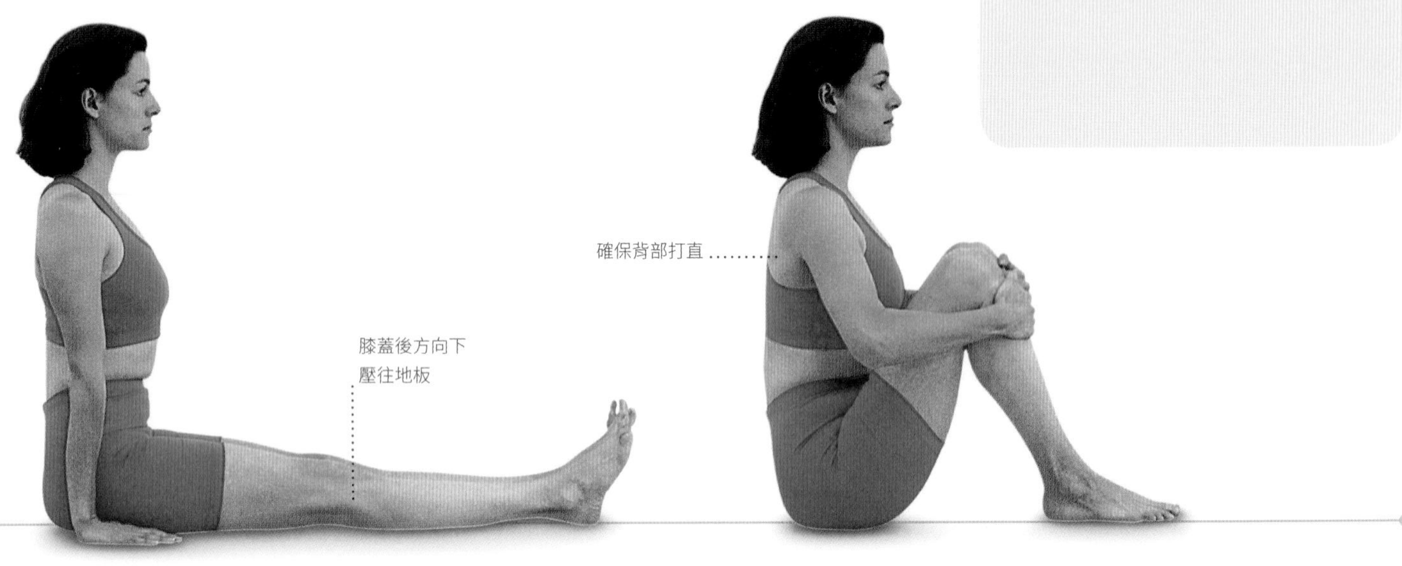

1 先呈手杖式坐姿（參見頁102）。臀部的肉分別往兩側推，好讓你的重量能平均分配在兩個臀骨上。均勻地呼吸。

2 彎曲膝蓋，讓腳後跟靠近臀部。握住小腿頂部，並將臀骨向下壓往地板。確認一下你的背部是否挺直。

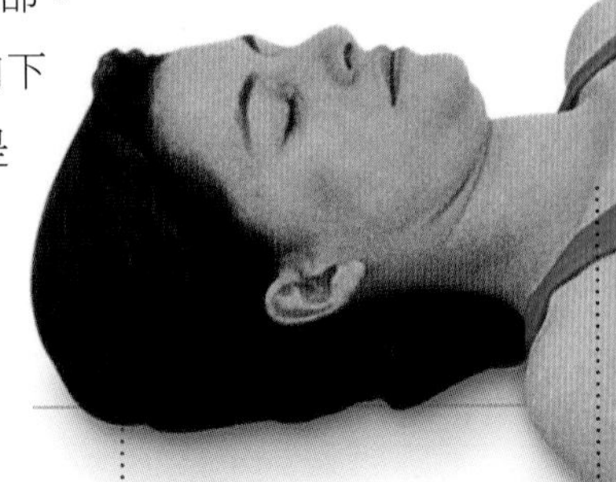

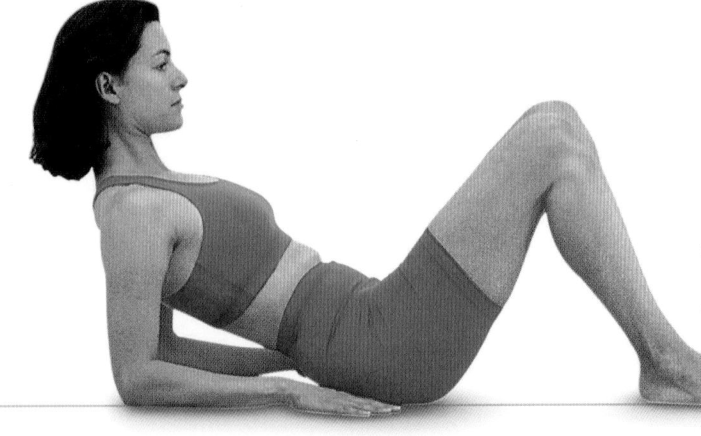

3 接下來要朝地板方向放低身體，先將前臂和手掌放在地板上，然後身體向後靠，用手肘撐住。你的雙腳、膝蓋和臀部都不要移動。

4 將你的脊椎一節一節逐漸放低至地板，一直到後腦杓也放在地板上。轉動手掌，讓手心朝向天花板。閉上眼睛，然後依序伸直雙腿。

中級練習者 伸展你的上半身，讓它遠離髖部，好拉直整個脊椎。充分伸展脊椎，並讓它始終平放在地板上。確保腿部和身體兩側都獲得平均伸展。

「攤屍式能消除疲憊，並撫慰心靈。身體各部位都正確擺放，便能徹底放鬆。」

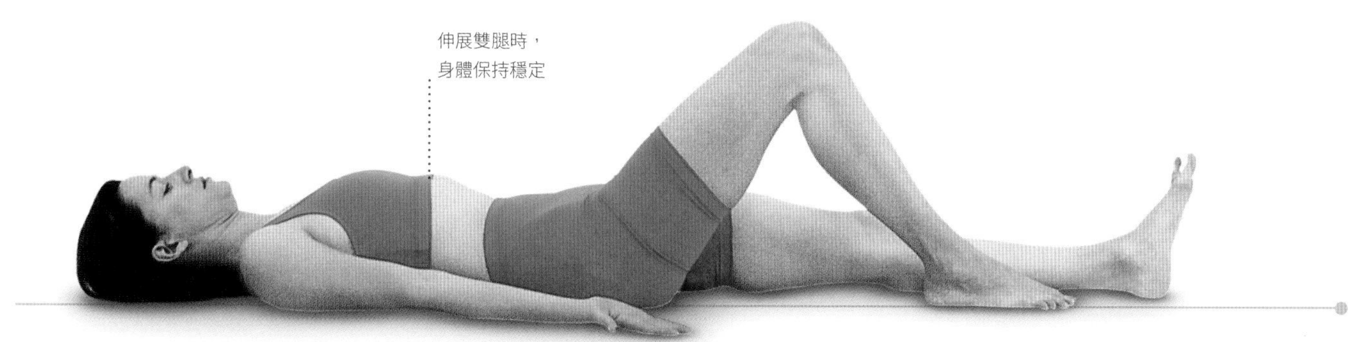

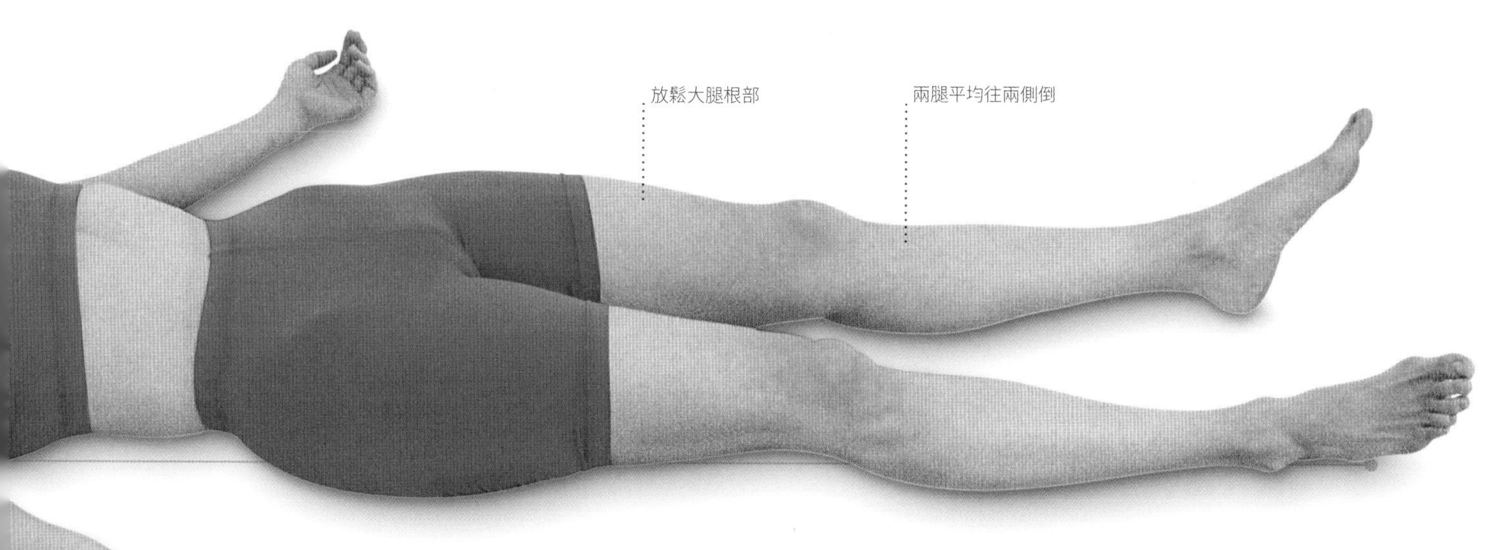

5 放鬆雙腿，讓兩腿輕輕往兩邊倒。確保兩邊的膝蓋也都有往旁邊倒。手臂往兩邊打開，但是肩膀不要抬離地板。鎖骨也往兩側打開。閉上雙眼，專注於你的呼吸。保持在這個姿勢中5~7分鐘。

中級練習者 想像你脊椎的畫面，脊椎的外緣也要舒適地置於地板上。讓胸部往兩側擴展，並放鬆胸骨。注意力來到你的橫膈膜，它應該也要是放鬆的，沒有被拉扯。鎖骨往兩側打開時，會感到頸部向下貼往地板。放鬆頸部的肌肉。

攤屍式

進階練習的360°視角

當頸部向下貼往地板時（參見頁171的步驟4），你大腦後面的區域會有一股紓緩的感受。這個區域放鬆之後，再接著放鬆前面的區域。讓能量從頭頂開始，以螺旋式向下流向鼻梁，再流動到胸骨的一個定點。當能量流至這個定點時，構成身體的三身和五鞘（參見頁48）將聚在一起，並合而為一個和諧的整體。這也是攤屍式的最終目標。

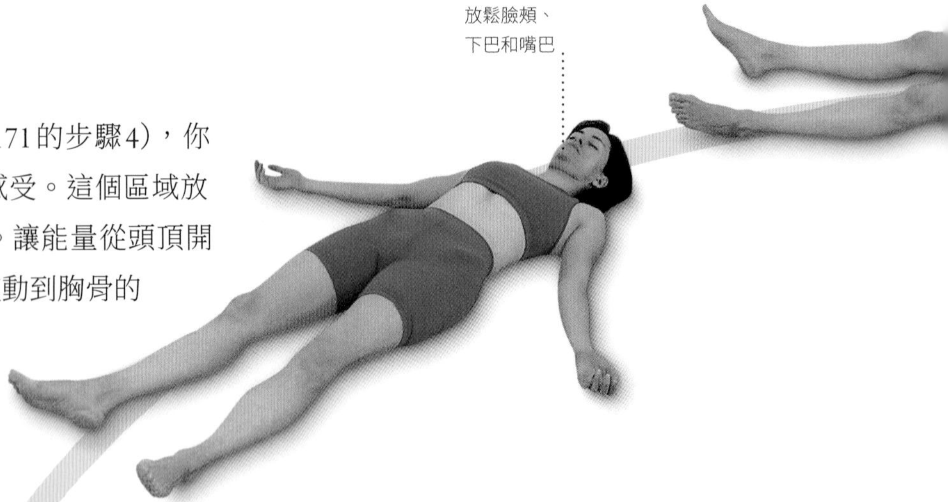

放鬆臉頰、
下巴和嘴巴

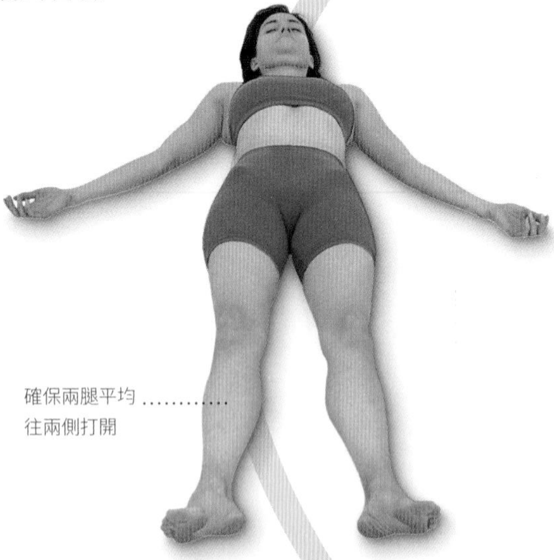

確保兩腿平均
往兩側打開

確保腰部區域
往下伸展

後頸放在地板上

從身體最外面的
讓這股感受滲入我

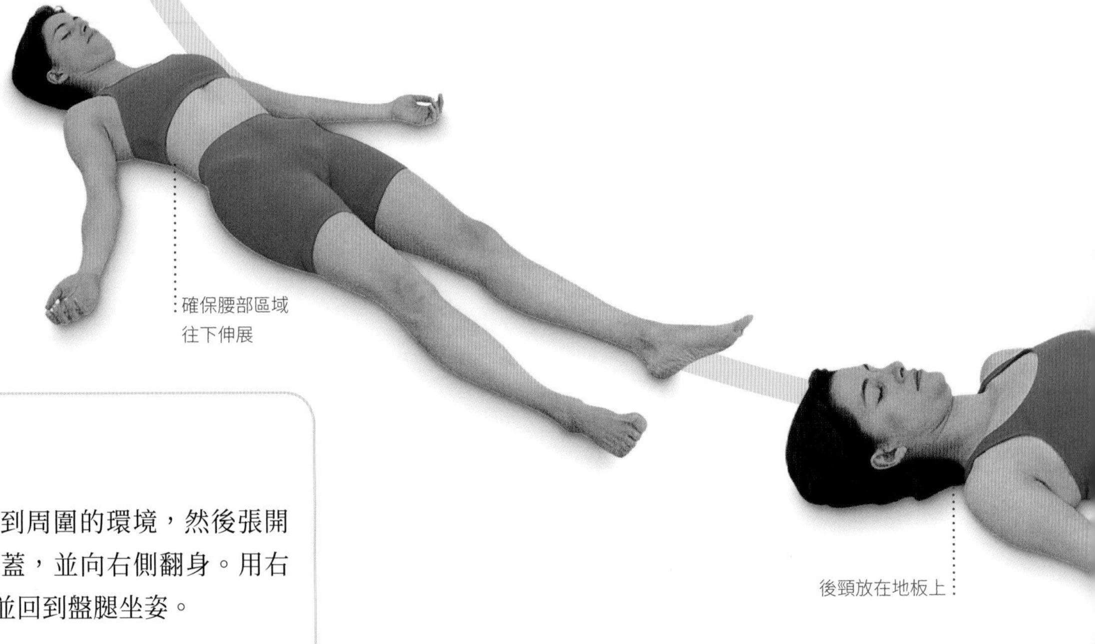

離開姿勢

慢慢恢復意識，連結到周圍的環境，然後張開雙眼。彎曲你的右膝蓋，並向右側翻身。用右手臂將身體撐起來，並回到盤腿坐姿。

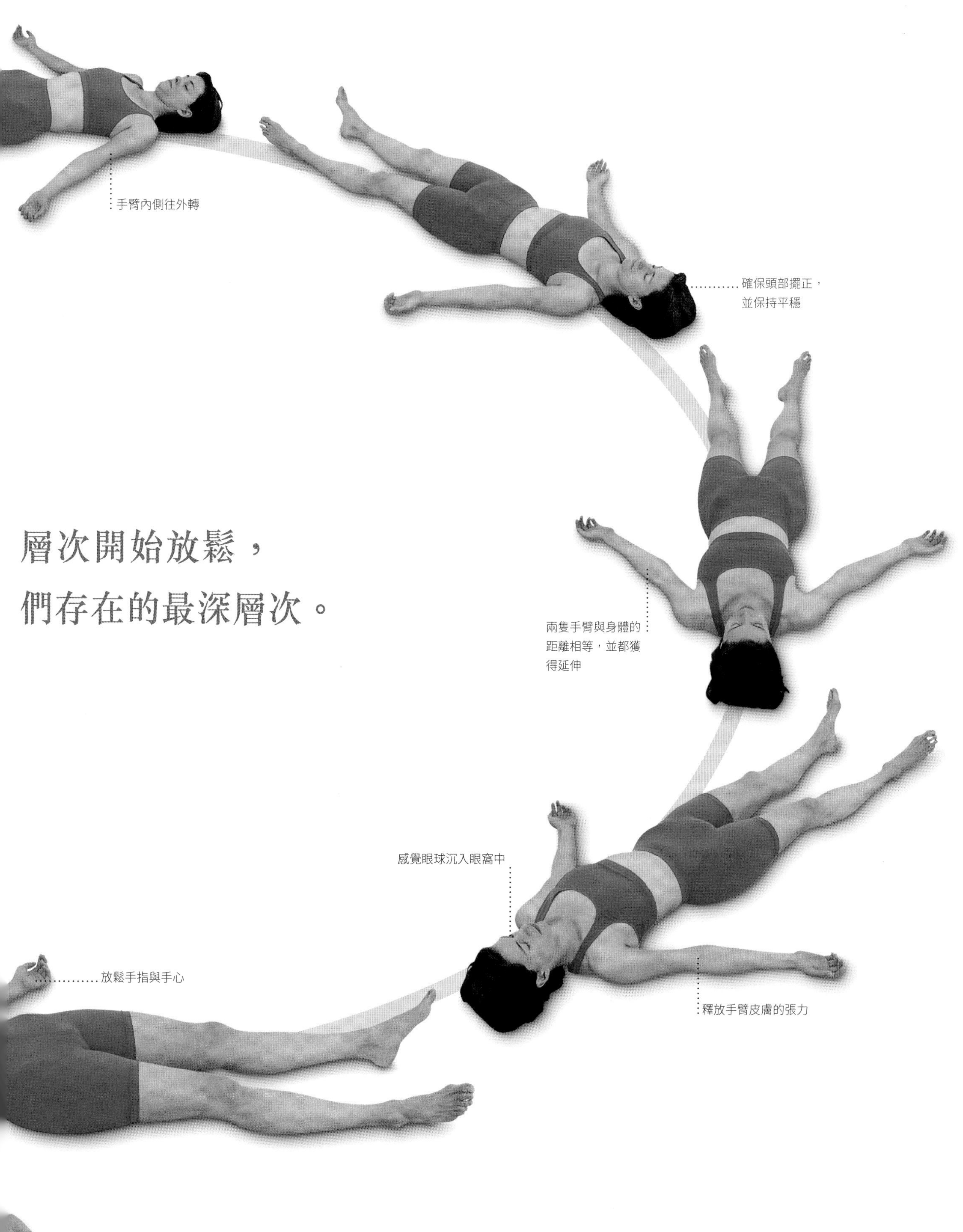

層次開始放鬆，

們存在的最深層次。

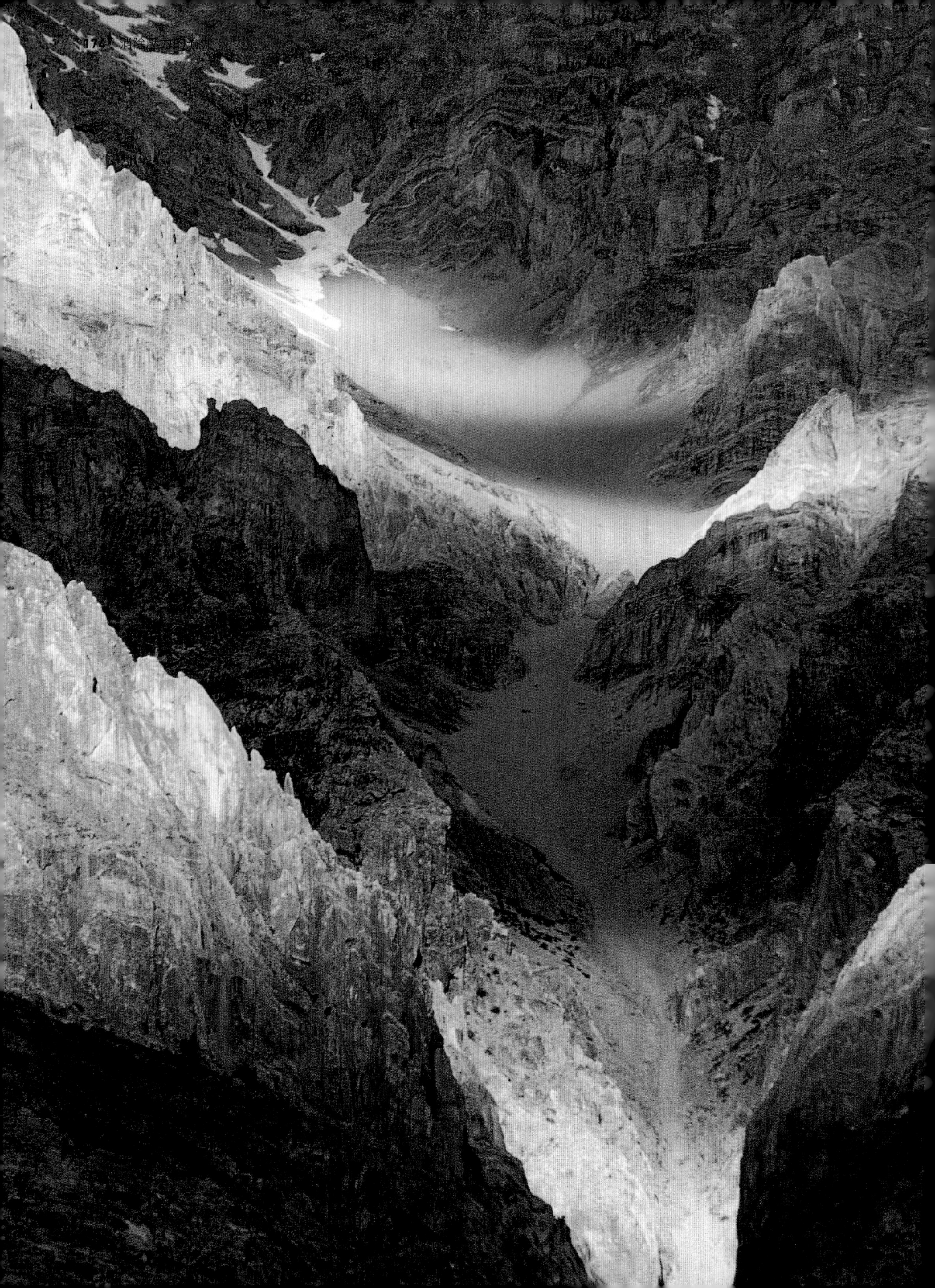

第五章

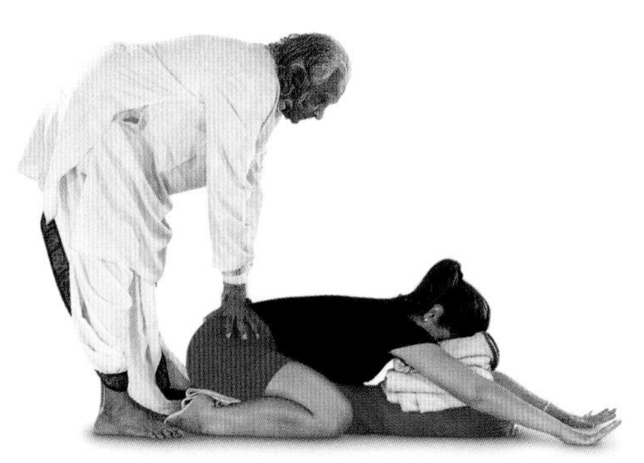

消除壓力的瑜伽

「思緒若沒有與心相連，
即如同一片荒蕪。」

運用練習體式與和呼吸法來紓解壓力，不僅是最有效的方法，也是最自然的方式。兩者一起練習，能在體內產生大量能量，並能刺激細胞和放鬆緊繃的肌肉。對心智的效果則需要更長的時間練習，因為瑜伽是從根本之處處理問題，而不只是消除壓力造成的表面症狀而已。經常練習瑜伽，心智對外在世界的注意力會慢慢轉向內在，使紛擾的思緒平靜下來。若你正處於高壓狀態，有時候也會很難有效完成姿勢的最後步驟。發生這種情況時，可以使用本章建議的輔具做練習，它們會幫助你更輕鬆地獲得體式所帶來的益處。

認識壓力

自有文明以來，人類就有壓力。古代聖人十分理解日常生活的波折會對身心造成什麼樣的影響。而瑜伽能幫助心智從這些波折中分離出來，讓你能夠更平穩地面對這些壓力。

從出生的那一刻起，我們就開始經歷壓力，並且終其一生要與之共處。有些人比其他人更擅長管理壓力，原因有很多，可能與一個人的個性、環境或身體狀況都有關係。然而，所有人在某些時候都不得不應對壓力造成的影響，也因此，人們必須培養和鍛練自己的心智、肉體、生理體與精神體。人類多多少少都成功地找到方法來應對壓力，並檢查和降低壓力造成的影響，而瑜伽正是最全面、最有效的解決方案之一。

壓力不是當代的現象，而是一直伴隨著我們人類。我們的祖先不像我們生活在科技發達、文明先進的當代社會，承受的壓力也有所不同，但即便是日常生活中的平凡瑣事，也會引起內在的動盪。也因此，人們自古以來便一直在尋找解決壓力的方法。

聖哲帕坦伽利（Patanjali）對壓力的理解，令他在《瑜伽經》開篇就提到，瑜伽能使心智的波動受到克制（Chittavritti niroddha），然後再開始描述練習瑜伽如何緩解高壓狀態。

壓力的成因

人們常常會在短暫和一時的快樂中尋求庇護。我們的慾望、需要或索求是永無止境的。我們經常被拉向兩個相反的方向，我們的心智一方面受外在世界吸引，注意力也無法自制地受到牽引，另一方面，我們又渴望著內省，去發掘自身存在的核心和內在自我。這樣的衝突使我們陷入渴望、不滿和憤怒的大網之中，進而造成痛苦、枯竭和窒息等等的感受。

控制感官

感官直接受到心智的控制。因此，想要控制感官，就必須掌控心智。放鬆我們的感官，並使其轉向內在，就可以將之與心智分離。一旦我們平靜下來，心智進入冥想狀態，感官就會受到控制。這時，外在的事件便不再引發壓力。也唯有此時，我們才能反思那些終其一生控制自我的情緒力量，並分析應該放下什麼、應該改變什麼。練習瑜伽可以使你的身心協調，穩定呼吸速度和節奏可以讓身體放鬆，並使心智擺脫對外在世界的憂慮。每天持續好好練習，你就能在日常生活中感受到這種療癒的效果。

放鬆的人能量是流動且不會消散的。一旦處於這種狀態，就不會產生任何常見的壓力症狀，例如偏頭痛、疲勞或高血壓。並且無論外在環境如何變化，心智都能保持平靜與鎮定的狀態，身體也不會生病。

「唯有了解自身的限制，才能夠超越限制。」

現代社會

現代世界進步的科技不能為人們自動製造出幸福，當代的生活反而對人們造成了更大的壓力，因為人們無意中陷入對財富、成功和享樂的追求。

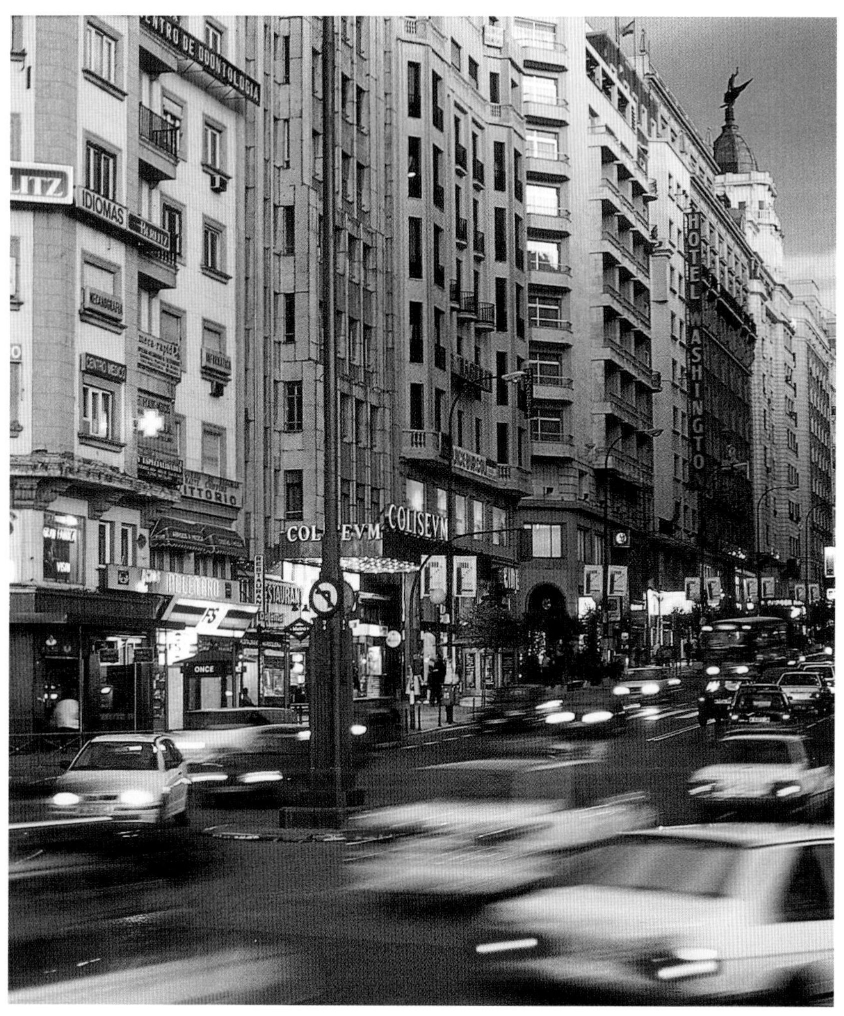

瘋狂的來去匆匆
快速的現代生活導致壓力

爆炸的資訊雖然帶給人們比以往更豐富的知識，矛盾的是，這些進步反而增加了人們的壓力。像是對金錢的需要、對認可和成功的追求、對享樂的渴望，都使我們陷入焦慮和汲汲營營的步調中。於是我們的精神世界、內心平靜以及健康都不可避免地受到傷害。

一旦陷入不斷挑戰和競爭的漩渦之中，就會失去清楚判斷現實的能力。你可能會在不知不覺中扭曲事實以符合你的個人目標，卻沒有去感受善意、誠實和同情，反而處處看到欺騙、不正直或驕傲。

思緒若沒有與心連結，就像是一片荒蕪。要控制住思緒，才能使情感甦醒。唯有思緒與心和諧了，才能獲得平靜、穩定和幸福。自滿和驕傲會使人失去思緒與心的連結。若要達到思緒與心合而為一，就必須同時培養情感和思想，才能掌控那些每每讓你失衡的壓力和緊張。如果你的心和思緒一直是分離的，壓力症狀就會以許多不同的方式展現出來，像是身體肌肉緊繃、臉部表情緊張和一些不好的行為模式。

食物與營養

我們吃的食物和居住的環境都應該要幫助我們擺脫壓力。增加蔬果攝取量，並運用令人平靜的香味、聲音和視覺來滋養我們的感官，我們便能朝著更健康的生活方式邁進。

《奧義書》(*Upanishads*) 是古老的印度經文，編纂於公元前三百年至四百年之間，書中將食物分為十六個類別，其中十類歸為不好的食物，五類會影響心智的能量，而最後一類對人類的智慧至關重要。在這個說法中，食物會帶來正面和負面的影響，根據當下的環境、地理、氣候條件和人的體質而有所不同。瑜伽的科學則將食物的特性分為三類，包含悅性（sattva）、激性（rajas）和惰性（tamas）。梵文的sattva意即「純淨的本質」，代表平衡與冥想的層面，rajas是試圖實踐、達到或創造的能量，tamas則表示慣性和衰退。

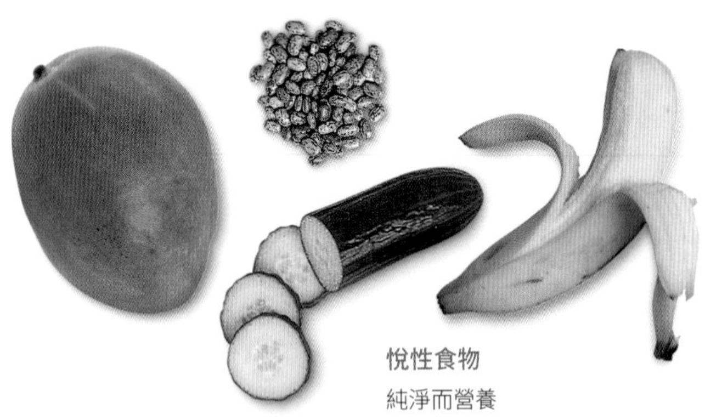

悅性食物
純淨而營養

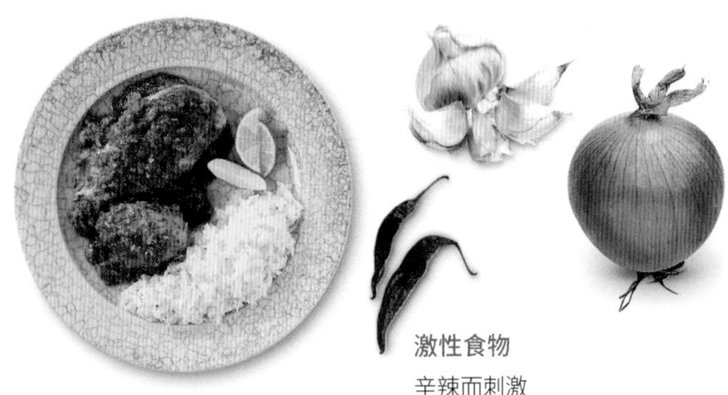

激性食物
辛辣而刺激

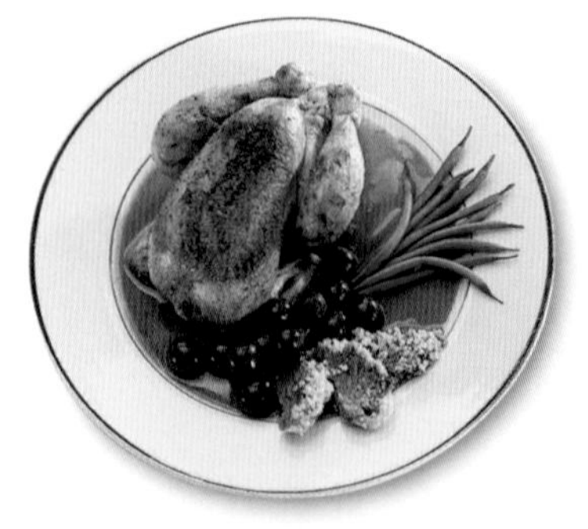

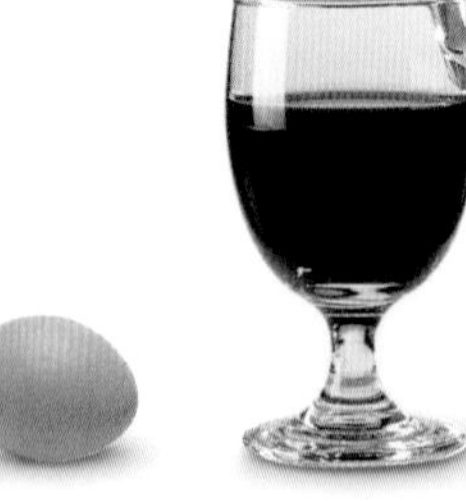

惰性食物
造成負擔與依賴

悅性食物（sattvic）包括蔬菜和水果，是純淨、有益健康和新鮮的。激性食物（rajasic）如洋蔥、大蒜和辛香料，則是興奮劑。而惰性食物（tamasic），像是酒精和肉類，被認為沉重且使人衰弱。垃圾食品是一個相對較新的名詞，但是它的特性肯定可以被歸類為惰性食物。

當代社會一切事物都是高速運行的，就連我們的飲食與處理食物的方式也一樣。垃圾食物、罐頭或小包裝的食物會對身體產生極大的負面影響。攝取悅性食物之後，我們的心智會和進食前一樣敏銳，然而，吃下激性食物和惰性食物之後，會變得緩慢而呆滯。保持心智健康和身體營養是同等重要的。

用以感知的五個器官，包含眼、耳、鼻、舌和皮膚，都是通往心智的門戶。若要提高對心智的掌控力，就需要提供感官適當的滋養。聆聽紓緩的音樂、觀看柔和的自然光線或美麗而寧靜的景色、呼吸清新的空氣和的芬芳的花香，都有助於滋養心智。此外，還要讓舌頭品嘗營養豐富、風味細膩的食物，並保持皮膚的清潔，柔軟和光滑。最後，再培養清晰的思路來滋養心智。

正向與負向壓力

壓力也能激發我們去發展創造力和爭取成就，這便是正向壓力。但負向壓力會導致身體生病、意氣消沉和遲鈍。瑜伽能幫助你將負向壓力轉化為正向壓力。

壓力的累積會損害健康，並且破壞情緒的穩定。現今，人們越來越意識到壓力對健康是會造成危害的。壓力會導致生活癱瘓，使你感到支離破碎、失去平衡。然而，壓力其實也能觸發創造和實踐的動力，這樣的壓力是積極且具有建設性的。

壓力的類型

我們必須清楚辨別正向壓力與負向壓力。負向壓力會導致我們失去適應力或產生不確定感。就像某些疾病一樣，壓力可能會潛伏在身體裡，但仍會造成身體症狀，像是顫抖或呼吸困難。正向和負向壓力是一體兩面的，但通常都會有一面占據主導地位。

每個人都必須找出一種方法來將負向壓力轉換為正能量，如此一來才能建立健康的身心。心智、身體和情緒會受到身體、生理、思想，情緒和精神壓力的影響，並可能導致肌肉和關節緊張或僵硬、骨骼與骨架萎縮、身體系統遲緩或重要器官停滯。情緒壓力和肌肉緊張也密切相關，持續的壓力會造成肌肉收縮、嚴重的肌肉與關節疼痛，以及下顎與面部肌肉緊繃。承受壓力時，還可能會出現消化不良、大腸激躁症、頭痛、偏頭痛、橫膈膜阻塞、呼吸困難或失眠。

壓力反應

面對同樣造成壓力的情況，不同的人會有不同強度的反應。有些人可能會生氣，有些人會感到困惑或沮喪。但壓力終究都會造成生病、早衰，甚至致命的疾病。心理神經免疫學闡述了身體、思維和情緒之間的關連，而一千年前的古代瑜伽修士也十分了解這些關聯性。在瑜伽科學中，心理的健康會反映在身體上，而心理壓力更會壓迫到整個身體系統。

緩解壓力

若想減輕壓力，必須先將身心視為一個整體。由壓力引發的緊張感主要都儲存在肌肉、橫膈膜和神經系統中，只要讓這些區域放鬆，壓力就能減輕。感知器官和中樞神經系統也會因壓力而促成身體反應，而深度放鬆的瑜伽能從根本上影響整個身體系統。當身體的某些部分感到緊繃時，流向該部分的血液就會隨之減少，導致免疫力降低。瑜伽能針對該部分發揮作用，緩解緊張感並促進血液流向全身，進而穩定心率和血壓，原本急促而短淺的呼吸會變得深沉而緩慢，讓身體吸收更多氧氣，消除身體與心智的壓力。

積極行動
壓力也能激發正向的影響

體式與壓力

體式和呼吸法是療癒壓力最自然的方法。透過輔具的幫助來練習體式則可以增強耐力，使你獲得姿勢的益處，又不會造成不必要的勞累。

許多人會使用鎮靜劑、酒精、尼古丁或安慰食物來紓解壓力。這些方式或許能帶來短暫的紓緩，但眾所周知，它們也只是暫時的解決方案，實際上適得其反，甚至還具有危險的副作用，反而會增加壓力水平。也有一些簡單的放鬆技巧能在短時間內降低壓力，卻無法全面解決壓力的成因。古代的瑜伽修士和聖人都主張，情緒動盪或焦慮感必須以平靜與鎮定的狀態來處理。瑜伽可以幫助你內化積極的態度，使你能夠更平靜地面對高壓的周遭環境。

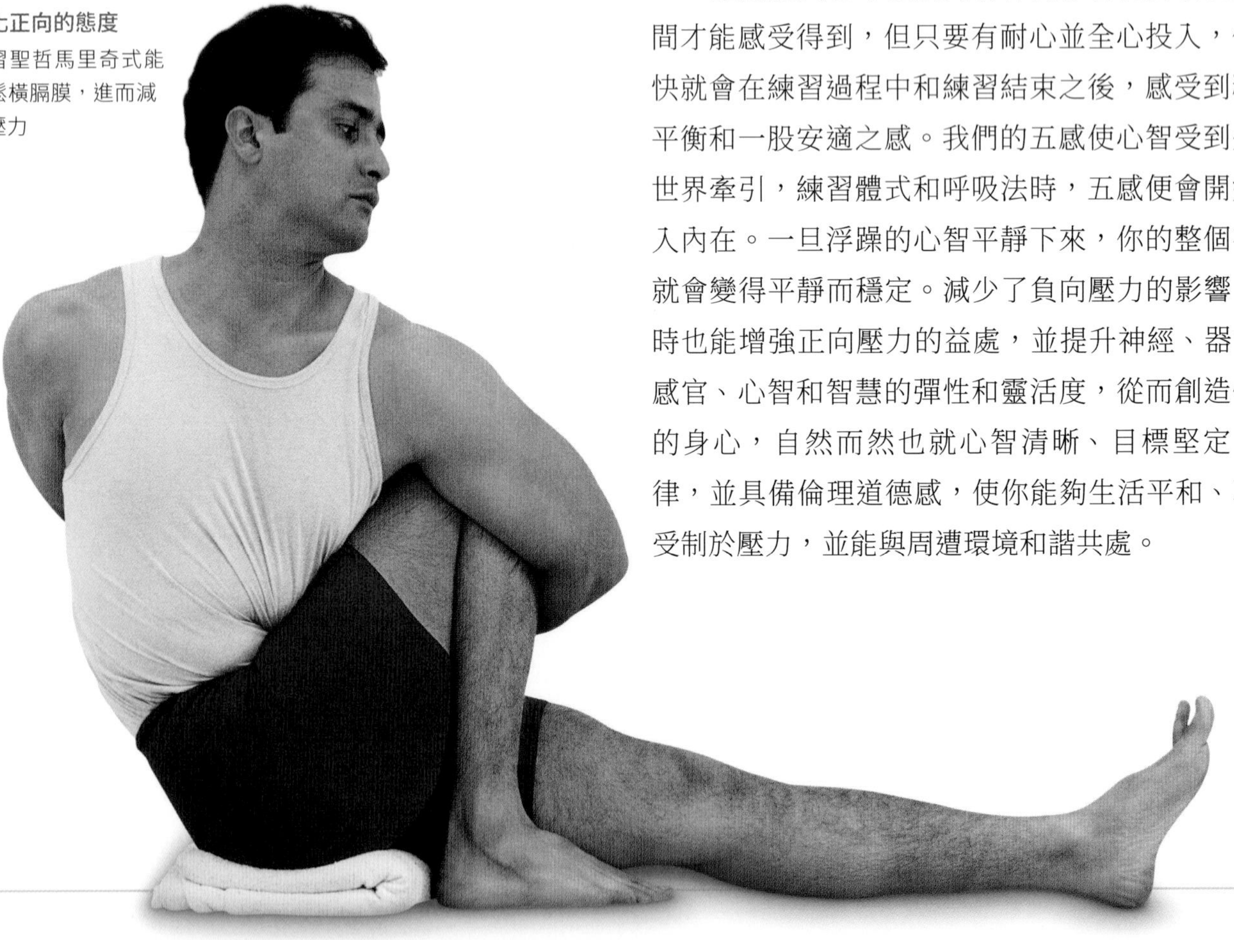

內化正向的態度
練習聖哲馬里奇式能放鬆橫膈膜，進而減輕壓力

學習處理壓力

每個人都有能力辨別好習慣與壞習慣，並發展出自己的一套行為倫理觀念。透過培養良好的習慣，像是定期練習瑜伽，就能找出會使身體能量消耗殆盡的壓力根源。練習體式和呼吸法不僅是最有效的方法，更是緩解壓力的最自然療癒法，並且，不同於其他的治療方式，體式和呼吸法沒有任何有害副作用的風險。單單只是放鬆其實並不足以抵消壓力造成的負面影響，因此定期練習瑜伽，加上健康的飲食習慣和生活方式，才會有助於大量生成體內的能量、刺激細胞，並放鬆緊張的肌肉。

雖然體式和呼吸法對精神的影響需要較長的時間才能感受得到，但只要有耐心並全心投入，你很快就會在練習過程中和練習結束之後，感受到精神平衡和一股安適之感。我們的五感使心智受到外在世界牽引，練習體式和呼吸法時，五感便會開始投入內在。一旦浮躁的心智平靜下來，你的整個存在就會變得平靜而穩定。減少了負向壓力的影響，同時也能增強正向壓力的益處，並提升神經、器官、感官、心智和智慧的彈性和靈活度，從而創造健康的身心，自然而然也就心智清晰、目標堅定、自律，並具備倫理道德感，使你能夠生活平和、不再受制於壓力，並能與周遭環境和諧共處。

「頭腦要平靜，身體則要有活力。」

動態與靜態練習

我們每天都會處理許多不同類型的壓力。包含身體、心理和生理上。有效對抗這些負面影響的唯一方法，便是透過均衡組合動態與靜態的瑜伽動作。當我討論到以輔具來練習的瑜伽體式時，我會使用「靜態練習」這個詞來描述，因為這種練習方式專門幫助於達到心智平靜，並增加耐心與毅力。顧名思義，「動態練習」則是更為動態的，通常是指不必使用輔具的經典瑜伽姿勢。這些動作，尤其是站姿和後彎姿勢，都有助於增強耐力、活力和柔軟度。動態練習和靜態練習之間的平衡因人而異，甚至因季節而異。例如，在炎熱的天氣中，仰臥體式、倒立和休息體式都特別有益，它們能減緩新陳代謝並節省能量。至於冬季，站姿、後彎和倒立的體式則能刺激身體的各個系統，有助於抵抗感冒、咳嗽、胸悶和鼻竇炎等常見症狀。

安排序列與練習時間

安排序列是指按照特定的順序練習體式，以達到最大的練習效果。過多的動態練習反而可能導致自滿，並造成身體系統疲憊。相反地，過多的靜態練習，則可能導致沮喪、嗜睡以及浮躁和厭煩的感覺。隨著耐力和柔軟度提升，你可以增加固定在姿勢中的時間。體式不可能在幾秒鐘之內就產生效果，並且能停留多長的時間也取決於身體的能量，還有你的智慧和意識。隨著你逐漸了解瑜伽和自己的身體，便能調整練習順序，以實現動態和靜態動作理想的融合。

搭配輔具的體式

如果你正面臨高壓狀態、受輕傷或處於任何形式的疲勞，那麼最好使用輔具來練習瑜伽。

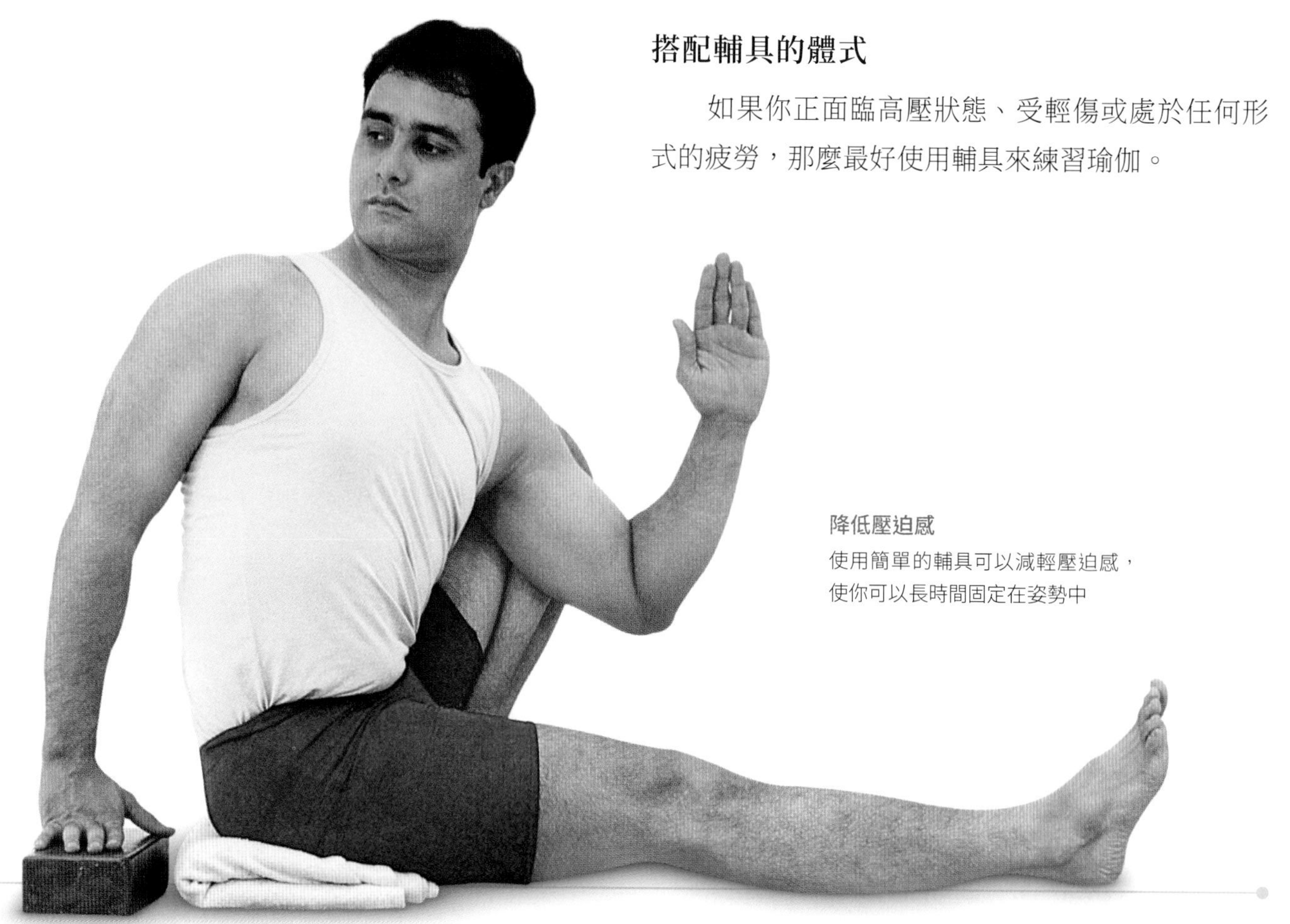

降低壓迫感
使用簡單的輔具可以減輕壓迫感，使你可以長時間固定在姿勢中

搭配輔具的體式

古代瑜伽修士會使用原木、石頭和繩索幫助他們進行更有效的練習。艾揚格老師從這樣的原理出發，發明了許多輔具，使練習者能在體式中輕鬆地停留更長的時間。

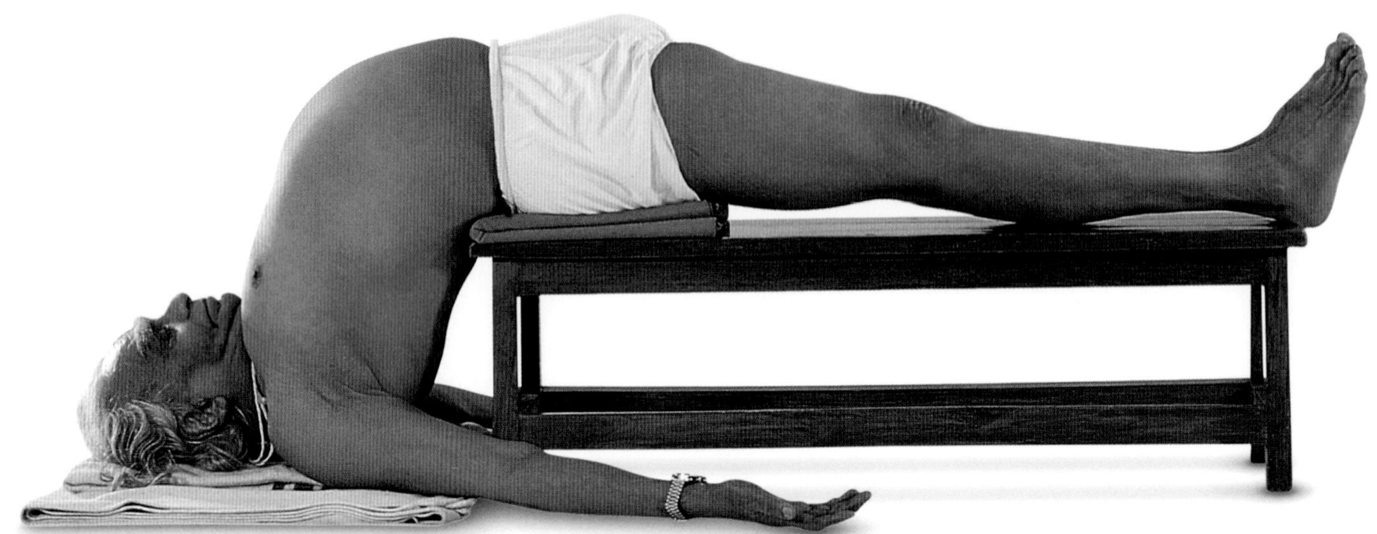

艾揚格老師示範橋式

這個姿勢需要用到頸部、肩膀和背部相當大的力量，需要多年的練習才能完成，請不要在沒有老師看照的情況下嘗試練習

瑜伽體式包括伸展、運動和放鬆身體。這些瑜伽動作更重要的目的是要使身體正確對齊。此外，也包括調整心理狀態，讓心智均勻地撫觸到身體的每個部分。

練習瑜伽時，心理和身體狀況都要十分良好。然而，在我長期的瑜伽教學中，我發現即使是身體狀況良好的人，有時也會感到難以在某些姿勢中停留足夠的時間。甚至有些體式的動作一開始就太過複雜，即便是最健康的學生也無法在沒有幫助的情況下嘗試練習。基於這些原因，我研發了使用輔具來練習瑜伽的方法。有了這些輔具，體式練習變得前所未有的簡單、輕鬆而有趣，也讓學生可以練習所有的體式，無論他們身體虛弱或強壯，也無論是老是少，是初學或資深，無論他們是因為疲勞還是受傷而想要恢復能量，都可練習這些瑜伽體式。

輔具的用途

瑜伽輔具可以是任何有助於伸展、強化、放鬆或改善身體姿勢的物件。輔具能幫助我們保持在姿勢中更久，並且能保存能量。輔具讓你以輕鬆的方式練習體式，在靜態練習與動態練習中達成身心平衡。以前，我會用自己的身體支撐學生練習，但是我發現這會耗盡我自己的能量。接著，我試著用普通的日常物件幫助學生進入體式的最後步驟，像是牆壁、椅子、凳子、塊狀物、墊子、毯子和皮帶。當我和那些受到身體疾病影響的學生一起練習時，我意識到輔具的價值。我發現輔具所提供的高度、重量和支撐力，能幫助人們維持在關鍵的步驟中，並微妙地調整身體姿勢。我還發現，使用輔具可以改善血液循環和肺活量。這一切激發了我發明出適合個人需求的輔具。

運用輔具來練習的瑜伽體式之所以獨特，是因為這讓瑜伽成為同時運動和放鬆的唯一運動形式。這種瑜伽形式可以活絡肌肉、調理器官，並緩解不佳的精神與身體壓力或勞累。輔具有助於增加柔軟度和耐力，同時放鬆肌肉，進而有助於恢復整個身體的活力，不會增加生理的疲勞。

瑜伽學生也認為運用輔具來練習瑜伽是一種非常鼓舞人心的運動方式。輔具讓學生們更有信心嘗試困難的體式，並確保練習的正確度。輔具提供了正確的方向和對齊的方式，並有助於增加和強化學生對每個體式的認識。它們彷彿是一群沉默的老師。

輔具與治療

當身體感到了無生氣、停滯與疲勞之際，使用輔具來練習會大有幫助。你會發現神經系統放鬆了，大腦靜下來了，心智也得到紓緩。借助輔具練習的體式可以增強情緒的穩定性和意志力。隨著壓力的減輕，焦慮、恐懼和沮喪也消失了，進而幫助那些處於情緒緊張的人們，更能面對生活的波折。此外，這些練習還會促進血液循環，心臟、呼吸系統、腹部和骨盆器官也能得到休息並恢復活力。例如，在寬凳上練習的橋式（參見頁236），可以讓身體在毫不緊繃的情況下，安撫並讓活力重新注入心臟，進而增加冠狀動脈的供血量，對心臟病患者有極大的幫助。在瑜伽枕、瑜伽磚、凳子或椅子的幫助下練習的體式，也可以緩解許多常見疾病的症狀，例如能調節血壓、緩解呼吸困難和氣喘，並消除背部、臀部、膝蓋和腳部的僵硬，也能減輕風濕和關節炎。

以輔具來練習瑜伽使你擺脫對身體的依賴，更使精神感到自由。輔具有助於改善姿勢、保持平衡，使你在練習過程中達到深度拉伸，感受到放鬆的狀態。

以輔具來練習瑜伽更會得到一種和平寧靜之感，最終獲得嶄新的視野與煥發力量。以下頁面中的輔具，有一些是專門為你的練習而開發的，也有一些是你可以在屋裡隨手找到的物品。

靠牆練習

牆面的支撐有助於保持平衡和對齊，尤其是在站姿和倒立的體式中。它使你有信心進行練習，不必擔心受傷或勞累。在練習山式時，牆壁就非常有幫助（參見頁186）。確保在平坦、光滑的牆面上練習站姿。為了避免滑倒，請不要站在墊子或毯子上練習，也不要穿襪子。練習山式或其他山式的變化動作要一直保持赤腳，因為鞋子會限制你的動作，束縛腳趾，並降低腳底敏銳度，進而削弱你感受並調整姿勢的能力。

牆面能幫助你對齊
學生練習山式時，艾揚格老師調整學生手臂的位置

輔　具

以下頁面中的輔具可以在你自己的家裡找到，也可以前往432頁列出的各地組織洽詢。使用輔具練習時，請以你覺得最舒適的方式使用。我會提供一些基本的準則，但最重要的是，你在練習體式時，應該感到舒適和放鬆。

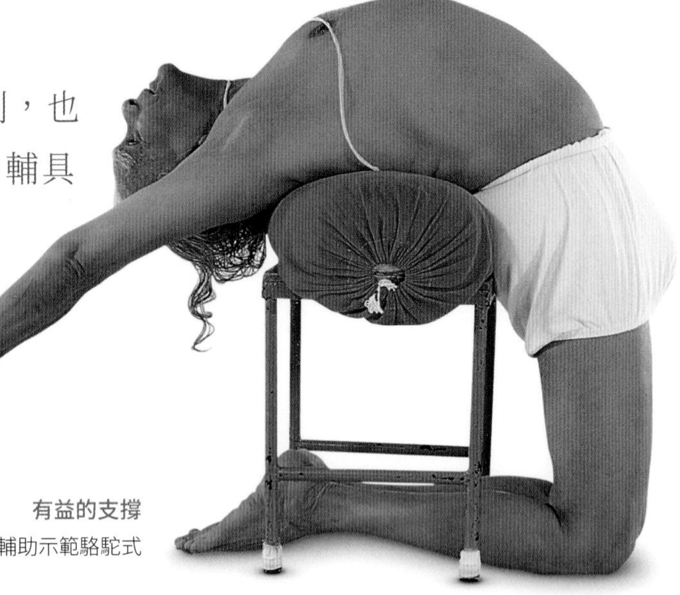

有益的支撐

艾揚格老師運用凳子輔助示範駱駝式

練習體式時，以下的輔具可以支撐你的整個身體，提供一定的高度，使你能更有效地協調動作，並使姿勢更加平衡。

椅　子

這種金屬製的折疊椅具有開放式椅背，你的腿可以穿過它，練習巴拉瓦伽式這一類坐姿扭轉的動作時，身體能夠輕鬆也更有效地旋轉。而練習肩倒立式或犁式時，在進入倒立動作前先握住椅背的兩側，能使你更加穩定。練習反向手杖式這一類後彎動作時，椅子還可以為身體提供支撐。練習過程中，要確保椅子穩定且牢固地放在地面上。

木製長椅

這種長椅的寬度要足以舒適地支撐你的身體，高度大約要60公分（2英尺）。練習過程中，它必須牢固地放在地面上。練習橋式時，長椅對心臟病患者或有偏頭痛、呼吸系統疾病患者十分有幫助。

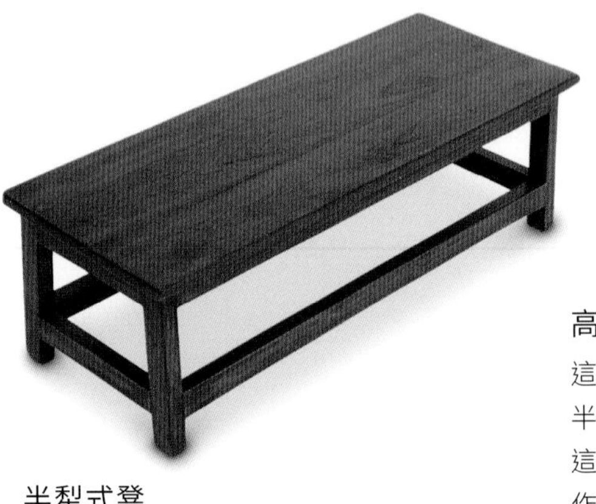

半犁式凳

這種凳子的高度大約應為30~45公分（1~1.5英尺），用以在練習船式時支撐背部和雙腳，以及在練習駱駝式時支撐背部。有些體式需要背部、腹部、手臂和腿部的柔軟度與力量，這種凳子能在這一類體式的練習過程中發揮極大的幫助。

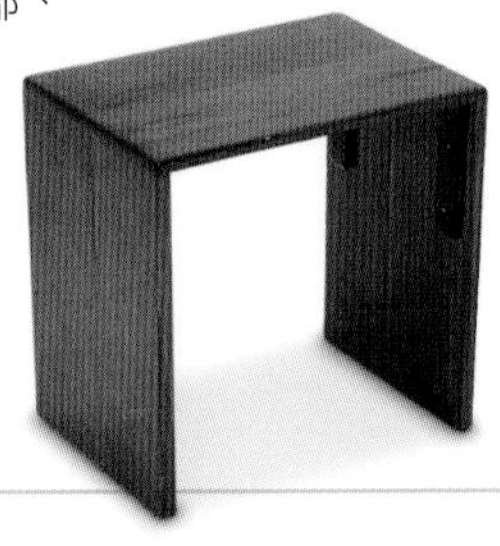

矮而寬的凳子

側面開放式的凳子有助於在後彎時支撐住身體的後彎，例如練習駱駝式，矮凳能幫助你更輕鬆地抬高並拱起身體。凳子的高度不要超過45公分（1.5英尺），並要牢固地放在地面上。

高　凳

這種凳子的高度大概位在我們大腿的一半，有助於練習像是伸展聖哲馬里奇式這樣的站姿扭轉動作。凳子使你可以有效地扭轉脊椎和身體，而不會產生壓迫感。要確保凳子牢固地放在地面上，座椅的部分也要足夠寬敞，讓你的腳可以整個舒適地擺在上面。

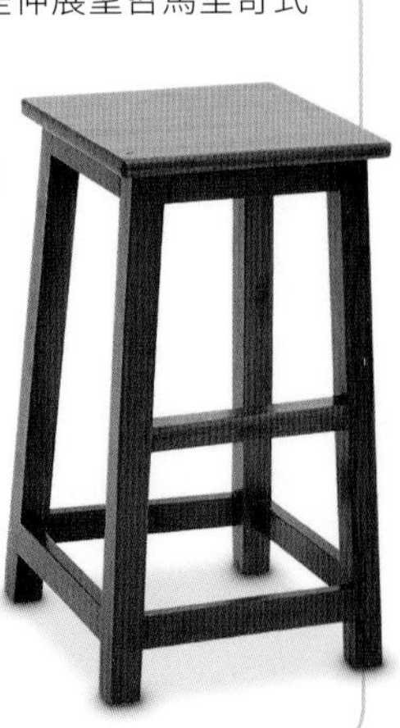

以下輔具能支撐身體的特定部位，並讓你可以在無壓迫感的狀態下保持在姿勢中更久。初學者、關節或肌肉僵硬、或患有高血壓者，在練習前彎動作時頭部需要受到支撐，此時這些輔具就非常有幫助。

瑜伽枕

瑜伽枕可以支撐你的身體，同時讓你有效放鬆和舒展，而不會感到疲勞。瑜伽枕的重量應該大約是3公斤（7磅），並緊實地塞滿棉花。它的長度應該大約為60公分（2英尺），直徑大約23公分（9英寸），並最好包覆著可拆洗的棉套。

木質瑜伽磚

瑜伽磚廣泛地運用於各類型的體式中。在坐姿和站姿動作中，它們能支撐腿、膝蓋或手掌，並在坐姿扭轉動作時墊高臀部。練習勝利呼吸法時，用一塊木質瑜伽磚支撐背部，有助於擴展你的胸腔。而練習立姿前彎式這類前彎動作時，瑜伽磚能為頭部和手部提供支撐。瑜伽磚的尺寸應是長23公分（9英寸），寬12公分（4.5英寸），高7公分（3英寸）。它的擺放方式包含以短邊站立（圖a）、以長邊站立（圖b）或平放（圖c），視你練習的需求而定。雖然在本章的許多體式中，都標註了建議的瑜伽磚高度，但你還是可以疊高至讓你最舒適的高度。

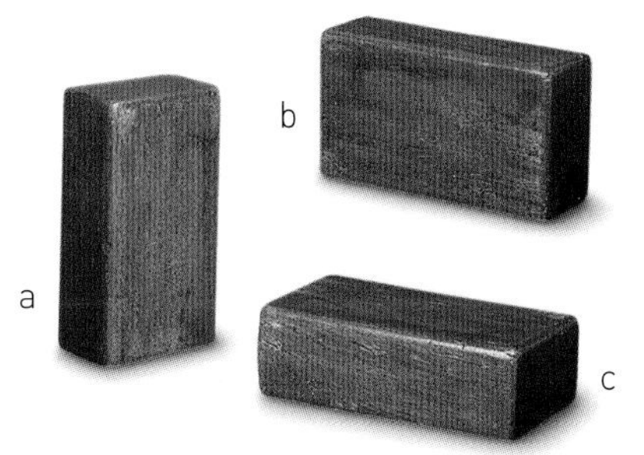

摺疊的瑜伽毯

折疊的瑜伽毯用來支撐背部，也可在仰臥體式和呼吸法中打開胸腔，並在肩倒立式這類的倒立動作中支撐你的頭部和肩膀。瑜伽毯也能在坐姿動作時墊高臀部，有助於保持身體和脊椎打直，並且糾正不良的姿勢。最合適的瑜伽毯尺寸約長2公尺（6.5英尺），寬1.2公尺（4英尺）。對折三次後墊在椅子或凳子上，可以在座椅和身體製造緩衝。而對折四或五次，則可以用來在坐姿或坐姿扭轉動作時墊高臀部。

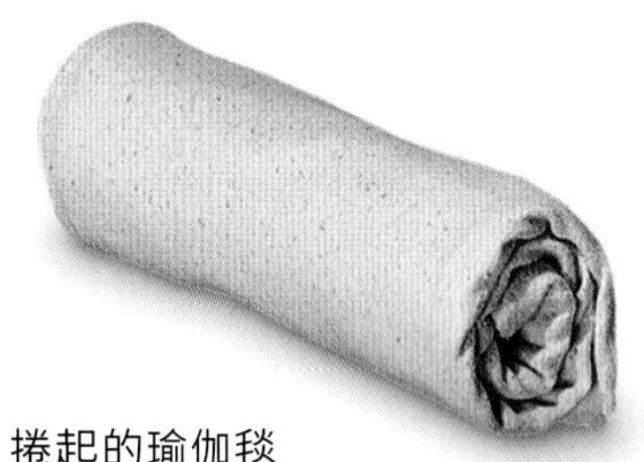

泡棉瑜伽磚

一塊泡棉瑜伽磚墊在木質瑜伽磚底下，便可在練習前彎動作時支撐頭部，並在練習呼吸法時支撐背部。泡棉瑜伽磚的尺寸大約為30公分（1英尺）長，18公分（7英寸）寬，5公分（2英寸）高。

弧狀木質瑜伽磚

小型瑜伽磚通常用於增加伸展聖哲馬里奇式這類站立姿勢的高度。它可以幫助你更有效地扭轉身體，而不會產生疲勞。這種瑜伽磚的高度大約5公分（2英寸），長度則約10公分（4英寸）。

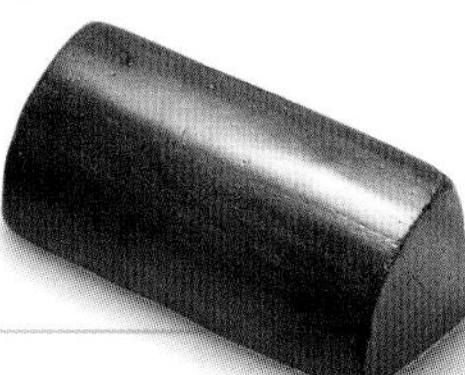

捲起的瑜伽毯

這可以在仰臥或後彎動作中支撐頸部，在反向手杖式這類後彎動作中，還能支撐下背部。練習英雄式和臉向下英雄式時，它有助於減輕胸部以及大腿和腳踝的壓力。毯子對折四次後，再緊緊捲起（參見上圖）。

這兩種輔具則能增加某些體式的效果。伸展帶可以防止肌肉或關節拉傷，並增強伸展度。繃帶則能使你更容易將思緒轉向內在，進而達到完全的放鬆狀態。

瑜伽伸展帶

伸展帶能幫助你完成所需的伸展，並在練習仰臥手抓腳趾腿伸展式、臉向上單腳屈膝式和船式時，不會產生拉扯感。伸展帶應該長約60公分（2英尺），由牢固的編織材質製成，兩端均有扣環。

縐布繃帶

繃帶用來當作眼罩，長度約為2.5~3公尺（8~10英尺），寬約10公分（4英寸），可以幫助眼球沉入眼窩中。如此一來，便能使大腦冷靜，並在攤屍式與練習呼吸法時，放鬆臉部肌肉與神經系統。

山式站姿

Tadasana Samasthithi

這個姿勢是所有站姿體式的練習起點。在這個姿勢中，胸骨要上提，而胸骨正是「心輪」（anahata，參見頁57）的位置，

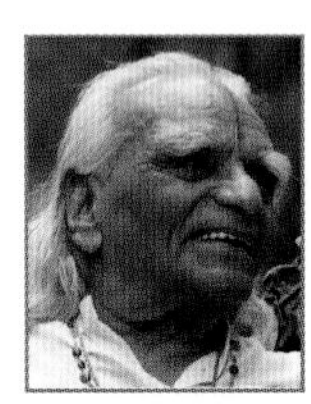

因此練習這個體式，將有助於減輕壓力並增強自信心，且完成式的完美平衡更能提高你的敏銳度。梵文的tadasana意即「山式」，samasthithi則表示一種「直立且穩定的狀態」。

● **益處**

有助於對治抑鬱

促進調整姿勢

強健膝蓋關節

恢復雙腳活力，並矯正扁平足

減輕坐骨神經痛

預防痔瘡

提升膀胱控制力

調理並抬高骨盆與腹部

● **注意**

若你正經歷壓力造成的頭痛，或有偏頭痛、眼睛疲勞、低血壓、膝蓋骨關節炎、暴食症、腹瀉、失眠或白帶症狀，請不要練習這個體式。如果你很難保持平衡，練習時，可以將雙腳分開大約25公分（10英寸）。

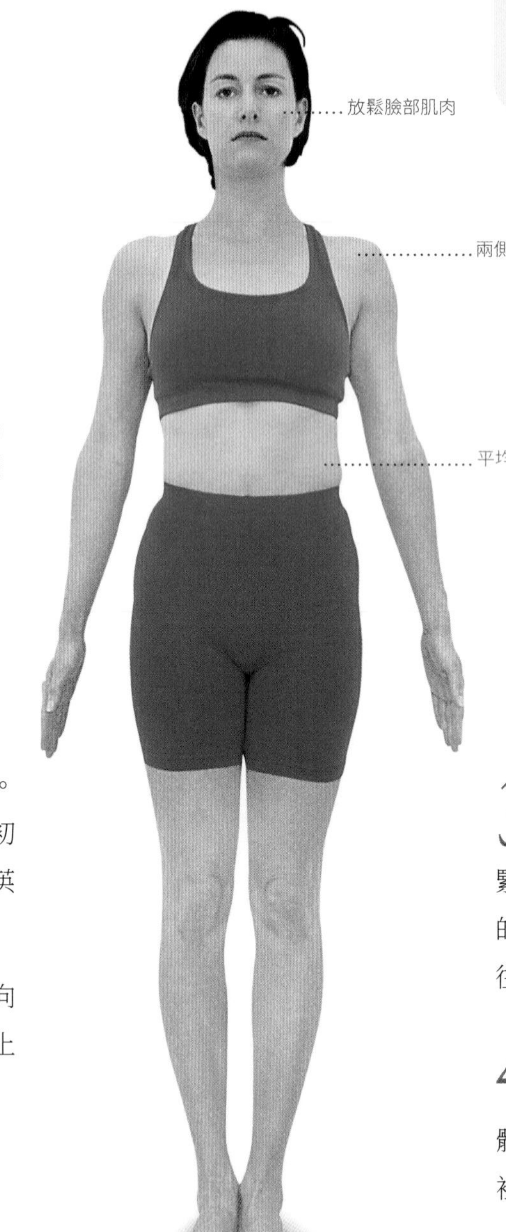

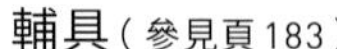

輔具（參見頁183）

牆壁可以幫助你正確打直身體，還能幫助你更輕鬆地調整姿勢，在完成式裡保持穩定。

1 赤腳站在光滑、平坦的地面上。雙腳併攏，腳跟觸碰到牆壁。初學者可以雙腳先分開約5公分（2英寸），動作會更容易一些。

2 雙手在身體兩側伸直，掌心朝向大腿，手指朝向地板。脖子往上拉，但肌肉保持柔軟放鬆。

3 將你的重量平均分佈在雙腳的內緣和外緣，還有腳趾及腳後跟上。收緊膝蓋，並打開膝蓋後方的區域。大腿的前側往內轉，收緊臀部，並將下腹部往上提，胸部也抬高。

4 頭部擺正並直視前方。持續有意識且均勻的呼吸。感受身心是一個整體，也感覺到能量的流動。停留在體式裡30~60秒。

手臂上舉山式

Tadasana Urdhva Hastasana

這是山式的一種變化姿勢，練習時兩隻手臂向上延伸。梵文urdhva意即「向上」，hasta則是「手」的意思。十分推薦久坐的人練習這個姿勢，因為可以鍛練到你的手臂、肩膀、手腕、手指及指關節。

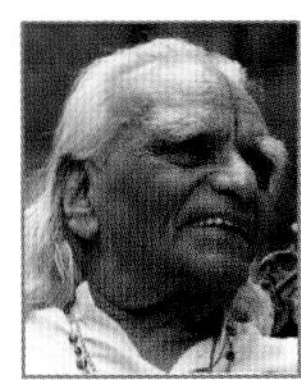

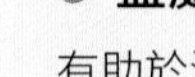

● **益處**

有助於治療憂鬱，並增強自信心

調理並活絡腹部、骨盆、身體與背部

緩解關節炎

減輕坐骨神經痛

強健膝蓋關節

伸展大腿後肌群

矯正扁平足

● **注意**

若你正經歷壓力造成的頭痛，或有偏頭痛、眼睛疲勞、低血壓、膝蓋骨關節炎、暴食症、腹瀉、失眠或白帶症狀，請不要練習這個體式。如果你有高血壓，則不要停留在姿勢中超過15秒。若患有椎間盤突出，練習時請雙腳分開。而如果你有子宮脫垂症狀，站立時則腳尖併攏，但腳後跟分開。

頸部肌肉保持柔軟

抬高胸骨和胸腔

輔具（參見頁183）

牆壁可以幫助你正確打直身體，還能幫助你更輕鬆地調整姿勢，在完成式裡保持穩定。

收緊膝蓋骨

1 赤腳以山式站立（參見頁68），站在平坦且沒有鋪墊的地面上。吐氣，從腰部開始伸展，手臂先往前抬至與肩同高，兩隻手掌都張開，並朝向彼此。

2 手臂舉過頭頂，與地板垂直。伸展手臂和手指，並將肩胛骨往內推入身體。

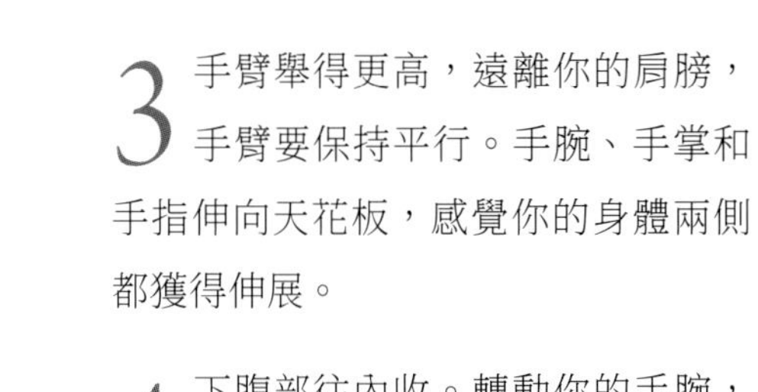

3 手臂舉得更高，遠離你的肩膀，手臂要保持平行。手腕、手掌和手指伸向天花板，感覺你的身體兩側都獲得伸展。

4 下腹部往內收。轉動你的手腕，好讓手掌朝向前方。停留在體式裡20~30秒，並均勻地呼吸。

上舉手指交扣山式

Tadasana Urdhva Baddhanguliyasana

這是山式的的一種變化姿勢。梵文urdhva意即「向上」，而baddha指的是「被抓住」或「被綁住」，anguli則意為「手指」。

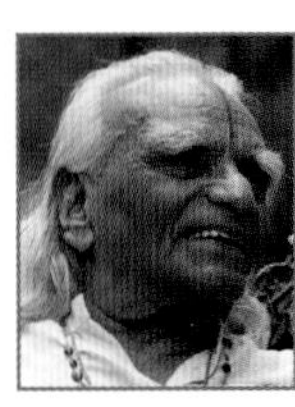

在這個姿勢中，大腦將能放鬆同時又保持靈敏，另外，你會感覺到自己整個身體都獲得深度拉伸，從腳趾一直拉伸到交扣的手指，並感覺到能量從腳向上流至指關節。

● **益處**

增強自信心，並有助於治療憂鬱

緩解關節炎

伸展肩膀、手臂、手腕和手指

有助於治療脊椎問題

調理並活絡身體、背部、腹部與骨盆

強健膝蓋關節

減輕坐骨神經痛

矯正扁平足

● **注意**

若你患有心臟相關疾病，或正經歷壓力造成的頭痛，或有偏頭痛、低血壓、失眠、膝蓋骨關節炎、暴食症、腹瀉或白帶症狀，請不要練習這個體式。如果有高血壓，則不要停留在姿勢中超過15秒。若你患有小兒麻痺症，或有膝外翻，又或者難以保持平衡，練習時則可以雙腳分開20公分（8英寸）。如果你有背痛、椎間盤突出或子宮脫垂問題，練習時則可以大腳趾內側併在一起，但腳後跟分開。

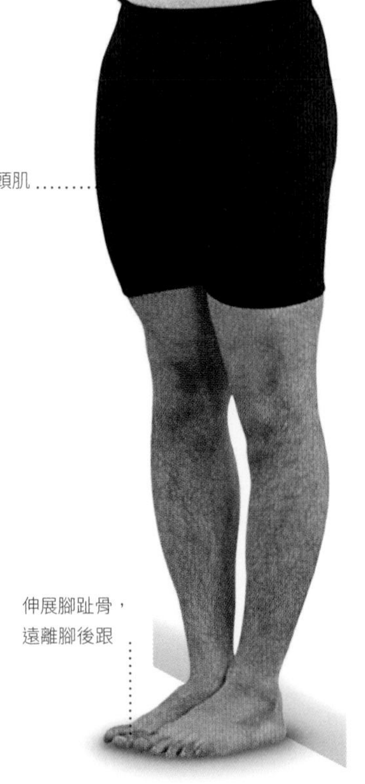

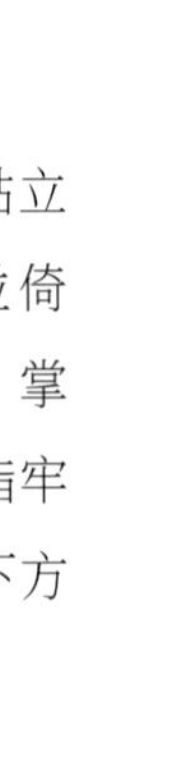

輔具（參見頁183）
牆壁可以幫助你正確打直身體，還能幫助你更輕鬆地調整姿勢，在完成式裡保持穩定。

1 先以山式（參見頁68）赤腳站立在平坦、光滑的地板上，並倚靠在牆邊。手臂抬至胸部的高度，掌心朝向胸口。從指關節的指根十指牢牢交扣，左手的小指在右左小指下方（參見圖示）。

2 相扣的雙手由內往外轉（參見圖示）。吐氣，並在與肩同高處向前伸展手臂。接著吸氣，手臂抬高至頭頂上方，直到與地面垂直。手肘打直，並完全伸展手臂，感覺掌心也獲得伸展。停留在體式裡30~60秒。

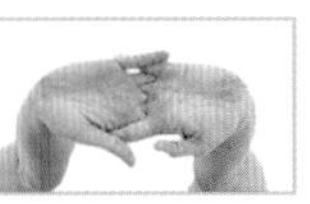

站姿後背束手式

Tadasana Paschima Baddha Hastasana

梵文paschima baddha hastasana的意思是「雙手向後折疊」。

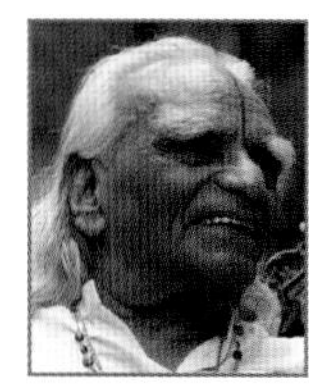

Baddha意為「束縛」或「被抓住」。這個體式是反轉祈禱式（參見頁190）的簡化版本。練習常規的反轉祈禱式時，背部和手臂都需要更大的柔軟度和伸展度，而這個簡化版本，可以幫助你在進入常規姿勢前先做好準備。

● **益處**

增強自信心，並有助於治療憂鬱

有助於治療頸椎退化

緩解肩膀、手臂、手腕與手指的關節炎

強健膝蓋關節並緩解坐骨神經痛

矯正扁平足

● **注意**

若你患有咽峽炎，或正經歷壓力造成的頭痛，又或者有偏頭痛、眼睛疲勞、失眠、低血壓、膝蓋骨關節炎、白帶或暴食症，請不要練習這個體式。如果你患有椎間盤突出，練習時可雙腳分開。而若有子宮移位情形，則可將大腳趾的指尖併在一起，但腳後跟分開。如果患有小兒麻痺症，或者難以保持平衡，就將雙腳分開至少25公分（10英寸）。

背部打直

收緊臀部肌肉

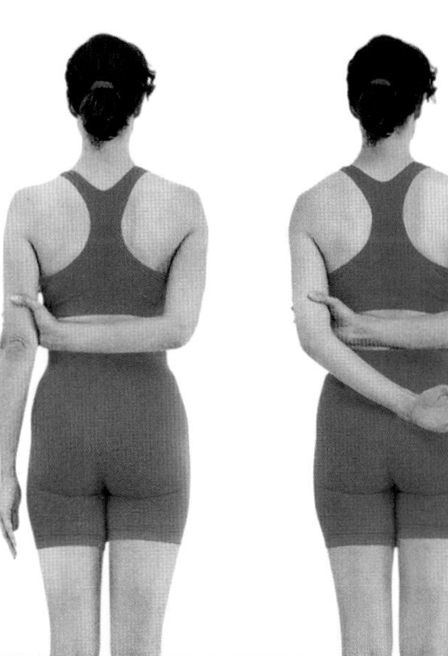

伸展大腿後肌群

2 用你的左手握住右手肘上方的位置，要牢牢握好，但不要握得太緊。兩隻手的前臂都壓向背部。輕輕轉動上臂，並將手肘往後推，但不要讓它們抬起來。一開始先停留在體式裡20~30秒。隨著練習，將固定的時間增加到1分鐘。過程中都要均勻地呼吸。

1 先以山式（參見頁68）赤腳站立在平坦、光滑的地板上。右手臂放到背後，右手掌握住左手肘上方的位置。彎曲你的左手臂，也將它放到背後。伸展雙腿，想像你正將腿部的皮膚、肌肉和骨頭都向上拉往腰部。

重量平均分配在雙腿上

反轉祈禱式

Tadasana Paschima Namaskarasana

在這個站姿體式中，雙手會摺疊在背後。這個摺疊的手勢，梵文稱作namaskar，即是「致意」的意思。在背後伸展手臂，需要上半身和手臂極大的柔軟度。可以先練習站姿後背束手式（參見頁189），直到你的肩膀、手肘和手腕關節都足夠柔軟，能輕鬆進行這個體式為止。

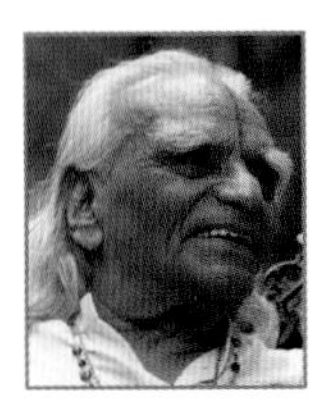

● 益處

減輕低潮感

減緩頸椎退化

增加上半身、手臂、手肘和手腕的柔軟度

強健膝關節

減輕坐骨神經痛

矯正扁平足

● 注意

若你正經歷壓力造成的頭痛，或有偏頭痛、低血壓、失眠、膝蓋骨關節炎、暴食、腹瀉或白帶症狀，請避免練習這個體式。如果患有高血壓，不要固定在這個姿勢中超過15秒。而若你有小兒麻痺症或膝外翻，又或者難以保持平衡，練習時則可雙腳分開大約20公分（8英寸）。如果容易背痛、患有椎間盤突出或子宮脫垂，練習時就雙腳併攏，但膝蓋分開。

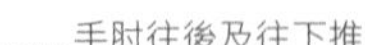

手肘往後及往下推

2 雙手合十，然後慢慢手往上移動，直到來到肩胛骨的位置。兩隻手掌的掌根到指尖都要保持貼合。手肘往下推，伸展上手臂和胸部。集中注意力讓你的胸口和腋窩都伸展開來。頸部和肩膀保持放鬆。停留在體式裡30~60秒，並均勻地呼吸。

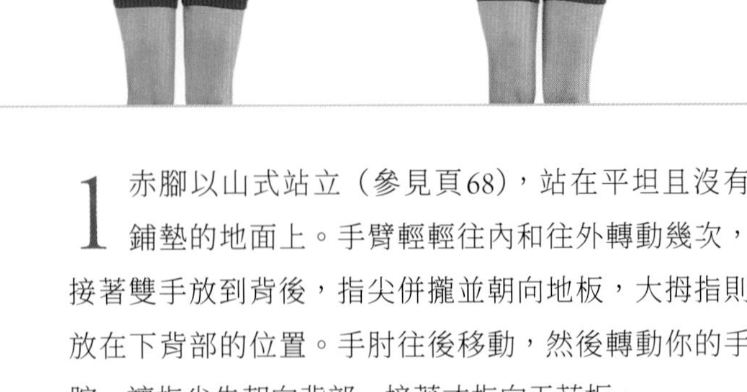

膝蓋後方往外打開

1 赤腳以山式站立（參見頁68），站在平坦且沒有鋪墊的地面上。手臂輕輕往內和往外轉動幾次，接著雙手放到背後，指尖併攏並朝向地板，大拇指則放在下背部的位置。手肘往後移動，然後轉動你的手腕，讓指尖先朝向背部，接著才指向天花板。

伸展腳趾，使之遠離腳後跟

站姿牛面式
Tadasana Gomukhasana

這個體式的最後一個步驟，是讓相扣的雙手呈gomukha的形狀，這個梵文字是「母牛的臉」。這個體式也是山式的變化姿勢，能刺激並活絡肩膀與背部肌肉。伸展手臂也有助於緩解肩膀、手肘、手腕和手指關節炎。

● **益處**

增強自信心，並有助於治療憂鬱
減緩頸椎退化
擴展胸腔，有助於促進呼吸
強健膝蓋關節
減輕坐骨神經痛
矯正扁平足

● **注意**

若你患有心臟相關疾病、正經歷壓力造成的頭痛，或有偏頭痛、眼睛疲勞、失眠、低血壓、膝蓋骨關節炎、腹瀉或白帶症狀，請避免練習這個體式。如果你患有小兒麻痺、腿部先天性畸形或膝外翻，練習時請將雙腳分開大約25公分（10英寸）。若你背痛、患有椎間盤突出、子宮脫垂或手腕疼痛，則可以在練習時將大腳趾併攏，而腳後跟稍微分開。

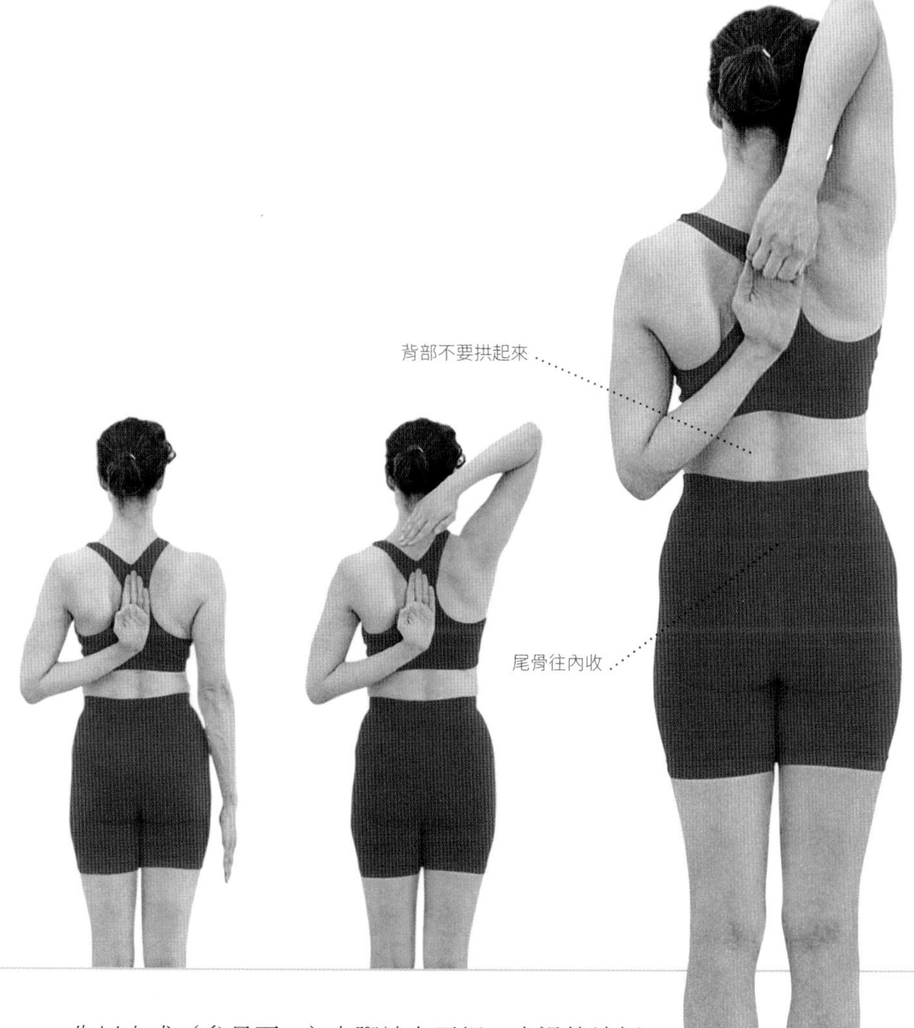

2 右手掌放在左手掌上，然後兩手的手指相扣。如果覺得很困難，那麼請讓兩手的指尖相互觸碰到即可，不要用蠻力彎折手臂，給自己多一點時間慢慢調整動作。有意識地放鬆雙臂。打開你的右腋窩，在胸部和右上臂之間創造空間。右手肘保持朝上與向後拉伸，右前臂則靠近頭部。讓左手肘降得更低，然後將左手腕的背面貼在你的背部。停留在體式裡20~30秒。然後換手，重複同樣的步驟。

1 先以山式（參見頁68）赤腳站在平坦、光滑的地板上。左手臂放在背後，手背貼在背部中間的位置。舉起右手臂，接著彎曲手肘，手放低，手心朝向你的身體。

三角伸展式
Utthita Trikonasana

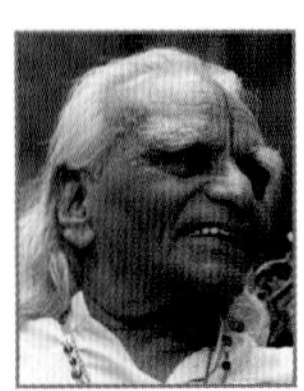

這個體式是經典體式（參見頁70）的一種變化式，經常練習這個體式，可以啟動原本儲存在尾骨的能量，這些能量是我們活力和力量的重要來源之一，若你處於高壓狀態，需要消耗極大能量才能讓自己維持正常運作，這個體式就能幫助你。它還可以刺激並活絡脊椎，使之保持柔軟、直立，並緩解背痛，以及減少頸部、肩膀及膝蓋僵硬。

● 益處

調理腹部器官

促進消化，並緩解胃炎、胃酸和脹氣

調理骨盆器官，並矯正因久坐或姿勢不良造成的影響

減緩背痛

減輕頸部、肩膀及膝蓋僵硬

強健手臂與腿部韌帶

有助於緩解月經相關症狀

● 注意

若你正經歷壓力造成的頭痛，或有偏頭痛、眼睛疲勞、腹瀉、低血壓、靜脈曲張症狀，或者感到沮喪或極度疲勞時，請不要練習這個體式。類風濕性關節炎患者發燒時，還有女性月經期間，也都不能練習這個姿勢。如果你患有高血壓，練習時則不要往上看向抬高的那隻手臂。另外，若患有頸椎退化，請不抬頭過久。

輔具（參見頁183及185）

一面牆、一張瑜伽墊及一塊瑜伽磚

倚靠牆面練習可以支撐身體、減少壓迫感，並能幫助身體進入正位。瑜伽墊可以防止雙腳打滑，並有助於維持最後姿勢的平衡。瑜伽磚則能幫助後背僵硬的人將手臂下放到地板，並使脊椎、脖子與肩膀獲得更深度的伸展。

視線往前看
手肘打直、收緊
腳跟和大腳趾
踩在地板上
腿部內側
往上拉提

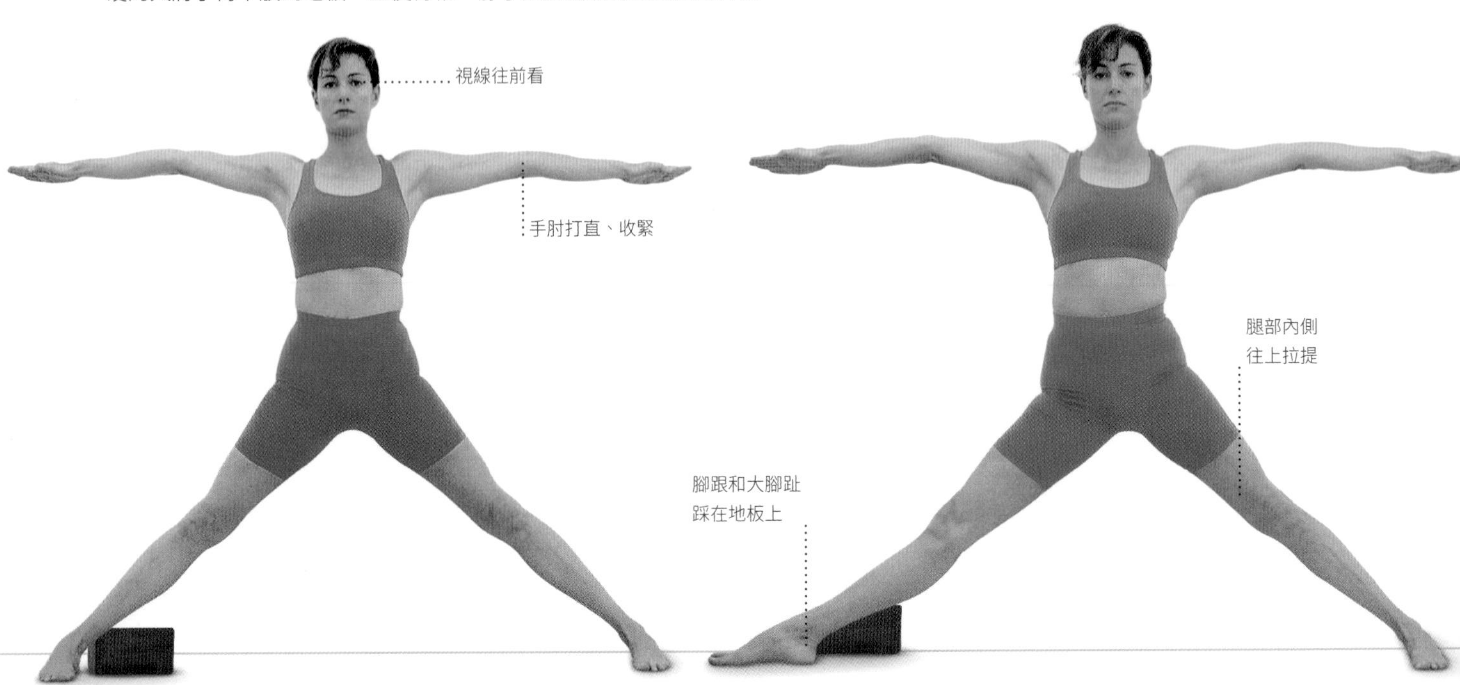

1 瑜伽墊鋪在牆邊，並將一塊瑜伽磚放在墊子右側的長邊旁。以山式（參見頁68）站立在墊子的中間。吸氣，雙腳分開大約1公尺（3.5英尺），腳跟和臀部要觸碰到牆壁。手臂往兩側抬高至與雙肩成同一直線的位置。

2 接著右腳向右轉，直到與牆面平行。左腳也稍微向右轉，左腳跟和臀部始終要觸碰到牆壁，左腿則要保持伸直狀態。手臂往兩旁延伸，遠離你的身體，手臂與地板平行，掌心則朝下。

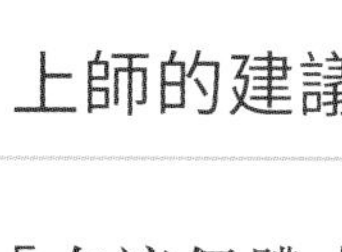

上師的建議

「在這個體式中，手臂必須完全伸展。請看我如何幫助學生拉直和延伸手臂、手腕和手指。」

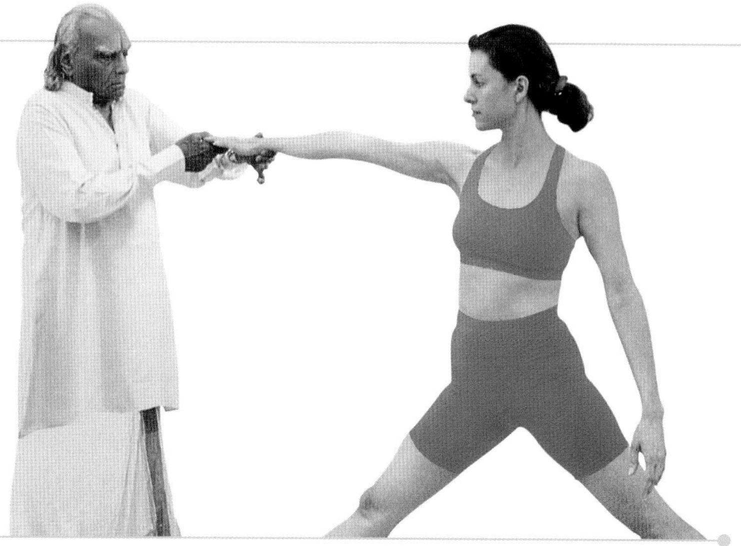

3 身體向右彎曲，右臂伸向地板，並將右手掌放在瑜伽磚上。尾骨往身體的方向捲入，左臀部和肩膀牢牢抵在牆面上。左手臂朝天花板抬高。轉過頭來，看向你的左手拇指。身體的重量放在兩個腳後跟上，不要壓在右手掌上。均勻地呼吸，但不要深呼吸。停留在體式裡20~30秒，然後換邊練習同樣的動作。

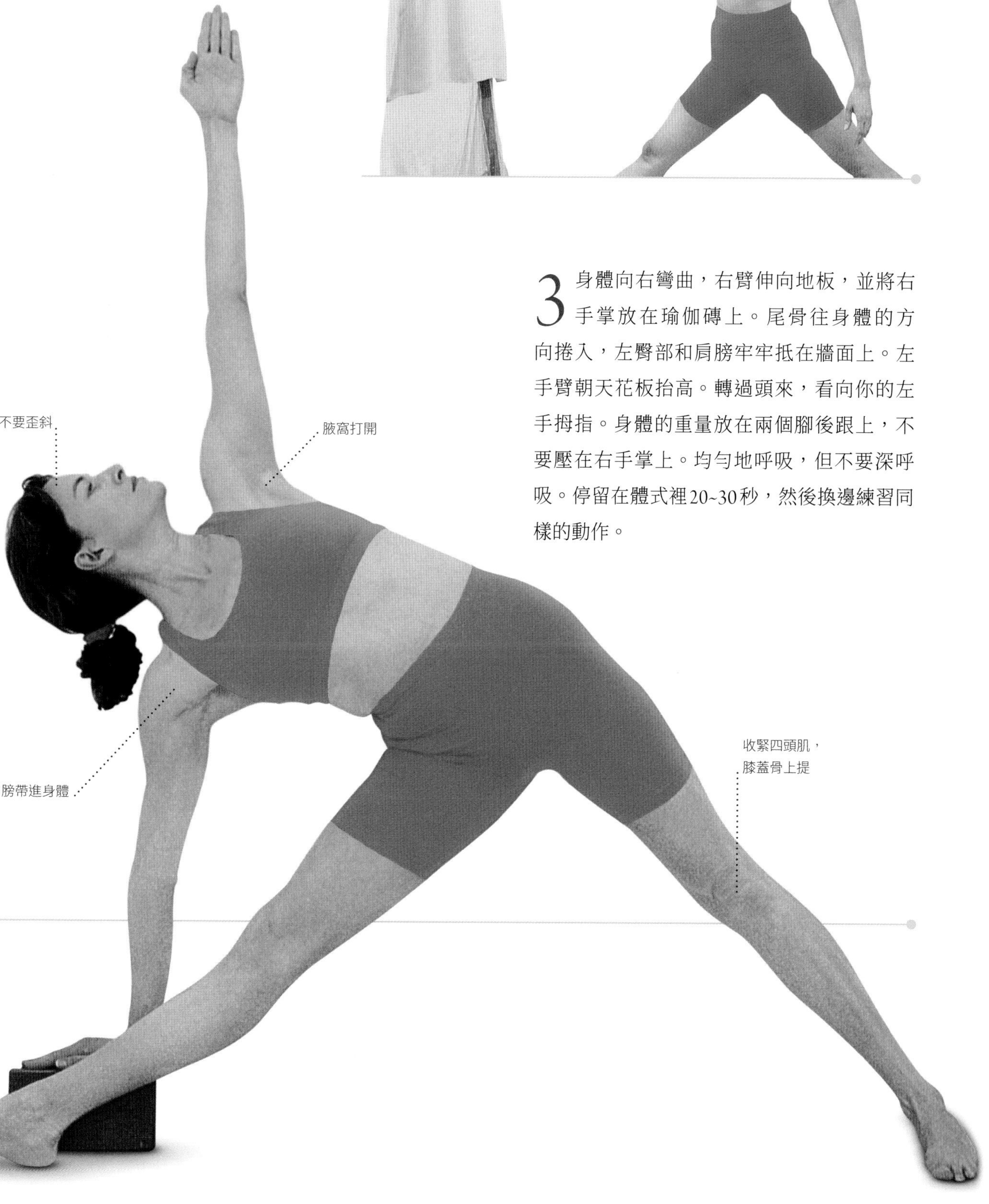

頭部不要歪斜

腋窩打開

右肩膀帶進身體

收緊四頭肌，膝蓋骨上提

延伸並放鬆腳趾

側角伸展式
Utthita Parsvakonasana

這個體式是經典體式（參見頁80）的一種變化式，練習時你可

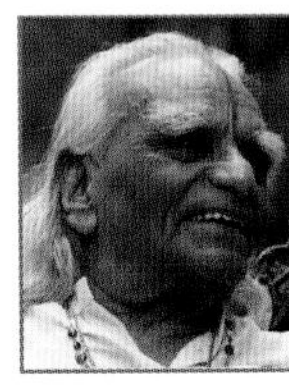

以靠著牆壁，並在手掌下方放一塊瑜伽磚。在完成式中，練習者經常會整個人往下沉，把重量壓在彎曲的腿上。有了輔具的幫忙，便可以防止這種情況發生，並且能更靈活地調整姿勢，而不會造成勞累或傷害。

● **益處**

矯正肩膀和肩胛骨不在正位的狀況
緩解背部疼痛和頸部扭傷
使髖關節與脊椎變得柔軟
強健腿部與膝蓋，尤其是大腿後肌群
伸展並調理腹部及骨盆器官
緩解胃炎、胃酸和脹氣，並促進消化
有助於緩解月經相關症狀

輔具（參見頁183及185）

一面牆及一塊木質瑜伽磚

牆面的支撐能減輕疲勞感，能幫助你在姿勢中保持更久的時間，並使頸部和頭部來到正位。在手掌下高度適當的地方放一塊瑜伽磚，則對脊椎僵硬或碰不到地板的人很有幫助，更有助於保持姿勢穩定。

手肘打直收緊
左腿打直收緊
頭部不要往
右邊倒
右膝蓋彎曲

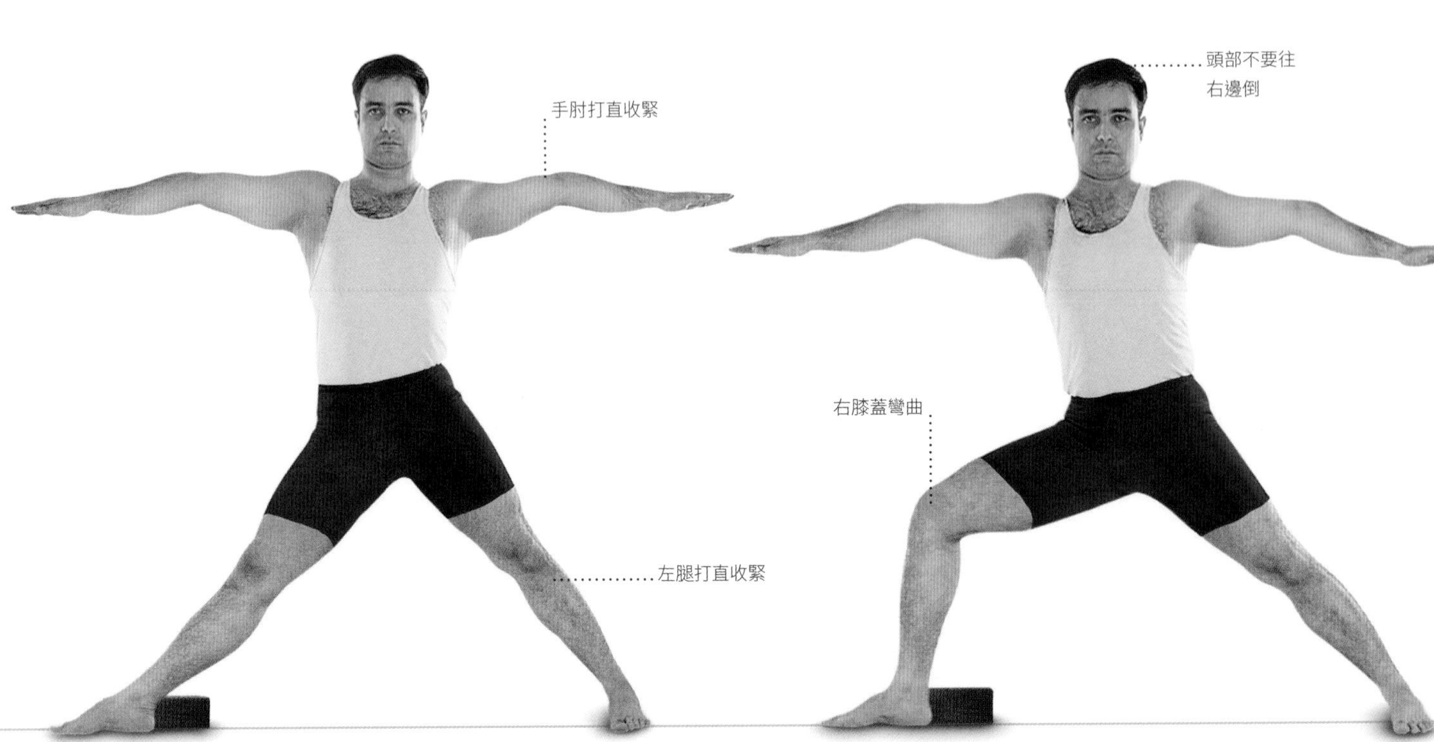

1 先靠牆以山式（參見頁68）站立，腳跟和臀部都要觸碰到牆面。一塊瑜伽磚放置在右腳旁邊的地板上。吸氣，雙腳張開大約1公尺（3.5英尺）。右腳往右邊旋轉，直到與牆面平行。

2 左腳也稍微往右轉，外側邊緣則用力踩向地板。接著彎曲右膝蓋，大腿向下推，直到小腿與地板形成一個直角。伸展左手臂，將它拉離你的左肩膀。

上師的建議

「請看我如何在浮肋位置支撐學生的軀幹右側。我會將他的下排肋骨和浮肋從右側轉向左，好讓右側身體不會留在後方。透過拉回他的左臀部，並使軀幹左側往天花板的方向轉動，可以改善他的扭轉動作和平衡能力。」

● **注意**

若你正經歷壓力造成的頭痛，或有偏頭痛、膝蓋骨關節炎、風濕熱、靜脈曲張、低血壓、慢性疲勞症候群、腹瀉、乾癬、失眠、憂鬱或暴食症，請不要練習這個體式。月經、經前症候群與白帶期間也請不要練習這個姿勢，但如果本月的經血量過多或月經不規律，經期過後則可以練習。若你有頸椎退化症狀，完成式中，往上看的時間不要太長，而患有高血壓的人，則要看向地板。

腋窩打開
左髖部向後打開，
觸碰到牆壁
膝蓋骨上提
不要將身體的重量
放在手掌上
腳趾保持伸展並放鬆

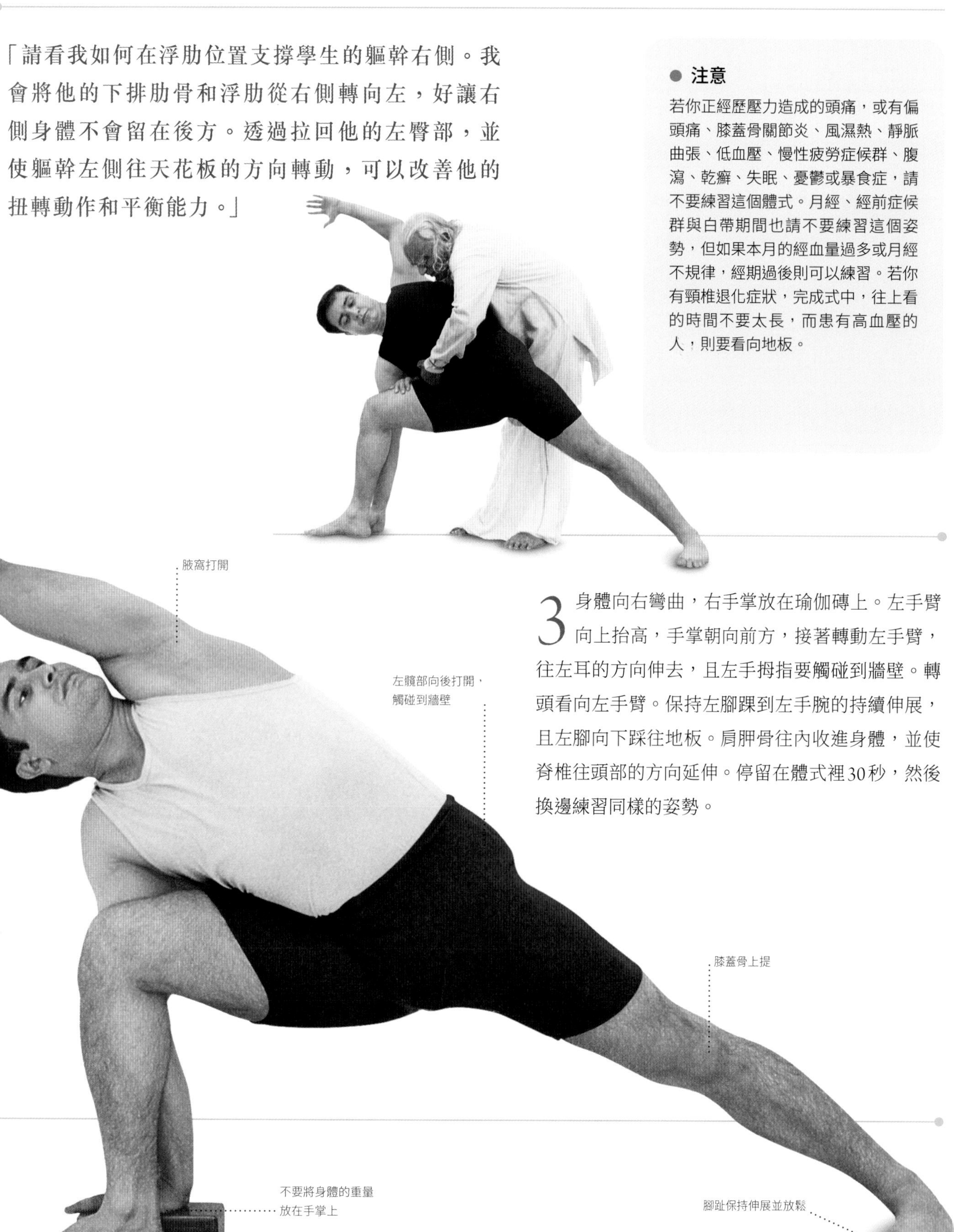

3 身體向右彎曲，右手掌放在瑜伽磚上。左手臂向上抬高，手掌朝向前方，接著轉動左手臂，往左耳的方向伸去，且左手拇指要觸碰到牆壁。轉頭看向左手臂。保持左腳踝到左手腕的持續伸展，且左腳向下踩往地板。肩胛骨往內收進身體，並使脊椎往頭部的方向延伸。停留在體式裡30秒，然後換邊練習同樣的姿勢。

半月式
Ardha Chandrasana

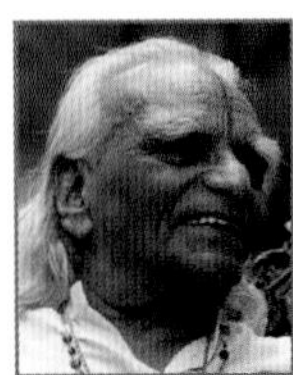

梵文中的ardha意即「一半」，chandra則是「月亮」的意思。在這個體式中，你的身體會呈現為半月形。定期練習這個姿勢，可以提升注意力集中，還可以改善身體協調性和運動反射功能。它能使脊椎獲得深度伸展，藉此強健脊側肌肉，讓脊椎保持柔軟與良好的正位狀態。

● **益處**

旋轉並收縮椎骨關節，保持脊側肌肉柔軟

調理腰椎與薦椎，緩解背痛

矯正高低肩

有助於緩解坐骨神經痛

促進足部血液循環

緩解胃炎與胃酸

矯正子宮脫垂

這是唯一能消除疲勞的站姿體式，前提是要倚靠牆壁練習

● **注意**

若你正經歷壓力造成的頭痛，或有偏頭痛、眼睛疲勞、靜脈曲張、腹瀉或失眠，請不要練習這個體式。如果你患有高血壓，請不要抬頭看向手臂，改為往前方直視。

輔具（參見頁183及185）

一面牆和一塊瑜伽磚

牆面能提供身體的穩定，有助於頭部和頸部保持正位。瑜伽磚則能幫助後背僵硬與無法碰到地板的人更容易完成姿勢。

手指朝向天花板

左髖部抵在牆面上

延伸左腿，使之遠離你的身體

手臂打直

1 先以山式（參見頁68）站立。瑜伽磚的短邊靠在牆面上。吸氣，雙腳分開約1公尺（3.5英尺）。手臂舉至與肩同高。

2 右腳向右旋轉至與牆面平行，然後左腳往內轉，稍微轉向右側。右膝蓋彎曲，然後右手掌放在瑜伽磚上。舉起你的左手臂。

3 右腿打直。抬起左腿，直到與地板平行。左臂保持伸直狀態，與右手臂成一直線，且左手背要觸碰到牆壁。

4 抬頭看向左手拇指。右側的腳、大腿與髖部都要進入正位。用右腿保持平衡，而不是把力量放在右手臂上。停留在體式裡20秒，之後換邊練習同樣的動作。

加強前屈伸展式
Uttanasana

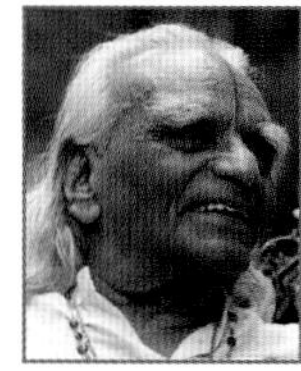

這個體式是經典體式（參見頁92）較不費力的版本，初學者和後背僵硬的人也能做到完成式的前伸動作。完成式有五種不同的變化，找一個你感到最舒適且最符合自己需求的版本練習。這是一個既紓緩又提神的體式法，還可以讓心臟和肺部獲得休息並恢復活力。

● **益處**

經常練習可以減少低潮感

治療失眠，並紓緩勞累

促進血液流向腦部，紓緩腦細胞及交感神經

調整血壓

緩解偏頭痛及壓力造成的頭痛

調理腹部器官

中和胃酸以緩解胃痛

強健並伸展大腿後肌群

增加髖關節的柔軟度

強健膝關節及其周遭組織與肌肉

● **注意**

若你患有膝蓋骨關節炎或腹瀉，請不要練習這個體式。發燒中的類風濕性關節炎患者也要避免。如果有低血壓，離開姿勢時要緩慢漸進，以免造成頭暈。

輔具（參見頁185）

一塊泡棉瑜伽磚

五塊木質瑜伽磚

三塊木磚疊在泡棉磚上，兩側再各放一塊木磚。

特殊益處

紓緩並安撫身體與大腦。

特別注意

背部肌肉的柔軟度還沒改善前，請用輔具支撐頭部。

臀部不要往後推
保持頸部延展
腋下放低
上臂的皮膚外轉
手掌向下壓在瑜伽磚上

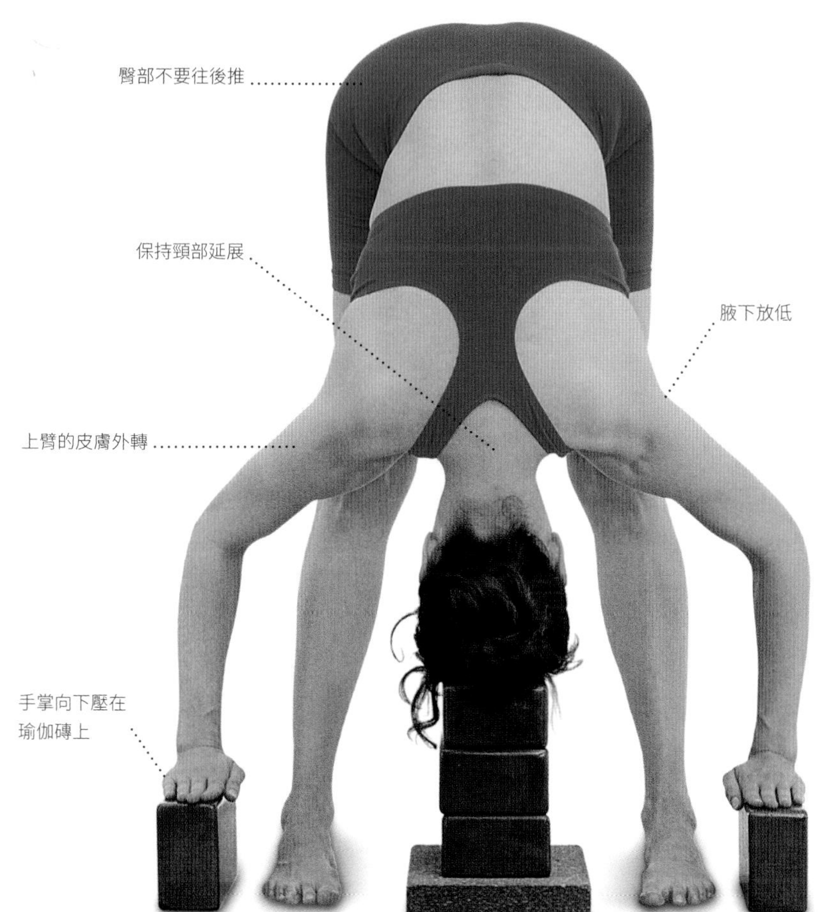

1 以山式站立（參見頁68）。雙腿分開30公分（1英尺）的距離，雙腳相互平行，腳趾朝向前方。膝蓋骨上提。

2 吸氣，手臂抬高往天花板，手掌朝向前方，脊椎向上延伸。

3 從腰部的位置向前彎。腳跟牢牢踩在地板上，以增加脊椎的伸展度，這個細節十分重要，攸關你能否正確完成最後動作。身體兩側往下延展。

4 頭頂放在面前的瑜伽磚上，手掌則分別放在腳兩側的瑜伽磚上。收緊膝蓋骨，伸展大腿後肌群，並將腿部內側上提。感覺腳跟到頭頂連貫的伸展。停留在體式裡1分鐘。

加強前屈伸展式
變化式

變化 1 手掌抱手肘

輔具（參見頁 185）

一塊泡棉瑜伽磚及三塊木質瑜伽磚

對初學者以及僵硬而雙手無法碰到地板或瑜伽磚的人來說，這種變化式比較容易完成。

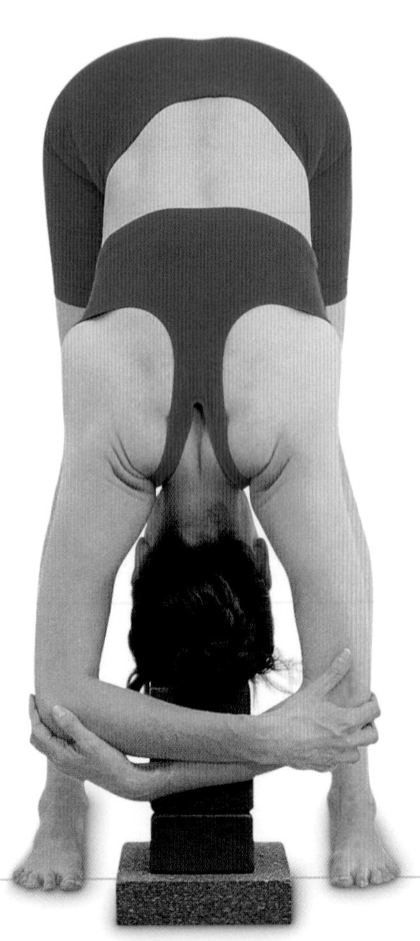

進入姿勢

一塊泡棉瑜伽磚放在地板上，上面堆疊三塊木質瑜伽磚。先完成主要姿勢的步驟 1、2、3，頭頂放在你面前瑜伽磚上。接著用右手握住左手肘，左手則握住右手肘。交疊的手臂往下放低。停留在體式裡 1 分鐘。

變化 2 手掌放在腳踝上

輔具（參見頁 185）

一塊泡棉瑜伽磚及三塊木質瑜伽磚

瑜伽磚能支撐頭部，讓前彎動作變得更容易。

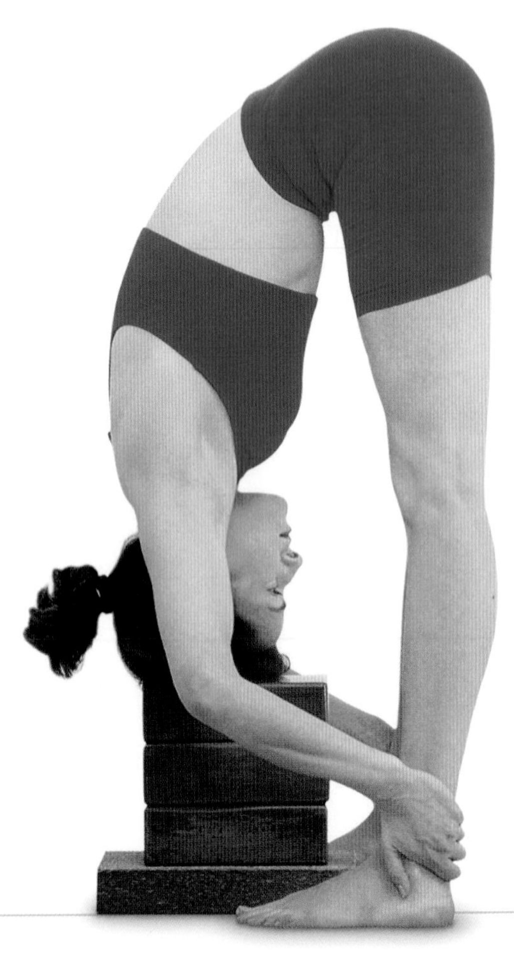

進入姿勢

一塊泡棉磚放在地板上，上面堆疊三塊木磚。先完成主要姿勢的步驟 1、2、3。吐氣，頭頂放在你面前瑜伽磚上。用雙手握住腳踝。均勻地呼吸，並停留在體式裡 1 分鐘。握住腳踝能使你的姿勢更加平衡及穩定，加深前彎。

「定期、不懈且有意識地練習瑜伽，
是穩定意識的基礎。」

變化3 手掌放在地板上

輔具（參見頁185）

一塊泡棉瑜伽磚及三塊木質瑜伽磚

當你的背部肌肉具備足夠彈性，就不需再用瑜伽磚支撐雙手，而是在完成式中，雙手放在地面上。

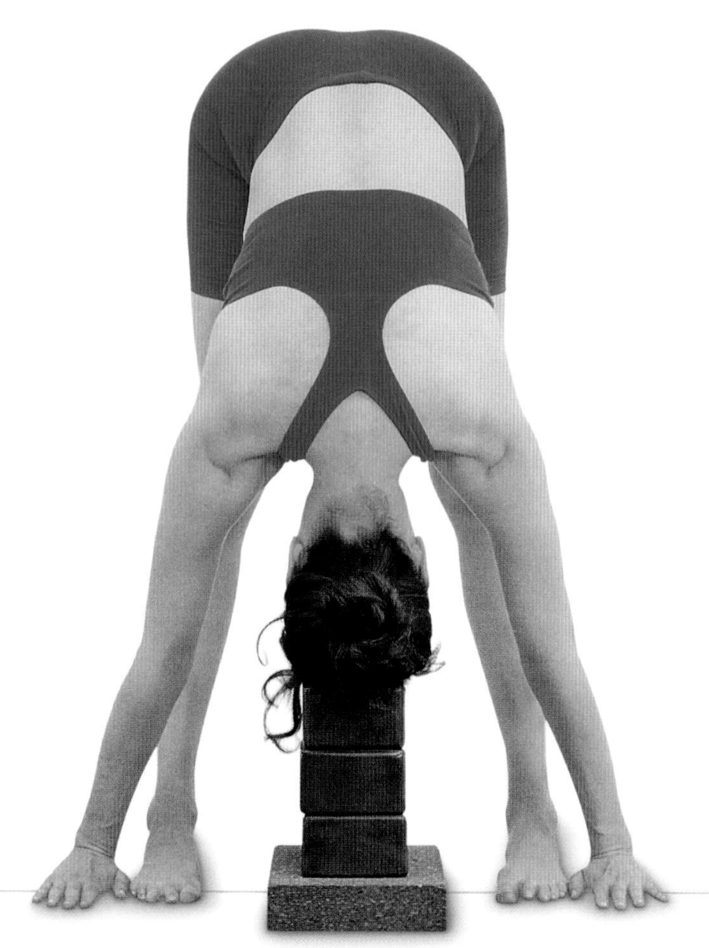

進入姿勢

依照前面的說明擺放好瑜伽磚，並完成主要姿勢的步驟1、2、3後，頭頂放在你面前瑜伽磚上。接著手掌平放在地板上，在腳的上方一些（參見圖示）。確保兩邊的腳後跟都牢牢踩在地板上，並拉伸大腿後側的大腿後肌群。雙手的拇指都要觸碰到雙腳的小腳趾。身體的重量平均分配到雙腳的腳趾和腳後跟上。均勻地呼吸，並停留在姿勢裡1分鐘。

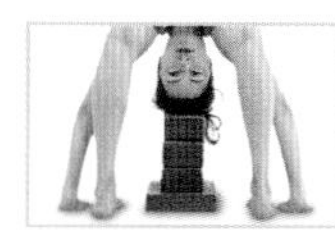

變化4 手掌放在瑜伽磚上

輔具（參見頁185）

兩塊木質瑜伽磚

唯有當你感到背部肌肉足夠柔軟，且能在沒有頭部支撐的狀態下維持前彎動作時，才可以練習這種變化式。變化1到變化4是循序漸進的。

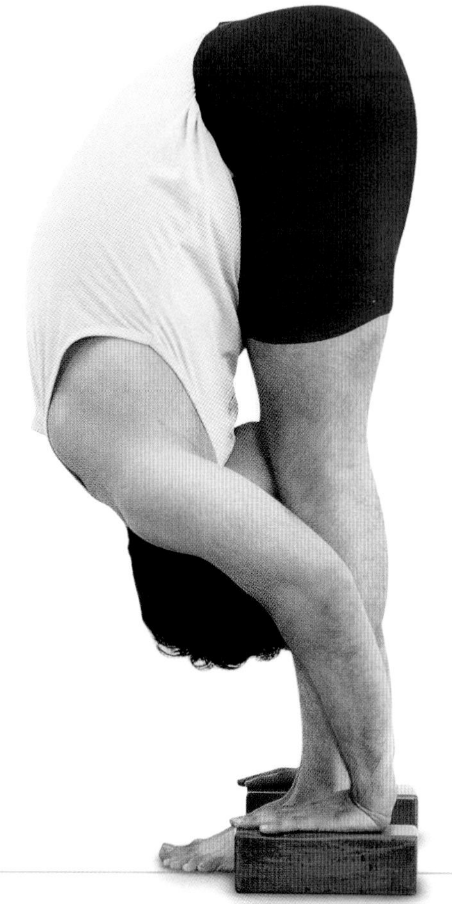

特別注意

若你是初學者，或有高血壓、頭痛、頸椎退化、失眠、偏頭痛或椎間盤突出的狀況，請不要練習這個變化式。

進入姿勢

雙腳併攏站立。腳的兩側各擺放一塊瑜伽磚，瑜伽磚的長邊與雙腳平行，並完成主要姿勢的步驟1、2、3。然後從腰部的位置往前彎，並將雙手放在兩側的瑜伽磚上。下巴貼向膝蓋。停留在姿勢裡1分鐘。

分腿前彎式

Prasarita Padottanasana

梵文中的prasarita意即「伸出」或「展開」，pada則是指的「腿」

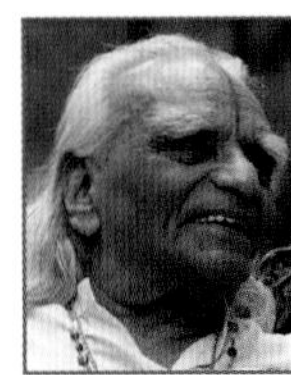

或「腳」。這個體式能為你的雙腿帶來深度拉伸。在這個姿勢中，身體是倒置的，頭部要放在地板上，也可以放在瑜伽磚或瑜伽墊上。這個既放鬆又能恢復活力的動作，通常會排在一系列站姿體式的最後，這個體式後常接著頭倒立式（參見頁138）。

● **益處**

減少低潮感並增進自信心
紓緩大腦與交感神經
使心臟和肺部充滿活力
減緩高血壓
紓緩壓力造成的頭痛、偏頭痛及疲勞
調理腹部器官
中和胃酸，以緩解胃痛
紓緩下背疼痛
強健膝關節，並使髖關節柔軟
調整月經量

● **注意**

不要固定在這個體式中超過1分鐘，尤其是初學者要特別注意。如果患有低血壓，離開姿勢時請循序漸進，以免造成頭暈。練習的過程中，頭部不要往旁邊倒，也不要壓迫到頸部。

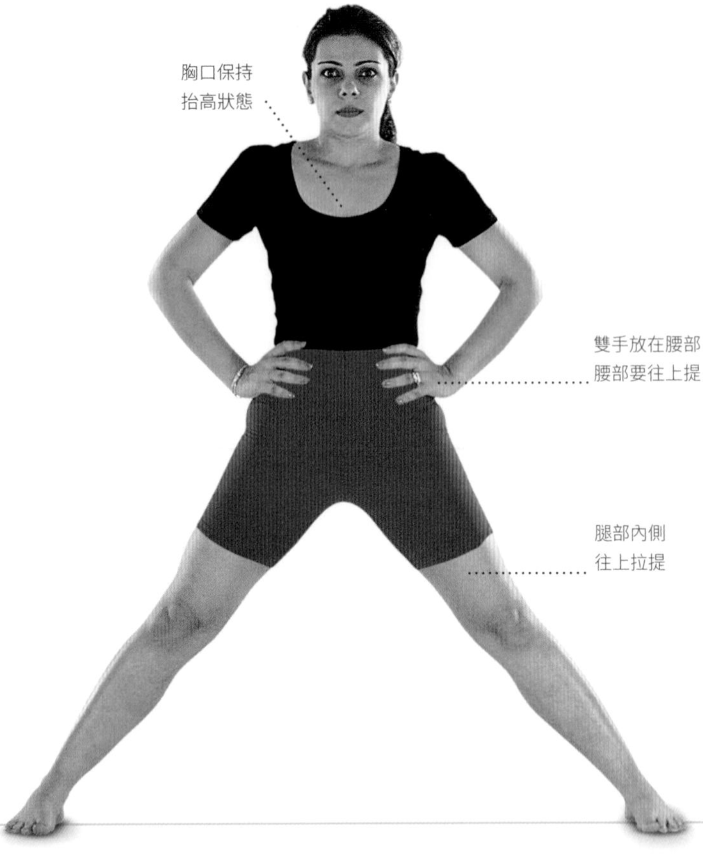

胸口保持抬高狀態

雙手放在腰部，腰部要往上提

腿部內側往上拉提

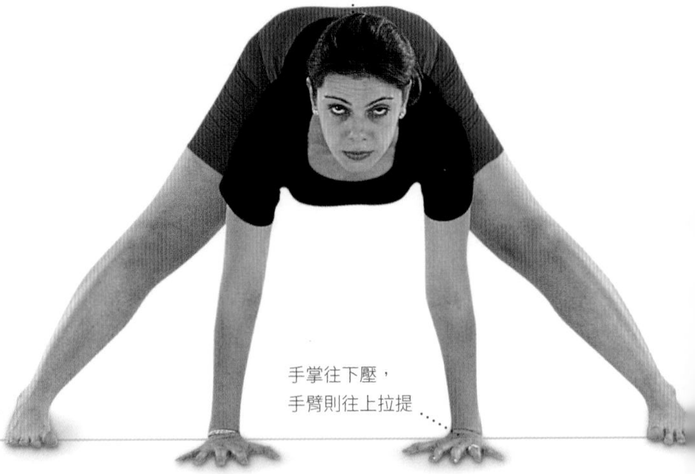

背部呈一個凹曲線，尾骨往內收

手掌往下壓，手臂則往上拉提

1 先以山式站立（參見頁68）。雙手放在髖部，拇指朝向後方，其他四隻手指則放在髖部前面。吸氣，雙腳打開1.2公尺（4英尺）。雙腳要平行，腳趾朝向前面。雙腳外緣用力下壓地板，背部打直。

2 吐氣，膝蓋骨上提。向前彎曲，伸展脊椎，然後身體往地板的方向放低。前彎時，眼睛要往上看，這樣可以確保你的背部呈現一段凹曲線。雙手從髖部上移開，並放低到地板上。手指張開，手掌平放在地面。

3 彎曲手肘，手掌繼續平放在地板上。頭頂放在手掌之間的地板上。胸骨往前推，腹部內收。尾骨和鼠蹊部往後移，以減輕頭部壓力。停留在體式裡1分鐘。

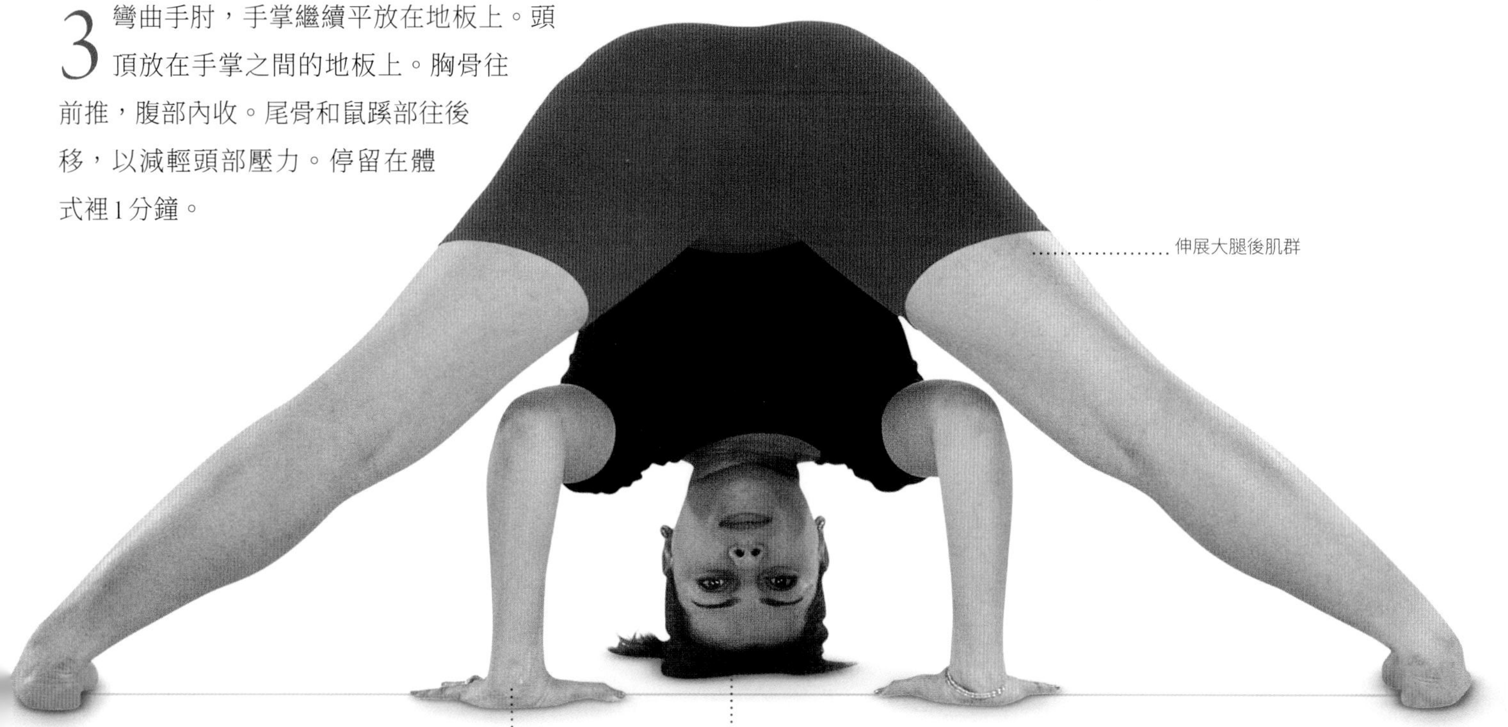

伸展大腿後肌群

確保頭部和雙手位在同一直線

頭部和頸部放鬆

「練習這個體式可以紓緩身體和大腦，並帶給你寧靜與休息的感受。」

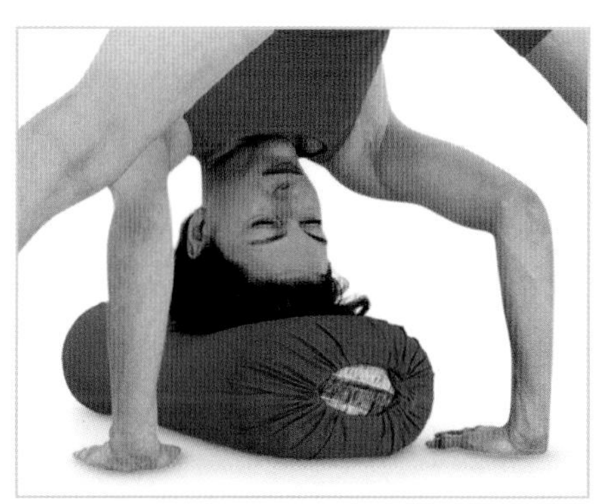

變化1
瑜伽枕支撐頭部

輔具（參見頁185）

一個瑜伽枕能幫助背部僵硬的人避免拉傷並有效做到完成式。

進入姿勢

一個瑜伽枕放在雙腳中間的地板上，長邊與雙腳平行。先完成主要姿勢的步驟1、2、3。接著當你往地板前彎時，頭頂放在瑜伽枕的中央。頭部和頸部放鬆。然後將體重移到腳後跟。停留在姿勢裡1分鐘。

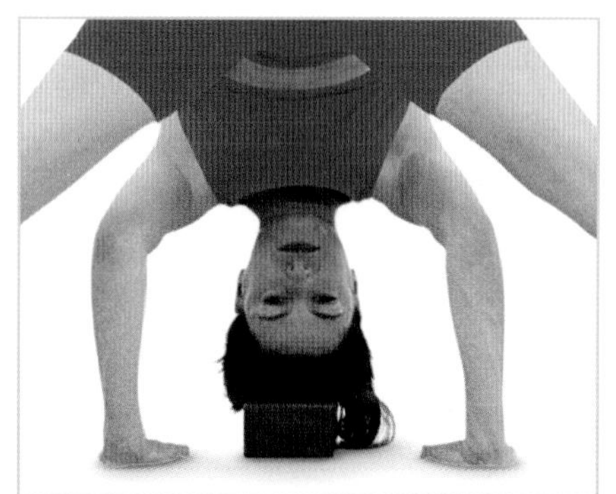

變化2
瑜伽磚支撐頭部

輔具（參見頁185）

一塊木質瑜伽磚對脊椎僵硬與頭部無法觸到地上的練習者大有幫助。在脊椎與背部肌肉變得更加柔軟之前，都可以使用瑜伽磚。變化1到變化2是循序漸進的。

進入姿勢

一塊木質瑜伽磚放在雙腳中間的地板上，長邊與雙腳平行，並完成主要姿勢的步驟1、2、3。向前彎曲，並將頭頂放在瑜伽磚上。停留在姿勢裡1分鐘。

下犬式

Adhomukha Svanasana

這種頭低於心臟的伸展動作能讓新鮮的血液流向心臟和肺部，進而增強整個身體的健康。Adhomukha在梵文中意為「臉向下」，svan則是指「狗」。相較於經典體式（參見頁88），這個姿勢和其他的變化式都是比較不費力的版本，可以讓四肢獲得更多伸展，並鎮定、紓緩心智。

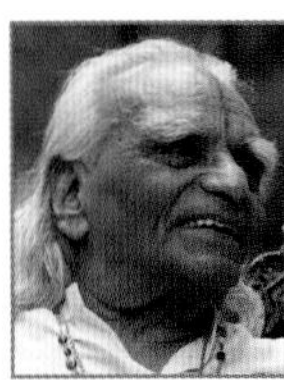

● **益處**

調理並放鬆神經系統，有助於緩解沮喪與焦慮

治療呼吸困難、心悸、極度疲勞及中暑

穩定血壓及心律

有助於緩解慢性便秘、消化不良及膽汁分泌過量

緩解肩膀、手腕與手指的關節炎

減輕下背痛

增加髖部、膝蓋及腳踝關節的柔軟度

強健腿部韌帶與肌腱

抵禦慢跑、健走和其他運動對膝蓋軟骨或大腿後肌群造成的損害

強健足弓，並預防跟骨骨刺

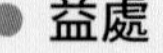

輔具（參見頁183及185）

一面牆及三塊木質瑜伽磚

兩塊瑜伽磚靠牆放置，用來支撐手掌、伸展手臂，並減輕肩關節的壓力。第三塊瑜伽磚則是能幫助背部僵硬的練習者完成最後的動作。

特殊益處

有助於增強自信心，並能緩解頭痛和高血壓。還有助於讓心臟休息並重新恢復活力。也能減輕更年期「昏昏沉沉」的感受。

腳跟往後推且內腳踝向上拉

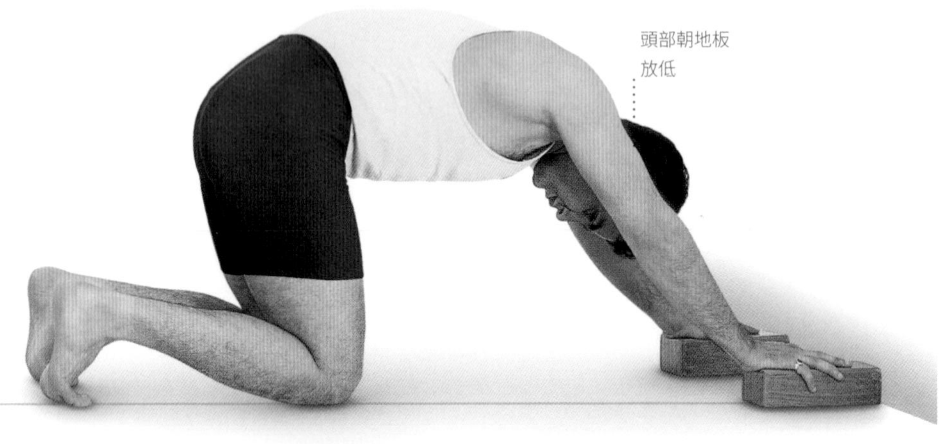

1 在距離牆面1公尺（3.5英尺）處先呈跪姿，臉面向牆壁。兩塊瑜伽磚寬的那一面朝下平放在牆邊，兩塊磚之間的距離與肩膀等寬。第三塊瑜伽磚則將窄的那一面朝下，放置在距離牆面45公分（18英寸）處。雙腳打開45公分（18英寸），雙手放在牆邊的兩塊瑜伽磚上。

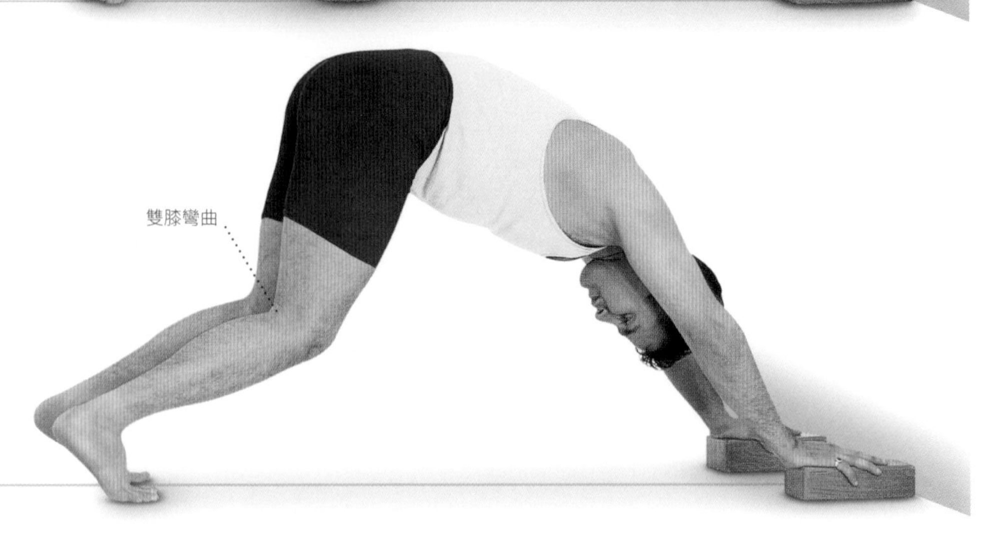

2 手掌向下壓在瑜伽磚上，然後往後走，直到雙腳與雙手的距離為1.2公尺（4英尺）。確保雙腳與雙手成一直線，並且等寬。先抬起腳跟，伸展雙腿，再將腳跟放低到地板上。徹底伸展手臂。

臀部往天花板伸展
從手肘到肩膀
延伸手臂
膝蓋骨上提
雙腳踩在地板上

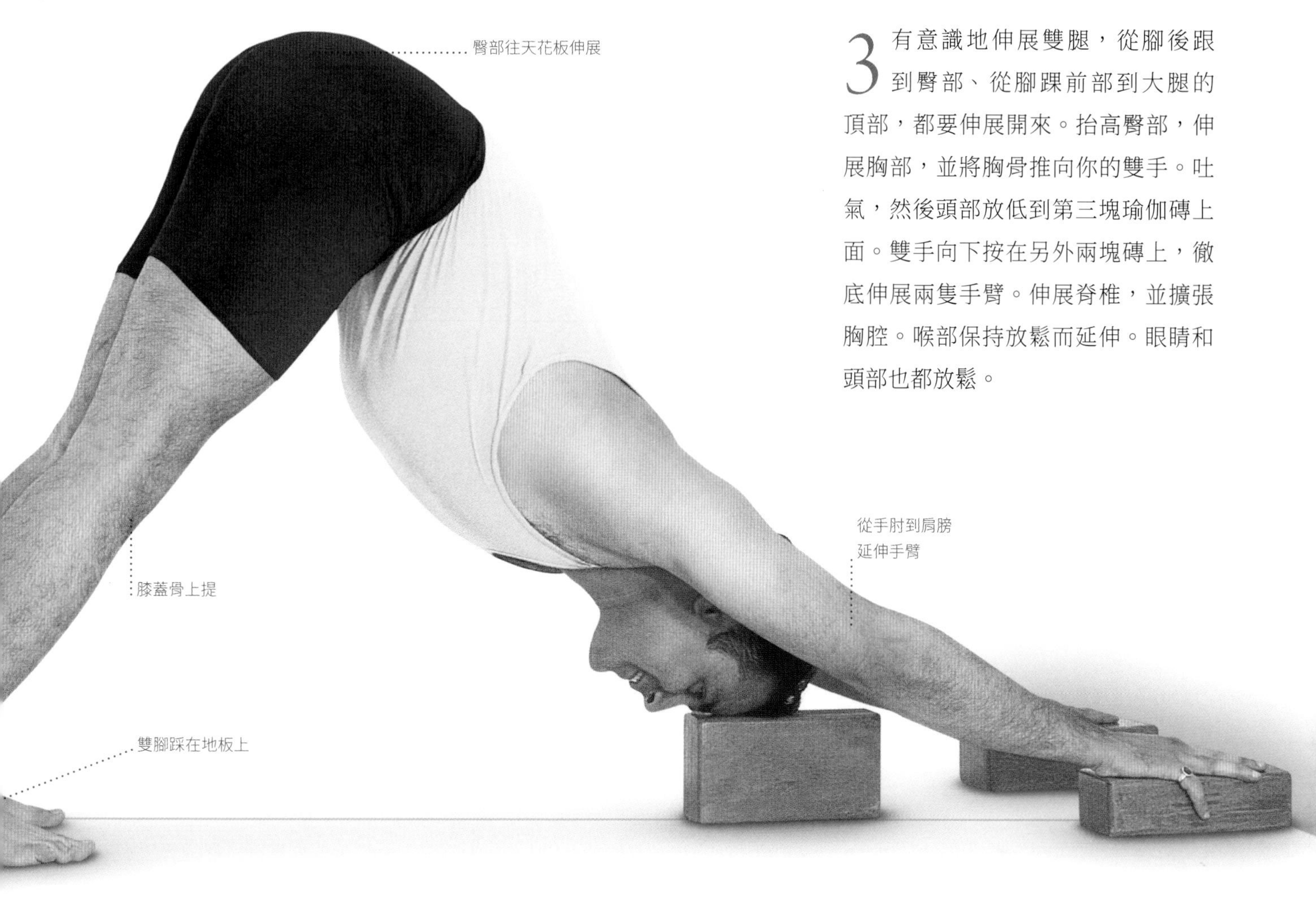

3 有意識地伸展雙腿，從腳後跟到臀部、從腳踝前部到大腿的頂部，都要伸展開來。抬高臀部，伸展胸部，並將胸骨推向你的雙手。吐氣，然後頭部放低到第三塊瑜伽磚上面。雙手向下按在另外兩塊磚上，徹底伸展兩隻手臂。伸展脊椎，並擴張胸腔。喉部保持放鬆而延伸。眼睛和頭部也都放鬆。

變化 1
雙手抵牆

輔具（參見頁 183 及 185）

一面牆及一塊木質瑜伽磚

手指抵在牆面上可以支撐肩膀，減少肩關節的壓力。

特殊益處

能幫助緩解肩膀、手肘、手腕和手指的關節炎。

進入姿勢

先完成主要姿勢的步驟1和步驟2。雙手的手指放在牆面上，並確保手掌平穩地放在地板上。接著再完成步驟3。

● 注意

若你有腹瀉症狀，請不要練習這個體式。發燒的類風濕關節炎患者也應該避免練習。如果脊椎僵硬或患有高血壓，或者容易一再頭痛或靜脈曲張，請務必以瑜伽磚支撐頭部，再行練習這些變化式。初學者在最後的姿勢中，不要停留超過30秒。慢慢將停留在姿勢中的時間增加到1分鐘。

下犬式
變化式

「正確、平均且盡可能伸展身體，
體式的紀律規範自然而生。」

變化2 頭部放在瑜伽枕上

輔具（參見頁185）

一個瑜伽枕及一條瑜伽毯

瑜伽枕能支撐頭部，幫助背部僵硬的人更輕鬆地完成動作，而不會拉傷。瑜伽墊則能防止你在伸展時滑倒。

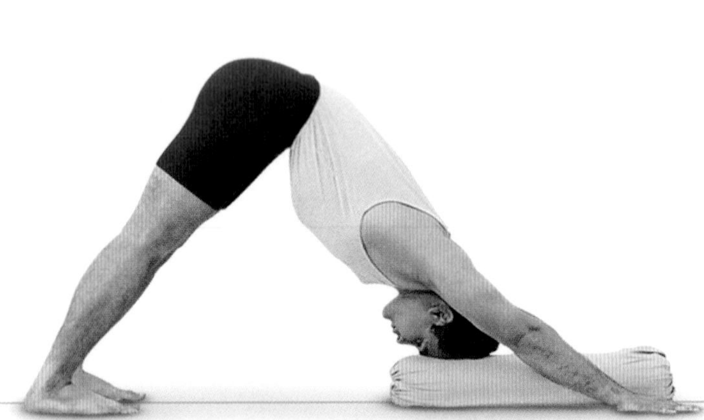

進入姿勢

瑜伽墊放在地板上，瑜伽枕放在墊子上，兩者的長邊相互平行。先完成主要姿勢的步驟1、2、3，並將頭部放在枕頭的尾端。在這個變化式中，你的兩隻手掌要直接放在地板上，不須再以瑜伽磚支撐。

變化3 腳跟抵牆

輔具（參見頁183及185）

一面牆及一塊木質瑜伽磚

腳後跟抵在牆上可以減輕膝蓋和髖關節的疲勞。這個變化式的益處是可以強健小腿肌肉、跟腱和足弓，也能減少小腿肌肉抽筋，並使背部獲得伸展。

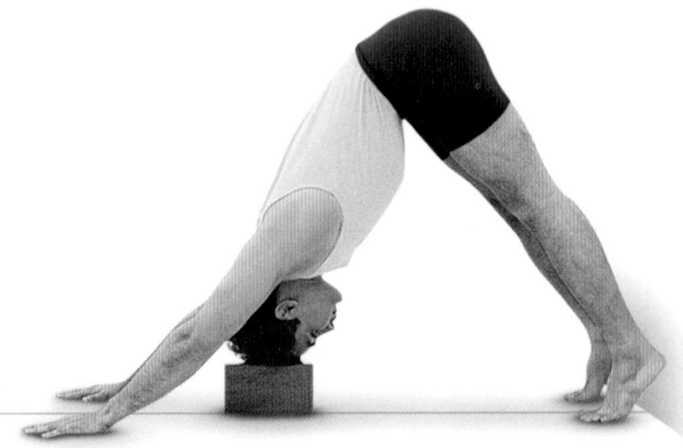

進入姿勢

先以山式站立（參見頁68），背部距離牆面1.2公尺（4英尺）。接著進入跪姿，並將雙手放在地板上。雙腳往後走，直到腳後跟抵在牆面上。手肘打直，接著再完成主要姿勢的步驟3。

手杖式
Dandasana

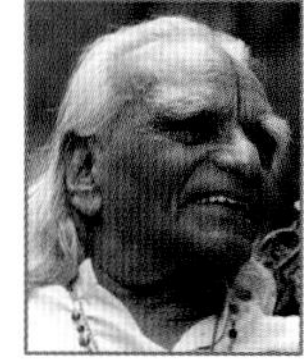

這個體式是所有坐姿前彎以及扭轉動作的起點。它具有許多積極的益處，最重要的是可以矯正姿勢。手杖式能讓你學會以脊椎完全打直的方式坐挺，對於久坐的人十分有益。經常練習這個姿勢可以按摩並刺激腹部與骨盆器官。

● **益處**

促進消化

調理腎臟

有助於預防坐骨神經痛

伸展並活化腿部肌肉

伸展足部的肌肉，以預防雙腳疲勞

● **注意**

若你患有氣喘、支氣管炎，感到呼吸困難，或患有類風濕性關節炎、潰瘍或暴食症，或者正處於經前症候群期間，請以牆面支撐背部來練習這個體式。月經期間也要靠牆練習。

輔具（參見頁185）

兩塊木質瑜伽磚及一條摺疊的瑜伽毯

折疊的瑜伽毯放在臀部下方，能幫助下半段脊柱完全往上伸展，並釋放大腿後肌群的緊繃感。雙手下方的兩塊瑜伽磚則有助於延伸身體。

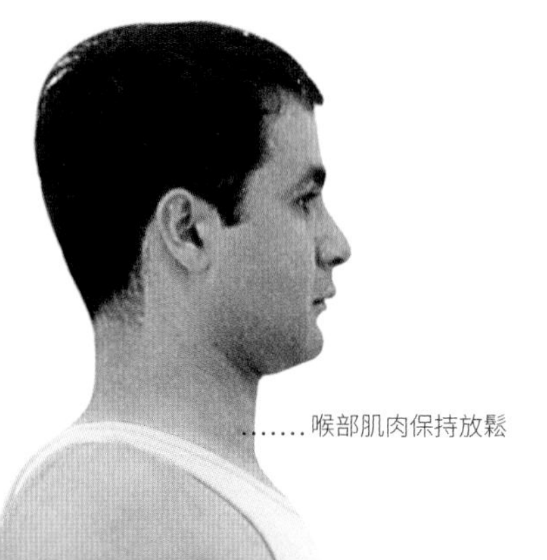

喉部肌肉保持放鬆

1 坐在折疊好的瑜伽毯上，脊椎打直，膝蓋彎曲。瑜伽磚平放在臀部兩側，寬的那一面朝下，然後手掌放在瑜伽磚上。身體要坐在你的臀骨上。

2 一一拉直雙腿，並讓雙腿及雙腳內側都併攏。延伸小腿的肌肉，並伸展膝蓋和腳趾。膝蓋保持打直狀態。手掌向下壓在瑜伽磚上，並拉伸手肘與手臂。

3 抬起腹部，釋放橫膈膜的壓力。停留在姿勢裡1分鐘。初學者將雙腳稍微分開可能會容易一些，並且停留在姿勢中30秒即可。

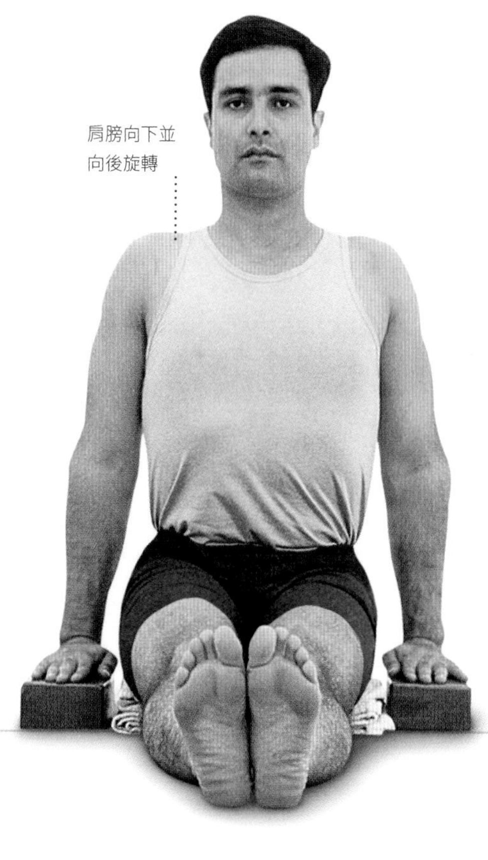

肩膀向下並向後旋轉

英雄式
Virasana

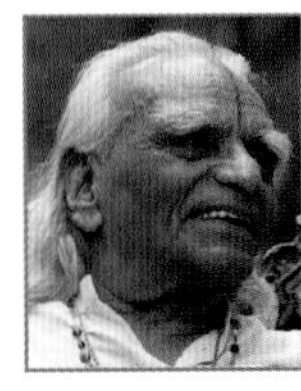

這些是經典英雄式（參見頁104）的變化式，使用捲起或折疊的瑜伽毯及瑜伽磚，或瑜伽枕作為輔助，讓臀部、膝蓋或踝關節僵硬的人更容易完成動作。此外，延伸脊椎能增強心臟功能，並有助於改善身體各部位的血液循環。

● **益處**

減輕髖關節僵硬

減少久站引起的腿部血管發炎症狀

緩解膝蓋疼痛或發炎，並調理膝蓋軟骨

紓解痛風與風濕引起的疼痛

調理大腿後肌群

強健足弓，並減輕小腿、腳踝與腳跟疼痛

● **注意**

若你在練習這個體式時腿部抽筋，請回到手杖式（參見頁102）來伸展雙腿。如果有頭痛、偏頭痛或腹瀉症狀，請不要練習這個體式。

輔具（參見頁185）

兩個瑜伽枕及兩條瑜伽毯

瑜伽枕能支撐腿部，讓身體向上延伸。瑜伽毯其中一條摺疊好，墊在臀部下方，另一條則捲起來，放在小腿和大腿中間，能減輕膝蓋和腳踝的壓力，並將身體的重量平均分配在雙腿上。

1 兩個瑜伽枕平行擺放在地板上。在墊子上進入跪姿，雙膝保持併攏。捲起的毯子放在小腿脛上，折疊的毯子則放在臀部下方。接著背打直，並往下坐。

2 胸口保持擴展。想像你正在擠壓腎臟，並將它收進身體深處。手掌放在膝蓋上。直視前方。停留在體式裡30~60秒。

向上延伸你的脊椎

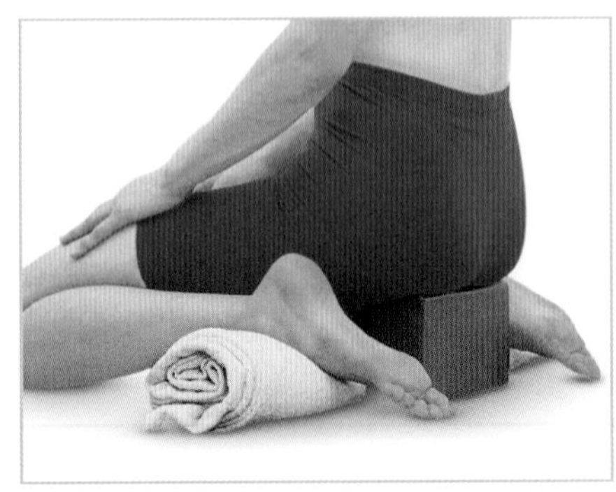

變化1
坐在瑜伽磚上

輔具（參見頁185）

一條瑜伽毯及一塊瑜伽磚

瑜伽毯能減輕膝蓋的壓力，瑜伽磚則用來支撐臀部。

進入姿勢

先跪在地板上。雙腳分開，並將瑜伽磚擺放在兩腳之間。然後往下坐在瑜伽磚上。當你感到身體變得較柔軟時，可以改用折疊的瑜伽毯代替瑜伽磚。捲起的瑜伽毯放在瑜伽磚的前方，並且墊在腳踝底下。你的雙腳應該朝向後方，而腳趾在地板上。伸展腳底板。做到主要姿勢的步驟2。停留在體式裡30~60秒。

臉向上單腳屈膝式

Urdhvamukha Janu Sirsasana

這是經典體式（參見頁114）比較具有創造力的變化方式。在

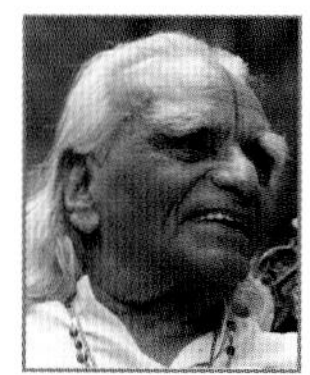

這個版本中，背部是打直的，而頭部向後傾斜。梵文的urdhvamukha意指「臉向上」。在這個姿勢中，頭部往上仰時，眼睛也要同步往上看，這樣能刺激活絡松果體和腦垂體。這個動作也有助於重振你的心智。

● **益處**

紓緩下背與背部中間區域的疼痛

減輕頸部僵硬

調理腎臟與腹部器官

緩解痔瘡

按摩生殖與骨盆器官，增進其功能

預防前列腺肥大

調整月經流量並緩解經痛

矯正子宮脫垂

● **注意**

若你感到疲倦、血壓低、正經歷壓力造成的頭痛，或有偏頭痛、眼睛疲勞、失眠或腹瀉症狀，請不要練習這個體式。如果你患有膝蓋骨關節炎，請在彎曲的那一側膝蓋下方放置一塊瑜伽磚。

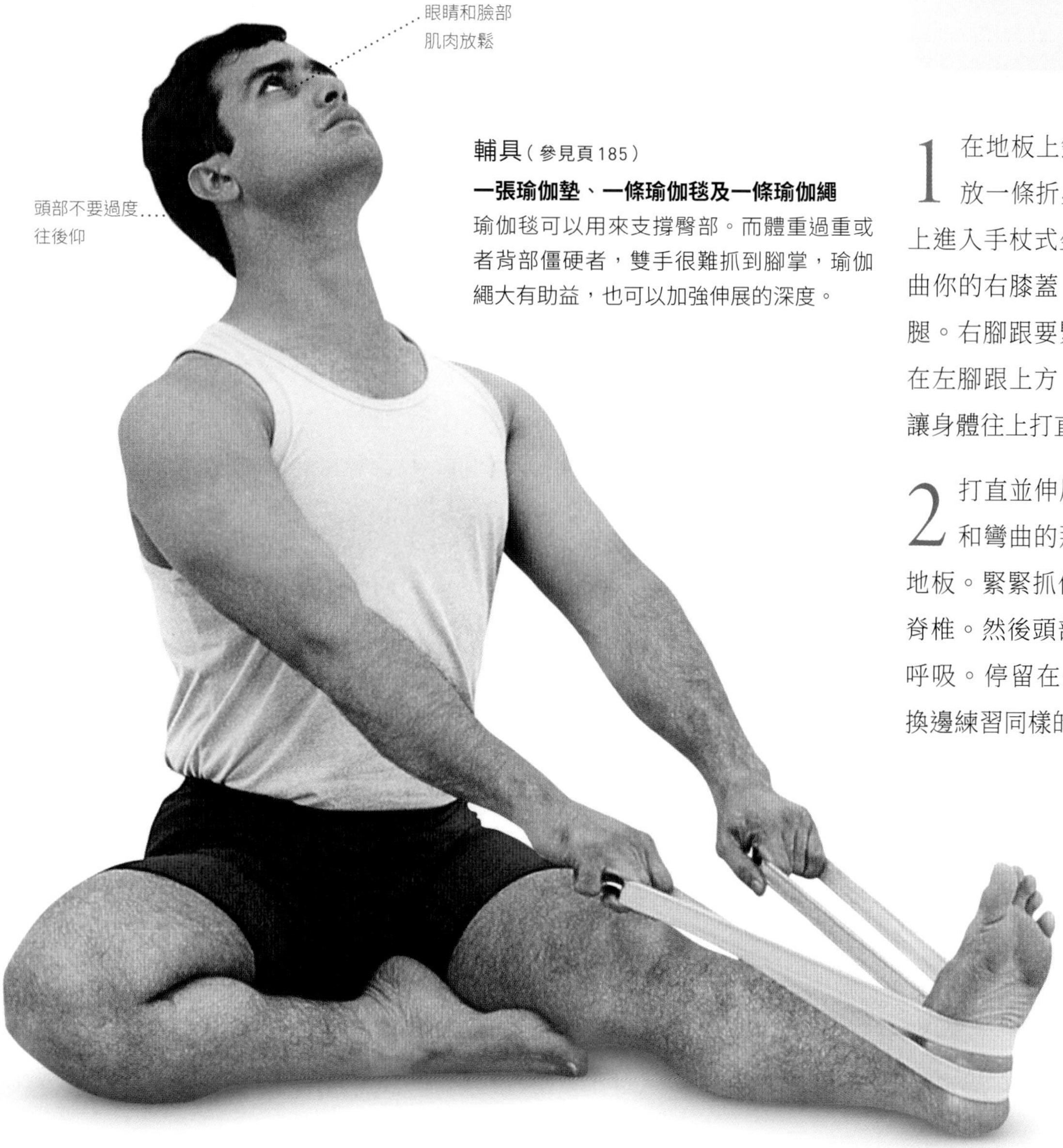

眼睛和臉部肌肉放鬆

頭部不要過度往後仰

輔具（參見頁185）

一張瑜伽墊、一條瑜伽毯及一條瑜伽繩

瑜伽毯可以用來支撐臀部。而體重過重或者背部僵硬者，雙手很難抓到腳掌，瑜伽繩大有助益，也可以加強伸展的深度。

1 在地板上鋪上瑜伽墊，上面再擺放一條折疊的瑜伽毯。在瑜伽毯上進入手杖式坐姿（參見頁102）。彎曲你的右膝蓋，讓右腳底觸碰到左大腿。右腳跟要緊貼鼠蹊部。瑜伽繩套在左腳跟上方，用力拉緊瑜伽繩，好讓身體往上打直。

2 打直並伸展兩隻手臂。兩側大腿和彎曲的那一側膝蓋都向下壓往地板。緊緊抓住瑜伽繩，並向上延伸脊椎。然後頭部向後傾斜，並均勻地呼吸。停留在體式裡20~30秒，接著換邊練習同樣的姿勢。

束角式
Baddhakonasana

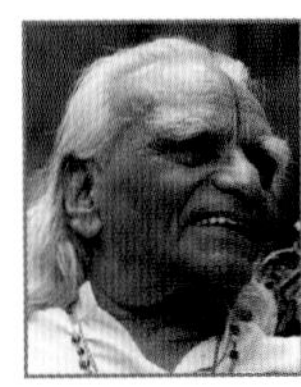

在這個坐姿體式中，膝蓋是彎曲的，並且雙腳併攏，兩者形成一個固定的角度。梵文的Baddha意為「固定」或「束起」，kona則是指「角度」。使用輔具能讓你練習起來比經典體式（參見頁108）更加容易也更舒適。定期練習這個體式有助於緩解髖部、鼠蹊部與大腿後肌群僵硬。

● **益處**

刺激活絡心臟，並促進骨盆器官的血液循環

調理脊椎以及腹部與骨盆器官

預防疝氣

緩解坐骨神經痛與靜脈曲張

減輕經痛、經期不規律以及白帶問題

● **注意**

若你患有氣喘、支氣管炎，感到呼吸困難，有類風濕性關節炎、心臟病或正處於經前症候群期間，請靠牆而坐來練習這個體式。要確保下半段脊椎凹陷，否則會拉傷腰部和髖部。

輔具（參見頁185）

一個瑜伽枕及三塊木質瑜伽磚

瑜伽枕墊在臀部下方，可以抬高腹部並放鬆鼠蹊部，使膝蓋更容易往下。兩側膝蓋下面各放一塊瑜伽磚，則能減輕髖部僵硬。

1 瑜伽枕與身體呈直角擺放，然後坐在枕頭上（參見下方上圖示），並在臀部兩側各放一塊瑜伽磚。接著進入手杖式坐姿（參見頁102）。彎曲膝蓋，兩隻腳底併在一起，並將腳後跟往瑜伽枕的方向拉近。初學者可以將瑜伽枕與臀部平行擺放，做起動作來會更容易一些（參見左方下圖示）。

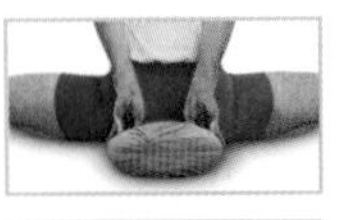

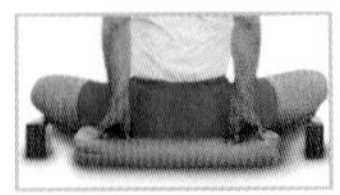

2 兩邊膝蓋推離彼此，然後逐漸放低到瑜伽磚上。雙手放到背後，手指壓在瑜伽枕上。擴張你的胸部，腹部往內收。一開始先停留在姿勢裡1分鐘即可，隨著練習，慢慢將固定的時間增加到5分鐘。

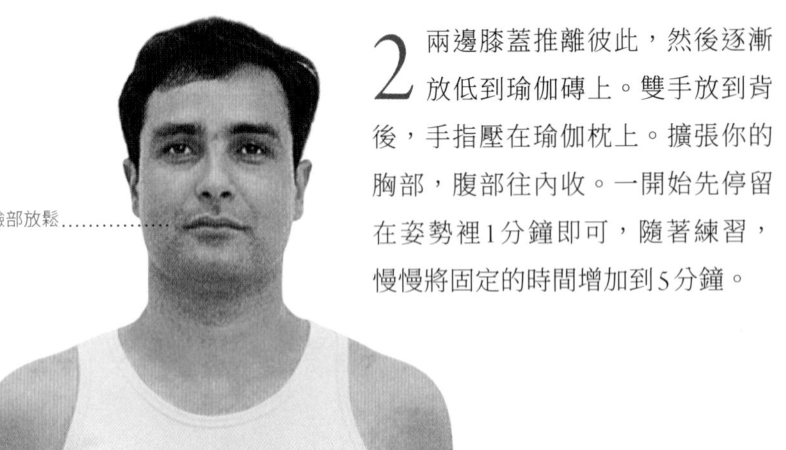

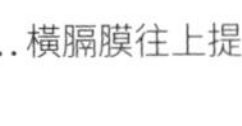

吉祥坐
Swastikasana

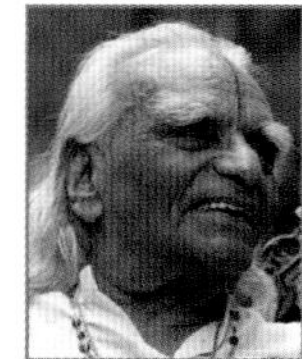

梵文swastika是「吉祥」與「幸福」之意。這個體式是瑜伽的基本姿勢之一，象徵著冥想的靈性與身體的嚴謹。定期練習這個動作，可改善腿部血液循環，非常推薦需要久站的人練習。此外，這個姿勢也能讓人平靜下來，並重振精神。

● **益處**

讓疲倦的雙腳和雙腿獲得休息
減輕腿部血管發炎症狀
使髖關節與鼠蹊部變得柔軟
強健膝蓋軟骨並緩解膝蓋疼痛
促進血液循環，並減輕膝蓋發炎症狀

● **注意**

若練習這個姿勢時感到腿部疼痛，請在腿部下方放置一條折疊的瑜伽毯。

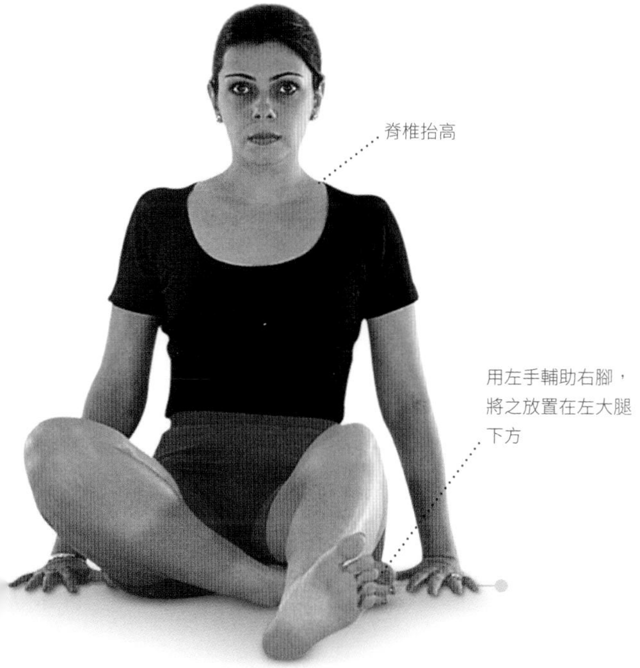

脊椎抬高

用左手輔助右腳，將之放置在左大腿下方

1 先呈手杖式坐姿（參見頁102）。伸展你的脊椎，並打開胸腔。接著彎曲膝蓋，右腳放在左大腿下方，左腳放在右大腿下方。

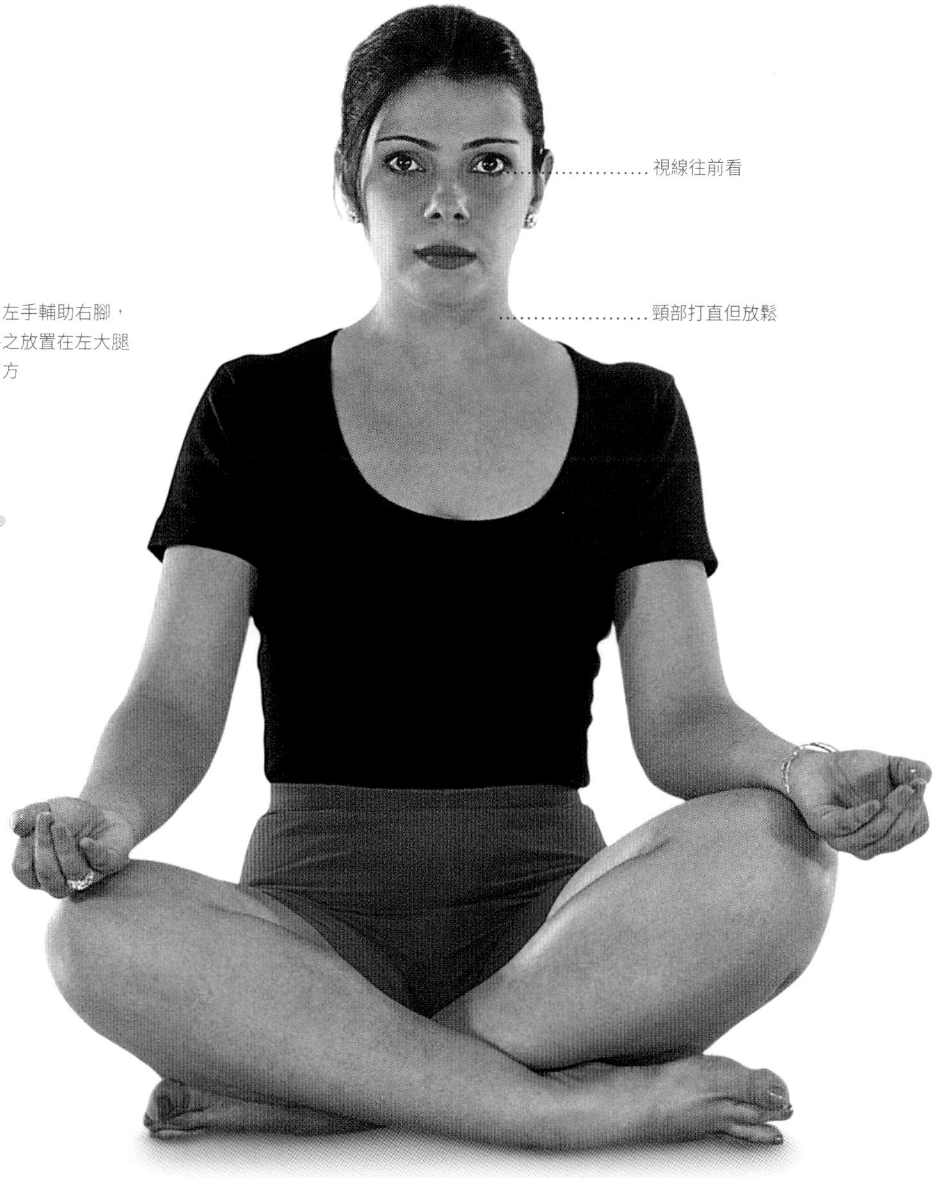

視線往前看

頸部打直但放鬆

2 盤腿而坐，雙手放在膝蓋上，手掌朝上，手指合在一起。頸部與脊椎都要打直，但不要有壓迫感。停留在體式裡30~60秒。之後換腳練習同樣的動作。

船　式
Paripurna Navasana

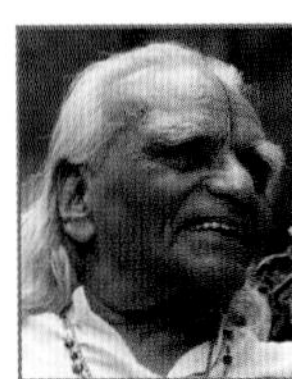

在這個體式中，身體呈現為船形。paripurna在梵文中表示「完全」或「完整」，nava則是「船」的意思。使用輔具來練習這個姿勢，可以讓你停留在姿勢中又不會拉傷胃部與背部肌肉。定期練習這個動作可以調理肌肉與腹部器官。

● **益處**

提升身體的基礎代謝率

促進腹部血液循環

調理腹部肌肉與器官

緩解消化不良與脹氣

調理腎臟

強健脊椎的肌肉，以減輕下背疼痛

● **注意**

若你患有心臟相關疾病或血壓過低，請不要練習這個體式。如果有呼吸困難、氣喘、支氣管炎、感冒和胸悶症狀，或有偏頭痛、慢性疲勞症候群，或者失眠、頸椎退化、嚴重的背痛、腹瀉或月經失調，也都不要練習。

輔具（參見頁183～185）

一面牆、兩張半犁式凳、兩條瑜伽毯及一張瑜伽墊

凳子用來支撐雙腿與背部，使腹部不要受到壓迫。瑜伽墊平鋪在地面上，兩條瑜伽毯則用來墊高背部與雙腿。

特別注意

在你的腹部肌肉、手臂、腿部和背部足夠強壯能自行固定姿勢之前，都要使用凳子做支撐。另外要確保練習過程中，不要壓迫到頸部和頭部。

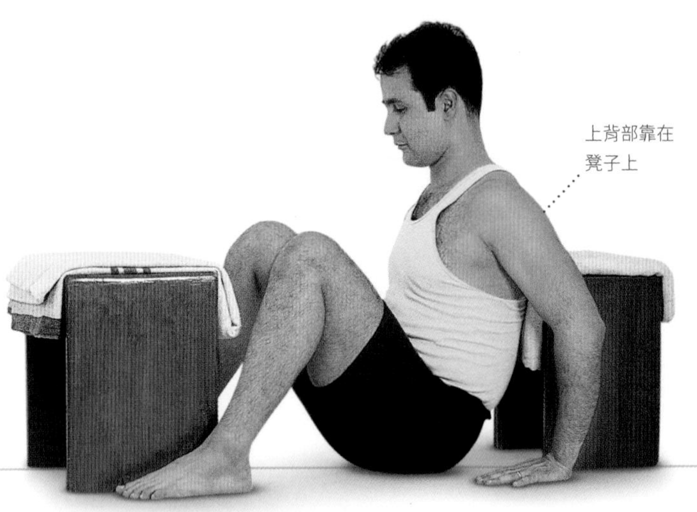

1 瑜伽墊鋪在地板上，短的那一邊靠著牆，並將一張凳子也靠牆而放，另一張則與之相距約1.2公尺（4英尺）。兩張凳子上各放一條折疊的瑜伽毯。在兩張凳子之間坐下，讓背部靠在牆邊的那張凳子上。手掌放在臀部後面，手指朝向前方。彎曲膝蓋。

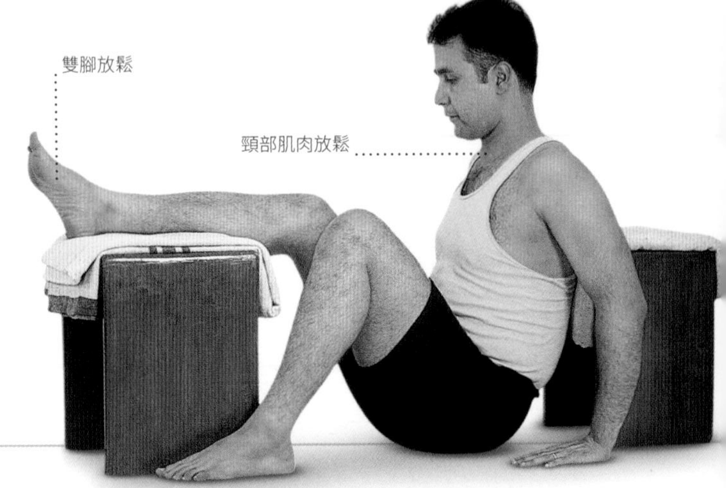

2 身體坐在臀骨上，然後手掌向下壓在瑜伽墊上。抬起右腿，並將右小腿放在前面的凳子上，腳後跟也要擺在凳子上面，才能緩衝背部和小腿的壓力。均勻地呼吸。

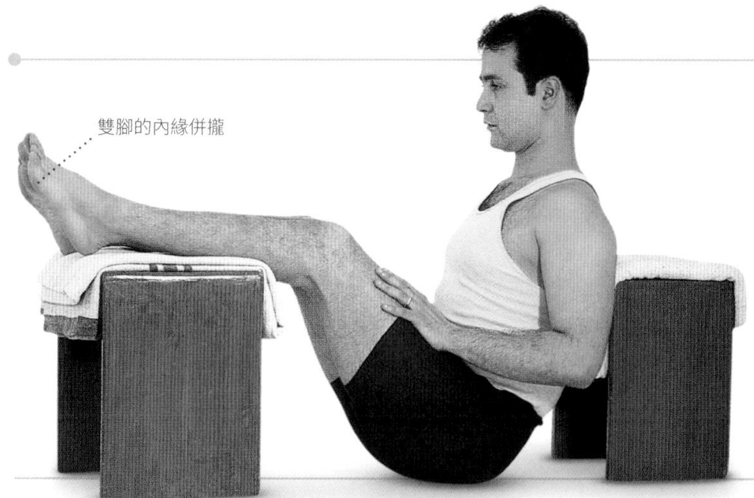

3 接著抬起左腿，左小腿放在前面的凳子上。兩側膝蓋和雙腳都併攏，腳後跟向下壓往凳面。雙手放在大腿上。

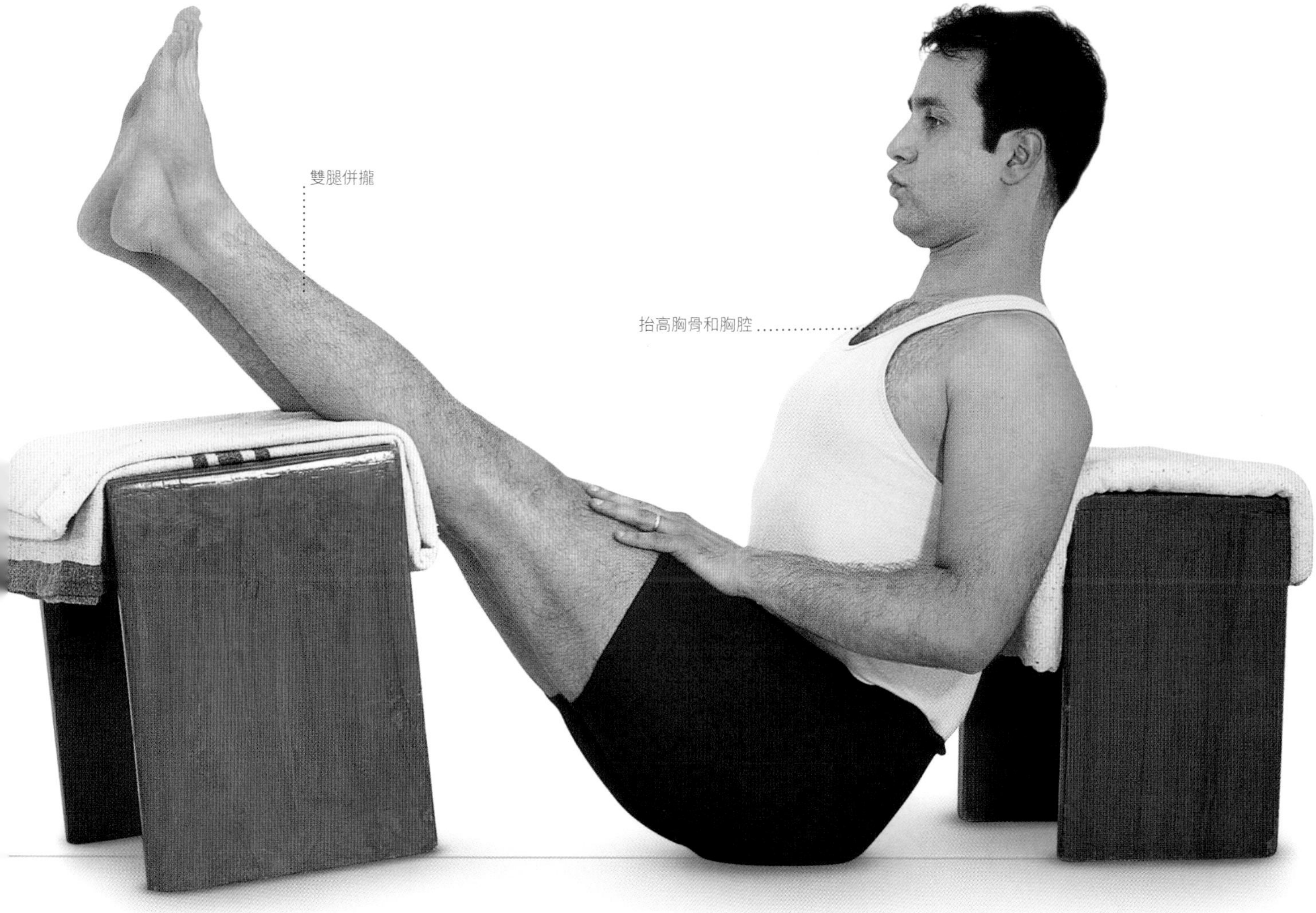

雙腿併攏

抬高胸骨和胸腔

4 吐氣，手掌放回地板上並往下按，以向上伸展你的身體。肩胛骨往內收。雙腿保持併攏打直，然後小腿往上抬離開凳面。接著手掌放回到大腿上。向內旋轉大腿肌肉。感覺雙腿的拉伸，腹部要放鬆。停留在體式裡1分鐘，隨著練習，將停留時間拉長到5分鐘。

船　式
變化式

變化1
以瑜伽繩輔助

輔具（參見頁182）

一條長的瑜伽繩，或可將兩條較短的瑜伽繩扣在一起，以支撐雙腳和背部。

特別注意

將瑜伽繩套在上背部的位置，而不是腰部或背部中間區域，否則會造成疼痛。

腳趾抬離
地面

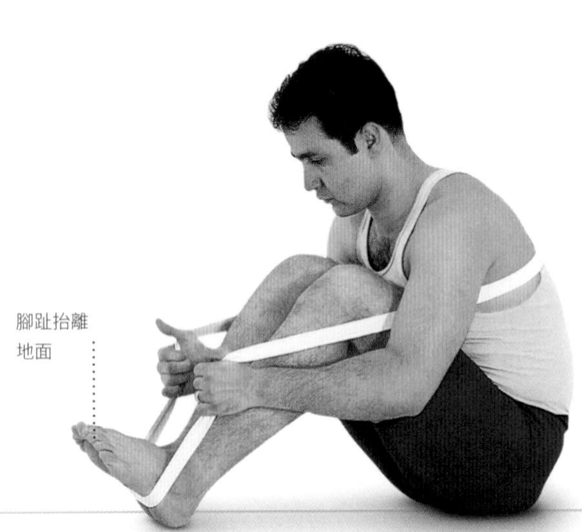

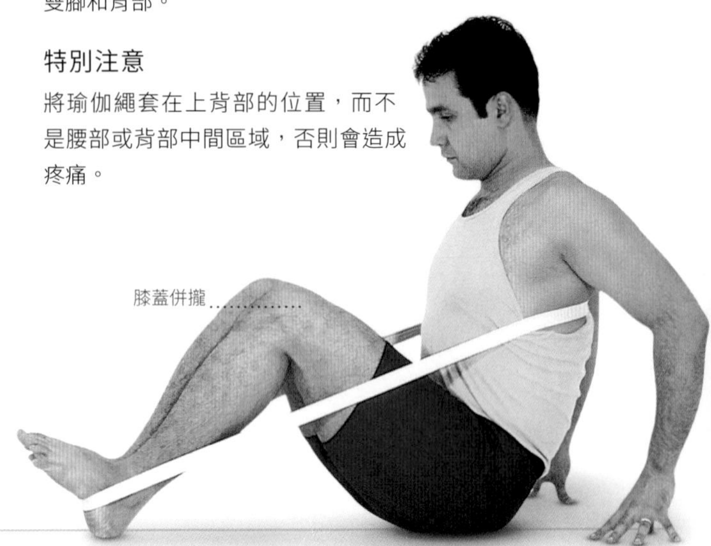

1 坐在瑜伽墊上，膝蓋彎曲。瑜伽繩舉過頭頂，其中一端套在上背部，就在肩胛骨的下方位置。伸展帶的另一端則套在雙腳的腳底，就在腳跟的上方。瑜伽繩調整至適當的長度，不要太鬆或太緊。

2 雙手放在髖部後方，兩手相隔約15~20公分（6~8英寸），手指朝向前方，指尖則按在地板上。接著雙手稍微向後移動，兩隻腳的後跟放在地板上，腳趾朝向前方。膝蓋和雙腳都併攏，肩膀和背部則保持挺直狀態。

延伸腳底
讓身體靠在
瑜伽繩上
伸展雙腿，對抗
身體的阻力
伸展大腿後肌群

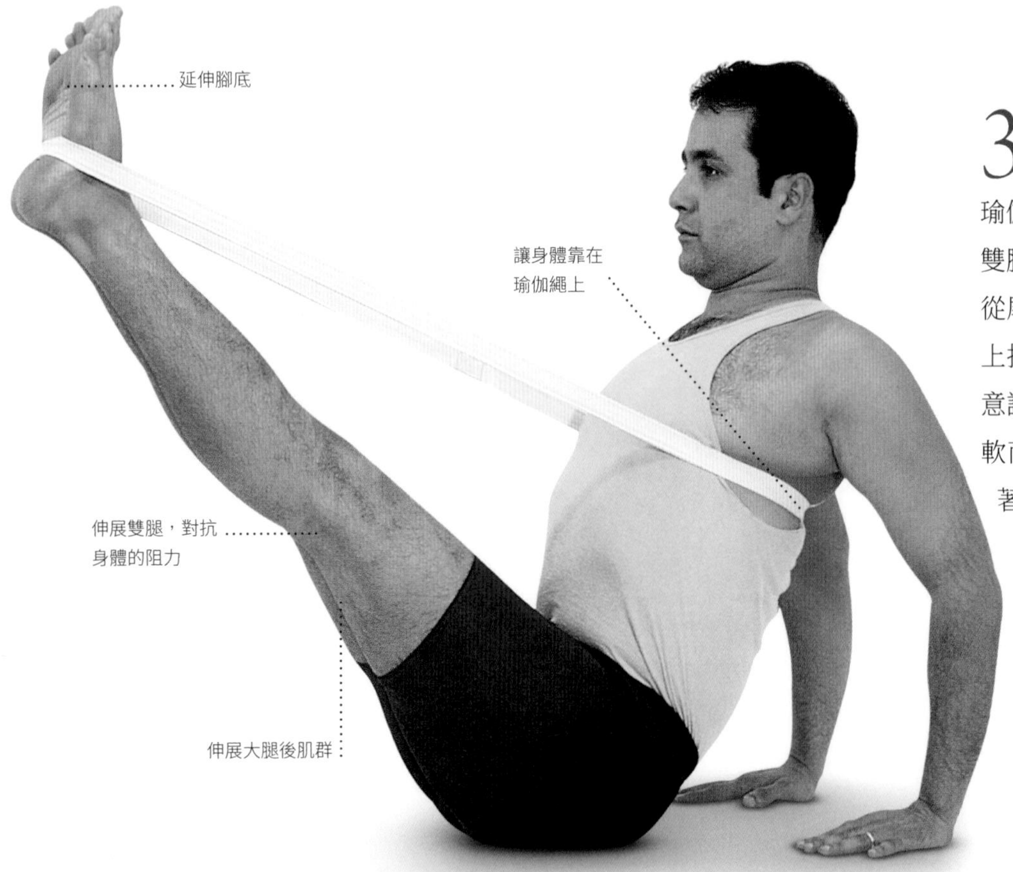

3 手掌用力向下壓在地板上以支撐身體，然後背部往後靠，用瑜伽繩撐住。腳慢慢抬離地板，再將雙腿打直，並向上伸展。脊椎打直，從尾骨到後頸部都要成一直線。胸骨上提並擴張胸口。放鬆臉部肌肉。有意識地伸展雙腿和身體。腹部則要柔軟而放鬆。停留在體式裡1分鐘。隨著練習，慢慢將停留時間拉長到5分鐘。過程中均勻地呼吸。

坐角式
Upavista Konasana

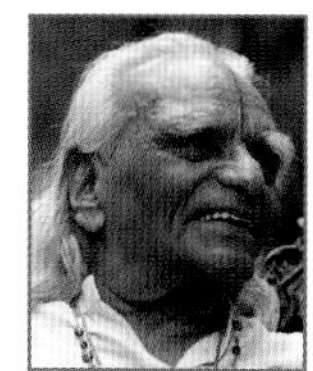

這個版本的坐角式能幫助初學者和後背僵硬的人往兩側伸展雙腿，並省略了原版體式中的前彎動作。梵文中的upavista意指「坐著」，kona則是「角度」之意。這個體式可以減輕壓力引起的腹部肌肉緊張。

● **益處**

有助於治療髖部關節炎

緩解坐骨神經痛

有助於預防及緩解疝氣

按摩生殖系統器官

刺激並活絡卵巢，調整月經流量，並緩解經期混亂和經痛

矯正子宮或膀胱脫垂

● **注意**

若你患有氣喘，請務必靠牆並坐在折疊的瑜伽毯上練習這個體式，且胸口要上提並打開，以利呼吸。

輔具（參見頁182）

一面牆用以支撐背部並紓緩呼吸。

1 靠牆而坐，接著進入手杖式坐姿（參見頁102），肩膀和背部都要接觸牆壁。背部保持打直，身體坐在你的臀骨上。手掌放在髖部兩旁的地板上，手指朝向前方。眼睛也直視前方。

2 手掌向下壓在地板上，以將你的身體往上推。吐氣，讓雙腿盡量分開。用雙手分別將雙腳往兩側推得更開。

伸展大腿後肌群

3 雙手移到臀部後面，手掌放在地板上，腳跟和大腿則向下壓往地板。腰部和身體兩側往上提。大腿往前旋轉，好讓膝蓋骨朝向天花板。身體坐在臀骨上，使骨盆的骨頭與臀骨平行。從大腿到腳跟拉伸雙腿。停留在姿勢裡1分鐘（然後慢慢增加到3~5分鐘）。

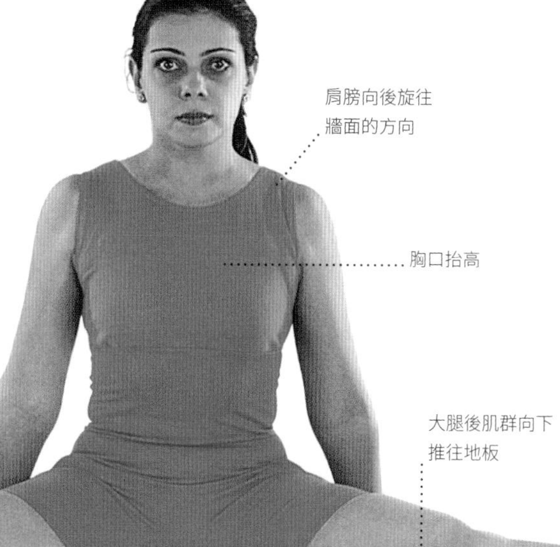

加強背部伸展式
Paschimottanasana

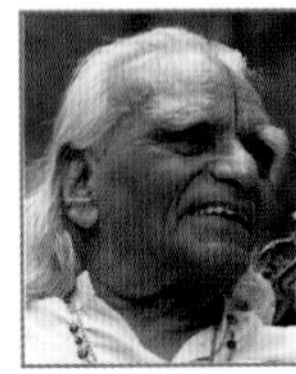

這個版本的加強背部伸展式使用五種不同的輔具組合，幫助背部僵硬的人更容易完成體式。這些變化式是循序漸進的背部伸展動作，能緩解下背疼痛，增加脊椎彈性。

輔具（參見頁185）

兩個瑜伽枕支撐頭部，讓背部僵硬的人可以更輕鬆地停留在姿勢中。

特殊益處

患有坐骨神經痛、靜脈曲張和關節炎的人，練習這種變化式將能獲得紓緩。若感到頭痛，或者手臂和肩膀疲勞，練習這個姿勢也能得到放鬆。此外也有助於治療失禁問題。

● 益處

增強記憶力

紓緩交感神經系統

預防疲勞

讓心臟休息，穩定血壓及心律

緩解慢性頭痛、偏頭痛與眼睛疲勞

減輕臉部肌肉壓力

緩解壓力造成的壓迫感，或喉部與橫膈膜的緊繃感

促進骨盆區域的血液循環，並調理骨盆器官

調節內分泌腺的供血量、活絡腎上腺，並放鬆甲狀腺

使皮膚降溫

強健椎關節，並伸展脊椎韌帶

● 注意

若你患有氣喘、支氣管炎或腹瀉，請不要練習這個體式。如果有頸椎退化症狀，也請不要練習。

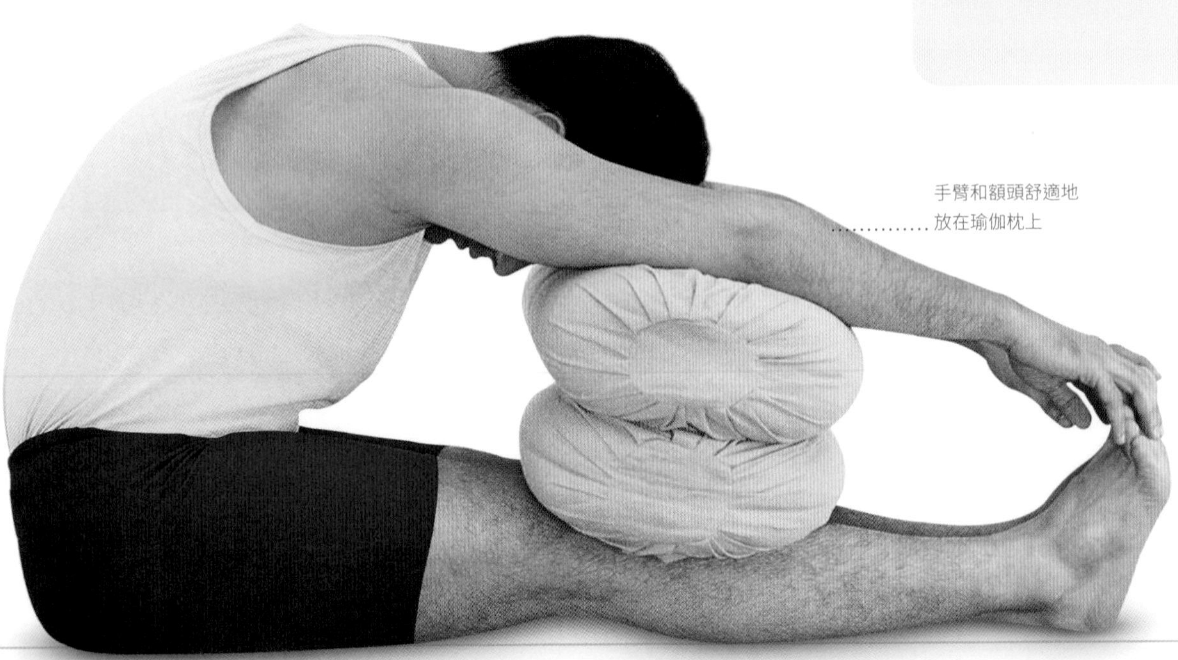

手臂和額頭舒適地放在瑜伽枕上

1 先進入手杖式坐姿（參見頁102）。兩個瑜伽枕疊在一起放在膝蓋上。確保腳踝、腳跟和大腳趾都併攏。手臂越過瑜伽枕向前伸展，身體往前彎。雙手抓住腳趾下方腳掌的位置，雙腿打直。大腿和膝蓋緊併。

2 從脊椎底端前彎，腰部往前。軀幹往雙腳延展，從鼠蹊部一直到肚臍都要伸展。腹部肌肉不要收緊。手肘和額頭都放在瑜伽枕上。大小腿肌肉都要充分伸展。

3 伸展頸部，肩膀向下並向後，遠離耳朵。前額由瑜伽枕平均承重，頭部不要往旁邊倒。手臂伸直，但不要緊繃。有意識地放鬆頸部、臉部、眼睛和耳朵。均勻地呼吸，並停留在姿勢裡5分鐘。

「練習這個體式時，腦部降溫，心智平靜，整個身體都將重新恢復活力。瑜伽體式能讓你學會調整的藝術。」

變化 1
以三個瑜伽枕輔助

輔具（參見頁185）

三個瑜伽枕
坐在瑜伽枕上，軀幹墊高，前彎動作變得更容易。

特殊益處

緩解胃酸症狀並預防潰瘍。減輕經痛和經前症候群狀況。有助於治療壓力造成的生殖系統疾病。防止肌瘤形成。放鬆子宮肌肉，以調節經血量。緩解陰道乾燥和搔癢問題。

特別注意

若有靜脈曲張症狀，請避免練習。

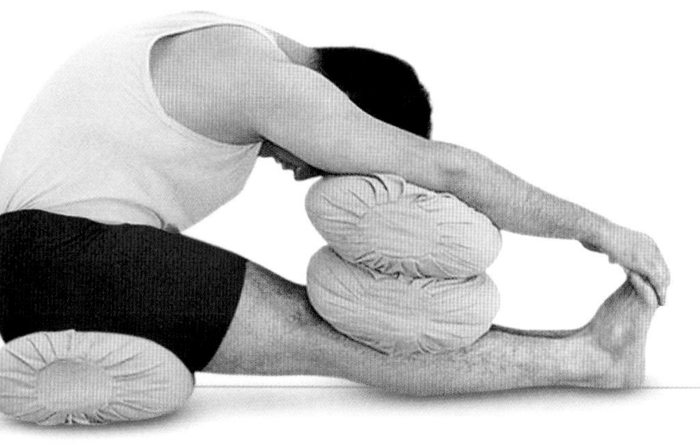

進入姿勢

在背後放一個瑜伽枕，枕頭長邊的中心正好觸碰到你的臀部後面。彎曲膝蓋，先將手掌向下壓在瑜伽枕上，然後讓臀部坐在枕頭上。接著完成主要姿勢的步驟1、2、3。

變化 2
兩個瑜伽枕及一塊瑜伽磚

輔具（參見頁185）

兩個瑜伽枕及一塊木質瑜伽磚
瑜伽磚放在腳跟下方，讓腿部獲得深度拉伸。

特殊益處

能減輕膝蓋和腳踝的骨關節炎、預防靜脈曲張和坐骨神經痛，並能使疲憊的雙腳恢復活力。也可以伸展小腿和大腿後肌群，緩解腿部不適。

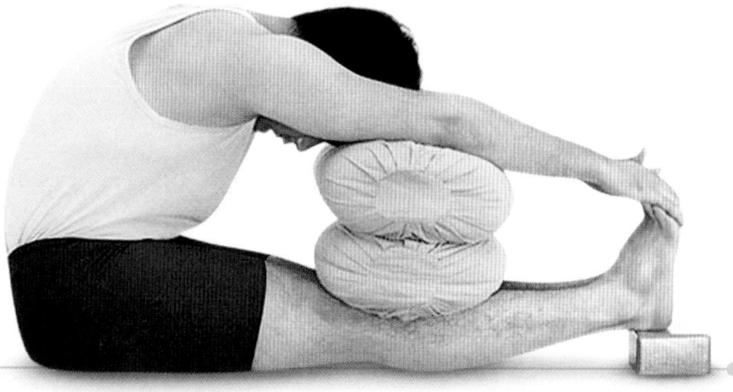

進入姿勢

瑜伽磚放置在靠近雙腳的位置，長邊朝向自己。腳跟一一放在瑜伽磚上，並用手托著膝蓋後方。接著，完成主要姿勢的步驟1、2和3。不要繃緊腿部肌肉。伸展大腿肌，並讓膝蓋牢牢地放在地面上。

加強背部伸展式
變化式

「專注保持脊椎挺直，
這麼做也能使大腦保持敏銳。」

變化3
兩個瑜伽枕和一條瑜伽繩

輔具（參見頁182）

一條瑜伽繩及兩個瑜伽枕

若是身體僵硬而無法抓到雙腳，瑜伽繩大有幫助。

特殊益處

使疲憊的雙腳獲得休息。能緩解腳踝的骨關節炎，也可以預防坐骨神經痛及靜脈曲張。並有助於改善駝背。

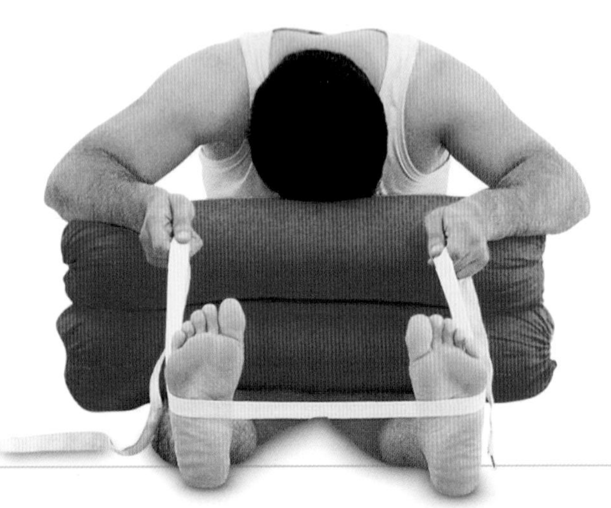

進入姿勢

先完成主要姿勢的步驟1，但雙腿分開30公分（1英尺），腳趾朝向天花板。兩手各抓住瑜伽繩的一端，瑜伽繩套腳上。持續縮短瑜伽繩的長度，直至感覺到強烈的拉力為止。接著完成主要姿勢的步驟2和3。手肘打開，並保持瑜伽繩繃緊。

變化4
兩個瑜伽枕和一張凳子

輔具（參見頁184~185）

一張寬的矮凳及兩個瑜伽枕

凳子能助你伸展手臂和脊椎。還能放鬆頭部、喉嚨、橫膈膜、胸部和背部。

特殊益處

有助於緩解憂鬱症。能刺激活絡肝臟和腎臟。也可以減少潰瘍、腸胃脹氣、便秘和消化不良的狀況。能預防靜脈曲張及坐骨神經痛，並緩解髖骨關節炎。可以預防肌瘤產生、緩解陰道瘙癢症狀。若在經期間進行練習，可以調節經血量並減緩經痛。而如果練習時用縐布繃帶蓋住眼睛，則能緩解壓力造成的頭痛與偏頭痛。另外，由於練習時腿部外緣獲得支撐，因此也能矯正肌肉。

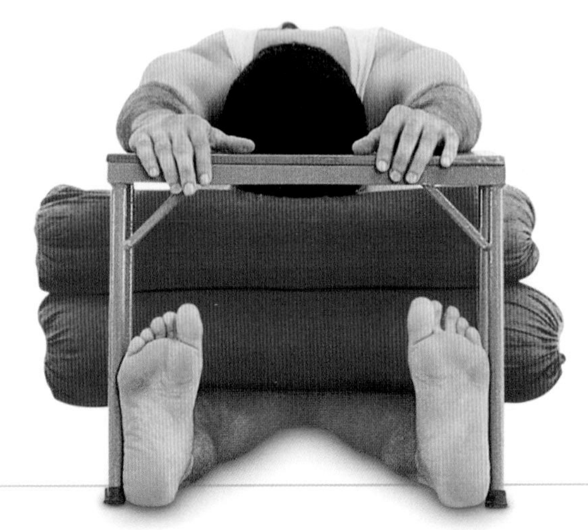

進入姿勢

凳子放在地板上。在地板上呈手杖式坐姿，雙腿打直穿過凳子。分開雙腿，直到兩腿都接觸凳子內側。接著完成主要姿勢的步驟1、2、3，但雙手不要抓住腳趾。手臂越過瑜伽枕向前伸展，並握住凳面較遠的邊緣。額頭放在瑜伽枕上，並閉上眼睛。均勻地呼吸。練習時雙腳併攏（參見圖示）則可以讓脊椎往前延伸得更多。

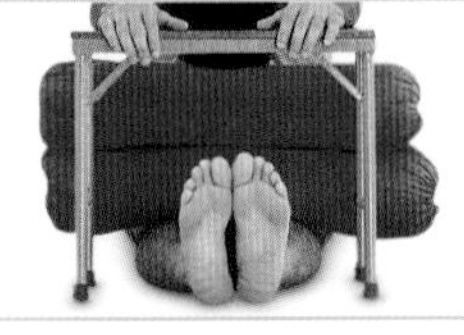

臉向下加強背部伸展式
Adhomukha Paschimottanasana

梵文paschima字意是「西方」，而在瑜伽的用詞裡，是指從腳後跟到頭部的整個身體背面。這個體式會強烈拉伸整個背部，而使用輔具可以讓你更輕鬆地伸展背部，並舒適地停留在姿勢中，不會拉傷。經常練習這個體式可以調理肝臟和腎臟，伸展動作也能減輕下背疼痛。

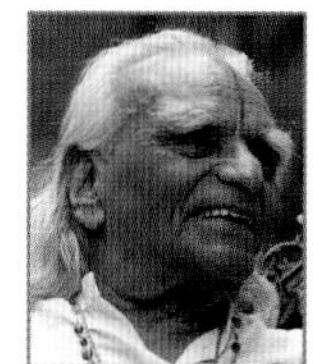

● **益處**

緩解壓力造成的食慾低落

有助於治療胃酸、潰瘍、厭食症、暴食症與酒精上癮

調理肝臟與腎臟

緩解下背疼痛

● **注意**

若你正在腹瀉，或氣喘、支氣管炎發作，請不要練習這個姿勢。

輔具（參見頁182）

一張矮凳及兩個瑜伽枕

凳子可以墊高身體，幫助背部僵硬的人更輕鬆地向前彎。瑜伽枕則能支持身體，使姿勢更加紓緩和放鬆。

1 坐在凳子的前緣，並在凳子兩旁各放一個瑜伽枕。抓住凳子並伸直雙腿，保持雙腿和雙腳併攏。一個瑜伽枕平行放在腿上，另一個枕頭則疊在上面，但放在靠近腳趾大約5公分（2~3英寸）的位置。背部打直，身體向上伸展。並吸氣、吐氣幾次。

2 低下頭，並將身體推向雙腿。手臂越過瑜伽枕向前伸展。確保整個身體是從脊椎底部開始伸展。腹部保持放鬆，並正常地呼吸。在瑜伽枕上伸展手臂，並抓住腳掌上半部的位置。

3 胸口靠在瑜伽枕上，額頭也擺在瑜伽枕上。接著，雙手繼續抓著雙腳，讓身體往下伸展得更多。若抓不到腳掌，則將雙手放在瑜伽枕上，盡量放得越遠越好。停留在姿勢裡1分鐘。隨著練習，將停留時間拉長到5分鐘。當你越來越能夠往前伸展，就可以減少瑜伽枕的數量。

脊椎往前推
凳子靠在牆邊固定好
雙腿完全伸展

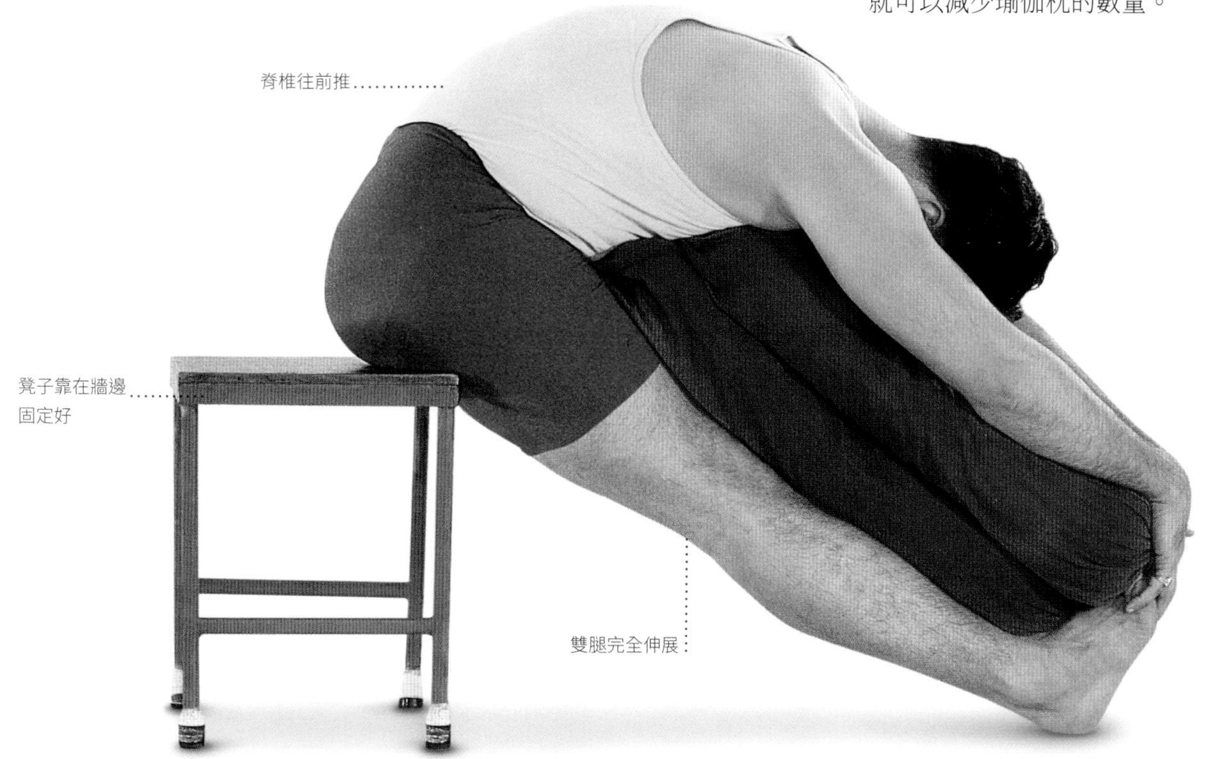

頭碰膝式
Janu Sirsasana

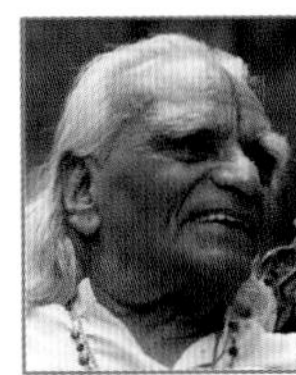

這個體式可以使大腦和交感神經系統平靜下來，讓心智脫離紛擾煩躁的感官與感受。這個經典體式（參見頁114）的變化式需要以輔具支撐，它可以讓心臟獲得休息並活絡心輪（參見頁57），更有助於治療憂鬱症及減緩失眠。

● **益處**

增強記憶力

緩解慢性頭痛、偏頭痛與眼睛疲勞

有助於使血壓回歸正常值

減輕咽峽炎的疼痛

緩解壓力造成的食慾低落

活化腎上腺並放鬆甲狀腺

提升膀胱控制力

預防前列腺肥大

減少經痛發生，並緩解陰道乾燥及瘙癢

預防肌瘤並調整月經量

● **注意**

若有腹瀉症狀，請避免練習這個姿勢，以免症狀加劇。如果你的膝蓋僵硬或患有膝蓋骨關節炎，練習時請在彎曲的那一側膝蓋下方墊一塊瑜伽磚。如果正經歷壓力造成的頭痛或偏頭痛，練習時則可以在眼睛上覆蓋一條綿布繃帶。

輔具（參見頁184~185）

一個瑜伽枕、一條瑜伽毯及一張矮而寬的凳子

瑜伽枕和瑜伽毯用以支撐頭部，並讓背部僵硬的人能更輕鬆地向前彎。矮而寬的凳子則能幫助我們從肩膀到手指延伸整個手臂，還能放鬆並伸展頭部和頸部後方，讓脊椎獲得如同牽引力的延伸。

特殊益處

如果得了感冒、患有氣喘或支氣管炎，用輔具來練習這個體式可以得到緩解，這是經典體式所沒有的益處。

1 矮凳放在地板上，自己則呈手杖式坐姿（參見頁102），身體坐在你的臀骨上。雙手放在髖部兩側的地面，並打直背部。彎曲左腿，腳後跟拉近鼠蹊部，腳趾要觸碰到右大腿，雙腿則形成一個大於90度的鈍角，右腿保持完全打直狀態。瑜伽枕橫放在右小腿上，上方再放置折疊的瑜伽毯以增加高度。

背部打直
凳子的位置與你的胸口成一直線
擴展你的胸口
手指向下壓往地板
足部朝向上方

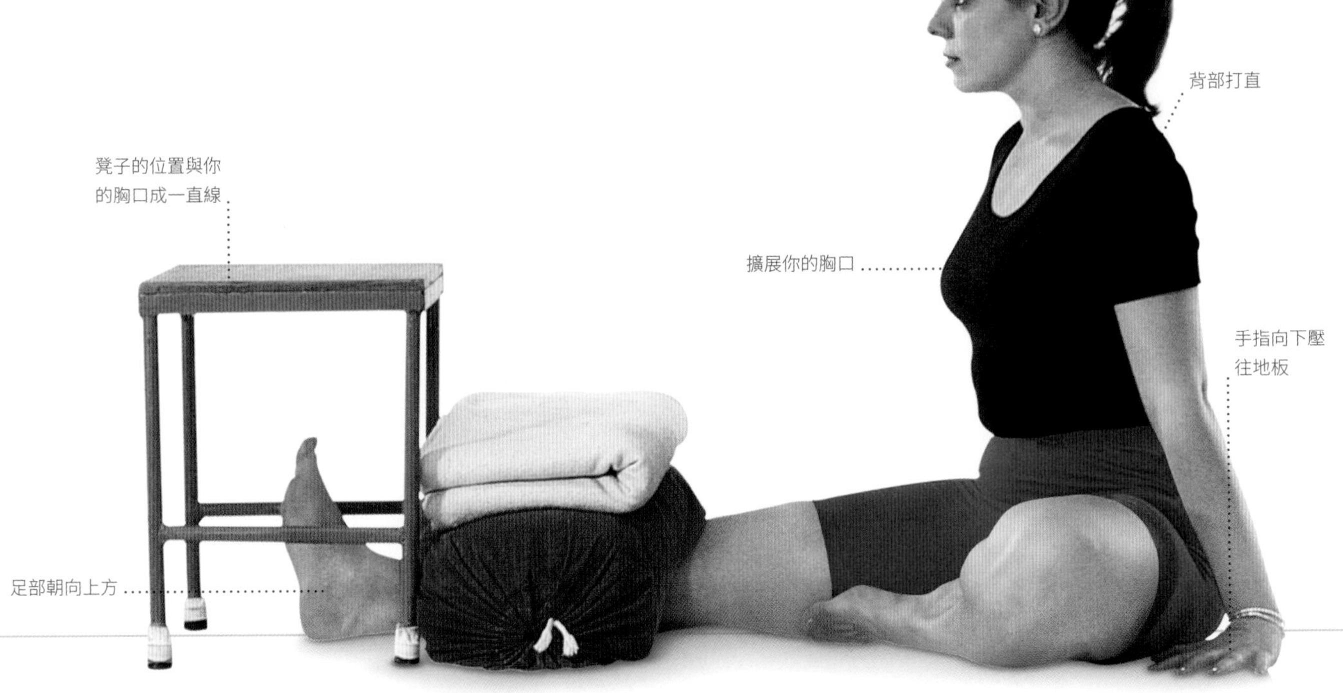

2 吐氣，從脊椎底端向前彎曲，而不是從肩胛骨。手臂越過瑜伽枕向前伸展，並將手掌放在凳子上。左膝蓋持續壓向地板。

身體往上抬高
右腿從大腿延伸到腳跟

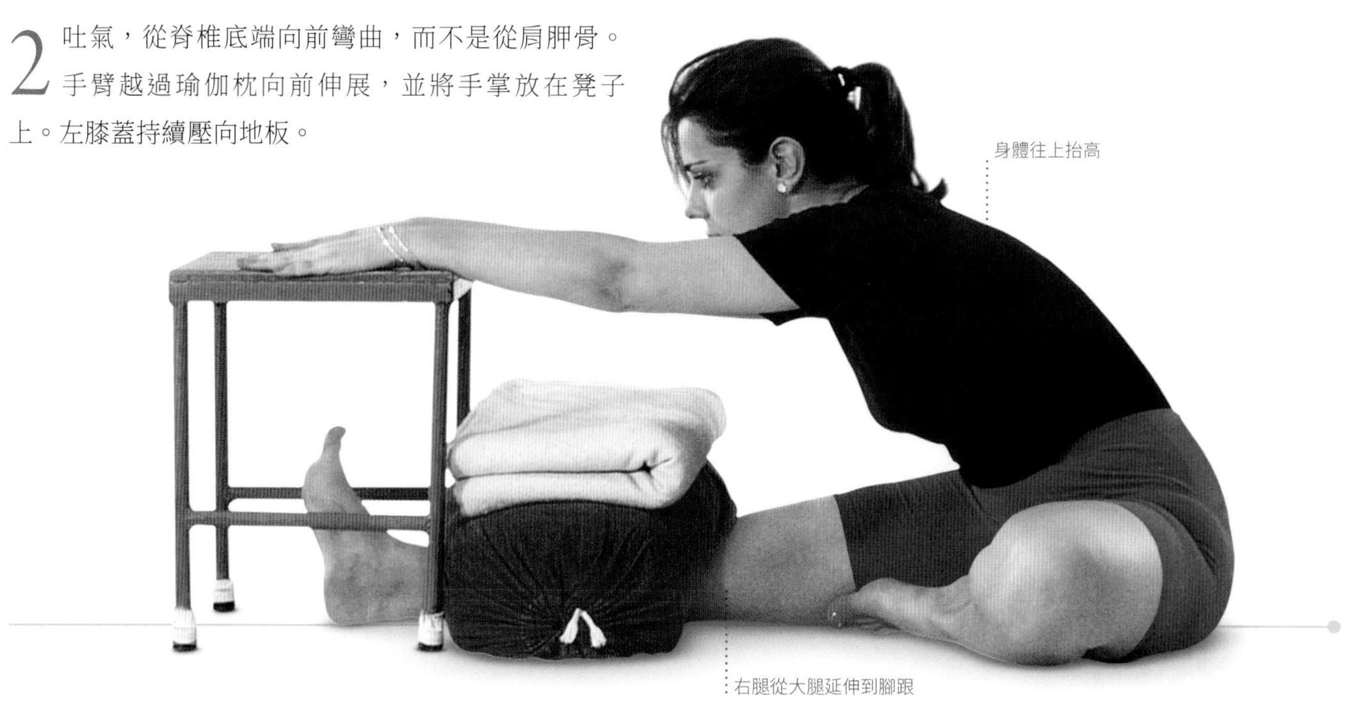

3 身體往前推，並抓住凳子較遠的那一側。從鼠蹊部一直伸展到肚臍。向前彎曲時，不要收緊腹部。額頭放在毯子上，閉上眼睛。可以根據你背部的柔軟度調整瑜伽枕和瑜伽毯的高度，如果無法舒適地放下額頭，就再加一條毯子。等到可以輕鬆地擺放額頭時，再減少毯子的數量。慢慢地呼氣，釋放頸部和頭部的緊張感。停留在姿勢裡大約1分鐘。然後換邊練習同樣的動作。

頭部和頸部放鬆
脊椎往前延伸

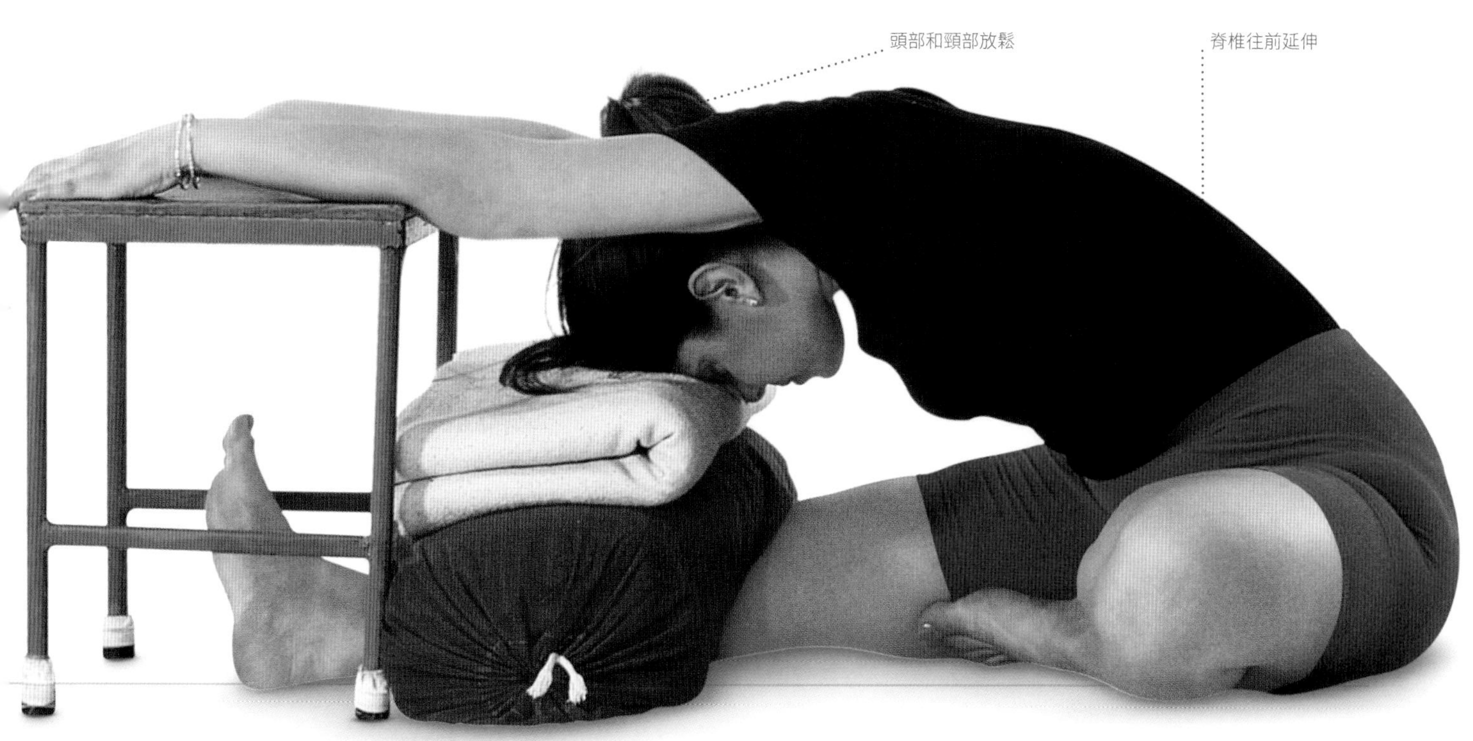

臉向下英雄式
Adhomukha Virasana

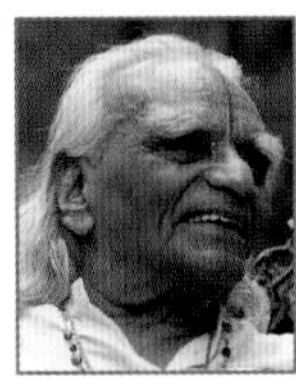

這個體式是經典英雄式（參見頁104）。梵文Vira意為「英雄」或「戰士」，adho指的是「向下」，mukha則表示「臉」。這是一個非常放鬆的體式，可以安撫大腦額葉、減輕壓力，使眼睛和神經獲得紓緩，並讓心智平靜。勞累了一天之後，這個動作也能幫助你恢復活力。

● 益處

緩解呼吸困難、暈眩、疲勞及頭痛

減緩高血壓

伸展並調理脊椎，紓解背部與頸部疼痛

減輕胃酸與脹氣

緩解經痛與月經造成的沮喪

● 注意

若患有失禁，請不要練習這個體式。如果有偏頭痛或壓力造成的頭痛症狀，可以在眼睛和額頭上覆蓋綁布繃帶。

輔具（參見頁185）

一個瑜伽枕及兩條瑜伽毯

瑜伽枕能支撐頭部並緩解背部僵硬。一條瑜伽毯用來支撐胸部，大腿下方的毯子則有助於緩解腳踝疼痛。如果有偏頭痛或壓力造成的頭痛症狀，練習時可以在眼睛上覆蓋綁布繃帶。

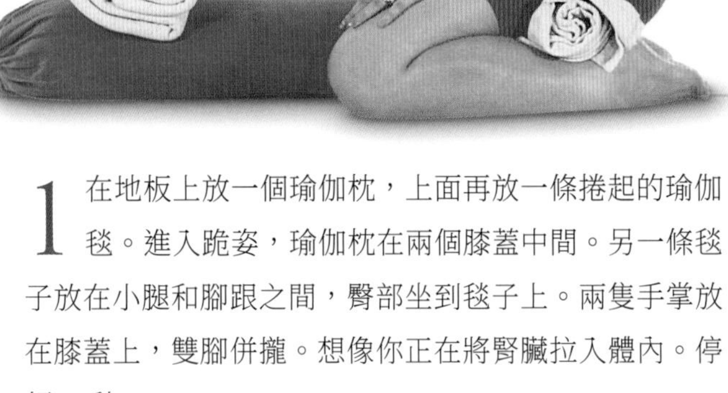

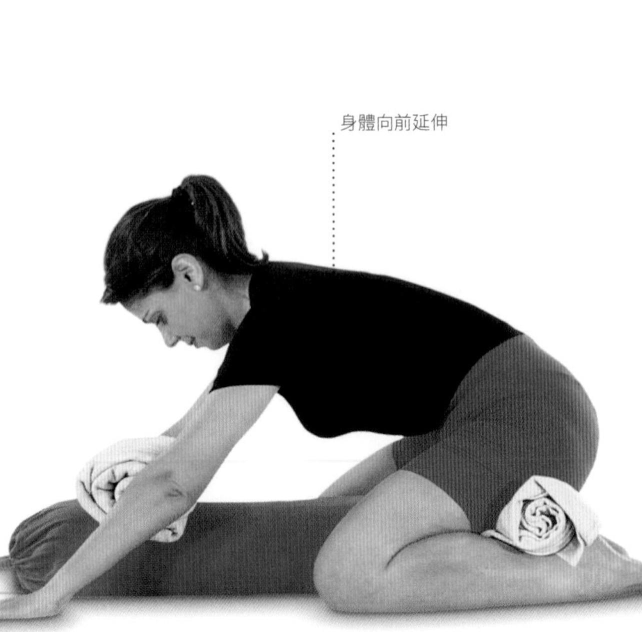

1 在地板上放一個瑜伽枕，上面再放一條捲起的瑜伽毯。進入跪姿，瑜伽枕在兩個膝蓋中間。另一條毯子放在小腿和腳跟之間，臀部坐到毯子上。兩隻手掌放在膝蓋上，雙腳併攏。想像你正在將腎臟拉入體內。停頓30秒。

2 將瑜伽枕移近自己，枕頭的邊緣要在兩個膝蓋之間，並且拉到更靠近你身體的位置，讓它正好位於你的腹部下方。調整毯子的位置，好讓你的臉可以放在上面。接著吐氣，身體往前移動。完全伸展你的手臂，並將手放在瑜伽枕較遠那端旁邊的地板上。

上師的建議

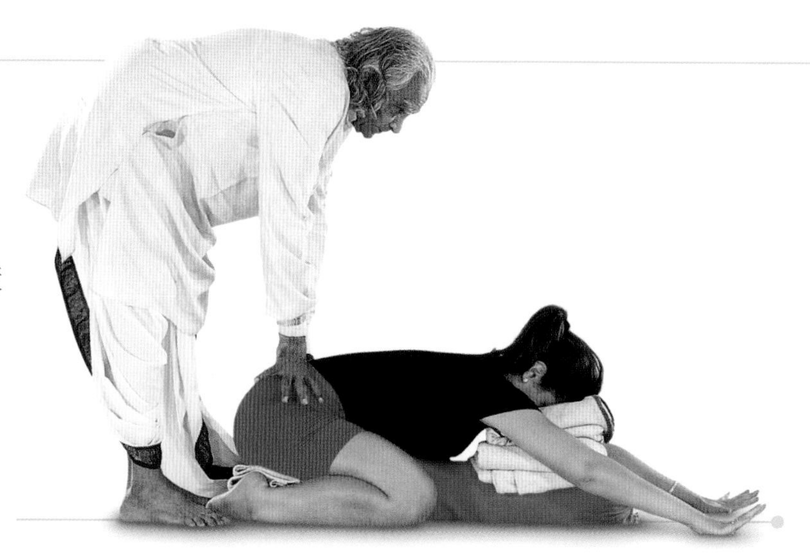

「我會用手在學生的薦椎一帶施加壓力，就像一個槓桿的支點。練習這個姿勢時，臀部不要抬高，身體和雙手都往前延伸。下背部要保持穩定，同樣要向前伸展。」

3 胸口往下放至瑜伽枕上。手臂向前伸展，並延伸頸背，然後前額和臉都放在瑜伽毯上。大腿往下推，臀部降低到地板上，腹部則保持柔軟。打開腋窩並延伸你的胸骨，胸口往前推，擴展你的肋骨。在瑜伽枕上往前伸展身體和脊椎，如此一來，可以全身獲得放鬆。確保你的臀部坐穩在另一條毯子上。停留在姿勢裡30~60秒。

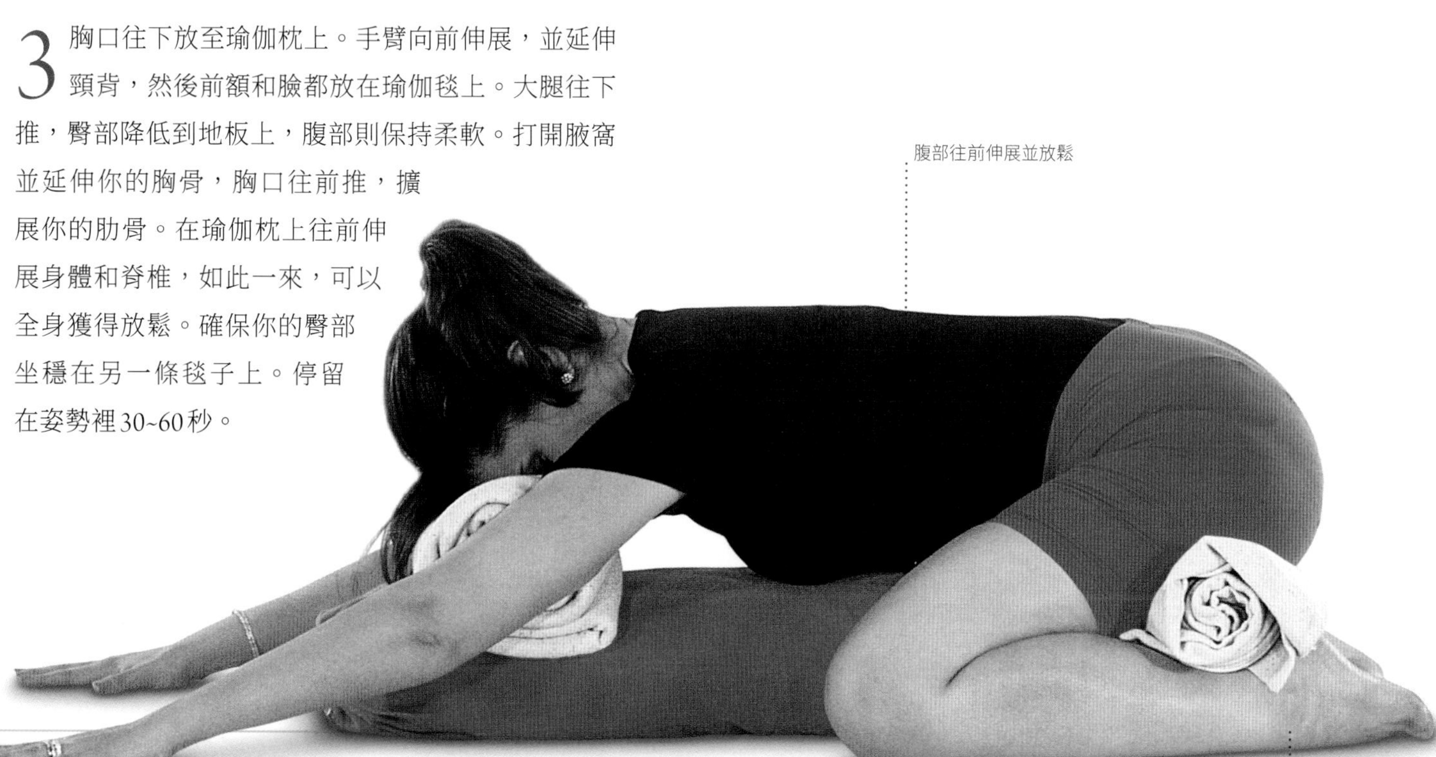

變化1 兩個瑜伽枕

輔具（參見頁185）

兩個瑜伽枕及兩條瑜伽毯子

瑜伽枕可以幫助背部僵硬的人更輕鬆地停留在姿勢中。而墊高則能讓放低胸口的動作更容易做到。

進入姿勢

兩個瑜伽枕擺在你的面前，並完成主要姿勢的步驟1。接著將瑜伽枕移近自己，枕頭的邊緣要在兩個膝蓋之間，並且將上面那一個枕頭拉到更靠近你身體的位置，讓它觸碰到腹部。捲起的瑜伽毯放在上面那個枕頭較遠的一端。接著完成主要姿勢的步驟2和3。

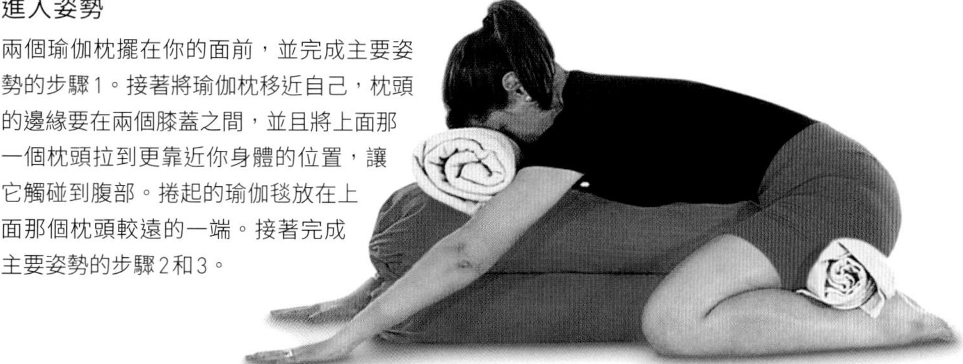

臉向下吉祥坐
Adhomukha Swastikasana

在這個體式中，你會盤腿而坐，而頭、胸和肩膀都放在長凳、瑜伽墊和瑜伽毯上。這是一個非常放鬆的姿勢，可以緩解背部、頸部和心臟的壓力，也能減輕經前壓力的症狀。定期練習這個體式對容易焦慮、緊張和情緒波動頻繁的人十分有幫助。

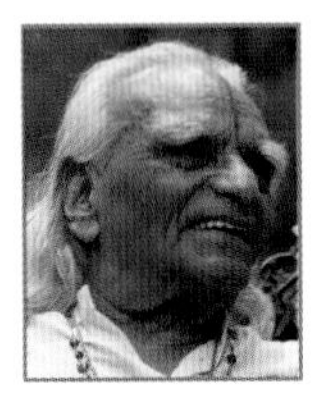

● 益處

紓緩交感神經系統，以緩解壓力及疲倦

緩解偏頭痛及壓力造成的頭痛

緩解心悸與呼吸困難

有助於防止噁心和嘔吐

緩解髖關節疼痛

讓腿部獲得休息，並促進膝蓋的血液循環

● 注意

若你因為疼痛而無法做到英雄式坐姿，可以改為練習這個動作。如果你正經歷壓力造成的頭痛或有偏頭痛，練習時可以在眼睛周圍覆上綢布繃帶。

輔具（參見頁184~185）

兩個瑜伽枕、一張長凳、一張瑜伽墊及一條瑜伽毯

坐在瑜伽枕上可以墊高身體，讓身體更容易向前彎。胸口和長凳之間的瑜伽墊、瑜伽枕及瑜伽毯，還有長凳本身，都可以支撐頭部，防止頸部拉傷。

1 在地板上放一個瑜伽枕，與長凳子成直角。瑜伽墊和瑜伽枕平行在長凳的凳面上，折疊的瑜伽毯則放在瑜伽枕和凳子靠 近自己的前緣處。

2 在瑜伽枕上盤腿而坐，呈吉祥坐（參見頁209）。確保身體是坐在臀骨的內緣處。

3 吐氣，向前彎曲，然後胸部放在折疊的瑜伽毯上，額頭則放在瑜伽枕上。手臂向前伸，並彎曲手肘，右手掌放在左前臂上，左手掌則放在右前臂上。慢慢吐氣，感覺到頭和頸部的緊繃感消失。保持頸部肌肉放鬆和延伸。停留在姿勢裡2分鐘，並均勻地呼吸。

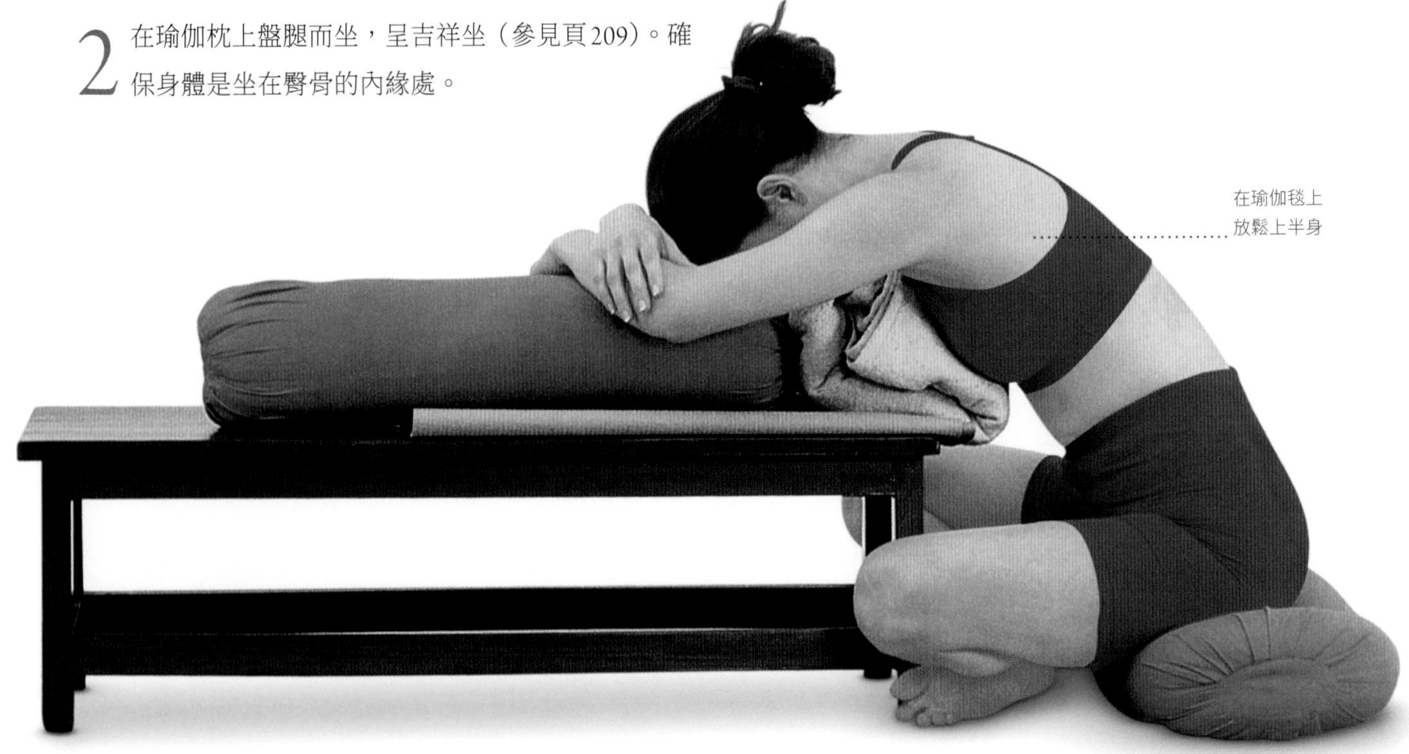

在瑜伽毯上放鬆上半身

椅子上的巴拉瓦伽式
Bharadvajasana On a Chair

這個姿勢的經典版本（參見頁128）是基本的坐姿扭轉動作，

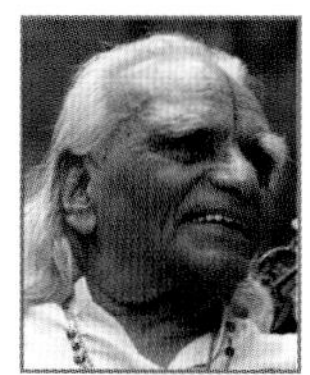

有時對初學者而言卻可能很難做到。然而，這個動作也可以坐在椅子上完成。十分建議長者、體重過重或久病初癒的人練習以下經典體式的變化式。

● 益處

使脊側肌肉柔軟

緩解下背部關節炎

減輕頸部與肩膀僵硬

減緩膝蓋風濕

運動腹部肌肉

促進消化

● 注意

若你患有支氣管炎、頭痛、偏頭痛或腹瀉，請避免練習這個姿勢。

輔具（參見頁184）

一張椅子能支撐你，並讓軀幹有效且安全地扭轉。

1 側身坐在椅子上，並將軀幹的右側靠在椅背上。坐直並吐氣，抓住椅背的外側。

2 脊椎保持往上提高，並將軀幹向右扭轉，但不要偏離脊柱中軸。扭轉時要吐氣，不要屏住呼吸。看向你的右肩膀。停留在體式裡20~30秒，之後換邊練習同樣的動作。

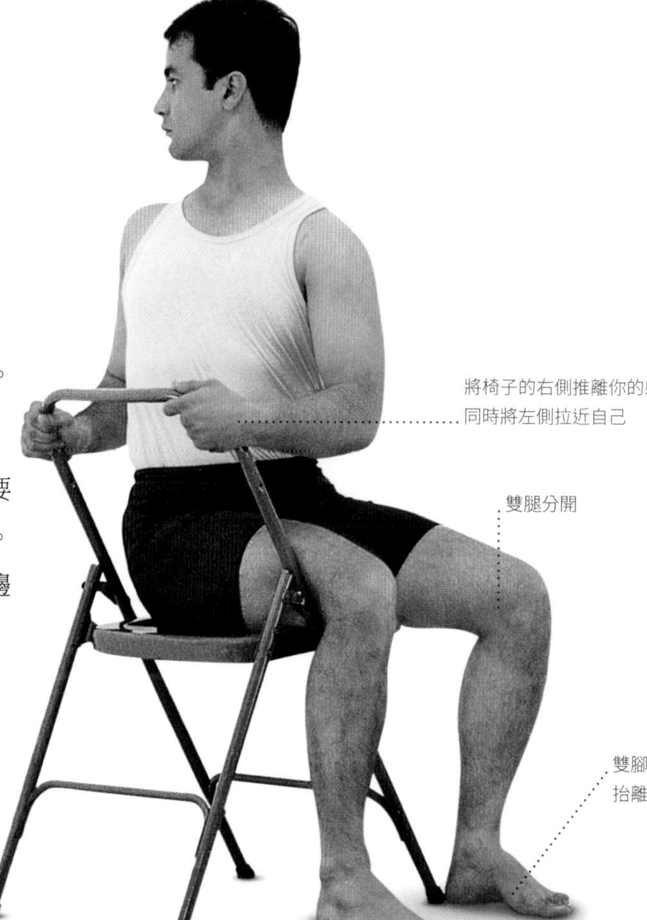

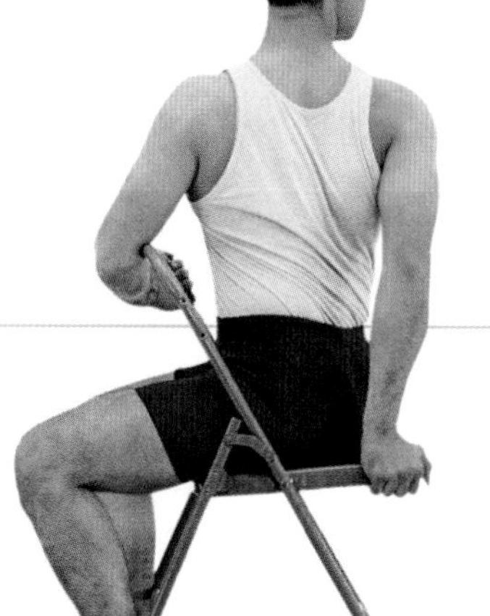

變化1 雙腿穿過椅背

特殊益處

這種變化式能讓軀幹產生方向感，扭轉得更深又不會讓軀幹歪斜。

進入姿勢

雙腿伸入椅子的靠背和座位之間。右手握住座位處，左手抓住椅背。抬起軀幹並向右扭轉。停留在姿勢裡20~30秒，之後換邊練習同樣的動作。

巴拉瓦伽式

Bharadvajasana

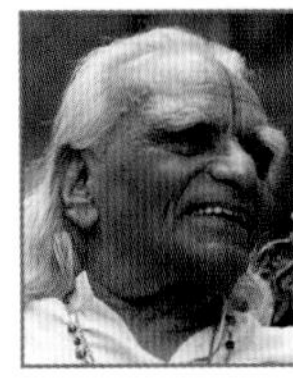

這個體式是經典坐姿扭轉（參見頁128）的一種變化式，能鍛練背部和腰椎，改善腹部器官的血液循環。經常練習這個姿勢可以增加整個身體的柔軟度，還能緩解膝蓋痛風，並有助於治療頸椎退化、關節炎，以及腳後跟、膝蓋、臀部和肩膀的風濕。

● 益處

緩解下背部、頸部及肩膀僵硬與疼痛

減輕髖關節、小腿、腳後跟與腳踝疼痛

使大腿後肌群柔軟

有助於治療腎臟、肝臟、脾臟與膽囊疾病

緩解消化不良與脹氣

調理子宮肌肉

● 注意

若你患有心臟相關疾病、偏頭痛、頭痛、嚴重的眼睛疲勞、感冒或胸悶、腹瀉、慢性疲勞症候群、憂鬱症或失眠，請不要練習這個體式。

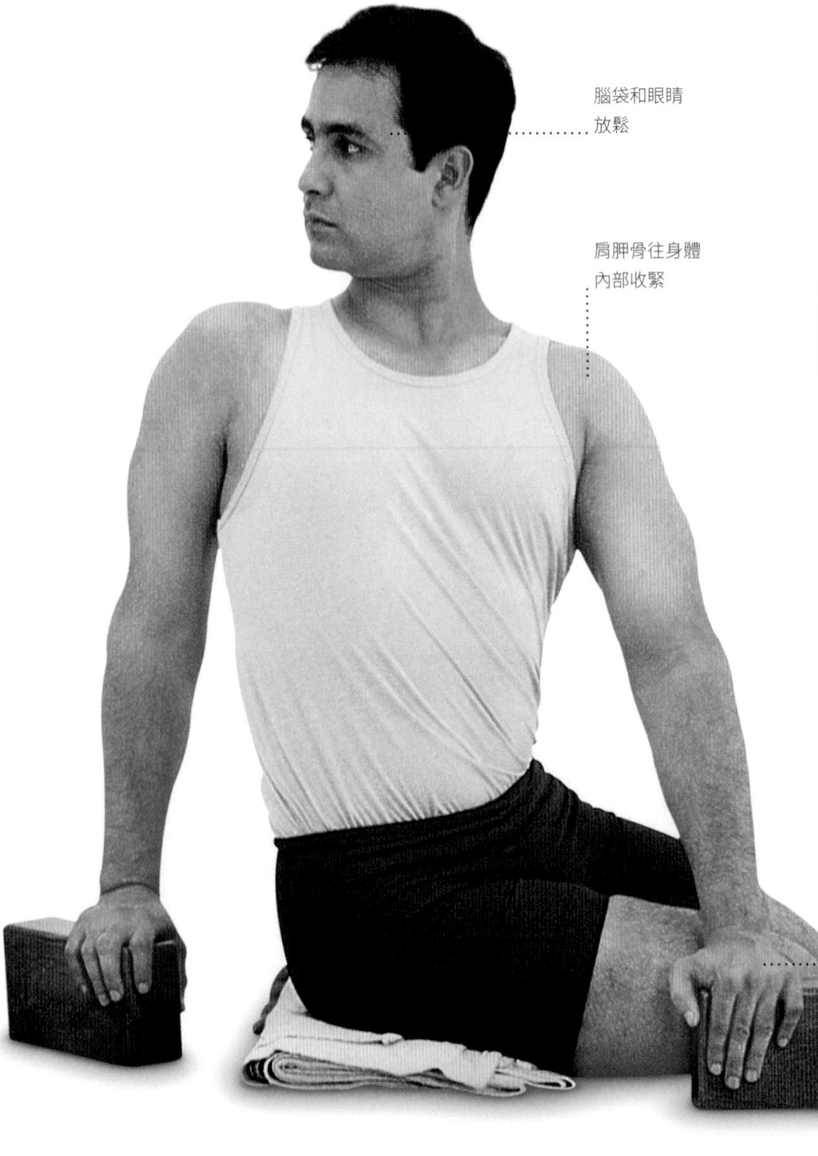

輔具（參見頁185）

一條瑜伽毯和兩塊木質瑜伽磚

折疊的瑜伽毯用以支撐臀部，並讓軀幹保持挺直狀態。雙手放在瑜伽磚上，則可提供力量，保持脊椎打直，並加強脊椎扭轉。

1 在折疊的瑜伽毯上進入手杖式坐姿（參見頁102）。彎曲膝蓋，讓雙腳靠近左側臀部。左腳踝放在右腳的足弓上（參見圖示），膝蓋併攏。

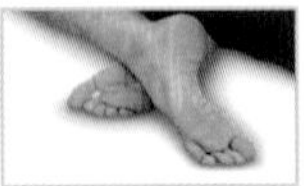

2 瑜伽磚放在地上，窄的那一面朝下。一塊放在右臀部後方，另一塊則放在右膝蓋旁邊，然後伸展脊椎，並吸氣。

3 吐氣，向右扭轉。右肩膀轉向後方，並把右手放在背後的瑜伽磚上，左手則放在身旁的那塊磚上。雙手往下施力，抬起脊椎和胸部。吐氣，然後看向右肩膀，記得不要屏住呼吸。停留在姿勢裡20~30秒，然後再換邊練習同樣的動作。

腦袋和眼睛放鬆

肩胛骨往身體內部收緊

雙手向下按在瑜伽磚上

聖哲馬里奇式
Marichyasana

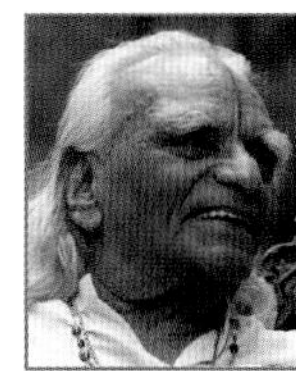

這個體式是聖哲馬里奇式兩種經典版本的改編和組合，在原本的動作中，一個是前彎，另一個是扭轉（參見頁132）。輔具有助於保持身體正位與直立，還能加深脊椎的扭轉，鍛練背部和腰部區域。練習這個體式有助於減少背部、頸部和肩膀僵硬。

● **益處**

減緩下背疼痛與頸椎退化
促進腹部器官的血液循環
幫助消化並減少脹氣
有助於治療疝氣
調理肝臟與腎臟

● **注意**

若你患有心臟相關疾病、偏頭痛、頭痛、感冒或胸悶、腹瀉、便秘、慢性疲勞症候群、失眠和憂鬱，請不要練習這個姿勢。

輔具（參見頁185）

一條瑜伽毯和一塊木質瑜伽磚

瑜伽毯能支撐臀部並抬高軀幹，加深脊椎的扭轉，還可以防止彎曲的那一腿往旁邊傾斜。瑜伽磚寬的那一面朝下放置，並將手放在上面，可以增進脊椎的扭轉並保持軀幹直立。

1 在折疊的瑜伽毯上進入手杖式坐姿（參見頁102），並將一塊瑜伽磚放在背後。從膝蓋處彎曲右腿，確保小腿脛與地面垂直，而右膝蓋觸碰到鼠蹊部。左腿保持打直狀態。

2 彎曲右手肘，右上臂靠在右大腿內側（參見圖示），左手放在背後的瑜伽磚上，左手臂打直。右手臂和右膝蓋用相等的力量互推。左手向下壓在瑜伽磚上。

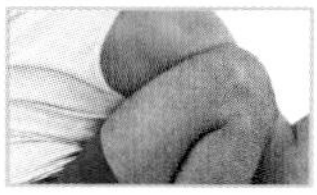

3 軀幹上提，吐氣，然後往左邊扭轉。確保彎曲的右腿沒有傾斜，並且右手臂和右膝蓋之間沒有空隙。眼睛看向左肩。停留在姿勢裡20~30秒，再換邊練習同樣的動作。

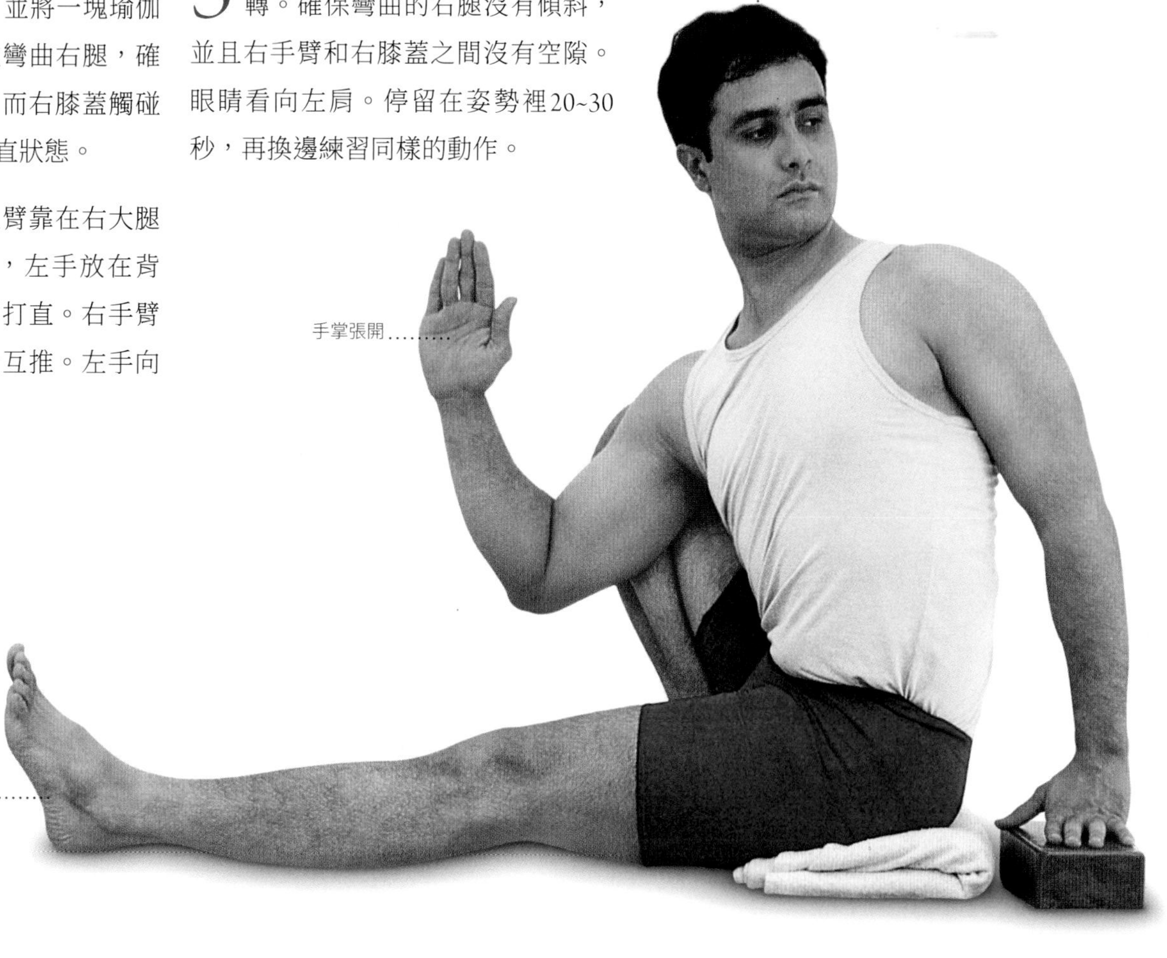

頭部、眼睛和頸部放鬆

手掌張開

腳跟的中心點放在地板上

伸展聖哲馬里奇式
Utthita Marichyasana

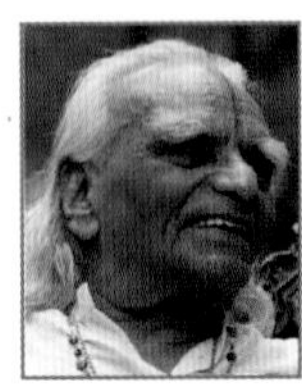

這是經典體式（參見頁132）的變化式，以高凳輔助，並靠牆練習。這個體式可以鍛練脊側肌肉和韌帶，這些部位在一般的日常活動中很少運動到。輔具可以幫助我們完成扭轉，又不會拉傷。十分推薦下背疼痛的人練習伸展聖哲馬里奇式。

● **益處**

緩解頸部與肩膀僵硬
矯正脊椎，使之保持柔軟
緩解下背、髖部與尾骨疼痛
預防因老化而造成的腿部肌肉萎縮
預防坐骨神經痛
治療消化不良
緩解脹氣

● **注意**

若你患有嚴重的心臟相關疾病、動脈阻塞、高血壓或低血壓、偏頭痛、嚴重的眼睛疲勞、感冒、支氣管炎、呼吸困難、慢性疲勞、憂鬱、失眠、腹瀉、便秘或膝蓋骨關節炎，請不要練習這個體式。女性在月經期間也要避免。

輔具（參見頁183~185）

一面牆、一張高凳及一塊弧狀瑜伽磚

凳子能幫助背部僵硬的人更容易完成扭動動作，放在左腿下方的瑜伽磚則能幫助你更有效地扭轉。

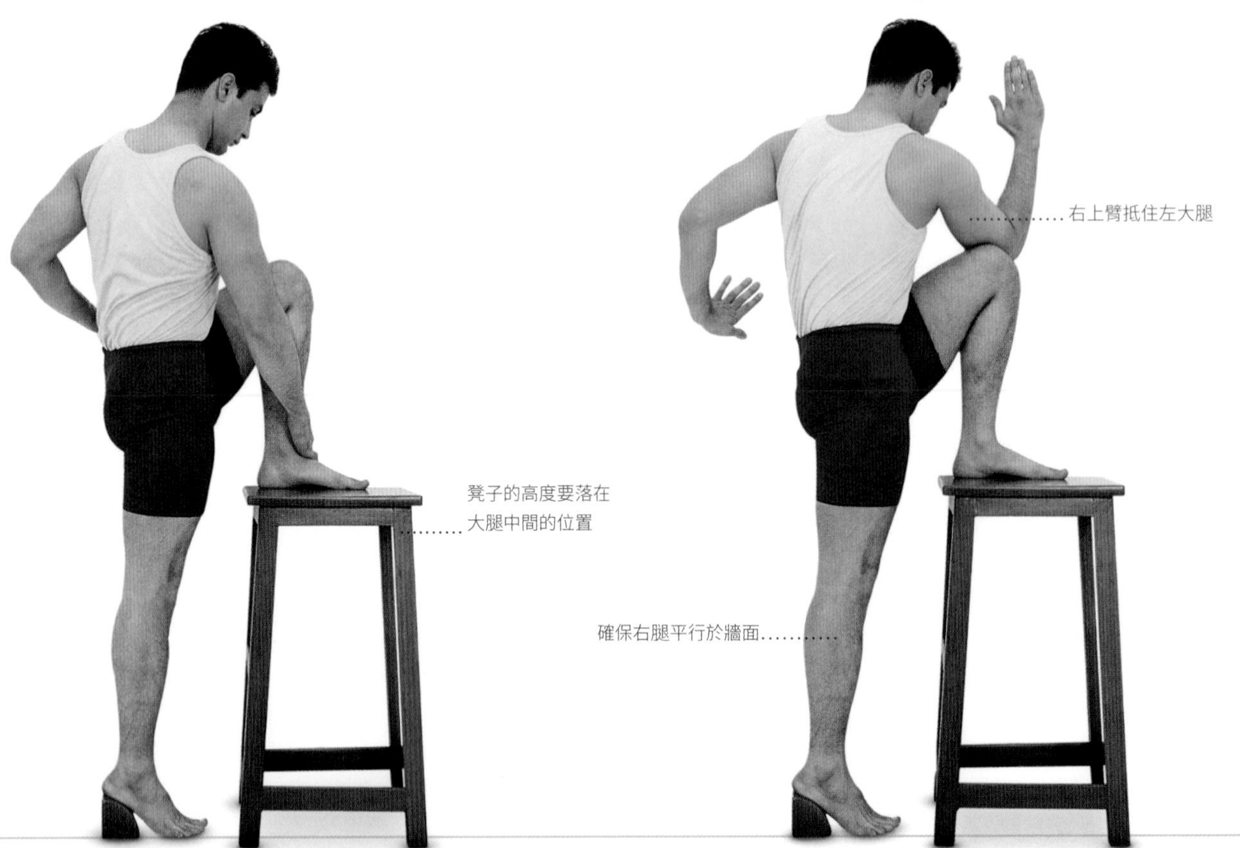

1 凳子靠牆擺放，面對凳子站好，左肩膀觸碰到牆壁。瑜伽磚放在右腳跟下方。左腳跨到凳子上，左手掌則放在牆面與腰同高的位置。右腿保持伸直狀態。

2 彎曲右手臂，並將手肘放在左膝蓋的外側，而右手掌也放到牆面上。左手掌向牆壁施力，把軀幹推離牆面，確保軀幹垂直於地板。

「完全的伸展能帶來完全的放鬆。」

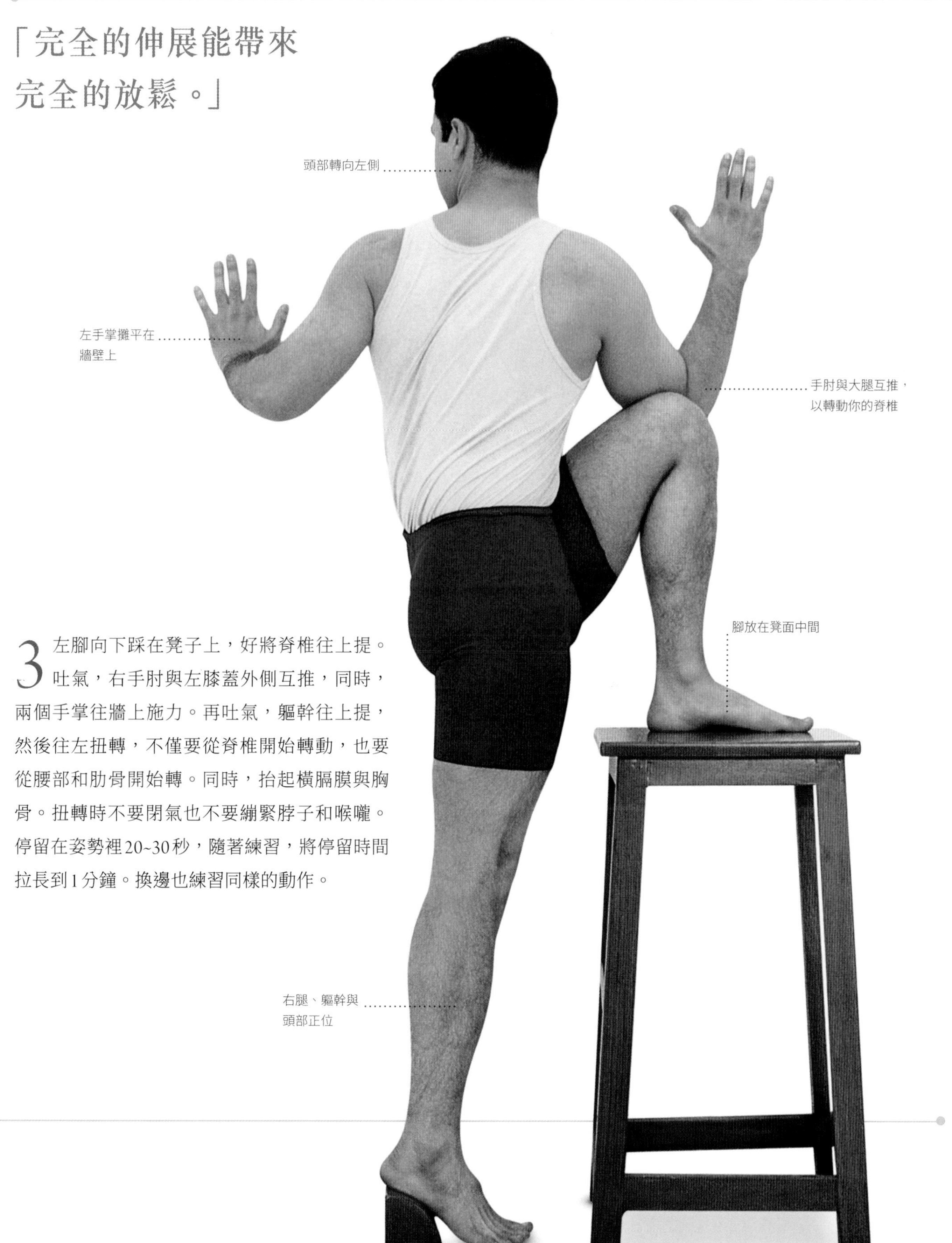

3 左腳向下踩在凳子上，好將脊椎往上提。吐氣，右手肘與左膝蓋外側互推，同時，兩個手掌往牆上施力。再吐氣，軀幹往上提，然後往左扭轉，不僅要從脊椎開始轉動，也要從腰部和肋骨開始轉。同時，抬起橫膈膜與胸骨。扭轉時不要閉氣也不要繃緊脖子和喉嚨。停留在姿勢裡20~30秒，隨著練習，將停留時間拉長到1分鐘。換邊也練習同樣的動作。

英雄坐姿扭轉式
Parsva Virasana

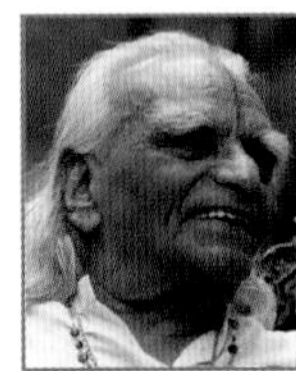

這個體式可大力伸展腰部和背部的兩側，改善脊椎區域的血液循環，並讓肩膀和頸部更加柔軟。梵文的Parsva意為「旁邊」或「側面」，vira則是「英雄」之意。

● **益處**

運動腹部肌肉，以促進消化，並治療脹氣

紓緩下背疼痛

減緩痛風、風濕及膝蓋發炎

減少髖關節僵硬，並使大腿後肌群柔軟

減輕小腿、腳踝與腳後跟疼痛

強健足弓，並矯正扁平足或跟骨骨刺

緩和肩膀及頸部扭傷

● **注意**

若你患有偏頭痛、頭痛、嚴重的眼睛疲勞、支氣管炎、感冒、胸悶或腹瀉，請避免練習這個體式。如果你容易感到沮喪、極度疲勞或失眠，也請不要練習。

輔具（參見頁185）

一條瑜伽毯、一張瑜伽墊和一塊木質瑜伽磚

坐在瑜伽毯上可以減輕膝蓋和踝關節的壓力。手放在木質瑜伽磚上，瑜伽磚窄的那一面朝下，能讓你更容易扭轉軀幹，更有效地抬起與伸展脊椎。

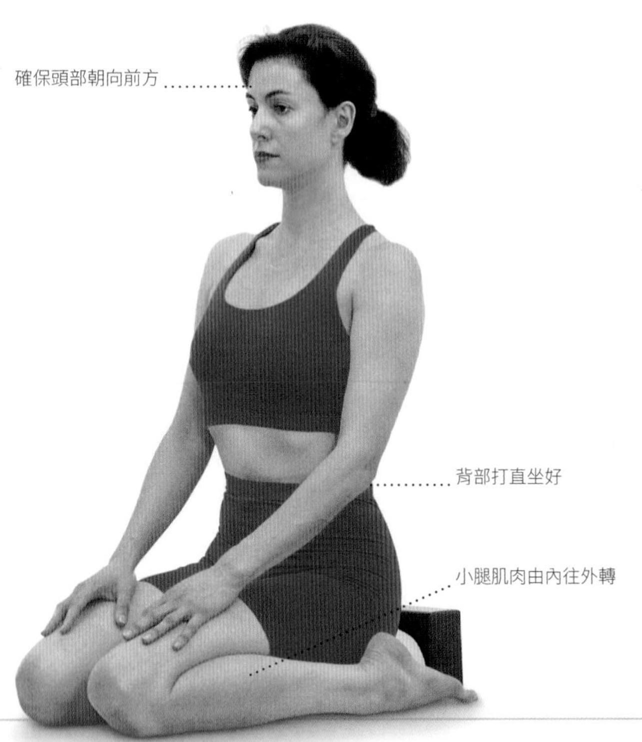

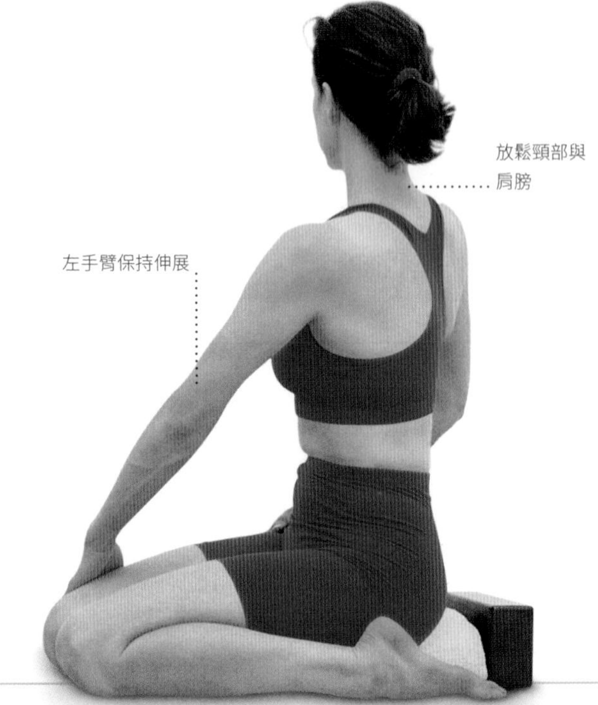

1 先在瑜伽墊上進入跪姿。慢慢分開兩隻腳，並將折疊的瑜伽毯放在雙腳之間。臀部往下坐到毯子上，不要坐在腳掌上。木質瑜伽磚放在臀部後面的地板上，並與臀部平行。手掌則放在膝蓋上。頭部、頸部和後背打直。先停頓30~60秒。

2 吐氣，接著左手放在右大腿的外側，並握住這個位置。右手則放在右臀部上。小腿的內側與大腿的外側應接相互觸碰。雙腳的後跟內側抵在髖部的位置。從腳趾到腳跟拉伸腳踝，再伸展整個足部。感覺能量通過你的雙腳。

3 擴展胸口，並將注意力集中於腎臟，想像你正在將它們拉入身體裡。臀部內側往上提，好讓脊椎打直。膝蓋牢牢壓向地板，然後更進一步伸展你的軀幹。吐氣，胸部和腹部往右轉。右肩胛骨推入身體，左手掌更用力地推向右大腿。

右肩膀往後推

腳趾放在地板上

「這個體式可以讓疲憊的雙腿休息並恢復活力，十分推薦久站的人練習。」

4 轉過身去，將肋骨和腰部抬離臀部，然後讓軀幹更進一步向右扭轉。左手臂打直，並將左肩胛骨拉往脊椎的方向。右手掌放在木質瑜伽磚上，然後用力向下施力。確保臀部坐在折疊的瑜伽毯上。吐氣，軀幹向右扭轉得更多。若扭轉身體時感到不適，可以在腳踝下方放一塊捲起的毛巾，並坐在瑜伽磚上（參見圖示）。停留在姿勢裡20~30秒。隨著練習，將停留時間拉長到1分鐘。之後再換邊練習同樣的動作。

肩胛骨往身體內部收緊
轉動頸部，但要保持放鬆

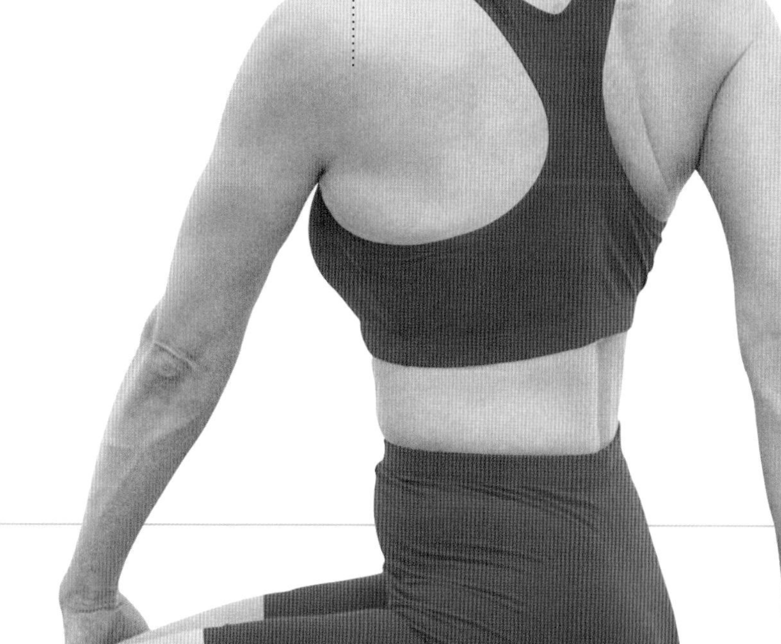

肩倒立式

Salamba Sarvangasana

這個體式的經典版本中（參見頁144），你必須用手和肩膀支

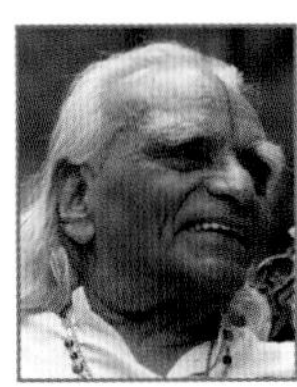

撐背部，練習過程相當費力。而這個改編版本使用椅子輔助，使你更容易地停留在姿勢中，不至過度勞累。

● 益處

緩解壓力和神經疾病

紓解偏頭痛與壓力造成的頭痛

減輕高血壓與失眠

減輕心悸

促進甲狀腺與副甲狀腺功能

減緩頸椎退化與肩膀疼痛

緩解支氣管炎、氣喘、鼻竇炎與胸悶

預防靜脈曲張

緩解潰瘍、結腸炎、慢性便秘及痔瘡

● 注意

月經期間不要練習這個體式。練習過程中，確保肩膀不要從瑜伽枕上滑落到地面，否則可能會因壓迫到頸部而受傷。

輔具（參見頁183及185）

一張椅子、一個瑜伽枕及一條瑜伽毯

椅子能支撐身體，防止過度耗損體力，並使你的姿勢更加平衡。雙手抓住椅子的後腿可以讓胸部保持展開狀態。瑜伽枕能支撐頸部和肩膀，並抬起胸口，使呼吸更輕鬆。瑜伽毯則可以防止椅子的邊緣抵到你的背部。

肩膀與背部不要緊繃
膝蓋放在椅背上
腿部保持彎曲，並固定在椅背上
緊緊握住椅腳
頭部要放在地板上

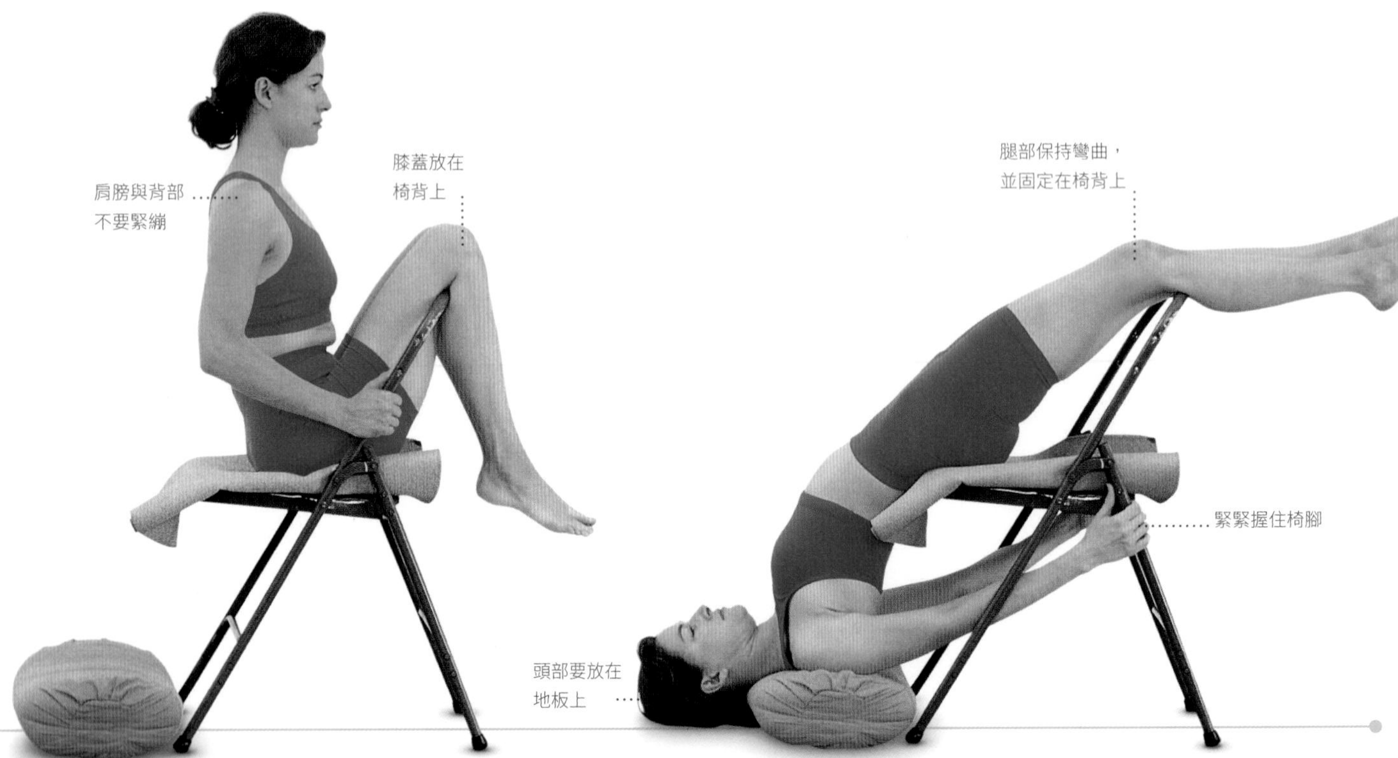

1 一個瑜伽枕平行於椅子擺放在地上。毯子鋪在座位上，要覆蓋住座位的前緣。側身坐在椅子上，胸部朝向椅背。抓住椅背，雙腿一一抬高放上去。雙手往椅背下方移，並將臀部也轉向座椅的後方。

2 背部放低到座位上，並逐漸從座位上往下滑，務必讓臀部固定在椅面上。往後傾斜時，手臂放在座位下方。雙手一一穿過椅子的前腿，並握住椅子後腿。打直你的雙腿，停頓1分鐘。

3 頭部舒適地放在地板上，脖子和肩膀則放在瑜伽枕上。雙手抓住座位的後緣。膝蓋彎曲，雙腳放在椅背的上緣，並確保臀部是擺在座位的前緣。

「大病初癒後的休養期間，十分推薦練習這個體式。定期練習能為身體帶來許多益處。」

大腿內側併攏
腳底抵在椅背上

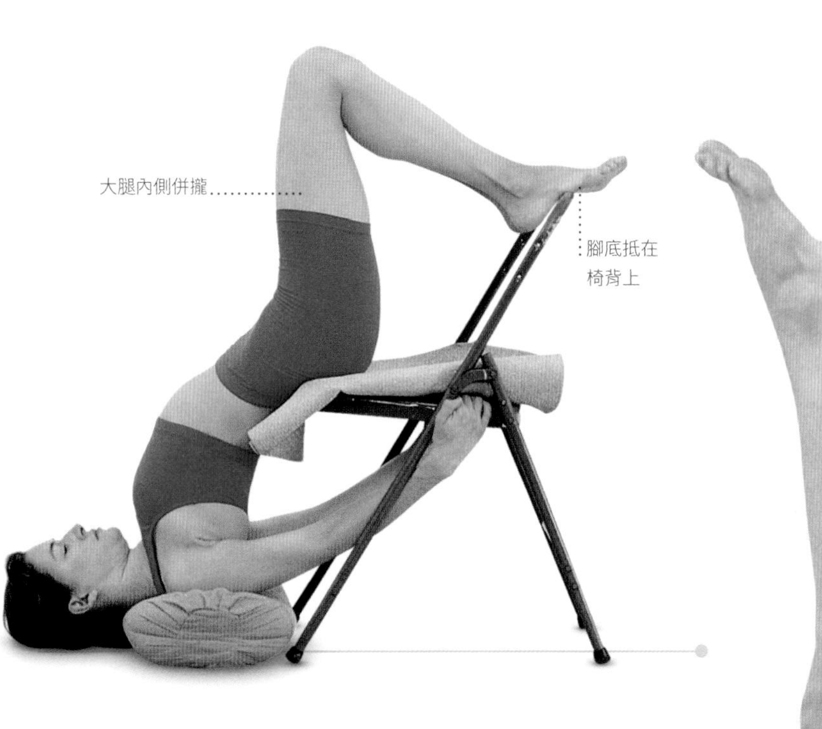

4 雙手持續抓著座位處，並將雙腿一一伸直。你的臀部、下背部和腰部都要放在座椅的前緣。抬起脊椎和肩胛骨，雙手更用力地抓住座椅，並從鼠蹊部到腳跟伸展腿部內側，然後大腿往內轉。頸部保持柔軟，不要屏住呼吸。停留在姿勢裡5分鐘。

膝蓋骨往內收
大腿前側往內轉
髖部壓向座椅
胸口往上抬

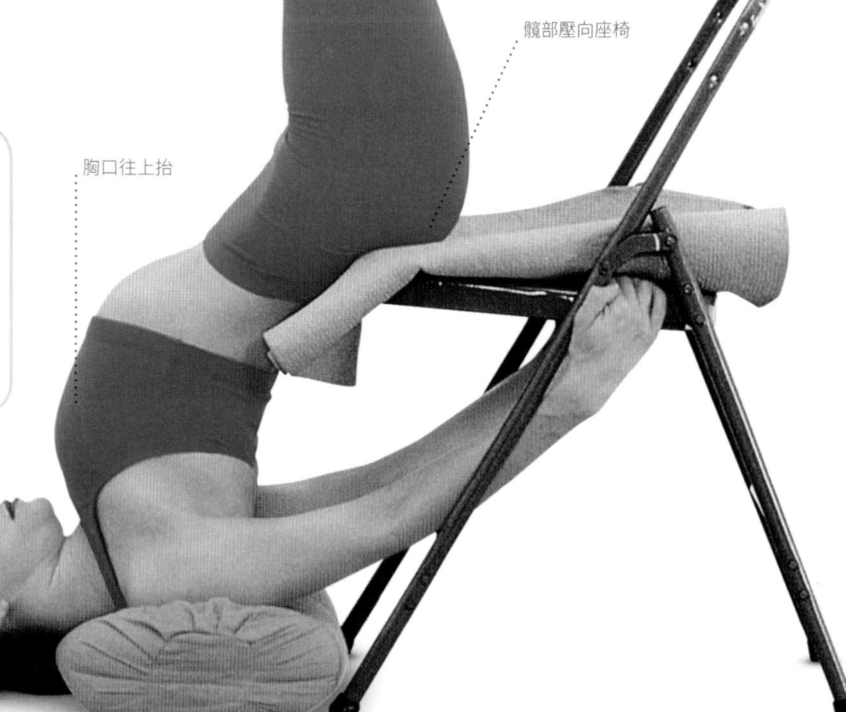

離開姿勢

吐氣，雙腳放到椅背上。輕輕推開椅子，讓臀部和背部滑回瑜伽枕上。休息幾分鐘，轉向你的右側，離開瑜伽枕，然後坐起來。

犁　式
Halasana

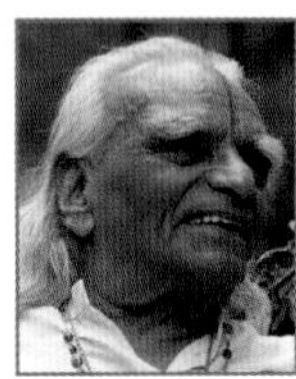

這個版本的犁式（請參閱頁150）使用椅子、凳子和兩個瑜伽枕來支撐頸部、脊椎、身體和雙腿，進而減輕了固定姿勢時的壓力。練習這個體式有助於減輕焦慮和疲勞所帶來的影響。這個姿勢中固定下巴的動作可以紓緩神經並放鬆大腦，十分推薦患有甲狀腺相關疾病者練習這個體式。

● **益處**

減輕疲勞、失眠與焦慮

紓緩壓力造成的頭痛、偏頭痛與高血壓

紓緩心悸與呼吸困難

促進甲狀腺與副甲狀腺功能

緩解喉部疾病、氣喘、支氣管炎、感冒與胸悶

紓緩背痛、腰痛以及背部與脊椎關節炎

● **注意**

若你有頸椎退化症狀，請不要練習這個體式。月經期間也請不要嘗試這個姿勢。如果患有髖骨關節炎、背痛、消化性潰瘍、經前症候群或體重超重，請分開雙腿來進行最後一個步驟。而如果最後的動作會讓你感覺噎到或頭部受到壓迫，也請分開雙腿。

輔具（參見頁183~185）

一張椅子、一條瑜伽毯、兩個瑜伽枕及一張凳子

椅子可以幫助你更有信心地進入並完成最後的動作，且讓脊椎舒適地伸展。毯子覆蓋到座位的邊緣，可為你的背部提供緩衝。放在肩膀下方的瑜伽枕則能防止頸部和頭部拉傷。第二個瑜伽枕放在凳子上，用來支撐大腿。凳子能撐住身體的重量，並支撐腿部。

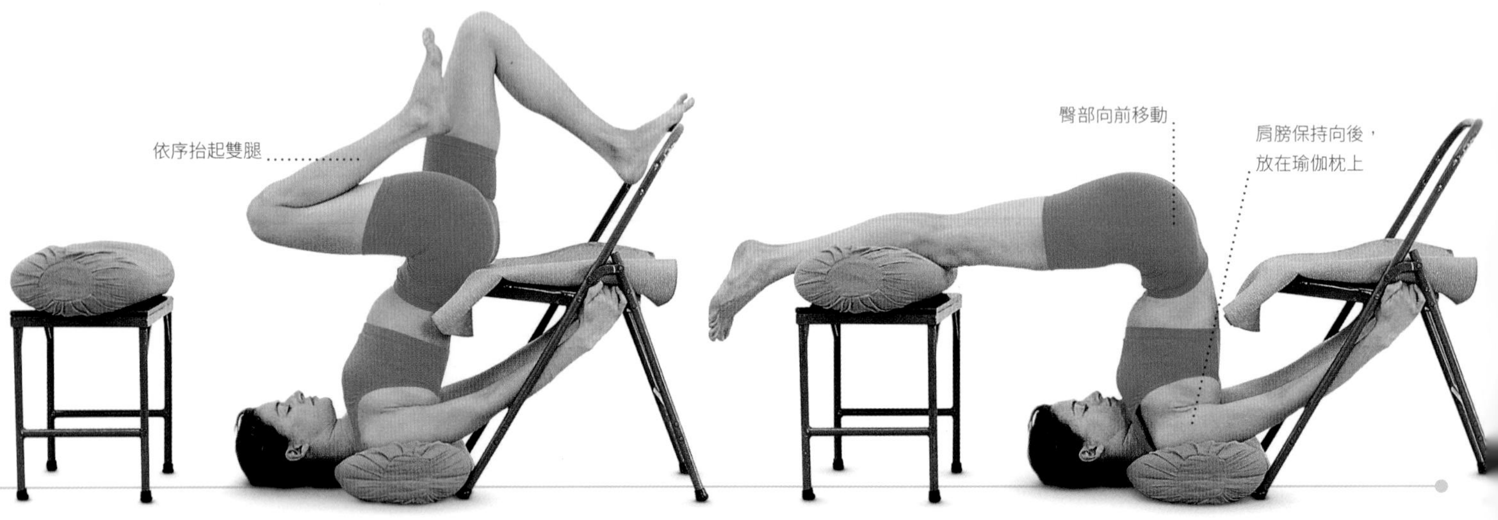

1 折疊的瑜伽毯放在座位上，確保覆蓋到座位前緣。瑜伽枕放在地板上，長邊接觸到前椅腿。凳子距離瑜伽枕約60公分（2英尺），第二個瑜伽枕放在凳面上，與第一個對齊。接著，完成肩倒立式的步驟1、2和3（參見頁230）。之後，握住座位後緣，雙腿伸向凳子的方向，臀部持續靠在座位上。

2 將你的雙腿一一放到凳面上的瑜伽枕上。確保頸部伸展並舒適地放在地板，肩膀則放在地板上的瑜伽枕。臀部往前移動，直到小腿能擺在瑜伽枕上，並且軀幹垂直於地板為止。

3 手臂穿過椅腿，從座椅後緣移開。身體的重量稍微移到肩膀的後方，接著手臂舉過頭頂，雙手平行放在頭部兩側，手掌朝向地板。彎曲手臂，左手放在右手肘下方，右手放在左手肘下方。腹部和骨盆保持柔軟，並從腳跟到大腿伸展雙腿。讓雙眼沉入眼窩中，不要往上看。放鬆臉部肌肉和喉嚨，務必保持頸部延伸。要讓胸部往上抬至觸碰到下巴，而不是將下巴往下壓向胸部。大腦獲得休息時，呼吸將會變得更深長。閉上你的眼睛，並保持這個姿勢中3分鐘。

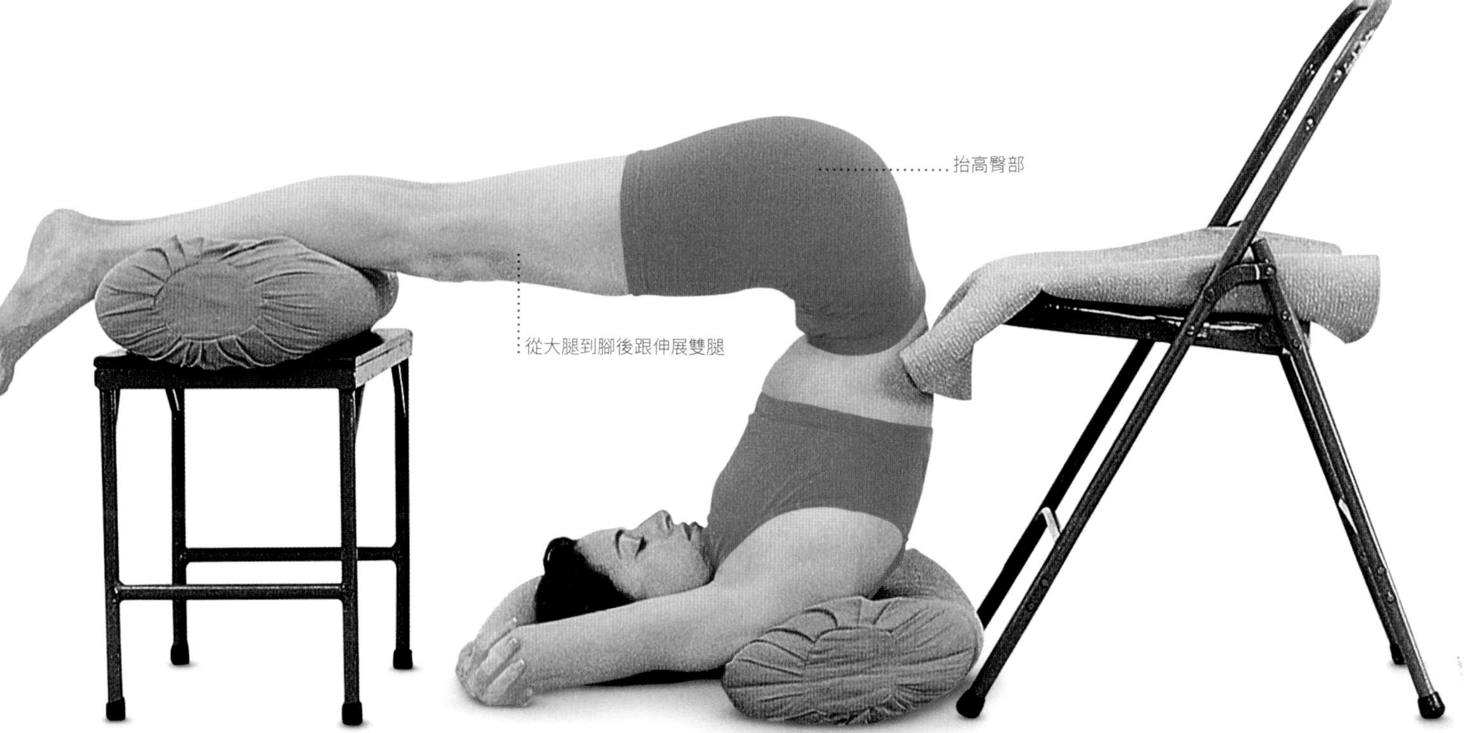

離開姿勢

當你依照建議停留在姿勢中3分鐘之後，慢慢睜開眼睛。手臂張開，伸向頭部的兩側。然後小心地執行以下的步驟1、2和3。動作不要太過急迫，否則可能會拉傷脖子或背部。每個步驟之間都要暫停幾秒鐘。

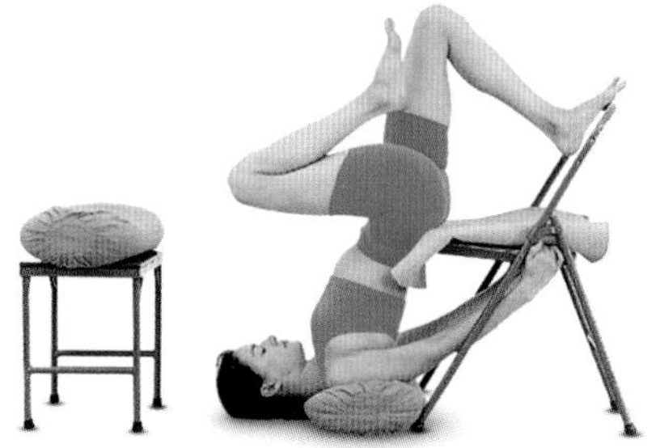

1 抓住椅子側面，向後移動髖部，直到臀部放在椅子前端。從瑜伽枕上一一抬起雙腿，然後將腳放在椅背上。

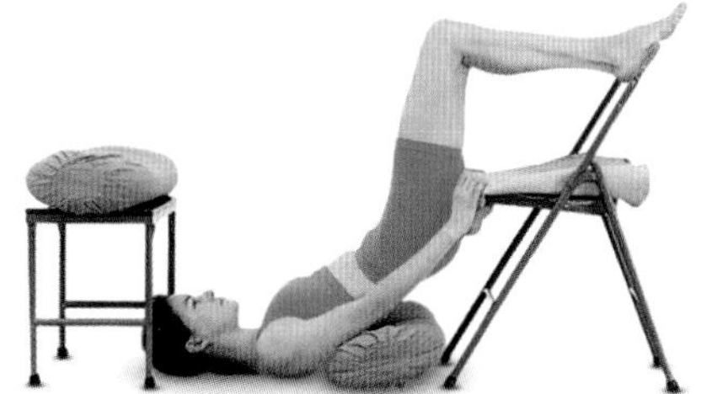

2 抓住椅子前緣。臀部從椅子上移開，肩膀推離瑜伽枕，放到地板上。身體往後滑，直到頭部位在凳子兩腳間。

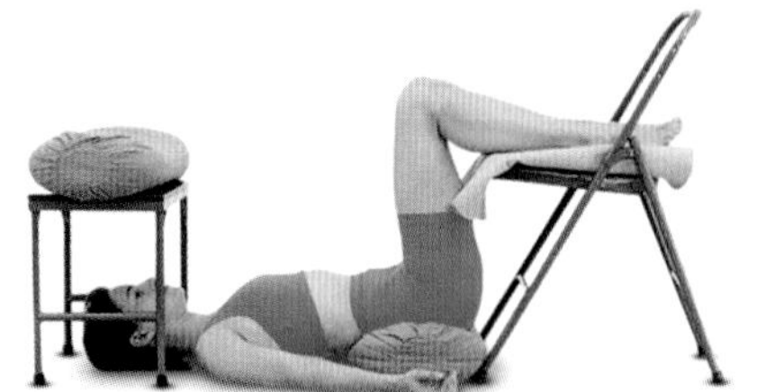

3 手臂放在地板上，臀部放在瑜伽枕上，小腿則放到椅面上。把凳子往後推，放低雙腿。翻身到右側並坐起來。

倒箭式
Viparita Karani

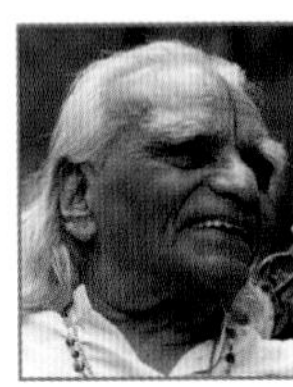

這是一種修復與放鬆的體式，但對初學者和後背僵硬的人來說，最後的動作非常困難。使用輔具能使姿勢變得更容易，也能更放鬆。梵文的Viparita意為「顛倒」，karani則是「做」的意思。身體倒置時，血液和荷爾蒙在體內的循環會更好。

● **益處**

調節血壓

有助於治療心臟相關疾病

有助於治療眼睛與耳朵病變、壓力造成的頭痛以及偏頭痛

緩解心悸、呼吸困難、氣喘、支氣管炎和喉部疾病

減輕關節炎及頸椎退化

緩解消化不良、腹瀉及噁心

有助於治療腎臟相關疾病

預防靜脈曲張

● **注意**

月經期間請不要練習。但在非經期時，練習這個體式可以減少月經失調的情況發生。練習時，確保頸部和肩膀都穩穩地放在地板上。若有必要，也可以只使用一個瑜伽枕。

輔具（參見頁183及185）

一面牆、一塊木質瑜伽磚、兩個瑜伽枕和一條瑜伽毯

牆壁能支撐腿部，瑜伽枕則支撐背部和臀部。在牆壁和瑜伽枕之間放置一塊瑜伽磚，好留出一個空間，讓臀部能夠稍微降低。瑜伽毯用來將瑜伽枕和瑜伽磚包在一起。

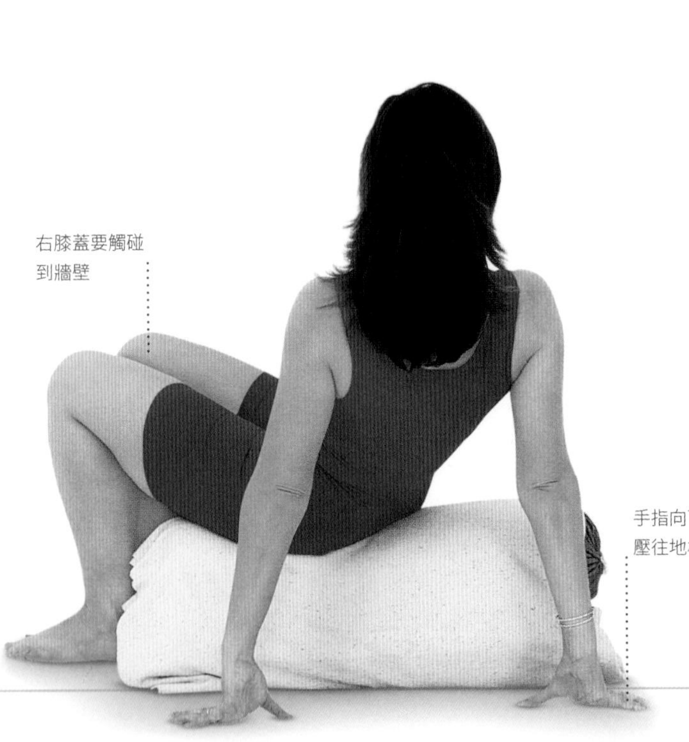

1 瑜伽磚放在牆邊，長邊抵著牆。並將兩個瑜伽枕疊在一起，平行於瑜伽磚擺放，瑜伽毯蓋在瑜伽枕上。然後側坐在瑜伽枕中間，手指則平放在背後的地板上。

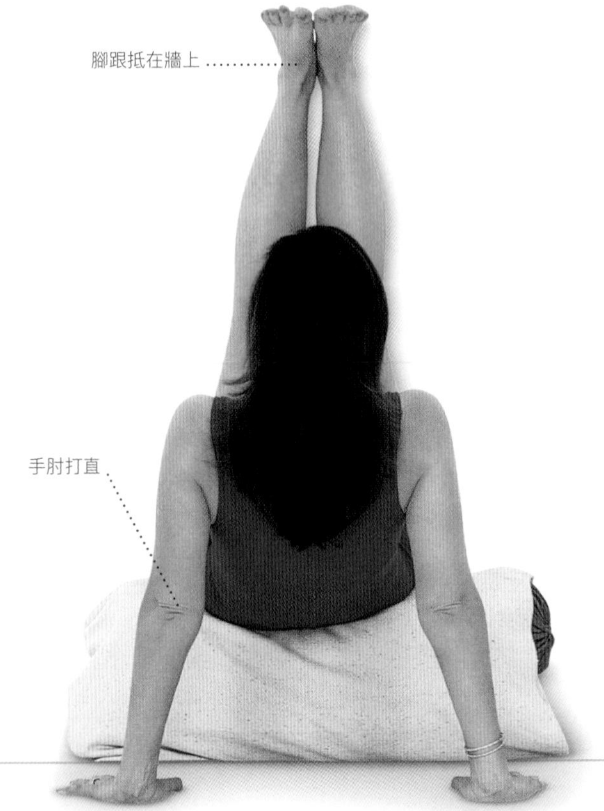

2 身體轉向牆壁，同時雙腿一一舉到牆面上，膝蓋保持略彎。用兩隻手掌支撐身體，手指朝向瑜伽枕。兩隻手掌向下壓在地板上，並將臀部移近牆壁。

雙腳的內緣要併攏
雙腳不要傾斜
腹部保持柔軟
伸展手臂，使之遠離軀幹
肩膀向下壓往地板

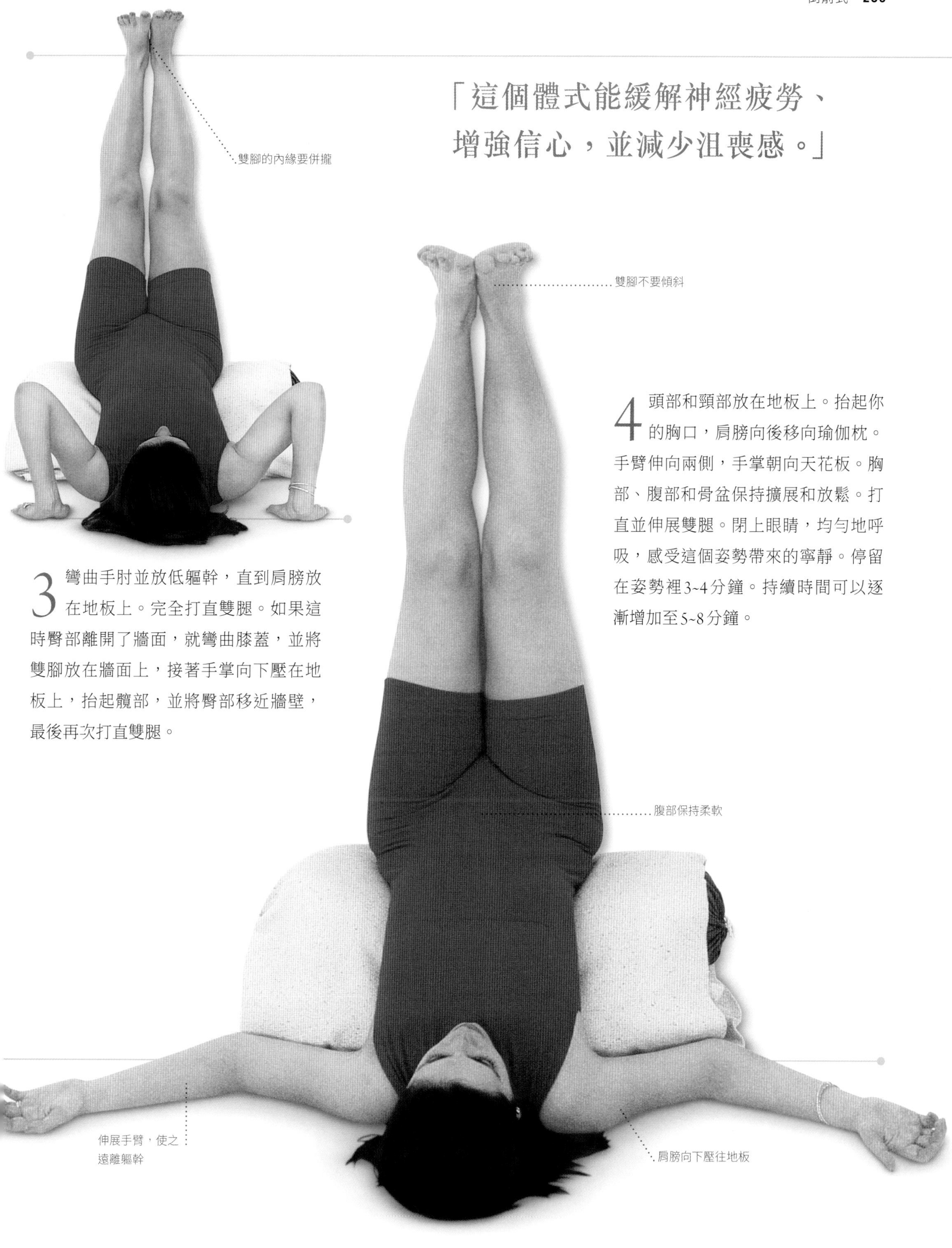

「這個體式能緩解神經疲勞、增強信心，並減少沮喪感。」

3 彎曲手肘並放低軀幹，直到肩膀放在地板上。完全打直雙腿。如果這時臀部離開了牆面，就彎曲膝蓋，並將雙腳放在牆面上，接著手掌向下壓在地板上，抬起髖部，並將臀部移近牆壁，最後再次打直雙腿。

4 頭部和頸部放在地板上。抬起你的胸口，肩膀向後移向瑜伽枕。手臂伸向兩側，手掌朝向天花板。胸部、腹部和骨盆保持擴展和放鬆。打直並伸展雙腿。閉上眼睛，均勻地呼吸，感受這個姿勢帶來的寧靜。停留在姿勢裡3~4分鐘。持續時間可以逐漸增加至5~8分鐘。

橋　式
Setubandha Sarvangasana

梵文的setu意指「橋」，bandha是「結構」的意思，sarvanga則是指「整個身體」。在這個體式中，身體拱成橋梁的形狀。體式中固定下巴的動作可以使思緒平靜下來，並紓緩心智。

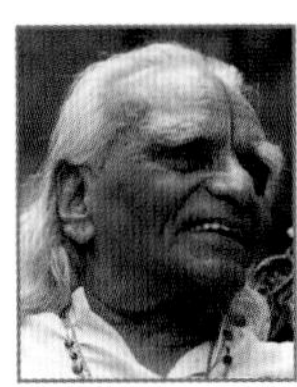

● **益處**

讓心肌休息，並增加血液往動脈循環，對預防動脈阻塞或心搏停止十分有幫助

紓緩大腦和擴張胸腔，以對抗血壓不穩、高血壓和憂鬱症

緩解眼睛或耳朵病變、偏頭痛、壓力造成的頭痛，以及神經疲勞和失眠

促進消化並強健腹部器官

緩解背痛，強健脊椎，並緩解頸部拉傷

有助於讓腿部休息，並預防靜脈曲張

● **注意**

在最後的動作中，要確保你的下背部接觸到長凳的邊緣。臀部不要接觸到凳緣，但也不能相距太遠，否則肩膀會抬起來，進而導致頸部拉傷。如果你大病初癒，請練習變化2。

輔具（參見頁184~185）

一張長凳、一個瑜伽枕、兩條瑜伽毯和一條瑜伽繩

凳子有助於伸展腿和臀部，並保持背部呈現弧狀。瑜伽枕上面疊上一張折疊的瑜伽毯，能支撐頭部和頸部。若有需要，可以在瑜伽枕外面包覆瑜伽毯，以調整高度和穩定性。瑜伽繩能幫助你更不費力地併攏雙腿。

特殊益處

身體倒置的姿勢可以強健背部肌肉，緩解頸部拉傷與背痛。

不要讓
瑜伽繩扭曲

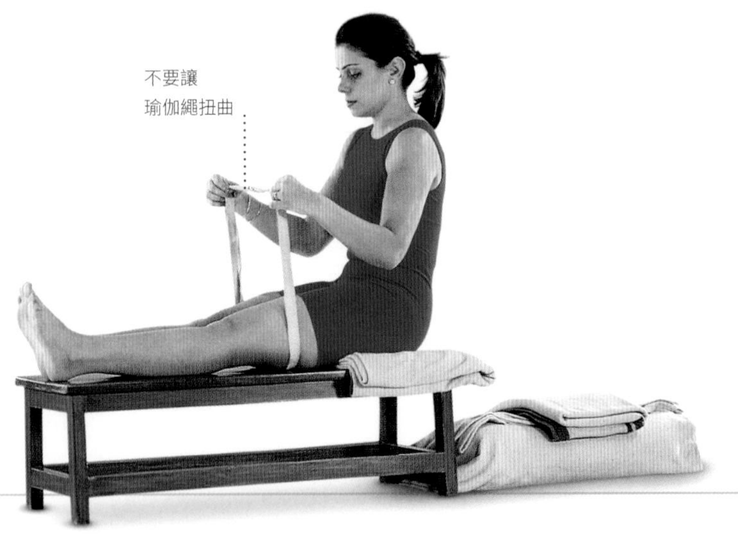

1 折疊的瑜伽毯放在長凳的尾端，一個瑜伽枕放在地板上，與長凳成一直線，且觸碰到凳腳。接著，在瑜伽枕上也放一條折疊的瑜伽毯。在凳面的那張毯子上坐下來，雙腿伸直，並將瑜伽繩擺在大腿下方，綁在大腿的中間。

頭部不要歪斜
大腿向下壓在長凳上

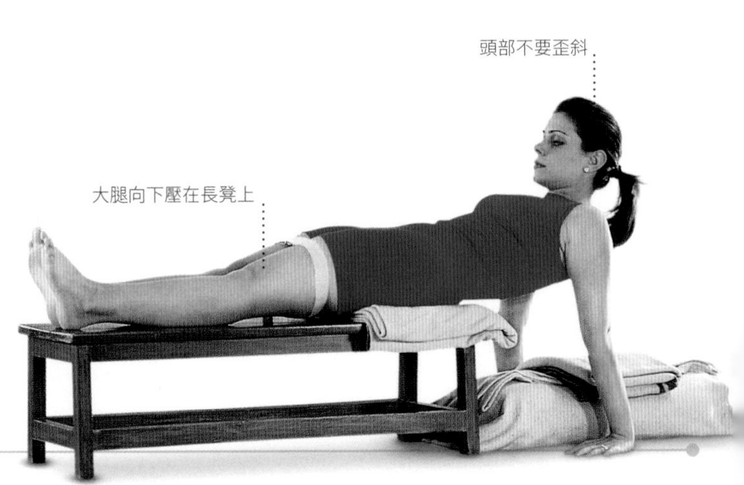

2 吐氣，朝地上的那個瑜伽枕放低你的背部。兩隻手掌向下按在瑜伽枕兩側的地板，手指朝向前方。兩隻手臂要撐住你的上背部。大腿、膝蓋和雙腳併攏，腳跟擺在長凳上，腳趾朝向上方。手臂往地板的方向放低。

「這個姿勢能為大腦提供新鮮的血液，使你的心智與身體都得以恢復活力。」

3 慢慢往下滑，直到頭部後方和肩膀靠在瑜伽枕上。雙腿打直，雙腳保持併攏狀態。伸展腳跟和腳趾，使之遠離你的身體，以增加腿部的伸展度。在地板上讓兩隻手臂往旁邊延伸，手掌朝向天花板。停留在姿勢裡3分鐘。可以逐漸將時間增加到5~8分鐘。

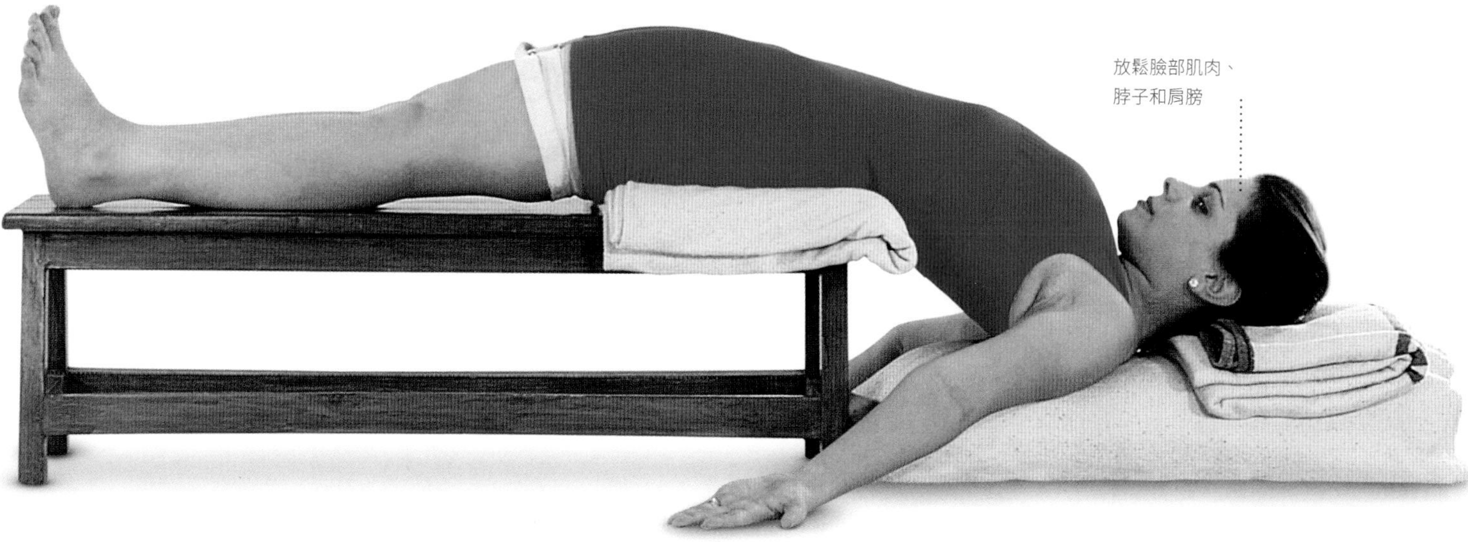
放鬆臉部肌肉、脖子和肩膀

變化1 以捲起的瑜伽毯輔助

輔具（參見頁184~185）

一張長凳、一張瑜伽墊、一條瑜伽毯、一條瑜伽繩和一個瑜伽枕

瑜伽毯能支撐頸部。

特殊益處

有助於緩解頸椎退化。

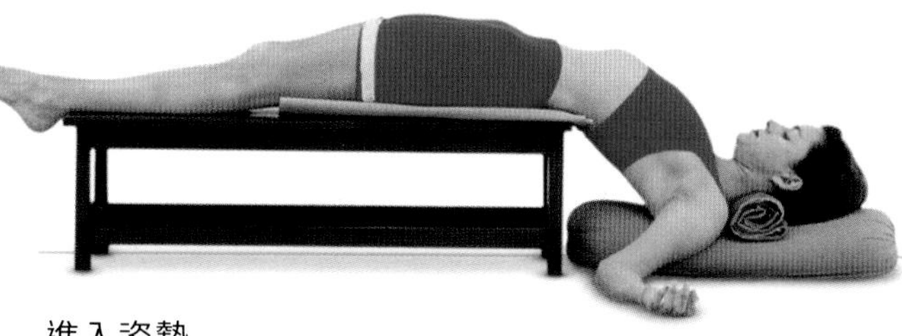

進入姿勢

瑜伽毯捲好，放置在瑜伽枕中央。瑜伽墊則鋪在長凳上。先完成主要姿勢的步驟1、2和3，並在最後的動作中彎曲手臂。在小腿下方墊一個的瑜伽枕（參見圖示）並伸展雙腿，能防止靜脈曲張，並緩解臀部和膝蓋的骨關節炎。

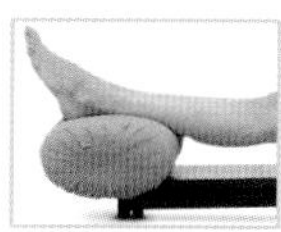

變化2 以四個瑜伽枕輔助

輔具（參見頁185）

四個瑜伽枕、一張瑜伽墊和三條瑜伽繩

對初學者、長輩、體重過重以及正在調養的病人而言，這個變化式較為容易。

特殊益處

瑜伽枕有助於增加胸部的擴張，緩解呼吸困難和慢性支氣管炎。

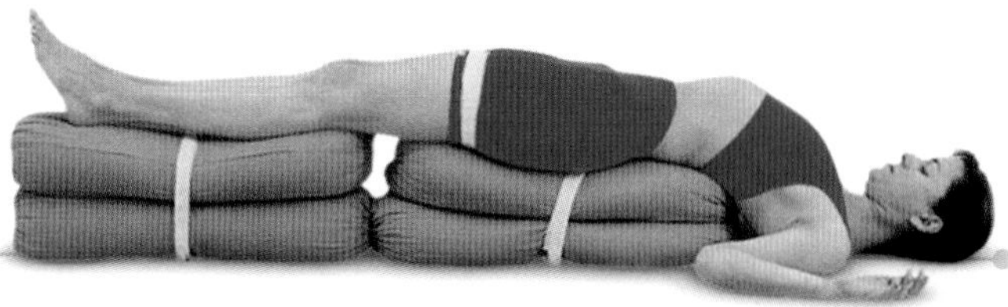

進入姿勢

在瑜伽墊上縱向放置兩個瑜伽枕，上方再各疊上一個瑜伽墊。用瑜伽繩將它們兩兩束起來，接著也將大腿綁起來。在瑜伽枕上躺下，身體慢慢往下滑，直到頭部和肩膀都來到瑜伽墊上，手掌則放在頭部的兩側。之後，完成主要姿勢的步驟3。

反向手杖式
Viparita Dandasana

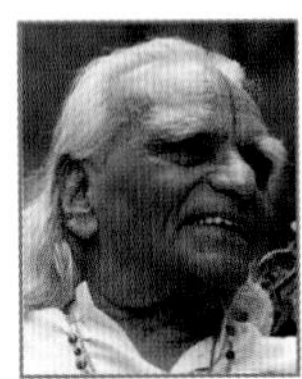

在這個體式的經典版本中，雙腳、雙手和頭部在地板上，這個姿勢被認為象徵著瑜伽修士對神聖力量的敬意。這種改編的版本借助輔具來使姿勢變得更容易練習，並有助於紓緩激動的情緒或浮躁不安的心情。梵文的viparita意為「倒置」，danda則是「手杖」的意思。

● **益處**

紓緩並放鬆腦部
建立穩定的情緒與自信
刺激腎上腺、甲狀腺、腦垂體和松果體
輕柔按摩並強健心臟，防止動脈阻塞
增加肺活量
紓緩消化不良和脹氣
增加脊椎柔軟度
緩解下背痛
矯正膀胱移位或子宮脫垂
緩解月經痛，有助於治療更年期症狀

● **注意**

偏頭痛發作時請不要練習這個體式。如果你正經歷壓力造成的頭痛，或眼睛疲勞、便秘、腹瀉或失眠症狀，也請避免練習這個姿勢。若練習過程中感到頭暈，請立刻中止。如果感到背部疼痛，在練習這個姿勢之前或之後，都要先做一些扭轉動作。

輔具 （參見頁184~185）

一張椅子、一個瑜伽枕、一條瑜伽毯、一張瑜伽墊和一條毛巾

椅子能支撐背部，並增加頸部和肩膀的柔軟度。抓住椅腿可以擴張胸口，紓緩呼吸與心臟相關疾病。在瑜伽枕上覆上一條瑜伽毯，可以支撐頭部，以紓緩神經並調節血壓。瑜伽墊是用來防止椅子的邊緣抵到背部，毛巾則能支撐你的腰椎。

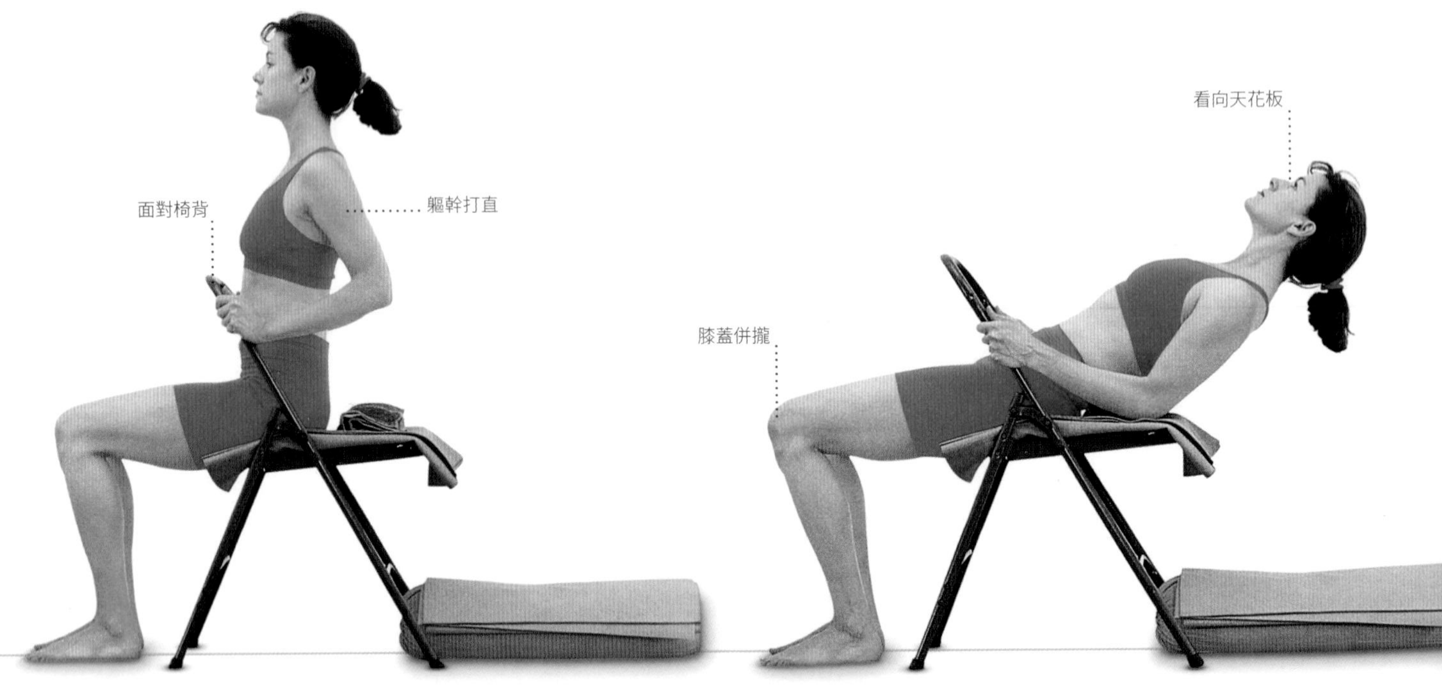

1 瑜伽枕放在椅子前面，一端擺在前椅腿間。瑜伽枕上放一條瑜伽毯，再放一條毯子。瑜伽墊鋪在座椅上，覆蓋到座椅前緣，然後將一條折疊的毛巾放在瑜伽墊上。雙腳穿過椅背，然後坐下。如果需要，可以在雙腿上繫一條瑜伽繩，使其併攏（參見圖示）。

2 抓住椅背的側面，臀部也慢慢往椅背的方向滑去，直到放在座椅的後緣為止。吐氣，抬起胸口，使整個背部彎曲。身體往後放低，確保折疊的毛巾支撐住你的腰椎。

3 背部拱起更多，確保下背部置於座椅的前緣處。雙手一一伸入座椅下方，並抓住椅子的後腿。頭頂放在瑜伽枕上，但頭部不要往下壓，而是垂直於地板；頭部向後傾斜得太多會拉傷頸部和喉嚨。閉上眼睛（初學者要睜大眼睛，以免掌握不到方向）。雙腿打直，以增加背部的伸展度。停留在姿勢裡30~60秒，隨著練習，增加到5分鐘。

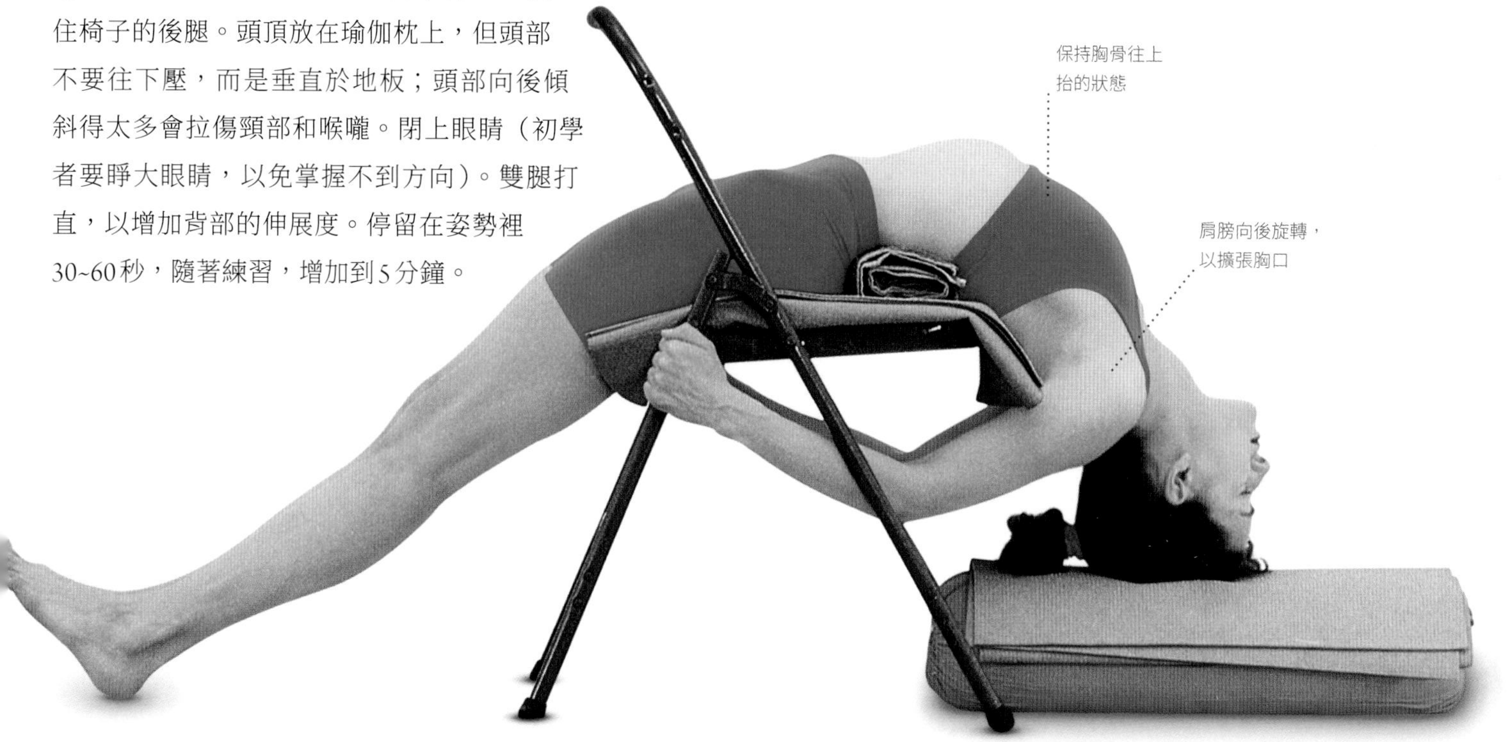

保持胸骨往上抬的狀態

肩膀向後旋轉，以擴張胸口

變化1 雙腳放在凳子上

輔具（參見頁184~185）

一張椅子、一張矮而寬的凳子、一條捲起的瑜伽毯、一條折疊的瑜伽毯、一張瑜伽墊、一個瑜伽枕和一條瑜伽繩

凳子能支撐雙腳，瑜伽繩可以讓雙腿持續併在一起。

特殊益處

這個動作還能減緩腹瀉、腹痛和消化不良，並能緩解頸椎退化，減輕背部、肩膀和頸部疼痛。

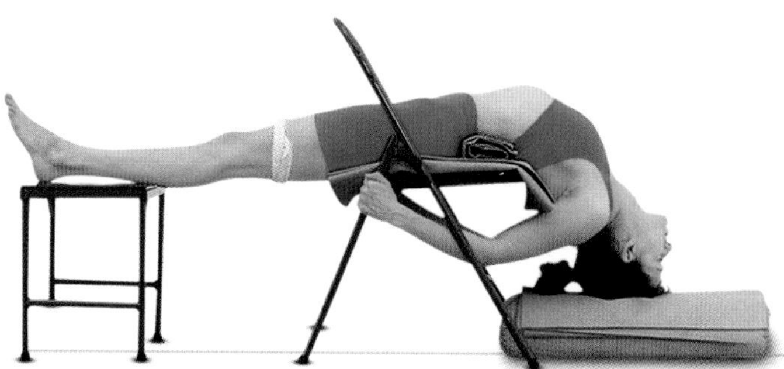

進入姿勢

在距離椅子60公分（2英尺）處放一張凳子。完成主要動作的步驟1。雙腿放在凳子上之後，再進行步驟2到3。

變化2 雙腳抵牆

輔具（參見頁183~185）

一面牆、一張椅子、一條捲起的毛巾、一條折疊的瑜伽毯和一張瑜伽墊

牆面能支撐雙腳，並加深最後的伸展動作。

特殊益處

這個動作讓脊椎拱得更高，能提供腹部和胸部更強力的拉伸。

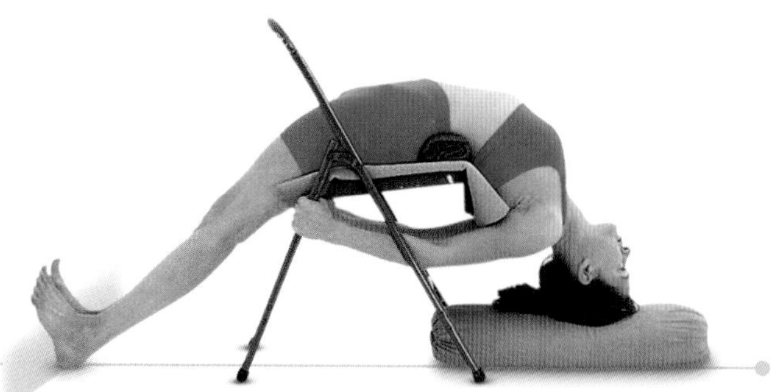

進入姿勢

在距椅子60公分（2英尺）處放一張凳子。完成主要動作的步驟1、2和3，但腳底要抵住牆面。伸展雙腿，如有必要，椅子可推離牆壁一些。

駱駝式
Ustrasana

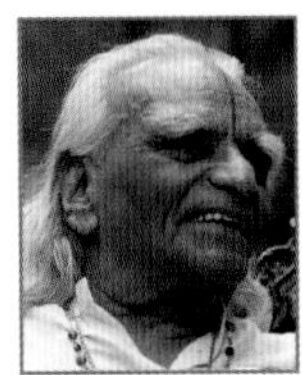

這個經典體式（參見頁156）的改編版本以輔具來支撐背部，使練習的難度減低。擴張胸口的動作能緩和波動的情緒，進而紓緩壓力。若你感到沮喪、情緒起伏不定或焦慮，練習這個姿勢將有助於增強自信心。這個體式對青少年也十分有益。

● **益處**

增強抵抗力

刺激腎上腺、腦垂體、松果體和甲狀腺

增加肺活量並有助於維持肺部組織的彈性

調理肝臟、腎臟和脾臟

調理脊椎，緩解下背痛和背部關節疼痛

調理腿部、大腿後肌群和腳踝，有助於預防靜脈曲張

伸展骨盆區域，有助於矯正子宮脫垂

促進卵巢的血液循環並調理卵巢

緩解經痛與更年期症狀

● **注意**

若你患有偏頭痛、壓力造成的頭痛、眼睛疲勞、類風濕性關節炎、膝蓋骨關節炎、腹瀉、便秘或容易失眠，請不要練習這個體式。月經期間也不要練習。

輔具（參見頁184~185）

一張矮而寬的凳子、一張半犁式凳、兩個瑜伽枕及兩條折疊的瑜伽毯

凳子能支撐背部，輕柔地按摩心臟，並增加冠狀動脈血液流量，有助於防止動脈阻塞，並且緩解心絞痛。在這個姿勢中，軀幹和橫膈膜都會往上抬高，肺部因而得以擴展，也能使大腦休息。兩種凳子上都放置一個瑜伽枕，支撐住背部和頭部，讓背部能對稱地彎曲。瑜伽毯則用來撐住頭部和頸部。

肩膀挺直
手肘彎曲
兩張凳子
要等高
身體的重量
平均分配在
兩邊膝蓋上

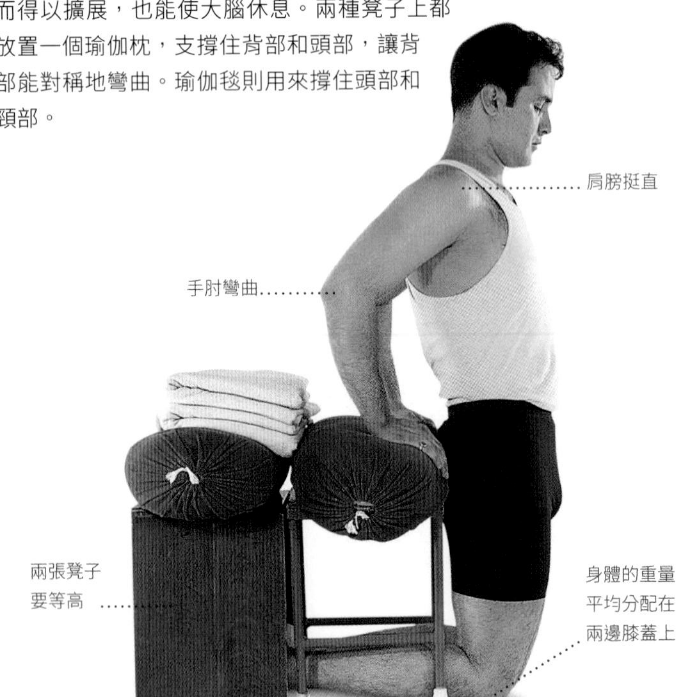

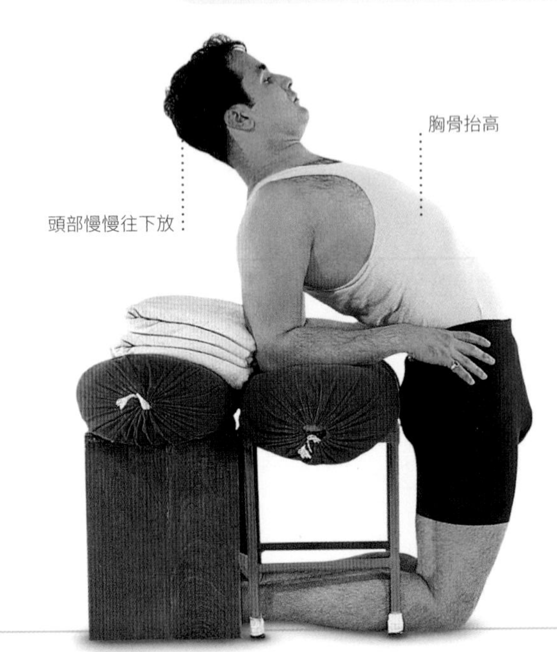

1 凳子放在地板上，上面橫放一個瑜伽枕，另一把凳子擺在的後面，也擺上一個瑜伽枕，然後兩條瑜伽毯都鋪上去。背對凳子跪下，手掌放在瑜伽枕上。在凳子的兩腿之間依序往後移動小腿，讓臀部觸碰到凳子上的瑜伽枕。

2 慢慢往後彎，身體往矮而寬的那張凳子放低。手肘往下放在較靠近你的瑜伽枕上，擴展胸口。接著，手肘往下壓在瑜伽枕上，手掌放在髖部。頭往後移動，慢慢接近較遠那張凳子上的瑜伽毯。

上師的建議

「頭部放在折疊的瑜伽毯上之後，確保肋骨打開，並將肩胛骨往身體內部收緊。請看，我用拇指將學生的肩膀往後推。向前並向上旋轉腋窩和胸部，胸骨上提。胸部往上抬時，要確保頭部有放在瑜伽毯上。」

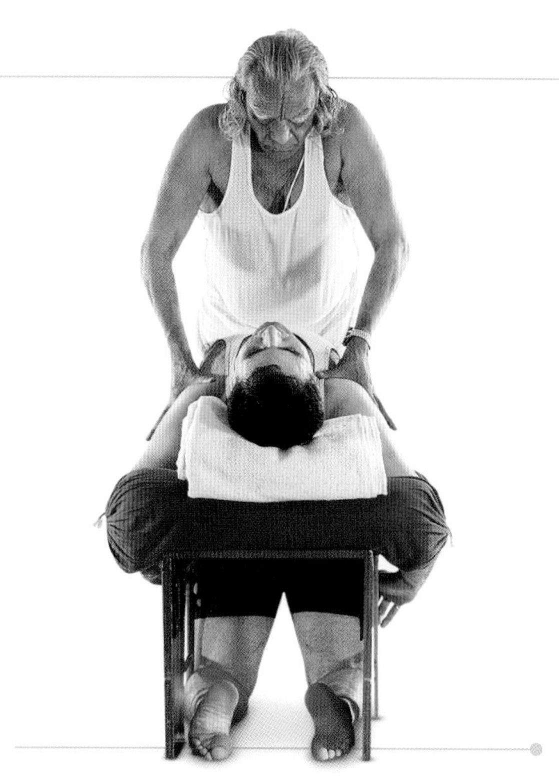

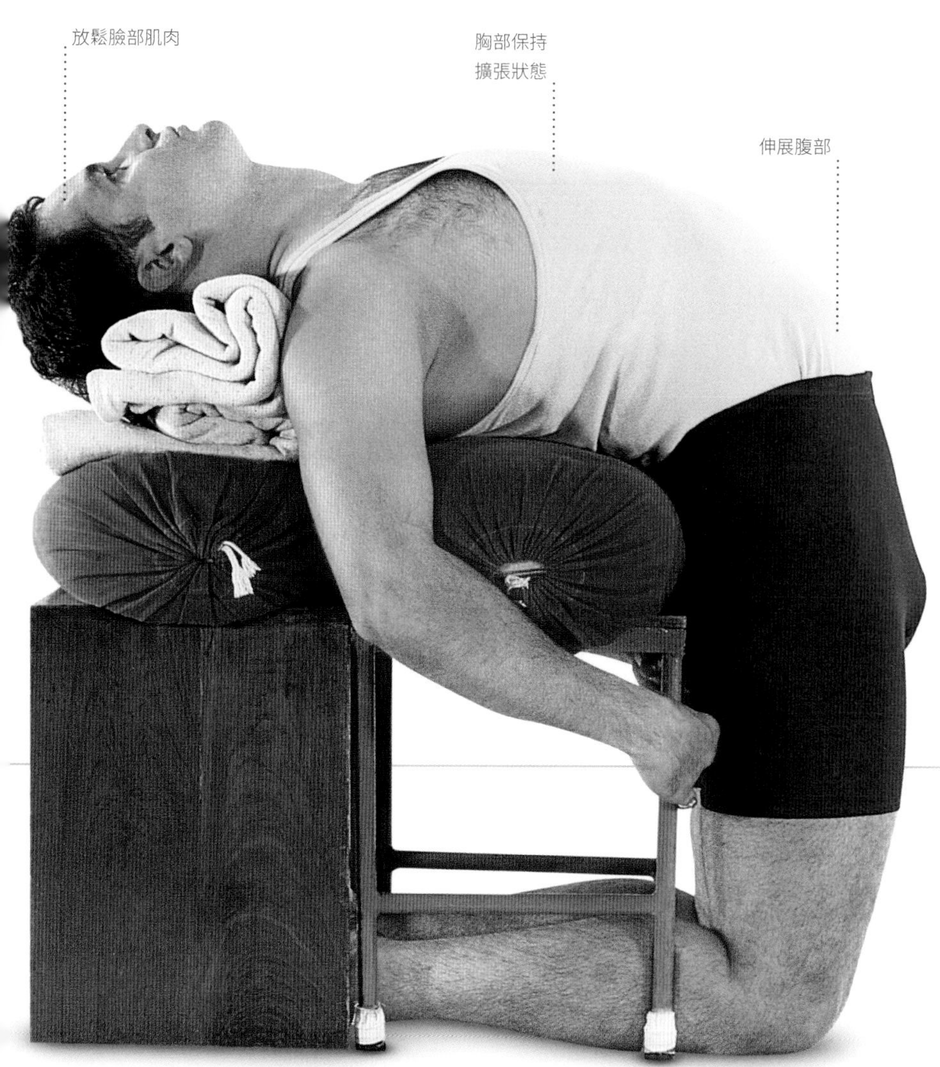

3 身體朝靠近自己的凳子放低，直到頭部靠在較遠那張凳子的瑜伽毯上。拱起頸部，但不要拉扯到喉嚨。小腿脛向下壓往地板，並將大腿骨向前推，使之遠離凳子。肩膀往後旋轉，讓肩胛骨靠近脊椎，且脊椎、尾骨和背部肌肉都拉往身體裡。伸展大腿、髖部和臀部。均勻地呼吸，停留在姿勢裡1分鐘。隨著練習，將停留時間拉長到3分鐘。

仰臥手抓腳趾伸展式
Supta Padangusthasana

梵文的supta意指「躺下」，pada是「腳」的意思，angustha則

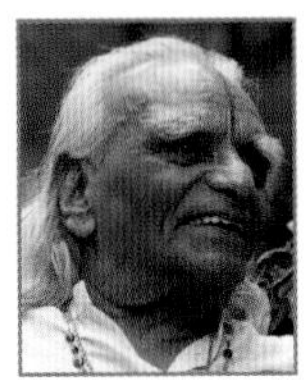

指大腳趾。由於手指要抓到腳趾十分困難，因此使用瑜伽繩輔助。將瑜伽繩套在其中一隻腳掌，最後的腿部伸展動作能增加骨盆區的柔軟度，並促進雙腳的血液循環。

● **益處**

有助於從心臟相關疾病中康復

消除下背部僵硬，矯正骨盆區域，以緩解背痛預防疝氣

伸展大腿後肌群與小腿肌肉、強健膝蓋，有助於治療髖部和膝蓋骨關節炎

強健髖關節，並調理下脊椎

緩解坐骨神經痛

有助於緩解經期間的不適，例如抽筋、經血量過多或經痛

● **注意**

若你患有氣喘、支氣管炎、偏頭痛、壓力造成的頭痛、眼睛疲勞或腹瀉，請不要練習這個體式。如果有高血壓，請在頭部和頸部下方墊一條折疊的瑜伽毯。

輔具（參見頁183及185）

一張瑜伽墊、一面牆及一條瑜伽繩

牆面能穩定打直的那一腳，防止它傾斜，還可以確保身體進入正位。瑜伽繩套在抬起的腳底，對髖部和骨盆區域僵硬的人來說會變得更容易練習。

1 瑜伽墊靠牆擺放。面向牆壁，進入手杖式坐姿（參見頁102），並準備好一條瑜伽繩。腳底舒適地靠在牆壁上，腳尖朝上，兩隻手掌則向下壓往瑜伽墊。

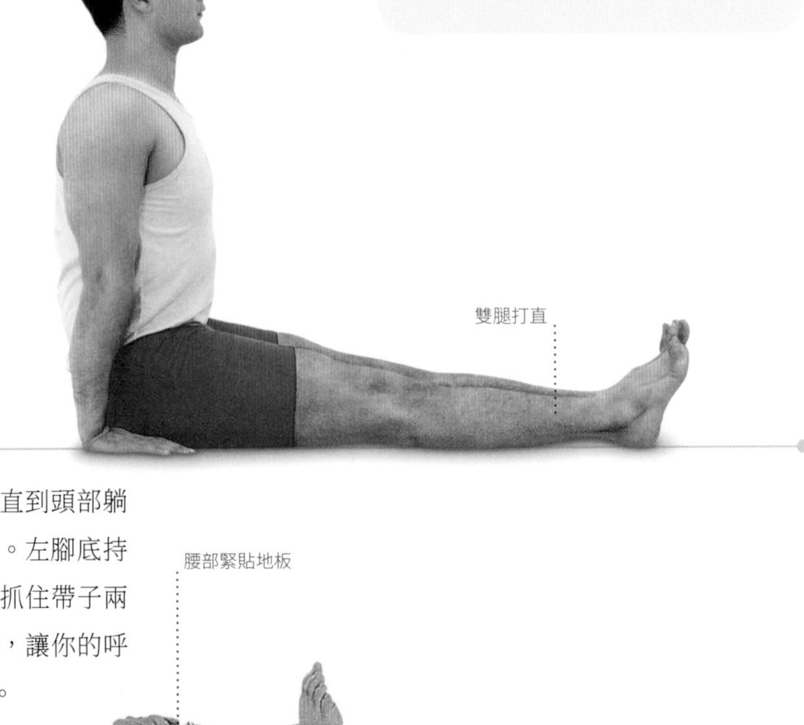

2 背部放低到墊子上，用手掌支撐著身體，直到頭部躺到瑜伽墊上為止。彎起右膝蓋，抬到胸口。左腳底持續抵在牆面上。接著瑜伽繩套在右腳掌，雙手抓住帶子兩端，抓握位置越靠近腳掌越好，這能擴展胸腔，讓你的呼吸保持規律而均勻。左腿持續向下壓往瑜伽墊。

腰部緊貼地板

左腿的後方向下壓往瑜伽墊

頭部不要傾斜

「仰臥手抓腳趾伸展式能使腿部肌肉更加強壯。」

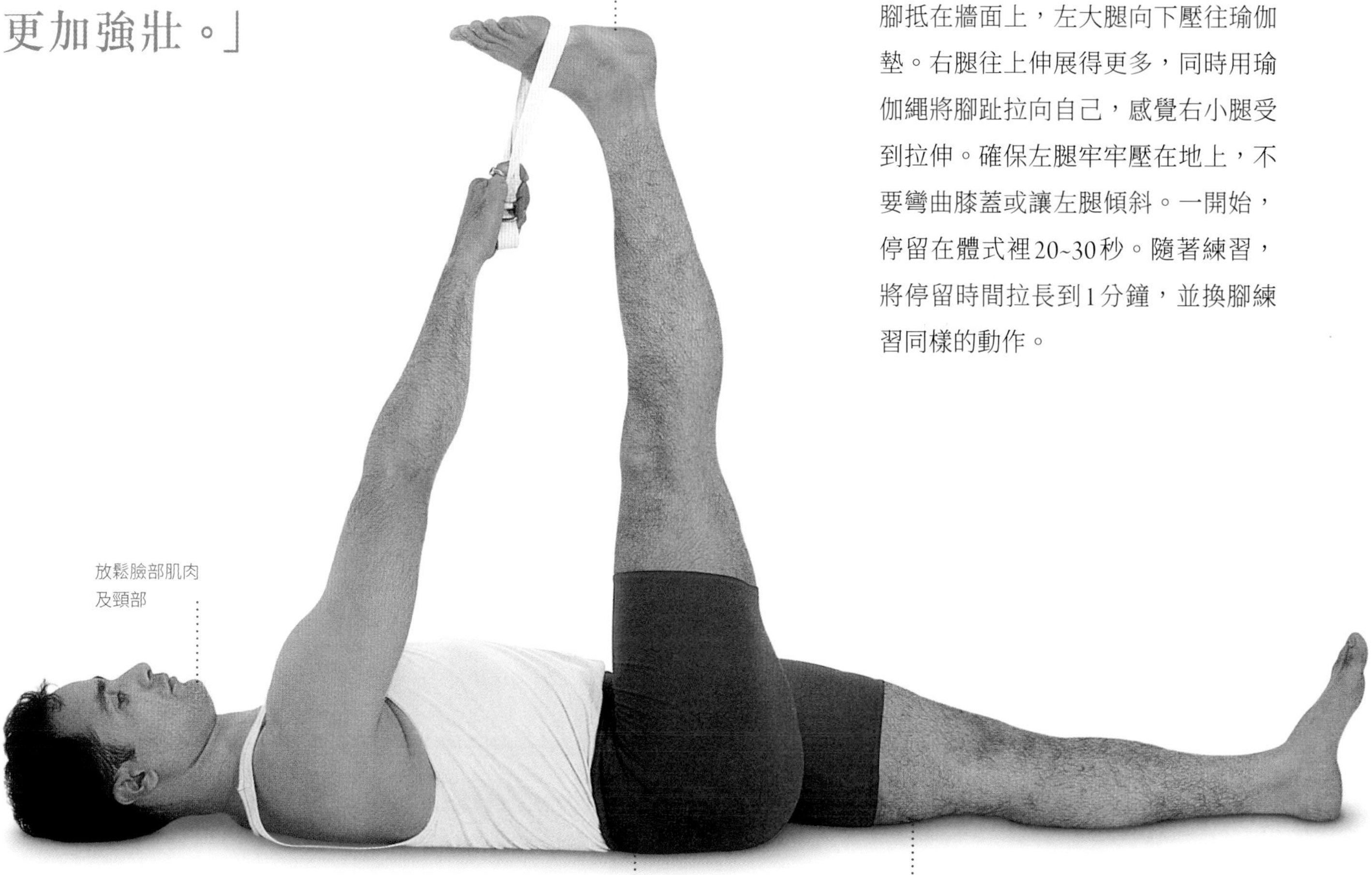

伸展右腳底

放鬆臉部肌肉及頸部

大腿往下沉，右髖與右側腰部都往下壓

伸展雙腿的大腿後肌群

3 吸氣，舉起右腿，直到它垂直於地板為止。用右手抓住瑜伽繩的兩端，左手臂放在左臀部旁邊。左腳抵在牆面上，左大腿向下壓往瑜伽墊。右腿往上伸展得更多，同時用瑜伽繩將腳趾拉向自己，感覺右小腿受到拉伸。確保左腿牢牢壓在地上，不要彎曲膝蓋或讓左腿傾斜。一開始，停留在體式裡20~30秒。隨著練習，將停留時間拉長到1分鐘，並換腳練習同樣的動作。

變化 1 腳放在瑜伽磚上

輔具（參見頁183及185）

一張瑜伽墊、一面牆、一條瑜伽繩及一塊木質瑜伽磚

在腳下放置瑜伽磚，能幫助骨盆區域僵硬的人更容易完成動作。

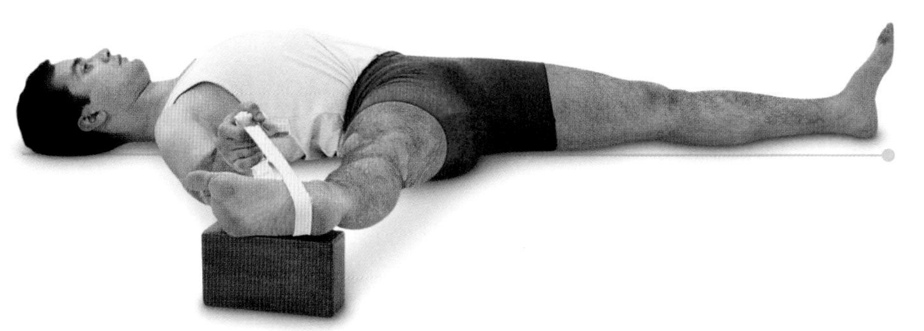

特別注意

腿部放低到瑜伽磚上時，必須保持打直狀態，若在這個動作中彎曲腿部，可能會導致受傷。

進入姿勢

木質瑜伽磚放在你的右側。完成主要動作的步驟1、2和3。右腿抬高之後，吐氣，然後腿往右邊放低，並保持完全打直的狀態。右腳放在瑜伽磚上。拉緊瑜伽繩，並伸展腿部。停留在姿勢裡20~30秒。之後換腳練習同樣的動作。

仰卧束角式
Supta Baddhakonasana

梵文的supta意為「躺著」，baddha是「固定」的意思，kona則

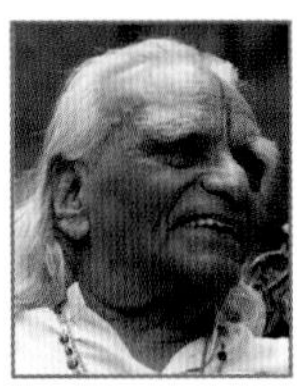

指「角度」。這是一個非常放鬆的體式，即便是接受過心臟繞道手術的人都可以練習。它可以溫和按摩心臟，有助疏通阻塞的動脈。這個姿勢還可以改善腹部血液循環，並按摩和調理腹部器官。

● **益處**

調節血壓

使髖部與鼠蹊部更加柔軟，能預防疝氣

紓緩下背疼痛

紓緩靜脈曲張及坐骨神經痛

減輕痔瘡造成的疼痛

緩解消化不良與脹氣

調理腎臟並提升膀胱控制力

促進卵巢區域的血液循環，尤其對青春期與更年期特別有益

緩解經痛與白帶問題

矯正子宮脫垂

● **注意**

如果練習過程中覺得動作有壓迫感，請墊兩個瑜伽枕，而不是一個。若鼠蹊部區域緊繃，則請在膝蓋下方的兩個瑜伽磚上各放一條折疊的毛巾或瑜伽毯。

輔具（參見頁185）

一個瑜伽枕、一條瑜伽毯、一條瑜伽繩及兩塊木質瑜伽磚

瑜伽枕能支撐背部並抬高胸口。瑜伽毯用來支撐頭部，減輕頭部和頸部的壓力與負擔。瑜伽繩能幫助你更輕鬆維持雙腿的角度，並讓雙腳固定在一起。瑜伽磚能支撐大腿，減少鼠蹊部的壓力。

抓住瑜伽繩
兩端
肩膀放鬆
膝蓋位於兩個
瑜伽磚上方
腳底互推

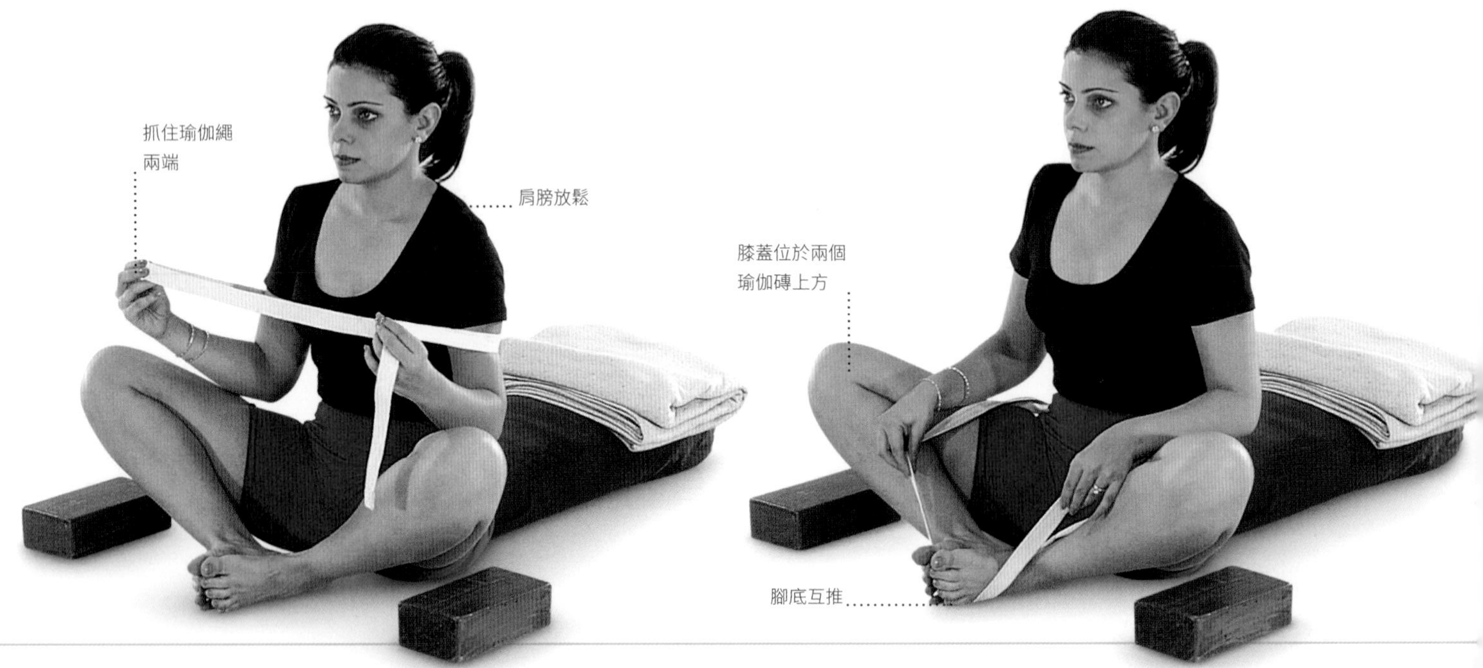

1 先成手杖式坐姿（參見頁102）。背後放一個瑜伽枕，一個短邊靠著臀部，另一端放上一條折疊的瑜伽毯。兩個木質瑜伽磚放在臀部兩邊地板上，寬面朝下。彎曲膝蓋，腳掌合在一起。腳跟拉向腹鼠蹊部。瑜伽繩的兩端扣上之後，先將它纏繞在肩膀上。

2 瑜伽繩放低到腰部下方，並穿過兩隻腳底下，在腳踝和大腿內側之間拉開。雙腳移近鼠蹊部。調整瑜伽繩的扣環，不要過緊或過鬆。確保瑜伽枕的尾端觸碰到你的臀部。在兩側大腿下方各放一個瑜伽磚。

上師的建議

「想要將膝蓋放低到地板上，首先必須延展大腿內側，以拉伸膝蓋內側的韌帶。雙腿的內側延展往膝蓋，並擴展鼠蹊。如此一來，膝蓋就更容易放低。瑜伽繩的位置也很重要。請看，我正在調整學生的瑜伽繩，盡可能將大腿放平。」

3 先將手肘放在地板上，然後頭部往後放低到瑜伽枕上。確保瑜伽枕舒適地支撐著背部和頭部，脊椎要擺在瑜伽枕中央。手臂往兩側伸展，手掌朝向天花板。放鬆，鼠蹊部往兩側伸展。感覺到骨盆擴張開來，釋放腳踝和膝蓋的壓力。一開始先停留在姿勢裡1分鐘。隨著練習，將停留時間拉長到5~10分鐘。

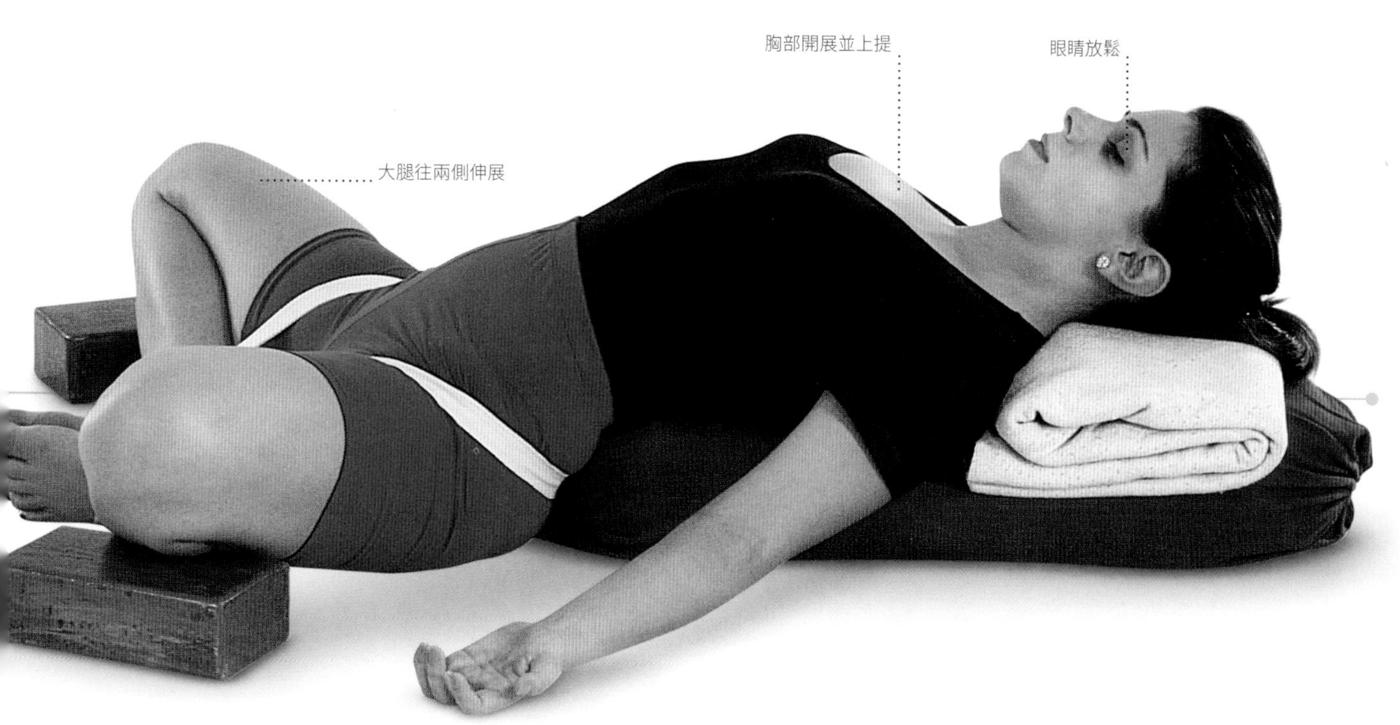

仰臥英雄式
Supta Virasana

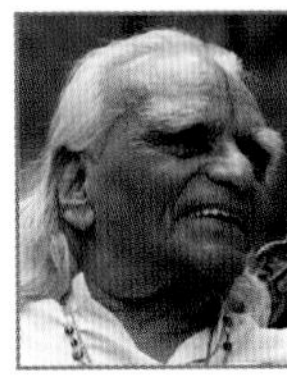

這個體式是經典體式（參見頁166）的另一個輕鬆版本。可以作為一套瑜伽序列動作的第一個，因為它能鎮定焦躁不安的心智，為你預備好心情來進行練習。

● 益處

輕柔按摩與強健心臟，並增加冠狀動脈的血液流量，有助於預防動脈阻塞

促進肺部組織的彈性

增強抵抗力

減輕消化不良、胃酸與腸胃脹氣

矯正脫垂的子宮，並調理骨盆器官

紓緩下背疼痛

減輕膝蓋發炎，並緩解痛風與風濕引起的疼痛

緩解腿部與雙腳疼痛，使之獲得休息，消除久站的影響

有助於矯正扁平足

● 注意

若你患有心絞痛或部分動脈阻塞，或者正在心臟繞道手術的康復期，那麼必須由專家從旁指導，才能練習這個姿勢。

輔具（參見頁185）

一個瑜伽枕和一條捲起的瑜伽毯

瑜伽枕可以幫助背部僵硬的人更輕鬆地練習這個體式，有助於防止膝蓋抬離地面，也能幫助你保持胸部抬高和身體伸展的狀態。在頭部下方墊一條折疊的瑜伽毯，可以防止眼部感到壓迫，並確保頭部和頸部不會倒向旁邊。

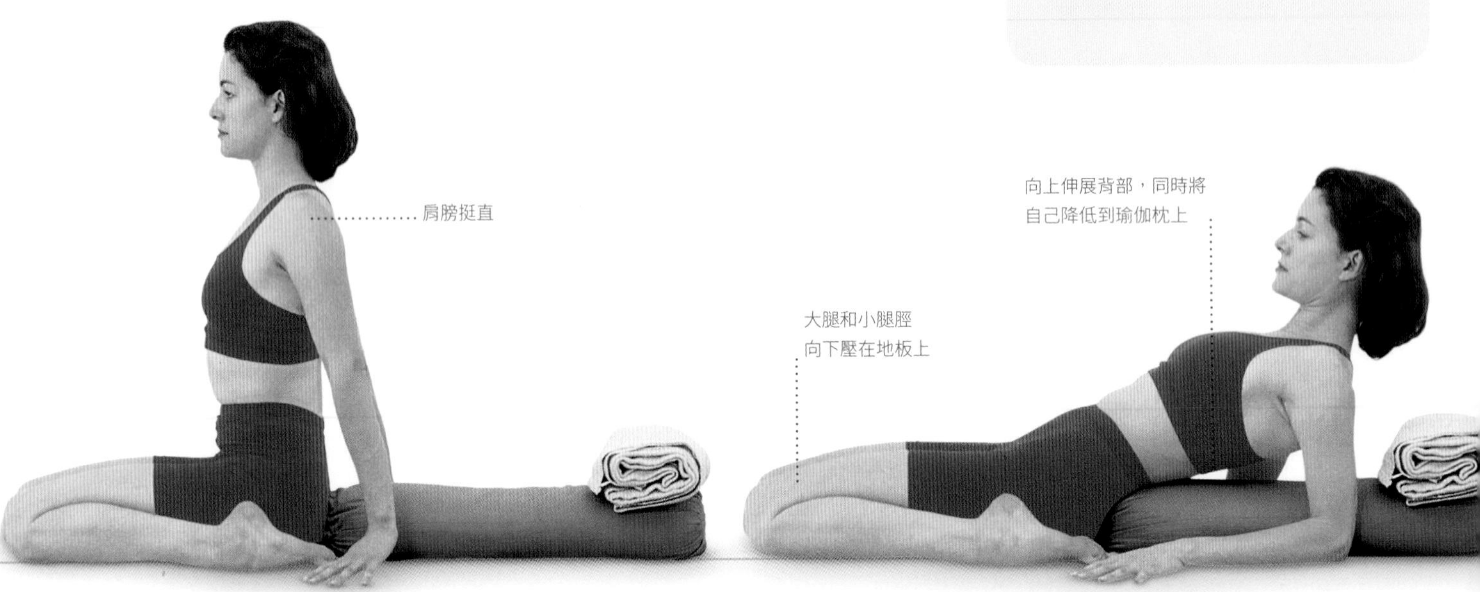

1 先呈英雄式跪姿（參見頁104），並在背後放一個瑜伽枕，其中一個短邊觸碰到你的臀部，另一端則放上一條瑜伽毯。確保雙腳的內側接觸到臀部。背部保持打直狀態，並將手指放在腳趾旁邊的地板上。

2 手掌放到地面上，彎曲手肘，然後身體向後倒。手肘和前臂一一放在地板上，慢慢地將背部放低到瑜伽枕上。為避免骨盆區域或大腿拉傷，請確保膝蓋牢牢地放在地板上。

感覺膝蓋受到伸展

「在這個體式中，擴展胸部
對心臟特別有益。這個體式能減緩
疲勞，並刺激活絡整個身體。」

肩膀不要抬起來
大腿併攏

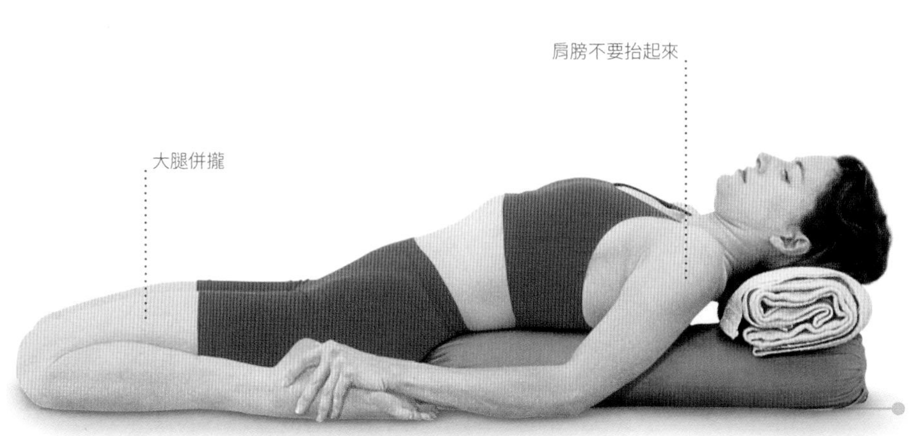

3 背部放低到瑜伽枕上後，把頭後部放在捲起的毯子上。胸部保持充分展開狀態。肩胛骨向下壓在瑜伽枕上，以抬起你的胸部。腳趾和腳踝往瑜伽枕的方向延伸。用手將雙腳拉近臀部，伸展骨盆，並將大腿併攏。

4 手臂往兩側打開，手掌朝上。伸展頸部，但喉部要保持放鬆。輕輕將眼皮蓋下。感覺大腿與腹部放鬆、胸口上提，並感覺頸椎到尾骨的持續伸展。一開始先停留在體式裡1分鐘。隨著練習，將停留時間拉長到5~10分鐘。

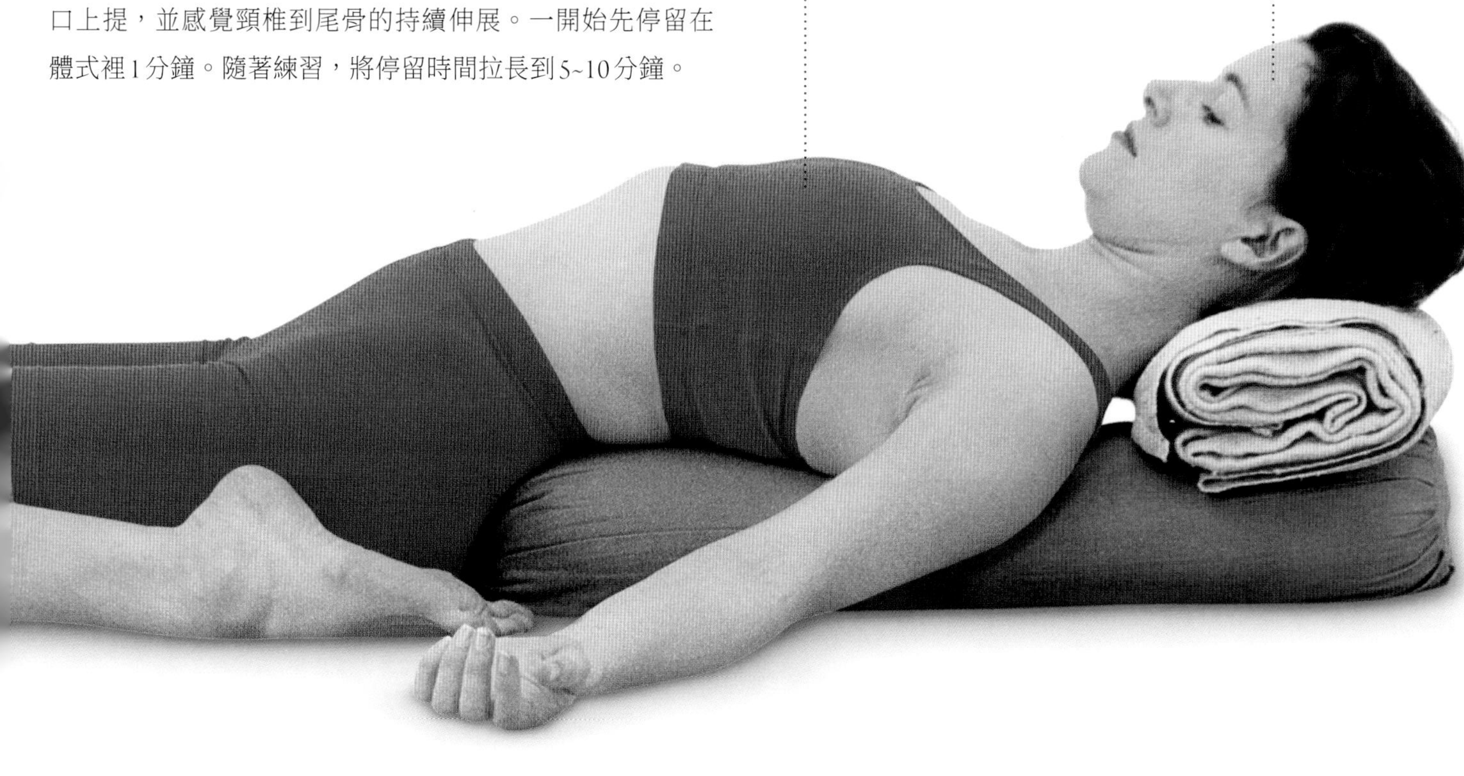

胸口打開，
並抬高肋骨
放鬆臉部肌肉

攤屍式

Savasana

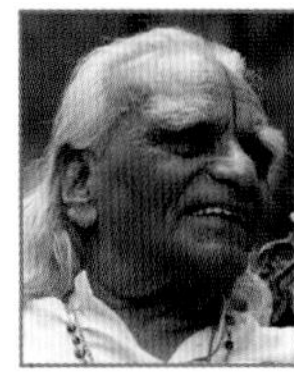

在經典體式（參見頁170）的這個改編版本中，最後動作經過細微的調整，使用輔具能讓動作變得更加容易。穩定柔和的呼吸能讓能量流入身體，使身體充滿活力，並減輕日常生活的壓力。

● **益處**

去除生理與心理疲勞

放鬆並安撫交感神經系統

有助於治療高血壓，並緩解偏頭痛和壓力造成的頭痛

緩解呼吸系統疾病症狀，並紓緩呼吸

加速病後的康復

有助於一夜好眠，尤其是對睡眠障礙者有更為顯著的助益

● **注意**

這個體式通常安排在整套瑜伽體式序列的最後，整套序列中不要練習超過一次。初學者在嘗試練習這個版本之前，要在沒有輔具的情況下先練習攤屍式5週，並且要停留在體式中5分鐘。搭配輔具練習的前10週，請在額頭而非眼睛纏上縐布繃帶。如果蓋住眼睛會感到孤立、焦慮、恐懼或沮喪，那麼請在沒有繃帶輔助的情況下練習。

輔具（參見頁185）

一條折疊的瑜伽毯、一個瑜伽枕、一條縐布繃帶和一張瑜伽墊

瑜伽枕能支撐背部、抬高胸部並放鬆橫膈膜。折疊的瑜伽毯則可墊高頭部和頸部，放鬆並使心智清淨。如果罹患感冒、咳嗽或氣喘，這個體式墊高了頭部和胸部，能幫助你舒適地呼吸。繃帶可以為眼睛阻擋光害，還能放鬆臉部肌膚、肌肉和韌帶，藉此使眼睛、耳朵和大腦獲得紓緩（你也可以用縐布繃帶輔助練習勝利呼吸法和間斷呼吸法）。

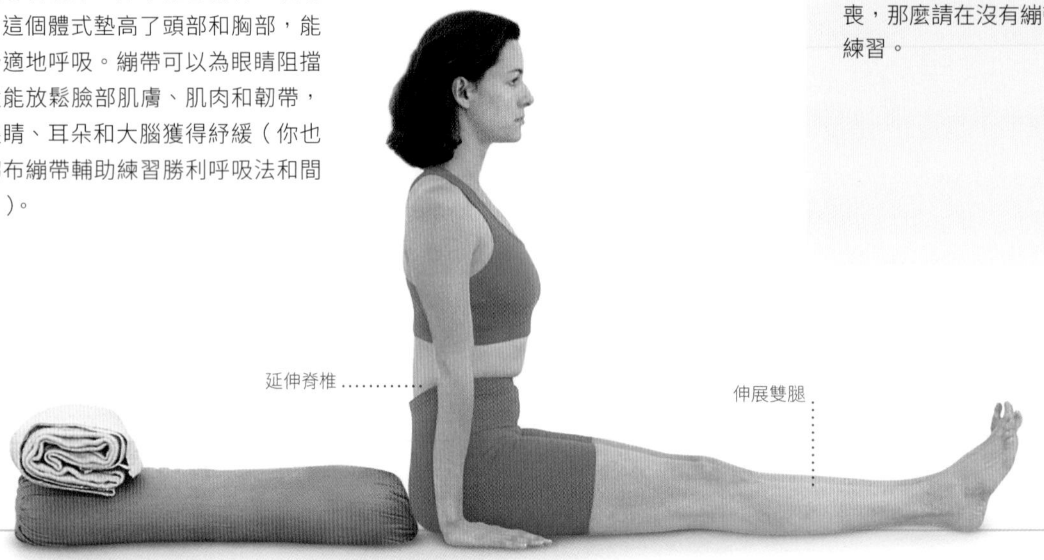

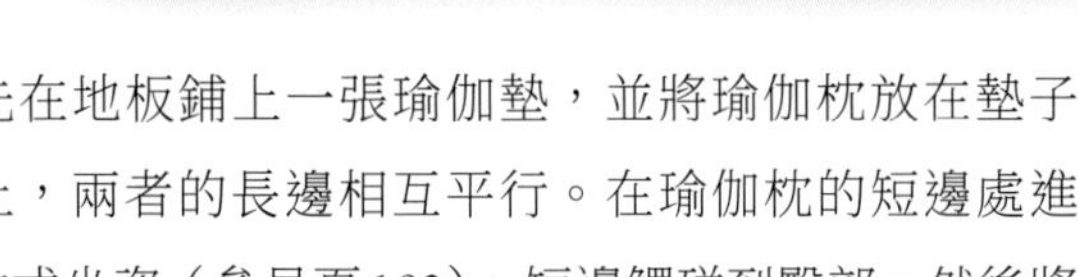

1 先在地板鋪上一張瑜伽墊，並將瑜伽枕放在墊子上，兩者的長邊相互平行。在瑜伽枕的短邊處進入手杖式坐姿（參見頁102），短邊觸碰到臀部，然後將折疊的瑜伽毯放在枕頭的另一端。如果有膝蓋骨關節炎或腿部感到十分疲倦，可以在膝蓋下方墊一個瑜伽枕（參見圖示）。

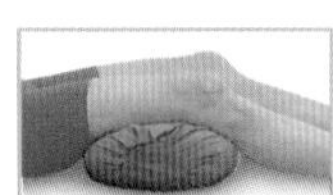

2 依照勝利呼吸法（參見頁254），繃帶纏在額頭上。接著，手肘和前臂放在瑜伽墊上。背部一節一節地慢慢放低到瑜伽枕上，直到頭部舒適地靠在折疊的瑜伽墊上。將你的臀部均勻地放在瑜伽枕的中央。手臂往兩側打開，手掌朝上，平放在地板上。

「在體式中靜止不動並不等同冥想，而是能夠反映個人對內在自我的掌握，和對崇高意識的臣服。」

離開姿勢

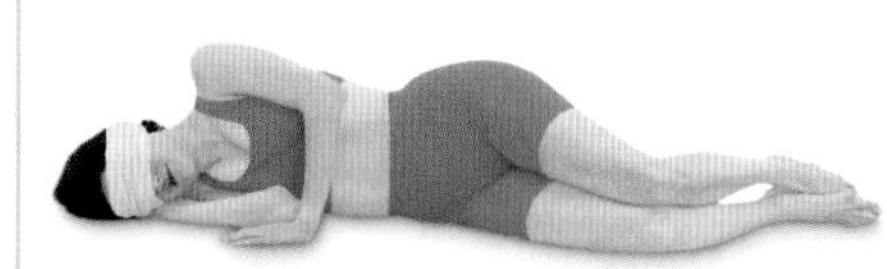

1 離開姿勢時不要拉扯到頸部和喉嚨。手臂放到身體兩側，雙腿併攏。輕輕將瑜伽枕推到右邊，然後右手掌放在頭部下方，左手掌放在胸部附近，並稍微彎曲膝蓋。停頓並休息一下，讓身心自行決定什麼時候要坐起來。

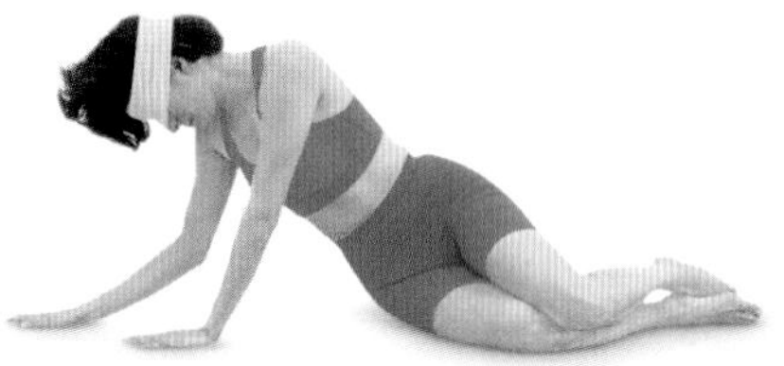

2 準備好後，用左手將自己推坐起來。盤腿而坐，輕輕解開綳帶。請不要在躺著的時候拆開綳帶，這會造成臉部和腦神經的壓力。慢慢睜開眼睛，如果太用力打開雙眼，可能會感到視線模糊。伸直雙腿，回到手杖式坐姿。

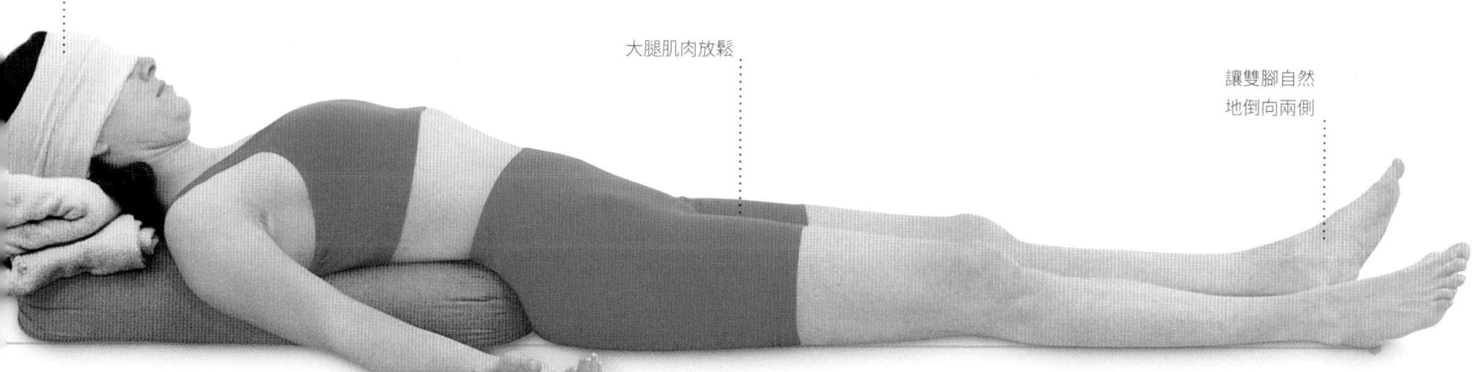

3 打直雙腿，並均勻地伸開，但不要干擾到腰部伸展。吐氣，專注於呼吸，接著抬起並拉伸橫膈膜，使其不受壓迫。手臂與身體保持舒適的距離，離得太近或太遠都會導致肩膀抬離瑜伽枕。肩膀拉離頸部，背部的中心要放在瑜伽枕中間。腹部保持柔軟放鬆。擴展胸口並放鬆喉嚨，直到感受到頸部獲得紓緩。確保頭部沒有向後倒，放鬆臉部肌肉和下巴，不要咬緊牙關。

4 繼續平穩、沒有壓力地呼吸。不要深呼吸。讓眼球放鬆沉入眼窩，外在環境逐漸消散。感覺能量從大腦流向身體，肉體、生理、心理、智慧與精神層面合而為一。停留在體式裡5~10分鐘。

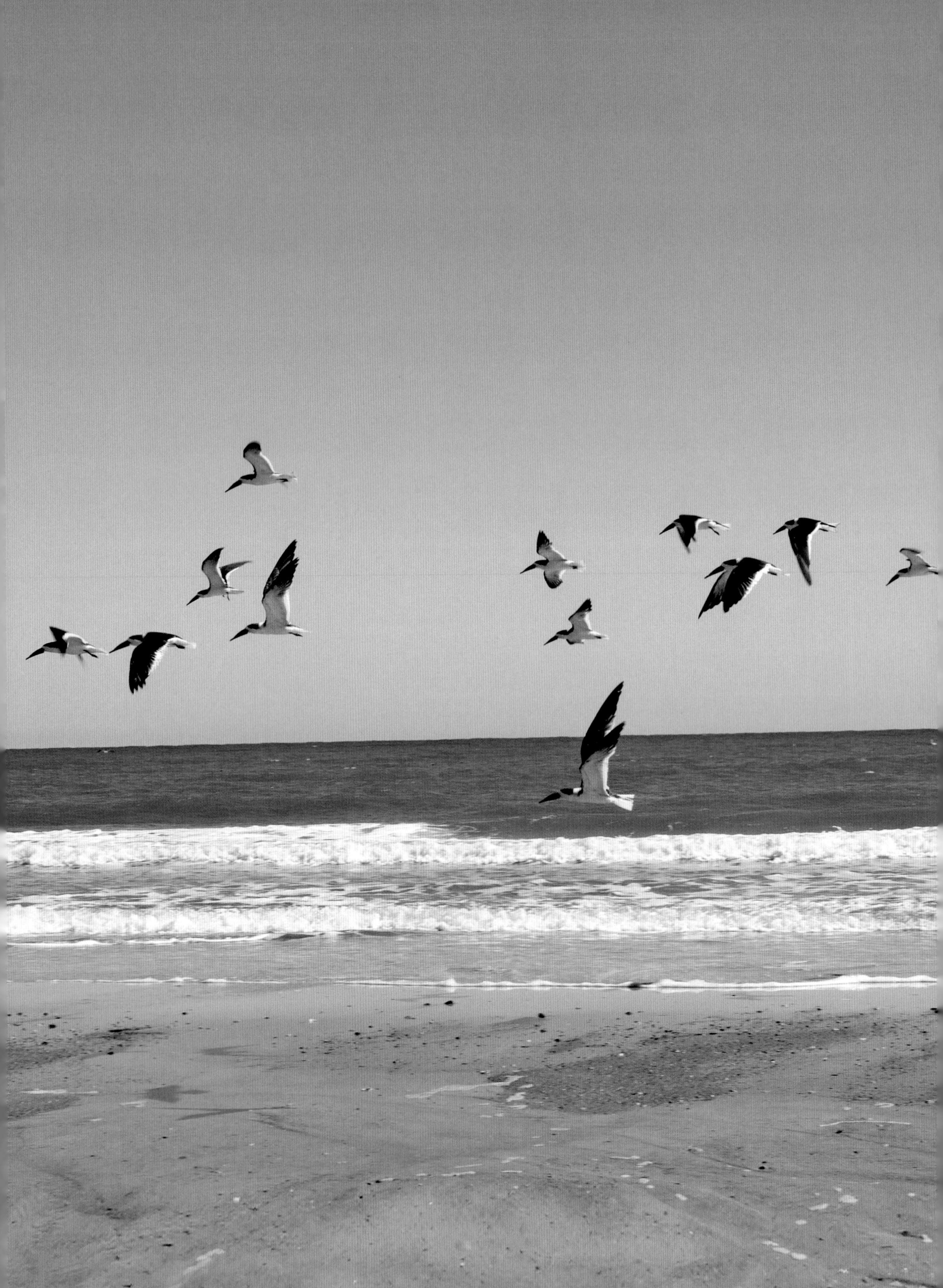

第六章

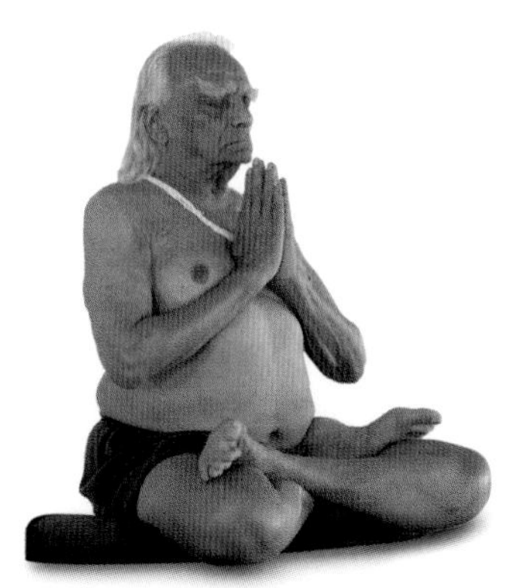

搭配輔具的呼吸法

「身體的節奏、心靈的旋律和靈魂的和諧
能創造出生命的交響曲。」

呼吸是生命的根本，「氣」是生命的力量，也是能量。
而呼吸法便是一門駕馭生命力的藝術。心靈的注意力完全集中在呼吸上，
存在於身體各個通道中的阻礙便得以被解開，進而讓能量自由地流動，
並與生命力聯結在一起。聖哲波顛闍利說，呼吸法能建立專注與清晰的思緒，
為深度放鬆開疆闢徑，最終通向冥想之路。搭配輔具練習呼吸法，則能使身體平靜下來，
釋放心靈，使之與呼吸完全相結合，並充分吸收生命的能量。

呼吸法的重要性

文／艾揚格大師

在呼吸法中，呼吸被提升為一種支配並延伸吸氣和吐氣的過程。這能製造出「氣」的宇宙能量，也就是一種生命力，提供任何活動所需的力量、動力與活力。

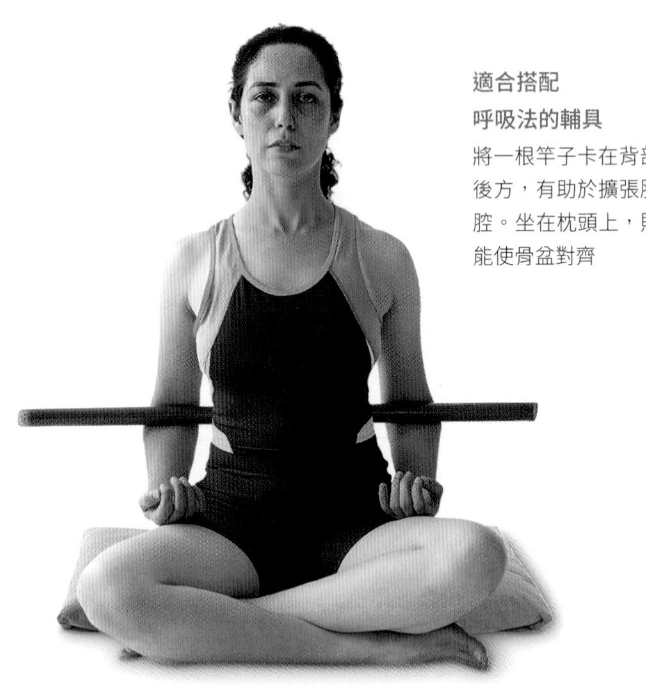

適合搭配呼吸法的輔具
將一根竿子卡在背部後方，有助於擴張胸腔。坐在枕頭上，則能使骨盆對齊

雖然梵文的prana通常譯為「呼吸」，但這個字其實是指呼吸中產生的能量。我們吸氣和吐氣的本質中就包含了prana，它正是我們生命的能量。呼吸停止的那一刻，生命的能量也就消失了。

呼吸法練習

梵文的prana字意是「呼吸」，ayama是呼吸的規則，而「呼吸法」pranayama便是呼吸的科學。它是每次呼吸的延長、延伸、擴展的過程，是呼吸的長度和幅度。

有些呼吸法會停頓呼吸，對呼吸進行有意識、有節奏的控制。除了控制，同時也延長吸氣與吐氣，這就是呼吸法的藝術。就像人們將神視為創造者、維繫者與破壞者，「氣」與呼吸法就是生命能量的啟動者，吐氣能將破壞生命的毒素排出身體，吸氣與屏息則能將能量散佈到身體各處。

心靈與呼吸

心靈和呼吸是長久的伴侶。有呼吸，心靈便能集中專一，而透過心靈的努力，便有辦法專注在呼吸上。呼吸法的目的是要讓頭腦平靜下來，透過深沉而有節奏的吸氣和吐氣，控制住紛亂的頭腦。

呼吸的聲音

呼吸法是有聲音的，這個聲音梵文稱為Soham。吸氣聲是sa，吐氣的聲則為ham。Soham這個梵文字被解釋為「祂即我，我即祂」。在練習呼吸法的過程中，注意力會完全集中在呼吸的動作上，而正是這種對呼吸的專一致志，引領我們觸及禪定的藝術。

吸氣的技法不僅能讓我們將心靈集中於呼吸，更能使我們觸碰到自身的本質：靈魂。在兩個呼吸之間屏住氣息，靈魂就會被約束在身體上，這是

「練習呼吸法時，你的思緒應該如同無風之處燃燒的燭火一般沉靜。」

靈魂與我們的自然身體之間神聖的結合。而吐氣的過程中，靈魂則會重新回到一個未知的空間，思緒會消散，此即身體本性（Prakriti）與靈魂神我（Purusha）之間的神聖結合。

冥想之路

梵文Pura的字意是居所或城市，而Purusha就是指居住在該處的人。也就是說，身體是一處居所，而靈魂就居住在其中。

先從自我理解開始，進而達到更多精神上的實踐，最終踏上更為奉獻與靈性的道路，便能看見呼吸法的益處。呼吸法同時扮演著創造之神梵天（Brahma）、保護之神毗濕奴（Vishnu）與毀滅之神濕婆（Maheshwara）的角色。

呼吸的各個階段

正如梵天被視為創造之神，吸氣就如同生命的創造者。吸氣後屏住呼吸，則像是生命的保護之神毗濕奴。吐氣時釋放出有害生命的毒素，這過程則有如毀滅之神濕婆，能破壞體內的有毒物質，並延續生命。最後，吐氣之後的屏息則可以使人完全將呼吸和心靈全部交還於內在自我：靈魂。

因此，呼吸法可以比作神明，扮演著創造、保護與破壞的角色。吸氣創造生命力，屏息能保護之，吐氣則能延長生命。

一如練習體位法被視為瑜伽的方法之一，能建立人們對身體、心靈、意識的認知，練習呼吸法被認為是通往愛與減少慾望的道路——也就是Bhakti marg。因此，在瑜伽八肢中（參見頁52~53），呼吸法被視為修練的核心。

沒有氣的能量，就無法嘗試或實踐任何事。氣是世界上一切事物的根基，而呼吸法是製造這種能量的過程，善用此道便能活在整體健康的道路上，從皮膚到靈魂、從靈魂到皮膚，各處都能感受到呼吸法帶來的幫助。

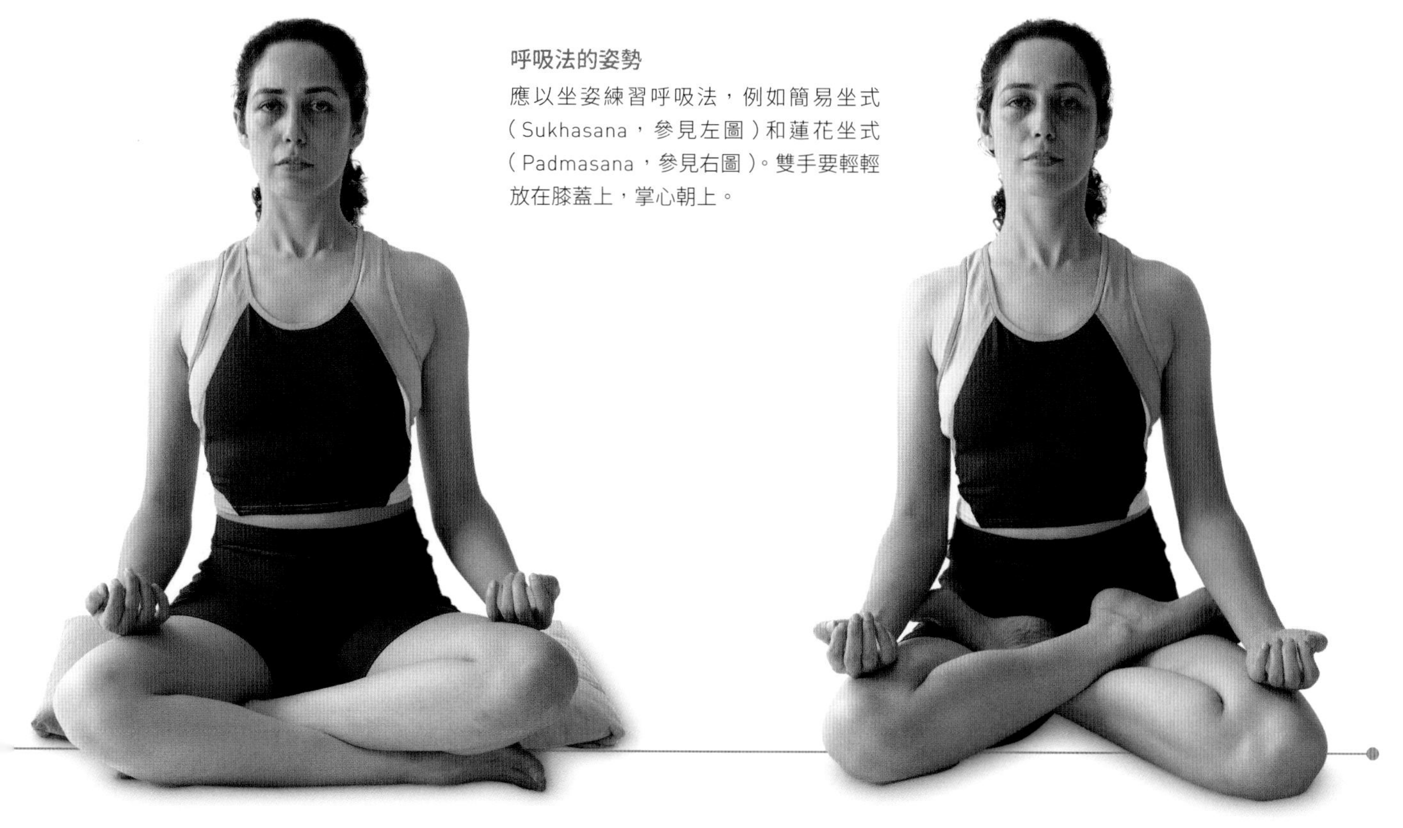

呼吸法的姿勢
應以坐姿練習呼吸法，例如簡易坐式（Sukhasana，參見左圖）和蓮花坐式（Padmasana，參見右圖）。雙手要輕輕放在膝蓋上，掌心朝上。

勝利呼吸法
Ujjayi Pranayama

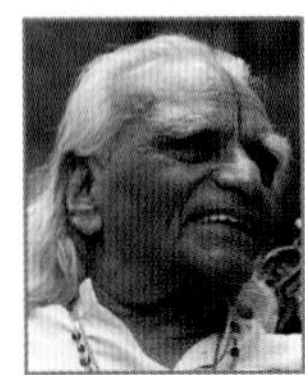

這是呼吸法的基本形式（參見頁54）。梵文中的Uj意為「擴展」，jaya則表示「征服」，prana是生命的能量，ayama則是散佈生命力的能量。呼吸法不僅僅是吸氣和吐氣的循環，更不只是深呼吸而已。呼吸法的實踐超越了這一切，能將我們的生理和精神層面聯繫在一起。

● 益處

緩和低潮感並增進自信心

緩解心臟相關疾病症狀

使血壓恢復正常值

緩解氣喘

提振神經系統

● 注意

不建議初學者練習。中級練習者則要使用輔具練習。在吸氣和吐氣之間或過程中，切記不要吞口水，要完全吐完氣之後才能吞嚥。若你有嚴重的背痛或便祕，請不要練習這種呼吸法。如果你感到疲倦，也請不要練習，否則可能會傷及肺部與心臟。練習完呼吸法之後，不要接續練習較為劇烈的瑜伽體位。至於在練習呼吸法之前，則可以練習一些仰臥體位，以擴展腹腔和橫膈膜。

輔具（參見頁185）

兩塊泡棉瑜伽磚、兩塊木質瑜伽磚、一條捲起的瑜伽毯、一條縐布繃帶與一張瑜伽墊

瑜伽毯和兩塊木質瑜伽磚能將頭部墊至高於胸部的位置，進而釋放並擴展橫膈膜，還能支撐背部中間區域以及肋骨，並有助於伸展肋間肌肉。泡棉瑜伽磚可以抬高胸部，並保持腹部肌肉柔軟。捲起的瑜伽毯有助於放鬆頭部和大腦，讓思緒停止流動。縐紗繃帶有助於集中精神並使注意力轉向內部。

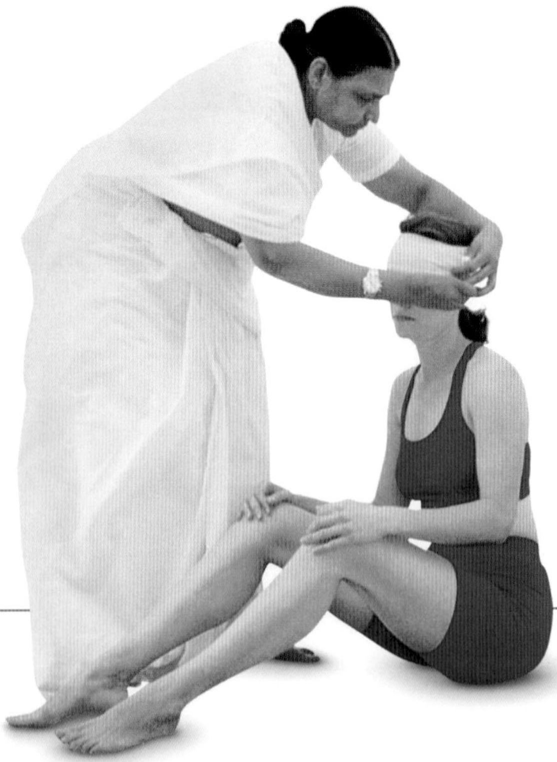

準　備

拿著繃帶的其中一端，靠在耳朵上方的位置，並將繃帶在額頭上纏繞三圈，覆蓋住眼睛和耳朵。依照吉塔．艾揚格（Geeta Iyengar）在學生身上示範的那樣（參見左圖），繃帶的末端紮緊在太陽穴旁。如果將末端塞在頭部後方，你的頭部會無法均勻地放在瑜伽毯上。繃帶不要太緊，也不能過鬆。要遮住你的額頭和眼睛，但不要向下壓到鼻子。

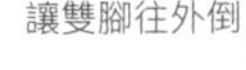

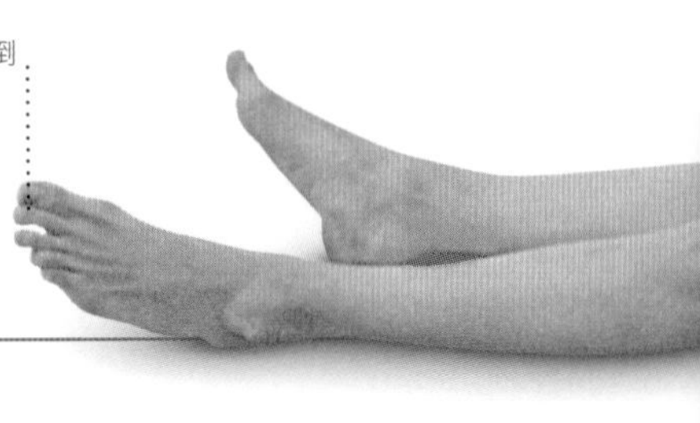

上師的建議

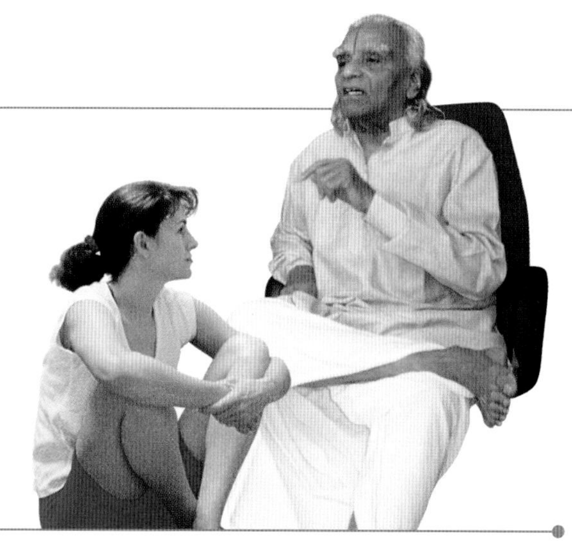

「一定要嚴格依說明進行練習。請記住，練習過程有誤會導致肺部和橫膈膜拉傷。一天中安排一段固定的時間，用來練習呼吸法40~60分鐘。千萬不要在飯後或進行完一連串動態的體位序列之後就立刻練習呼吸法。」

1 在地板上鋪一張瑜伽墊。距離墊子邊緣大約30公分（1英尺）處放置兩塊相疊的泡棉瑜伽磚，上面那一塊右側較為突出（參見圖示）。木質瑜伽磚窄邊朝下放置，一塊與泡棉瑜伽磚平行，另一塊則與之垂直，並在平行的那一塊磚上放一條捲起的瑜伽毯。

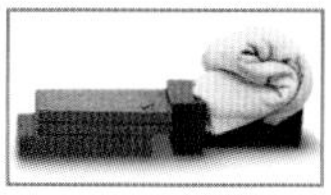

2 先呈手杖式坐姿（參見頁102）並纏好繃帶。手肘和前臂放在瑜伽墊上，背部放低到泡棉瑜伽磚上。正如吉塔．艾揚格在學生身上示範的，臀部和瑜伽磚之間要有一段很小的間隙（參見下方圖示）。肩膀放在垂直的那一塊木質瑜伽磚上，然後將下肩胛骨推入胸部，使之遠離脊椎而不是靠近耳朵。這有助於擴展胸腔，讓你深深吸氣。頭部後方舒適地放在捲起的瑜伽毯上，但不要往後倒。放鬆下巴，舌頭放在下頜，有助於防止唾液積聚。

3 放鬆喉嚨。慢慢依序伸展雙腿。有意識地放鬆身體的每個部位，包括皮膚。想像你正將頭皮推向眉毛。這可以使大腦額葉平靜下來，但又同時保持靈敏，是達到生理、心理和神經生理放鬆的關鍵。專注於胸腔內假想的定點，以排除所有外部干擾。輕輕且徹底地垂下眼皮，但不要緊閉雙眼。如果瞳孔往上移動，心靈就會紛亂而緊張。要往內檢視，感覺到自己的意識沉入內在。

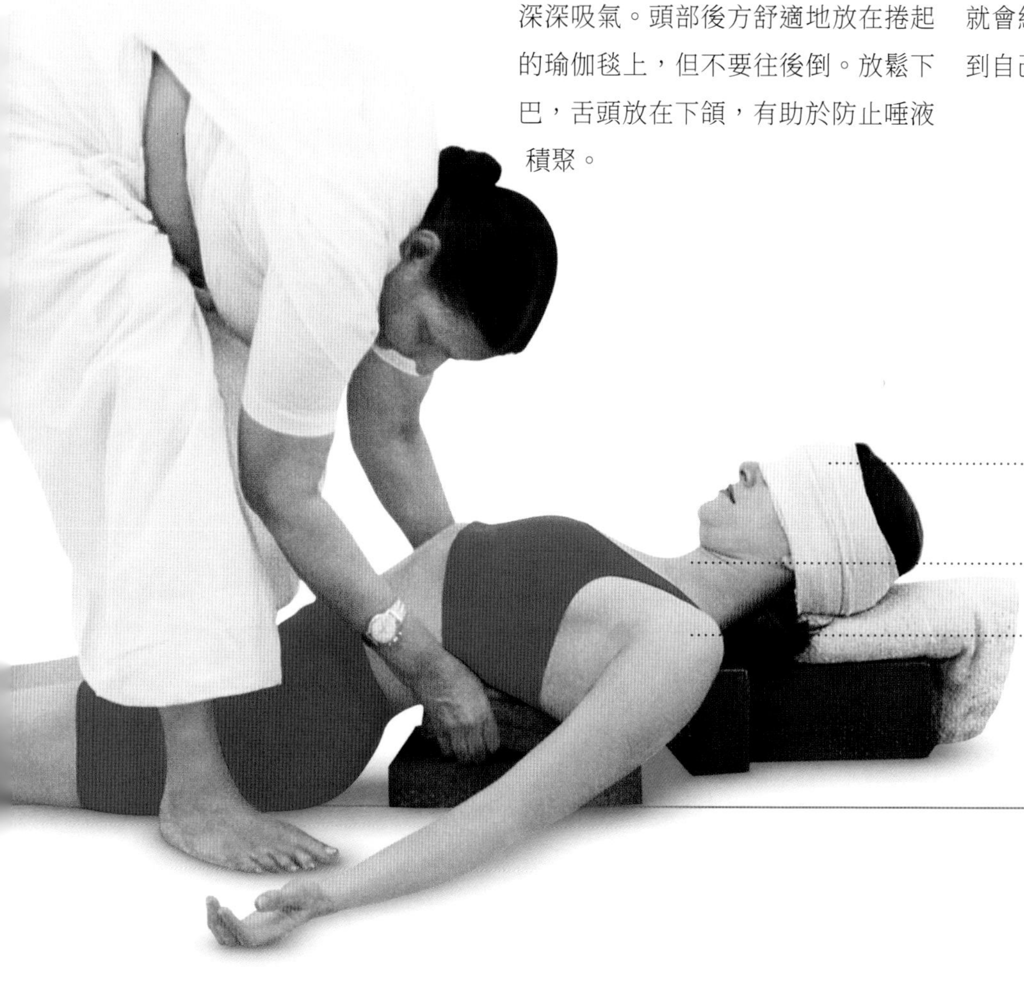

確保繃帶沒有纏得過緊

放鬆頸部肌肉

肩膀打開，使之遠離頸部

勝利呼吸法

「呼吸法分為四個階段。依序嘗試每個階段，並且每次只能嘗試一個。」

階　段

依序嘗試以下四個階段。每次呼吸都從吸氣開始，以吐氣結束，兩者持續的時間要相等。先不用擔心吸氣和吐氣的深度以及持續的時間，隨著練習，呼吸將變得更具穩定性、共鳴和節奏。初學者練習呼吸法時不要超過建議的循環次數，一定要在達到耐力極限之前停下來。每個階段練習5~8分鐘即可。

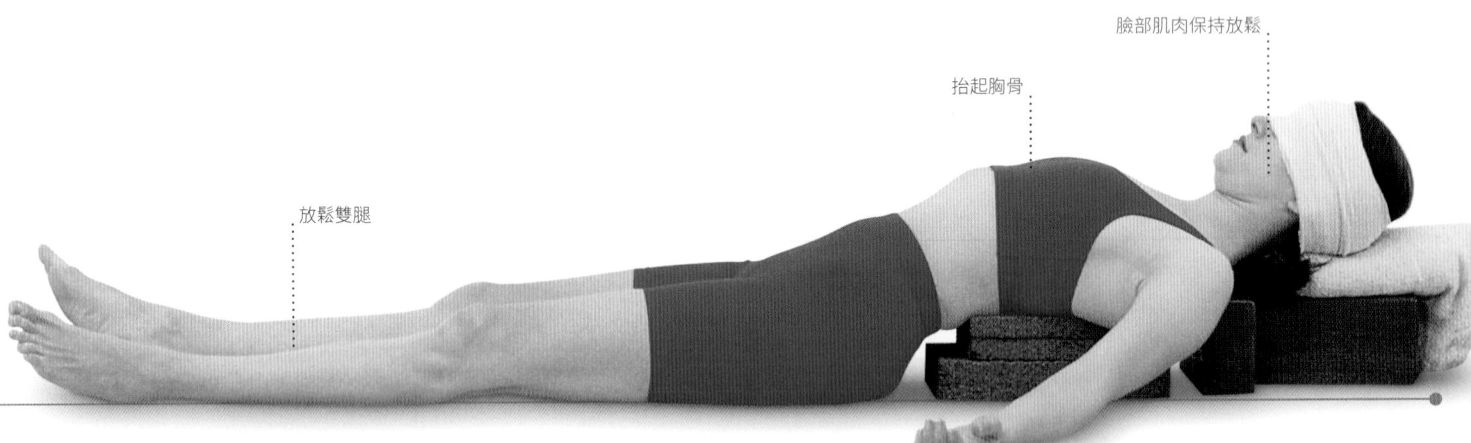

1 這是準備階段，由往常的吸氣和吐氣組成。自然但有意識地呼吸。吸氣時，要完全展開胸腔，但不要拉扯到橫膈膜。專注於呼吸，但不要深呼吸，練習10次循環即可。

2 這個階段包含正常吸氣和深深吐氣。先吸氣，再慢而深且穩定地吐氣，釋放出肺部裡所有空氣。胸骨保持抬高狀態。讓橫膈膜與腹部的起伏同步，保持呼吸順暢和均勻。練習15次循環。

3 這個階段包含深深吸氣和正常吐氣。先輕輕地吐氣，接著再慢而深地吸氣。感覺你的呼吸由骨盆向上移動到喉嚨深處，然後擴散到身體的兩側。練習15~20個循環。

4 最後一個階段包含深吸和深吐。先吐氣，排空肺部，但不要太過用力。接著，慢而深且平穩地吸氣。然後安靜地吐氣，直到感覺肺部徹底排空。練習15~20個循環，並用吐氣結束這個呼吸法。

離開姿勢

翻身到你的右側，輕輕滑下泡棉瑜伽磚。慢慢坐起身來，並將瑜伽磚移開。接著呈攤屍式（參見頁248），在頭部和頸部下方墊一條瑜伽毯。保持在這個姿勢中5分鐘，正常地呼吸。然後再次翻身到右側，左手放在右手上。暫停一下，然後用左手支撐自己，慢慢坐起身來，再盤腿而坐。拆開繃帶，並輕輕睜開眼睛，最後休息片刻。

間斷呼吸法二
Viloma 2 Pranayama

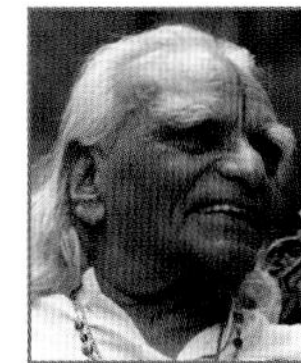

這種呼吸法分為三個階段進行，每個階段可能需要3~4星期的練習。每一階段都比前一個階段更加精細，並且需要更多的注意力。梵文中的Viloma意指「違反自然」，因為在這個呼吸法中，你必須在每個循環之間屏住呼吸大約兩秒鐘。

● **益處**

使身體感到輕盈，並使心靈平靜

調節血壓

減緩眼睛疲勞和頭痛

緩解感冒、咳嗽及扁桃腺發炎症狀

有助於月經過多和不正常子宮出血

減少情緒波動以及經前症候群造成的頭痛

有助於治療更年期症狀

● **注意**

若你有嚴重的背痛、便祕或腹瀉，請不要練習這種呼吸法。如果你感到呼吸急促或疲勞，先完成目前的循環，接著正常地呼吸幾次，再繼續練習。徹底吐完氣後才吞嚥口水。第一階段多練習幾次，第二階段也是，之後才進入第三階段。再先練習幾回的第一階段，然後進行第二階段，再依次嘗試所有三個階段。切勿從第三階段開始練習。請務必在達到耐力極限之前停止練時。初學者練習時不要超過6個循環。

輔具（參見頁185）

兩塊泡棉瑜伽磚、兩塊木質瑜伽磚、一條綿布繃帶及一張瑜伽墊

泡棉瑜伽磚能支撐背部、抬起胸口並保持腹部肌肉放鬆。兩塊木質瑜伽磚將頭部墊至胸部高度以上，能擴展橫膈膜、背部中間區域和肋骨，有助於伸展僵硬的肋間肌肉。繃帶有助於使注意力向內轉。

進入姿勢

依照勝利呼吸法的方式（參見頁254）設置泡棉與木質瑜伽磚。接著練習幾次勝利呼吸法，以打開你的胸腔並刺激活絡你的肋間肌肉。

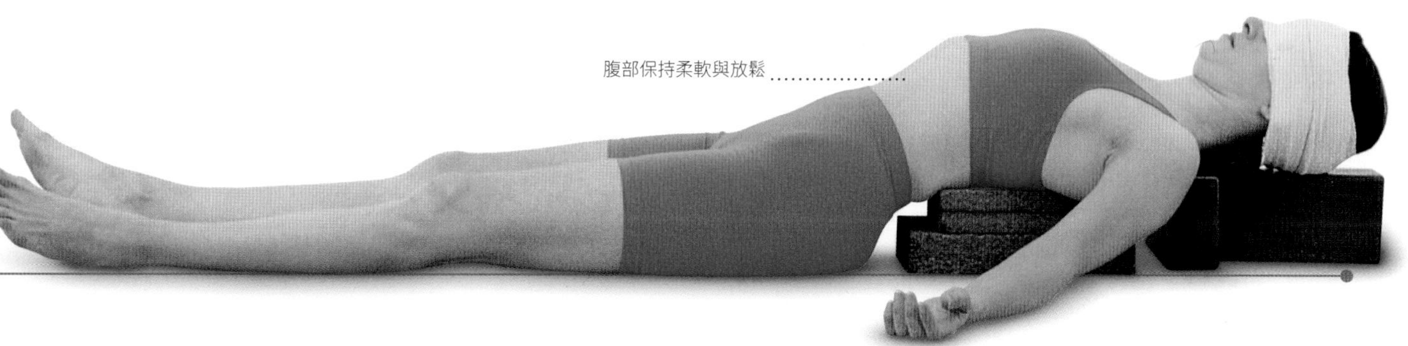

腹部保持柔軟與放鬆

1 胸骨保持抬起狀態，橫膈膜也保持穩固。慢而深地吸氣和吐氣，吐氣要持續2~3秒。接著於再次吸氣之前先暫停2秒。以上即構成一次循環。練習3~5個循環。

2 每次停頓時，你的呼吸都應該輕鬆地停止，並且能輕鬆地重新開始。按照階段一的說明進行練習，吐氣的時間要多於暫停的時間。在7~10分鐘內練習15~20個循環。並以攤屍式休息。

3 步驟1和步驟2多練習幾個循環。專注於暫停時的寂靜，體驗這種寧靜之感。

離開姿勢

先練習一個勝利呼吸法的循環（參見頁254）。然後按照攤屍式的步驟離開姿勢（參見頁248）。

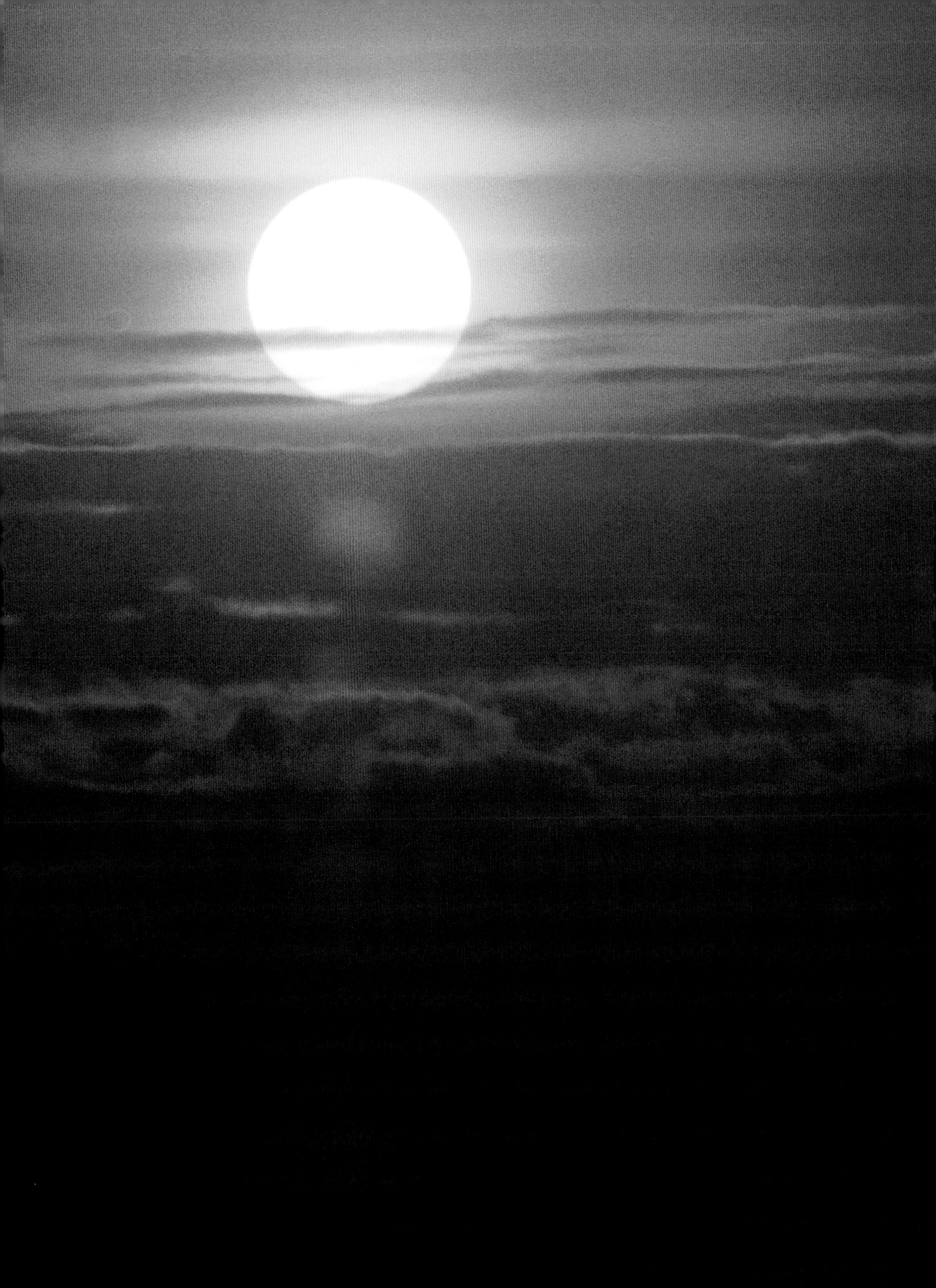

第七章

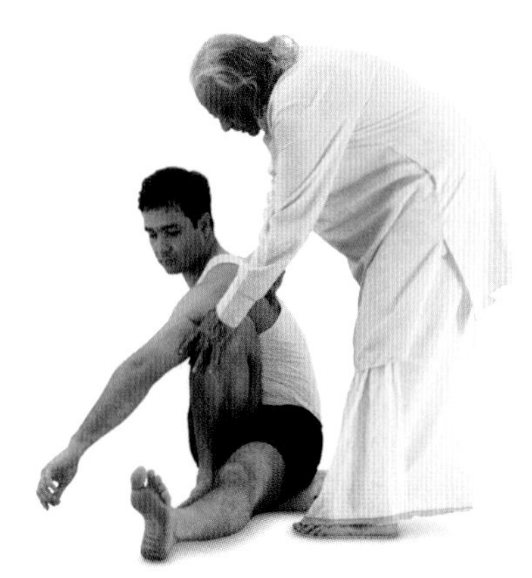

治療病痛的瑜伽

「瑜伽像一把金色鑰匙，
能打開通往平和、寧靜與喜樂的大門。」

瑜伽可以治癒我們受損、創傷或疏於照顧的身體。
藥物治療雖能加快身體的復原過程，但通常無法解決問題的根源。
古代的瑜伽修士當時就已經明白，若要根治病痛，最終還是要回歸到我們自己本身。
他們根據人的本質設計了一套療法，讓身體系統能有效運作，同時預防並治療疾病。
瑜伽體位中有許多動作可以促進血液循環，藉此達到活絡傷處的效果。
練習這些體位也能增加身體對病痛的耐受力。

瑜伽療法

瑜伽治療系統的前提是讓身體盡可能自然運作。練習本章節中的體位，一開始能讓身體恢復活力，接著再處理病根。

在疾病治療過程中，四大根本角色是醫師、藥物、護理人員和病患，而在瑜伽世界觀裡，聖哲波顛闍利就是醫師，體位法彷彿藥物，瑜伽老師是護理師，學生則是患者。

治療過程必須細心謹慎，如果醫師診斷有誤，或藥物劑量不適當，反而會對患者造成傷害。同樣地，不符需求的體位也會對練習者的健康產生不利的影響。要仔細依照本章中的體位順序練習，這些體位是根據「患者」的病痛以及身體和情緒狀況設計的。

人體就像一部非常複雜的機器，肌肉、關節、神經、靜脈、動脈、微血管組成了精密連結的網路，要讓這些組織始終維持協調、良好的運作是非常困難的。只要罹患疾病，無論嚴重與否，都會影響身體的狀態。

瑜伽的科學及印度傳統草藥治療系統，將干擾人們身心的病痛分為三大類：疏於照顧或濫用身體、一生下來就患有的先天疾病，以及五大元素──空、氣、火、水、土──在體內失衡所引發的疾病。瑜伽可以治療這三大類病痛，但治療的速度和效果取決於疾病的類型、病程、患者的體質以及患者對治療的投入程度。

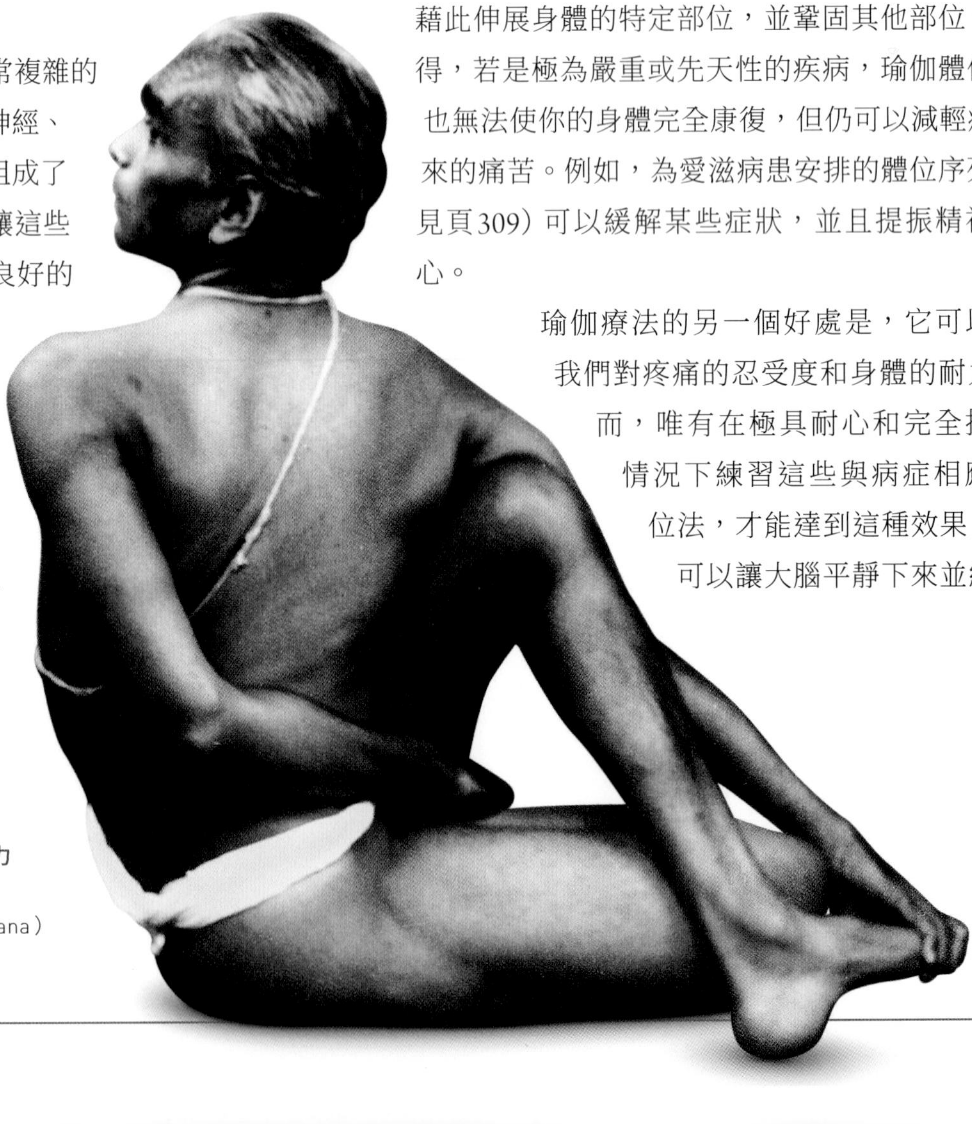

瑜伽療法能使身體恢復活力
艾揚格老師示範全魚王式
（*Paripoorna matsyendrasana*）

治療原理

瑜伽療法的過程，是挑選並排列各種體位，藉此伸展身體的特定部位，並鞏固其他部位。請記得，若是極為嚴重或先天性的疾病，瑜伽體位可能也無法使你的身體完全康復，但仍可以減輕病症帶來的痛苦。例如，為愛滋病患安排的體位序列（參見頁309）可以緩解某些症狀，並且提振精神和信心。

瑜伽療法的另一個好處是，它可以提高我們對疼痛的忍受度和身體的耐力。然而，唯有在極具耐心和完全投入的情況下練習這些與病症相應的體位法，才能達到這種效果。瑜伽可以讓大腦平靜下來並紓緩神

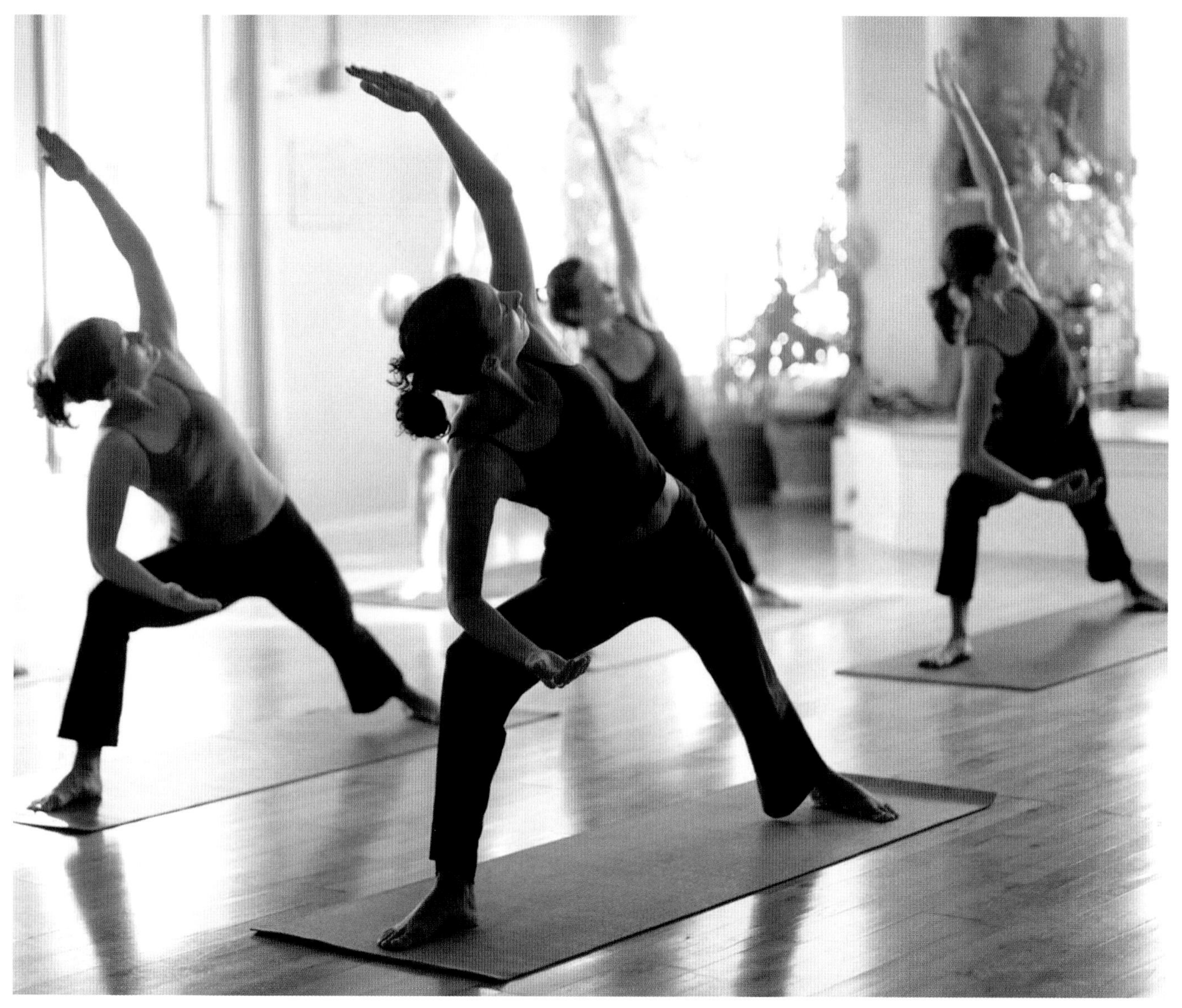

穩定並持續地練習
瑜伽療法能分別伸展和放鬆身體各個部位

經，減少我們對疼痛的憂慮，畢竟在許多情況下，疼痛本身與疾病一樣，都對我們的身心充滿危害。

藥物雖可以加速復原過程，但並不是能從根本上治療的方法。「自然」才是終極的治癒方式，而瑜伽療法的基本信念便是使人體系統盡可能有效、有力和自然地運轉。這種自然的過程會按照自己的節奏和步調運作，有時節奏可能非常緩慢。

瑜伽治療過程首先會了解人體及其運作方式，並且仔細研究特定疾病的起源和發展，尤其是身體最受影響的部位。這樣做的目的，是讓治療不僅僅只解除特定症狀，更能針對病因療癒。

體位法與健康

體位法會讓身體變得柔軟、心靈變得靈敏，同

「健康是不能討價還價的，一定要努力爭取。」

時又能紓緩神經和腺體、放鬆大腦，並保持肉體、生理和情緒平衡。定期練習更可以提升你的自信心和意志力。練習過程中，體位法會活絡關節、增加活動力，讓你關注到身體各處的肌肉、關節和器官。不同體位的排列組合更能改善肌肉和關節的運動範圍，矯正姿勢，讓身體的每一側都歸位。

治療方式

體位法的基本原理就是伸展、彎曲、扭轉和放鬆。這些動作會對人體系統產生許多影響，並且可以治愈、活絡或關閉人體的特定部位。同時，這種方法是具有整體性的，旨在淨化、強化人體的每個器官、骨骼和細胞。瑜伽是一種物理、心理和精神療法的結合，是同時兼顧身體與生理系統的康復科學。

體位法則是一系列融會生物學、生理學和心理學的姿勢動作，我們能透過這些姿勢在體內建起一座座「水壩」。體位會將血液和能量帶到這些「水壩」，然後水壩會慢慢打開，讓各個器官吸收到新鮮療癒的血液和能量。當身體的某些部分受到疾病破壞時，就會失去敏銳度，而在練習具有治療效果的體位法期間，來自這些「水壩」的能量會源源不絕地流向患處，從而開啟治癒的過程。

治療工作一定從體表慢慢開展到病根處。首先要調理、加強身體外在各部位，使它們處於良好的運作狀態，唯有這樣，病根才能獲得解決。但如果有時突然出現新的問題，就要在新問題變嚴重之前趕快解決。

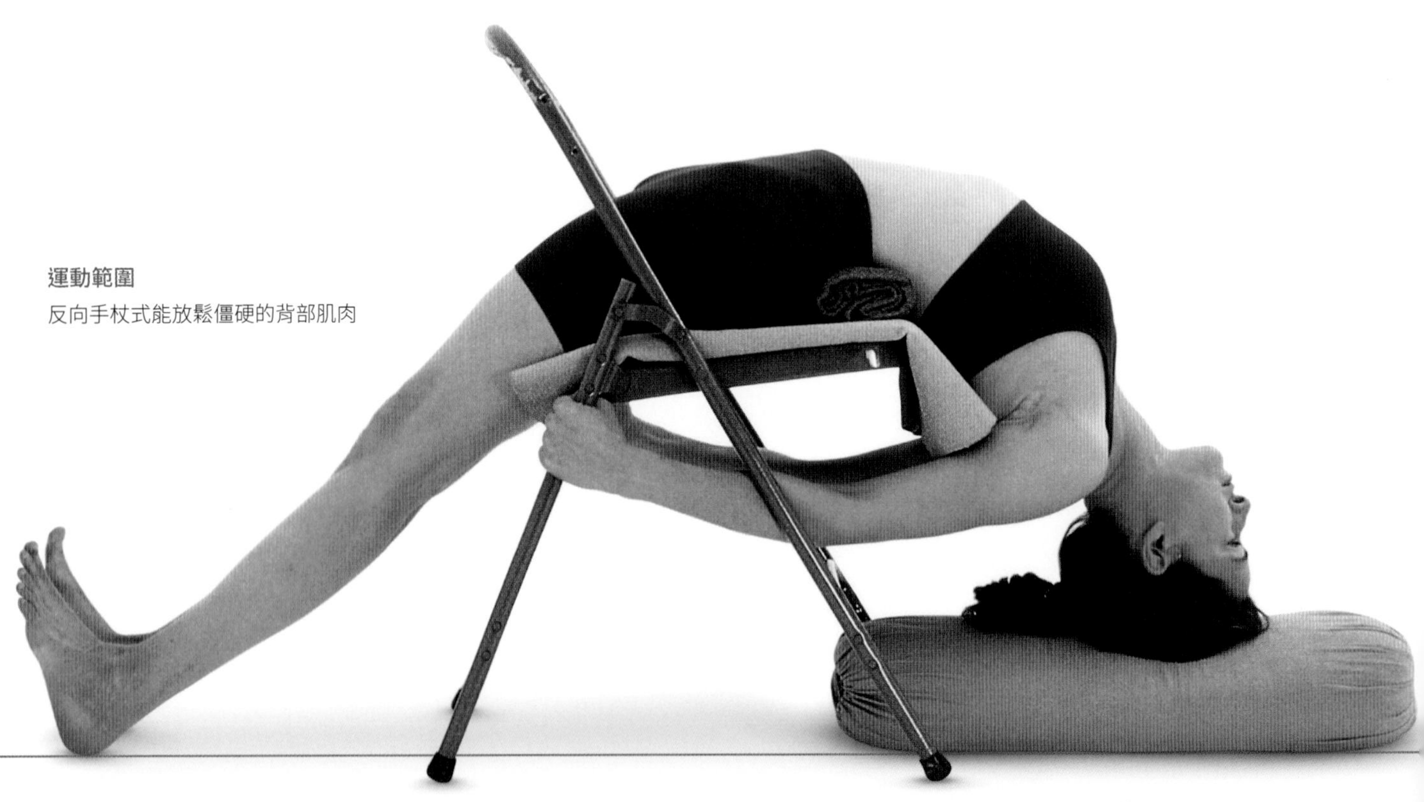

運動範圍

反向手杖式能放鬆僵硬的背部肌肉

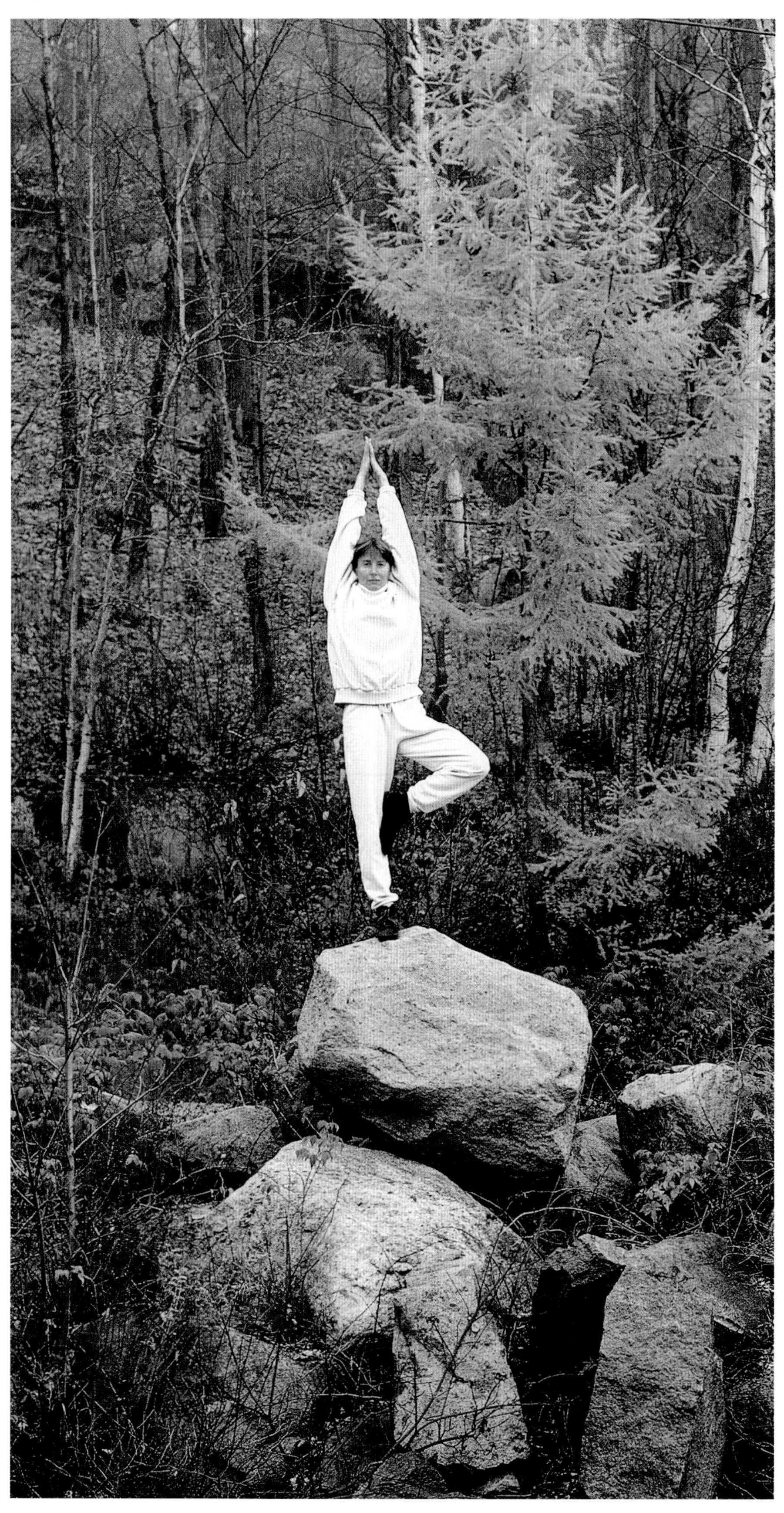

大腦與身體

瑜伽療法中非常重要的一個面向是讓我們學會控制大腦對身體的影響。「大腦」一詞在這裡是廣義的，涵蓋心靈和思想，也包括想法、經驗和想像力。大腦會使充滿活力的康復能量擴散到身體的各個部位，而練習瑜伽可以教導大腦保持鎮定和平靜，從而承受並抑制疼痛，而不是與之對抗，讓原本用來應付壓力和痛苦的能量轉而運用在治療上。

最終，瑜伽療法的目的是讓大腦和身體學會協調運作。特定的體位會作用於身體特定的系統，無論是呼吸系統、循環系統、消化系統、激素系統、免疫系統或是生殖系統。因此，必須遵循體位的組合和排序，才能使治癒過程有效。這些順序會依照特定的疾病而排列組合，務必遵循，並規劃時間練習這些推薦的體位（參見頁408）。如果康復得比較慢，也不要氣餒，要記得，瑜伽的精髓是持之以恆。

整體治療

瑜伽能處理身體的每個器官、骨骼、肌肉與細胞

心臟與循環

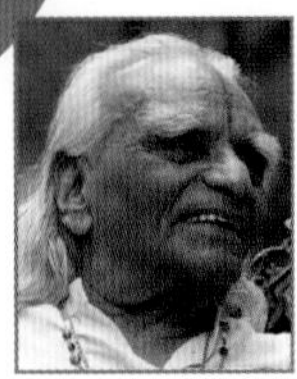

心臟是將血液送往身體各部位的器官，位於胸腔內，在兩肺之間。循環系統則由動脈、靜脈和微血管組成，它們將血液輸出和輸入心臟，為整個身體提供氧氣和營養，並帶走廢料。以下的體位序列可解決循環系統一些常見的症狀。

四肢冰冷

這是由於身體中的血液循環緩慢，無法運送到四肢造成的。循環不良還會引發胸腔、腸道和腹部器官疾病，通常是受到甲狀腺功能低下、壓力或緊張誘發而產生的。

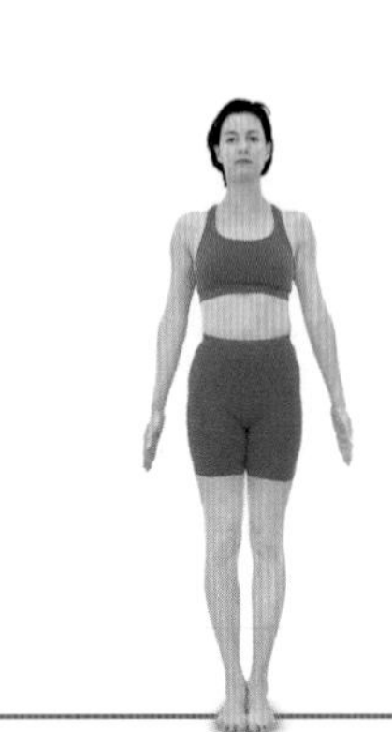

1 山式站姿 頁186

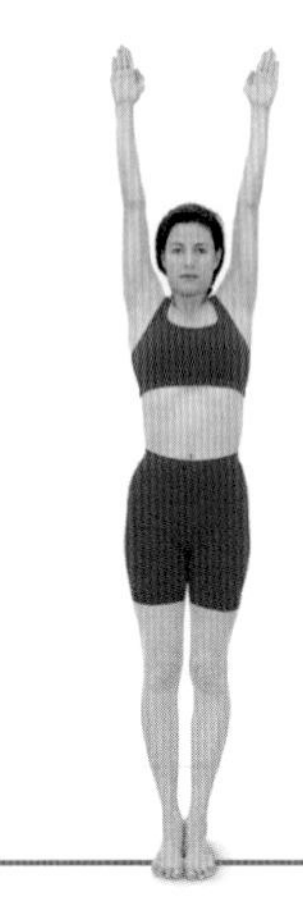

2 手臂上舉山式 頁187

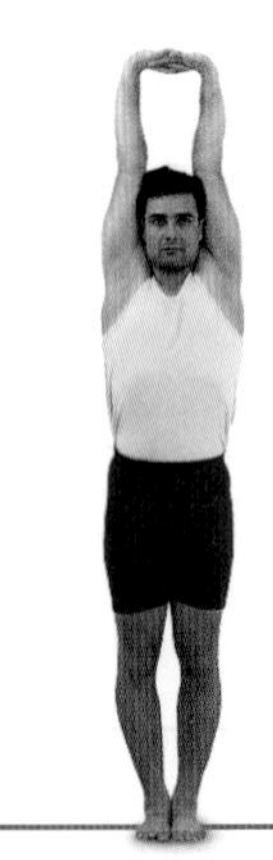

3 上舉手指交扣山式 頁188

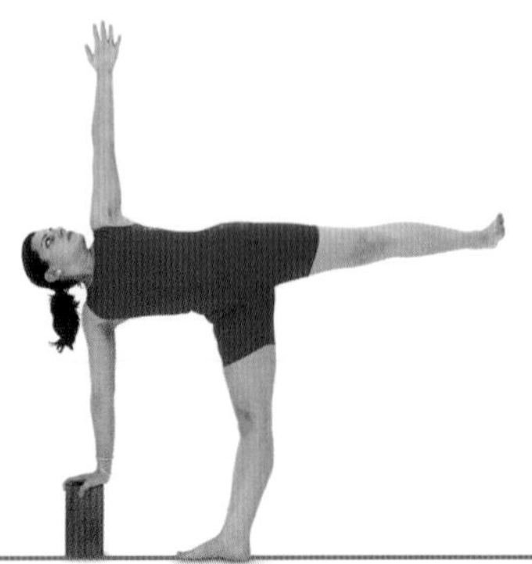

8 半月式 頁196

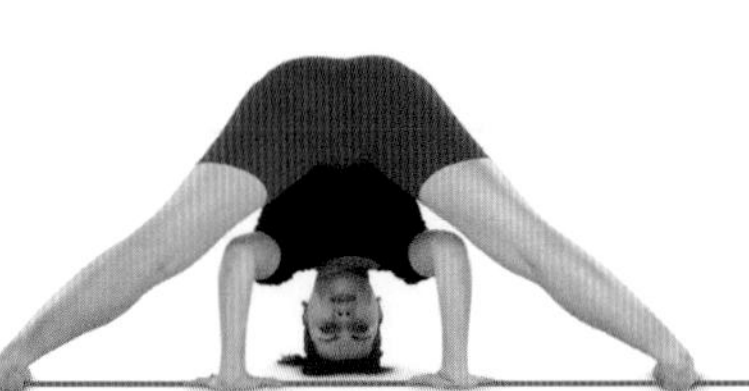

9 分腿前彎式 頁200

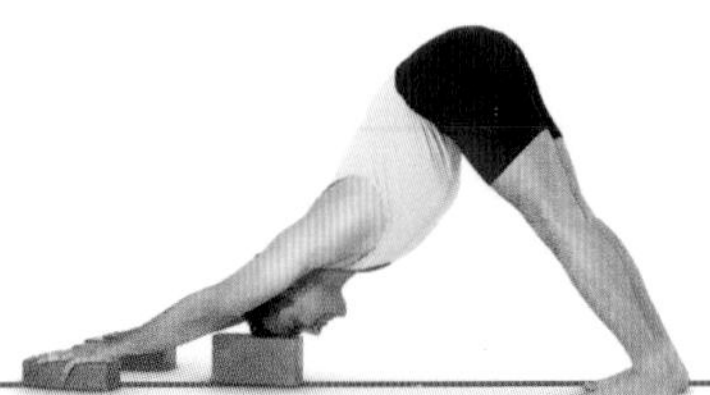

10 下犬式 頁202

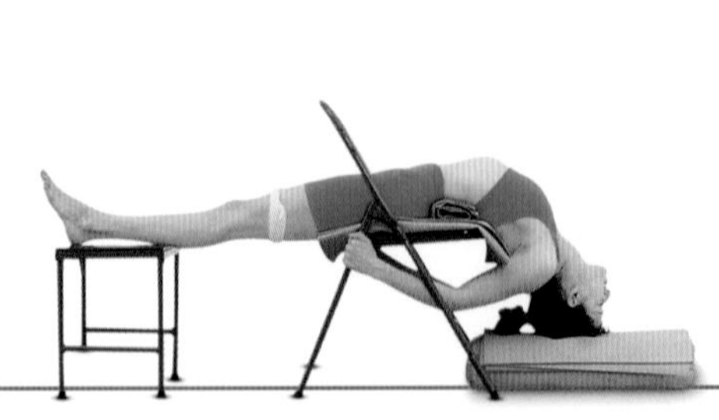

14 反向手杖式 頁239

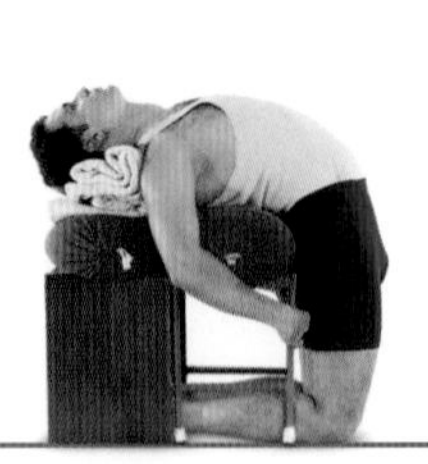

15 駱駝式 頁240

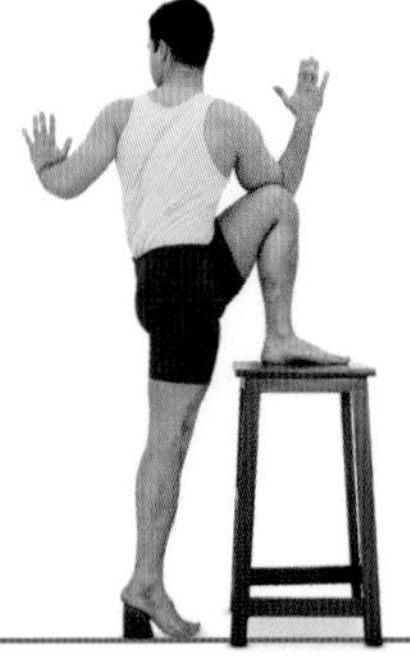

16 伸展聖哲馬里奇式 頁226

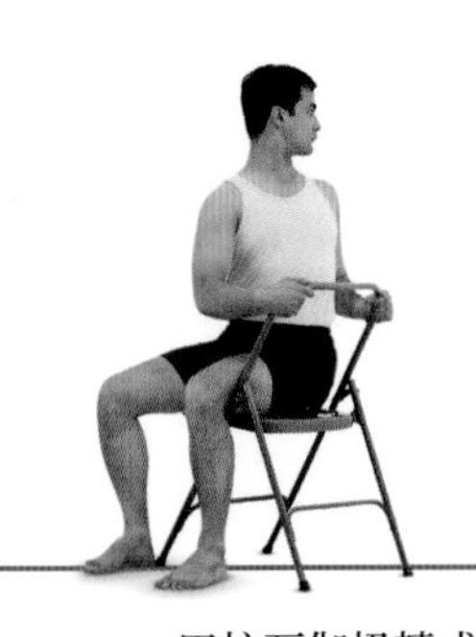

17 巴拉瓦伽扭轉式 頁223

「切勿機械化地練習體位，
否則你的身體就會停滯不前。」

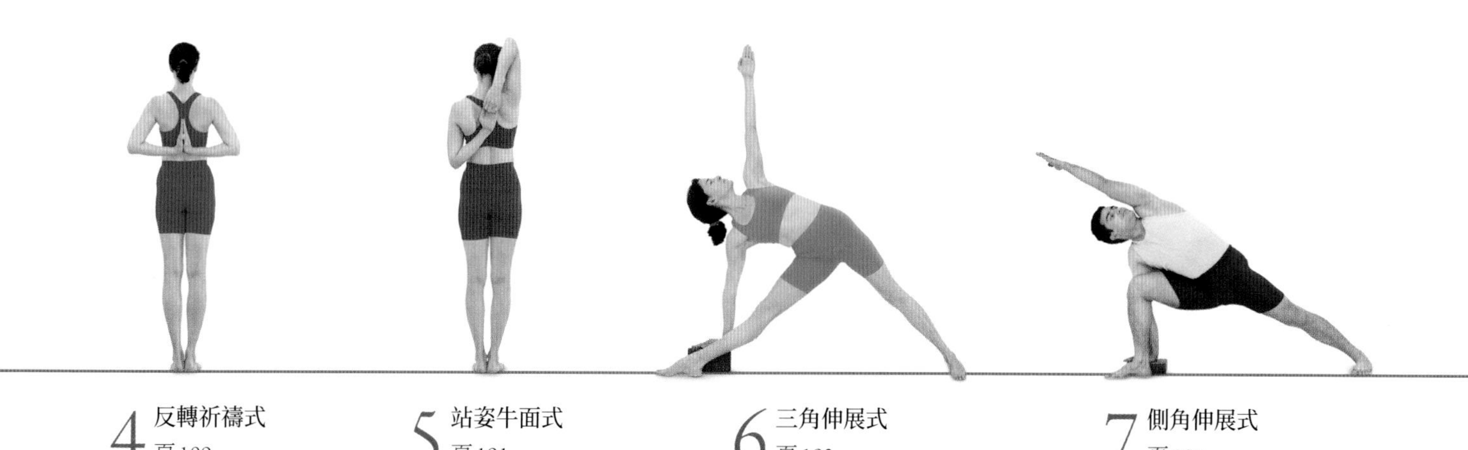

4 反轉祈禱式 頁109

5 站姿牛面式 頁191

6 三角伸展式 頁192

7 側角伸展式 頁194

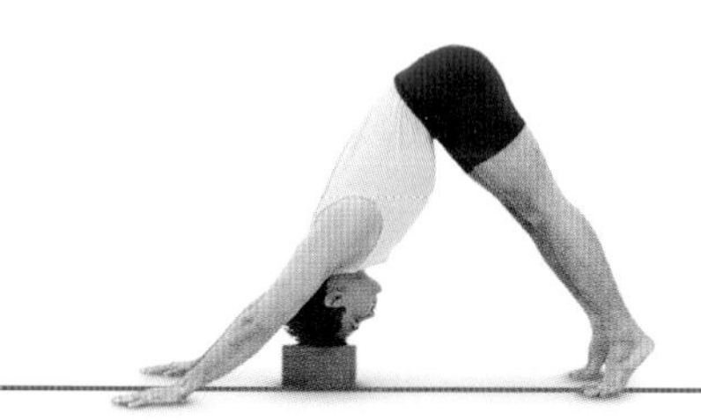

11 下犬式 頁204

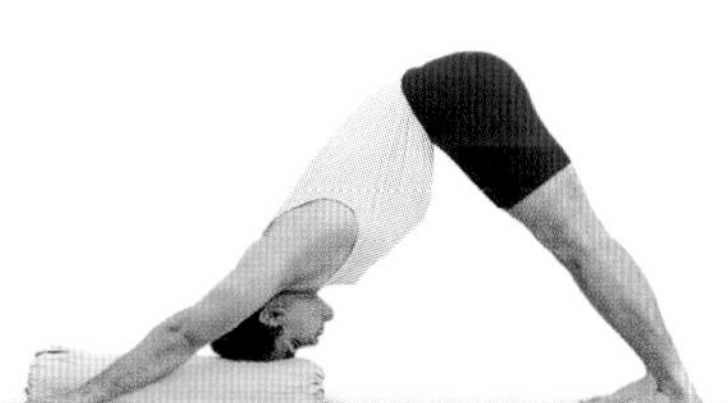

12 下犬式 頁204

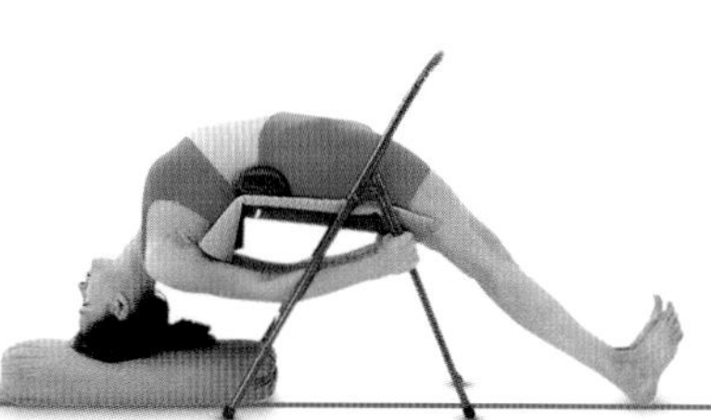

13 反向手杖式 頁239

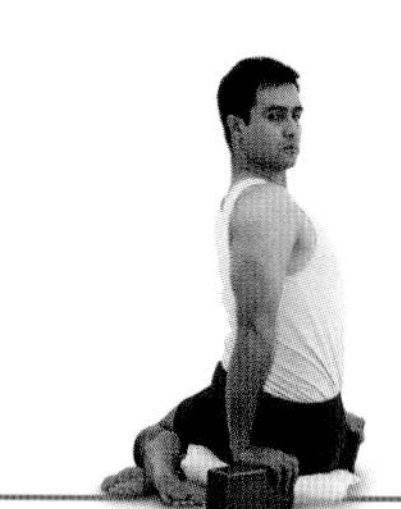

18 巴拉瓦伽扭轉式 頁224

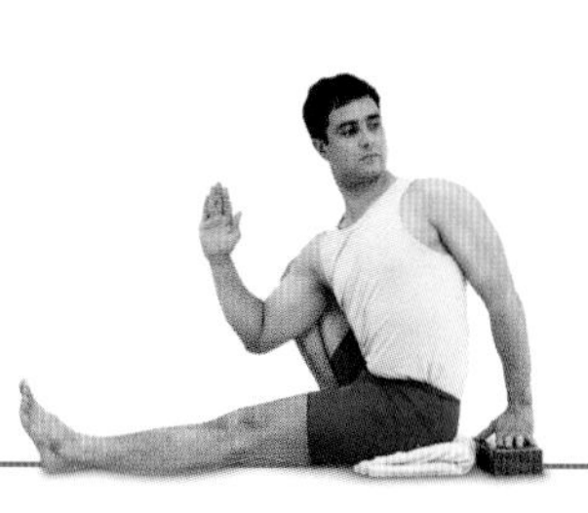

19 聖哲馬里奇式 頁225

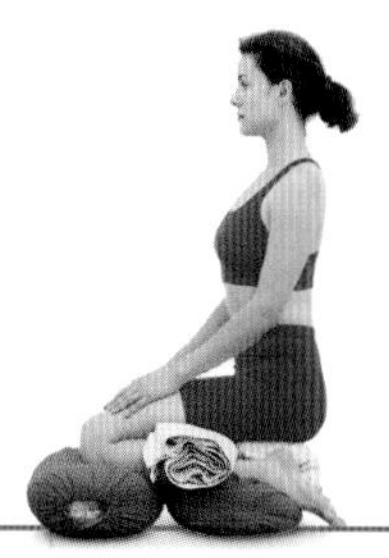

20 英雄式 頁206

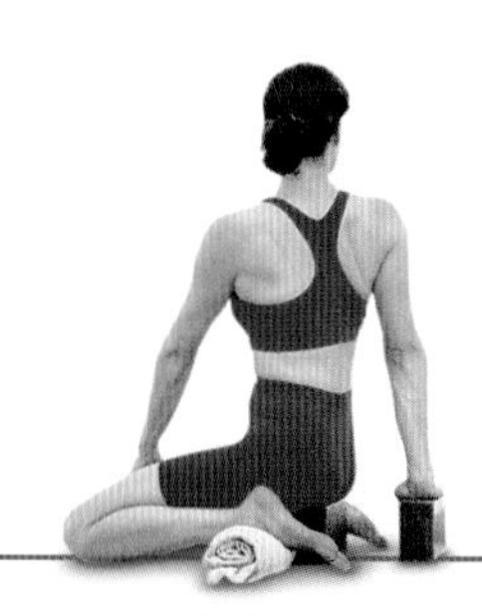

21 英雄坐姿扭轉式 頁228

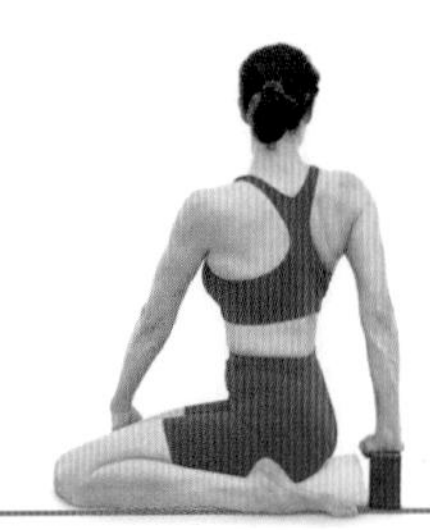
22 英雄坐姿扭轉式 頁228

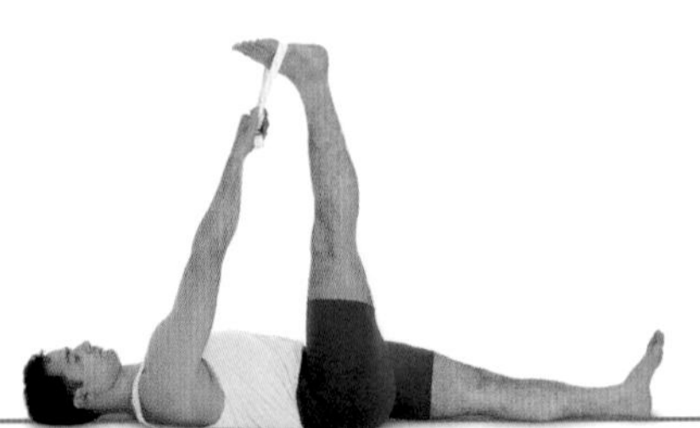
23 仰臥手抓腳趾伸展式 頁242

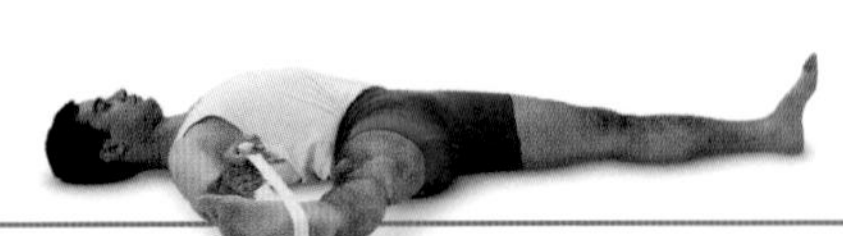
24 仰臥手抓腳趾伸展式 頁243

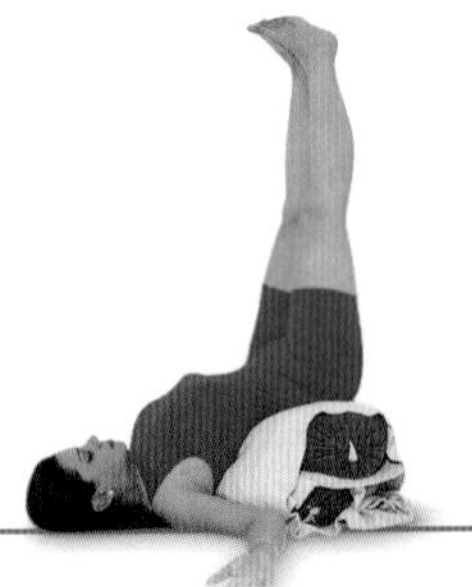
28 倒箭式 頁234

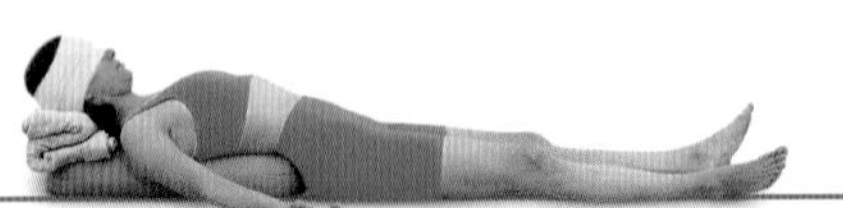
29 攤屍式 頁248

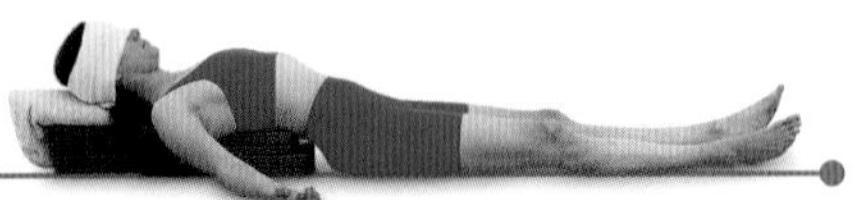
30 勝利呼吸法 頁254

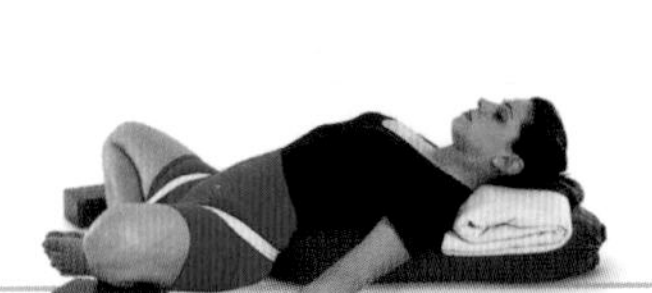
4 仰臥束角式 頁244

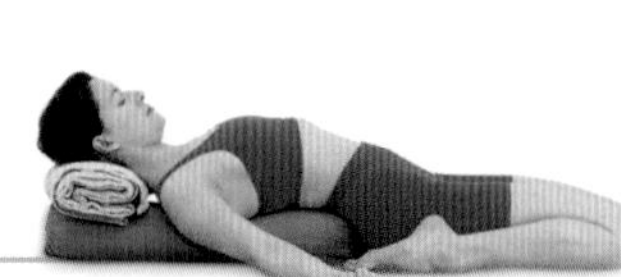
5 仰臥英雄式 頁246

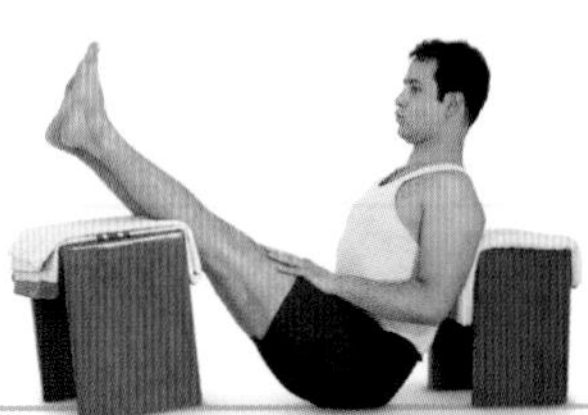
6 船式 頁210

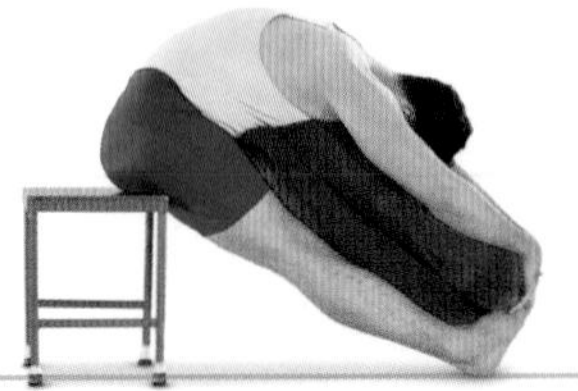
7 臉向下加強背部伸展式 頁217

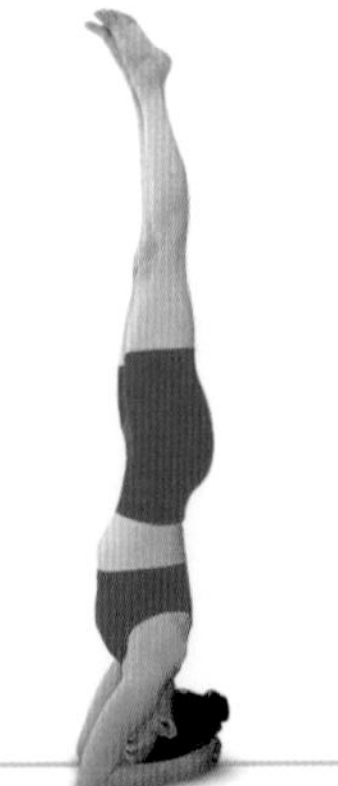
12 頭倒立式 頁138

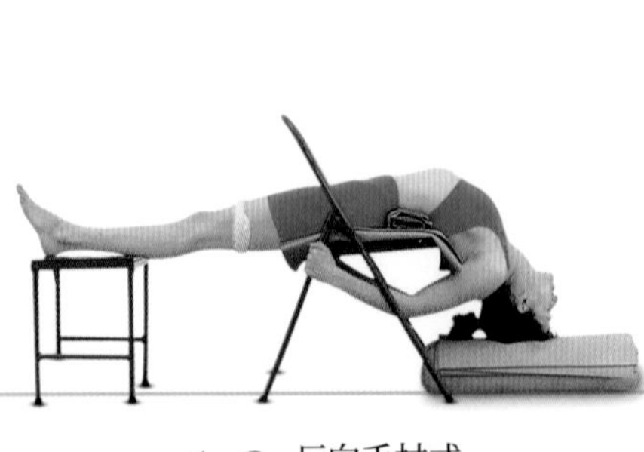
13 反向手杖式 頁239

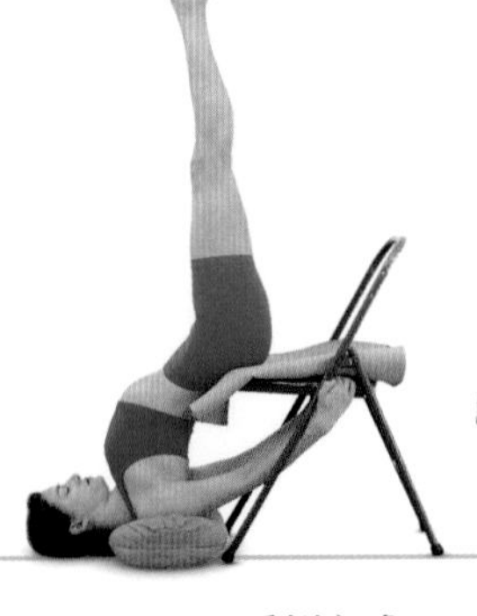
14 肩倒立式 頁230

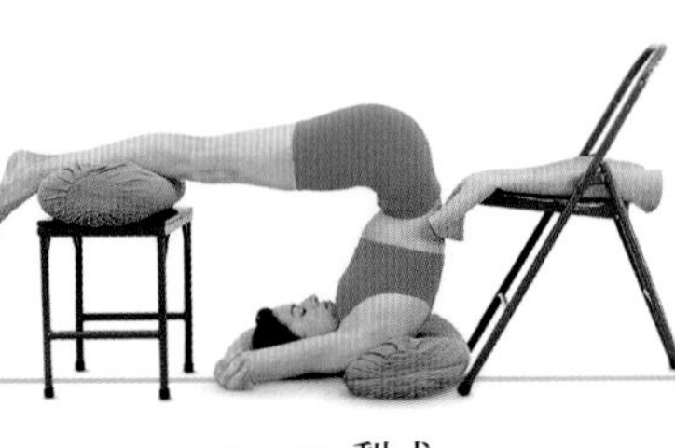
15 犁式 頁232

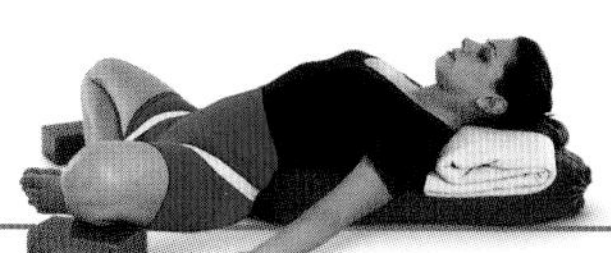
25 仰卧束角式
頁244

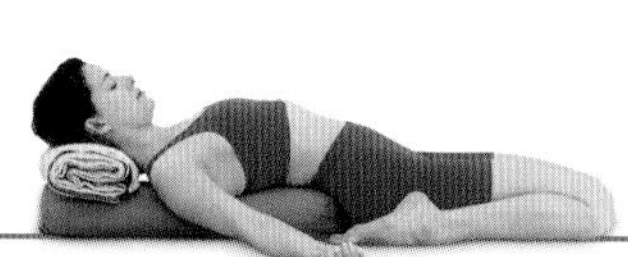
26 仰臥英雄式
頁246

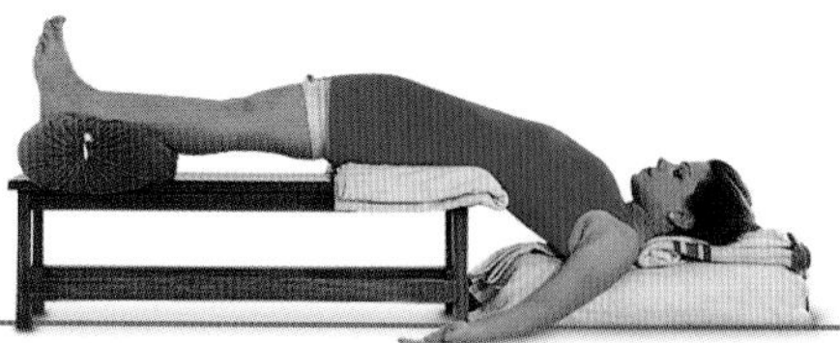
27 橋式
頁237

靜脈曲張

患有靜脈曲張時，腿部皮膚下的靜脈會拉長並擴張，導致腿部痠痛、疲勞和肌肉抽筋。懷孕和月經期間，還有久站的人常會出現這種症狀。

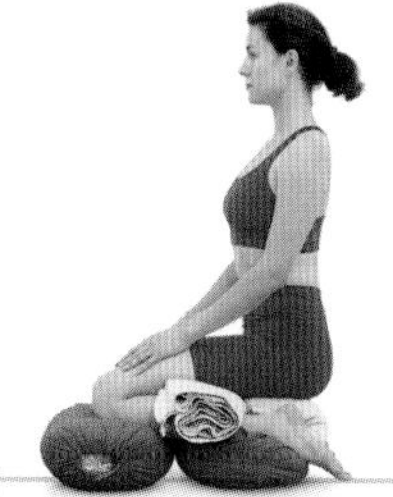
1 英雄式
頁206

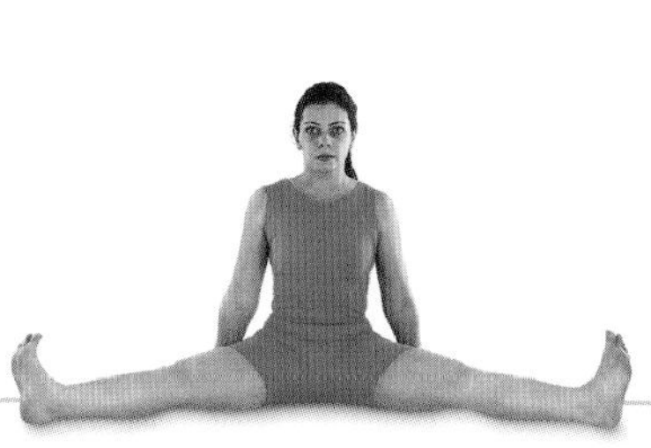
2 坐角式
頁213

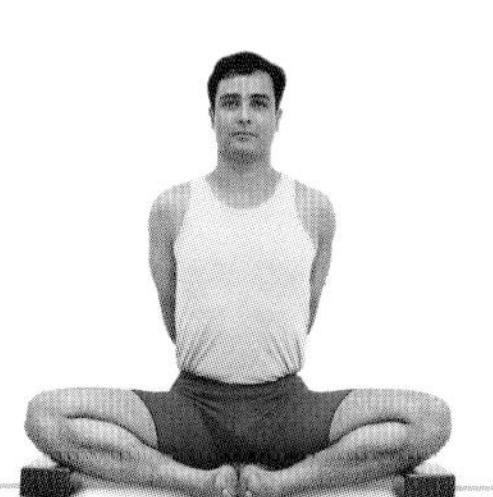
3 束角式
頁208

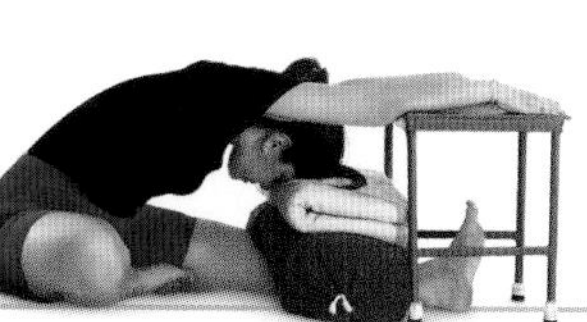
8 頭碰膝式
頁218

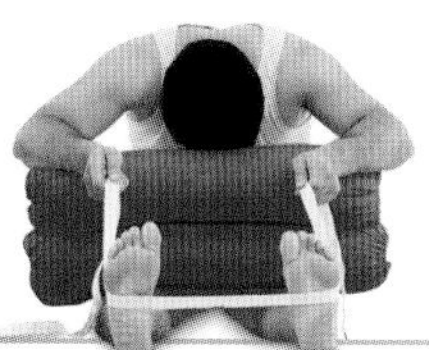
9 背部伸展式
頁216

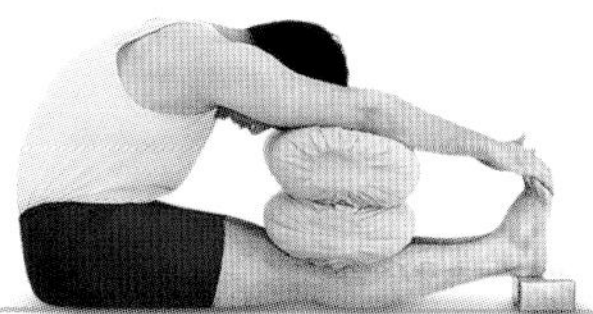
10 背部伸展式
頁215

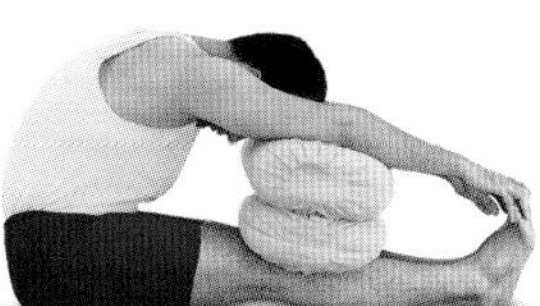
11 背部伸展式
頁214

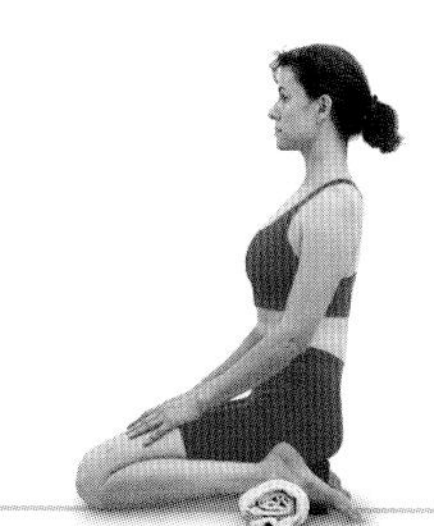
16 英雄式
頁206

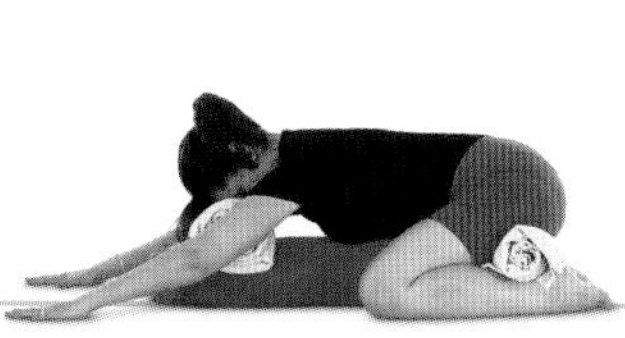
17 臉向下英雄式
頁220

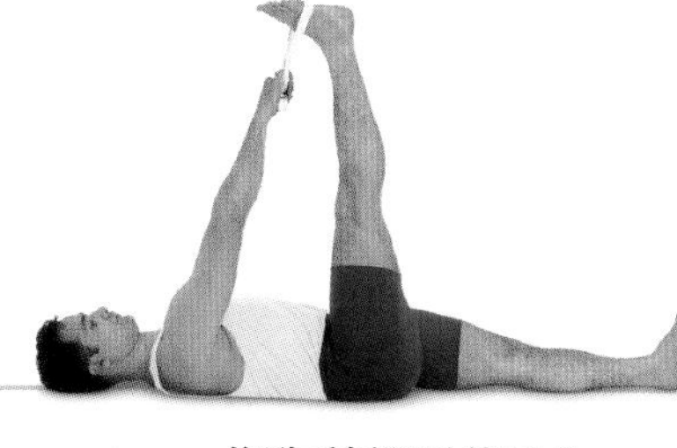
18 仰臥手抓腳趾伸展式
頁242

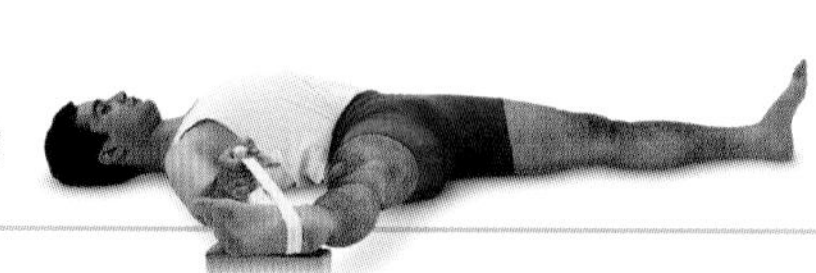
19 仰臥手抓腳趾伸展式
頁243

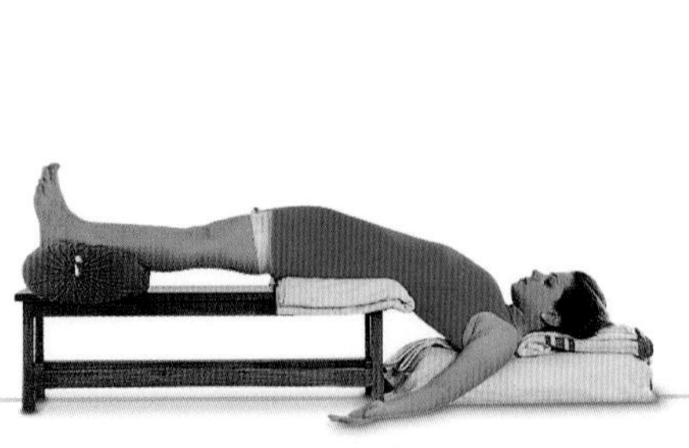
20 橋式 頁237

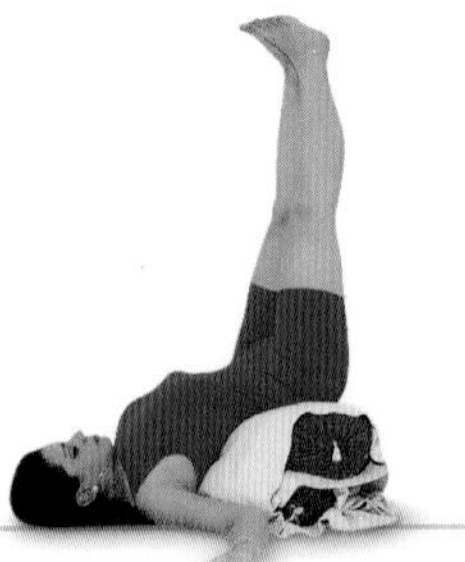
21 倒箭式 頁234

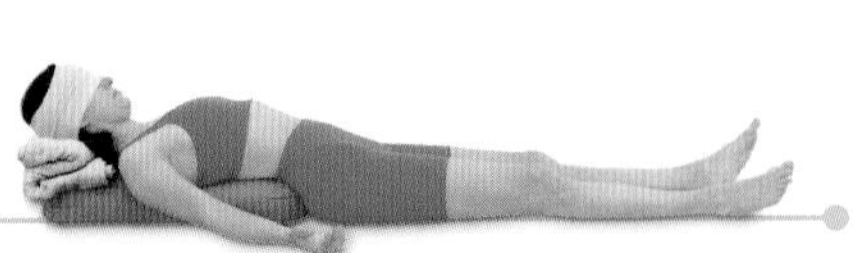
22 攤屍式 頁248

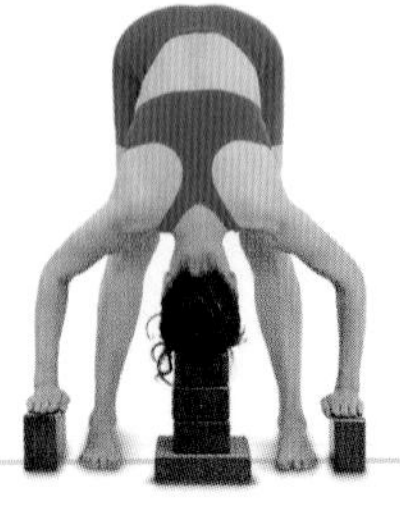
4 加強前屈伸展式 頁197

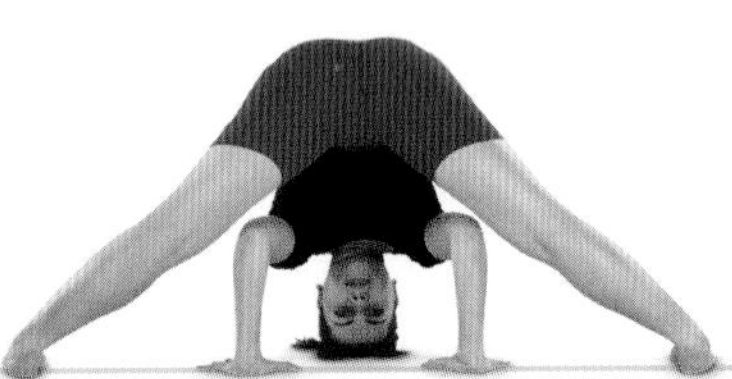
5 分腿前彎式 頁200

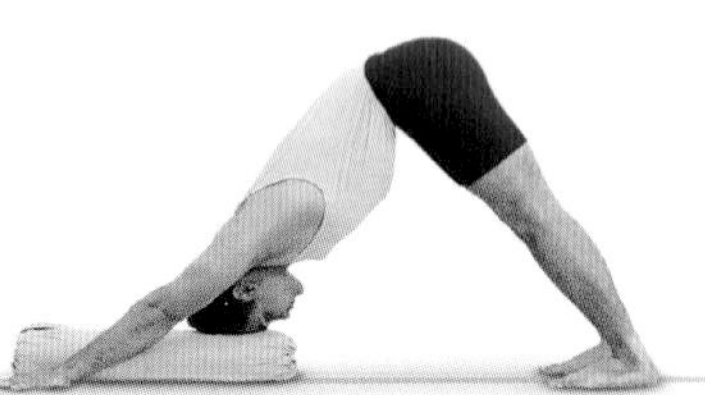
6 下犬式 頁204

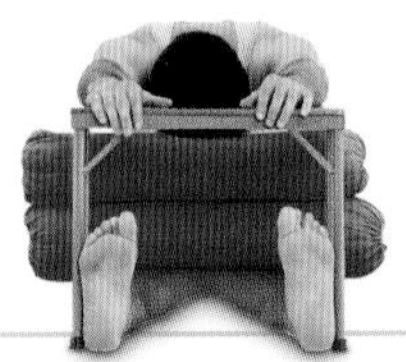
11 背部伸展式 頁216

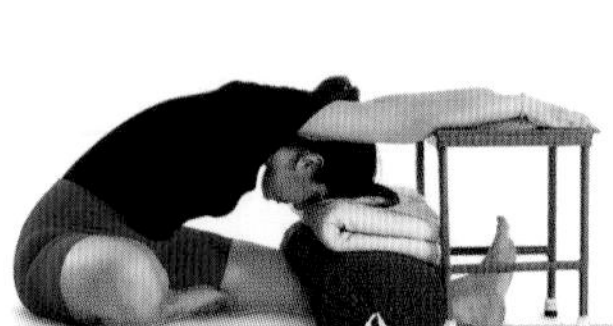
12 頭碰膝式 頁218

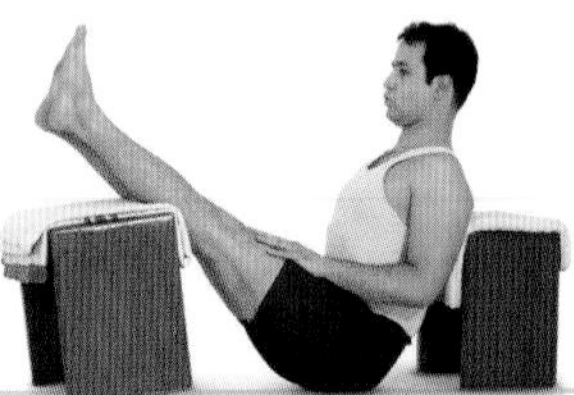
13 船式 頁210

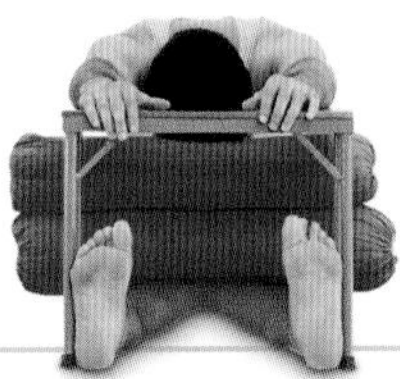
14 背部伸展式 頁216

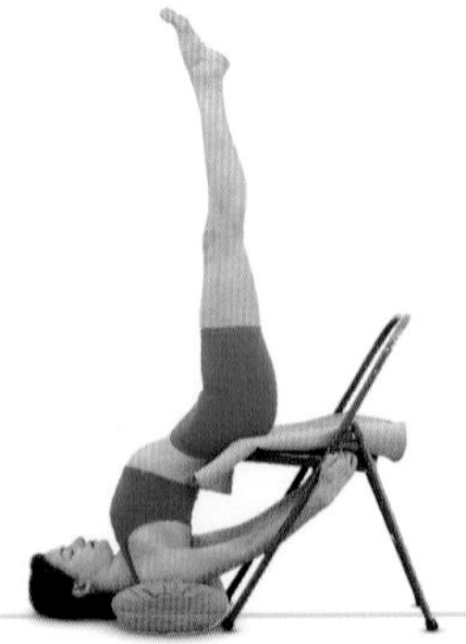
19 肩倒立式 頁230

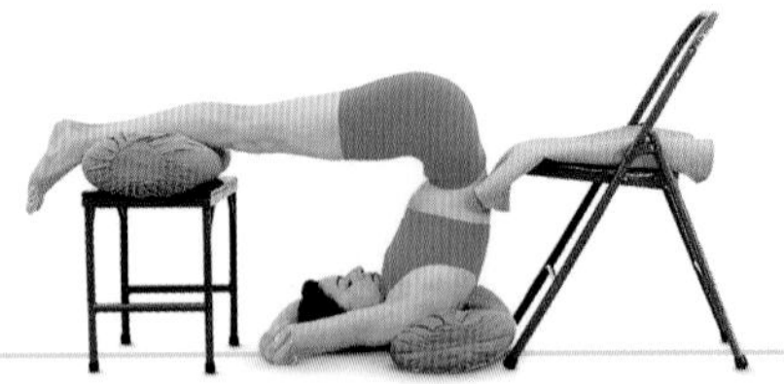
20 犁式 頁232

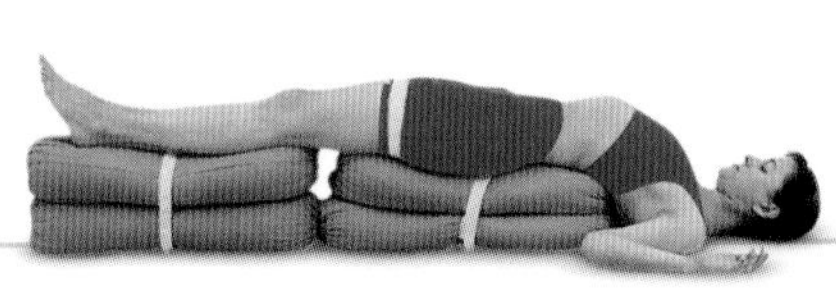
21 橋式 頁237

高血壓

血壓居高不下或持續上升時就是高血壓。原因有很多種，包括心理、生理和環境因素。

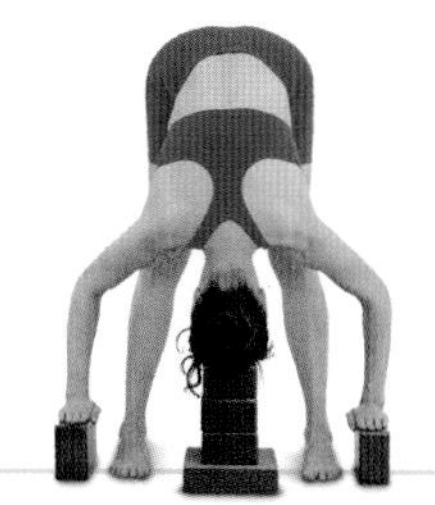

1 加強前屈伸展式 頁197

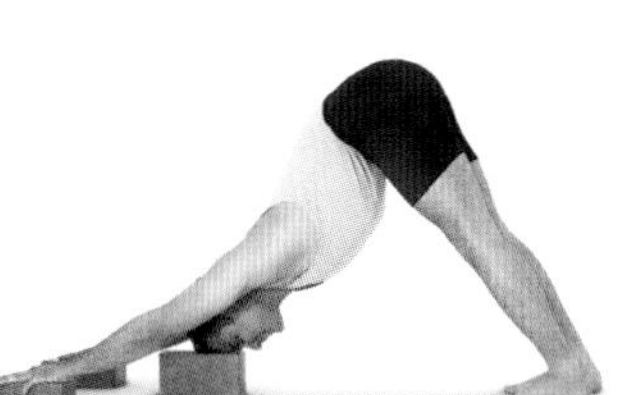

2 下犬式 頁202

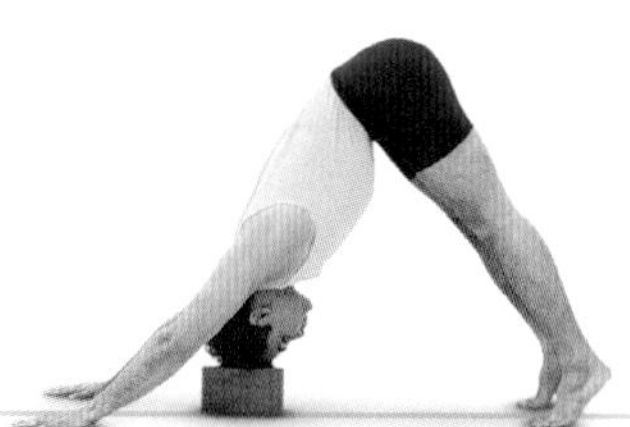

3 下犬式 頁204

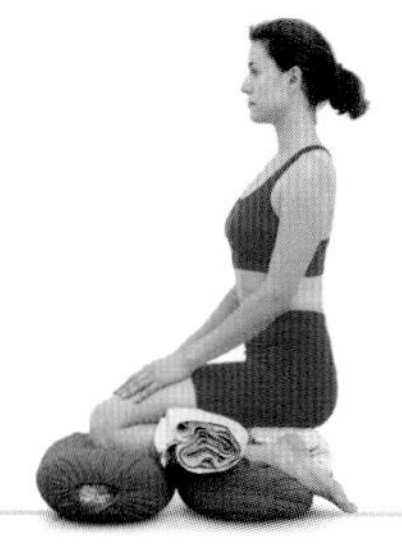

7 英雄式 頁206

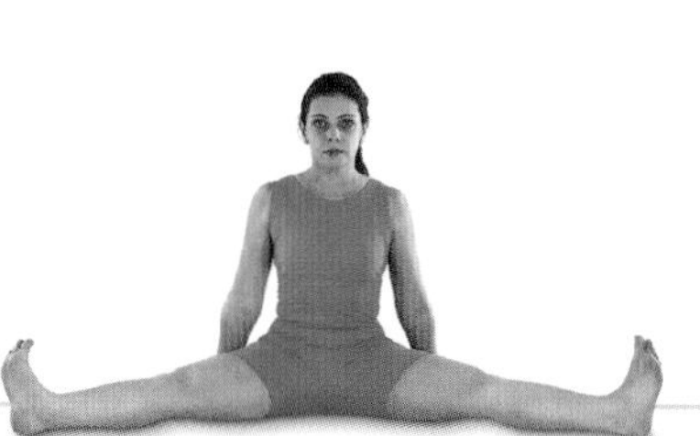

8 坐角式 頁213

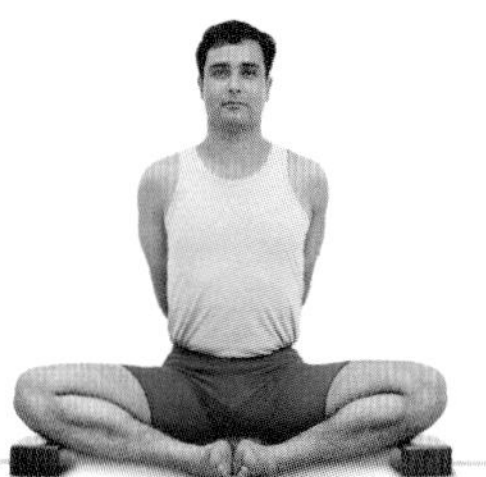

9 束角式 頁208

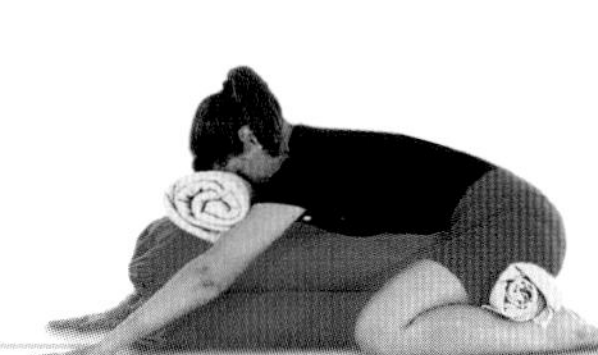

10 臉向下英雄式 頁221

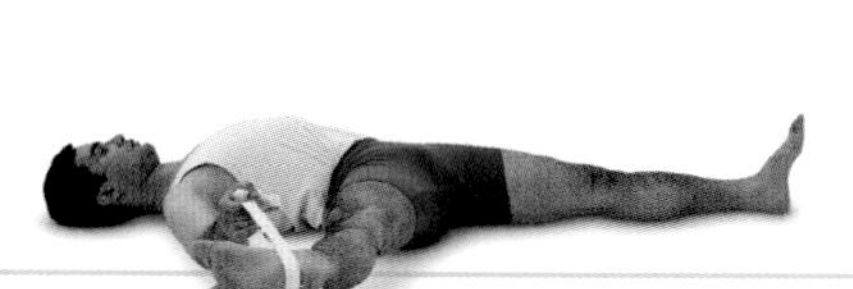

15 仰臥手抓腳趾伸展式 頁243

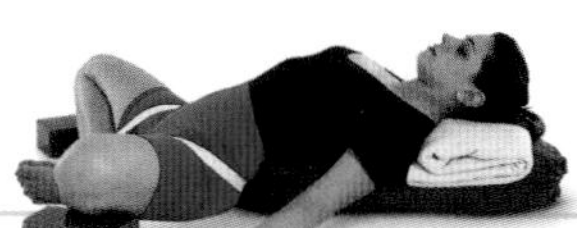

16 仰臥束角式 頁244

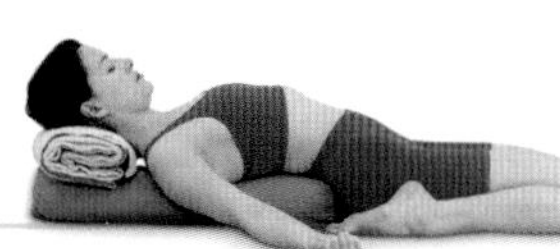

17 仰臥英雄式 頁246

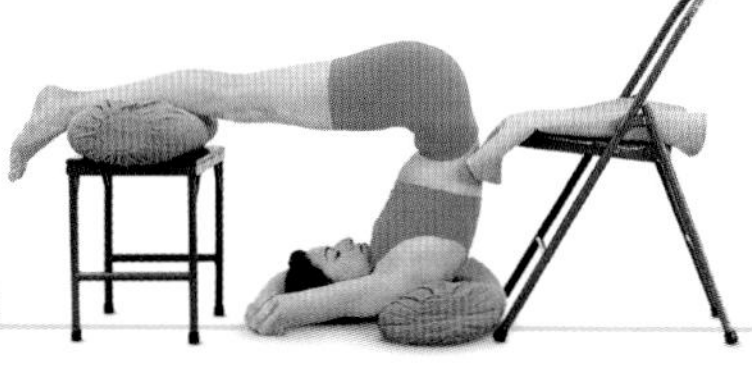

18 犁式 頁232

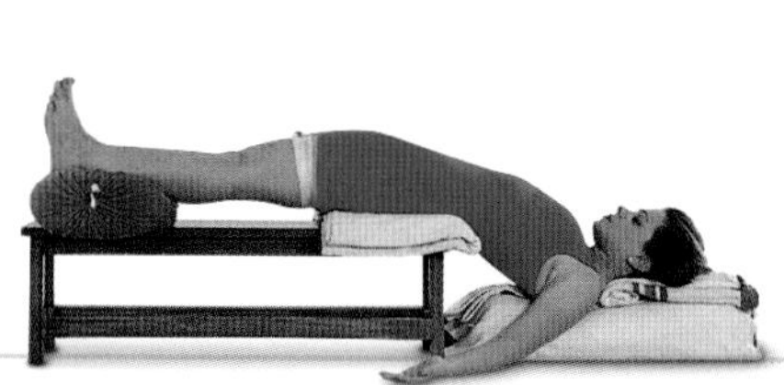

22 橋式 頁237

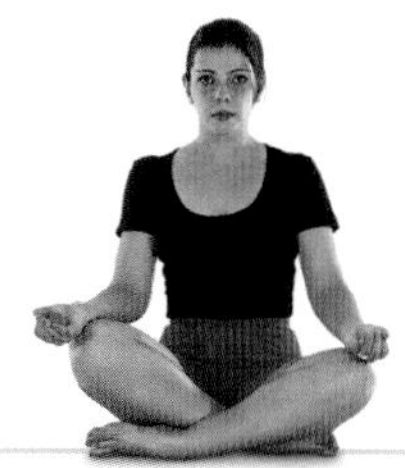

23 吉祥坐 頁209

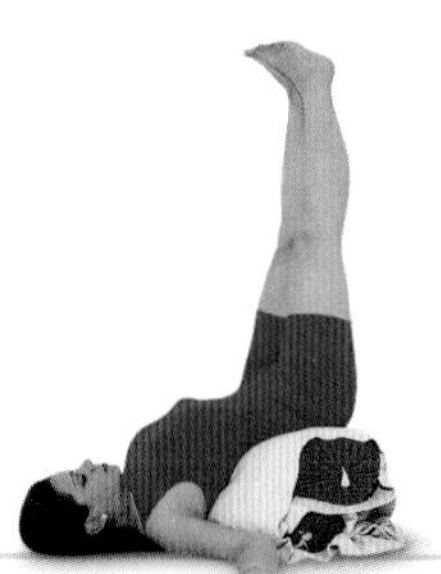

24 倒箭式 頁234

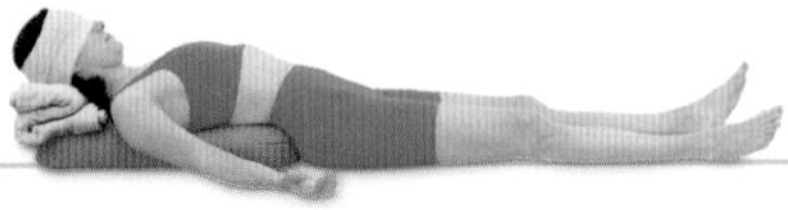

25 攤屍式 頁248

26 勝利呼吸法 頁254

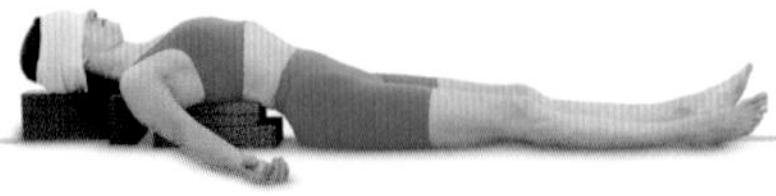

27 間斷呼吸法二 頁257

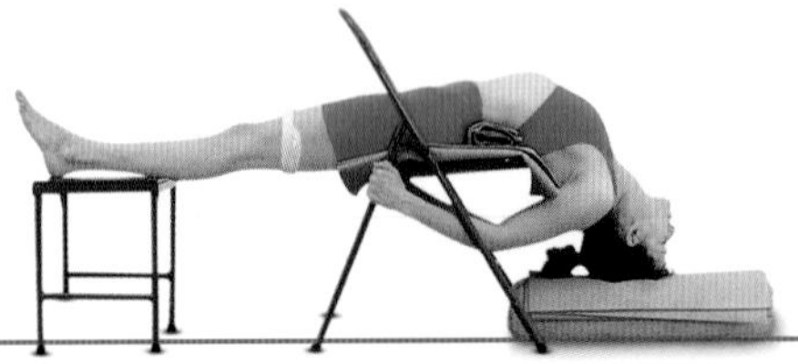

3 反向手杖式 頁239

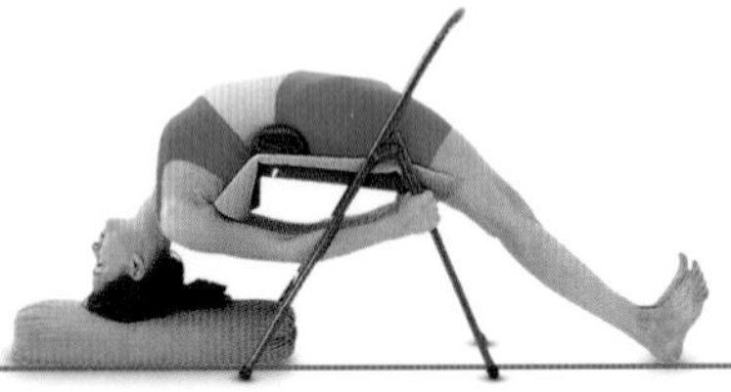

4 反向手杖式 頁239

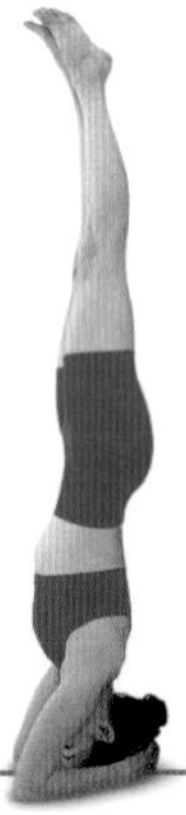

5 頭倒立式 頁138

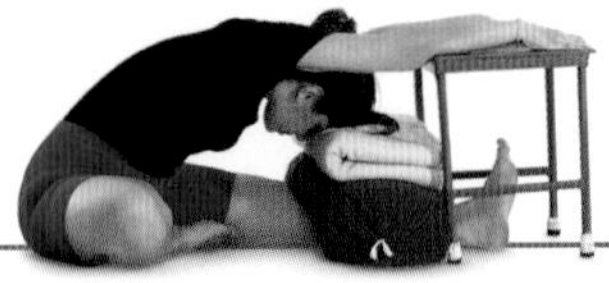

10 頭碰膝式 頁218

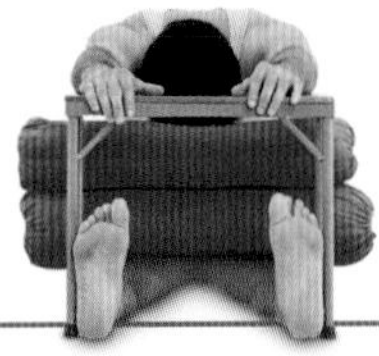

11 背部伸展式 頁216

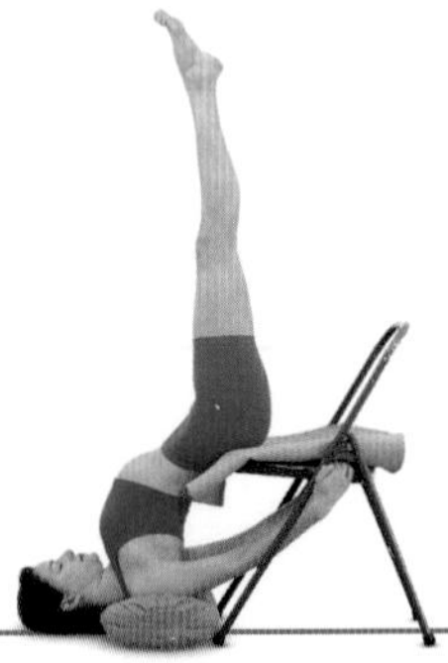

12 肩倒立式 頁230

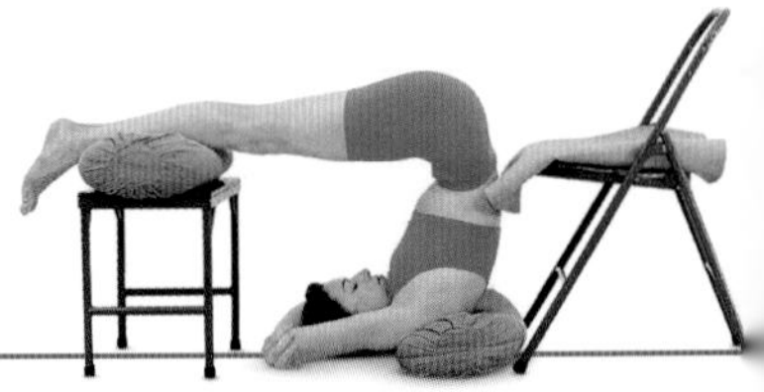

13 犁式 頁232

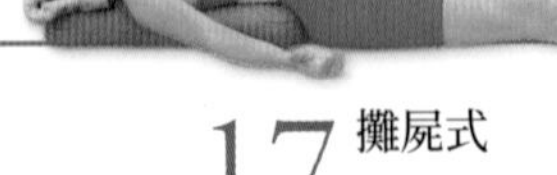

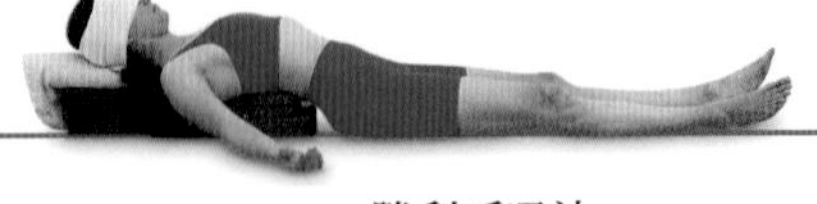

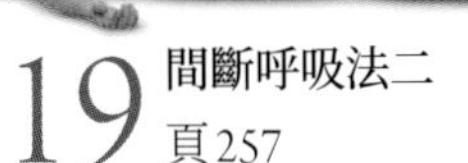

17 攤屍式 頁248

18 勝利呼吸法 頁254

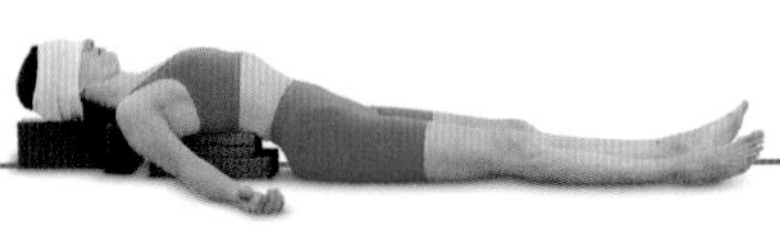

19 間斷呼吸法二 頁257

低血壓

血壓是輸送血液到身體各部位時所需的壓力，若這個壓力低於正常值，就是低血壓。低血壓時，大腦的血液供應量會減少，進而導致我們感到疲勞、暈眩、頭昏、視力模糊或是噁心。

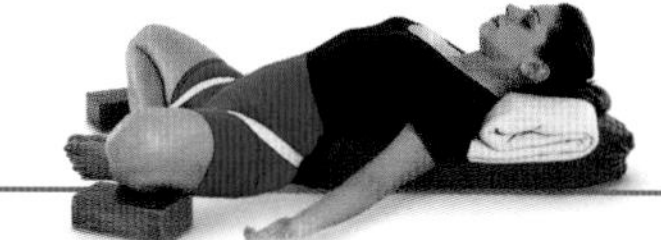

1 仰臥束角式 頁244

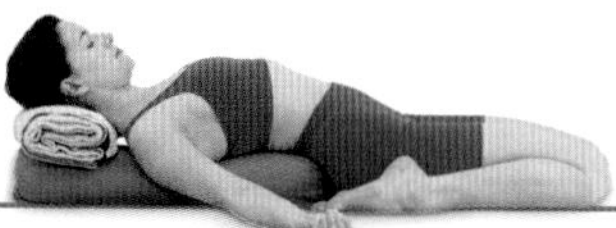

2 仰臥英雄式 頁246

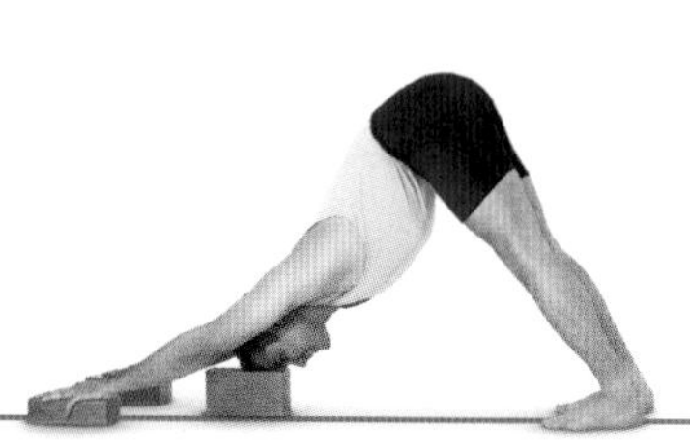

6 下犬式 頁202

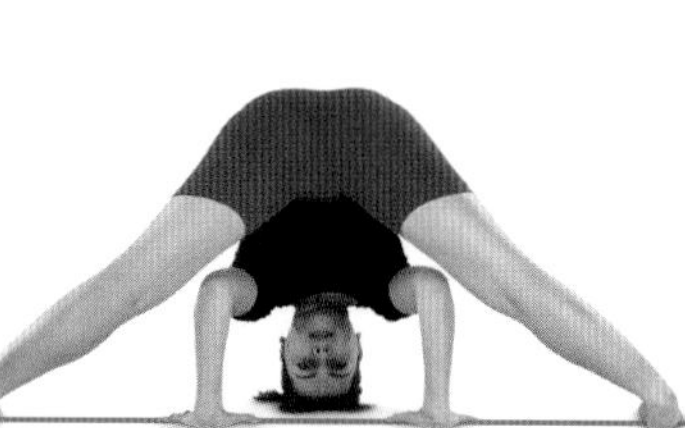

7 分腿前彎式 頁200

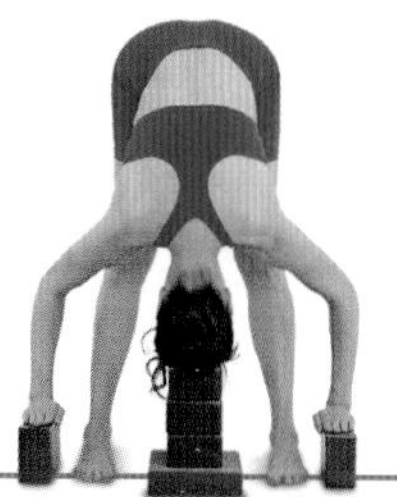

8 加強前屈伸展式 頁197

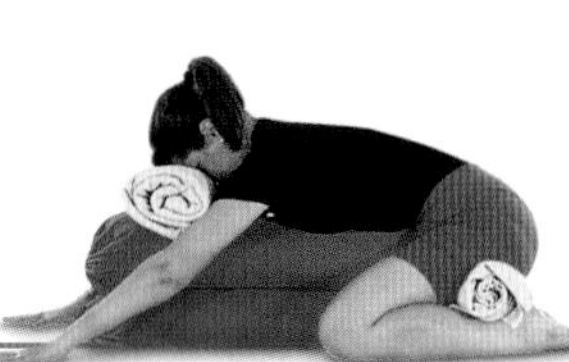

9 臉向下英雄式 頁221

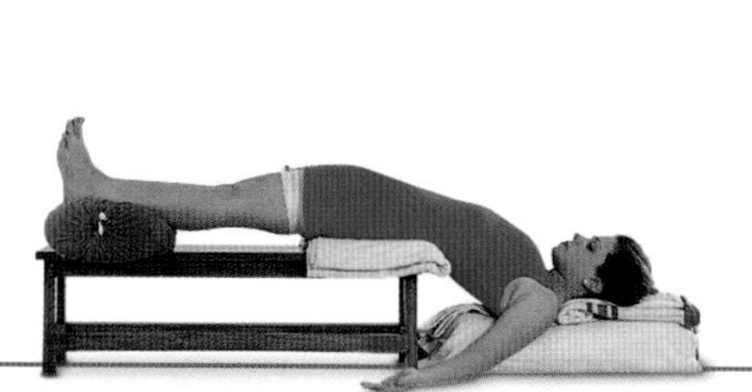

14 橋式 頁237

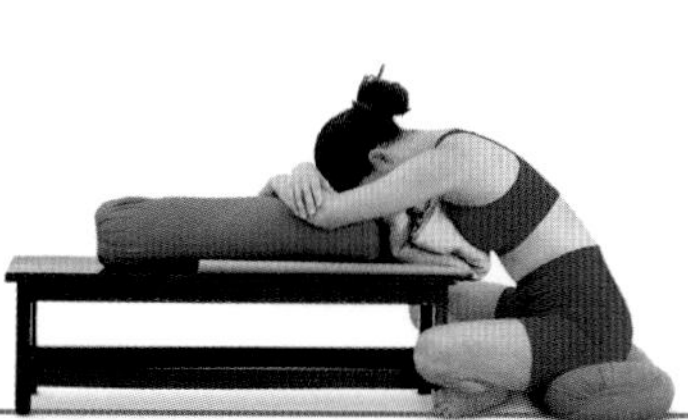

15 臉向下吉祥坐 頁222

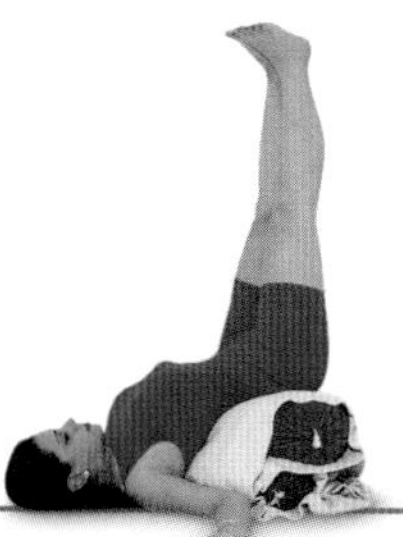

16 倒箭式 頁234

動脈阻塞

冠狀動脈阻塞時，流向心肌的血液便會減少。最終會造成心肌損傷，成為是心臟病發作的主要原因。常見症狀有心絞痛或胸痛（參見頁272）。

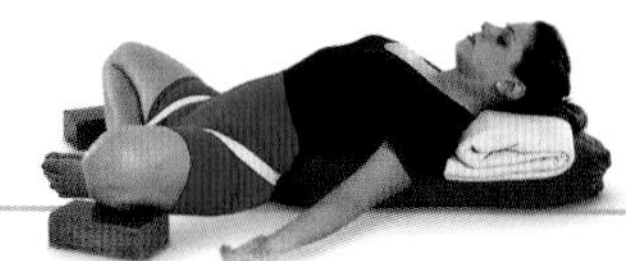

1 仰臥束角式 頁244

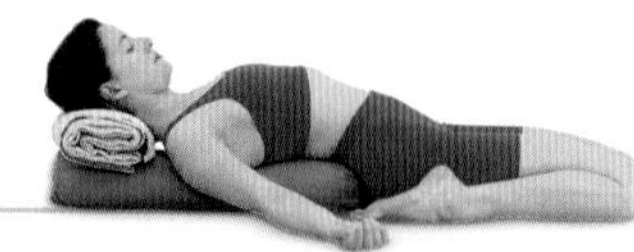

2 仰臥英雄式 頁246

3 橋式 頁237
4 半月式 頁196
5 側角伸展式 頁194
10 駱駝式 頁240
11 肩倒立式 頁230
12 橋式 頁237
13 倒箭式 頁234
1 攤屍式 頁248
2 仰臥束角式 頁244
3 仰臥英雄式 頁246
7 加強前屈伸展式 頁197
8 反向手杖式 頁239
9 駱駝式 頁240
10 頭倒立式 頁138

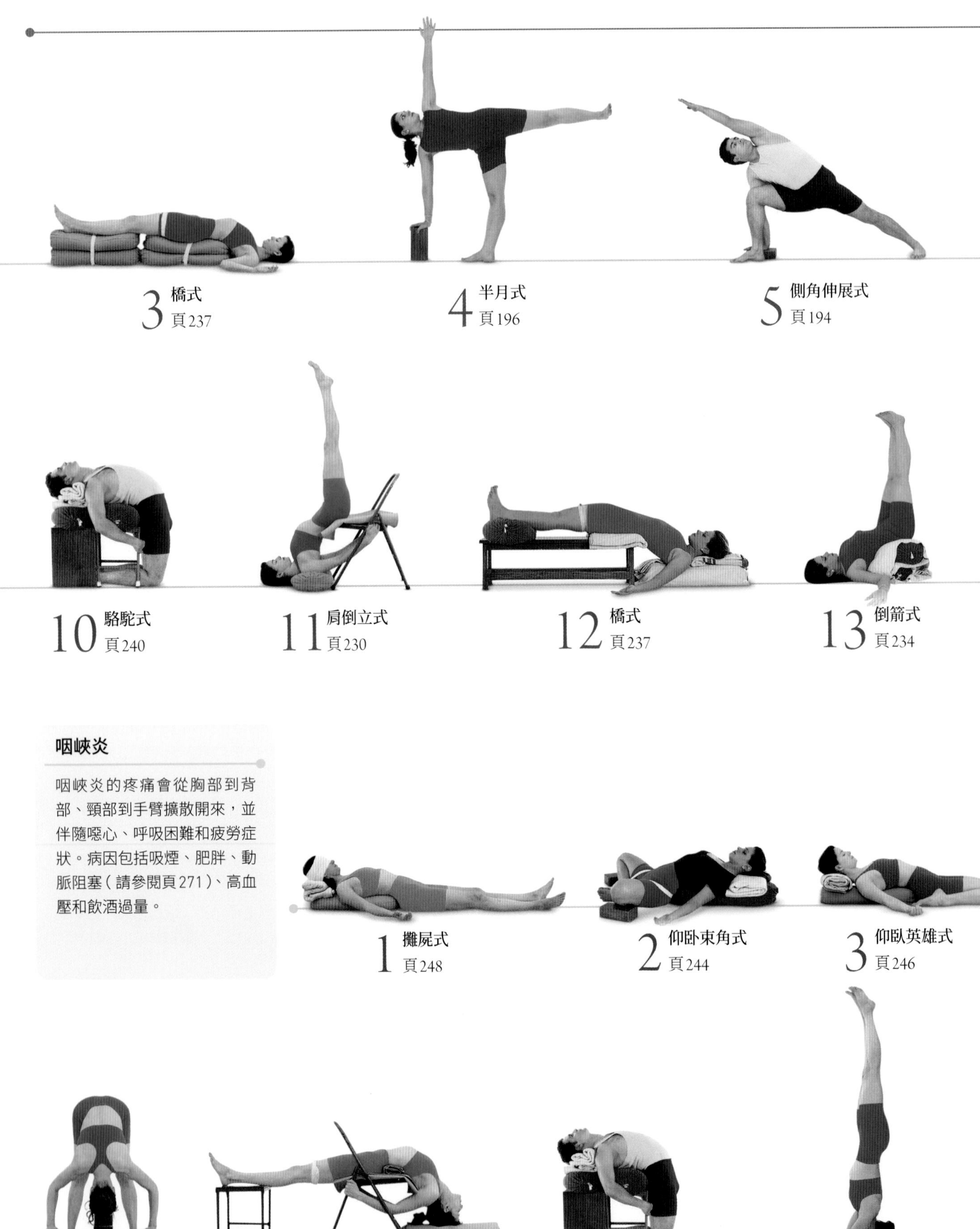

咽峽炎

咽峽炎的疼痛會從胸部到背部、頸部到手臂擴散開來，並伴隨噁心、呼吸困難和疲勞症狀。病因包括吸煙、肥胖、動脈阻塞（請參閱頁271）、高血壓和飲酒過量。

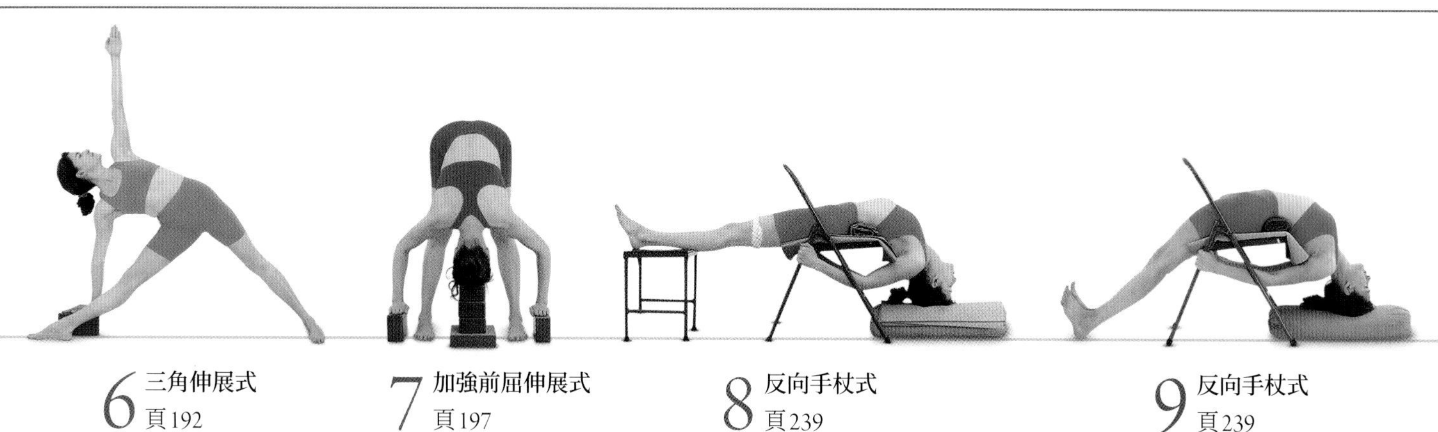

6 三角伸展式 頁192

7 加強前屈伸展式 頁197

8 反向手杖式 頁239

9 反向手杖式 頁239

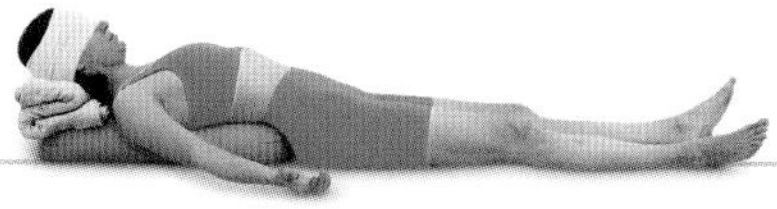

14 攤屍式 頁248

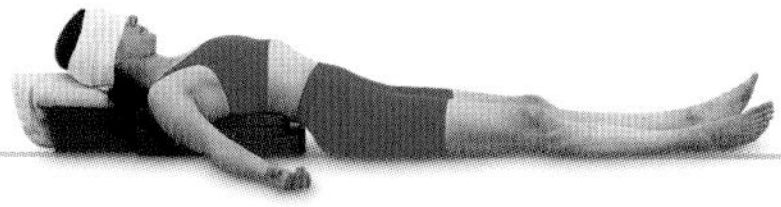

15 勝利呼吸法 頁254

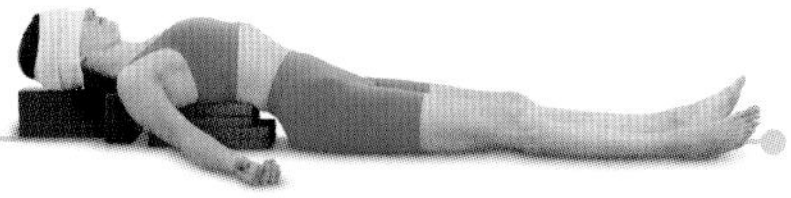

16 間斷呼吸法二 頁257

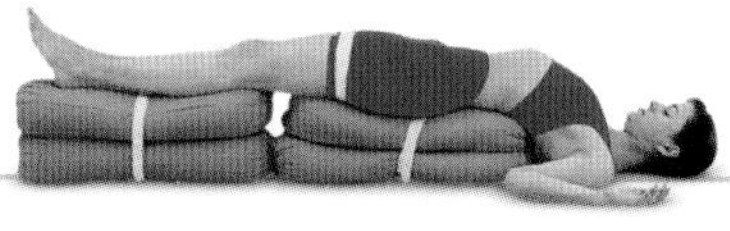

4 橋式 頁237

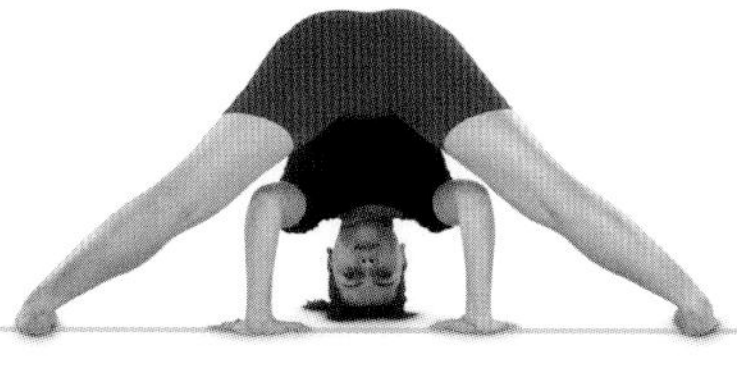

5 分腿前彎式 頁200

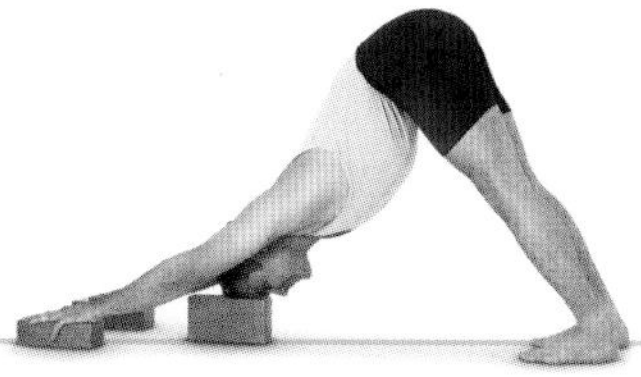

6 下犬式 頁202

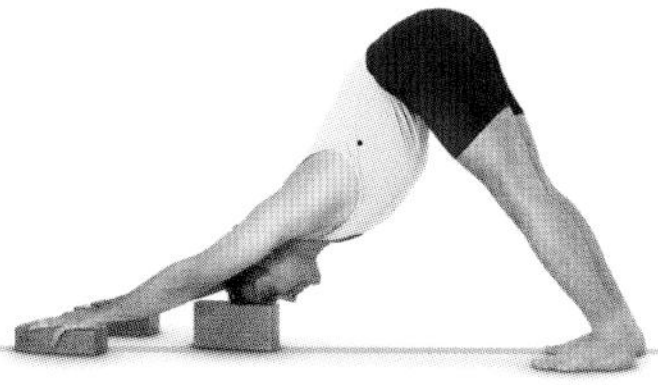

11 下犬式 頁202

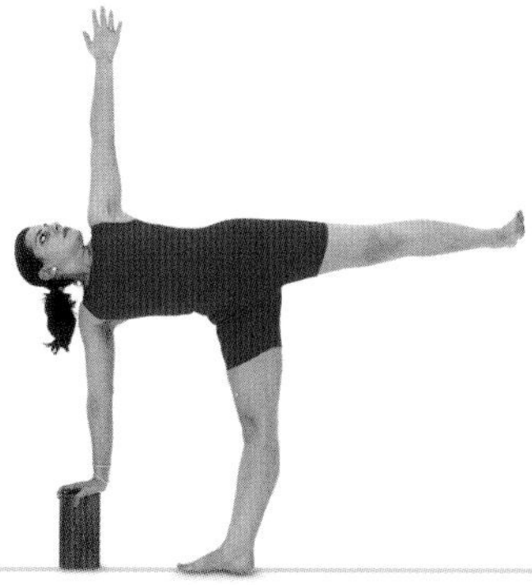

12 半月式 頁196

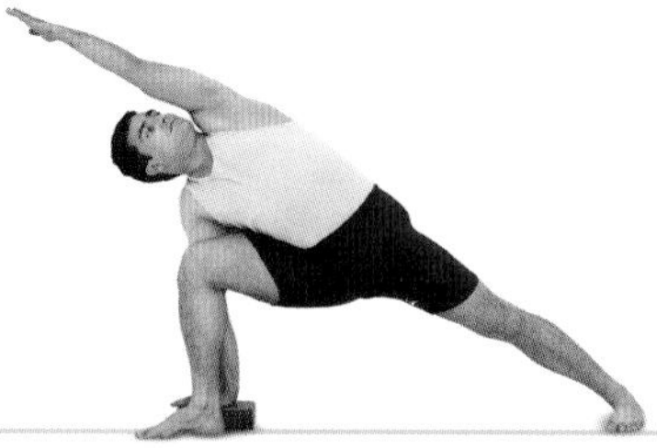

13 側角伸展式 頁194

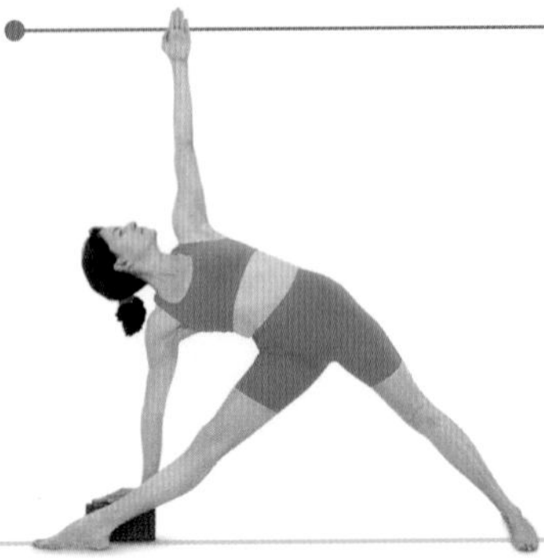

14 三角伸展式 頁192

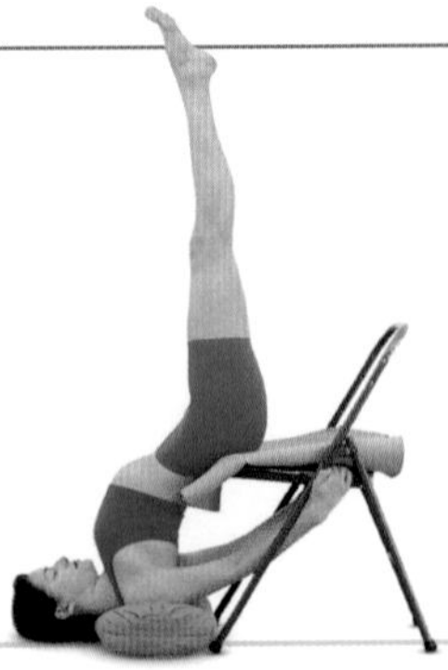

15 肩倒立式 頁230

16 犁式 頁232

21 橋式 頁237

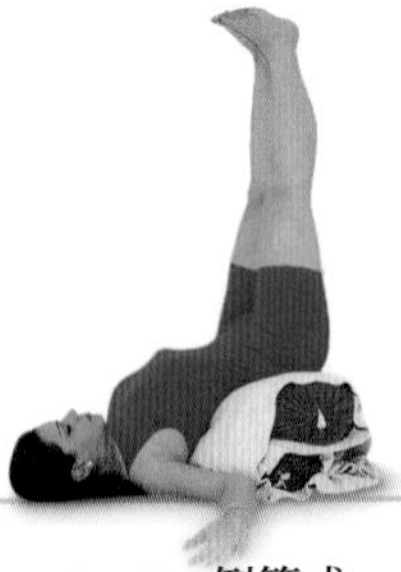

22 倒箭式 頁234

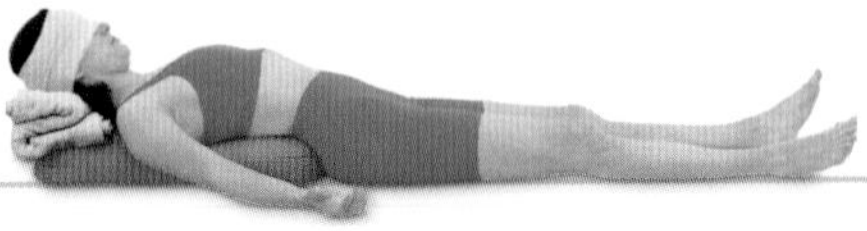

23 攤屍式 頁248

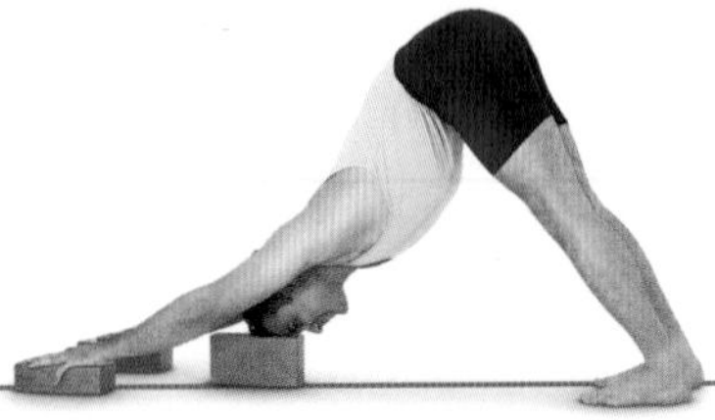

4 下犬式 頁202

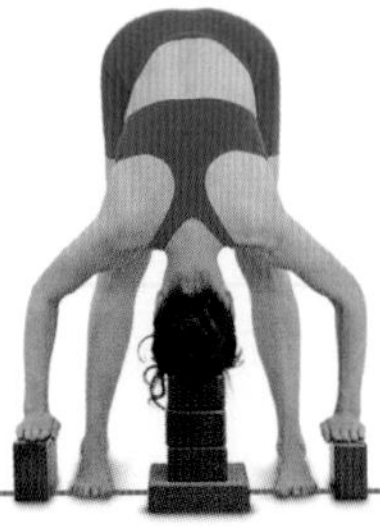

5 加強前屈伸展式 頁197

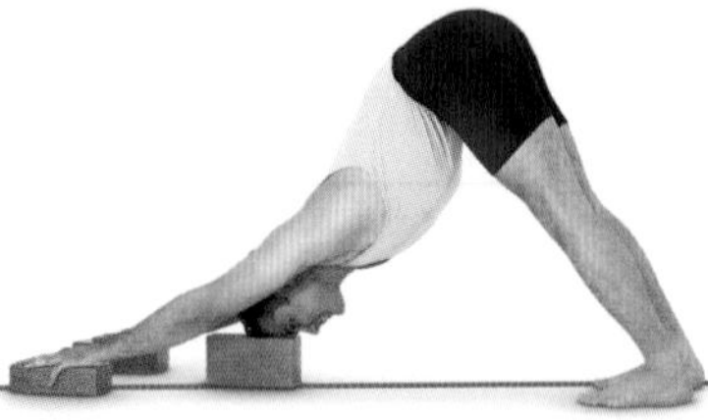

6 下犬式 頁202

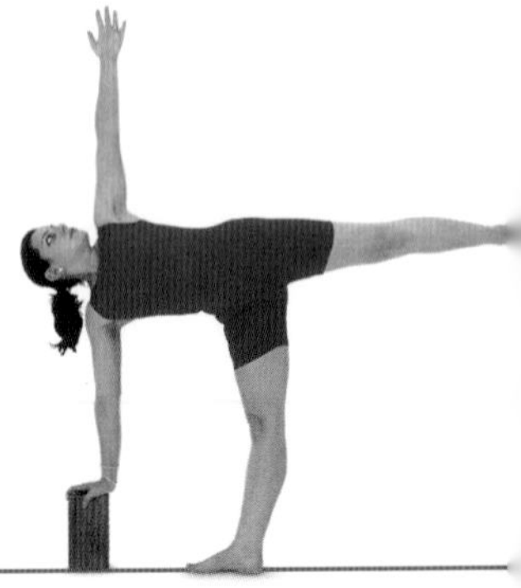

7 半月式 頁196

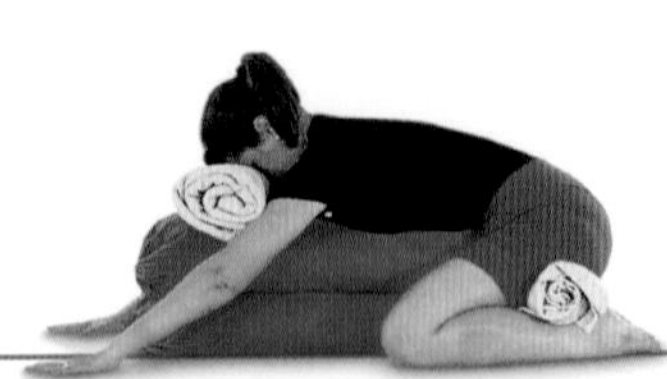

12 臉向下英雄式 頁221

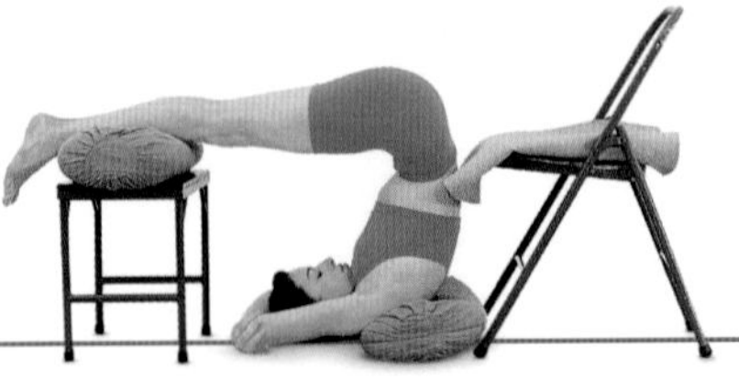

13 犁式 頁232

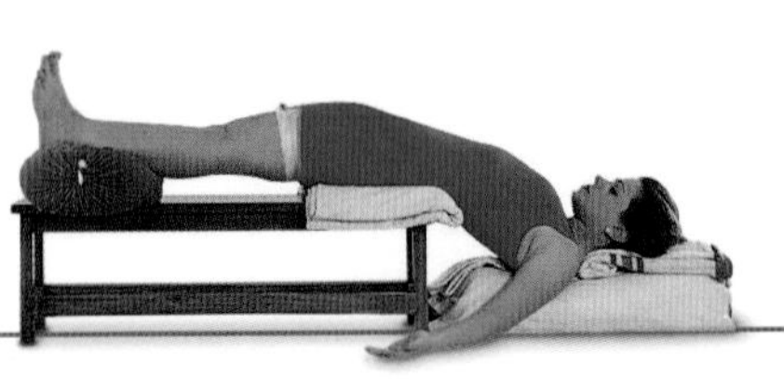

14 橋式 頁237

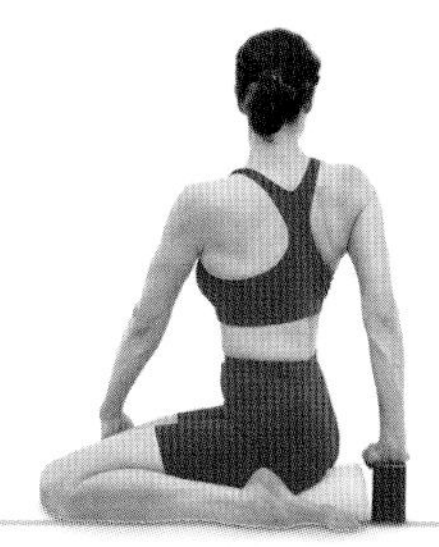

17 英雄坐姿扭轉式 頁228

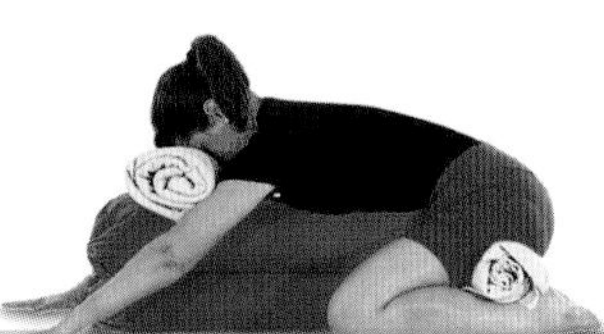

18 臉向下英雄式 頁221

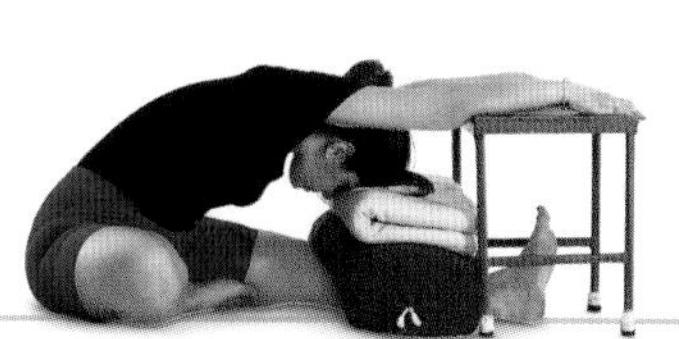

19 頭碰膝式 頁218

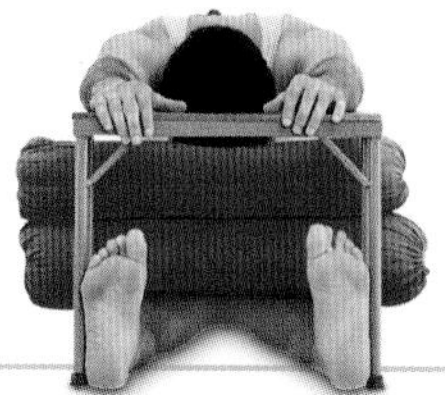

20 背部伸展式 頁216

心臟病

心肌的供血量不足會導致心肌梗塞或心臟病發，這通常是冠狀動脈阻塞所致（參見頁272）。

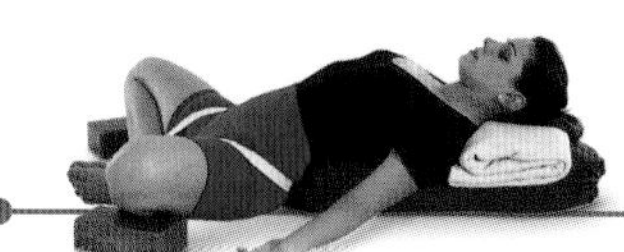

1 仰臥束角式 頁244

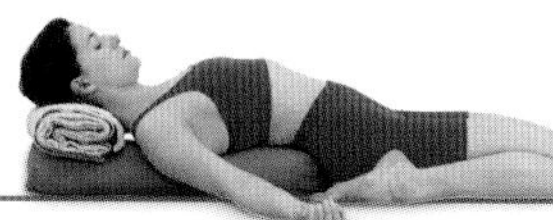

2 仰臥英雄式 頁246

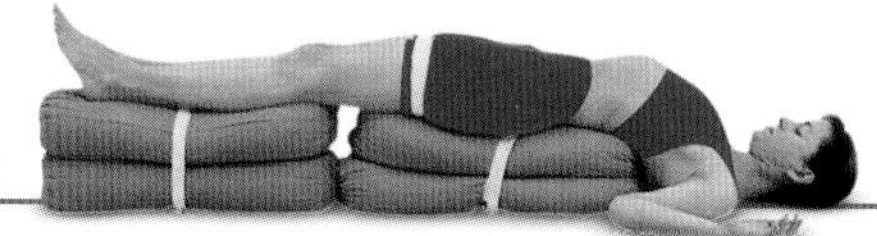

3 橋式 頁237

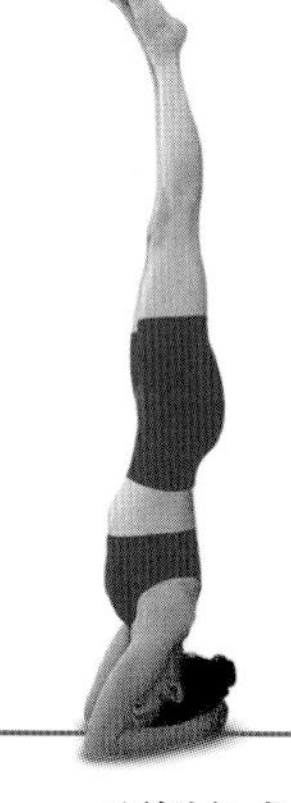

8 頭倒立式 頁138

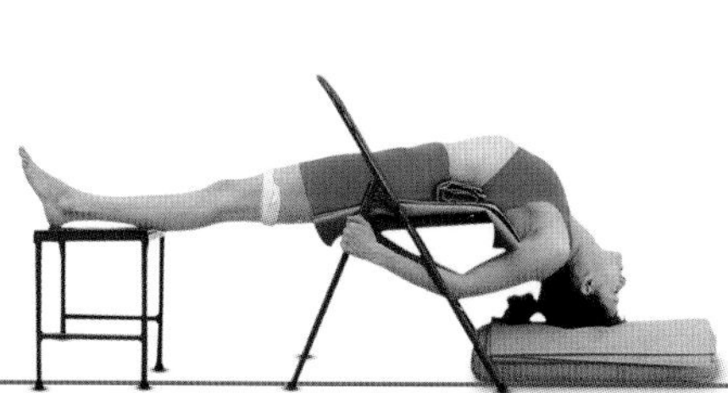

9 反向手杖式 頁239

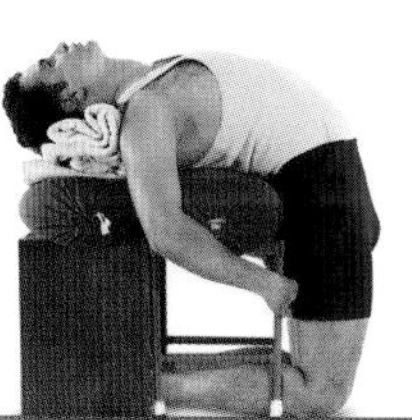

10 駱駝式 頁240

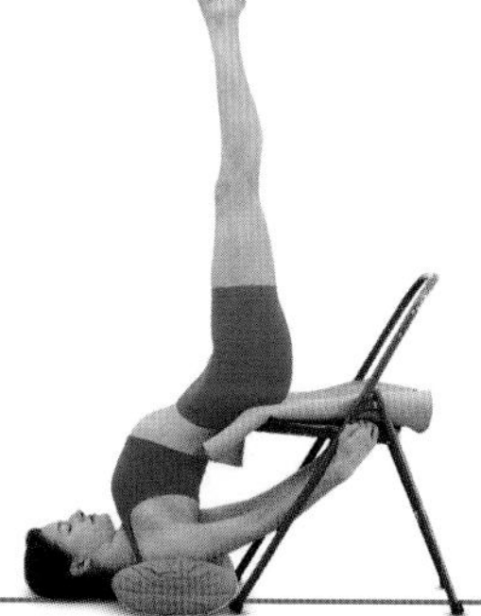

11 肩倒立式 頁230

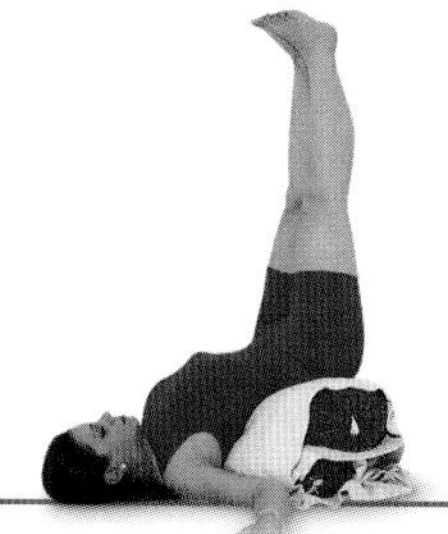

15 倒箭式 頁234

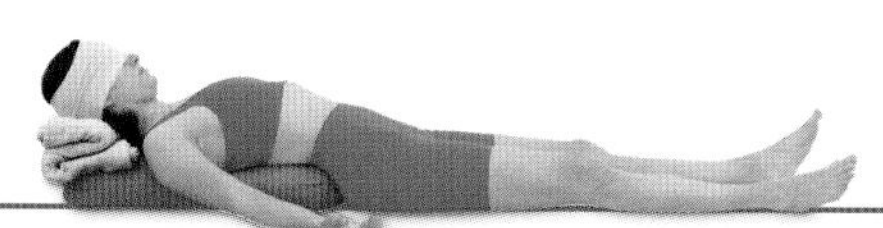

16 攤屍式 頁248

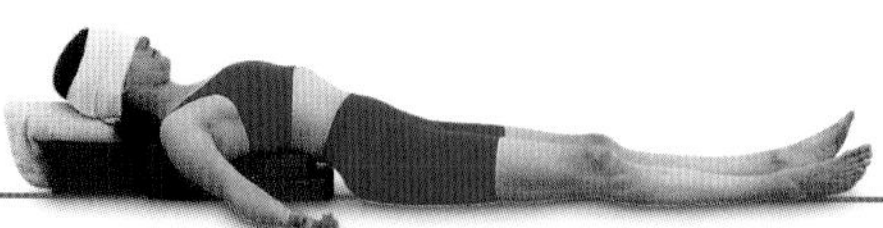

17 勝利呼吸法 頁254

呼吸系統

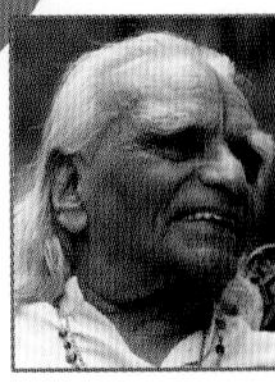

呼吸始於鼻子和咽喉的上呼吸道，接著，吸入的空氣會通過氣管和兩條主要支氣管，最後被引導到肺部。人體細胞中的二氧化碳則會通過肺部之後被呼出。定期練習這些推薦的瑜伽體位，對所有呼吸系統疾病都十分有幫助。

感冒

感冒通常是包含鼻子與喉嚨的上呼吸道周圍黏膜遭到病毒感染。最常見的症狀是鼻塞和鼻涕、鼻竇炎、喉嚨痛、打噴嚏、咳嗽和頭痛。

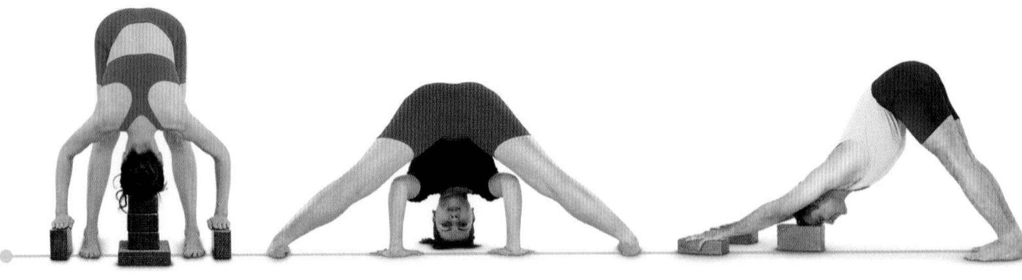

1 加強前屈伸展式 頁197

2 分腿前彎式 頁200

3 下犬式 頁202

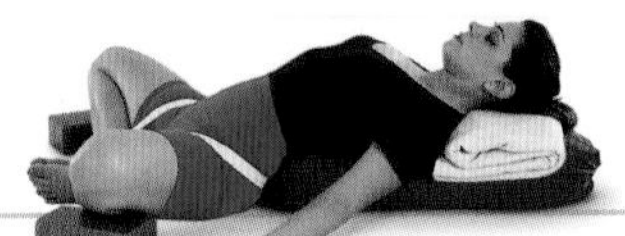

8 仰臥束角式 頁244

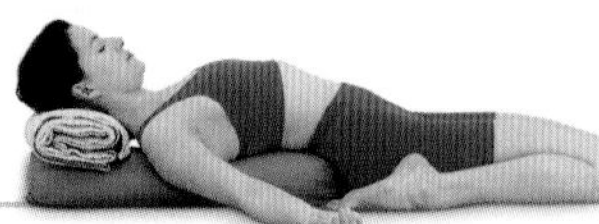

9 仰臥英雄式 頁246

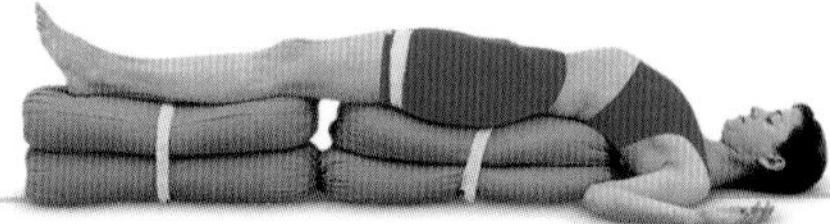

10 橋式 頁237

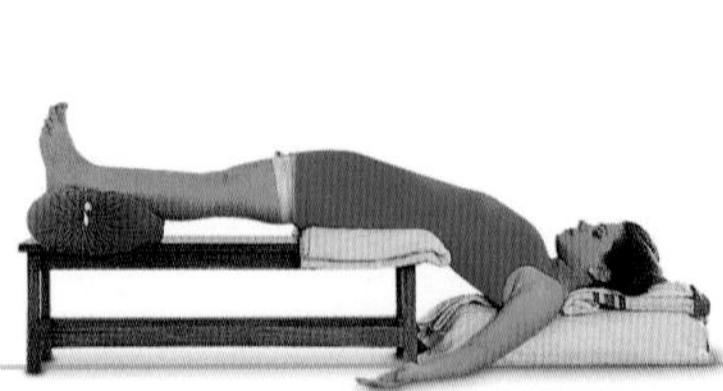

14 橋式 頁237

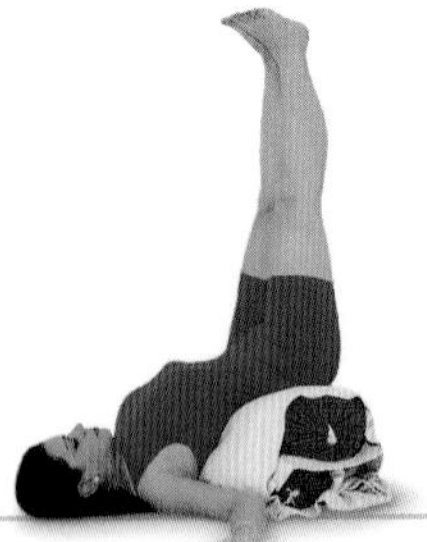

15 倒箭式 頁234

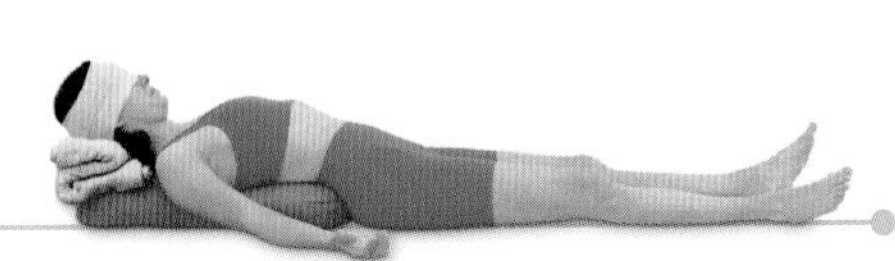

16 間斷呼吸法二／攤屍式 頁257／頁248

「控制呼吸，便能控制紛雜的思緒。」

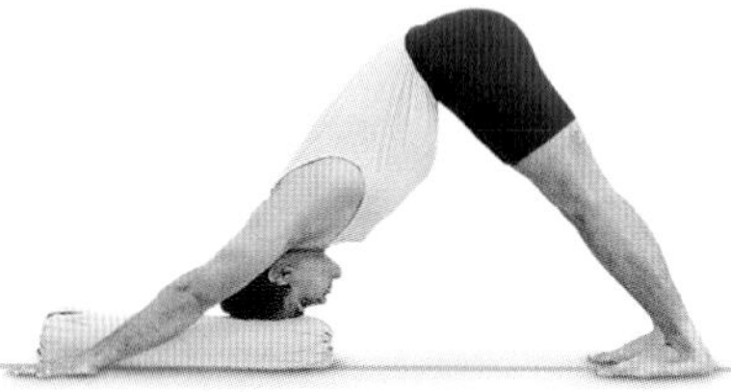

4 下犬式 頁204

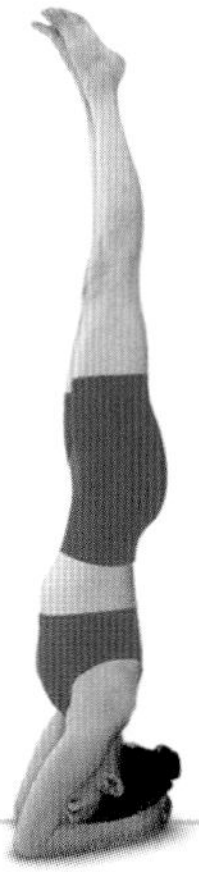

5 頭倒立式 頁138

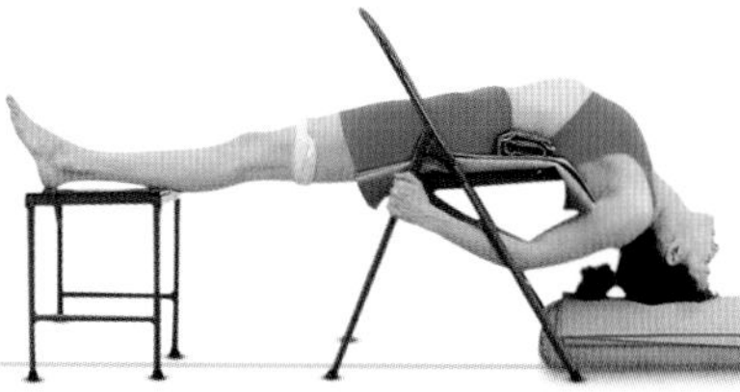

6 反向手杖式 頁239

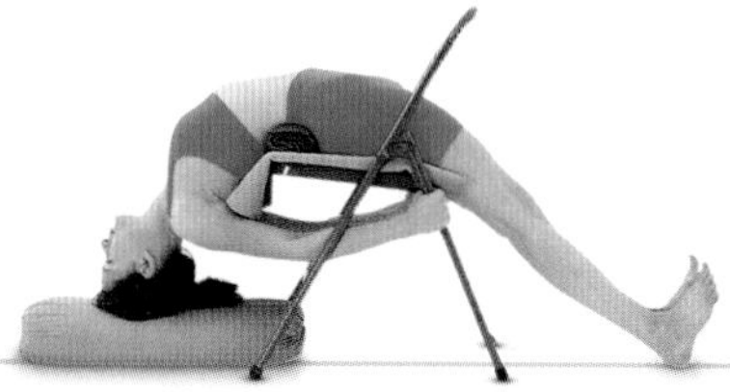

7 反向手杖式 頁239

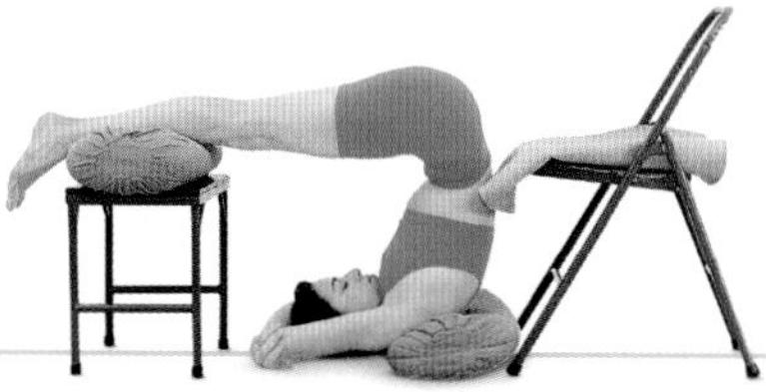

11 犁式 頁232

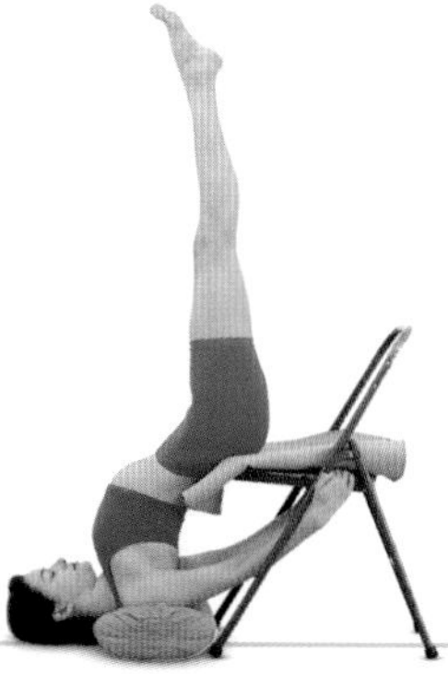

12 肩倒立式 頁230

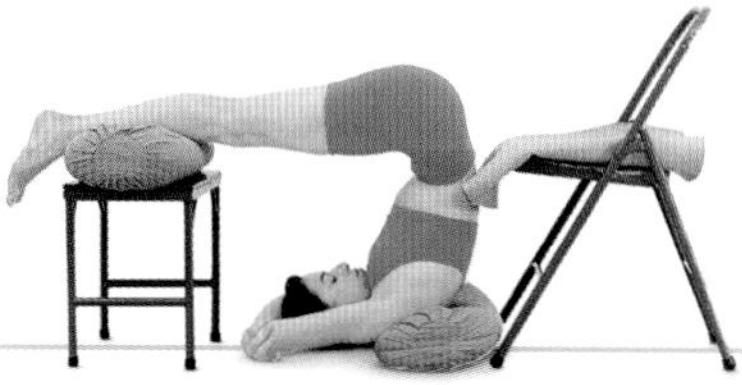

13 犁式 頁232

呼吸困難

呼吸困難是由於肺部的回彈力不足所致。空氣滯留在肺中，使肺膨脹，而橫膈膜受到擠壓。呼吸困難也會使胸腔受到損傷。

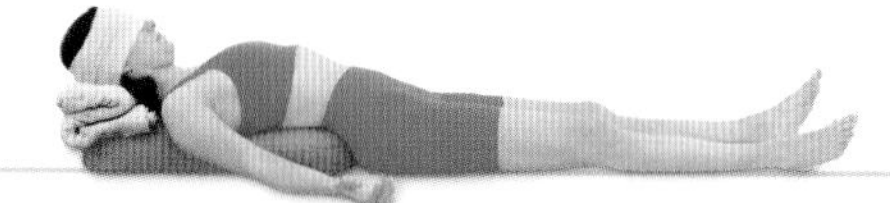

1 攤屍式 頁248

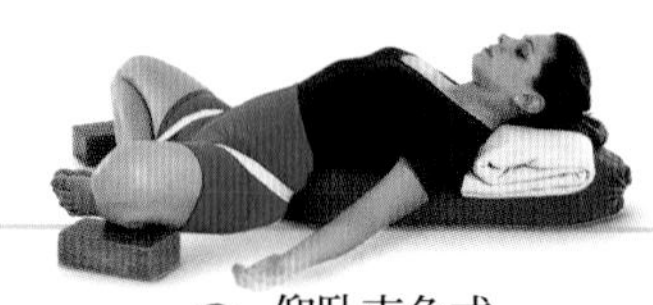

2 仰臥束角式 頁244

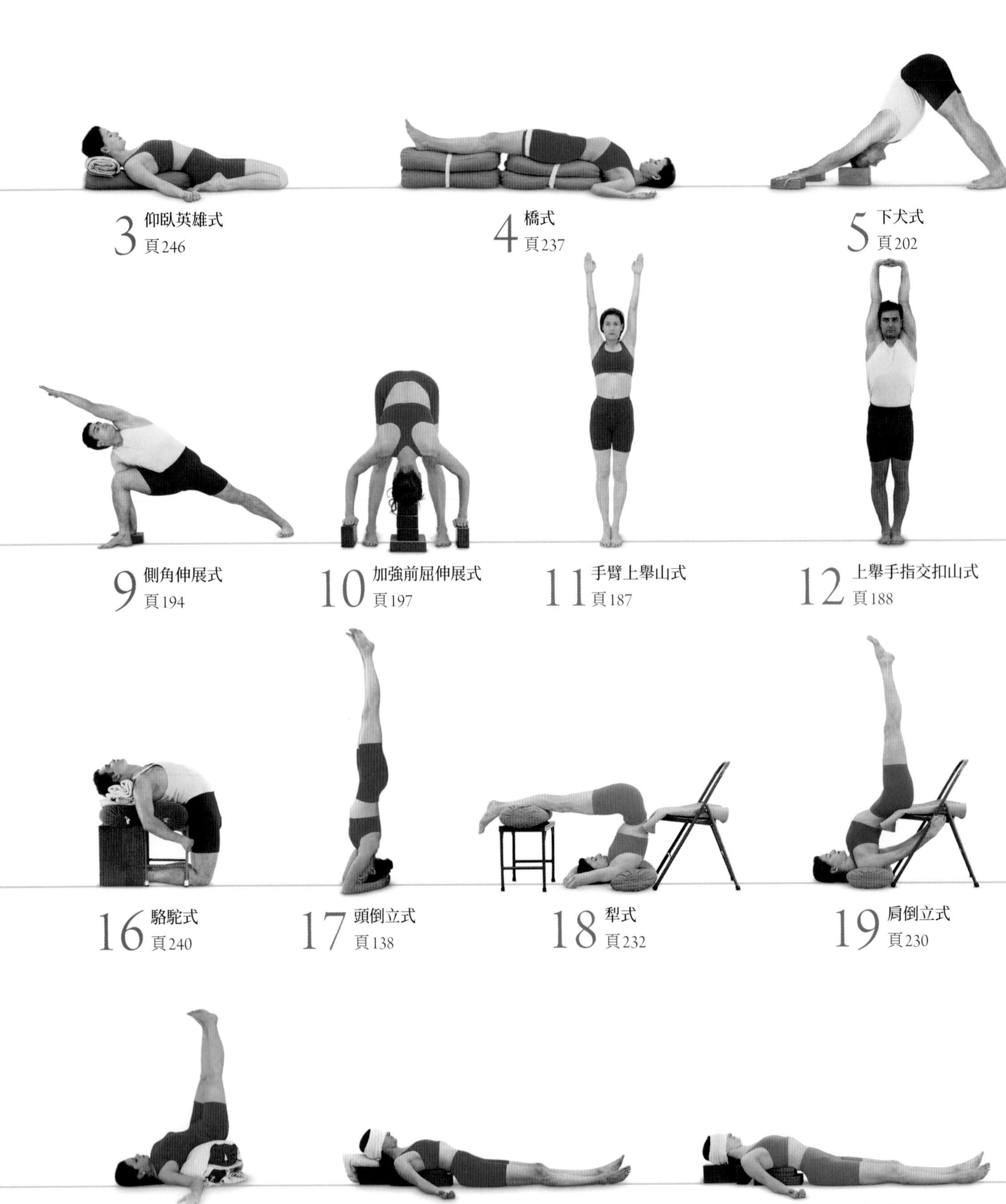

3 仰臥英雄式 頁246
4 橋式 頁237
5 下犬式 頁202
9 側角伸展式 頁194
10 加強前屈伸展式 頁197
11 手臂上舉山式 頁187
12 上舉手指交扣山式 頁188
16 駱駝式 頁240
17 頭倒立式 頁138
18 犁式 頁232
19 肩倒立式 頁230
24 倒箭式 頁234
25 勝利呼吸法 頁254
26 間斷呼吸法二 頁257

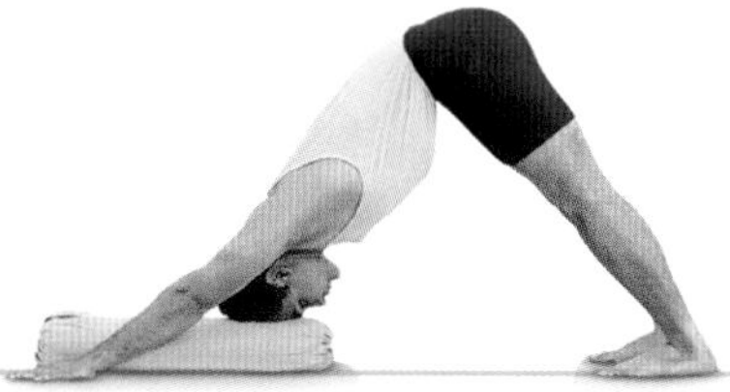

6 下犬式 頁204

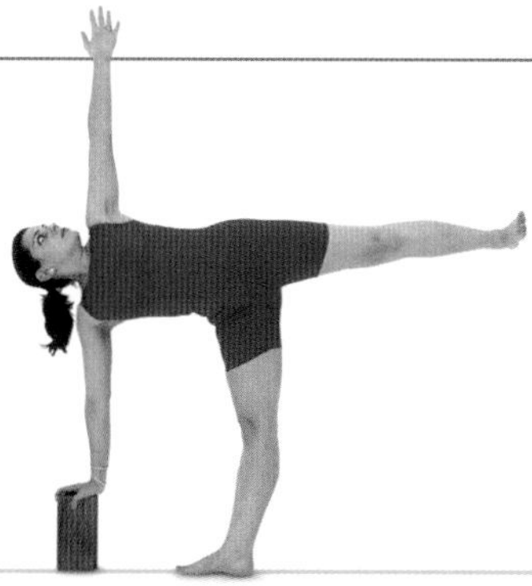

7 半月式 頁196

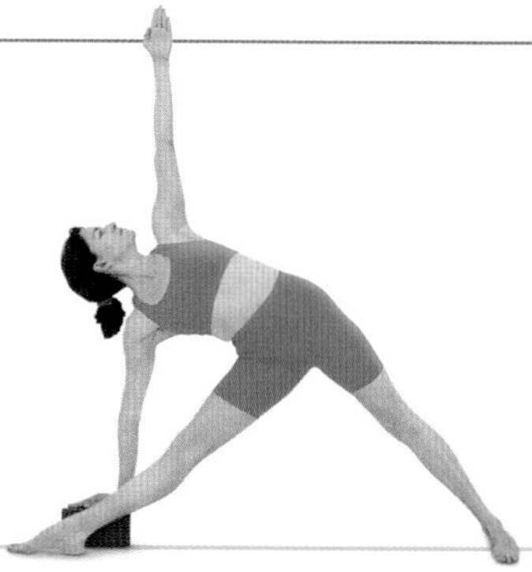

8 三角伸展式 頁192

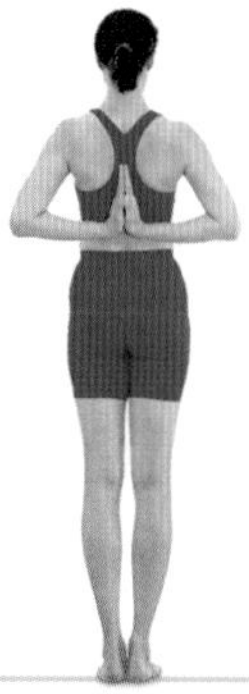

13 反轉祈禱式 頁109

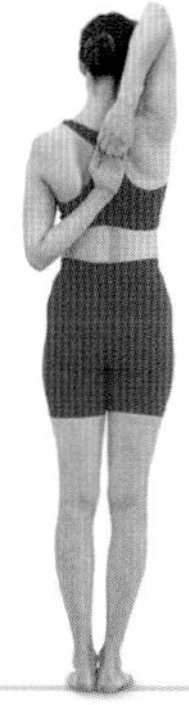

14 站姿牛面式 頁191

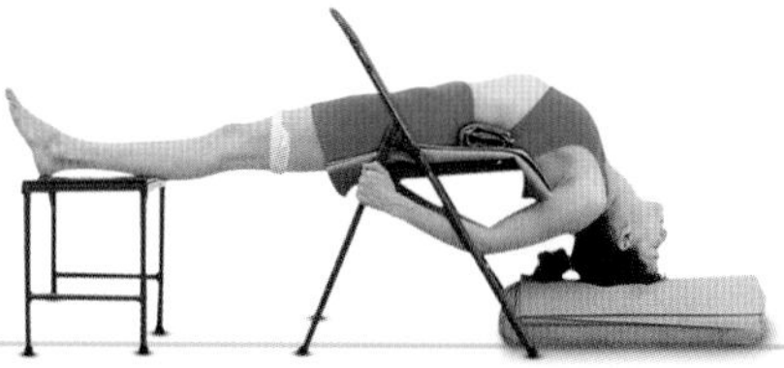

15 反向手杖式 頁239

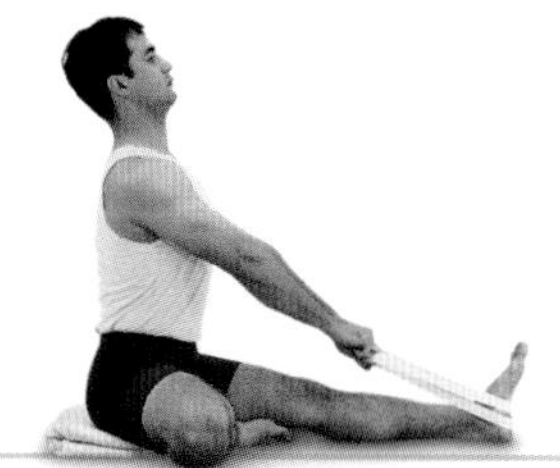

20 臉向上單腳屈膝式 頁207

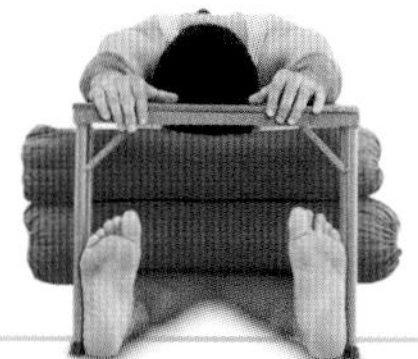

21 背部伸展式 頁216

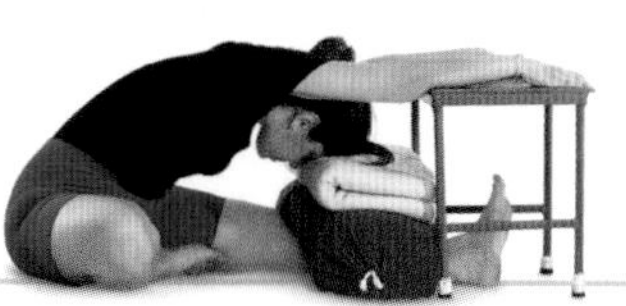

22 頭碰膝式 頁218

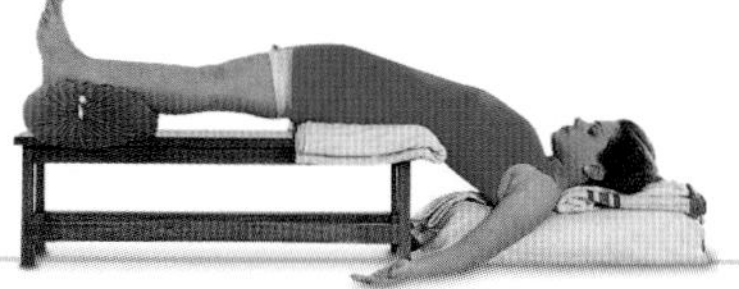

23 橋式 頁237

鼻竇炎

鼻竇炎是由鼻竇腔內的黏膜發炎或腫脹所引起的。常見的症狀包含鼻塞和鼻涕、頭痛，以及上顎、眼睛、臉頰或耳朵一帶疼痛。

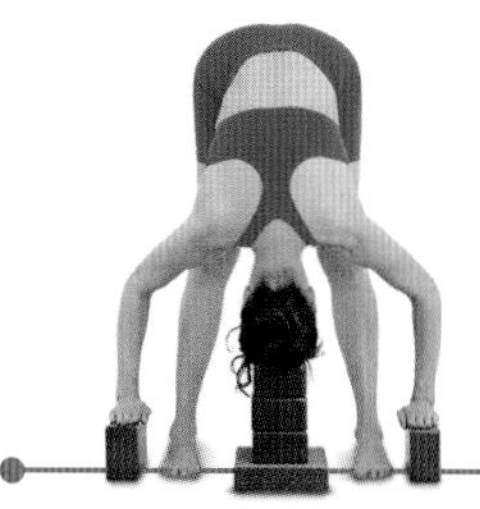

1 加強前屈伸展式 頁197

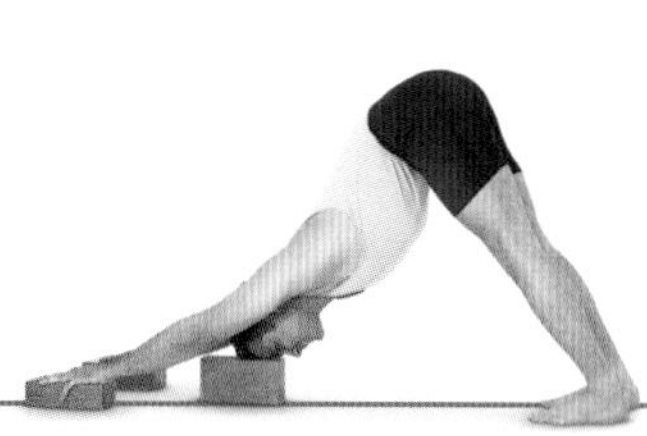

2 下犬式 頁202

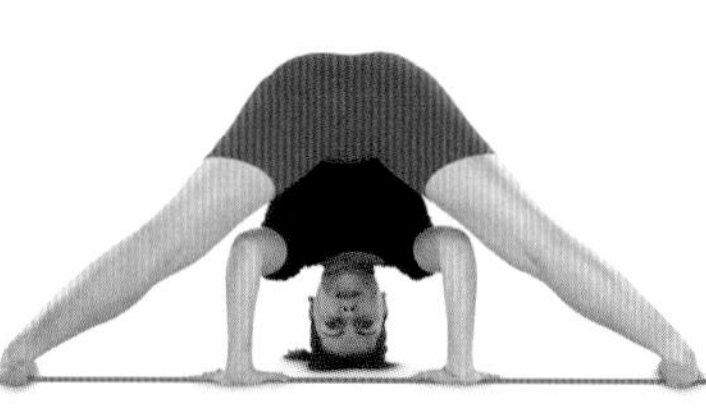

3 分腿前彎式 頁200

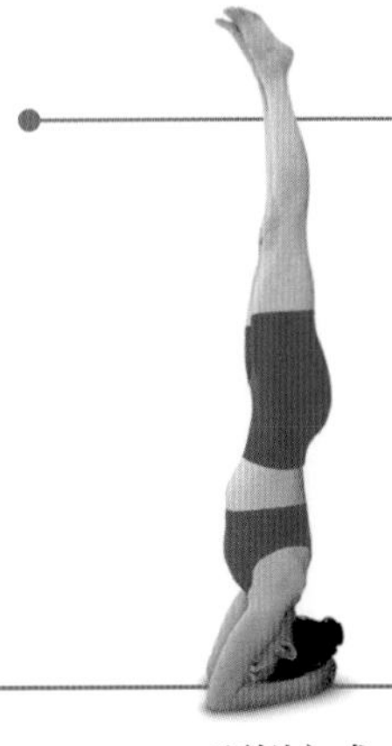
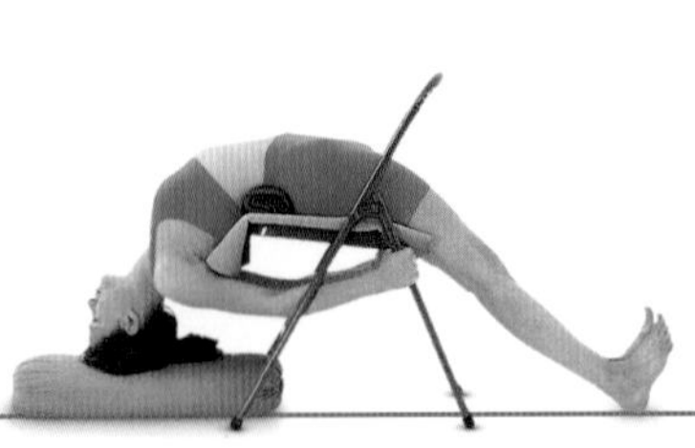
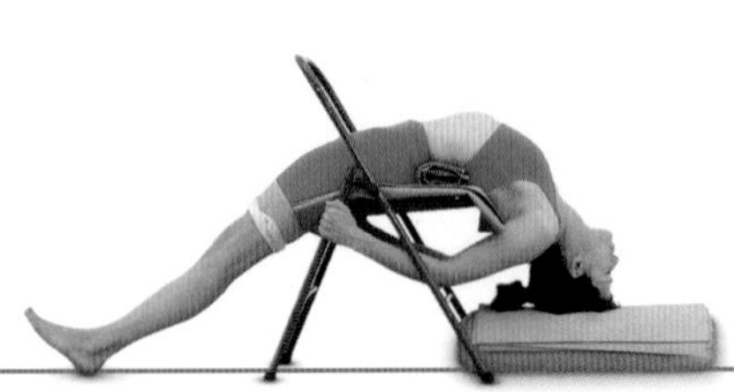
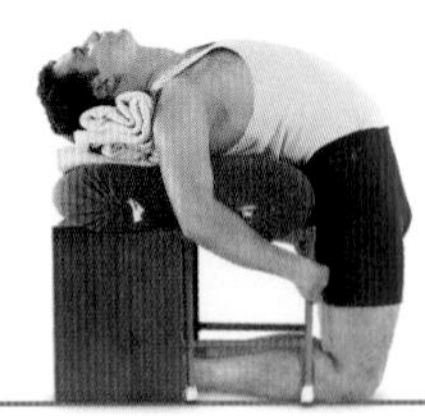

4 頭倒立式 頁138

5 反向手杖式 頁239

6 反向手杖式 頁238

7 駱駝式 頁240

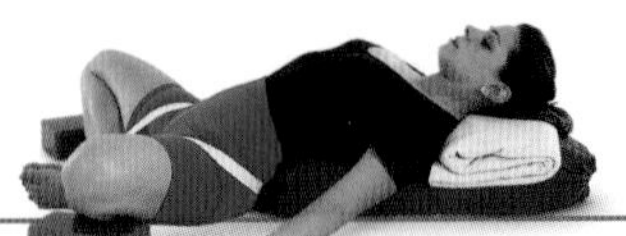
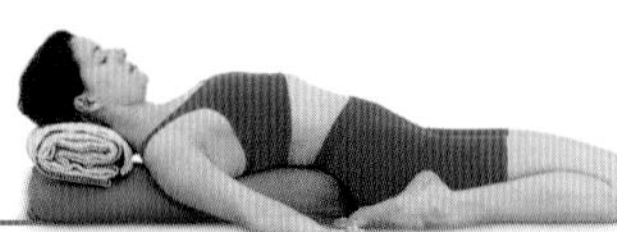
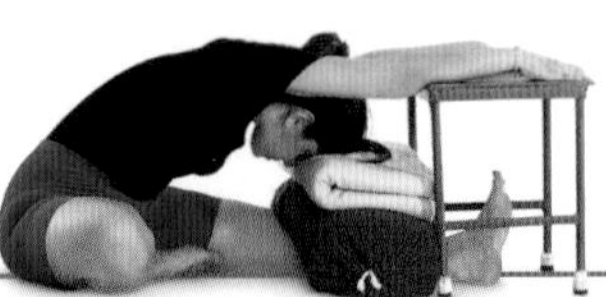

11 仰臥束角式 頁244

12 仰臥英雄式 頁246

13 頭碰膝式 頁218

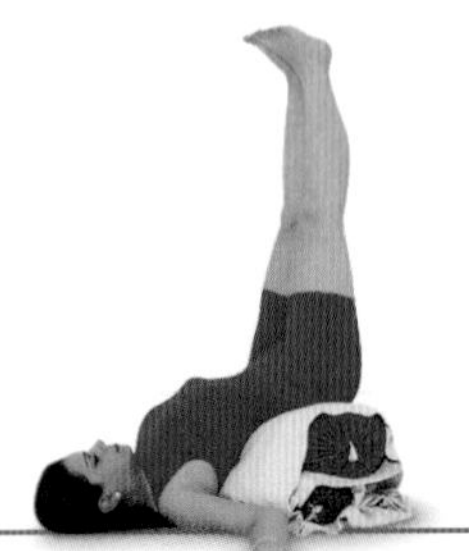
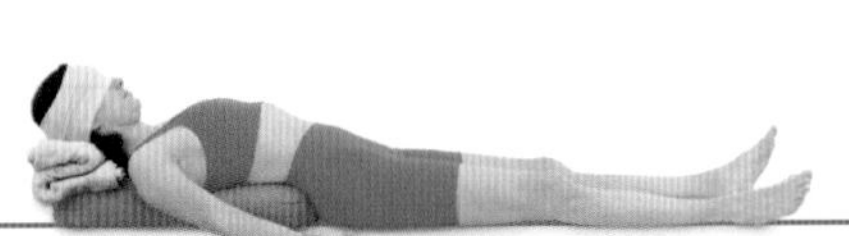
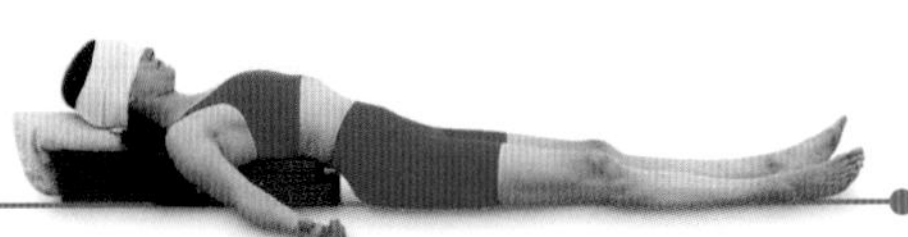

17 倒箭式 頁234

18 攤屍式 頁248

19 勝利呼吸法 頁254

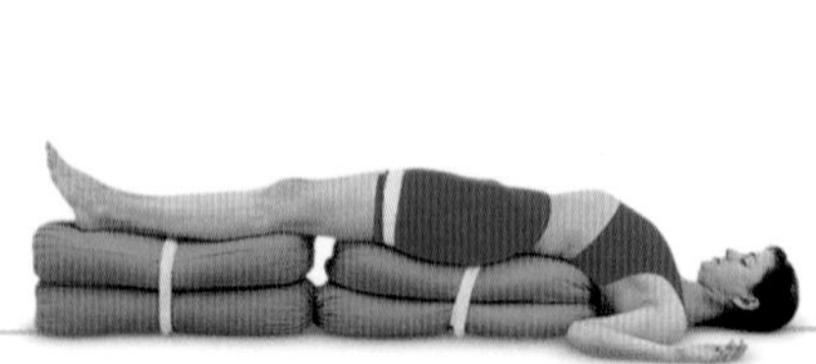
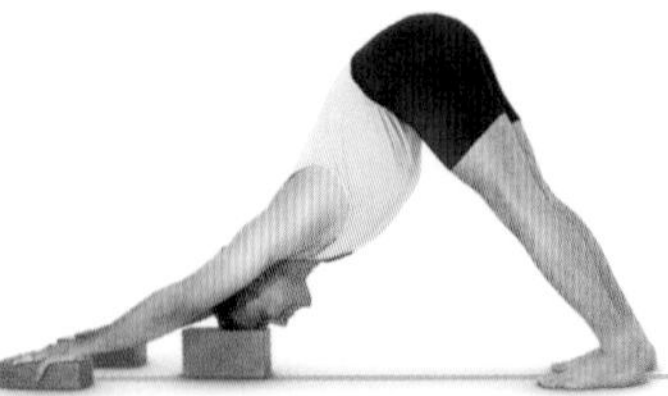
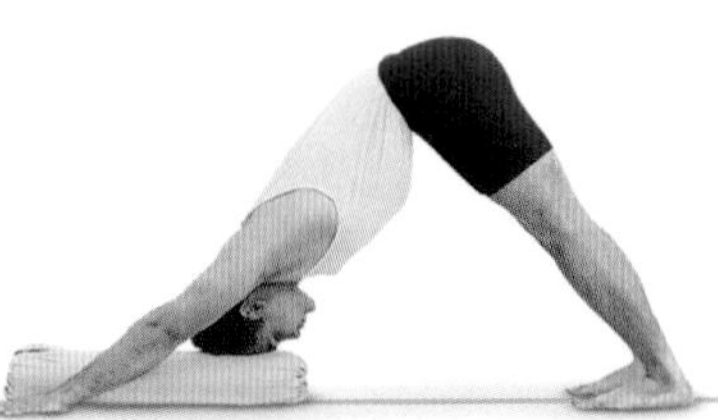

3 橋式 頁237

4 下犬式 頁202

5 下犬式 頁204

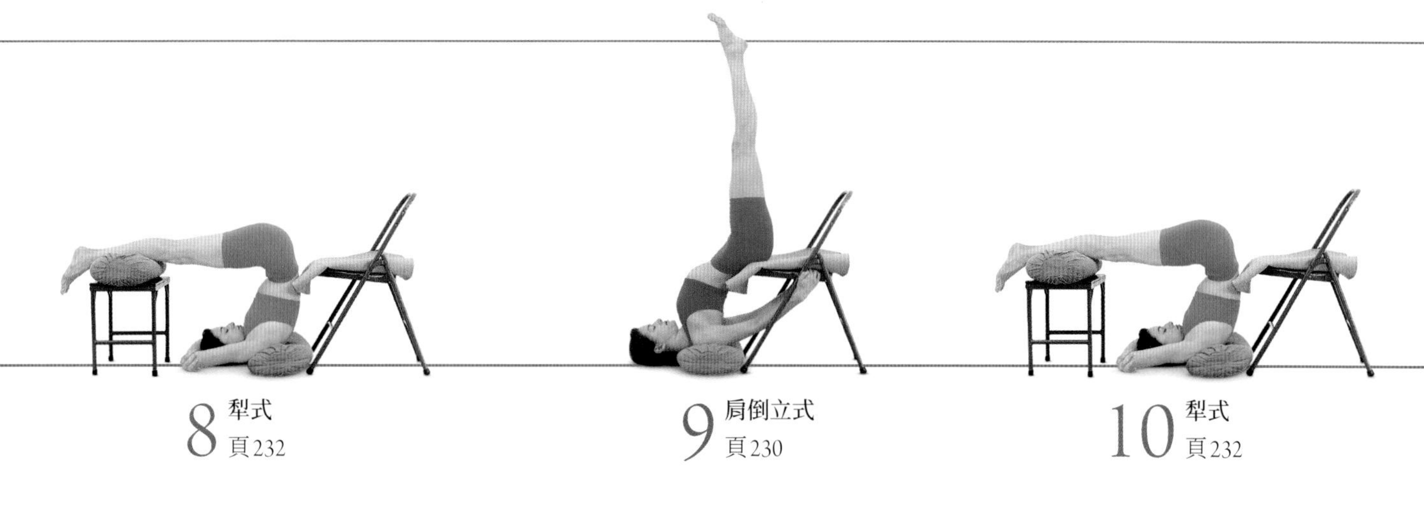

8 犁式 頁232

9 肩倒立式 頁230

10 犁式 頁232

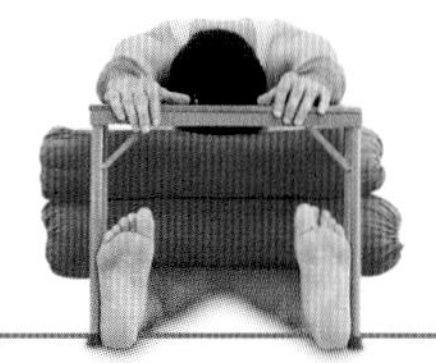

14 背部伸展式 頁216

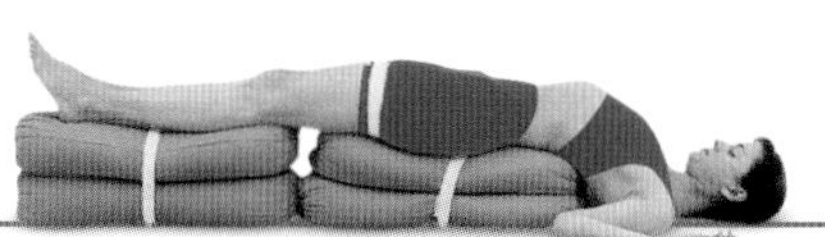

15 橋式 頁237

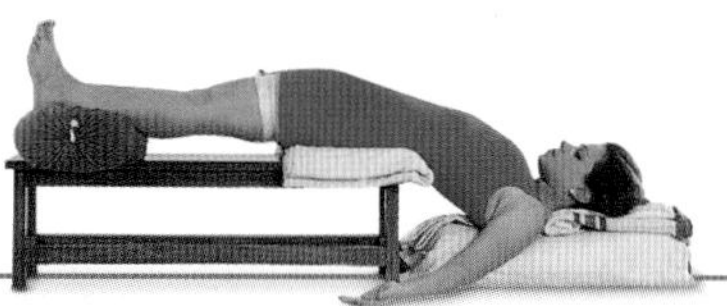

16 橋式 頁237

支氣管炎

支氣管是連結肺部與氣管的通道，支氣管炎就是通道中黏液過多或發炎。常見症狀是呼吸困難、喘氣和咳嗽。

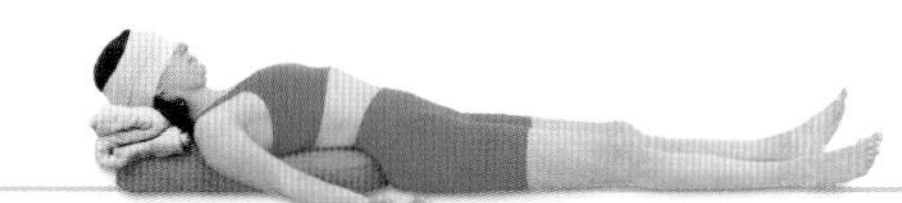

1 攤屍式 頁248

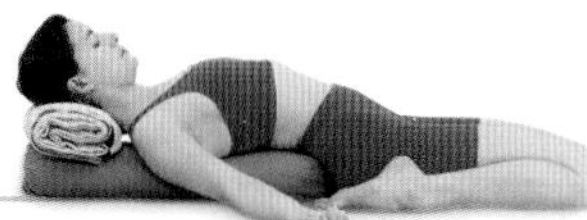

2 仰臥英雄式 頁246

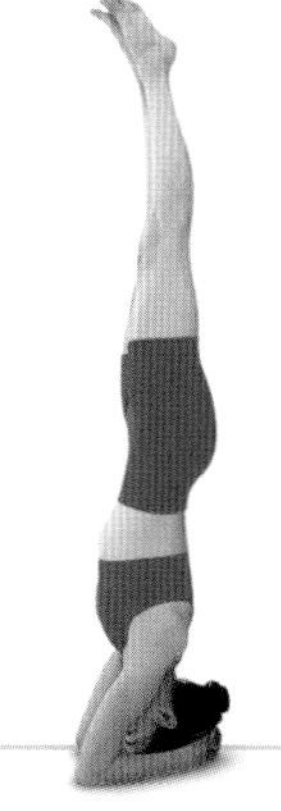

6 頭倒立式 頁138

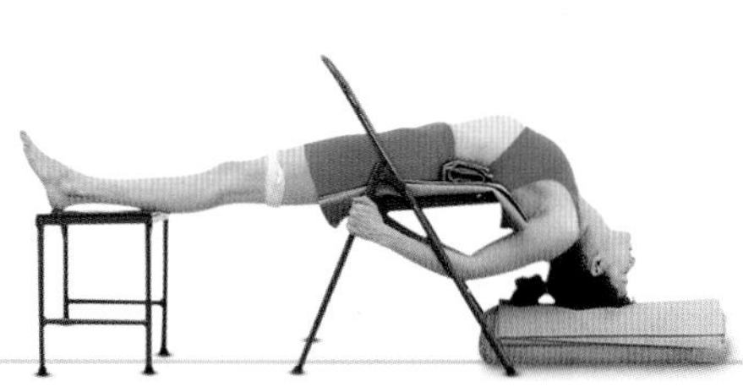

7 反向手杖式 頁239

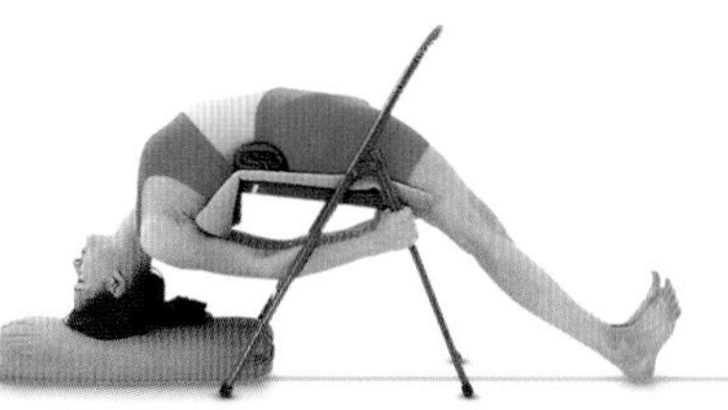

8 反向手杖式 頁239

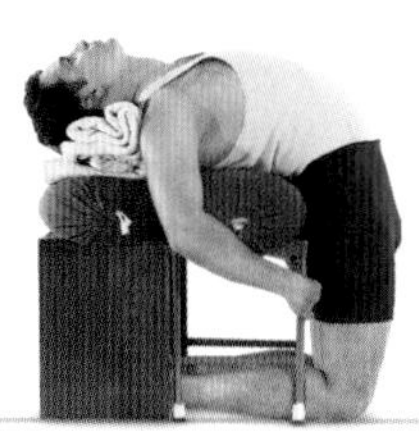

9 駱駝式 頁240

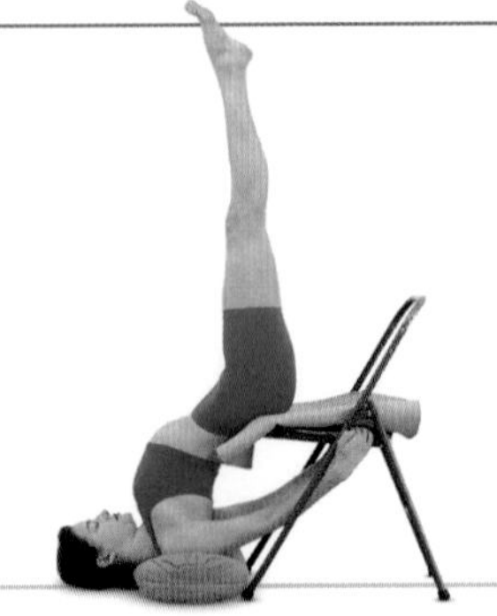

10 肩倒立式 頁230

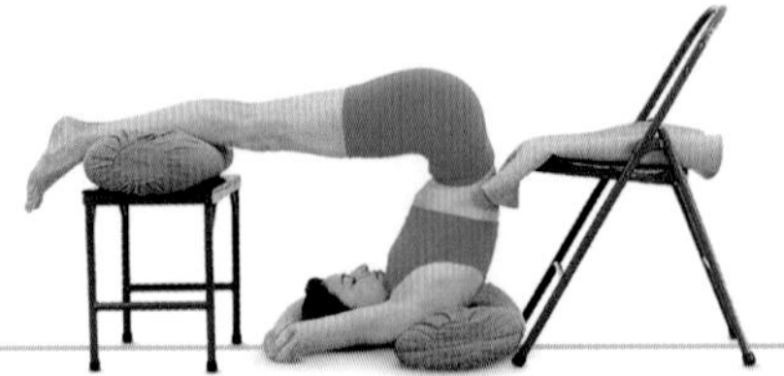

11 犁式 頁232

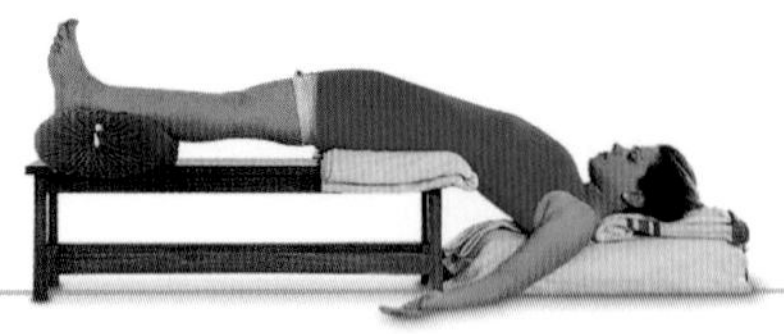

12 橋式 頁237

氣　喘

氣喘發作時肺部的氣道受到壓縮，導致胸悶、咳嗽、喘息和呼吸困難。氣道發炎有可能會轉變微慢性症狀。氣喘通常是由過敏或壓力所引起的。

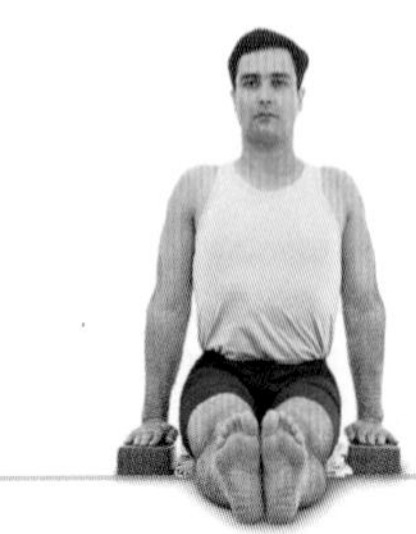

1 手杖式 頁205

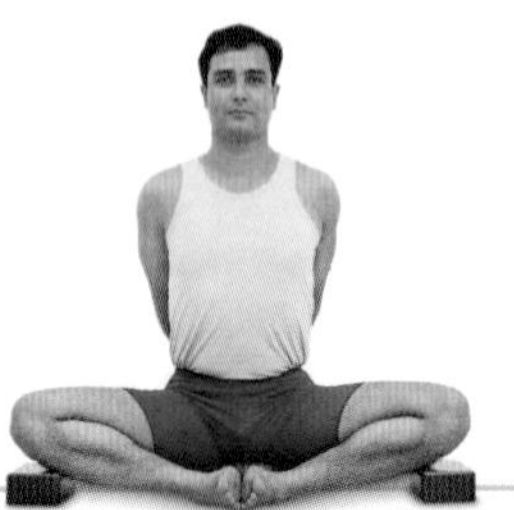

2 束角式 頁208

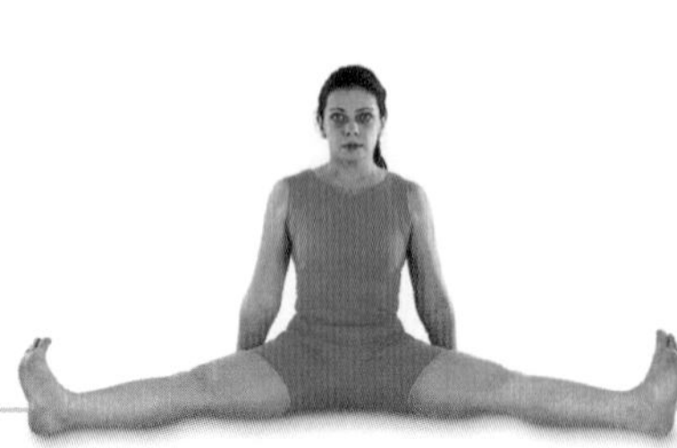

3 坐角式 頁213

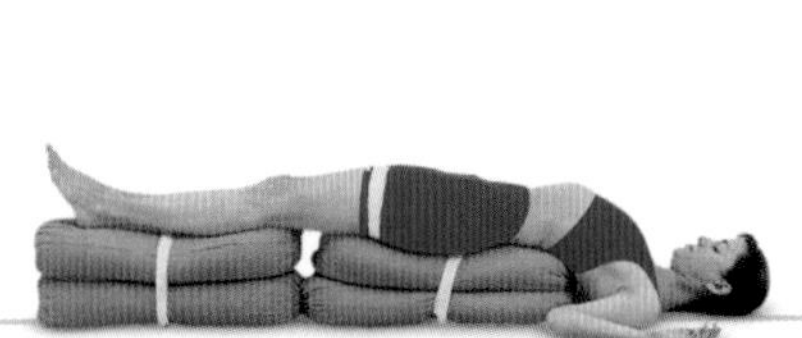

7 橋式 頁237

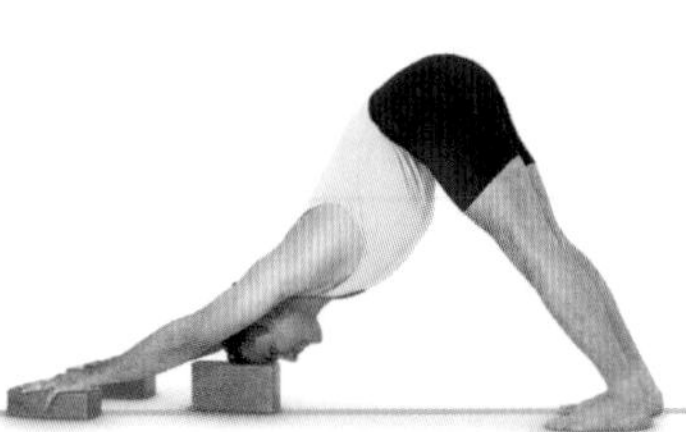

8 下犬式 頁202

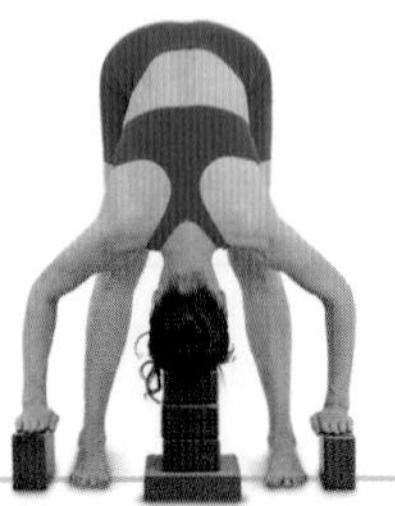

9 加強前屈伸展式 頁197

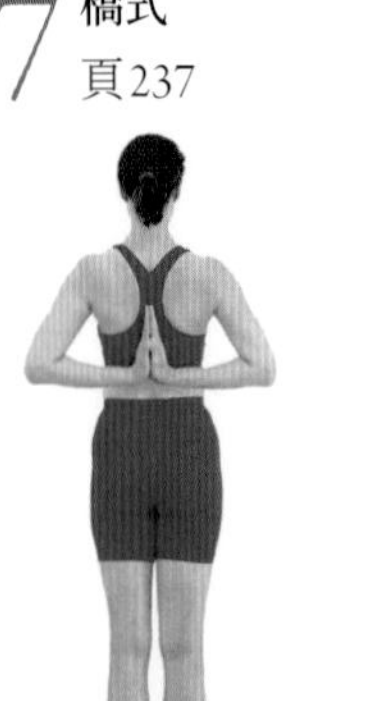

13 反轉祈禱式 頁190

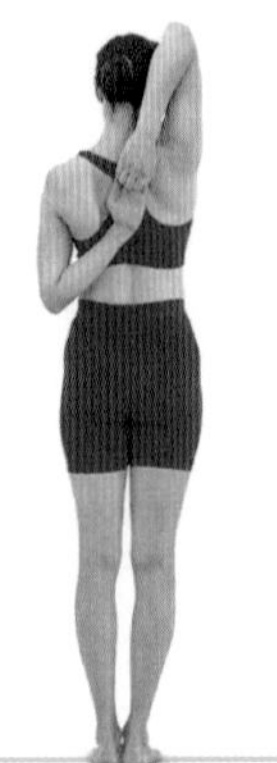

14 站姿牛面式 頁191

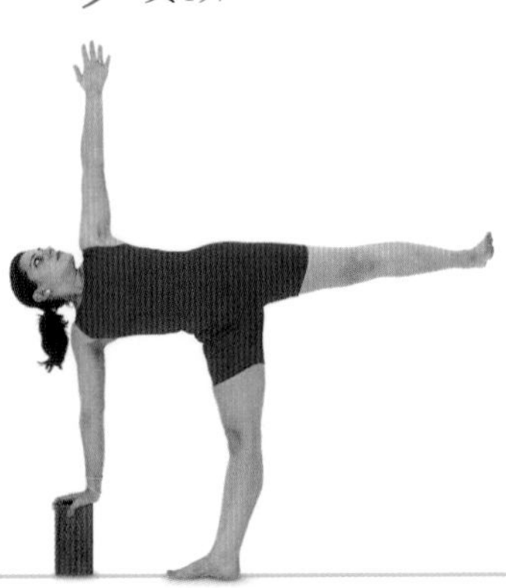

15 半月式 頁196

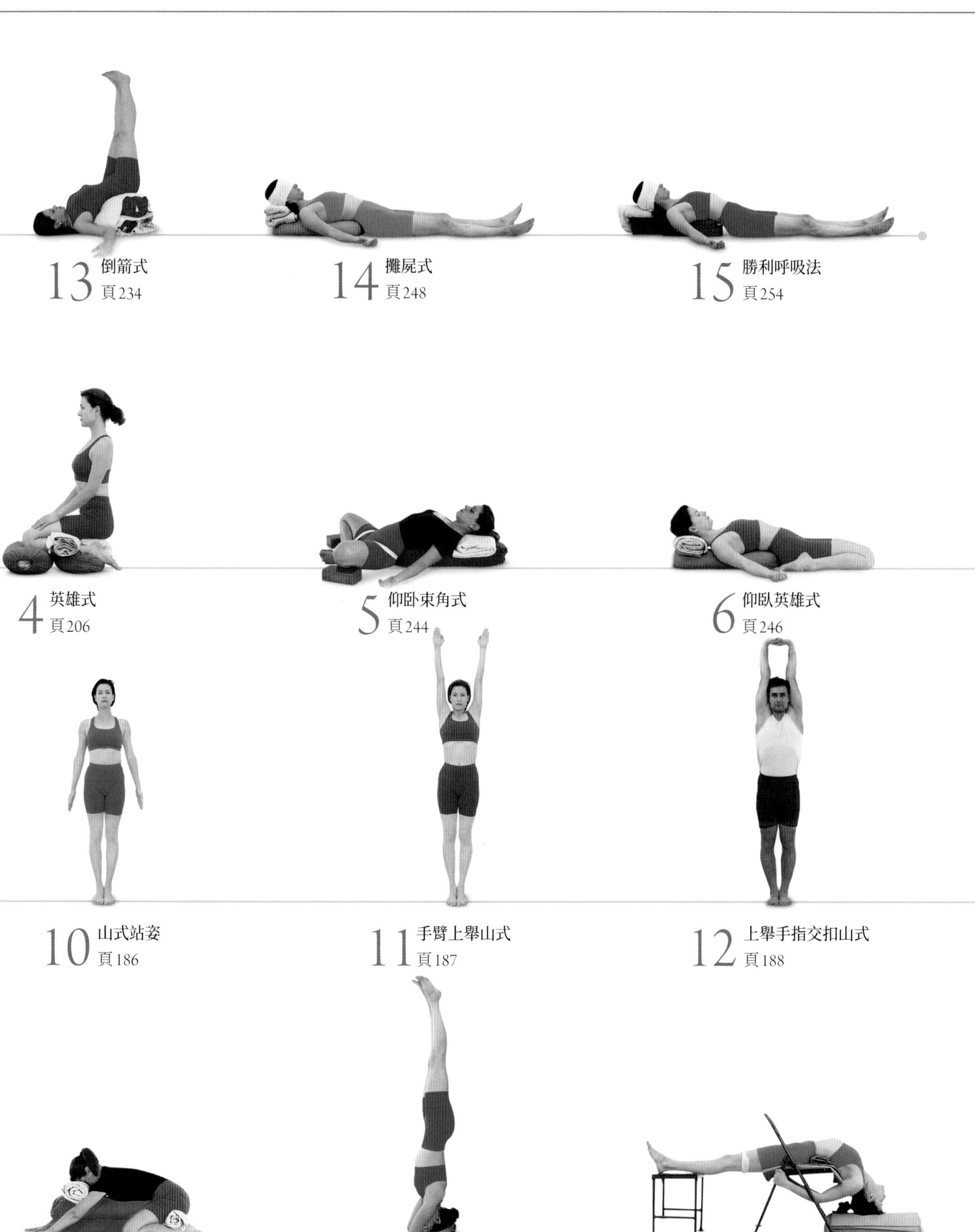
13 倒箭式 頁234
14 攤屍式 頁248
15 勝利呼吸法 頁254
4 英雄式 頁206
5 仰卧束角式 頁244
6 仰臥英雄式 頁246
10 山式站姿 頁186
11 手臂上舉山式 頁187
12 上舉手指交扣山式 頁188
16 臉向下英雄式 頁221
17 頭倒立式 頁138
18 反向手杖式 頁239

「恐懼和疲勞會阻礙心靈。

直面它們，就會獲得勇氣和信心。」

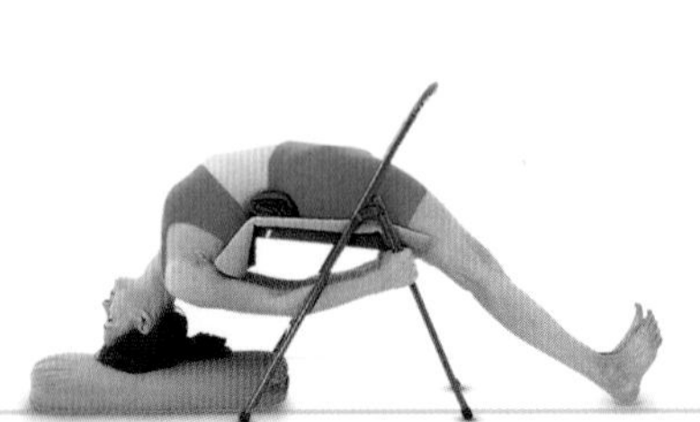

19 反向手杖式 頁239

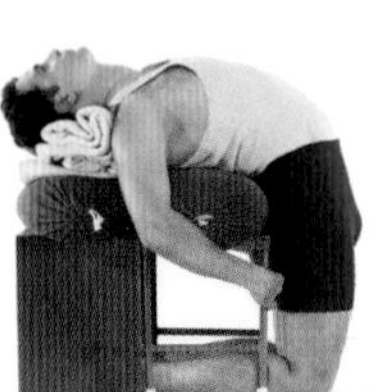

20 駱駝式 頁240

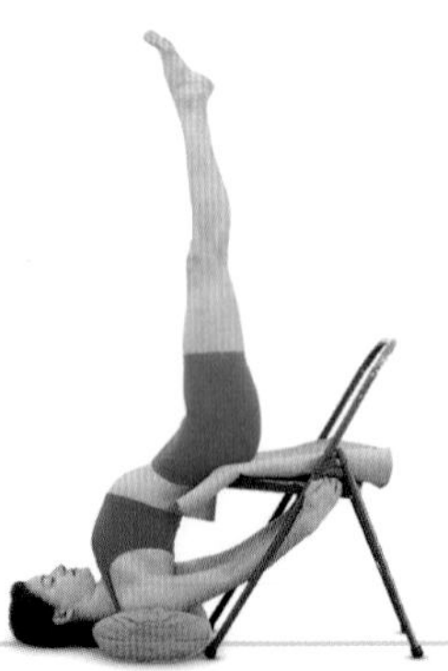

21 肩倒立式 頁230

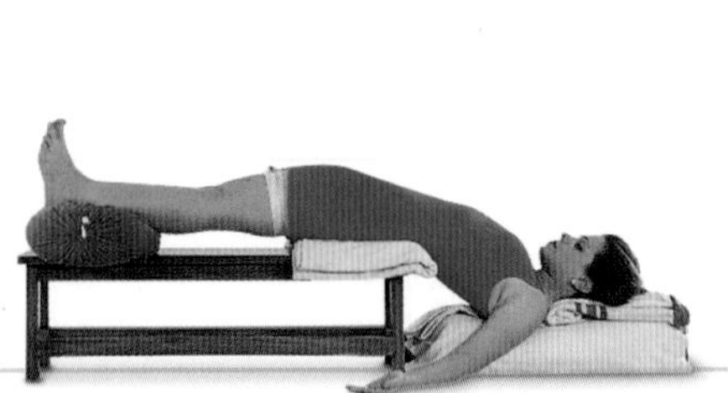

22 橋式 頁237

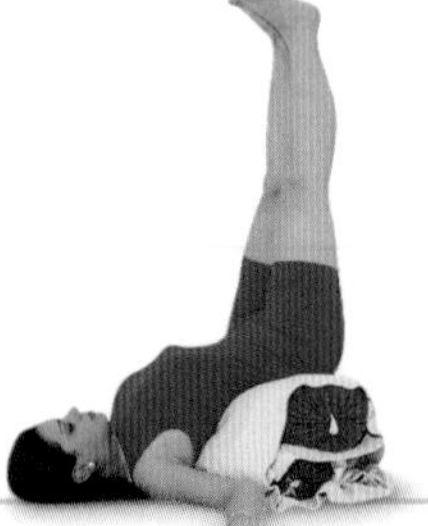

23 倒箭式 頁234

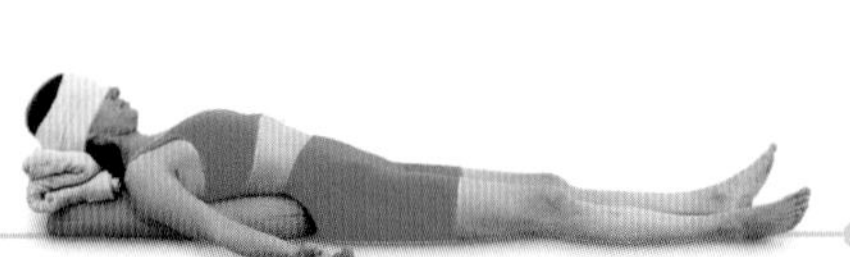

24 攤屍式 頁248

消化系統

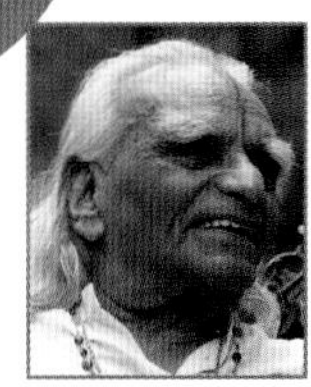

我們吃下去的所有食物，平均要在體內旅行大約11公尺（36英尺）的距離。食物會通過口腔、食道、大腸和小腸，與唾液以及胰臟、膽囊、肝臟的分泌物質相互作用，並被酵素和胃酸分解。在這段過程中，營養會被人體吸收。定期練習這些推薦的體位法，可以有效緩解消化系統疾病。

消化不良

消化不良時，通常上腹部會有間歇或慢性疼痛與不適，並且會膨脹。其他症狀還包括噁心、嘔吐、胃酸、脹氣，並會持續有飽脹感。

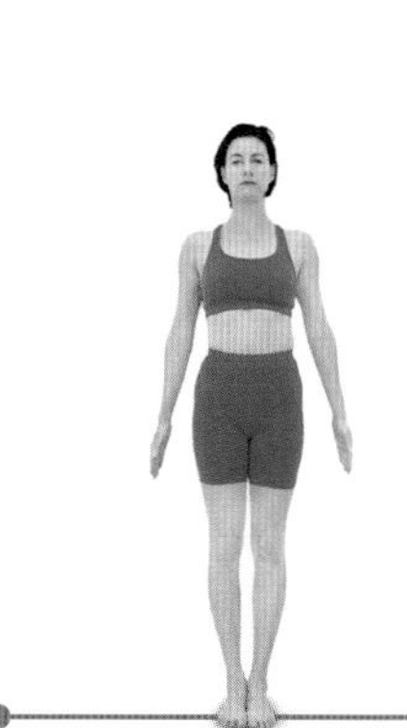

1 山式站姿 頁186

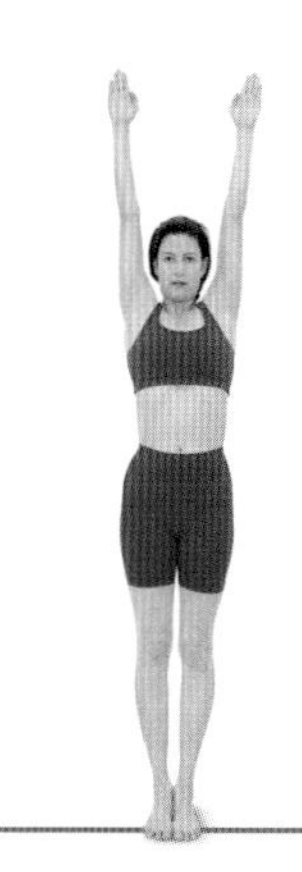

2 手臂上舉山式 頁187

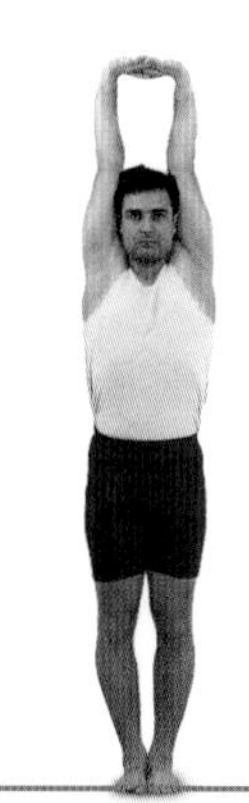

3 上舉手指交扣山式 頁188

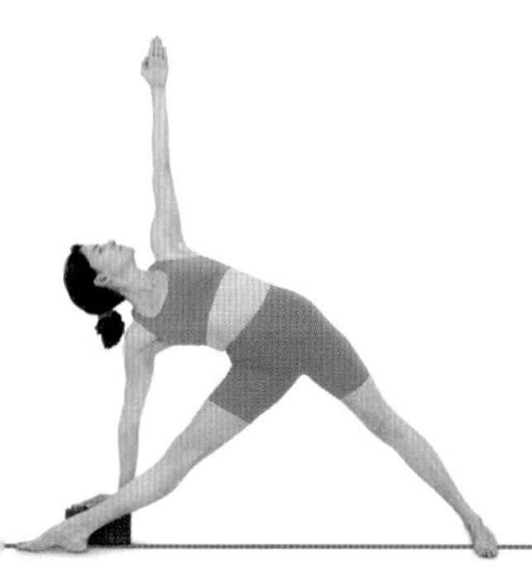

4 三角伸展式 頁192

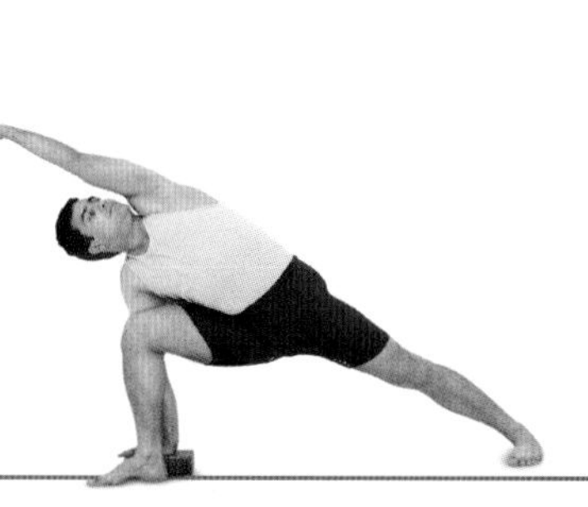

5 側角伸展式 頁194

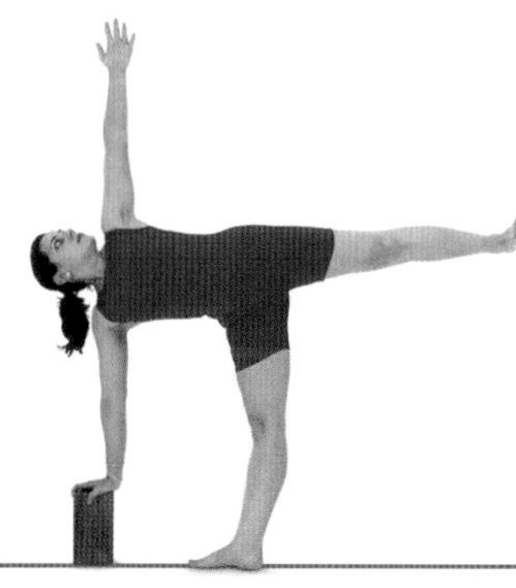

6 半月式 頁196

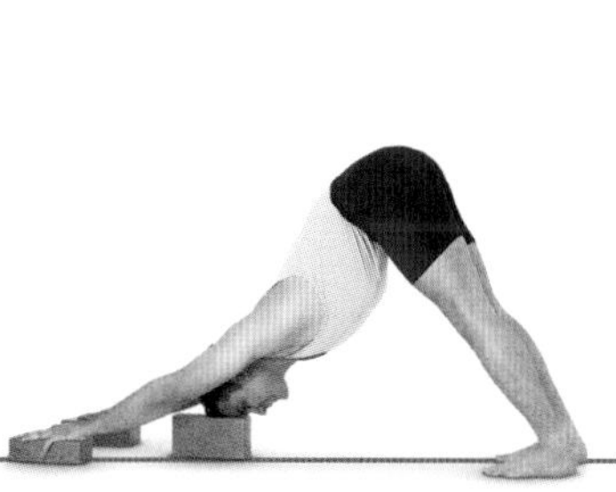

7 下犬式 頁202

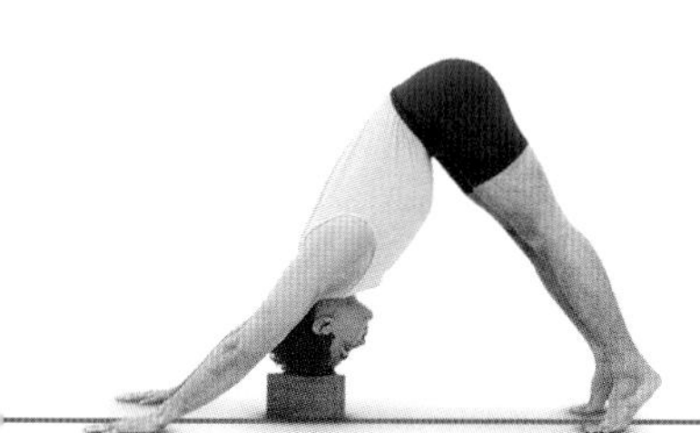

8 下犬式 頁204

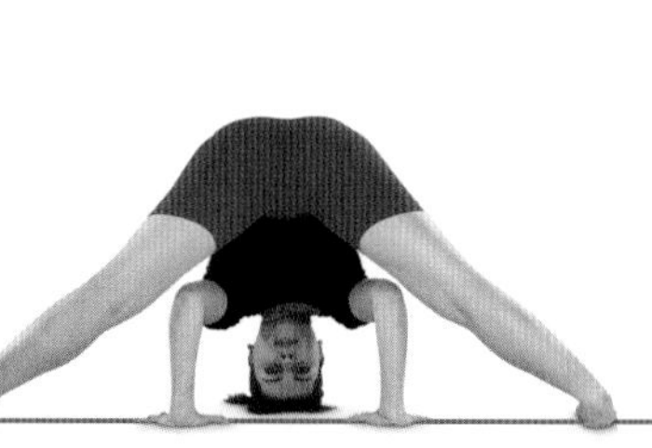

9 分腿前彎式 頁200

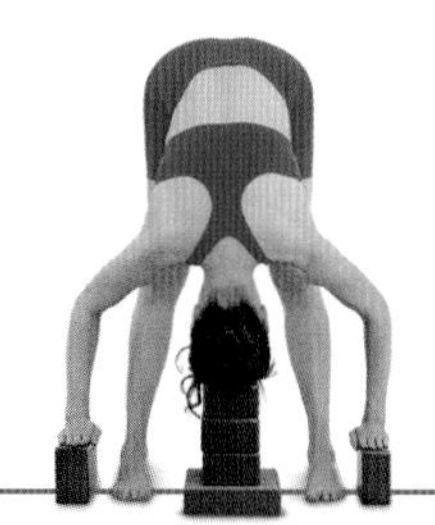

10 加強前屈伸展式 頁197

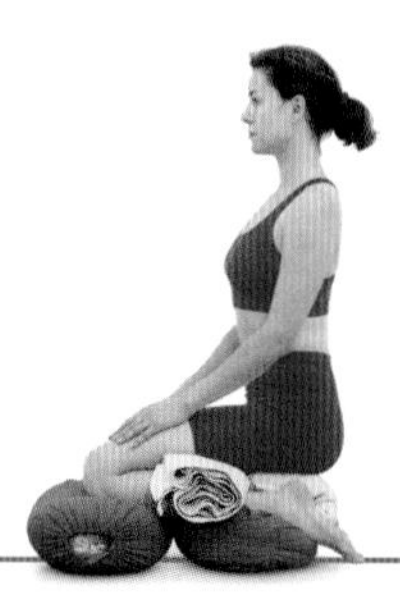

11 英雄式 頁206

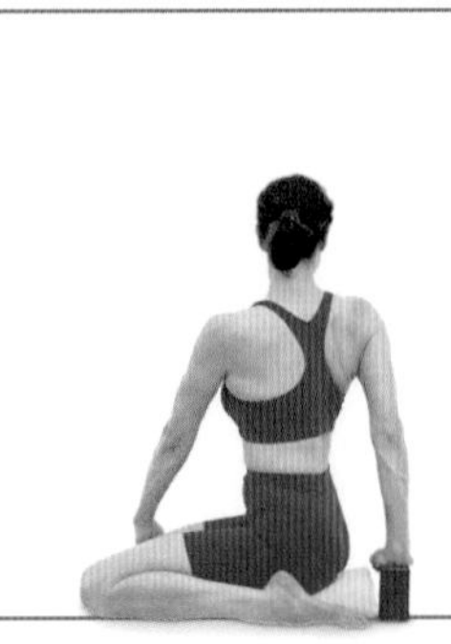
12 英雄坐姿扭轉式
頁228

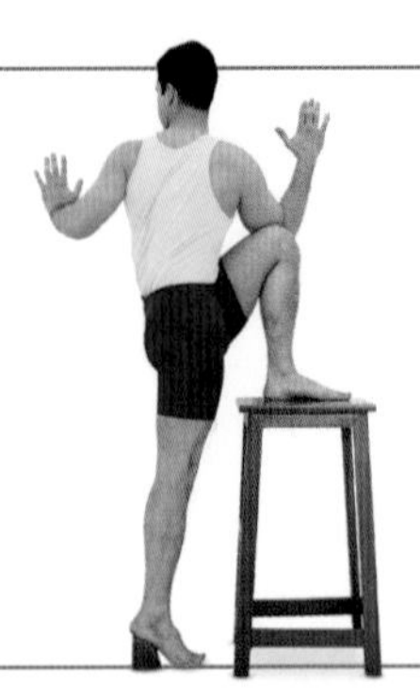
13 伸展聖哲馬里奇式
頁226

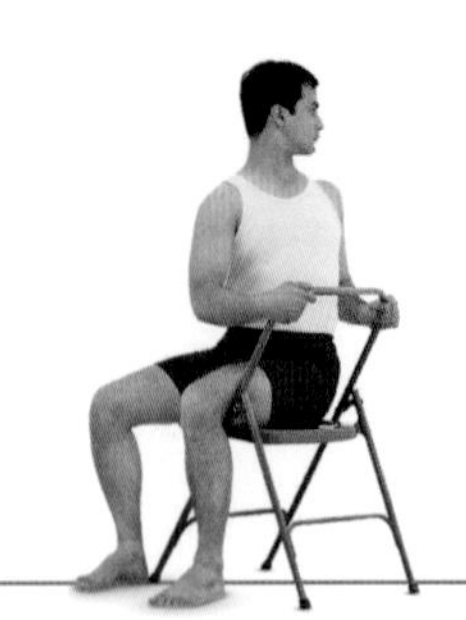
14 巴拉瓦伽扭轉式
頁223

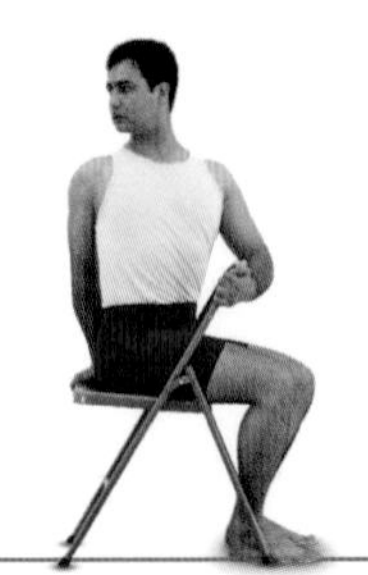
15 巴拉瓦伽扭轉式
頁223

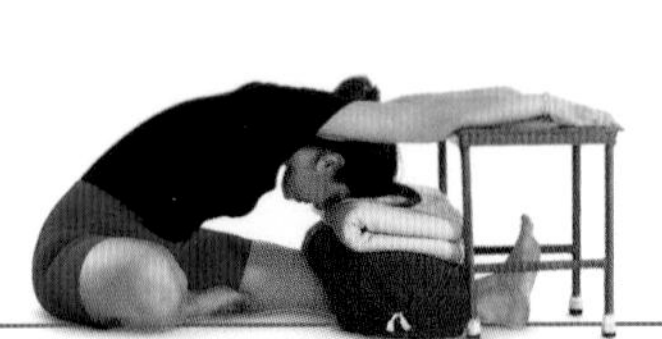
20 頭碰膝式
頁218

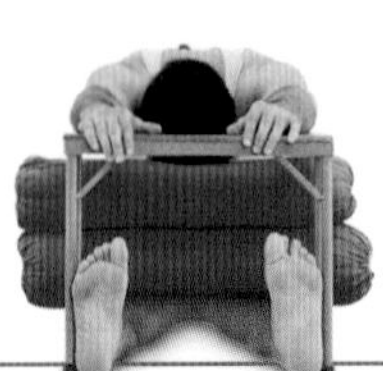
21 背部伸展式
頁216

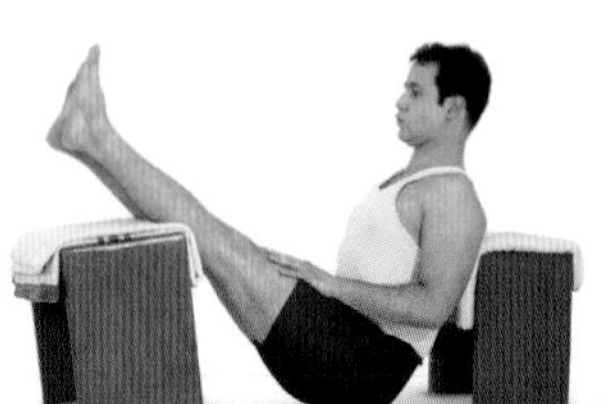
22 船式
頁210

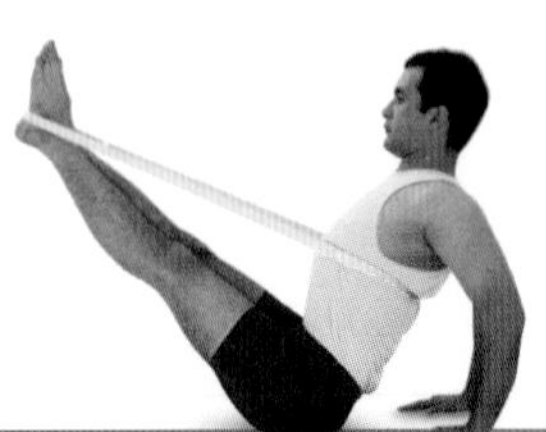
23 船式
頁212

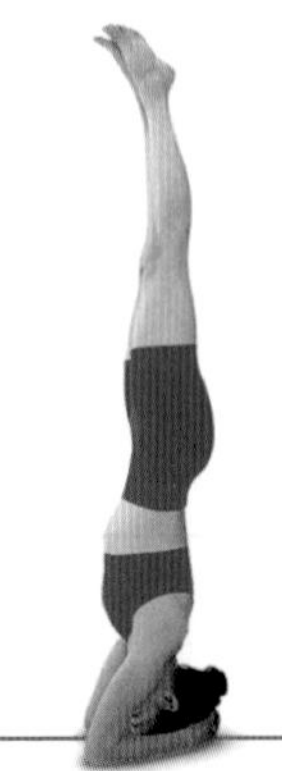
27 頭倒立式
頁138

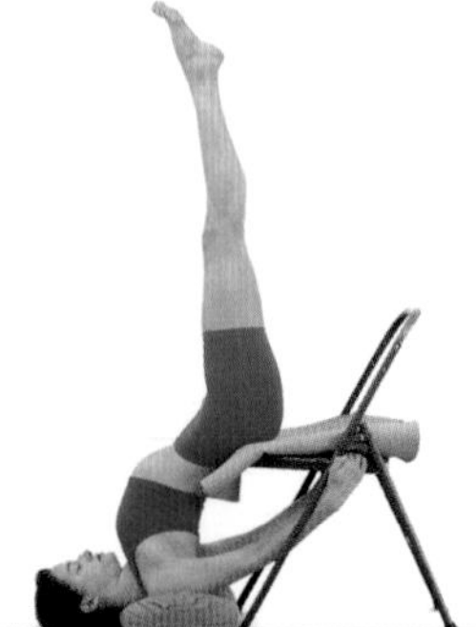
28 肩倒立式
頁230

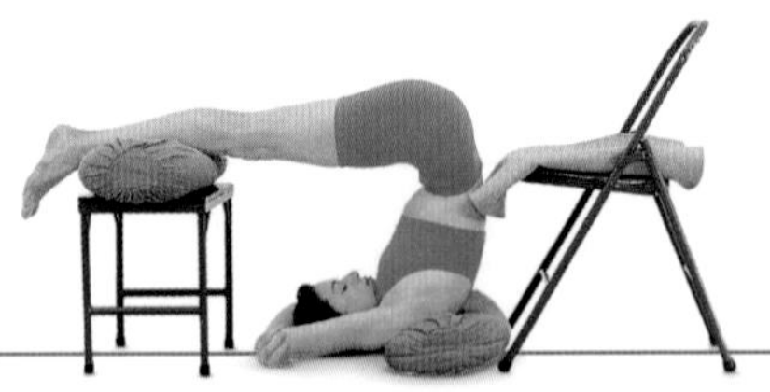
29 犁式
頁232

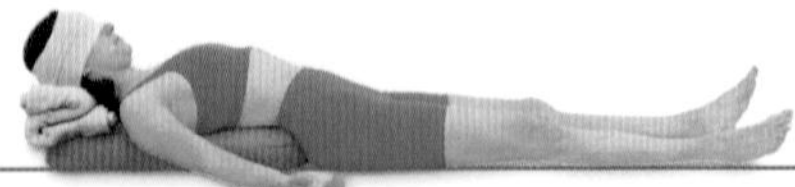
34 攤屍式
頁248

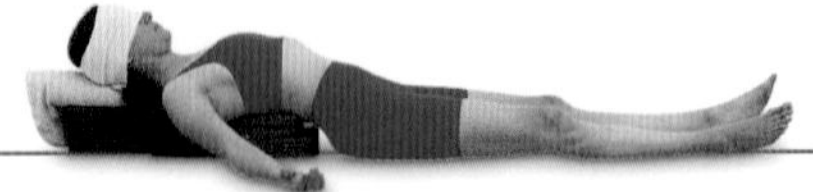
35 勝利呼吸法
頁254

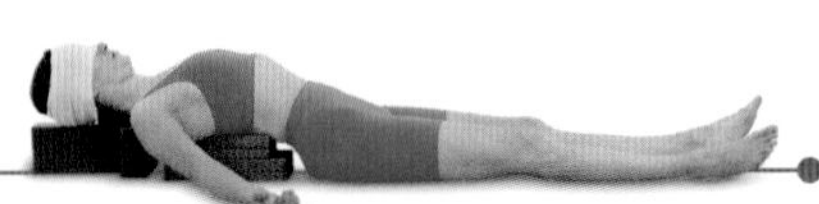
36 間斷呼吸法二
頁257

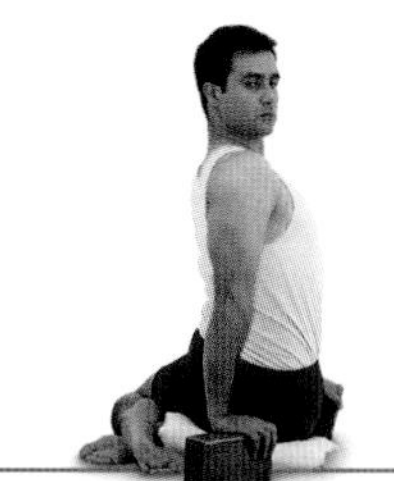

16 巴拉瓦伽扭轉式
頁224

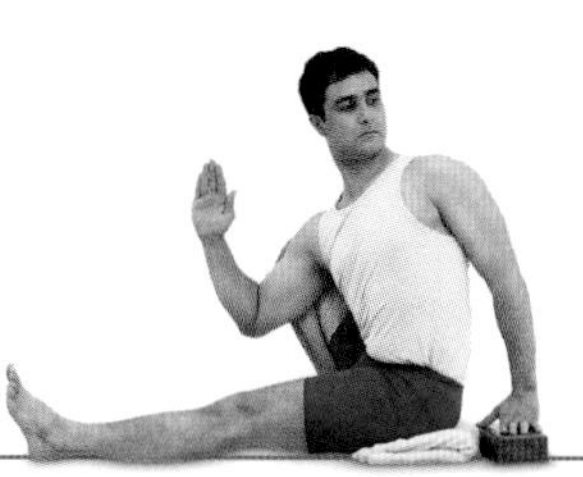

17 聖哲馬里奇式
頁225

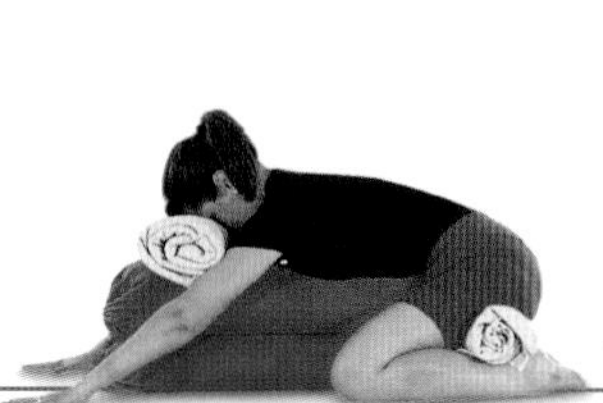

18 臉向下英雄式
頁221

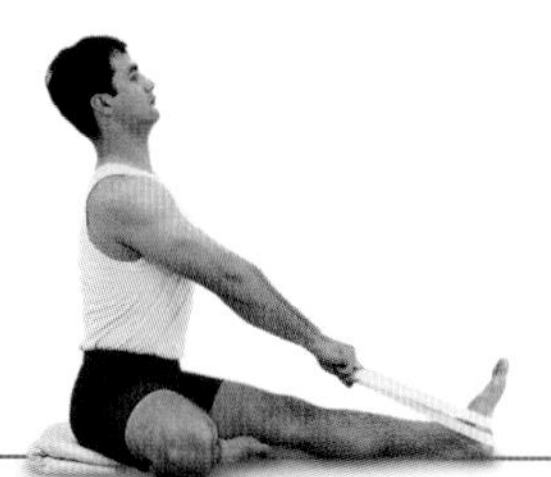

19 臉向上單腳屈膝式
頁207

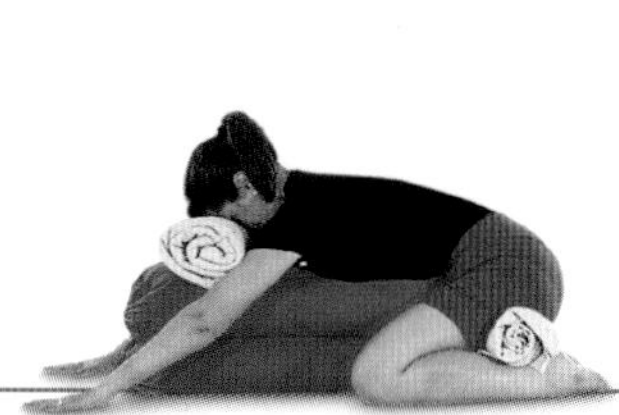

24 臉向下英雄式
頁221

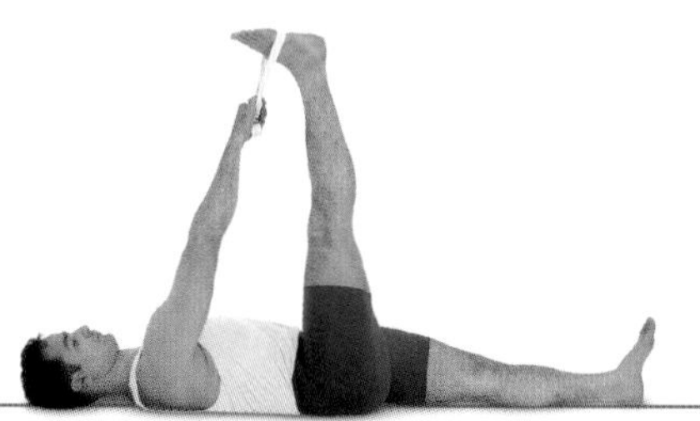

25 仰臥手抓腳趾伸展式
頁242

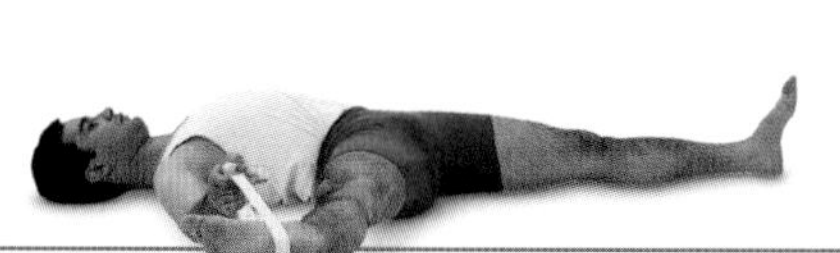

26 仰臥手抓腳趾伸展式
頁243

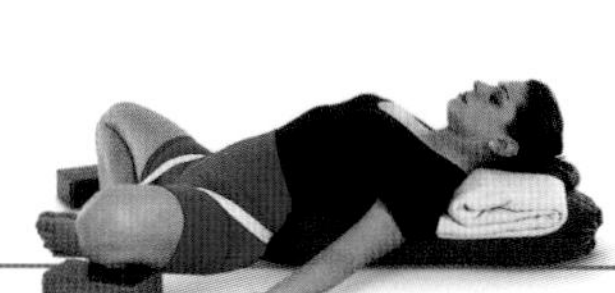

30 仰臥束角式
頁244

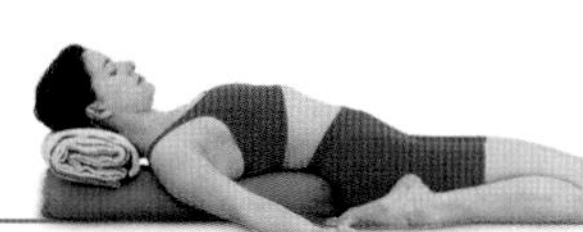

31 仰臥英雄式
頁246

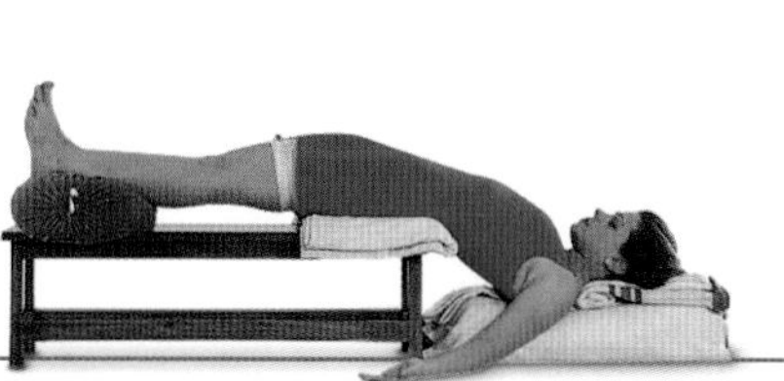

32 橋式
頁237

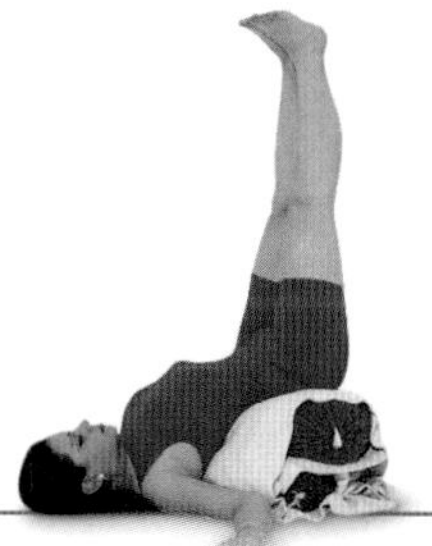

33 倒箭式
頁234

胃　酸

胃酸常見症狀是胸骨正下方的胸腔下半部會有明顯的灼熱感。可能是暴飲暴食，吃了過辣或油膩的食物、飲酒過量或過度服用阿斯匹靈或皮質醇等藥物所致。

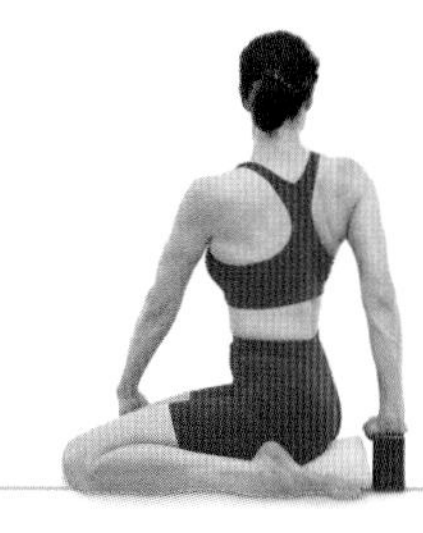

1 英雄坐姿扭轉式
頁228

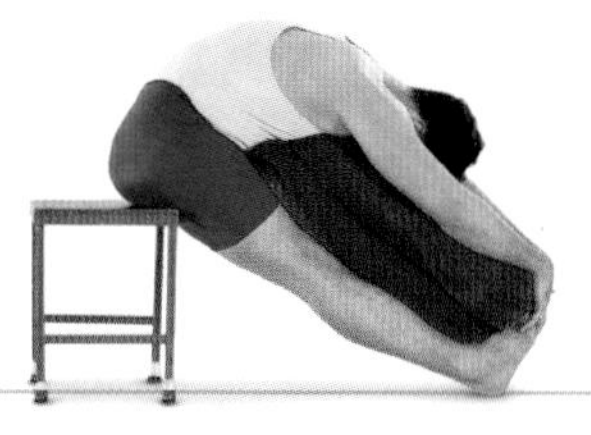

2 臉向下加強背部伸展式
頁217

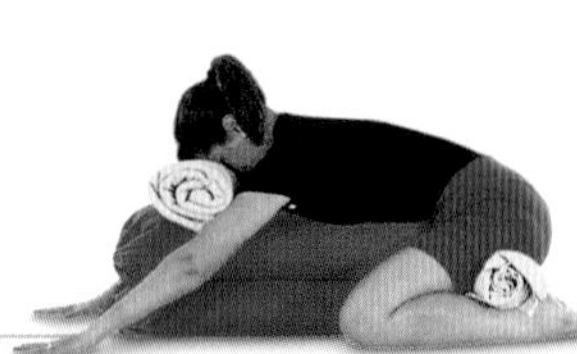

3 臉向下英雄式
頁221

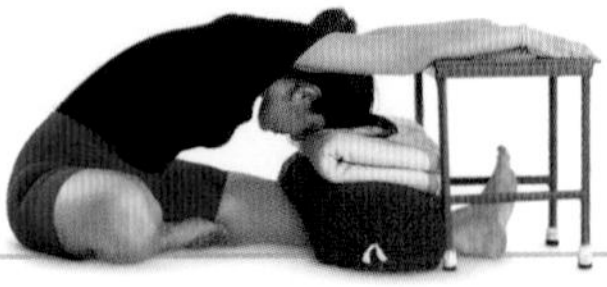

4 頭碰膝式 頁218

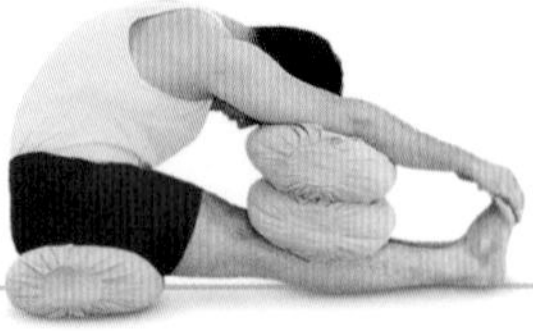

5 背部伸展式 頁215

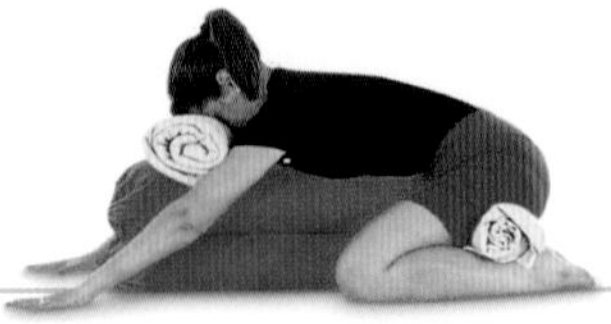

6 臉向下英雄式 頁221

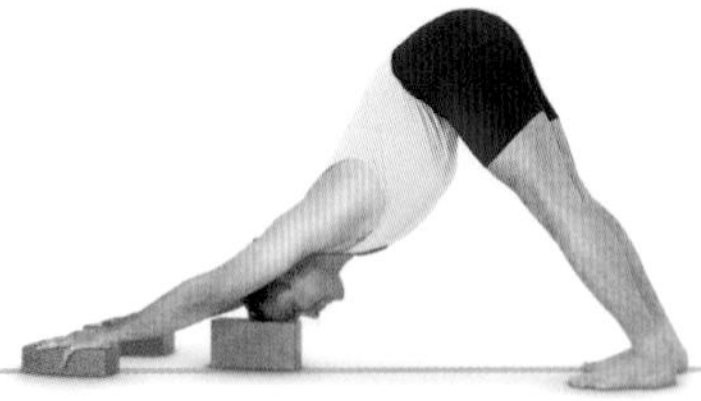

7 下犬式 頁202

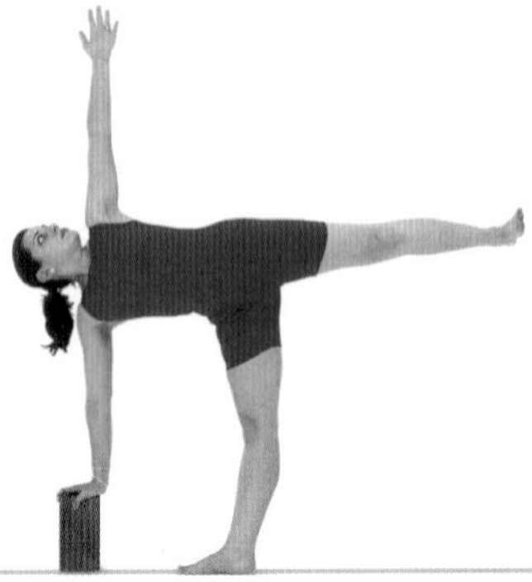

12 半月式 頁196

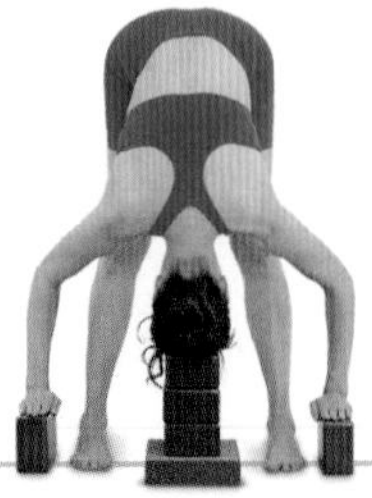

13 加強前屈伸展式 頁197

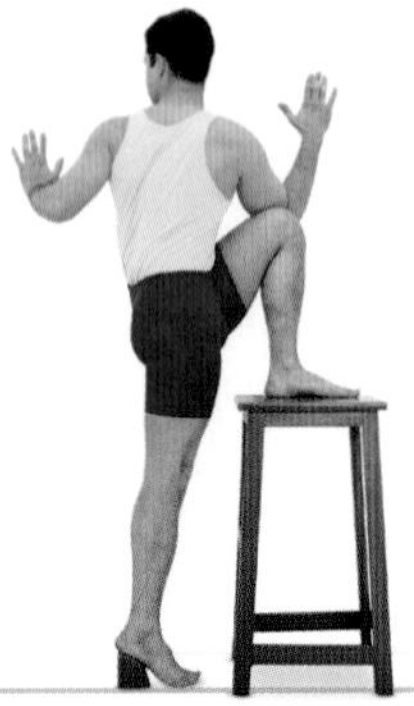

14 伸展聖哲馬里奇式 頁226

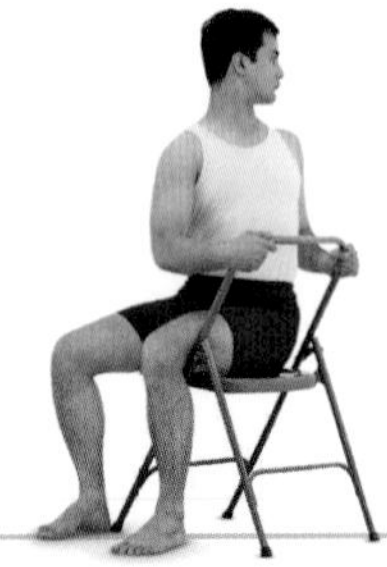

15 巴拉瓦伽扭轉式 頁223

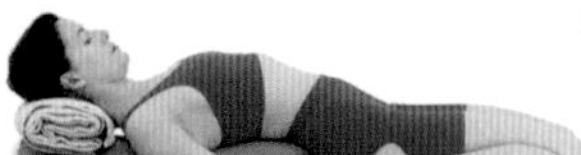

20 仰臥英雄式 頁246

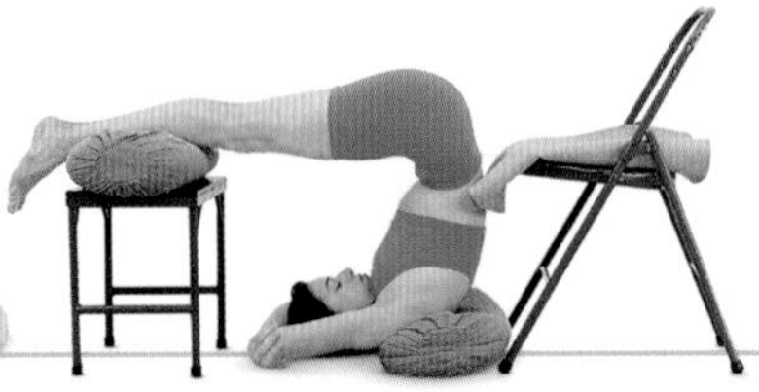

21 犁式 頁232

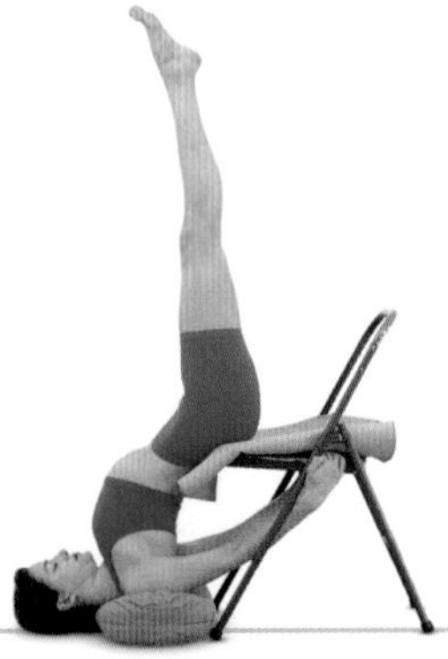

22 肩倒立式 頁230

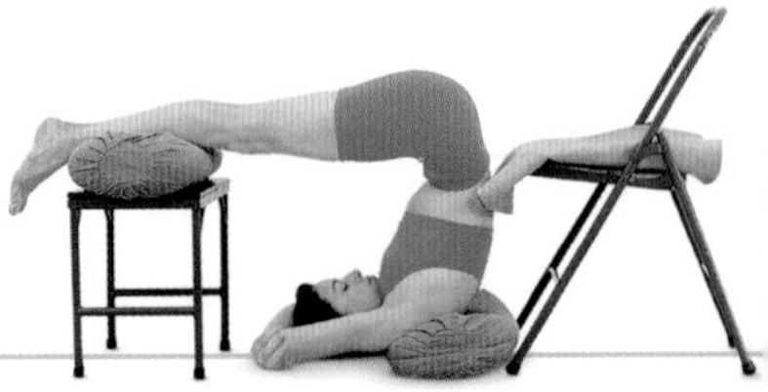

23 犁式 頁232

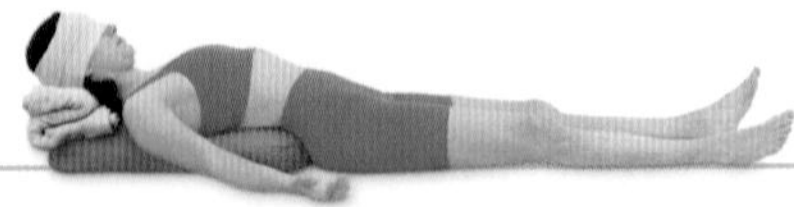

27 攤屍式 頁248

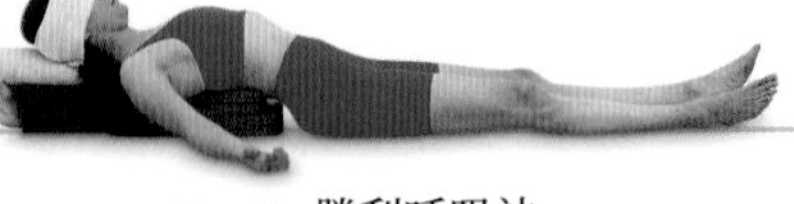

28 勝利呼吸法 頁254

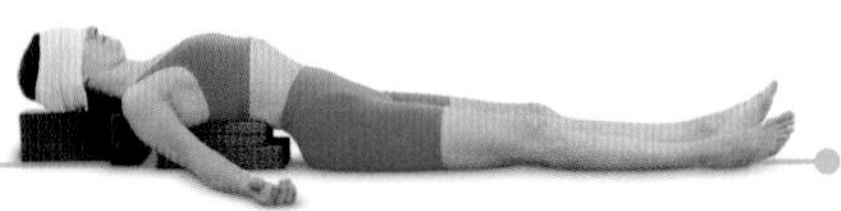

29 間斷呼吸法二 頁257

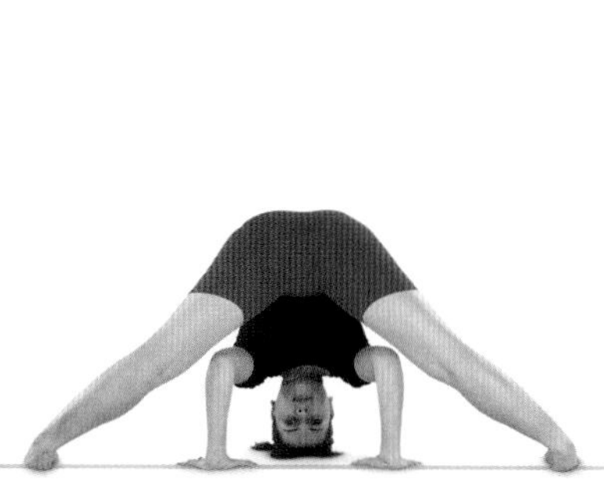

8 分腿前彎式
頁200

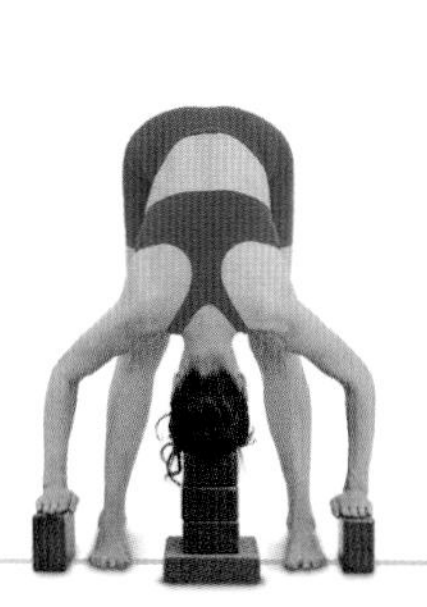

9 加強前屈伸展式
頁197

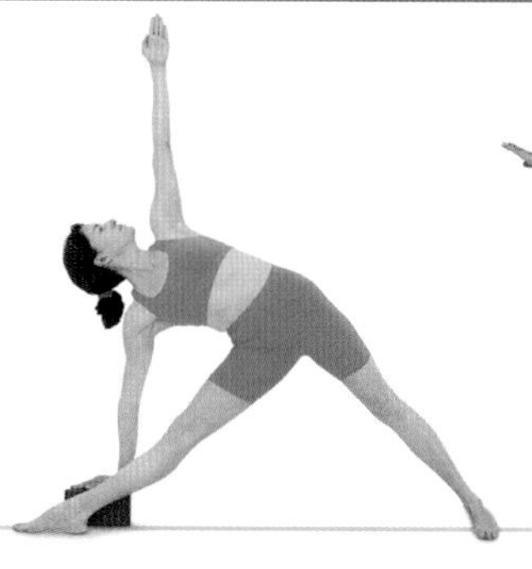

10 三角伸展式
頁192

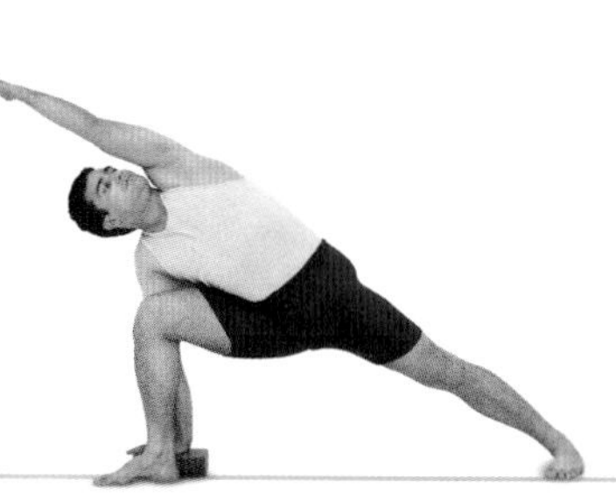

11 側角伸展式
頁194

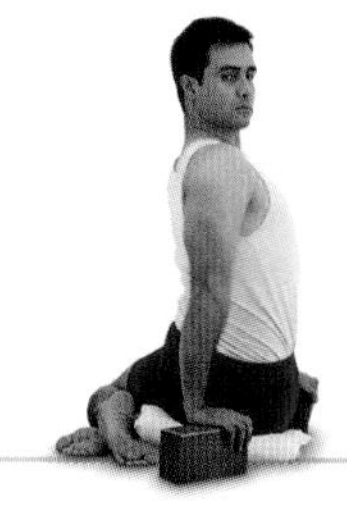

16 巴拉瓦伽扭轉式
頁224

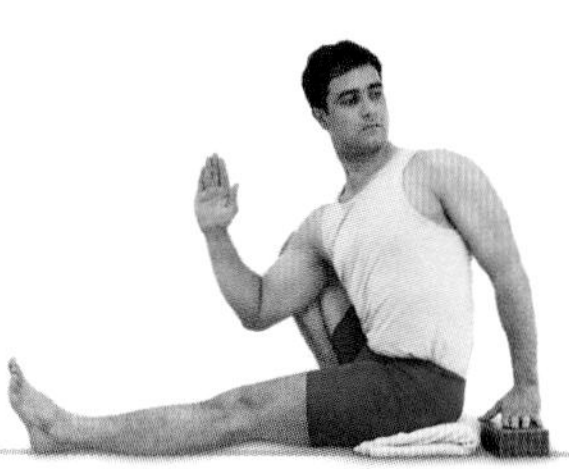

17 聖哲馬里奇式
頁225

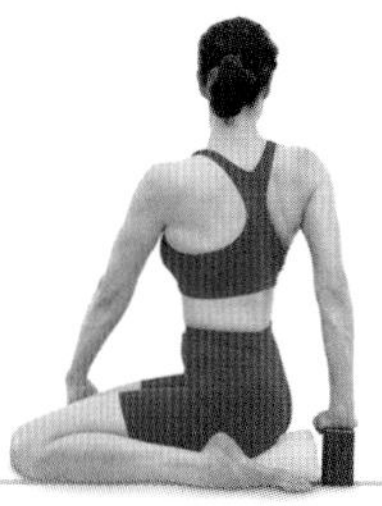

18 英雄坐姿扭轉式
頁228

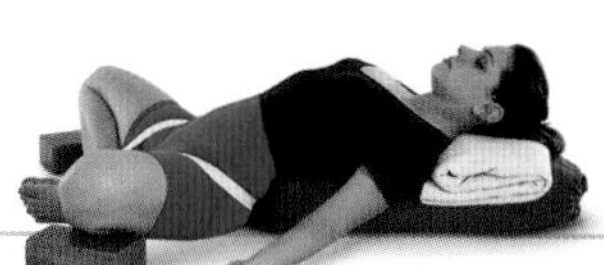

19 仰臥束角式
頁244

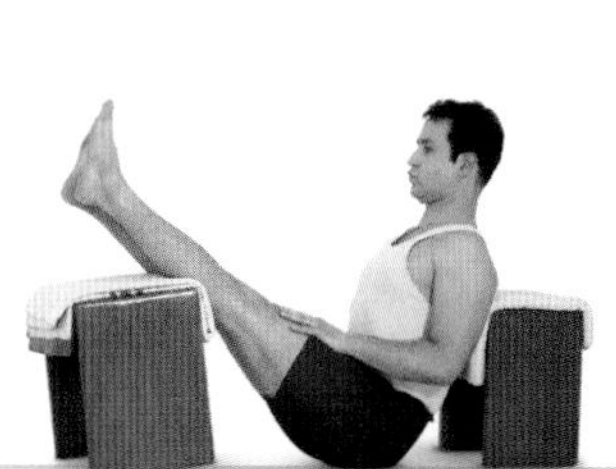

24 船式
頁210

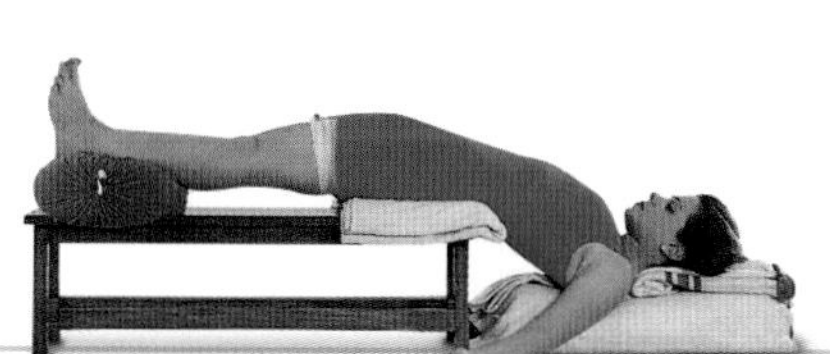

25 橋式
頁237

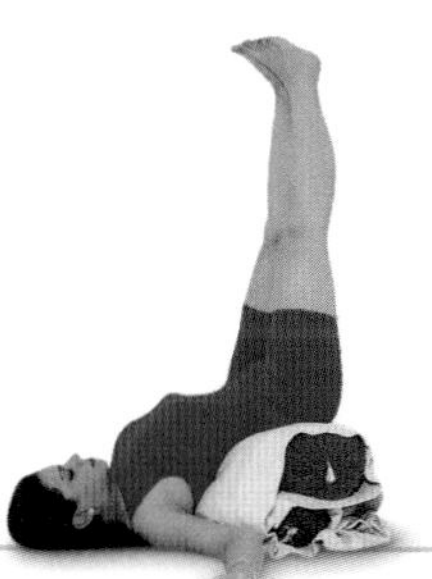

26 倒箭式
頁234

便 祕

對某些人來說，排除體內的廢棄物是非常困難、不頻繁甚至有點痛苦的。

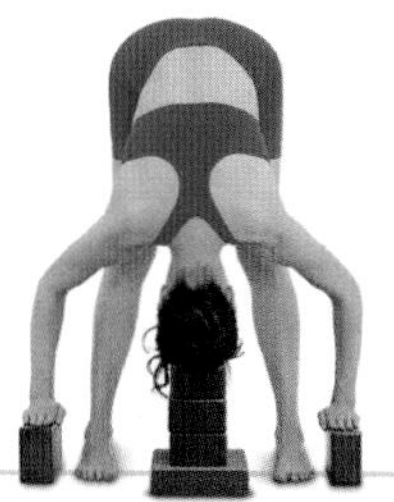

1 加強前屈伸展式
頁197

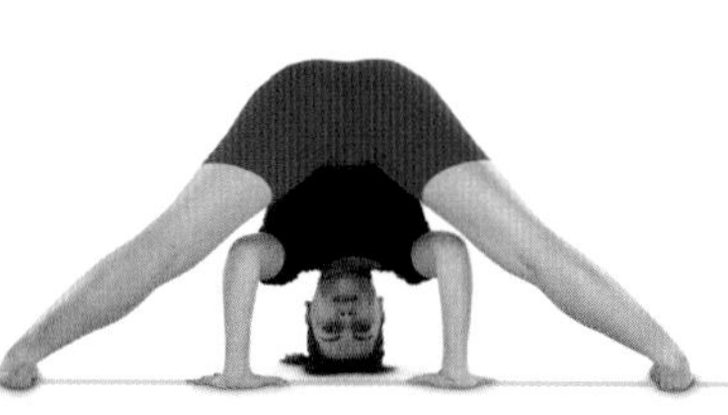

2 分腿前彎式
頁200

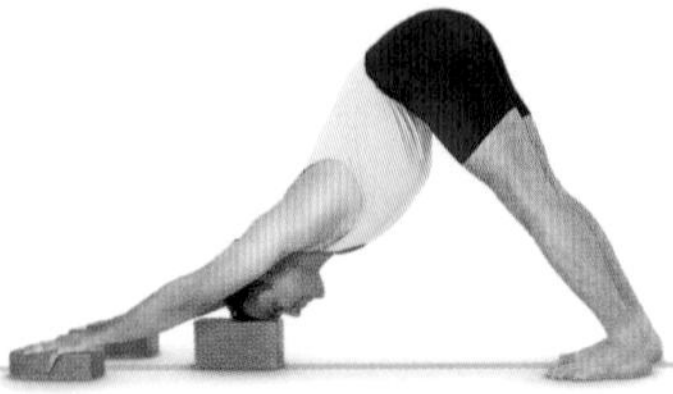

3 下犬式
頁202

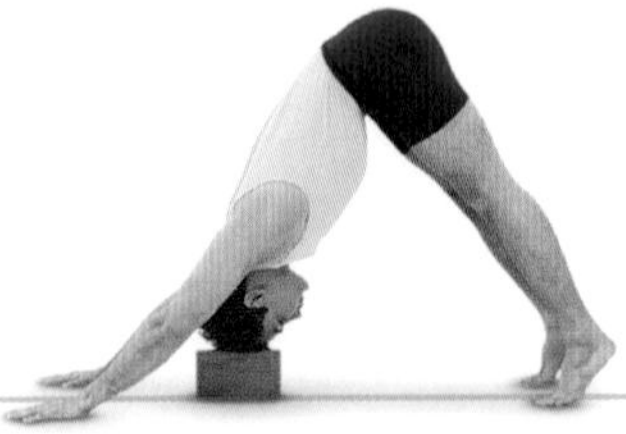

4 下犬式
頁204

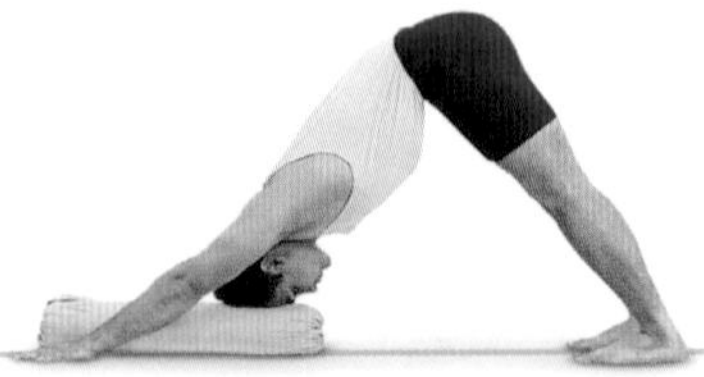

5 下犬式
頁204

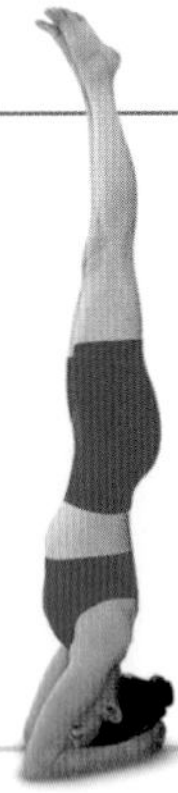

6 頭倒立式
頁138

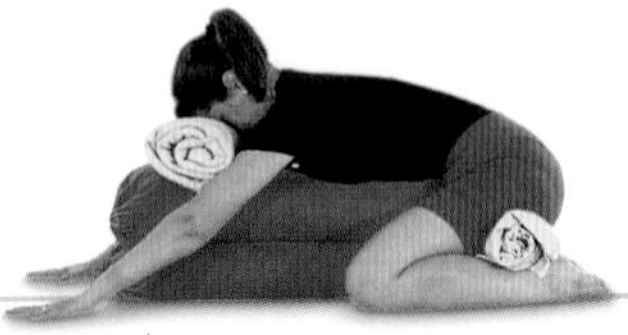

10 臉向下英雄式
頁221

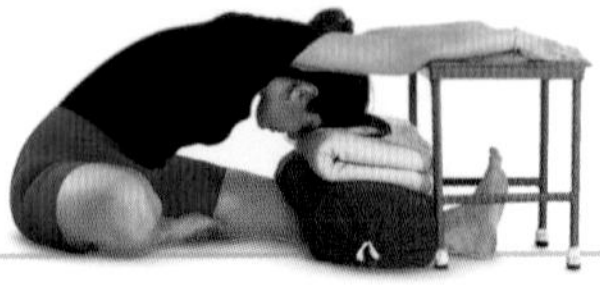

11 頭碰膝式
頁218

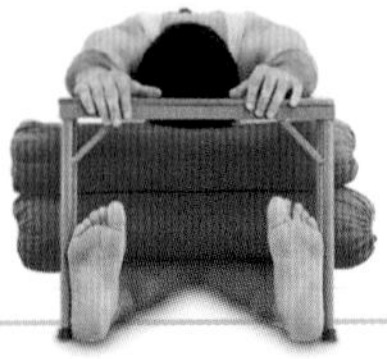

12 背部伸展式
頁216

13 肩倒立式
頁230

腹瀉

腹瀉的特徵是會突然且頻繁排出水樣糞便，通常是腹部受感染所產生的症狀。同時也可能會腹痛、腹脹、嘔吐、發燒或發冷。

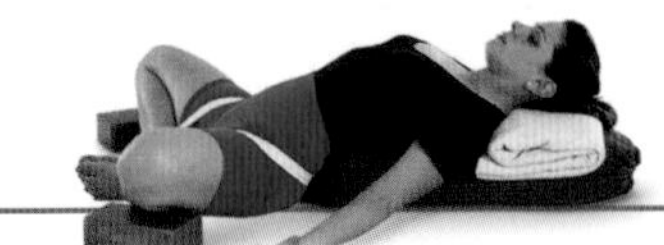

1 仰臥束角式
頁244

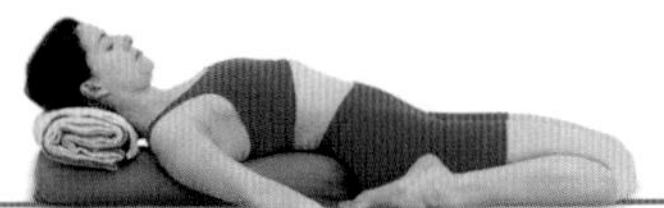

2 仰臥英雄式
頁246

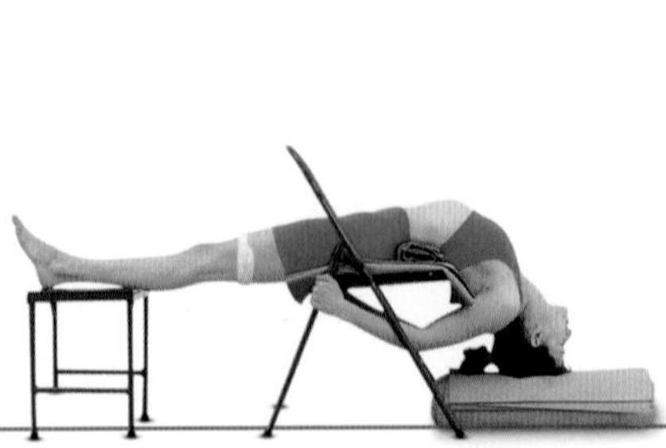

6 反向手杖式
頁239

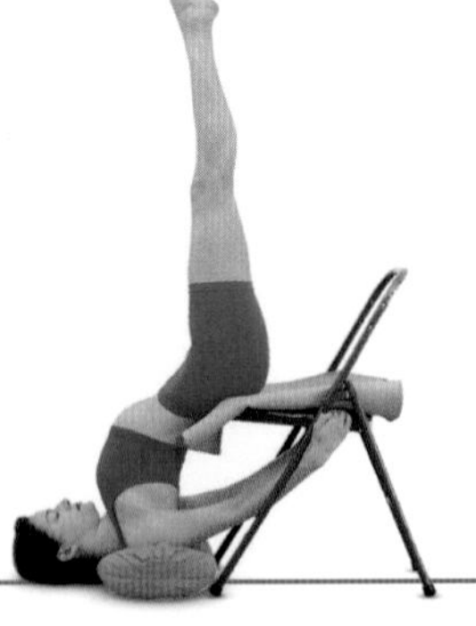

7 肩倒立式
頁230

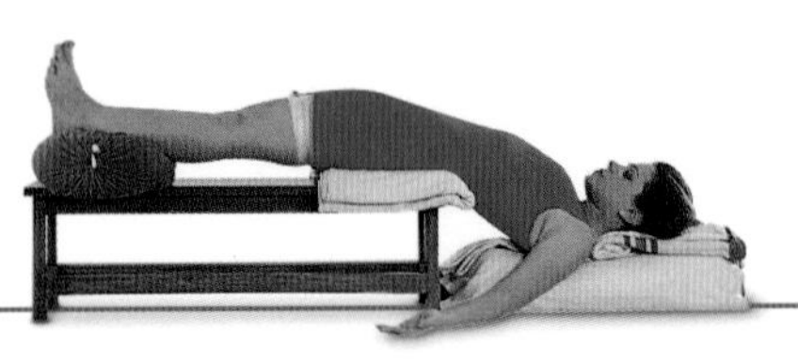

8 橋式
頁237

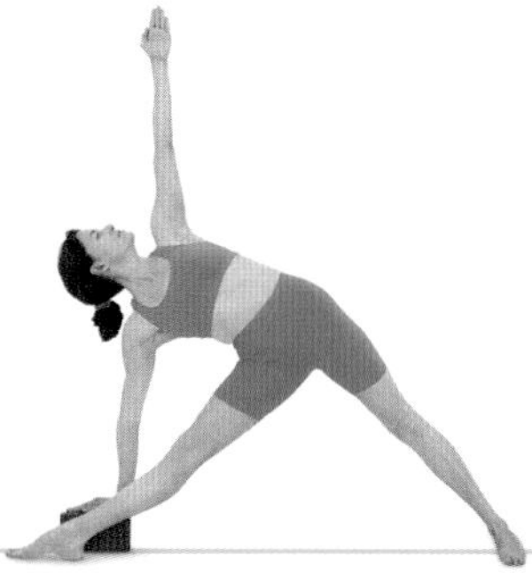

7 三角伸展式
頁192

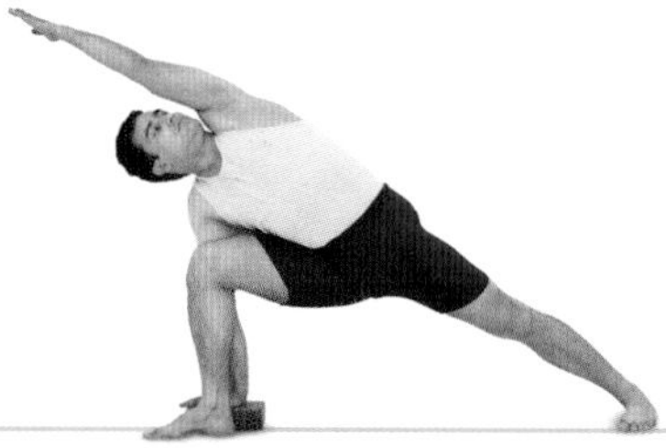

8 側角伸展式
頁194

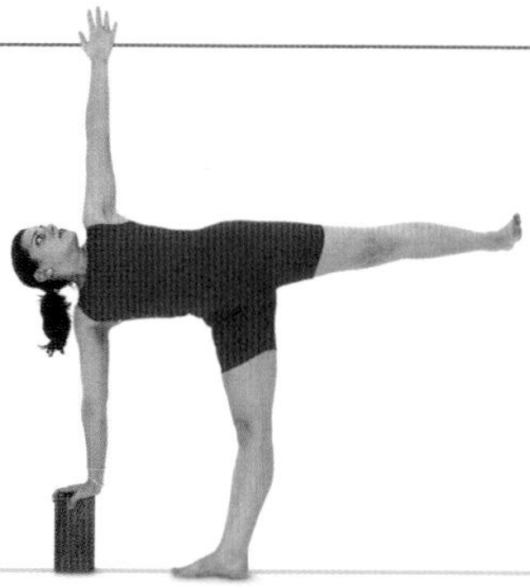

9 半月式
頁196

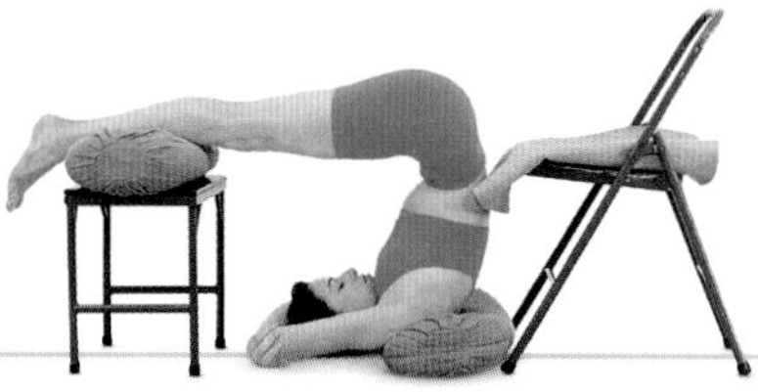

14 犁式
頁232

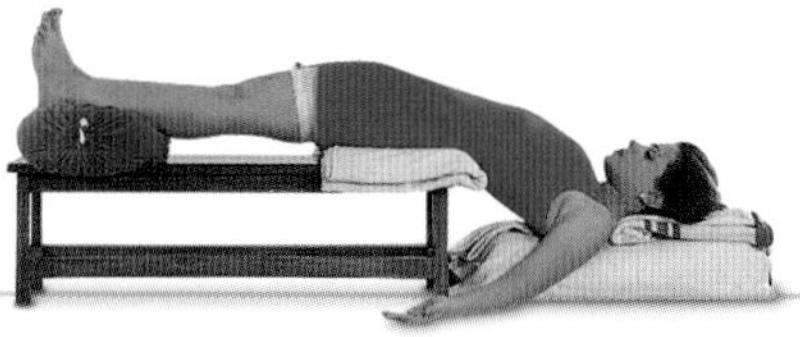

15 橋式
頁237

16 倒箭式
頁234

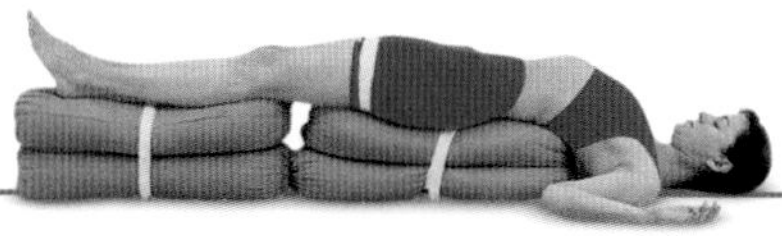

3 橋式
頁237

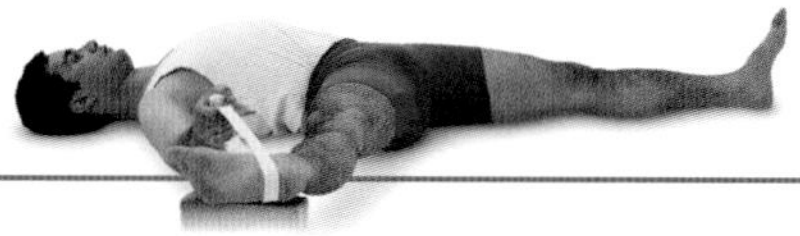

4 仰臥手抓腳趾伸展式
頁243

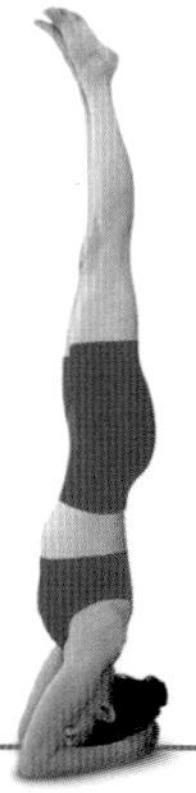

5 頭倒立式
頁138

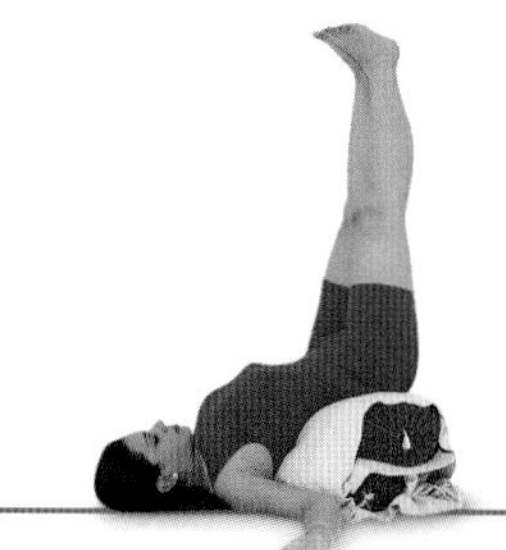

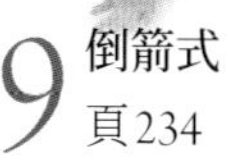

9 倒箭式
頁234

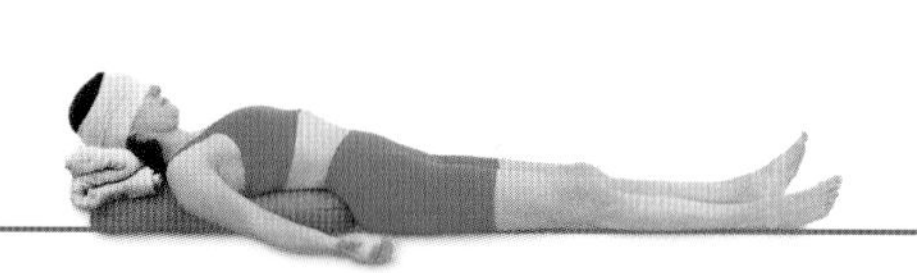

10 攤屍式
頁248

腸躁症

腸躁症的特徵是腹痛與腸功能發生變化，主要是大腸肌肉運動紊亂引起。腸躁症的誘因有低纖維飲食、使用瀉藥或壓力。

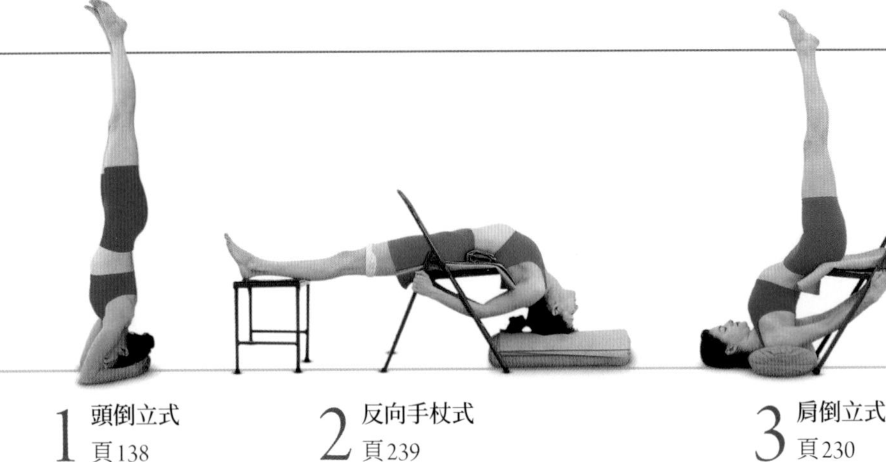

1 頭倒立式 頁138

2 反向手杖式 頁239

3 肩倒立式 頁230

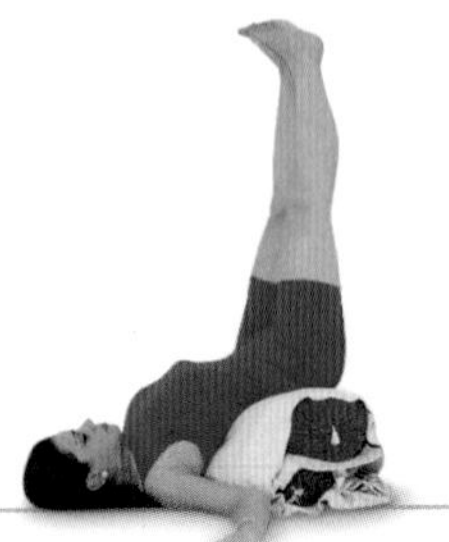

7 倒箭式 頁234

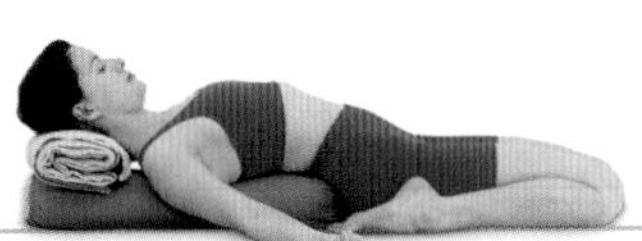

8 仰臥英雄式 頁246

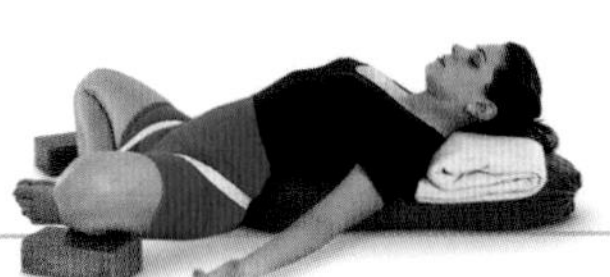

9 仰臥束角式 頁244

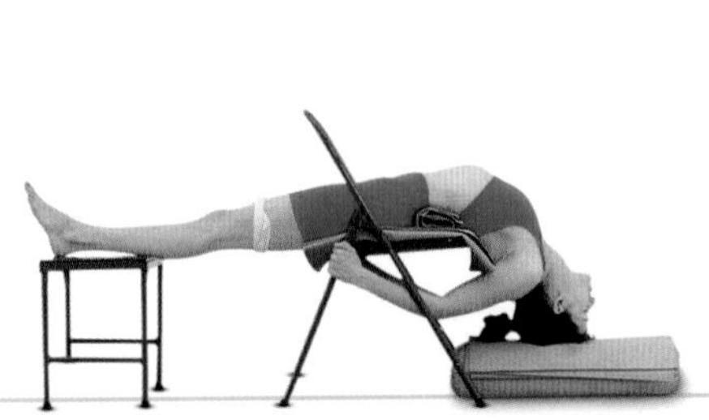

4 反向手杖式 頁239

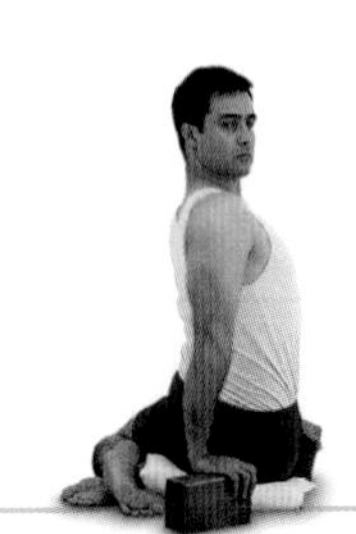

5 巴拉瓦伽扭轉式 頁224

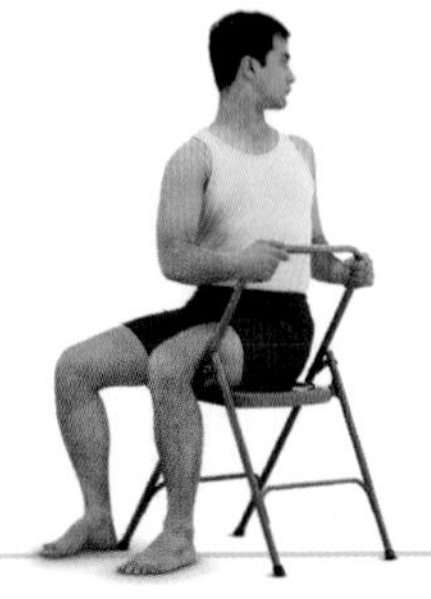

6 巴拉瓦伽扭轉式 頁223

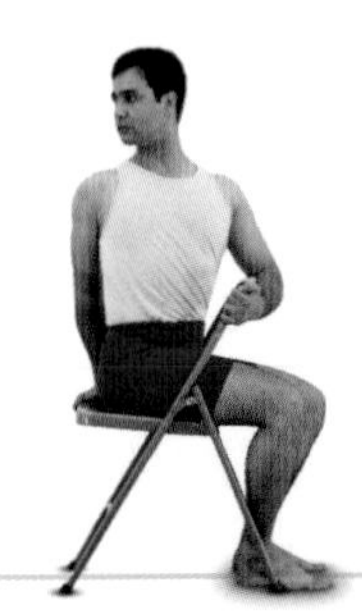

7 巴拉瓦伽扭轉式 頁223

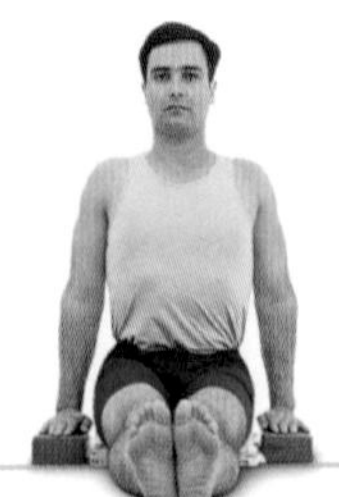

12 手杖式 頁205

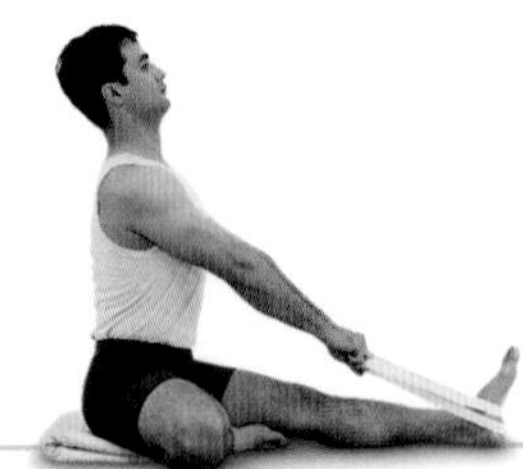

13 臉向上單腳屈膝式 頁207

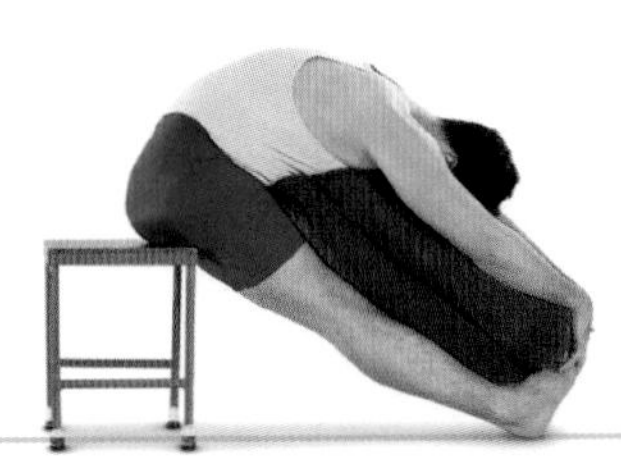

14 臉向下加強背部伸展式 頁217

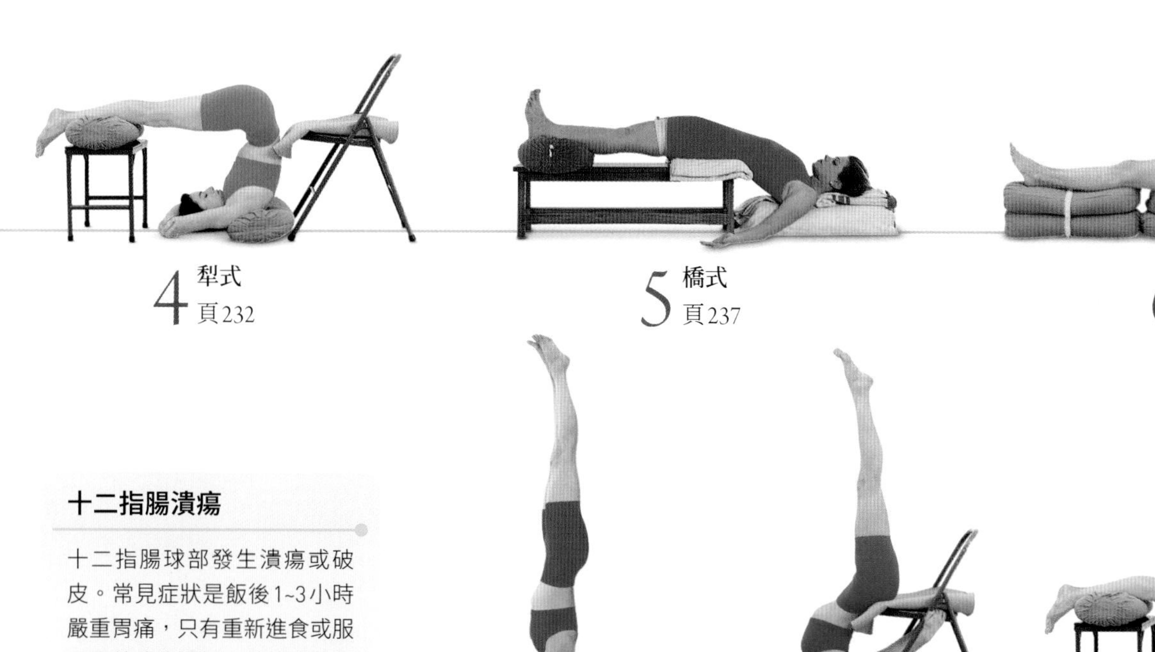

4 犁式 頁232

5 橋式 頁237

6 橋式 頁237

十二指腸潰瘍

十二指腸球部發生潰瘍或破皮。常見症狀是飯後1~3小時嚴重胃痛，只有重新進食或服用胃藥才能緩解。其他症狀還包括體重減輕、胃灼熱、嘔吐、頭暈及噁心。

1 頭倒立式 頁138

2 肩倒立式 頁230

3 犁式 頁232

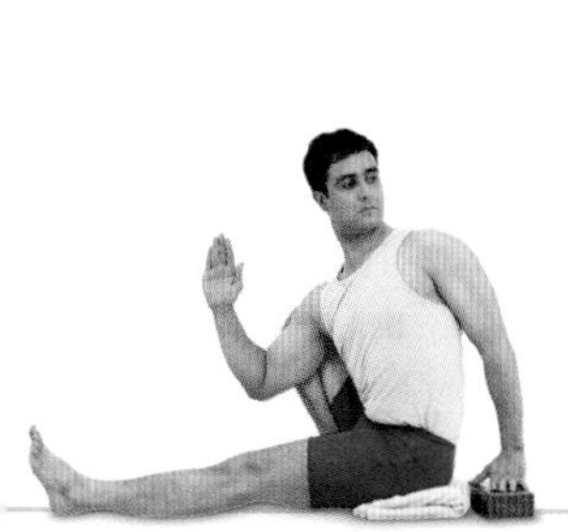

8 聖哲馬里奇式 頁225

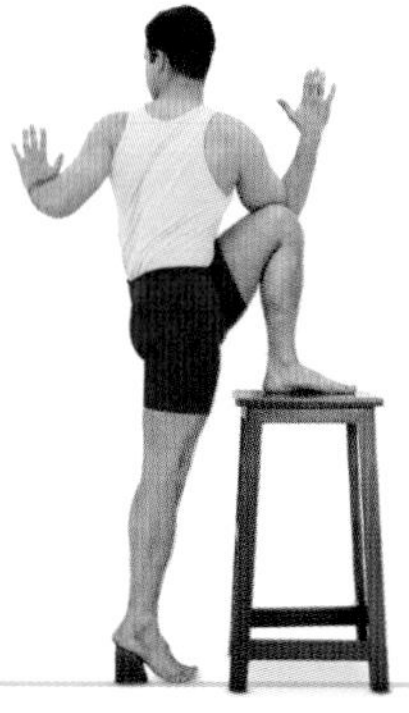

9 伸展聖哲馬里奇式 頁226

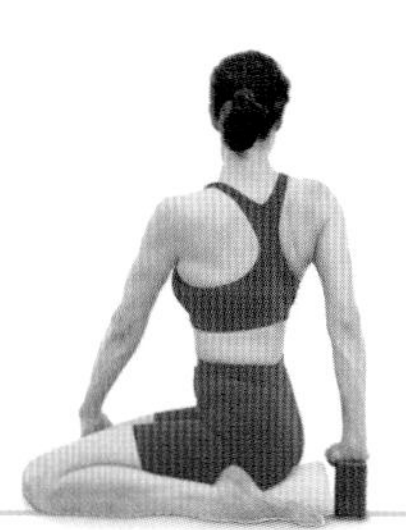

10 英雄坐姿扭轉式 頁228

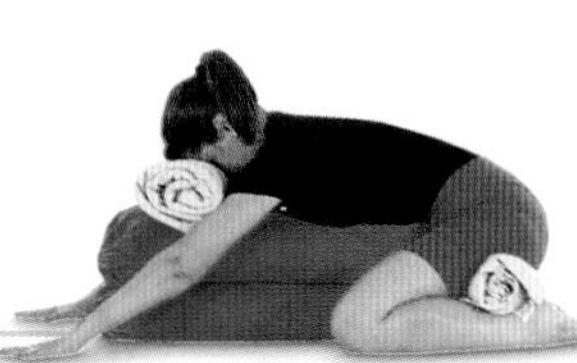

11 臉向下英雄式 頁221

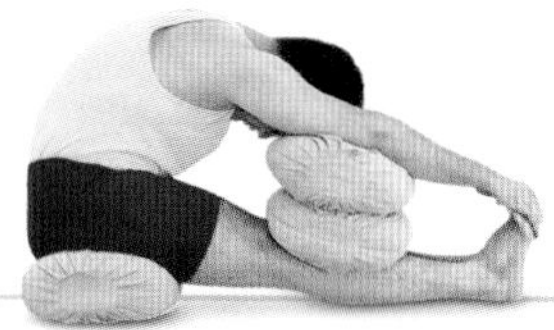

15 背部伸展式 頁215

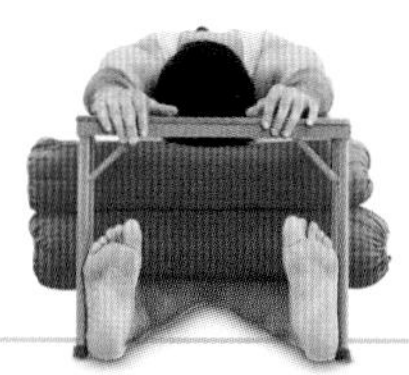

16 背部伸展式 頁216

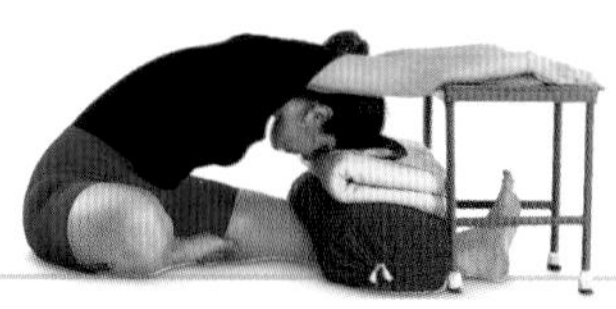

17 頭碰膝式 頁218

胃潰瘍

胃潰瘍時，胃腸道會大範圍破損，這是酸性消化液腐蝕胃壁引起的。常見症狀是空腹時腹痛。

18 橋式 頁237
19 臉向下吉祥坐 頁222
20 倒箭式 頁234
1 手臂上舉山式 頁187
2 上舉手指交扣山式 頁188
3 站姿牛面式 頁191
7 半月式 頁196
8 分腿前彎式 頁200
9 下犬式 頁204
13 駱駝式 頁240
14 巴拉瓦伽扭轉式 頁224
15 巴拉瓦伽扭轉式 頁223
16 巴拉瓦伽扭轉式 頁223

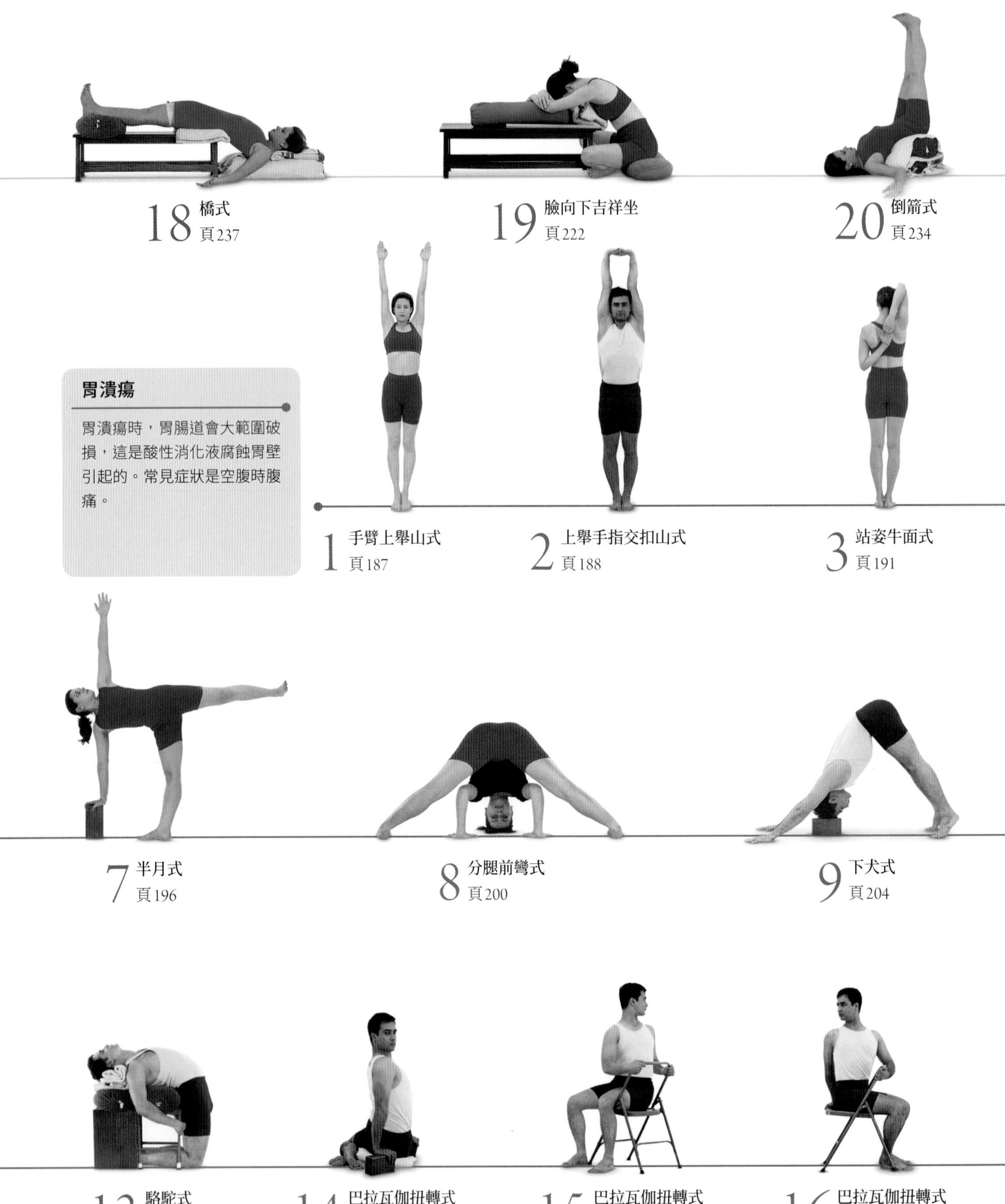

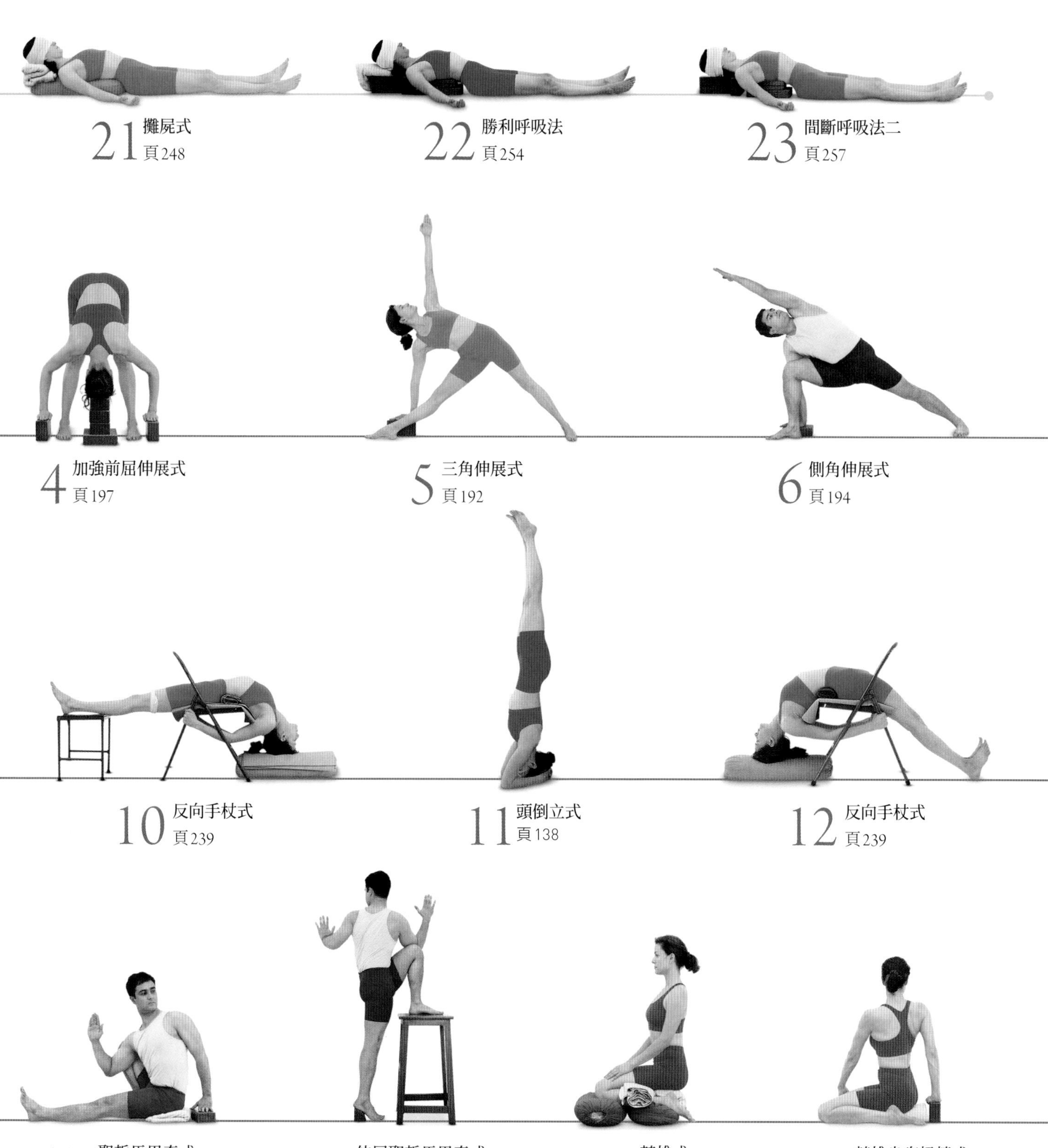

21 攤屍式 頁248
22 勝利呼吸法 頁254
23 間斷呼吸法二 頁257
4 加強前屈伸展式 頁197
5 三角伸展式 頁192
6 側角伸展式 頁194
10 反向手杖式 頁239
11 頭倒立式 頁138
12 反向手杖式 頁239
17 聖哲馬里奇式 頁225
18 伸展聖哲馬里奇式 頁226
19 英雄式 頁206
20 英雄坐姿扭轉式 頁228

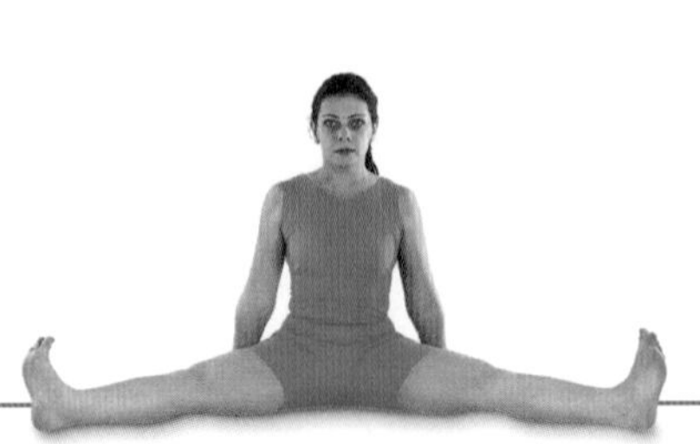
21 坐角式 頁213

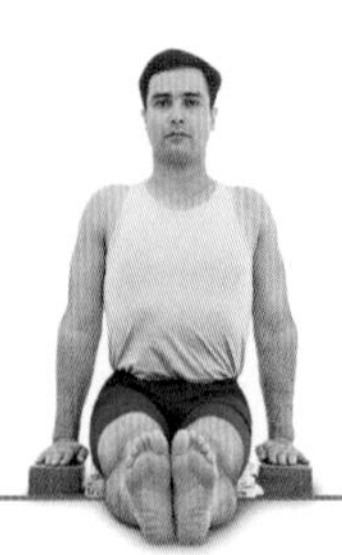
22 手杖式 頁205

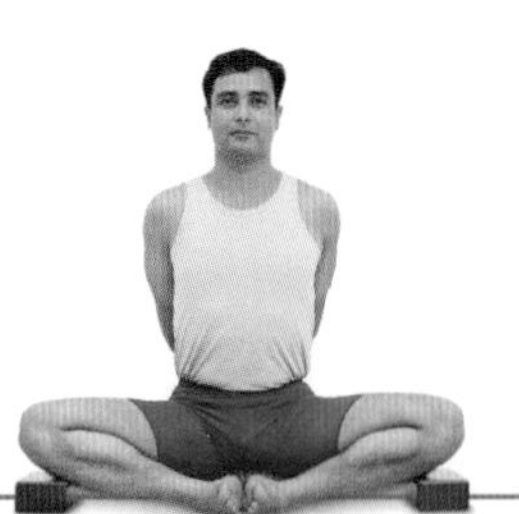
23 束角式 頁208

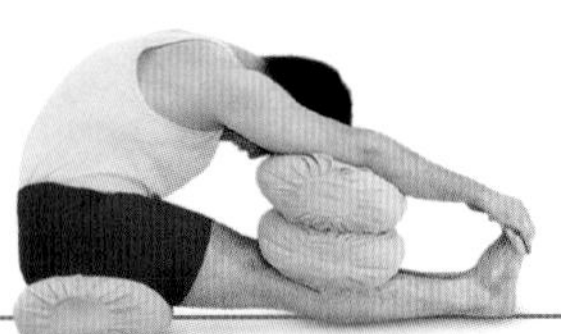
28 背部伸展式 頁215

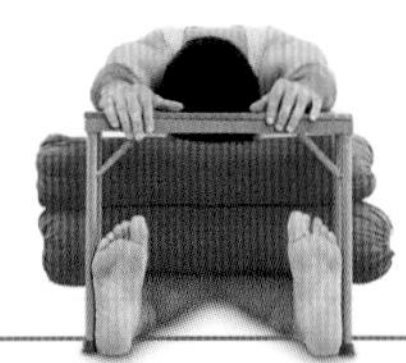
29 背部伸展式 頁216

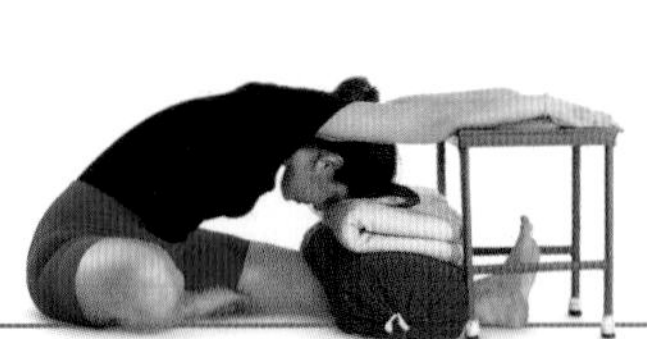
30 頭碰膝式 頁218

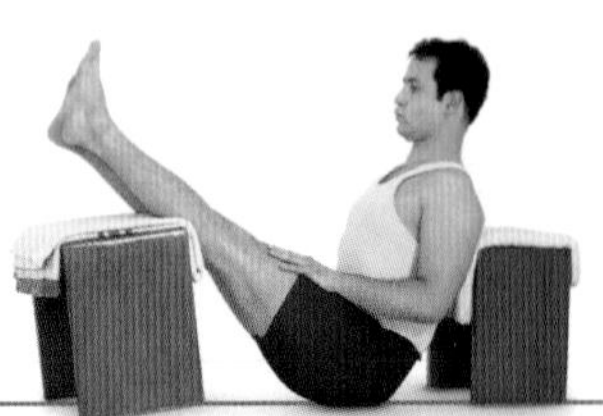
31 船式 頁210

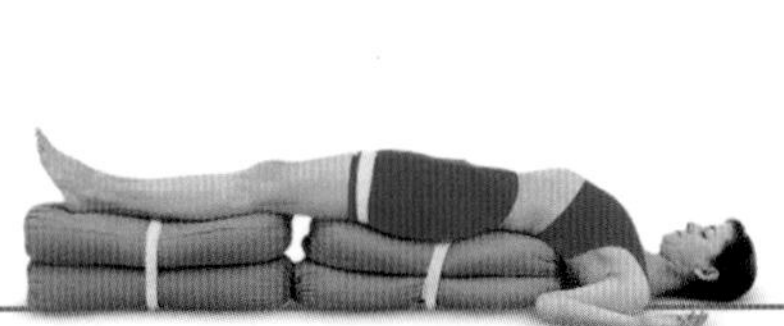
35 橋式 頁237

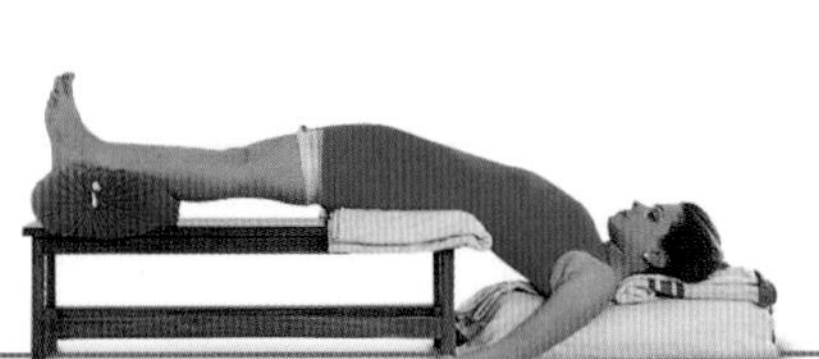
36 橋式 頁237

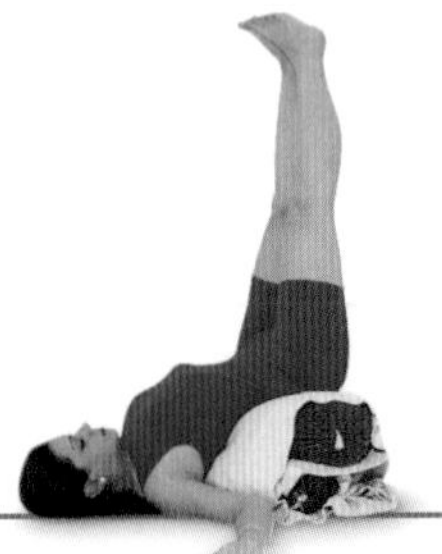
37 倒箭式 頁234

潰瘍性結腸炎

通常是由結腸和直腸發炎引起的。常見症狀包括腹瀉、便血、腹痛或抽筋和直腸出血。可能會頻繁發作，也可能隔許久之後又復發。

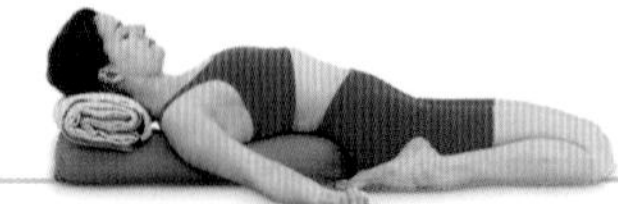
1 仰臥英雄式 頁246

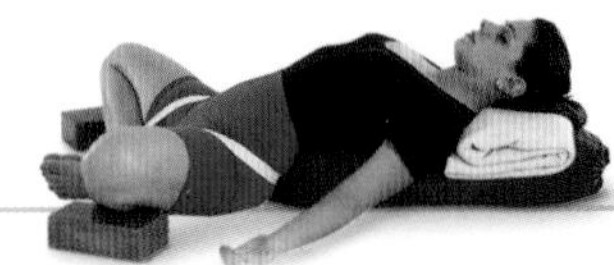
2 仰臥束角式 頁244

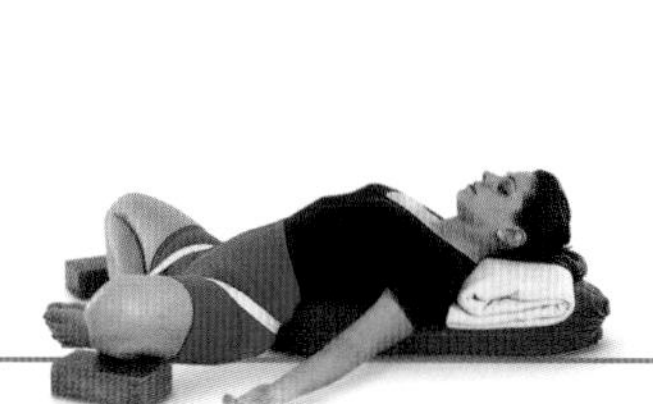
24 仰臥束角式
頁244

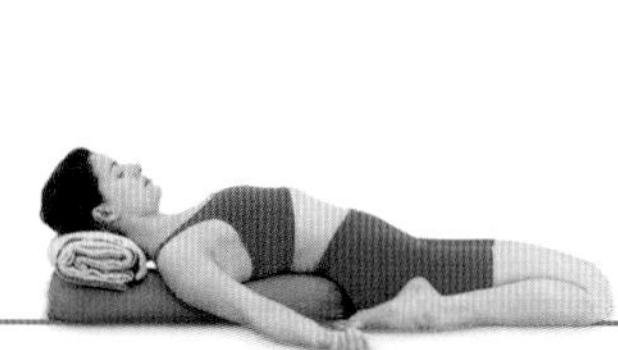
25 仰臥英雄式
頁246

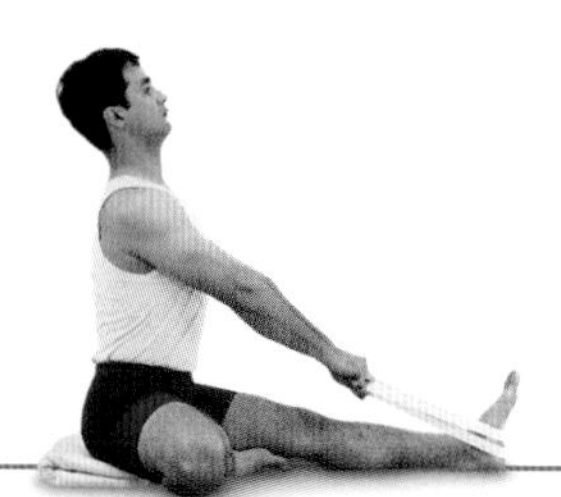
26 臉向上單腳屈膝式
頁207

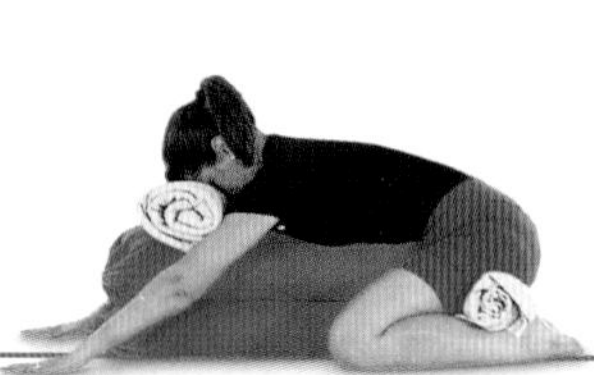
27 臉向下英雄式
頁221

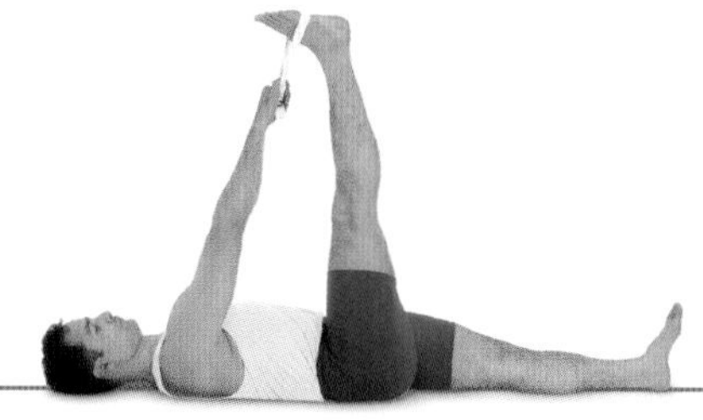
32 仰臥手抓腳趾伸展式
頁242

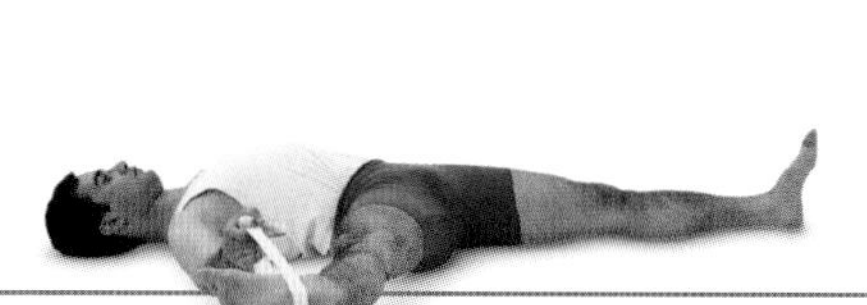
33 3仰臥手抓腳趾伸展式
頁243

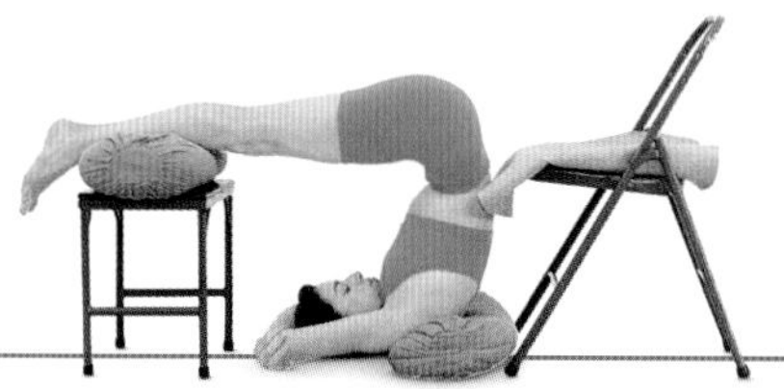
34 犁式
頁232

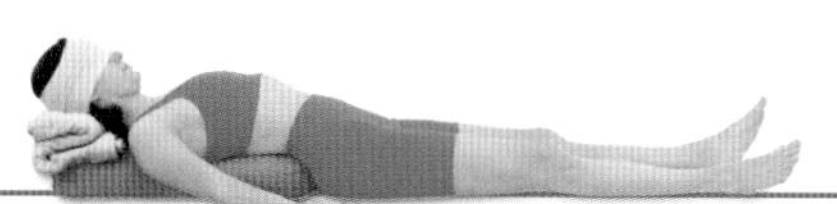
38 攤屍式
頁248

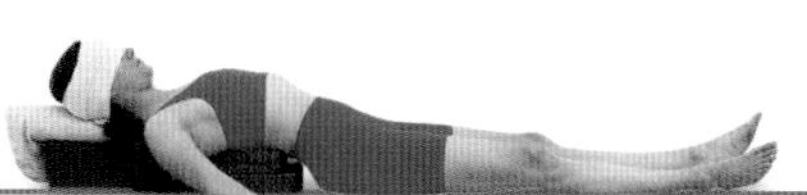
39 勝利呼吸法
頁254

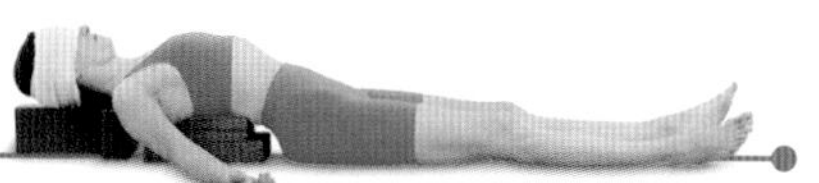
40 間斷呼吸法二
頁257

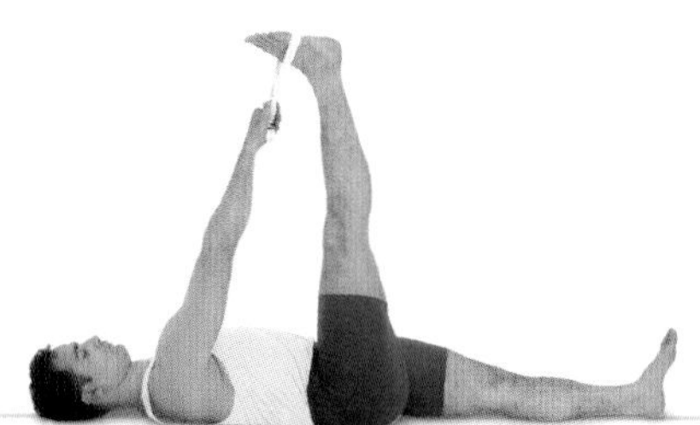
3 仰臥手抓腳趾伸展式
頁242

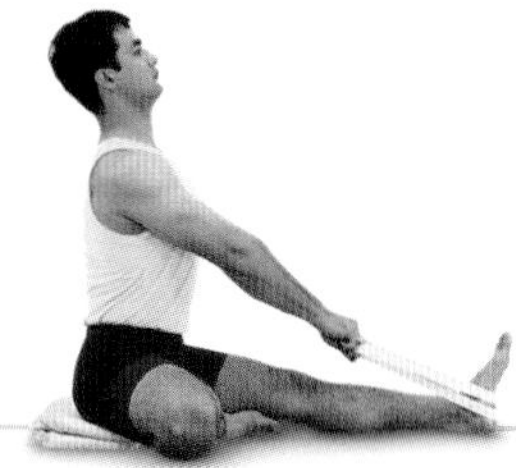
4 臉向上單腳屈膝式
頁207

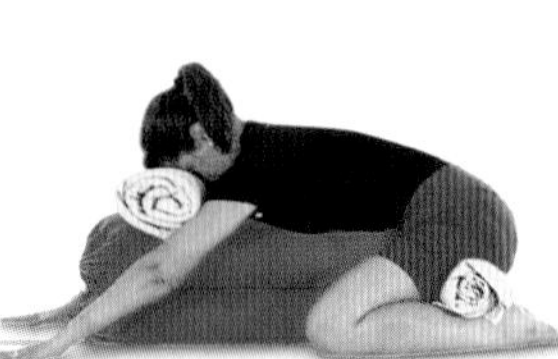
5 臉向下英雄式
頁221

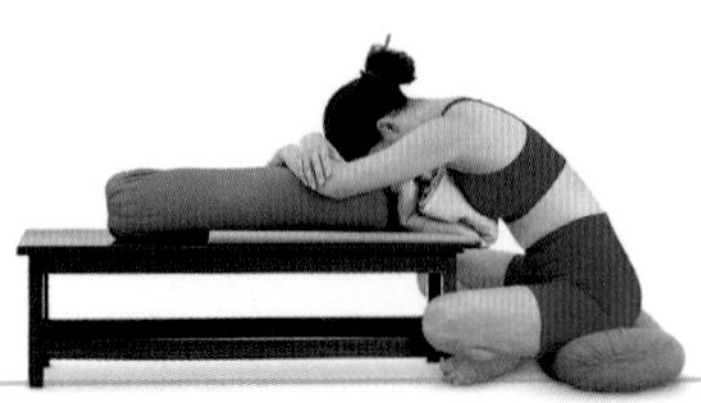

6 臉向下吉祥坐
頁222

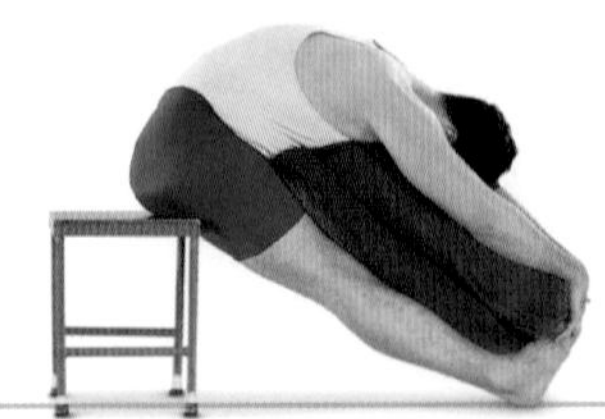

7 臉向下加強背部伸展式
頁217

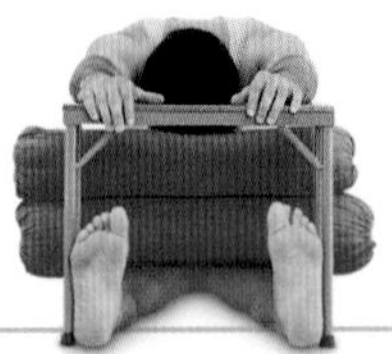

8 背部伸展式
頁216

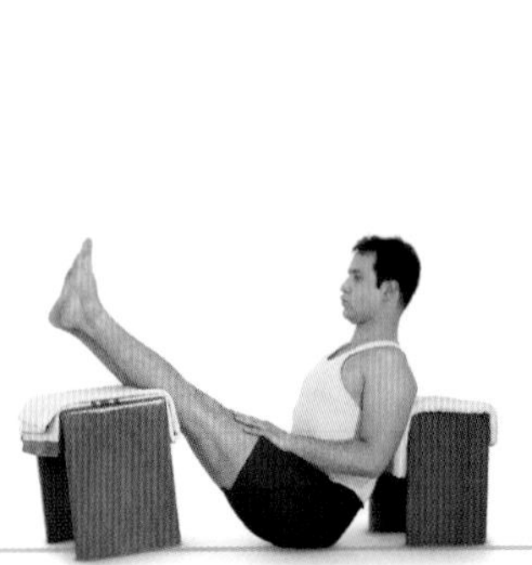

13 船式
頁210

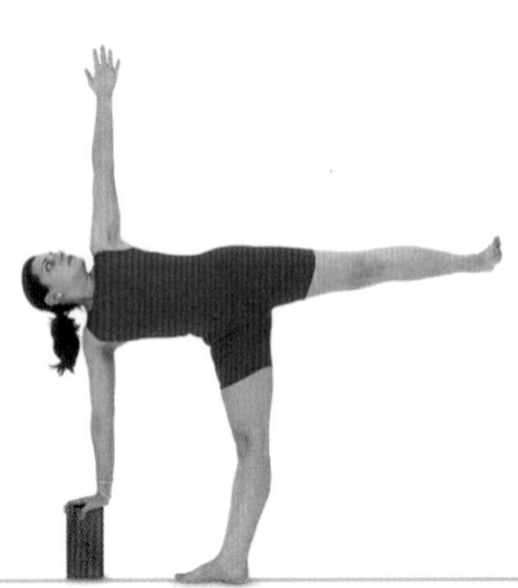

14 半月式
頁196

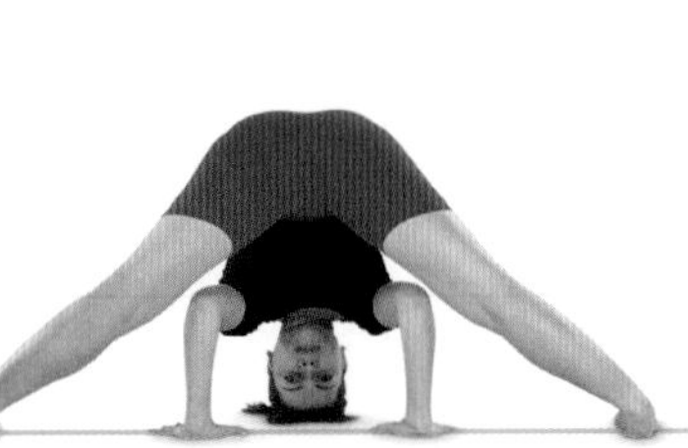

15 分腿前彎式
頁200

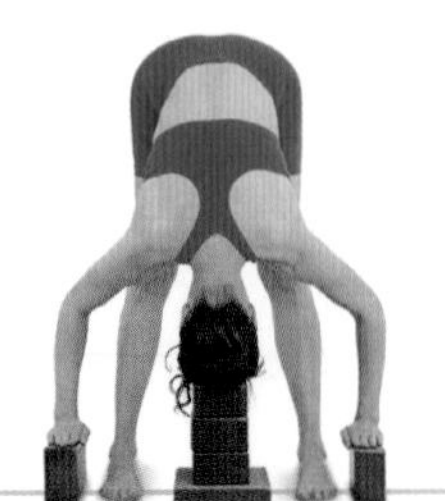

16 加強前屈伸展式
頁197

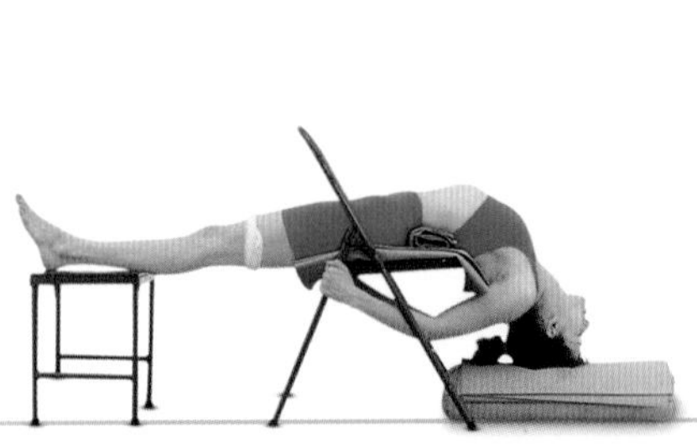

21 反向手杖式
頁239

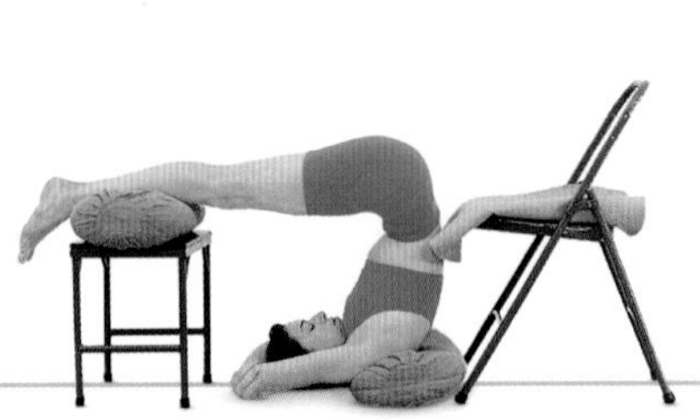

22 犁式
頁232

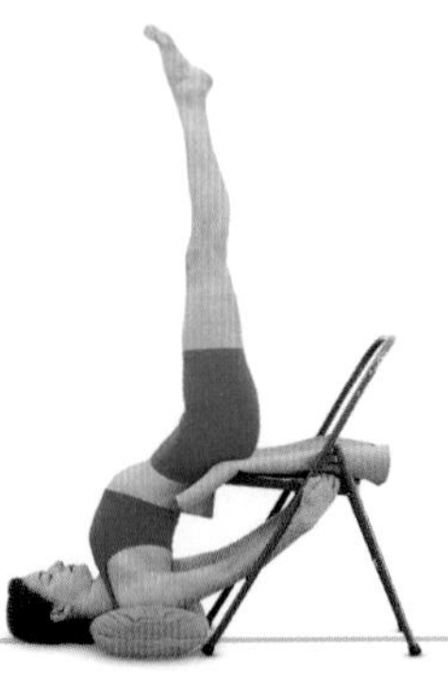

23 肩倒立式
頁230

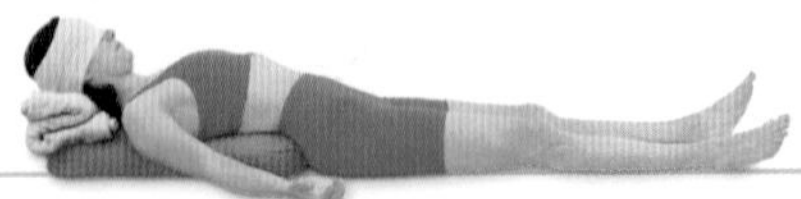

27 攤屍式
頁248

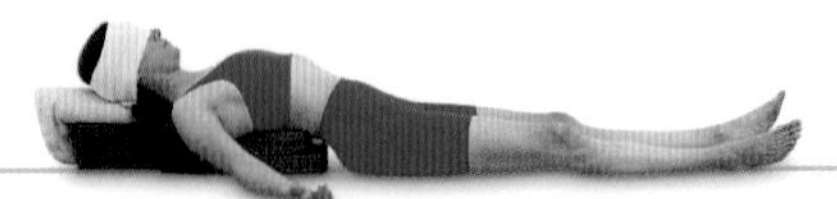

28 勝利呼吸法
頁254

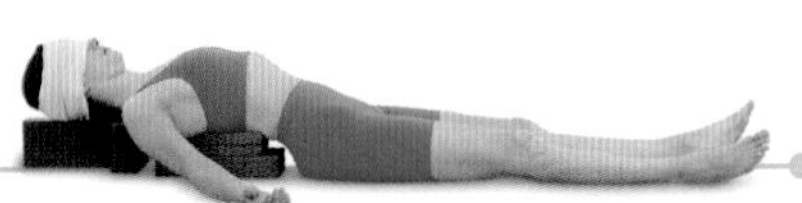

29 間斷呼吸法二
頁257

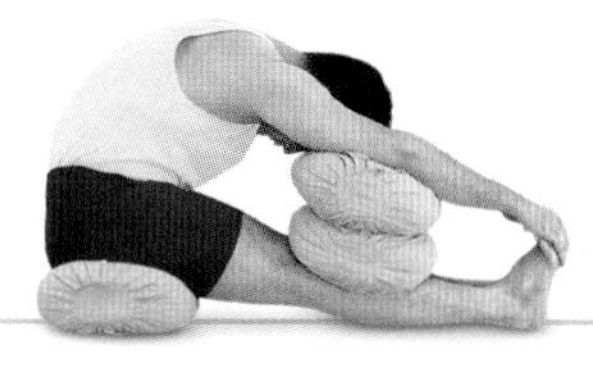

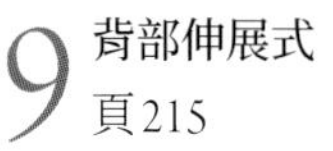

9 背部伸展式 頁215

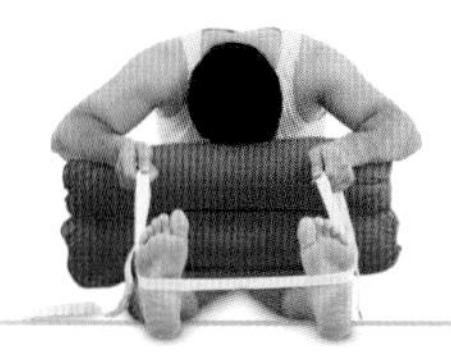

10 背部伸展式 頁216

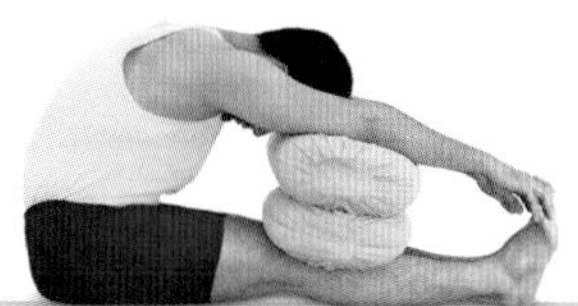

11 背部伸展式 頁214

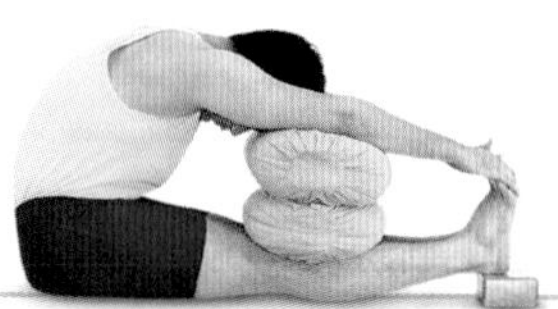

12 背部伸展式 頁215

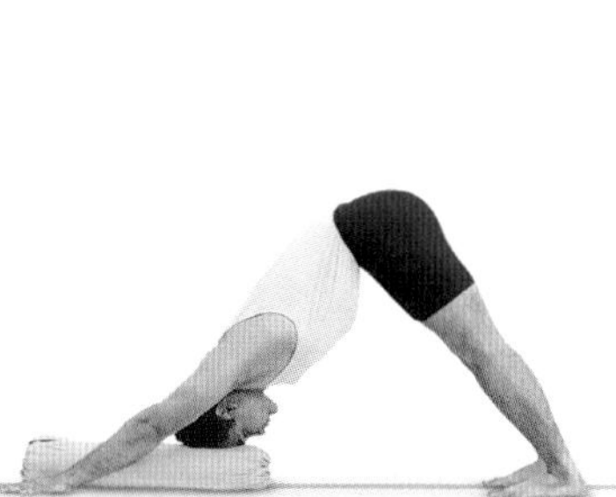

17 下犬式 頁204

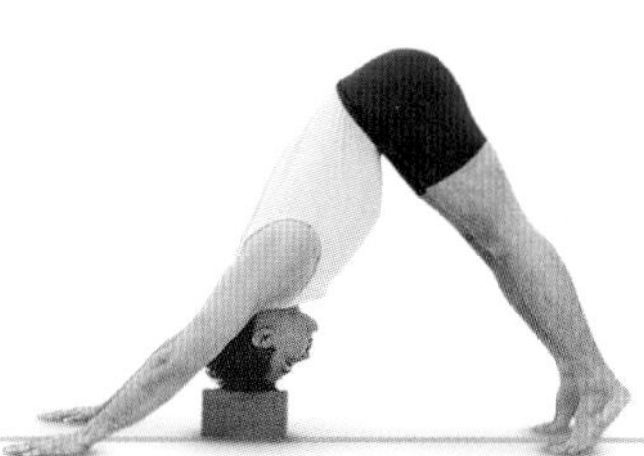

18 下犬式 頁204

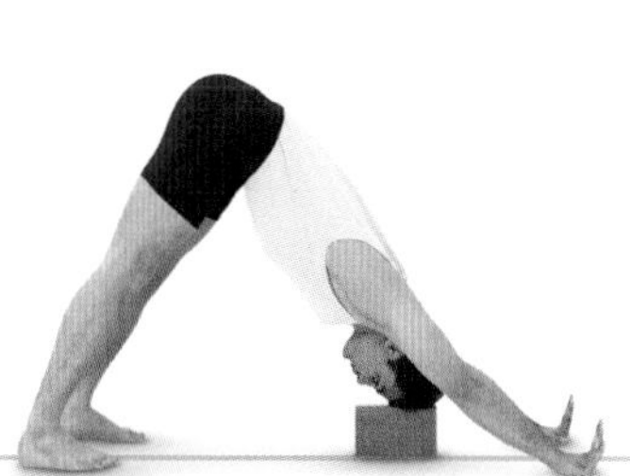

19 下犬式 頁203

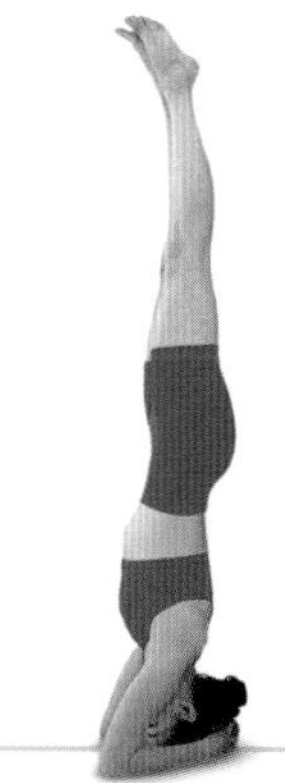

20 頭倒立式 頁138

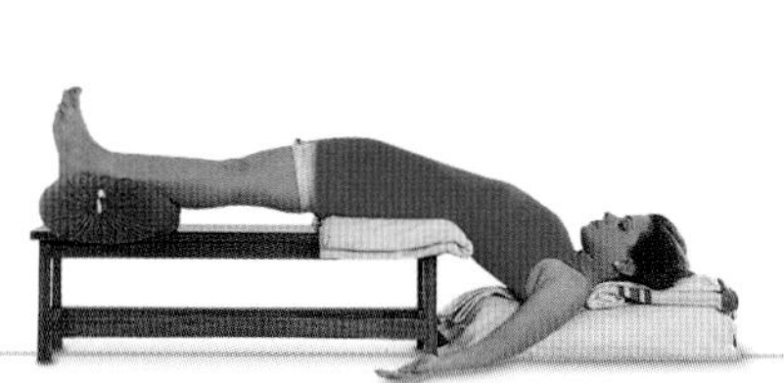

24 橋式 頁237

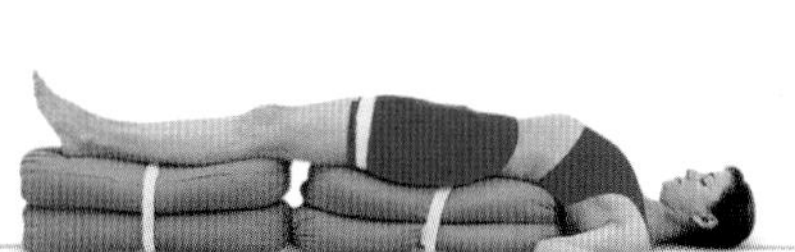

25 橋式 頁237

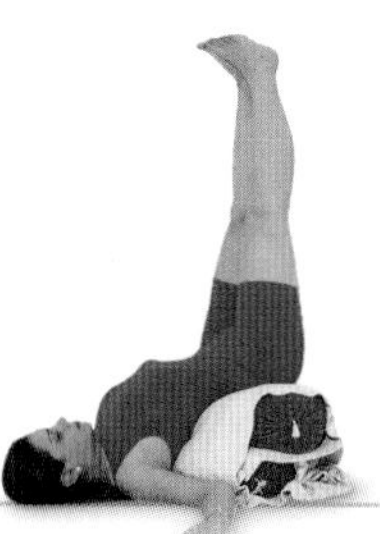

26 倒箭式 頁234

「當持續練習成為一種習慣，
完滿和澄澈的狀態便會隨之而來。」

泌尿系統

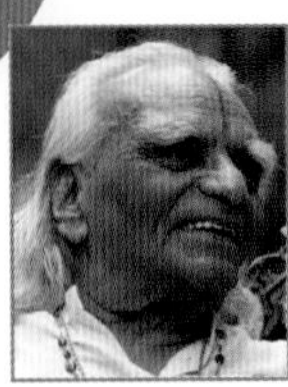

泌尿系統包含腎臟、輸尿管、膀胱和尿道。腎臟製造尿液，尿液則由水，以及像是蛋白質等新陳代謝的廢物所組成。尿液從體內排出，使腎臟能夠繼續維持人體的電解質和酸鹼平衡。輸尿管將尿液輸送到膀胱，尿道則將尿液輸送到身體外面。瑜伽體位有助於治療許多常見的泌尿系統疾病。

尿失禁

尿失禁是膀胱的非自主性排出尿液。這種情況會隨著年齡增長而越來越頻繁。造成尿失禁的原因有骨盆底肌肉衰弱、中風、膀胱刺激與中樞神經系統失去控制。

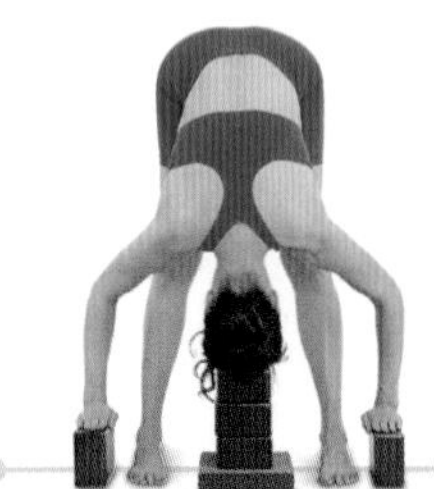

1 加強前屈伸展式 頁197

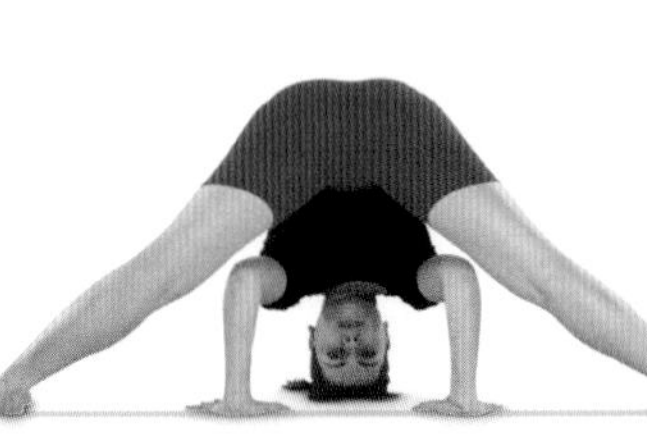

2 分腿前彎式 頁200

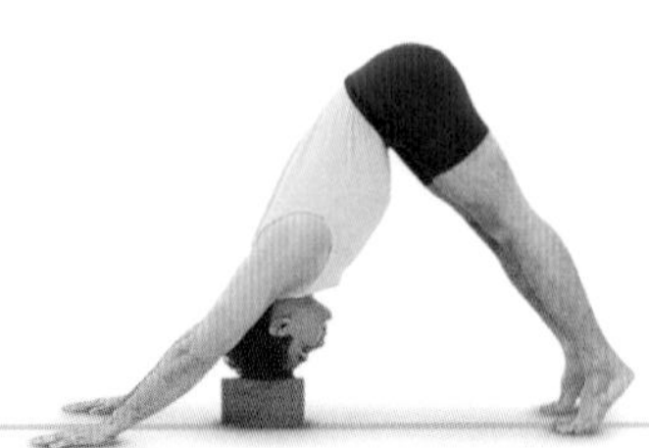

3 下犬式 頁204

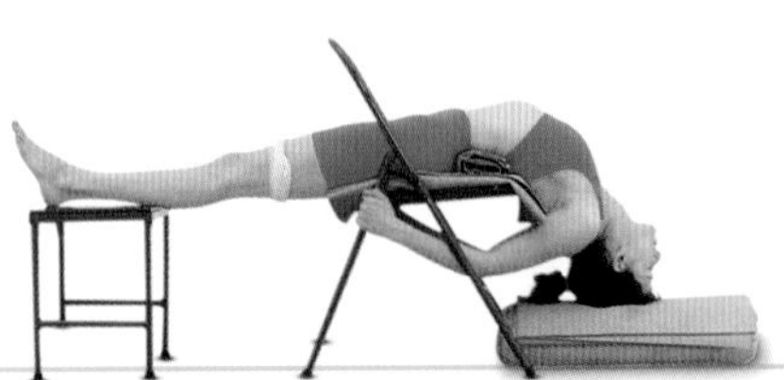

8 反向手杖式 頁239

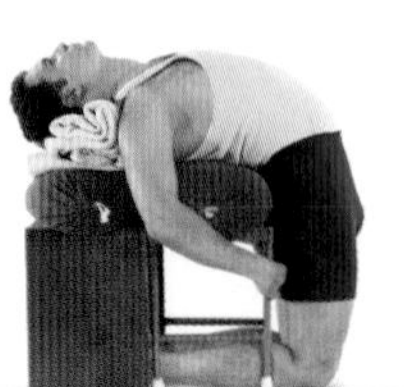

9 駱駝式 頁240

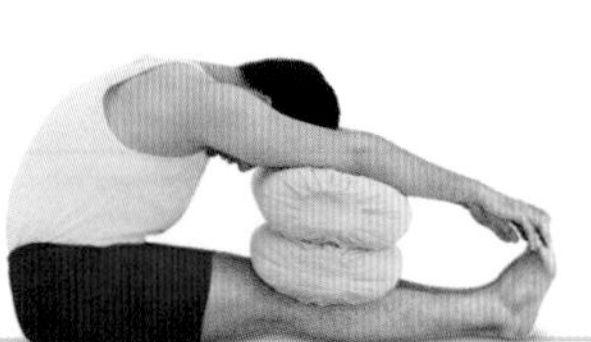

10 背部伸展式 頁214

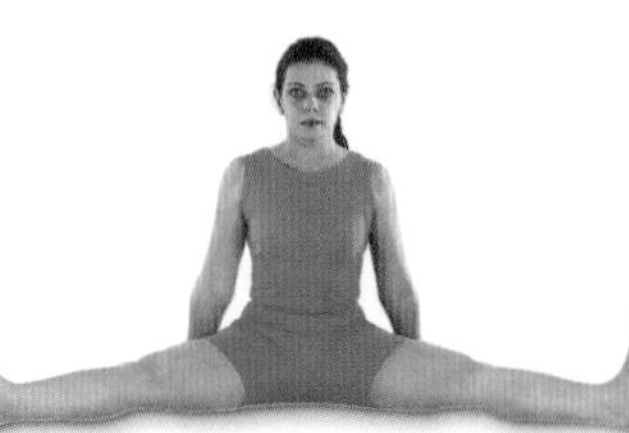

11 坐角式 頁213

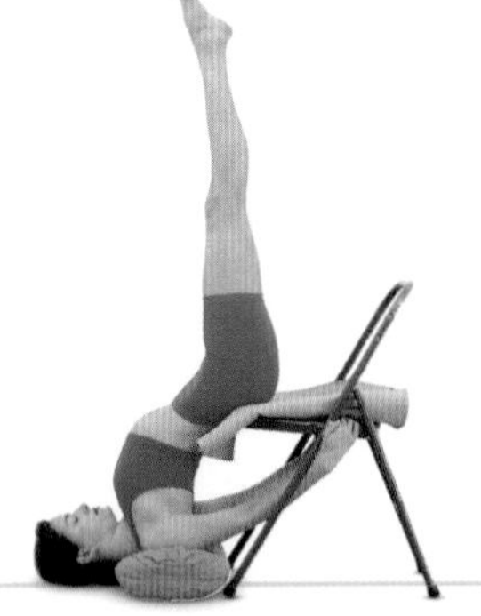

15 肩倒立式 頁230

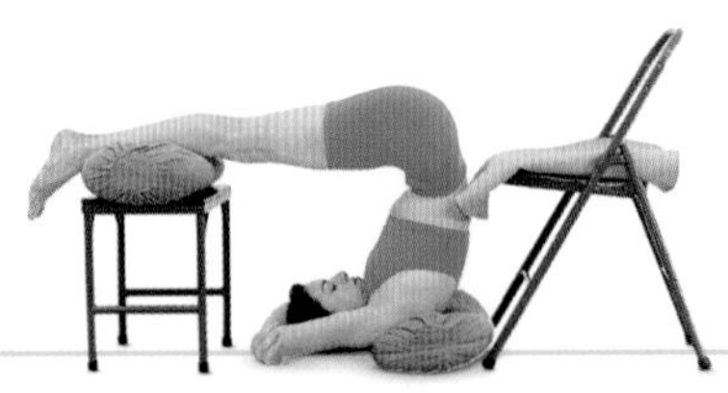

16 犁式 頁232

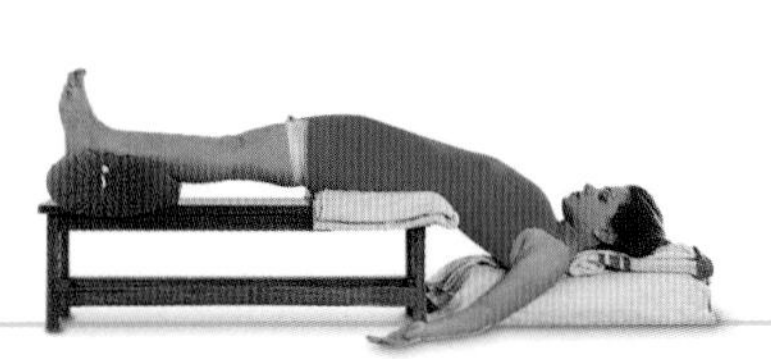

17 橋式 頁237

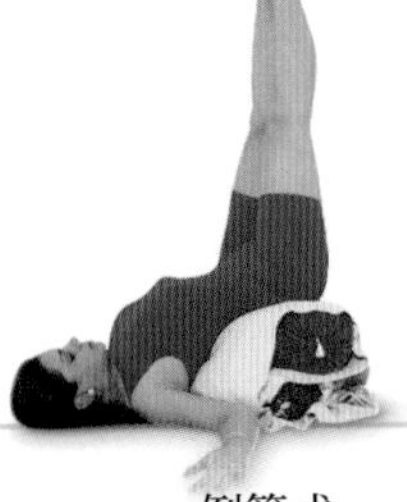

18 倒箭式 頁234

「瑜伽中的困難動作能強化智慧。」

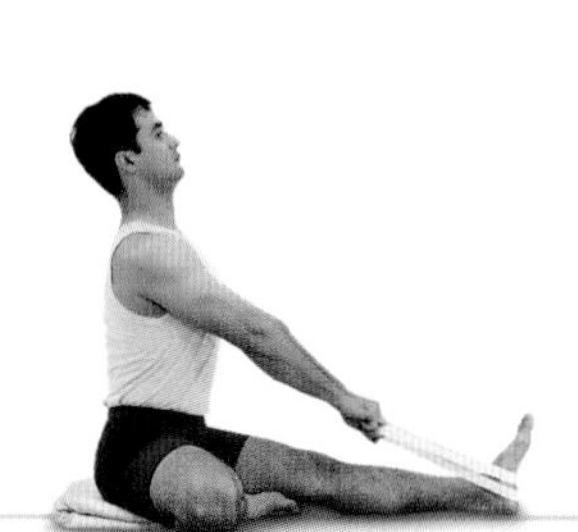
4 臉向上單腳屈膝式 頁207

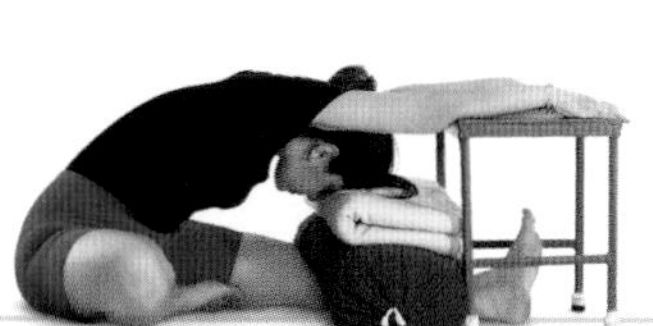
5 頭碰膝式 頁218

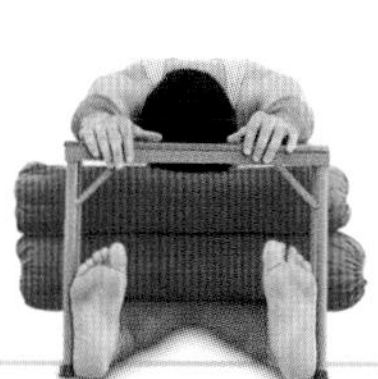
6 背部伸展式 頁216

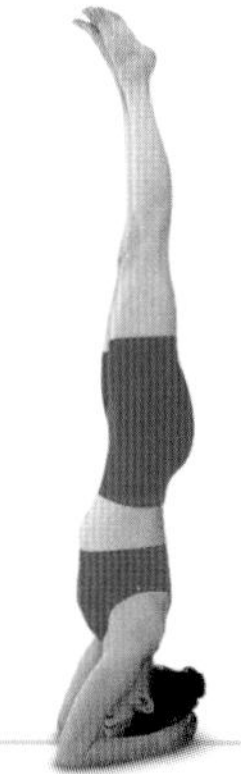
7 頭倒立式 頁138

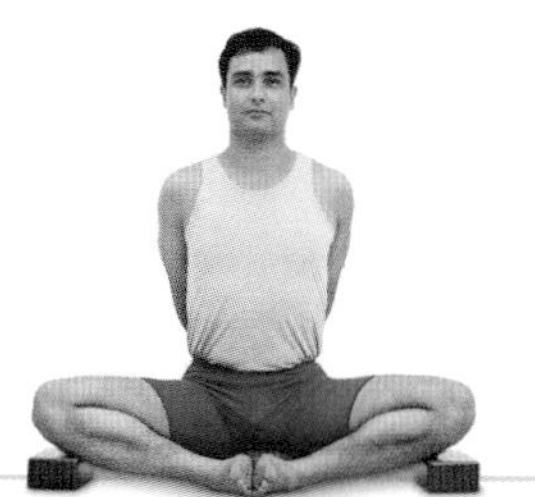
12 束角式 頁208

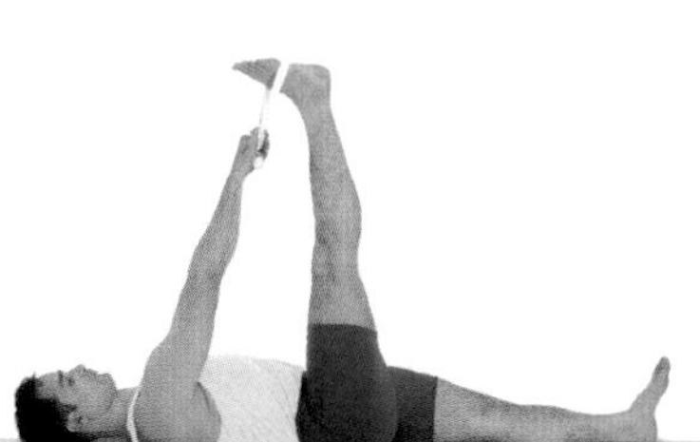
13 仰臥手抓腳趾伸展式 頁242

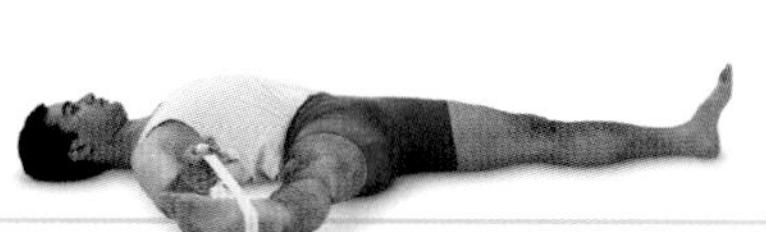
14 仰臥手抓腳趾伸展式 頁243

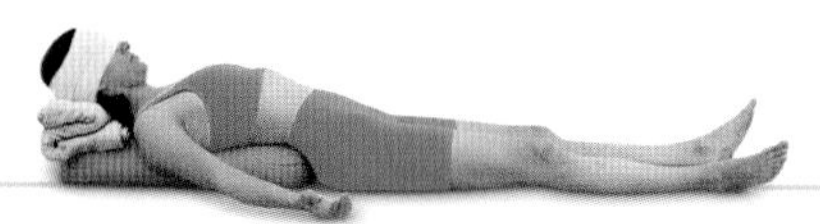
19 攤屍式 頁248

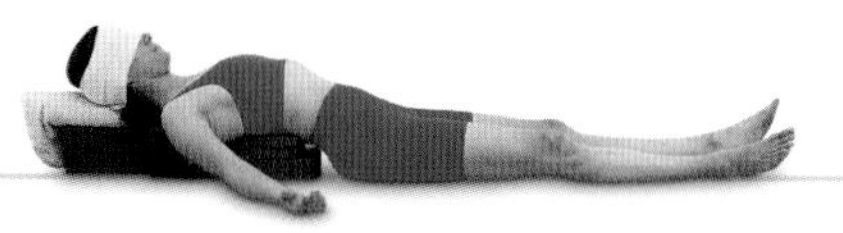
20 勝利呼吸法 頁254

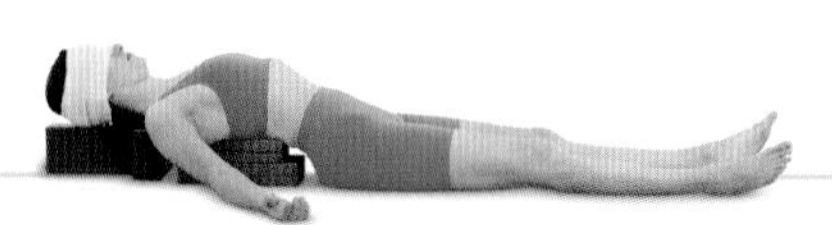
21 間斷呼吸法二 頁257

荷爾蒙系統

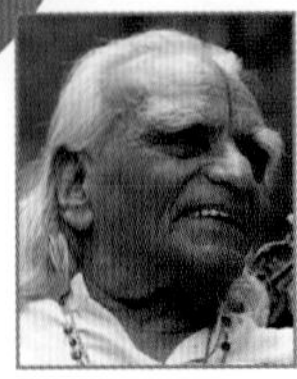

荷爾蒙是控制身體某些主要功能的天然化學物質，是由特定腺體分泌出來的，包含甲狀腺、副甲狀腺、腦垂體、松果腺和腎上腺，還有睪丸與卵巢，以及胰島。定期練習這些推薦的體位，有助於讓荷爾蒙有效地分泌至血液中。

肥　胖

比身體所需多出20%的脂肪即可稱為肥胖。肥胖通常是由庫欣氏症、下視丘疾病、遺傳因素、服用皮質類固醇藥物、卡路里攝取過多或缺乏運動所致。

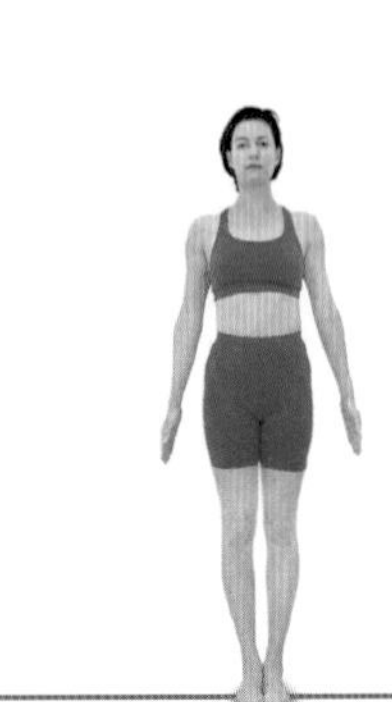

1 山式站姿 頁186

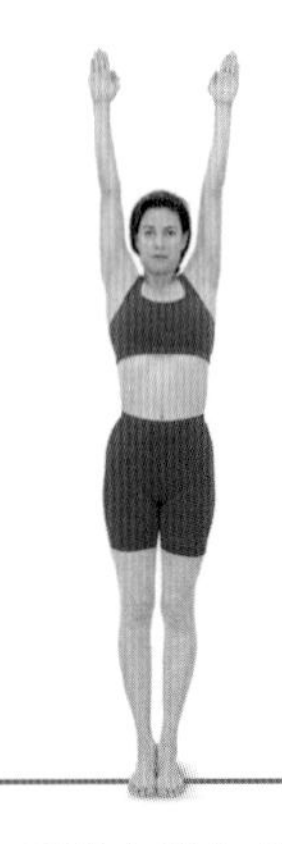

2 手臂上舉山式 頁187

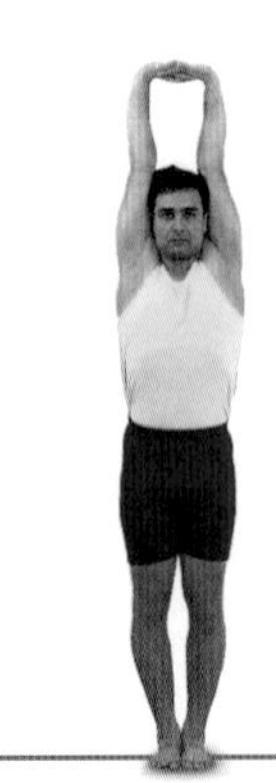

3 上舉手指交扣山式 頁188

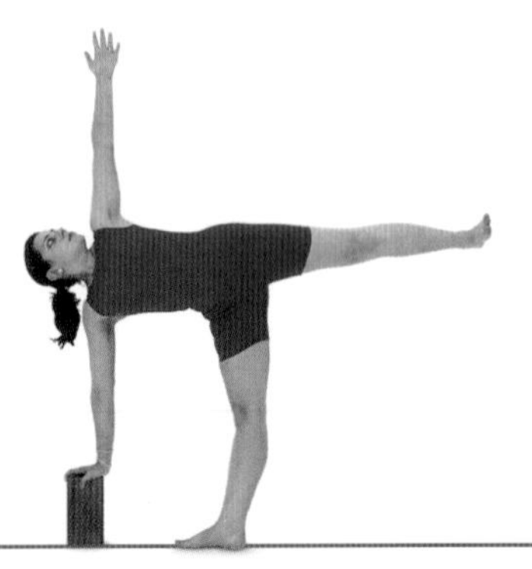

8 半月式 頁196

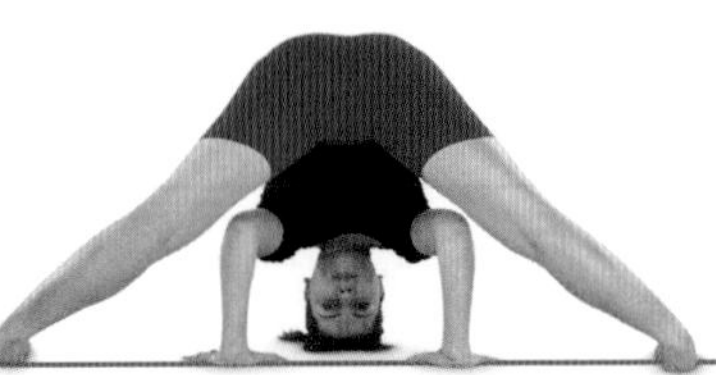

9 分腿前彎式 頁200

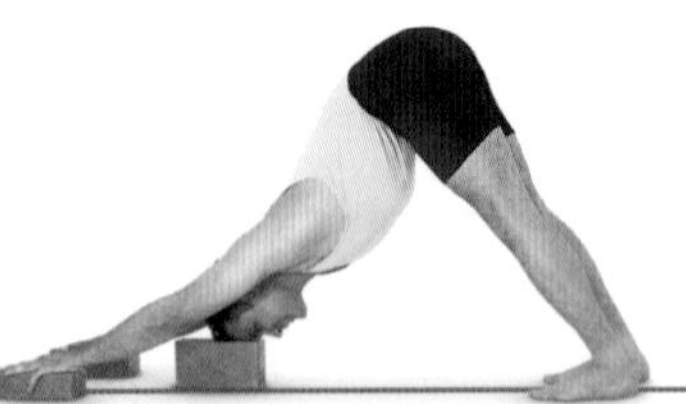

10 下犬式 頁202

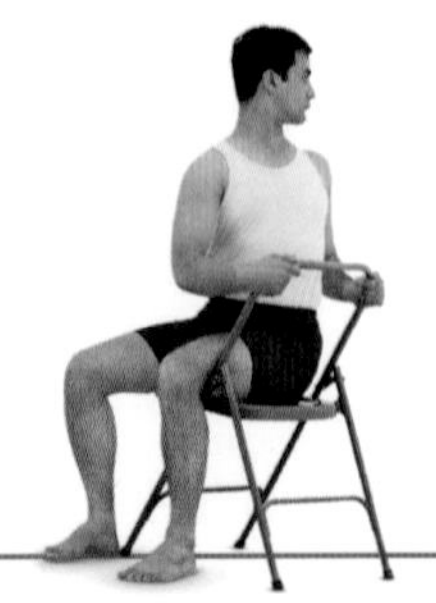

15 巴拉瓦伽扭轉式 頁223

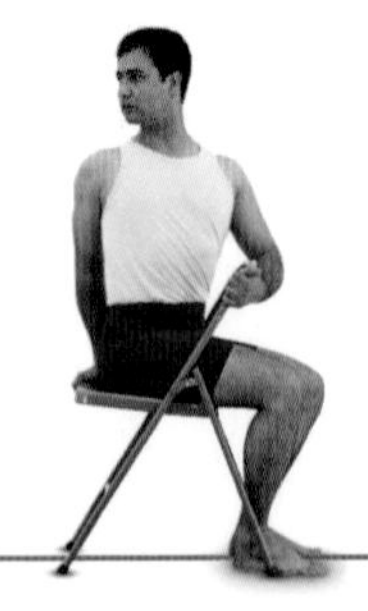

16 巴拉瓦伽扭轉式 頁223

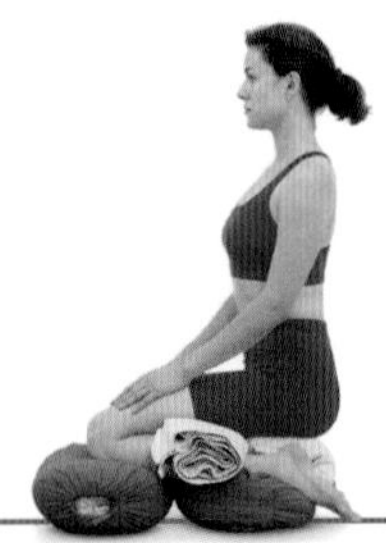

17 英雄式 頁206

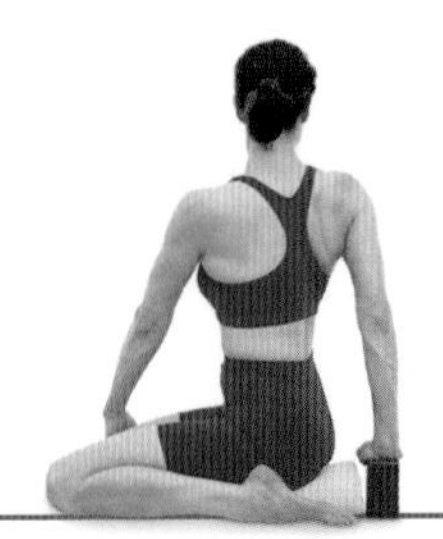

18 英雄坐姿扭轉式 頁228

「瑜伽像一面鏡子，能使我們從內部審視自我。」

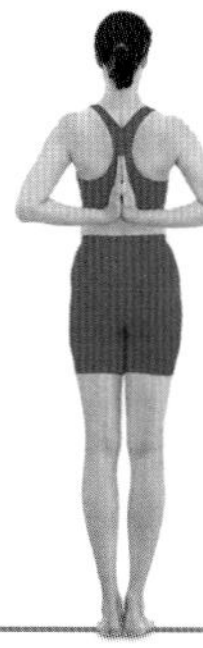

4 反轉祈禱式 頁190

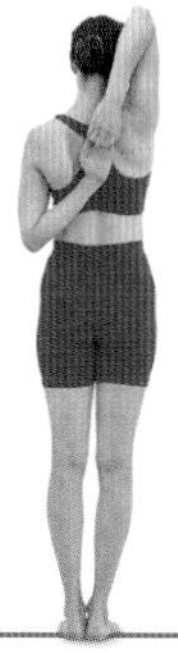

5 站姿牛面式 頁191

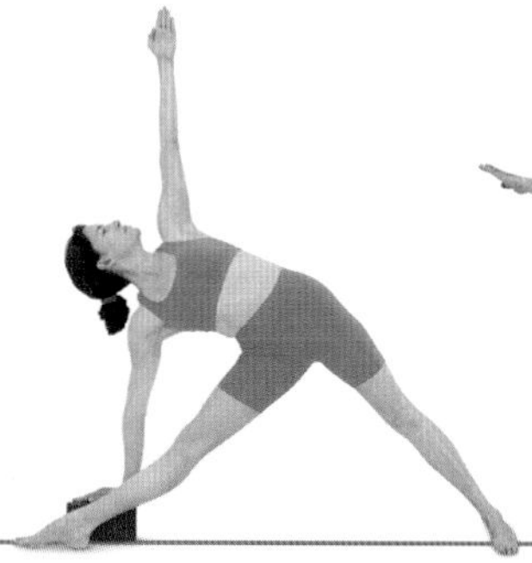

6 三角伸展式 頁192

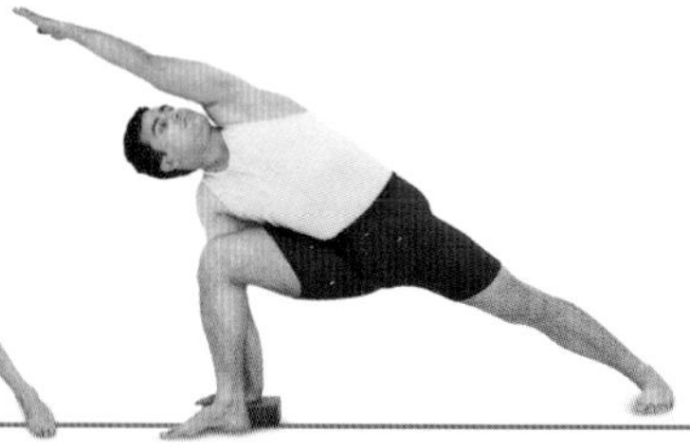

7 側角伸展式 頁194

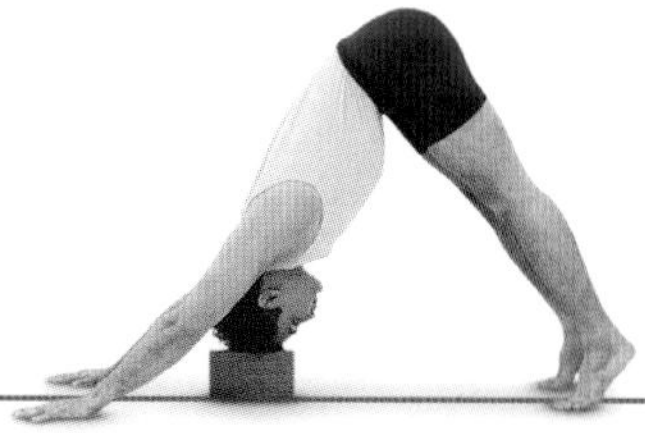

11 下犬式 頁204

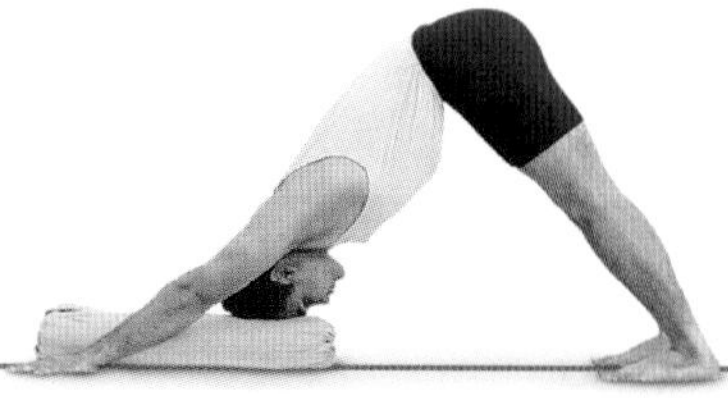

12 下犬式 頁204

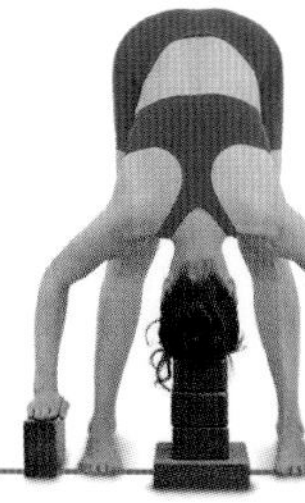

13 加強前屈伸展式 頁197

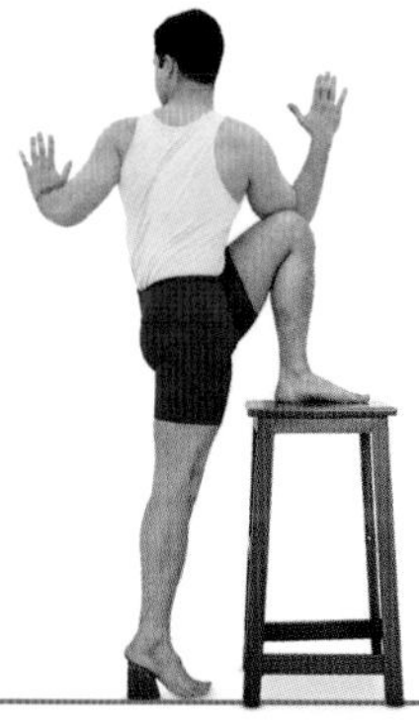

14 伸展聖哲馬里奇式 頁226

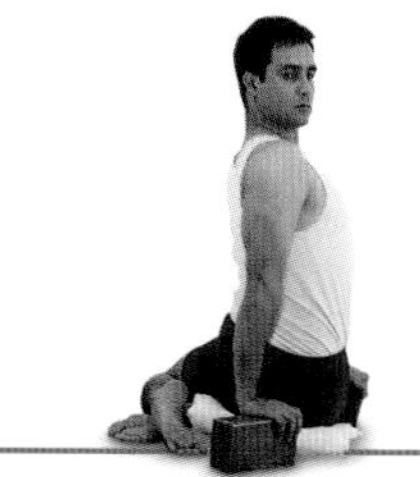

19 巴拉瓦伽扭轉式 頁224

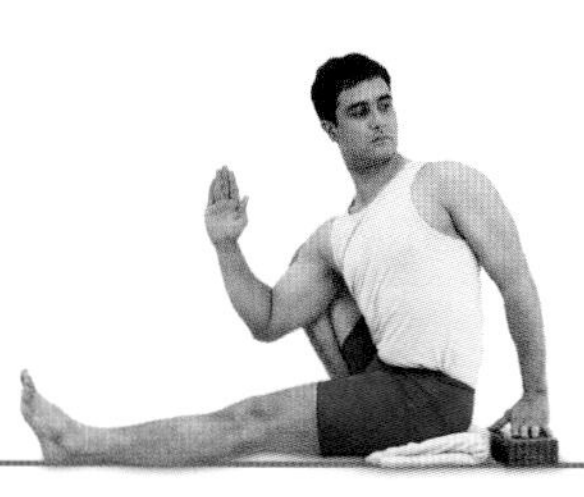

20 聖哲馬里奇式 頁225

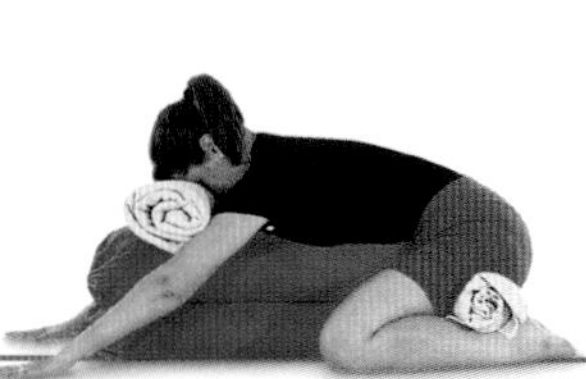

21 臉向下英雄式 頁221

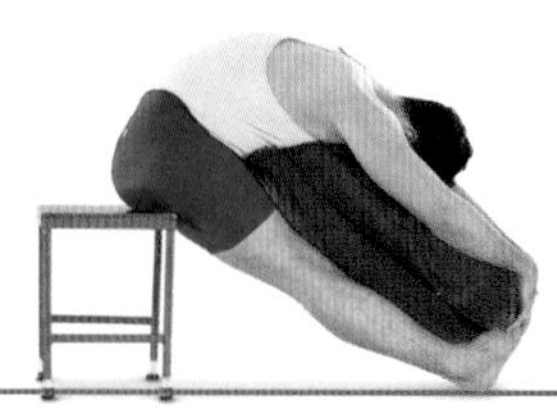

22 臉向下加強背部伸展式 頁217

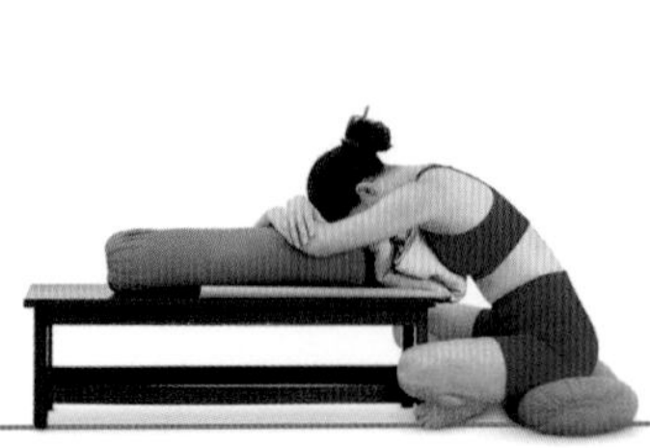

23 臉向下吉祥坐
頁222

24 臉向上單腳屈膝式
頁207

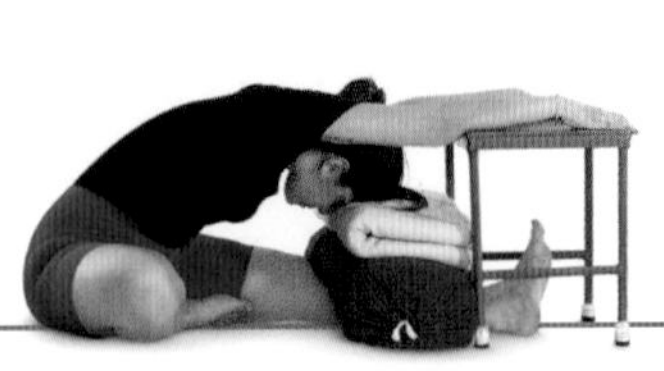

25 頭碰膝式
頁218

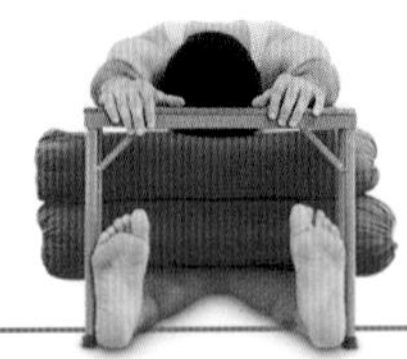

26 背部伸展式
頁216

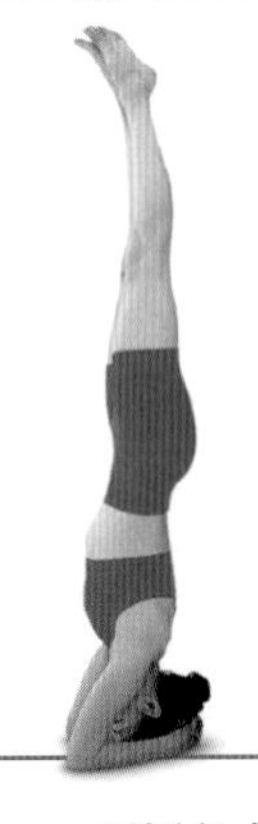

30 頭倒立式
頁138

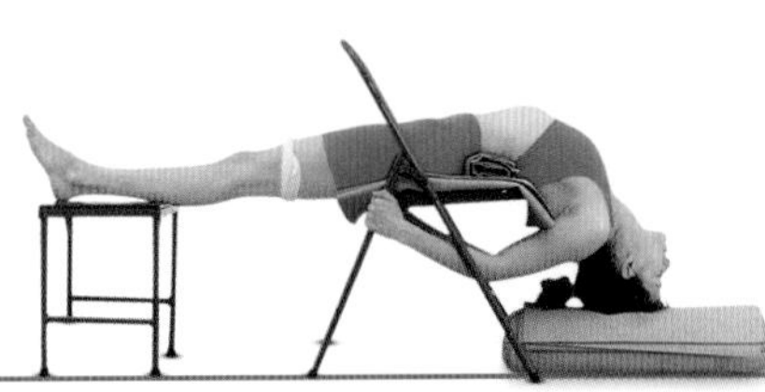

31 反向手杖式
頁239

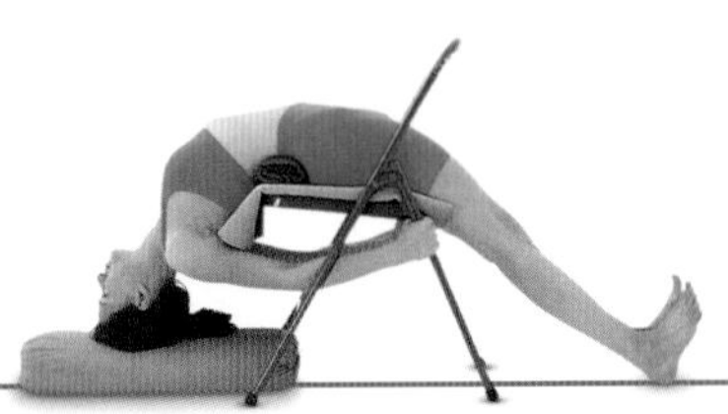

32 反向手杖式
頁239

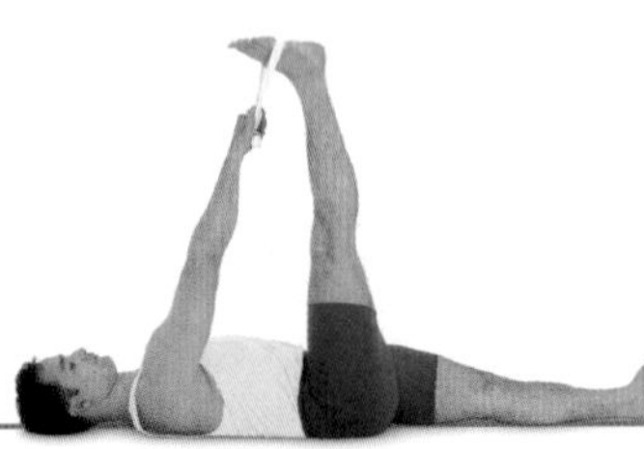

36 仰臥手抓腳趾伸展式
頁242

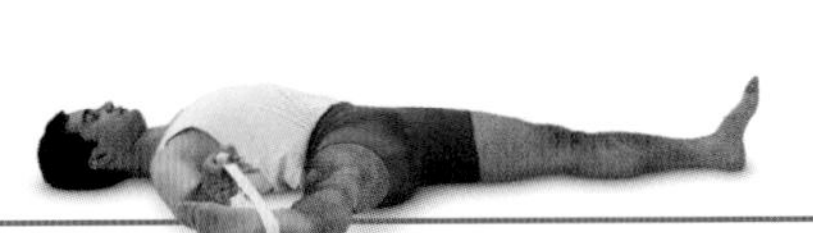

37 仰臥手抓腳趾伸展式
頁243

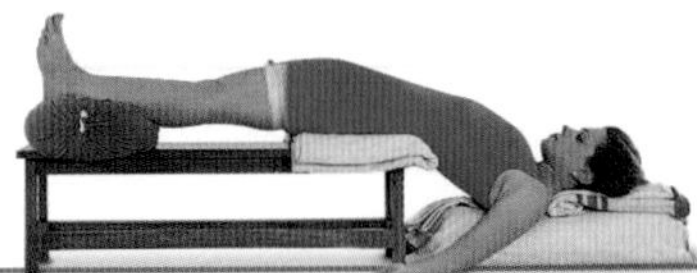

38 橋式
頁237

糖尿病

這是所有新陳代謝疾病中最常見的一種。症狀包括經常口渴和排尿、過度飢餓、體重減輕和噁心。這種疾病是由胰島素分泌不足引起的。

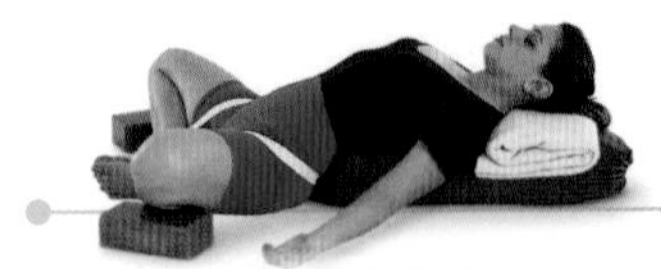

1 仰臥束角式
頁244

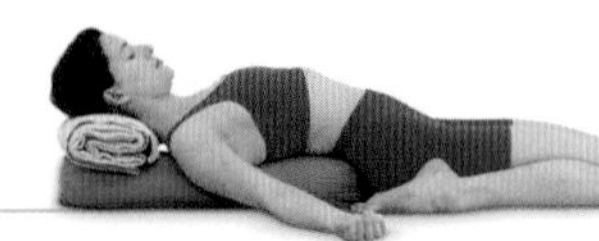

2 仰臥英雄式
頁246

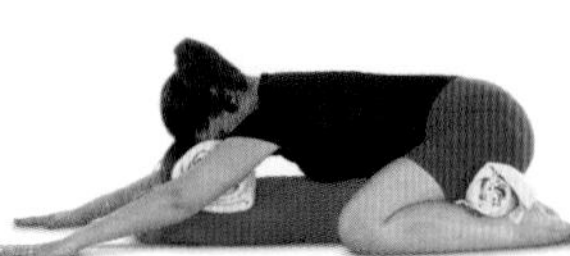

3 臉向下英雄式
頁220

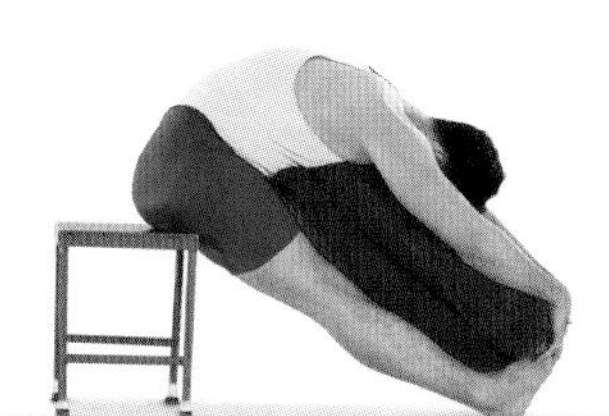

27 臉向下加強背部伸展式
頁217

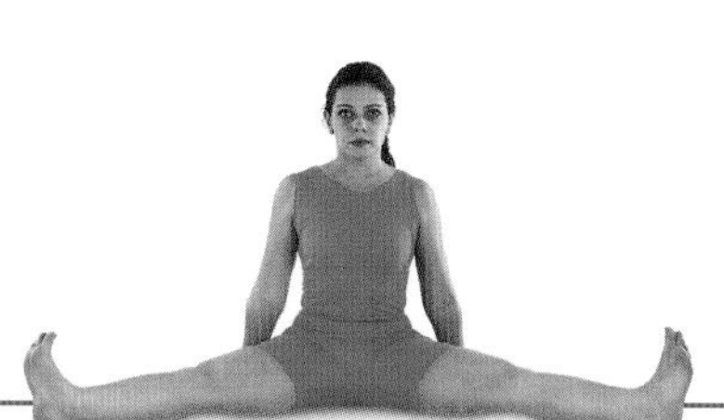

28 坐角式
頁213

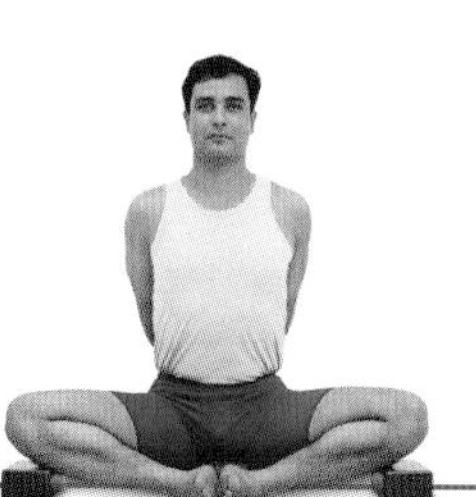

29 束角式
頁208

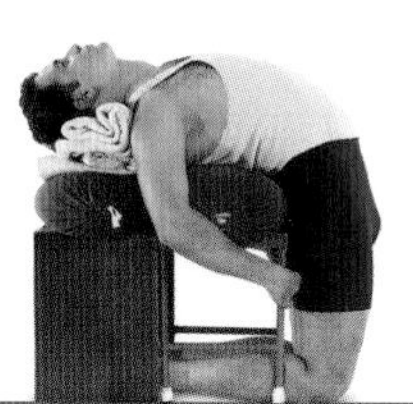

33 駱駝式
頁240

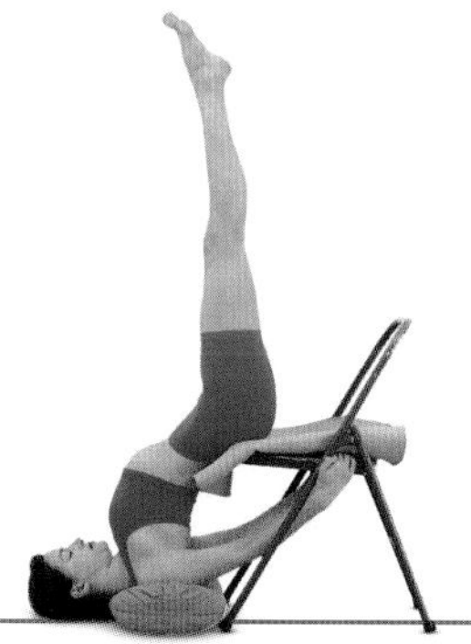

34 肩倒立式
頁230

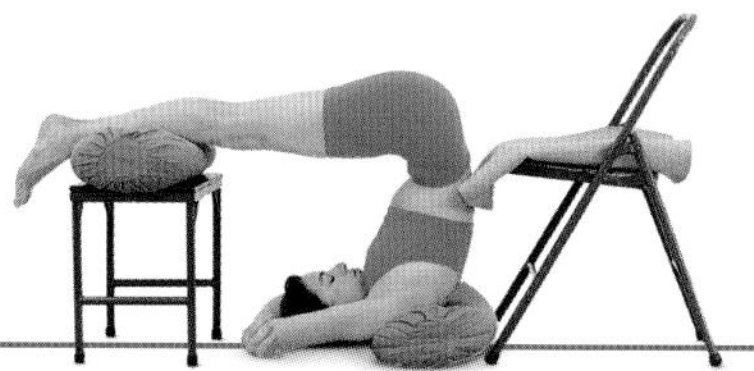

35 犁式
頁232

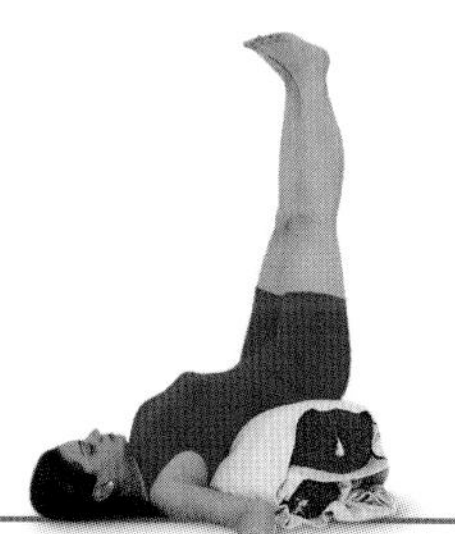

39 倒箭式
頁234

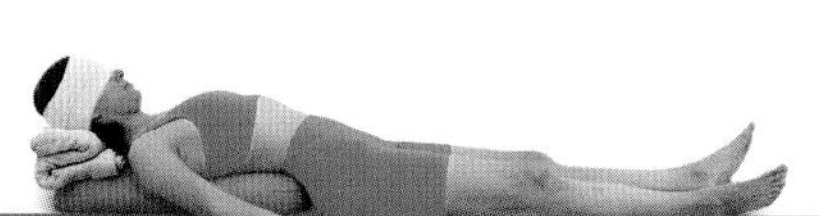

40 攤屍式
頁248

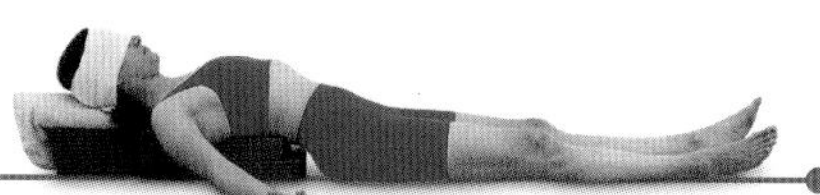

41 勝利呼吸法
頁254

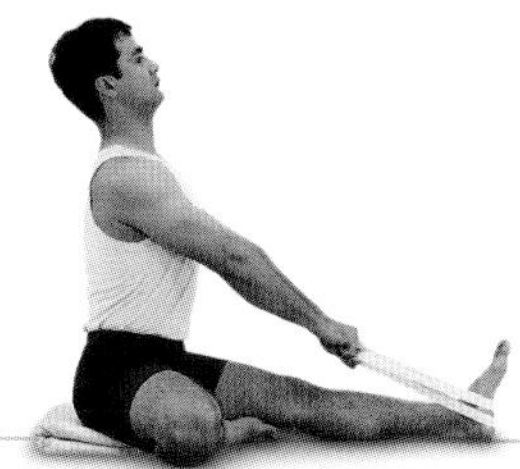

4 臉向上單腳屈膝式
頁207

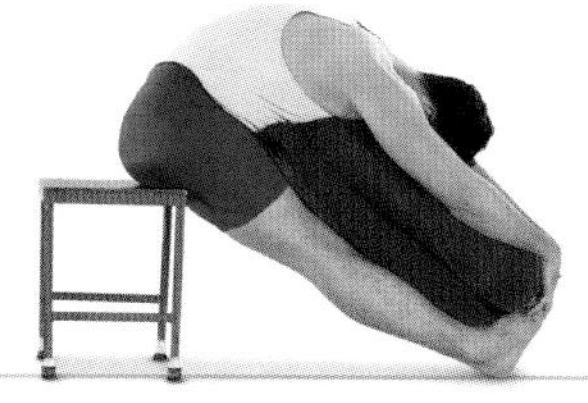

5 臉向下加強背部伸展式
頁217

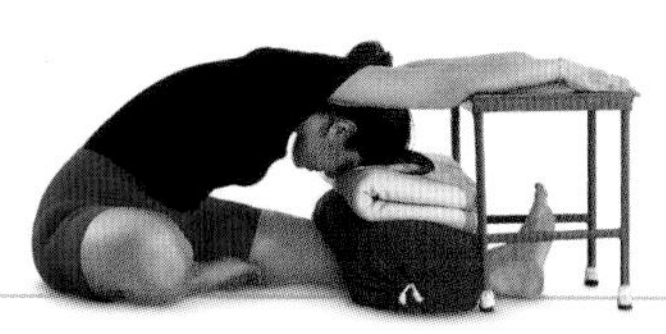

6 頭碰膝式
頁218

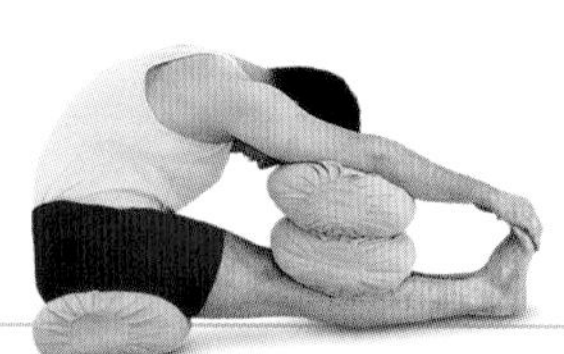

7 背部伸展式
頁215

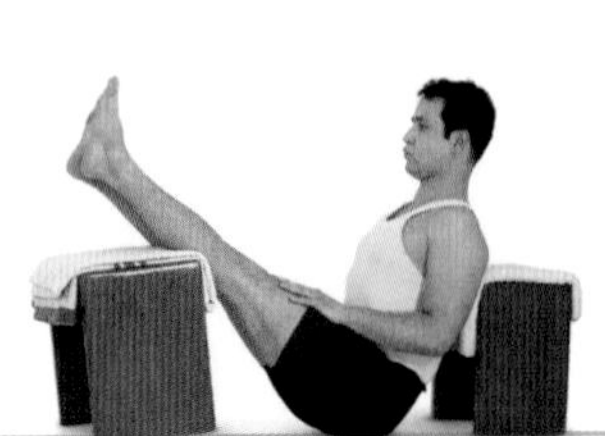
8 船式
頁210

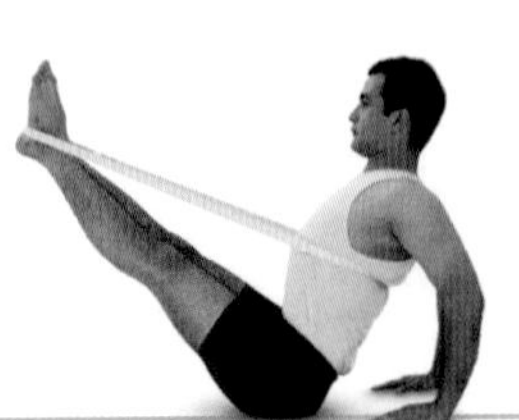
9 船式
頁212

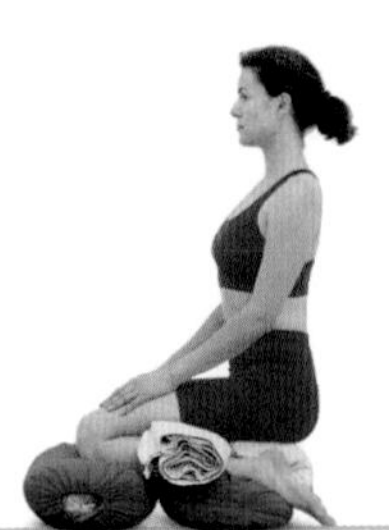
10 英雄式
頁206

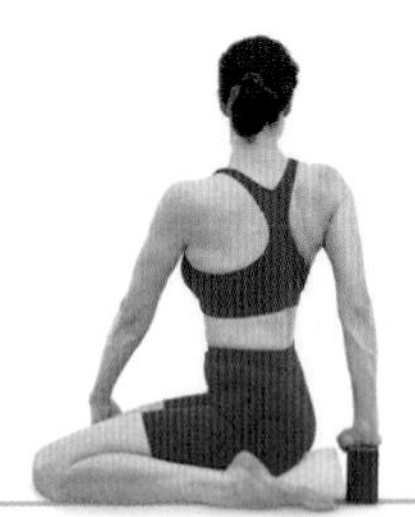
11 英雄坐姿扭轉式
頁228

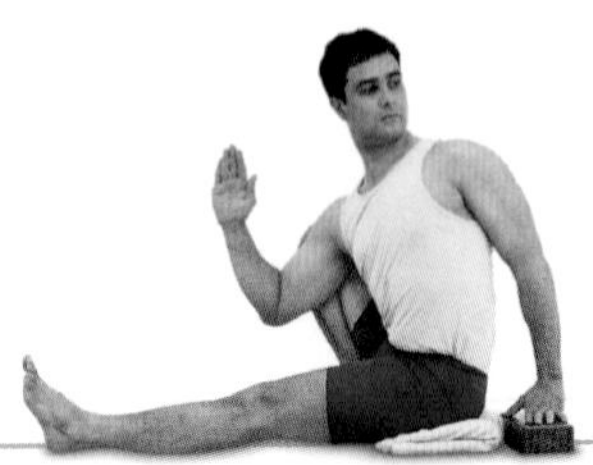
16 聖哲馬里奇式
頁225

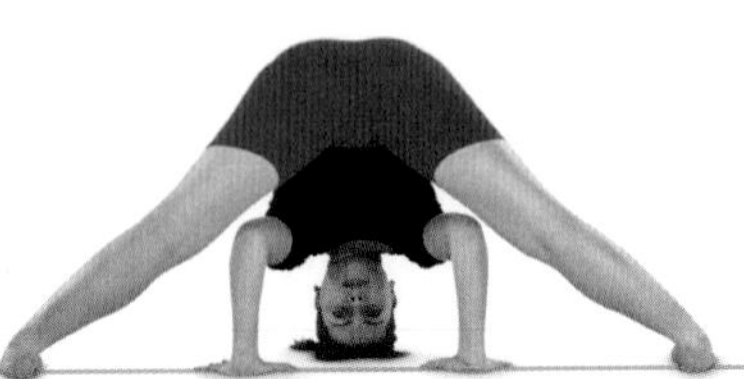
17 分腿前彎式
頁200

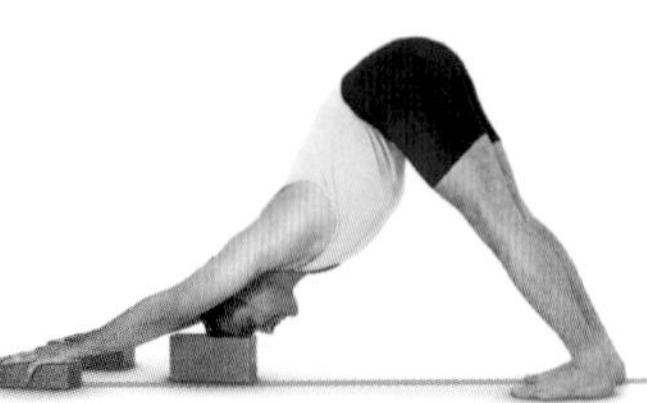
18 下犬式
頁202

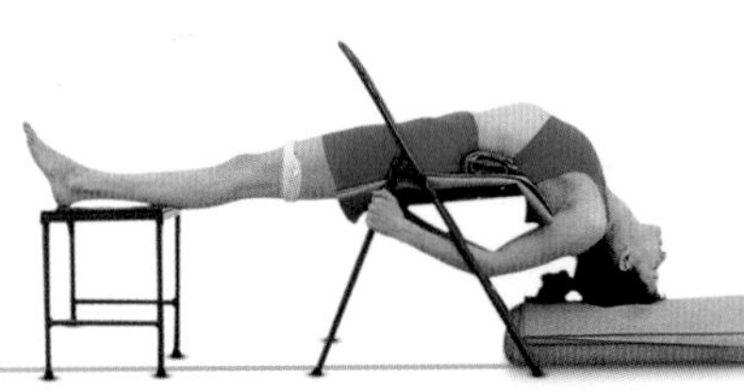
23 反向手杖式
頁239

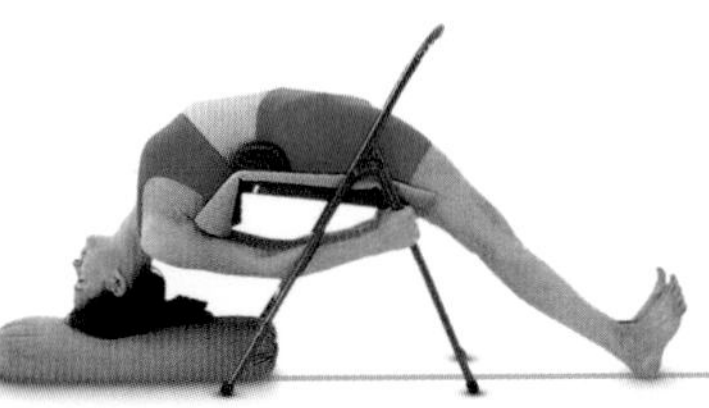
24 反向手杖式
頁239

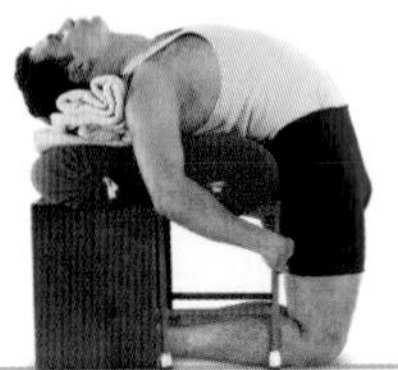
25 駱駝式
頁240

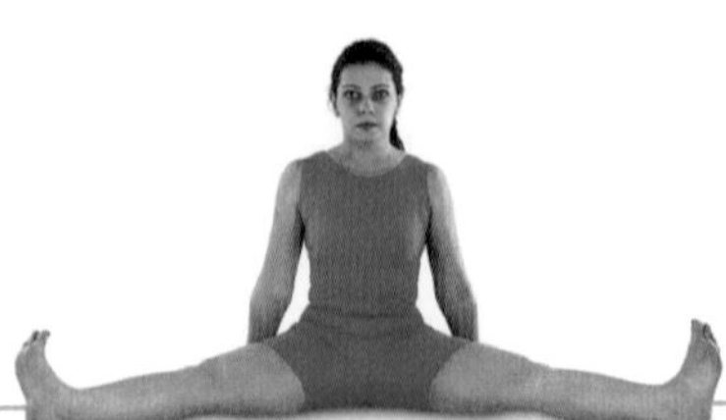
29 坐角式
頁213

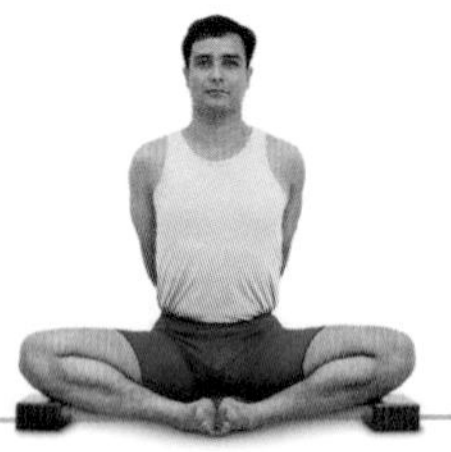
30 束角式
頁208

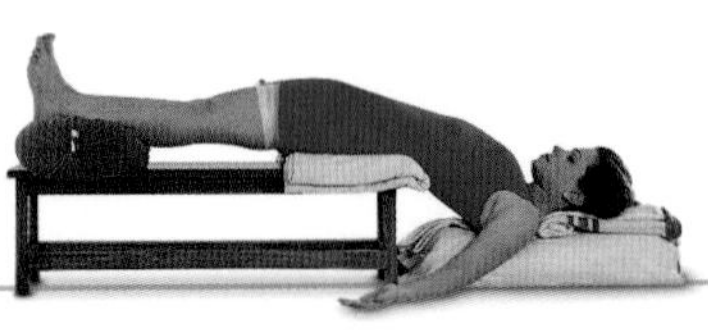
31 橋式
頁237

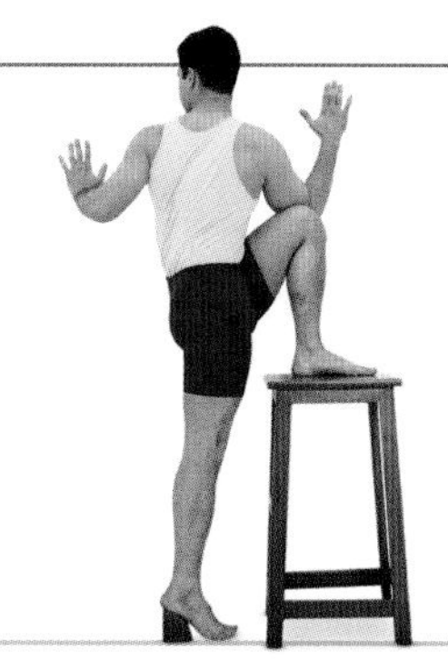
12 伸展聖哲馬里奇式
頁226

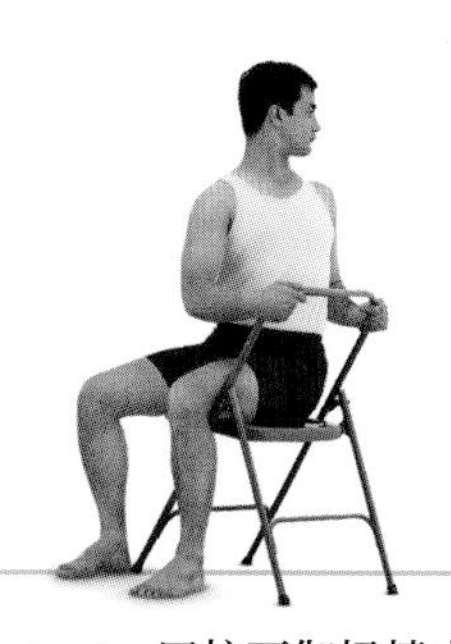
13 巴拉瓦伽扭轉式
頁223

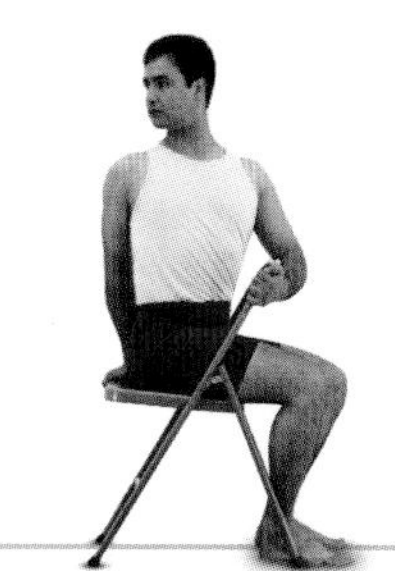
14 巴拉瓦伽扭轉式
頁223

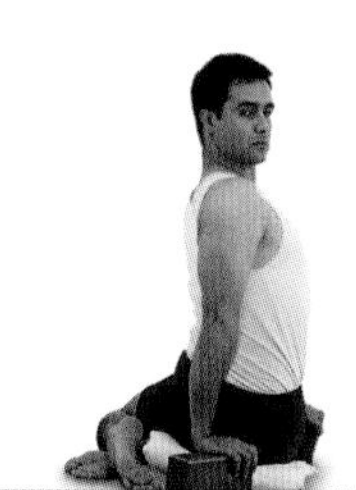
15 巴拉瓦伽扭轉式
頁224

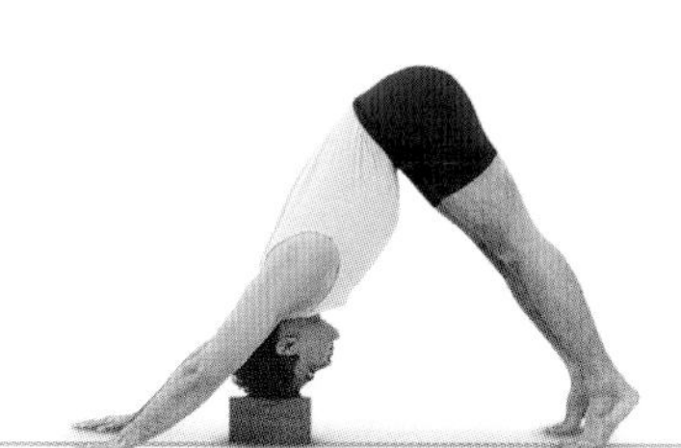
19 下犬式
頁204

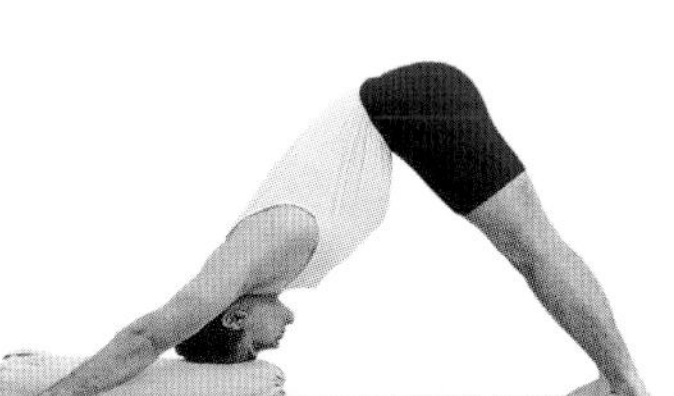
20 下犬式
頁204

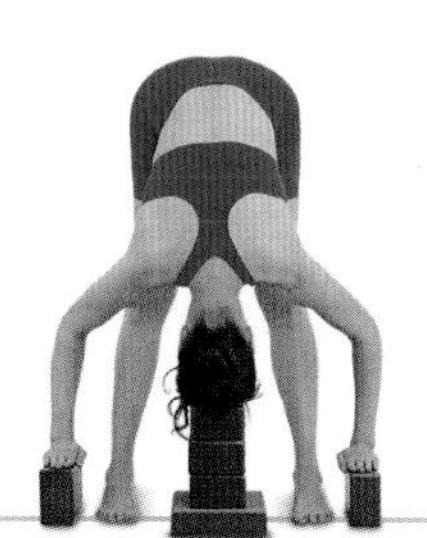
21 加強前屈伸展式
頁197

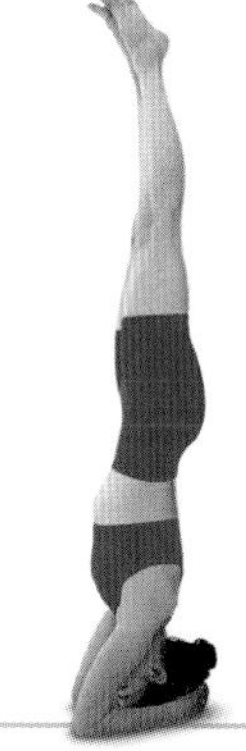
22 頭倒立式
頁138

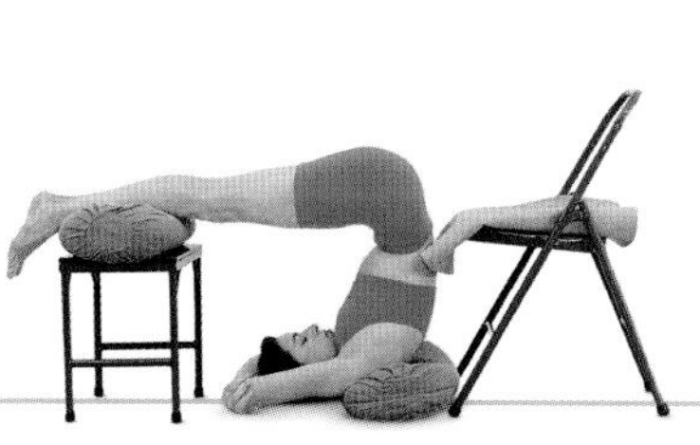
26 犁式
頁232

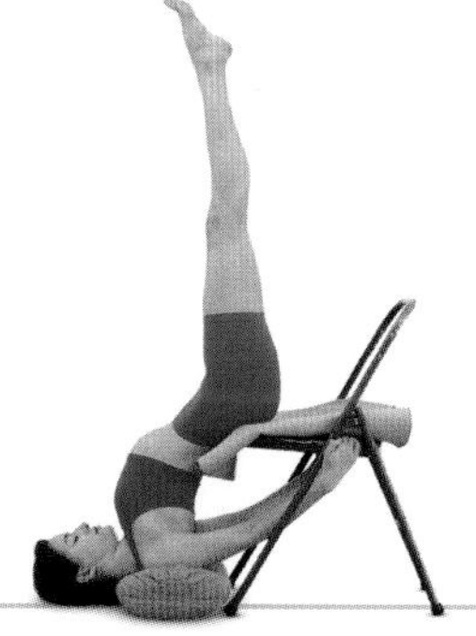
27 肩倒立式
頁230

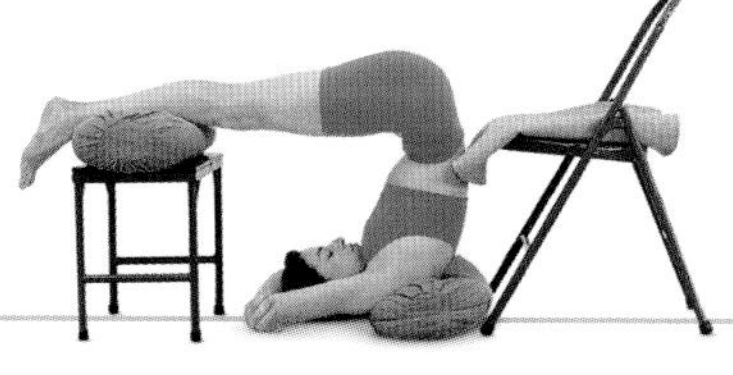
28 犁式
頁232

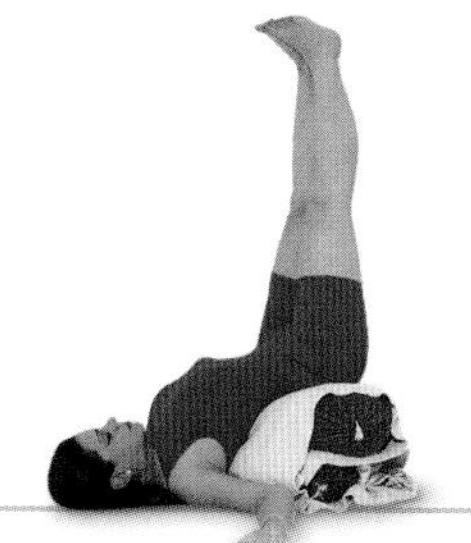
32 倒箭式
頁234

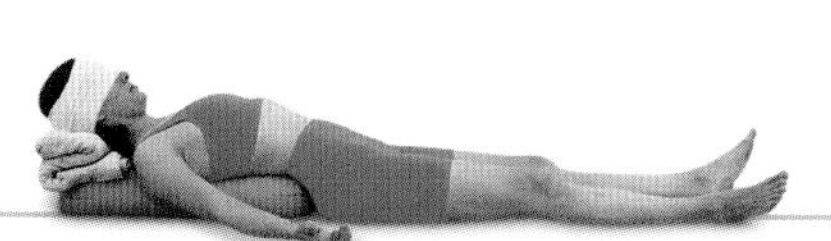
33 攤屍式
頁248

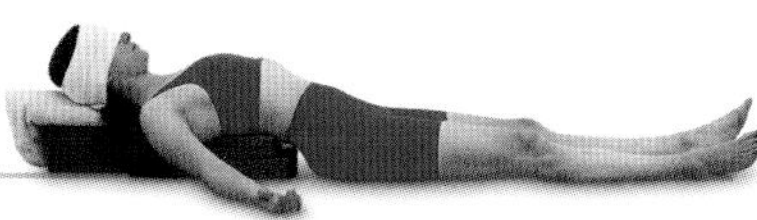
34 勝利呼吸法
頁254

免疫系統

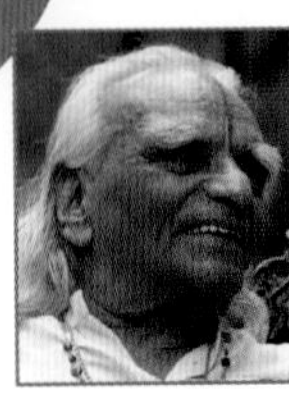

免疫系統是人體的防禦機制，可以保護我們免於疾病侵害。它的主要媒介是血液，一種由血漿、紅白血球組成的液體。白血球能抑制微生物入侵血液。免疫的類型有兩種，一種是先天免疫，另一種是後天免疫。瑜伽可以增強這兩者，定期練習以下推薦的體位，更有助於對抗破壞免疫力的疾病。

免疫力低下

人體的免疫力若是受損，就會導致許多疾病。免疫力低下的症狀包含體重減輕，並且容易感染、疲勞、發燒和重病。

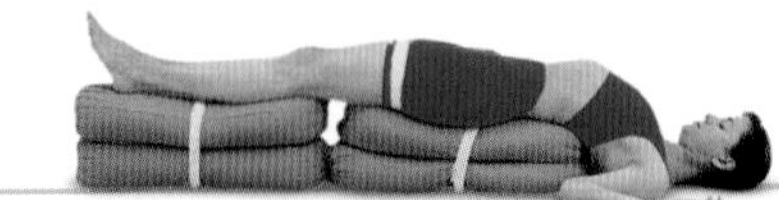

1 橋式 頁237

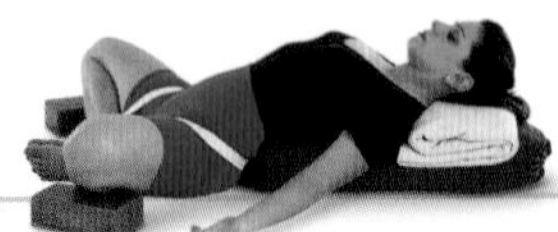

2 仰臥束角式 頁244

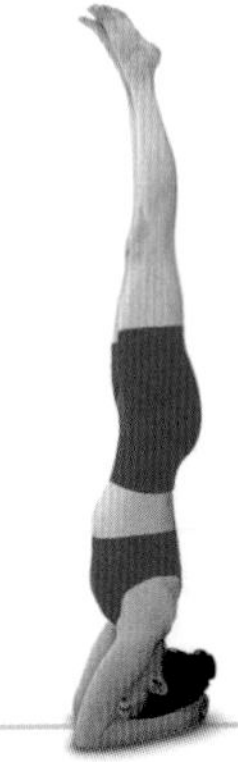

6 頭倒立式 頁138

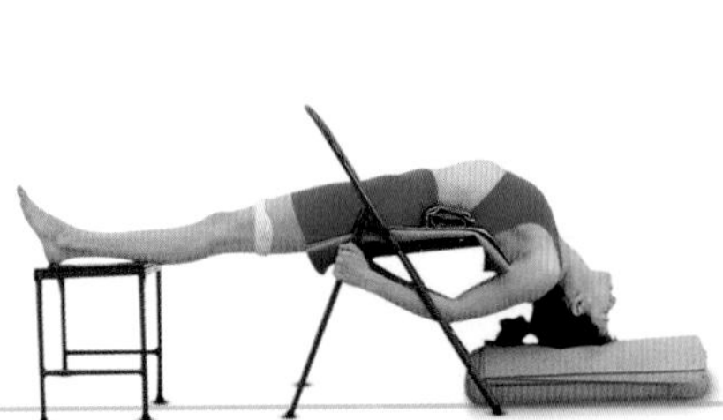

7 反向手杖式 頁239

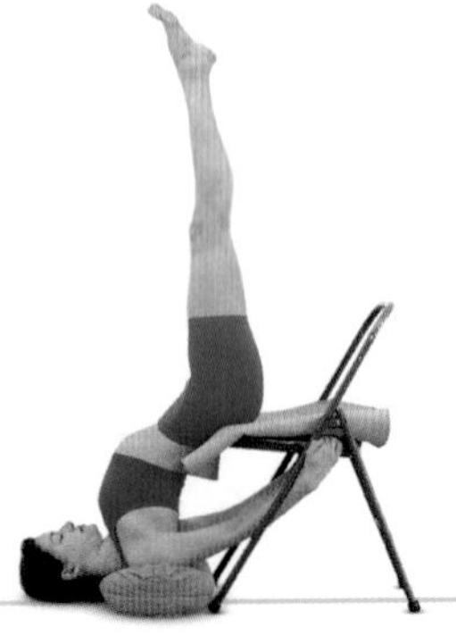

8 肩倒立式 頁230

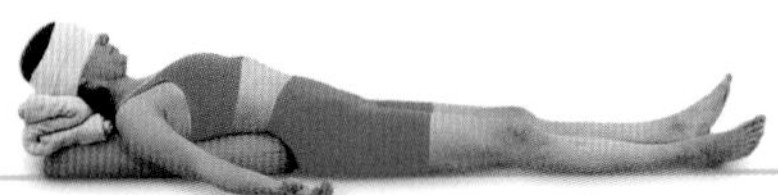

12 攤屍式 頁248

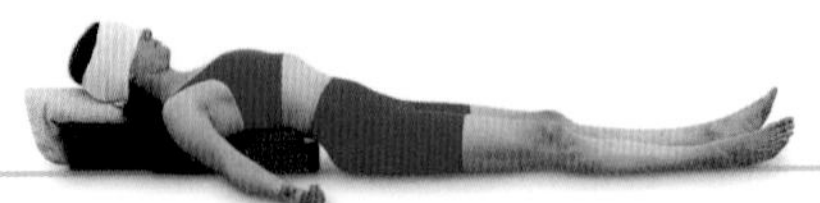

13 勝利呼吸法 頁254

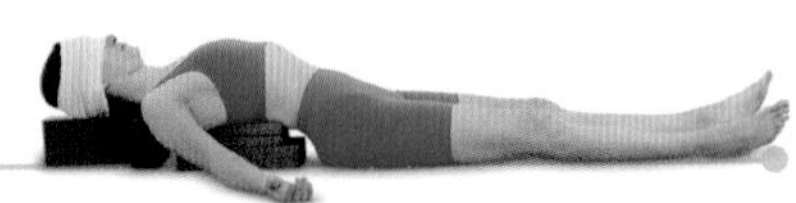

14 間斷呼吸法二 頁257

「身體應該是均衡的，而瑜伽即是一種均衡的狀態。」

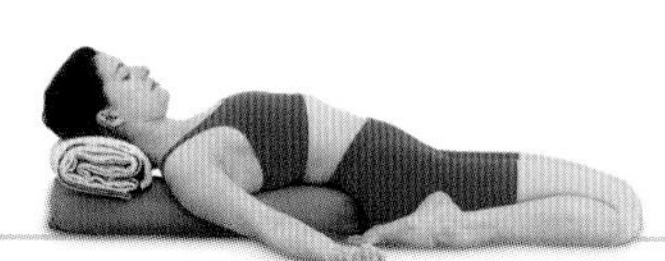
3 仰臥英雄式
頁246

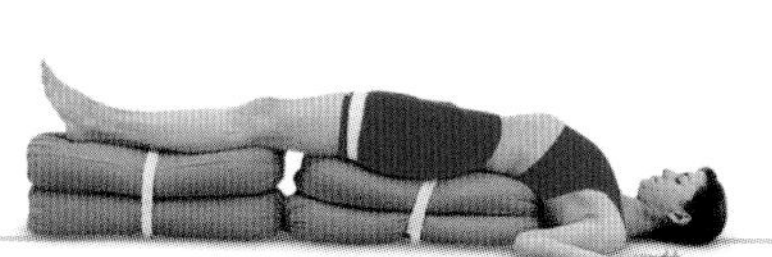
4 橋式
頁237

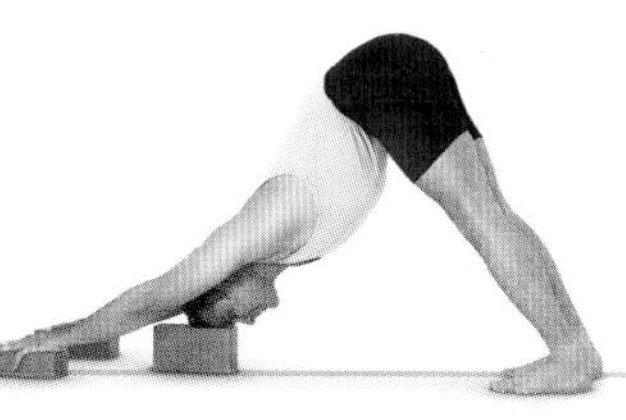
5 下犬式
頁202

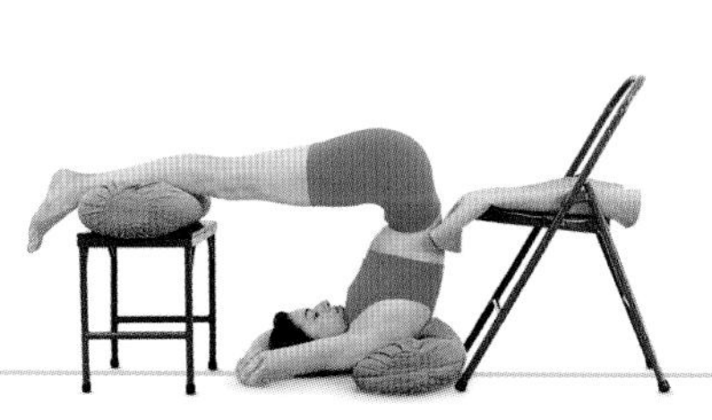
9 犁式
頁232

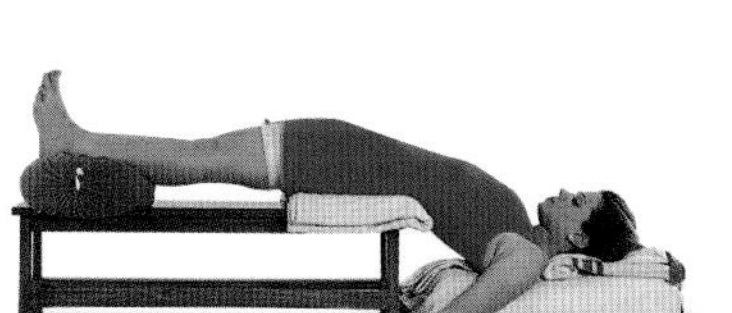
10 橋式
頁237

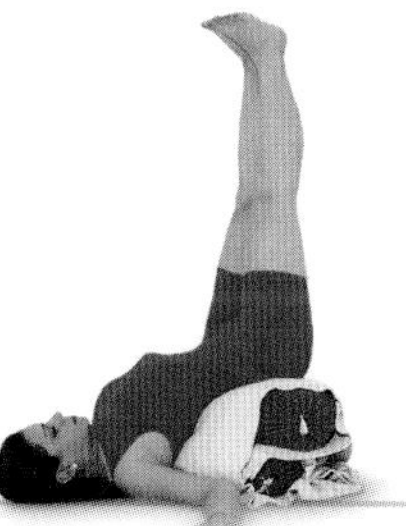
11 倒箭式
頁234

愛滋病

後天免疫缺乏症候群即是所謂的愛滋病，是人類免疫缺陷病毒（HIV）引起的。這種病毒會攻擊人的免疫系統，讓人體容易染上威脅生命的疾病。以下的體位序列有助於紓緩愛滋病引發的症狀。

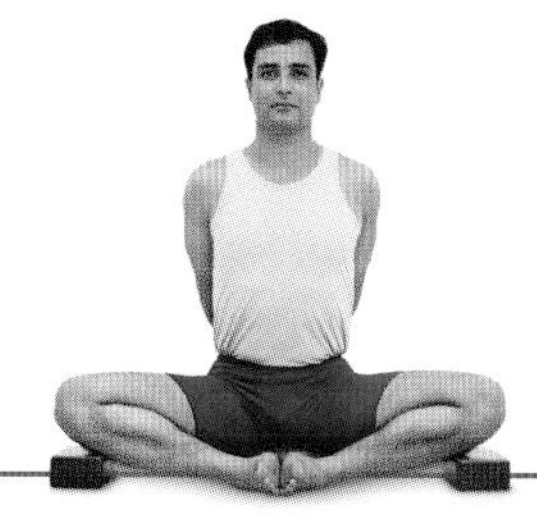
1 束角式
頁208

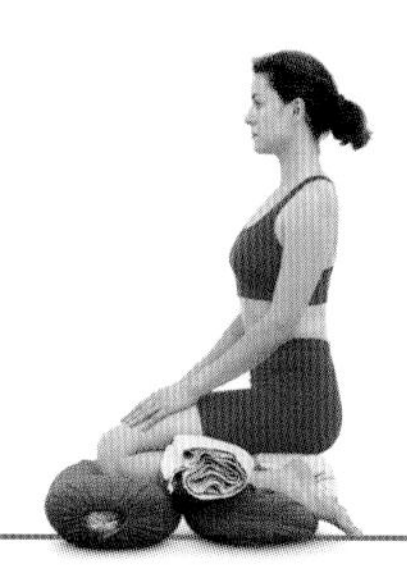
2 英雄式
頁206

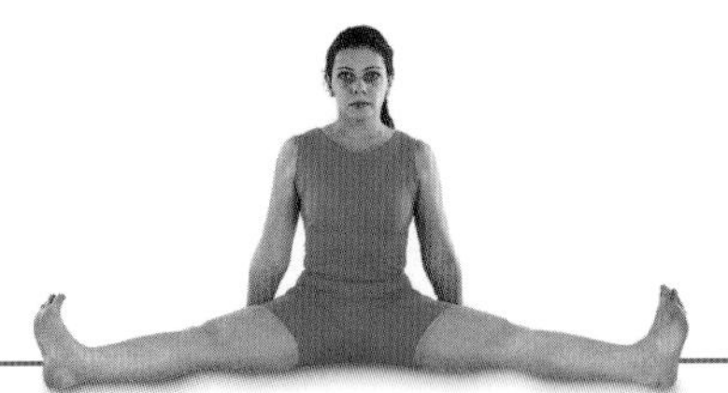

3 坐角式
頁213

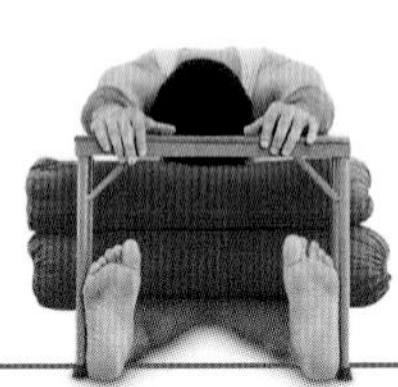

4 背部伸展式
頁216

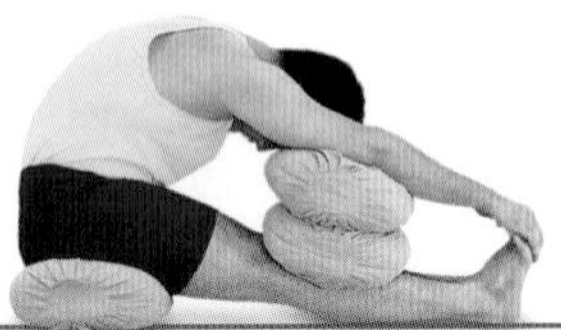

5 背部伸展式
頁215

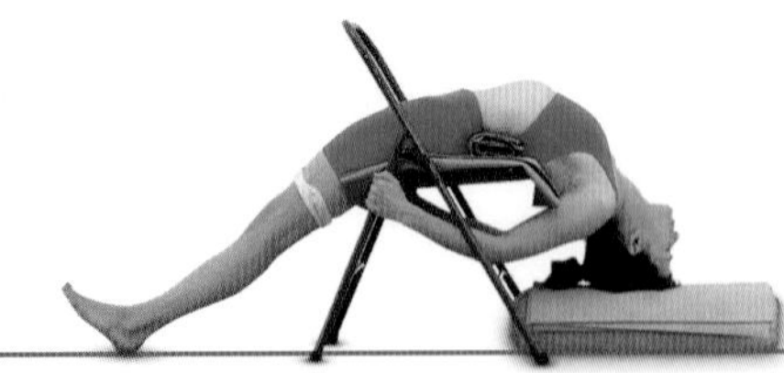

9 反向手杖式
頁238

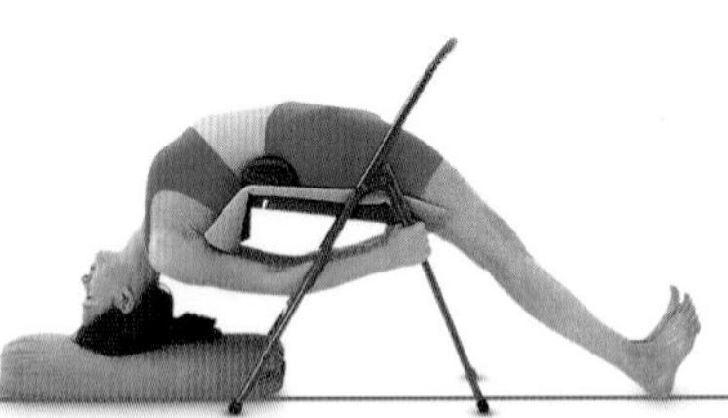

10 反向手杖式
頁239

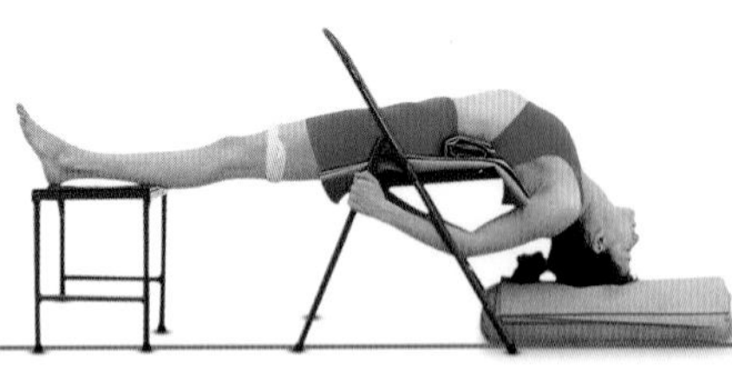

11 反向手杖式
頁239

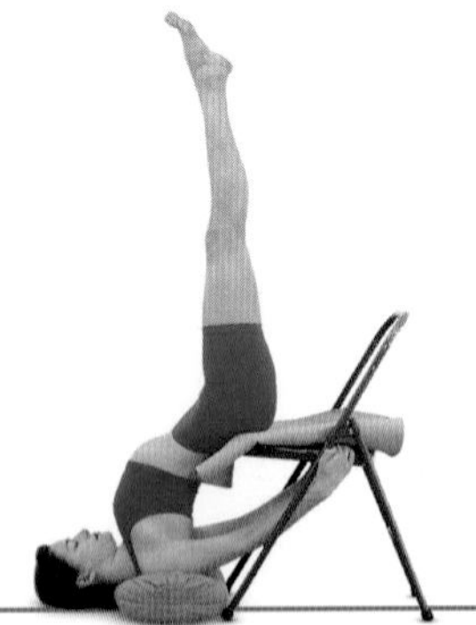

15 肩倒立式
頁230

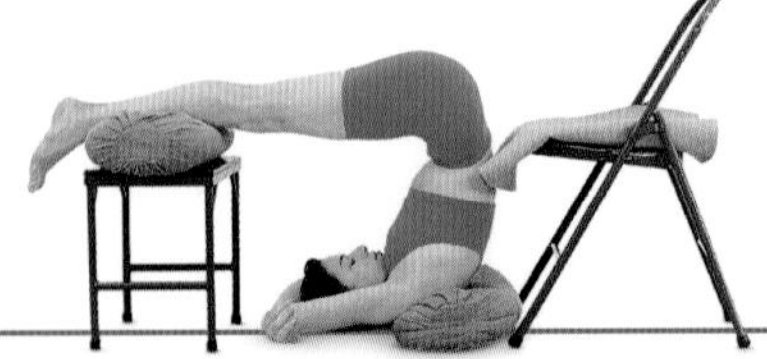

16 犁式
頁232

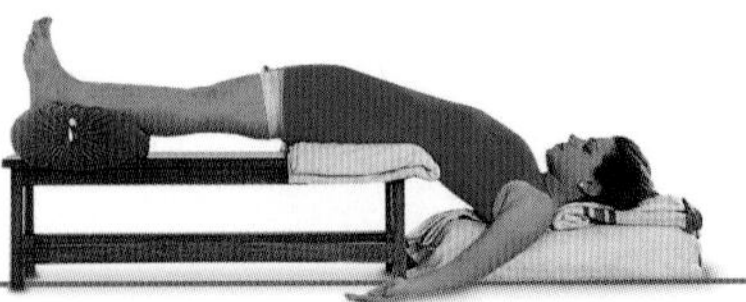

17 橋式
頁237

「瑜伽適合我們所有人。如果把瑜伽限制在國家或文化邊界之內，等同於否定了宇宙意識。」

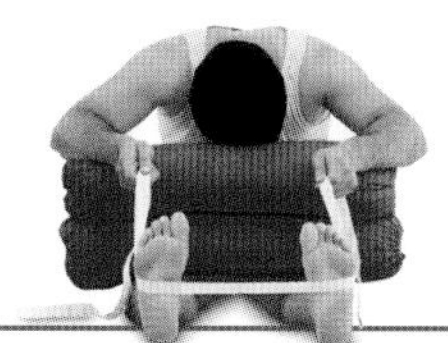

6 背部伸展式 頁216

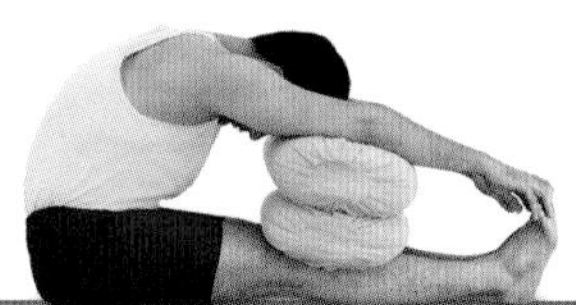

7 背部伸展式 頁214

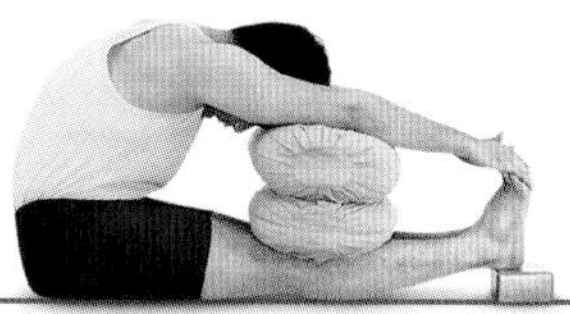

8 背部伸展式 頁215

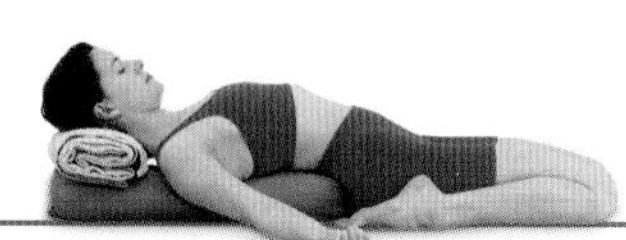

12 仰臥英雄式 頁246

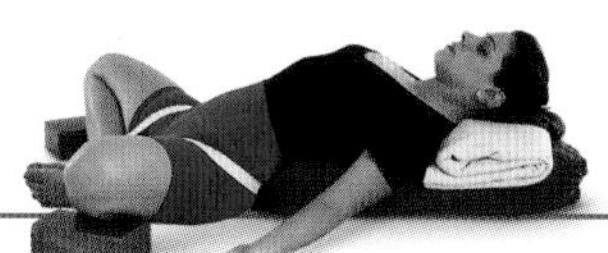

13 仰臥束角式 頁244

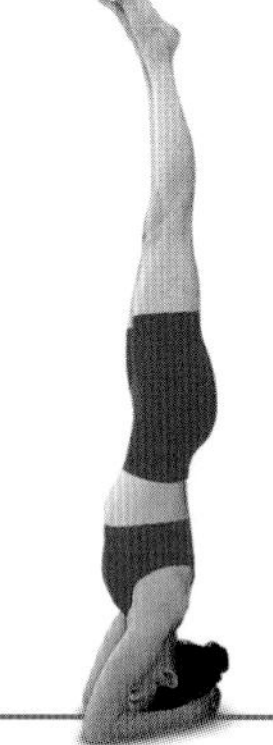

14 頭倒立式 頁138

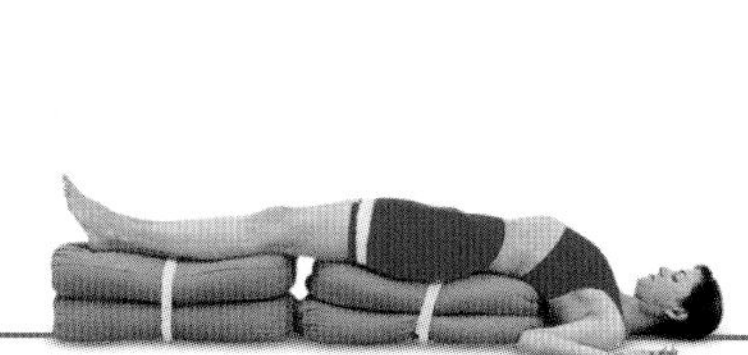

18 橋式 頁237

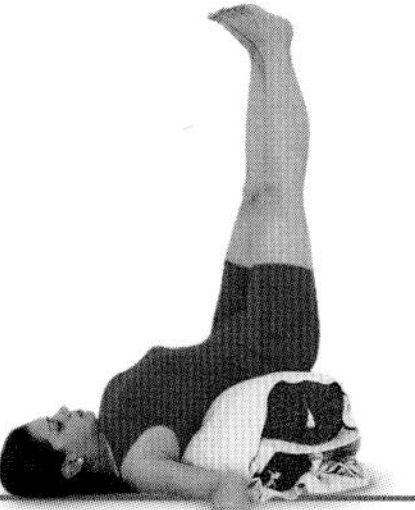

19 倒箭式 頁234

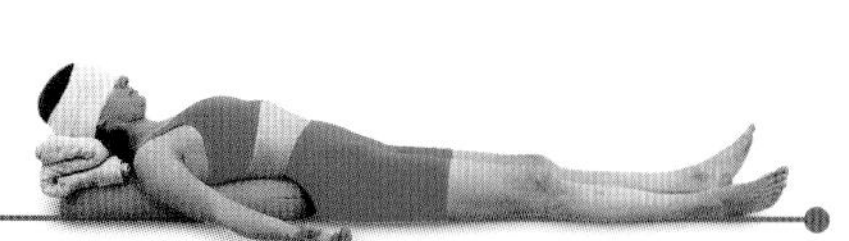

20 攤屍式 頁248

肌肉、骨頭與關節

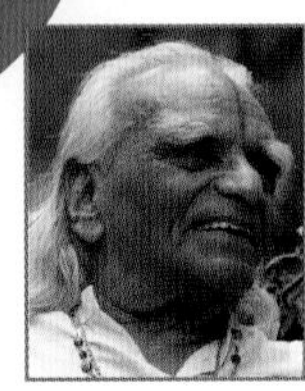

人體由骨骼和肌肉組成。構成身體骨架的這些骨頭，則透過關節相互連接，而關節則被強韌的韌帶與肌肉固定起來。肌肉收縮或放鬆時，與之相連的骨頭就會移動。擁有良好的肌肉功能，身體看起來會更佳健美、強壯。練習瑜伽可以強健骨骼、改善肌肉的協調性，並以非侵入性的方式治療影響兩者的相關疾病。

身體疲勞

強度過大的體能消耗會導致身體過勞，症狀是你會感到精疲力竭，不願意再前進。若沒有休息並消除壓力來源，則可能導致慢性疲勞症候群。

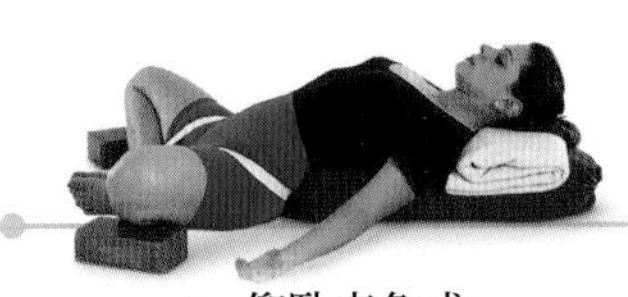

1 仰臥束角式 頁244

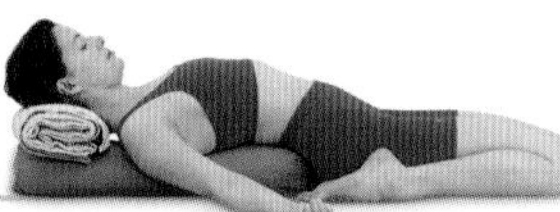

2 仰臥英雄式 頁246

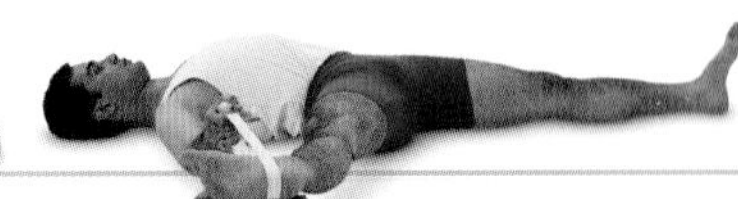

3 仰臥手抓腳趾伸展式 頁243

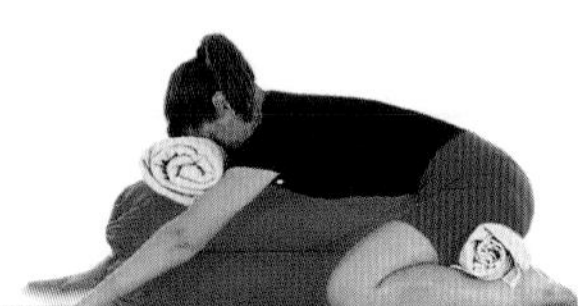

8 臉向下英雄式 頁221

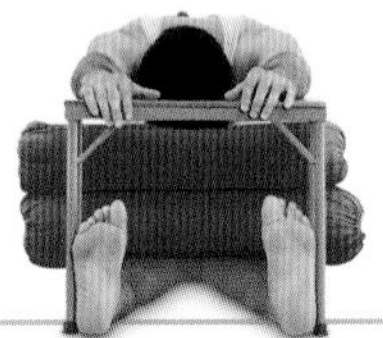

9 背部伸展式 頁216

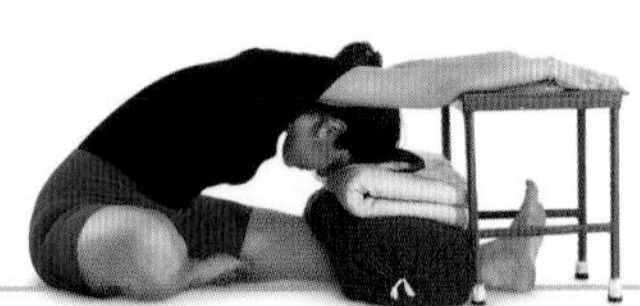

10 頭碰膝式 頁218

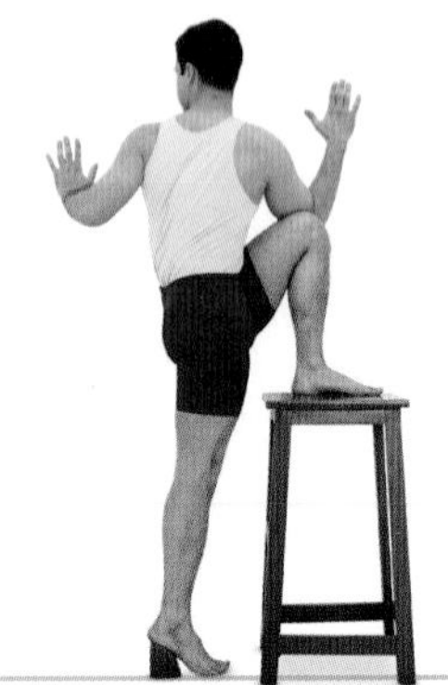

11 伸展聖哲馬里奇式 頁226

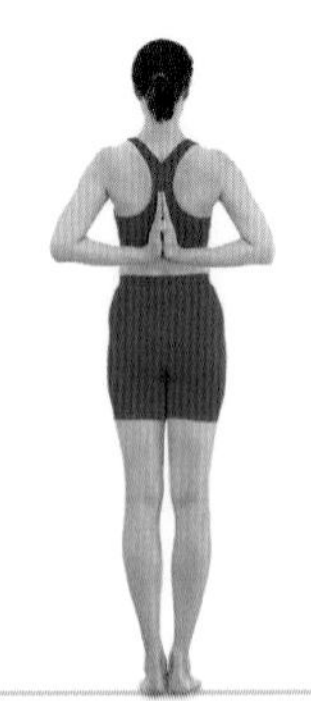

16 反轉祈禱式 頁190

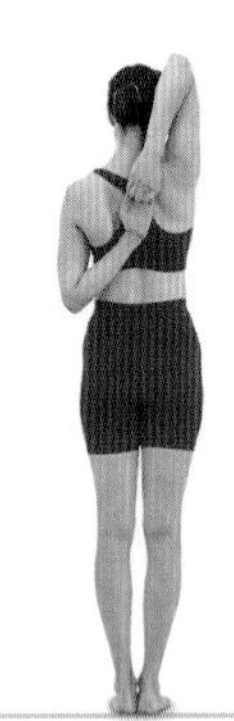

17 站姿牛面式 頁191

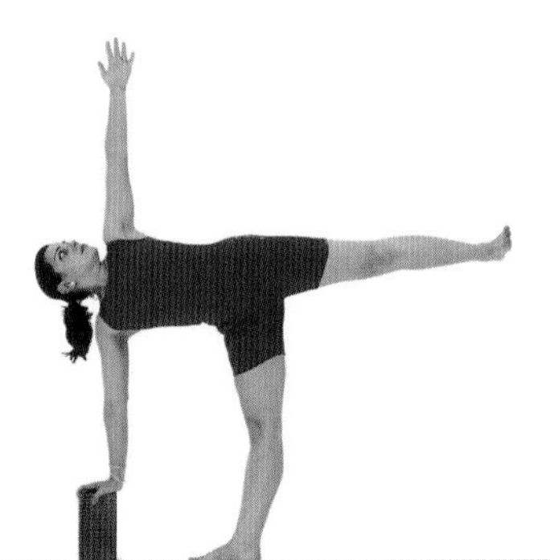

18 半月式 頁196

「有紀律的自由才是真正的自由。」

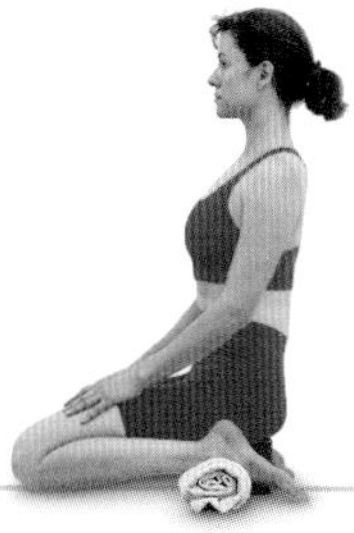

4 英雄式 頁206

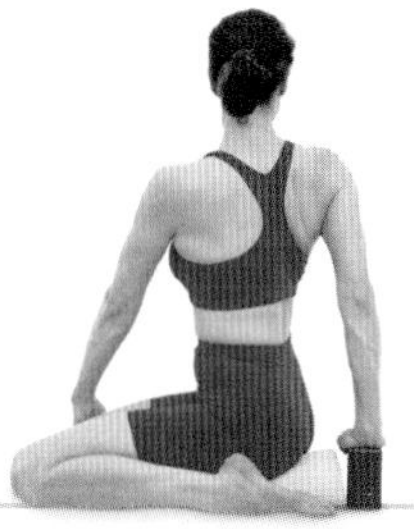

5 英雄坐姿扭轉式 頁228

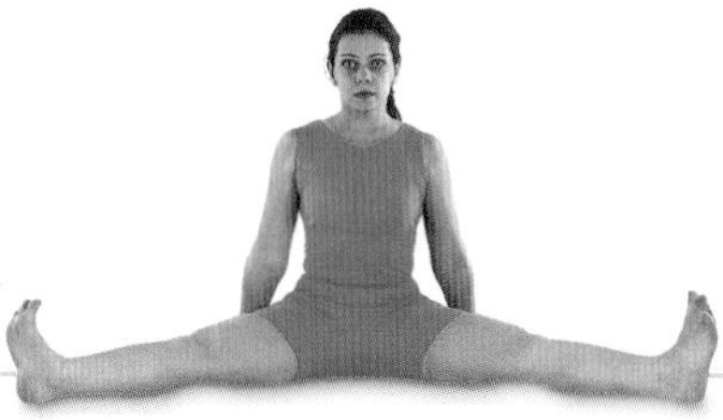

6 坐角式 頁213

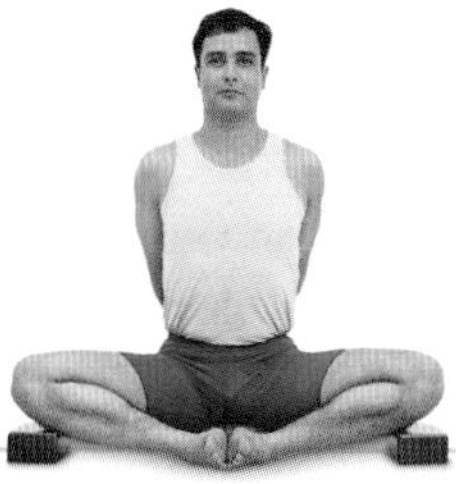

7 束角式 頁208

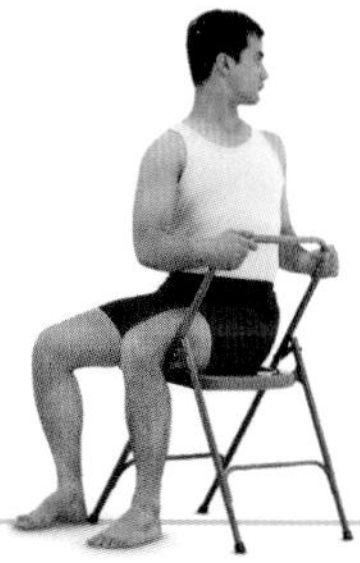

12 巴拉瓦伽扭轉式 頁223

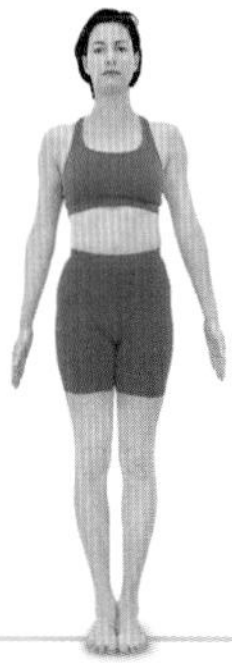

13 山式站姿 頁186

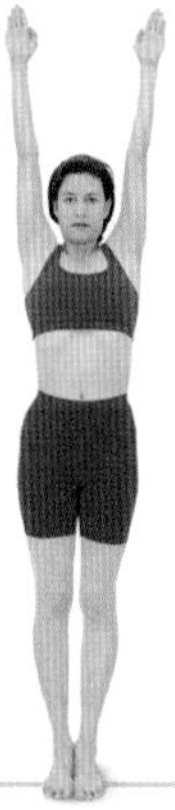

14 手臂上舉山式 頁187

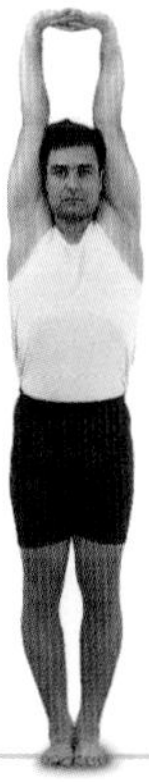

15 上舉手指交扣山式 頁188

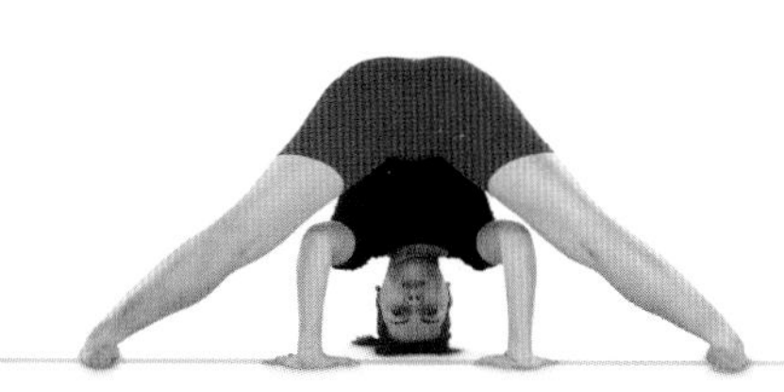

19 分腿前彎式 頁200

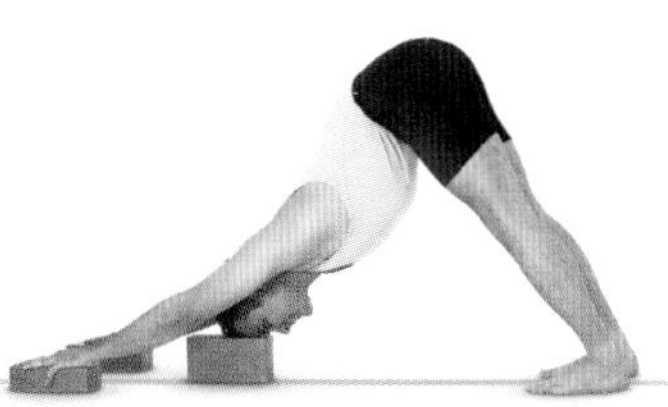

20 下犬式 頁202

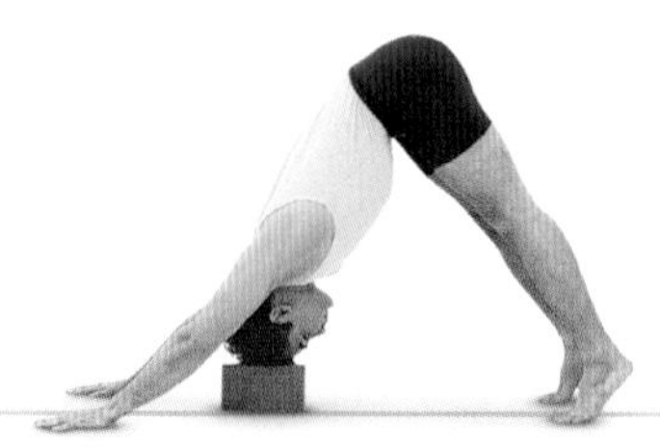

21 下犬式 頁204

22 下犬式 頁204

23 加強前屈伸展式 頁197

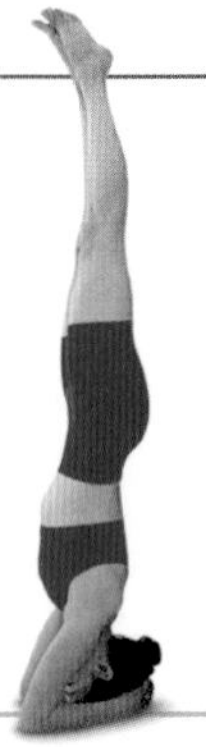

24 頭倒立式 頁138

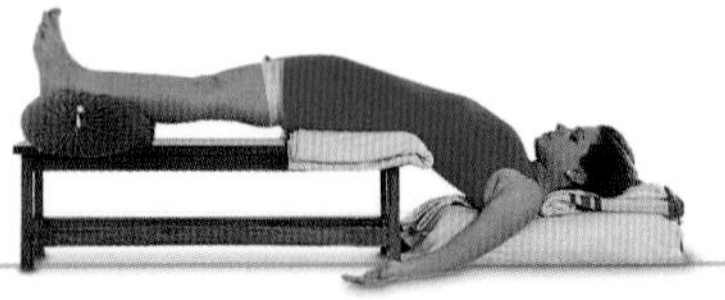

28 橋式 頁237

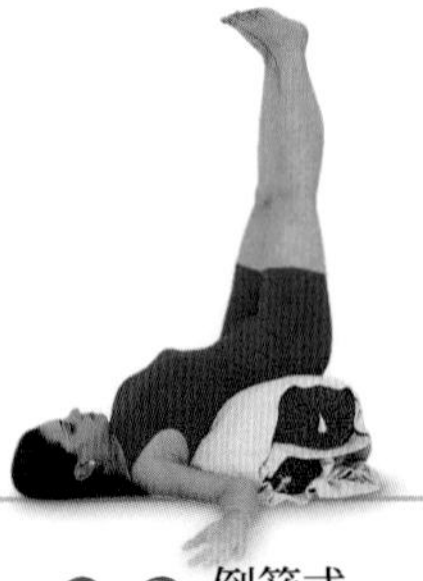

29 倒箭式 頁234

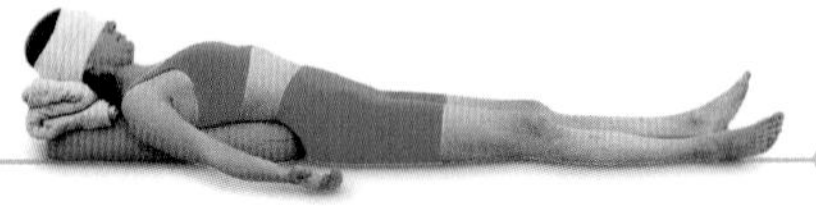

30 攤屍式 頁248

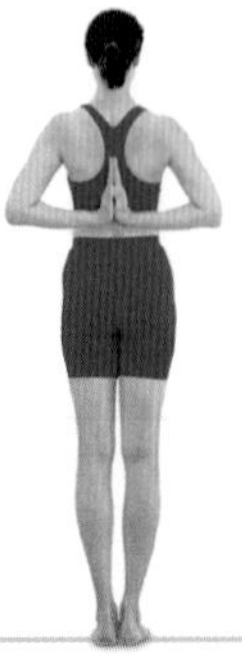

4 反轉祈禱式 頁190

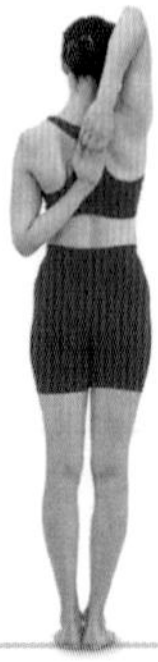

5 站姿牛面式 頁191

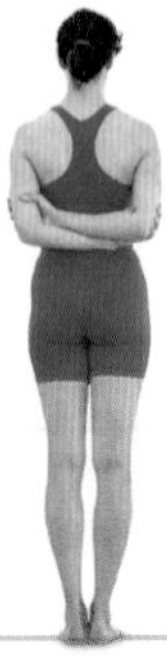

6 站姿後背束手式 頁189

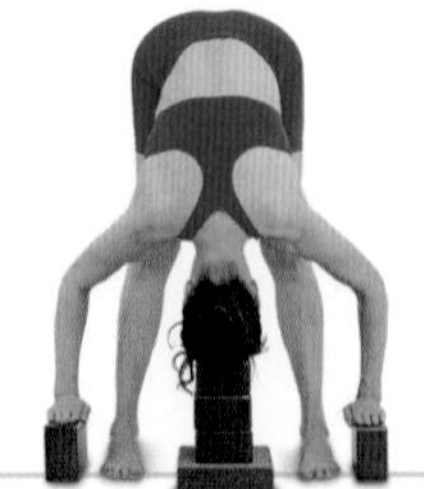

11 加強前屈伸展式 頁197

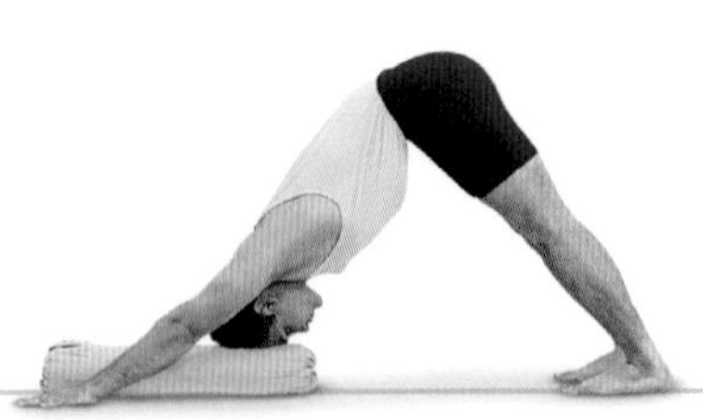

12 下犬式 頁204

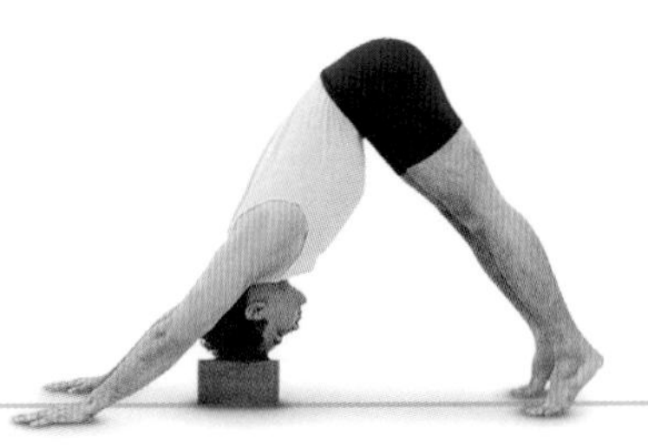

13 下犬式 頁204

25 反向手杖式 頁239
26 肩倒立式 頁230
27 犁式 頁232
1 山式站姿 頁186
2 手臂上舉山式 頁187
3 上舉手指交扣山式 頁188
7 三角伸展式 頁192
8 側角伸展式 頁194
9 半月式 頁196
10 分腿前彎式 頁200
14 下犬式 頁203
15 手杖式 頁205
16 吉祥坐 頁209
17 束角式 頁208

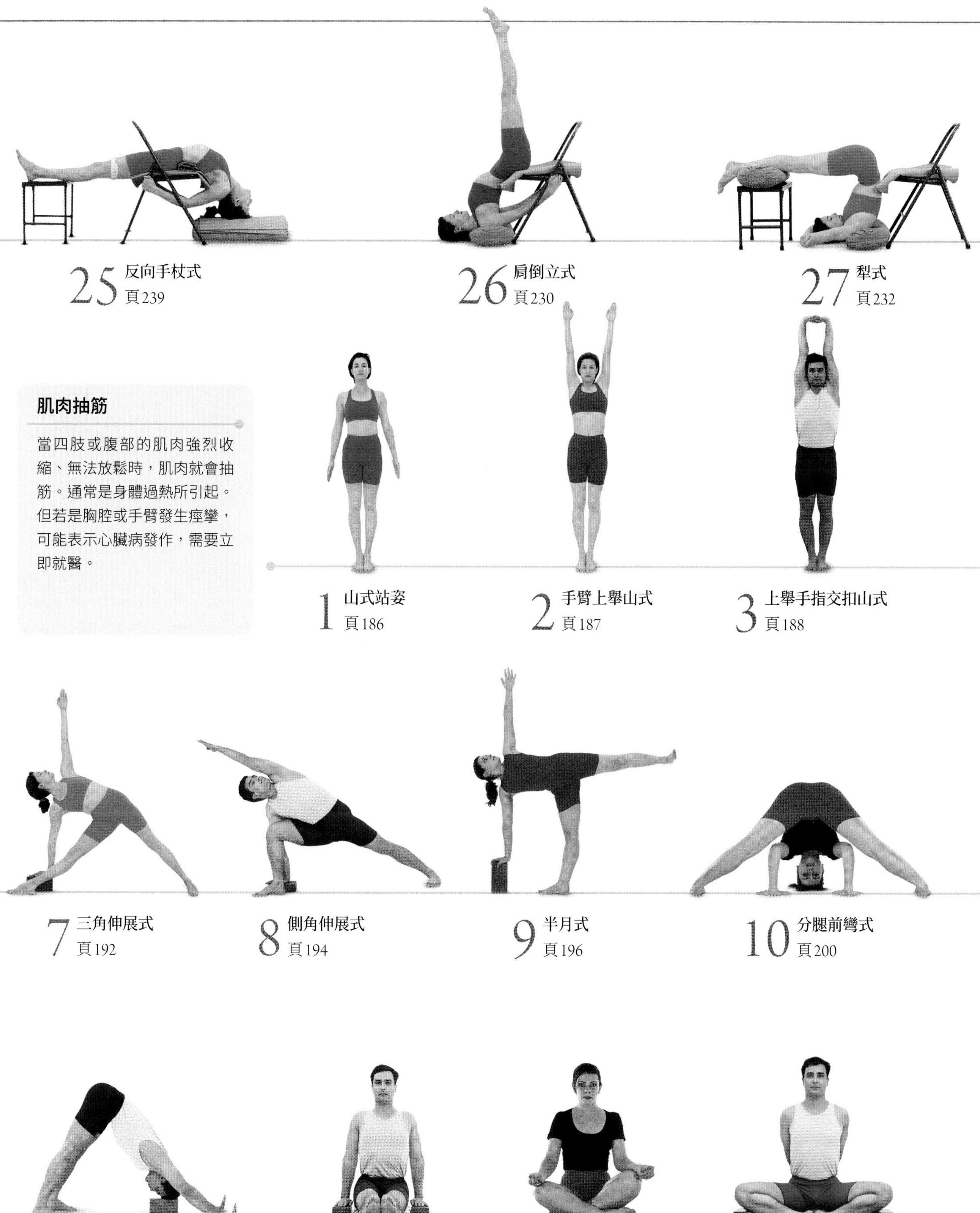

肌肉抽筋

當四肢或腹部的肌肉強烈收縮、無法放鬆時，肌肉就會抽筋。通常是身體過熱所引起。但若是胸腔或手臂發生痙攣，可能表示心臟病發作，需要立即就醫。

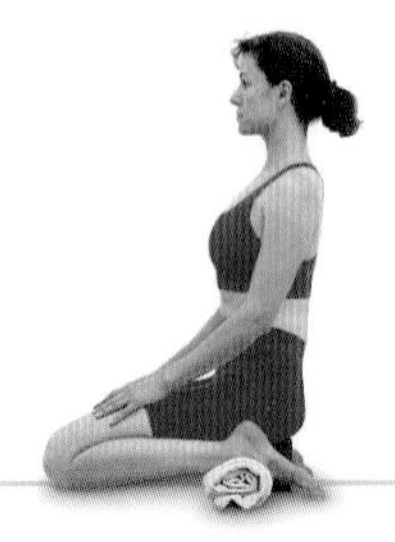
18 英雄式 頁206

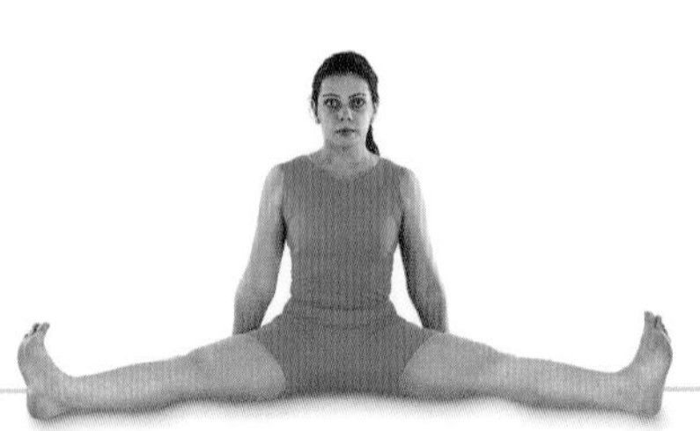
19 坐角式 頁213

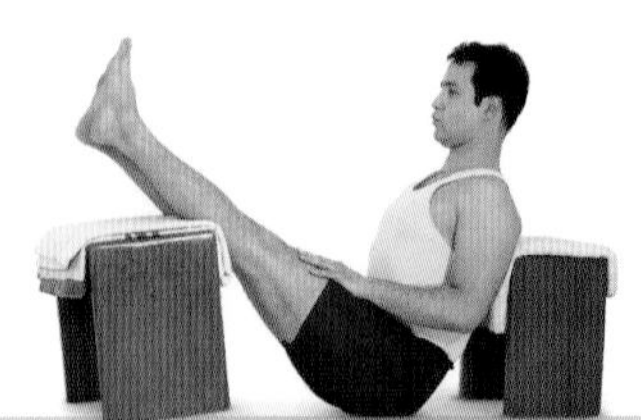
20 船式 頁210

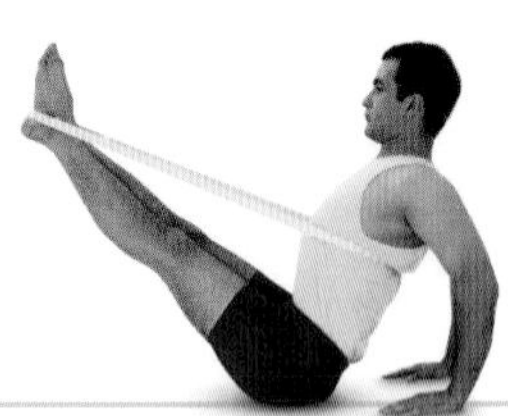
21 船式 頁212

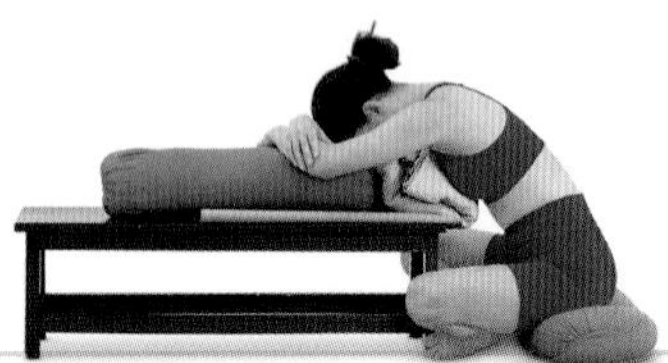
25 臉向下吉祥坐 頁222

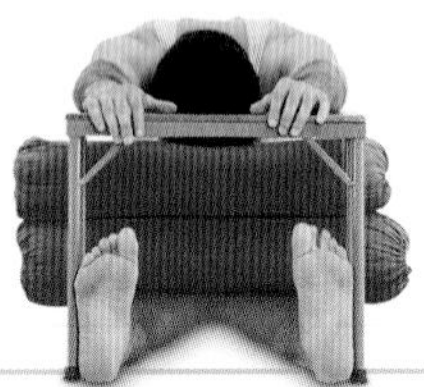
26 背部伸展式 頁216

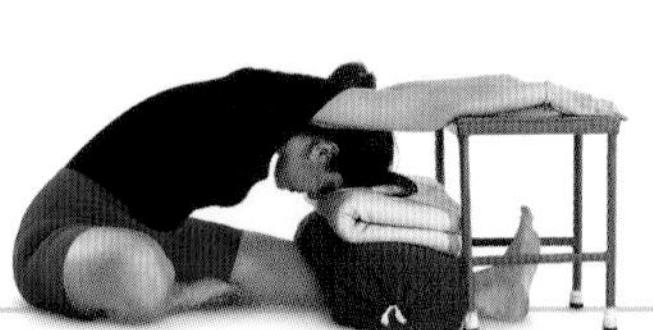
27 頭碰膝式 頁218

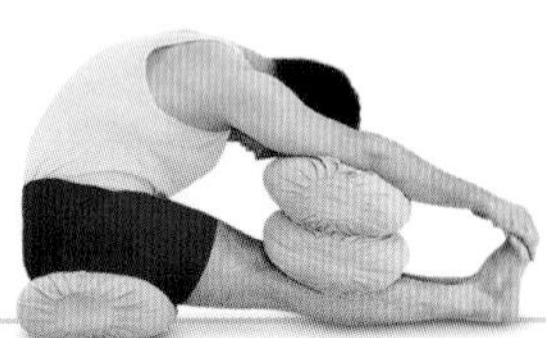
28 背部伸展式 頁215

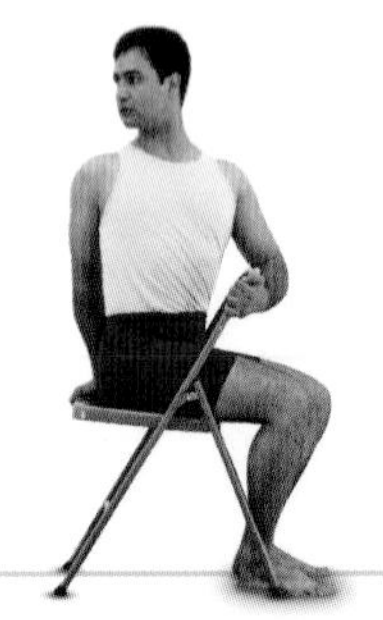
33 巴拉瓦伽扭轉式 頁223

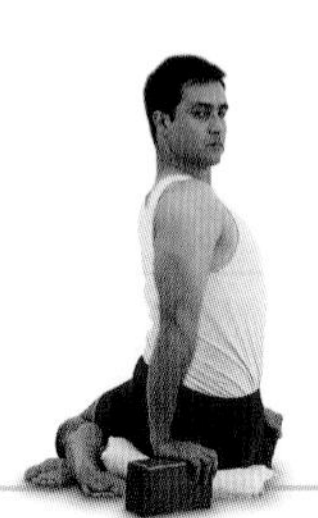
34 巴拉瓦伽扭轉式 頁224

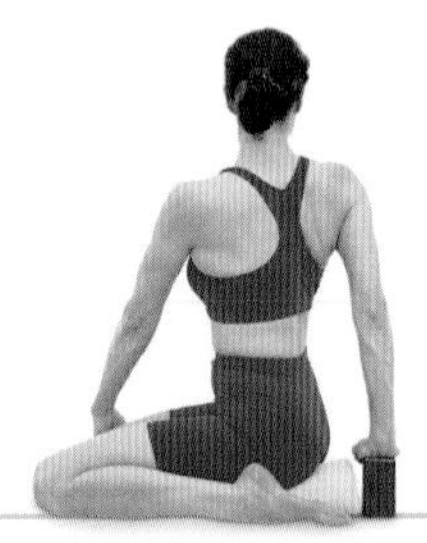
35 英雄坐姿扭轉式 頁228

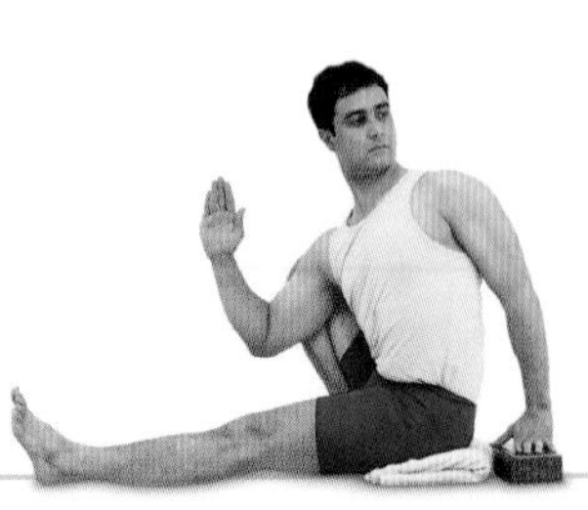
36 聖哲馬里奇式 頁225

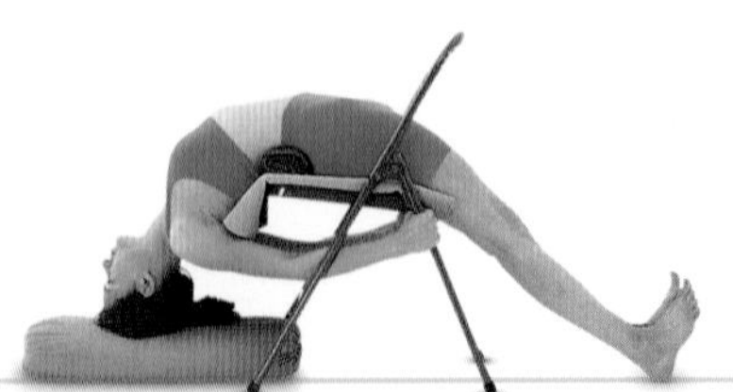
40 反向手杖式 頁239

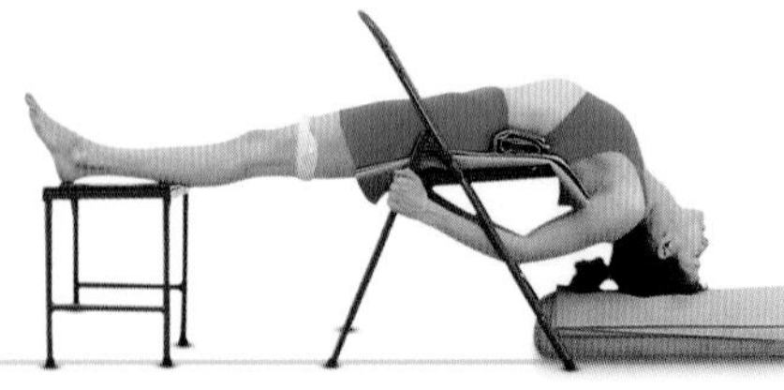
41 反向手杖式 頁239

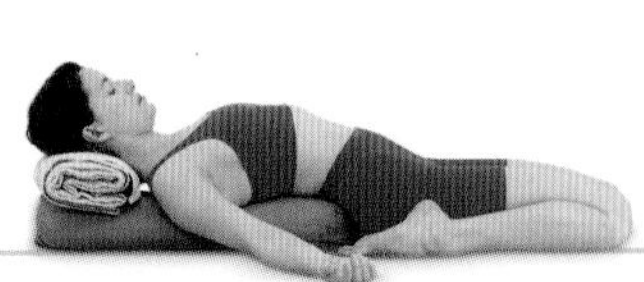
42 仰臥英雄式 頁246

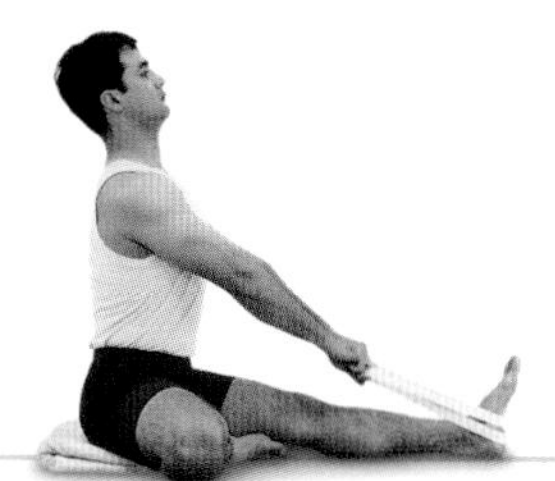

22 臉向上單腳屈膝式
頁207

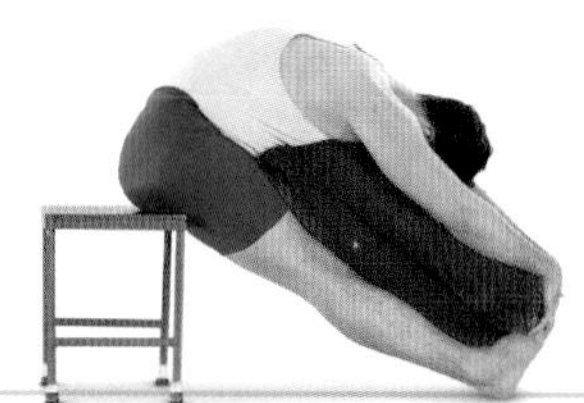

23 臉向下加強背部伸展式
頁217

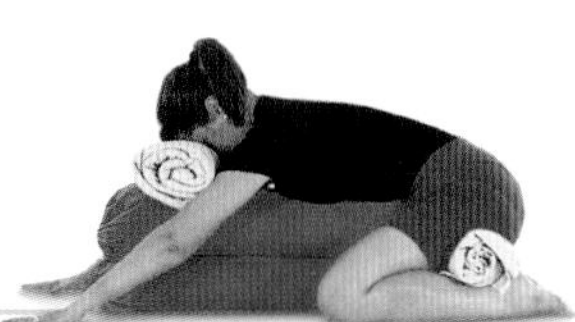

24 臉向下英雄式
頁221

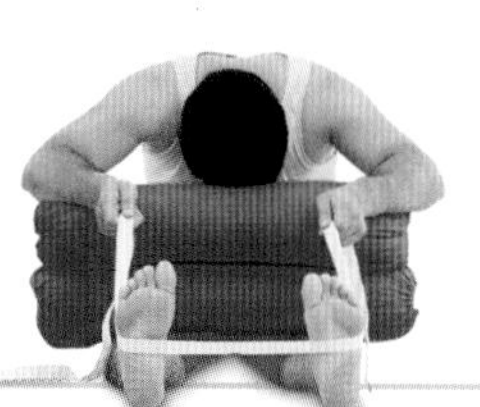

29 背部伸展式
頁216

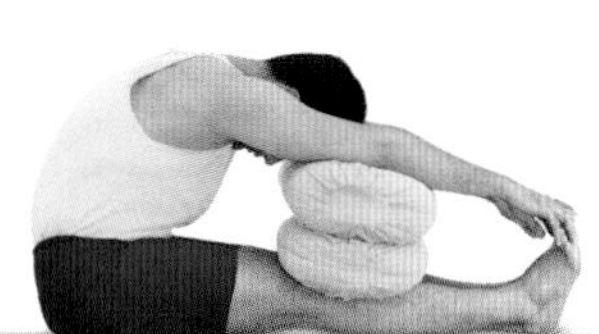

30 背部伸展式
頁214

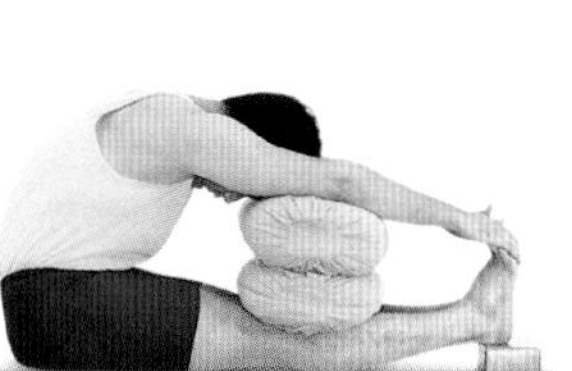

31 背部伸展式
頁215

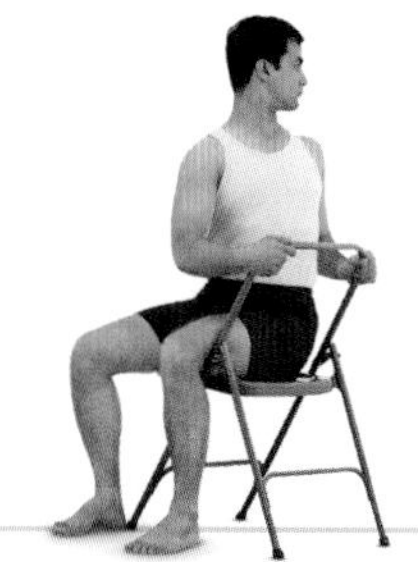

32 巴拉瓦伽扭轉式
頁223

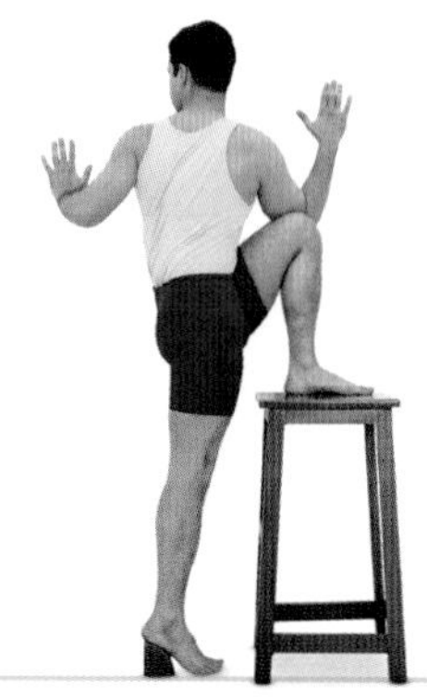

37 伸展聖哲馬里奇式
頁226

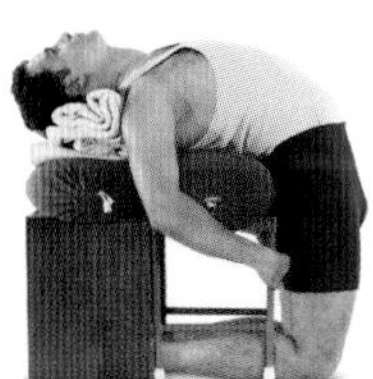

38 駱駝式
頁240

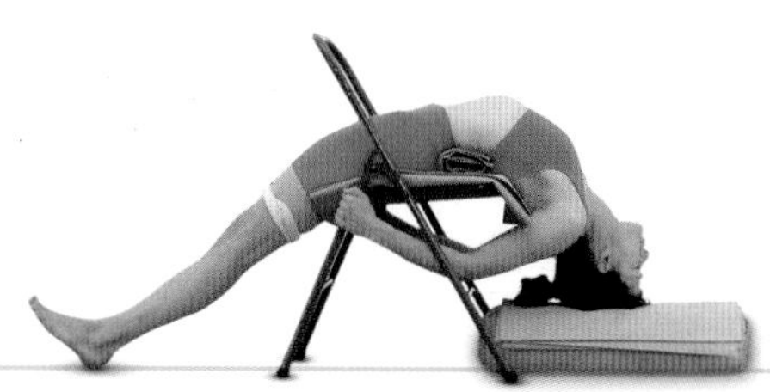

39 反向手杖式
頁238

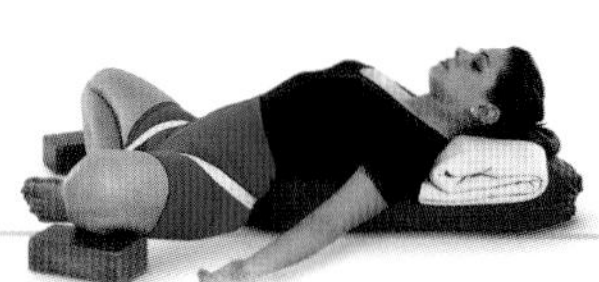

43 仰臥束角式
頁244

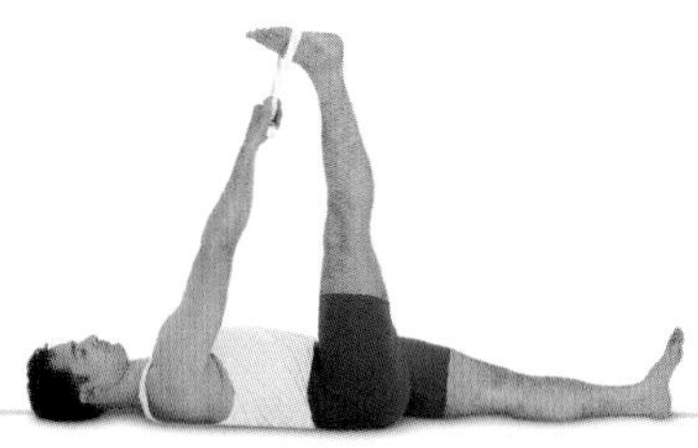

44 仰臥手抓腳趾伸展式
頁242

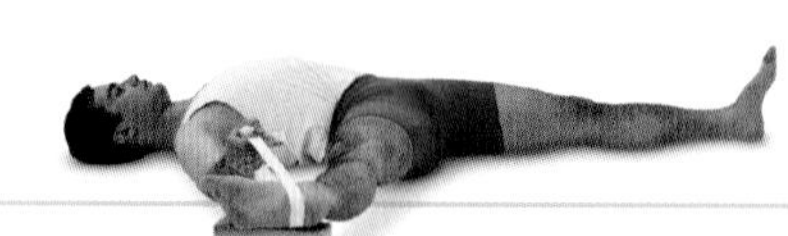

45 仰臥手抓腳趾伸展式
頁243

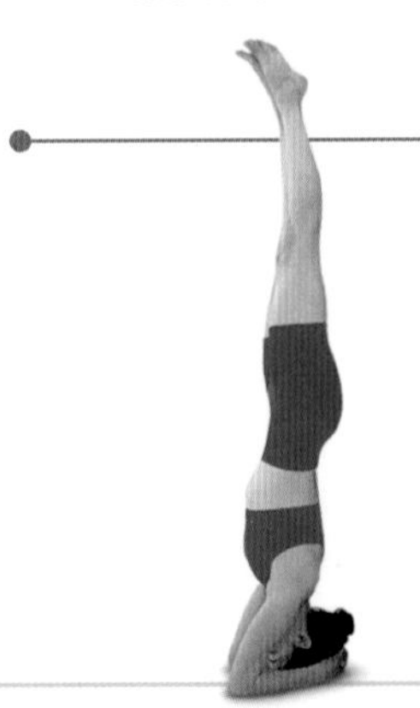

46 頭倒立式 頁138

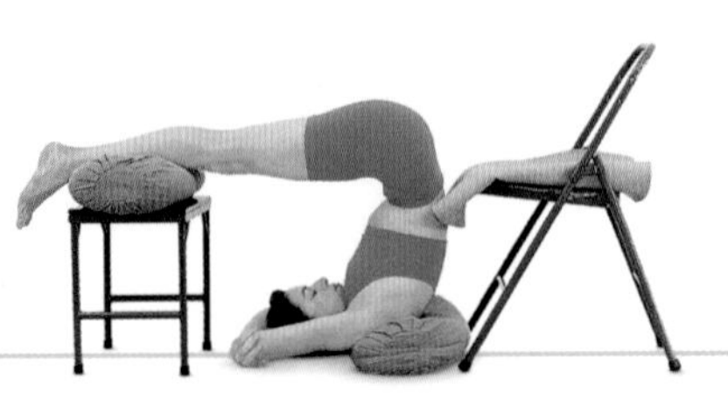

47 犁式 頁232

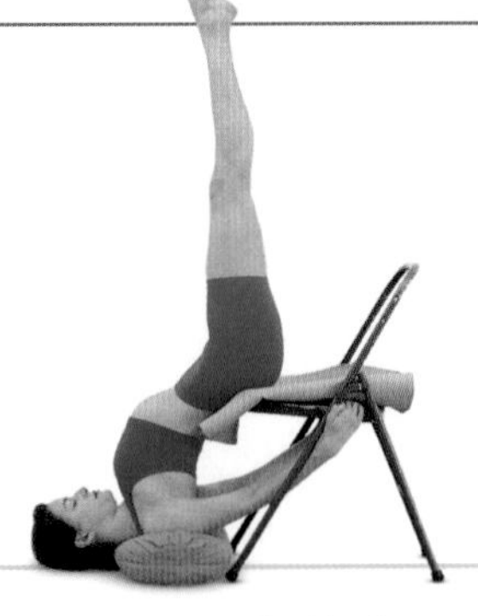

48 肩倒立式 頁230

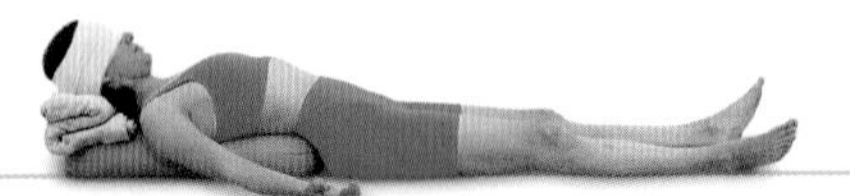

52 攤屍式 頁248

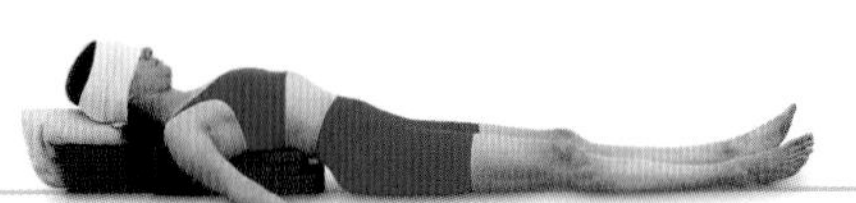

53 勝利呼吸法 頁254

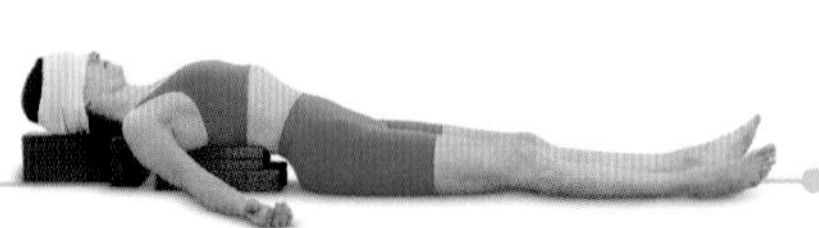

54 間斷呼吸法二 頁257

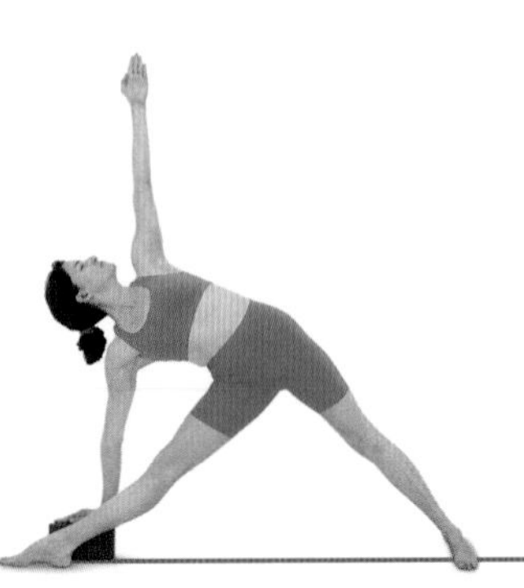

4 三角伸展式 頁192

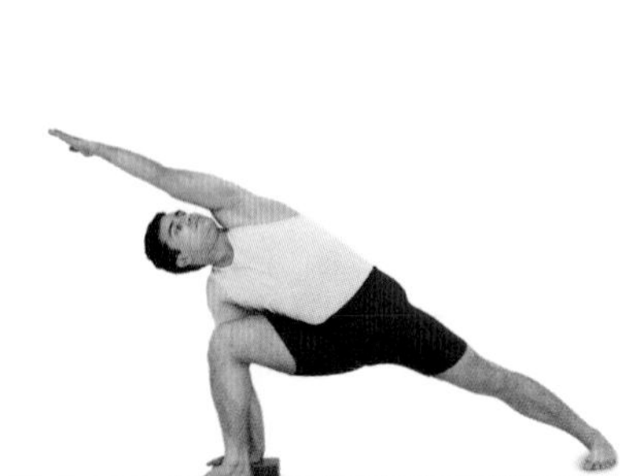

5 側角伸展式 頁194

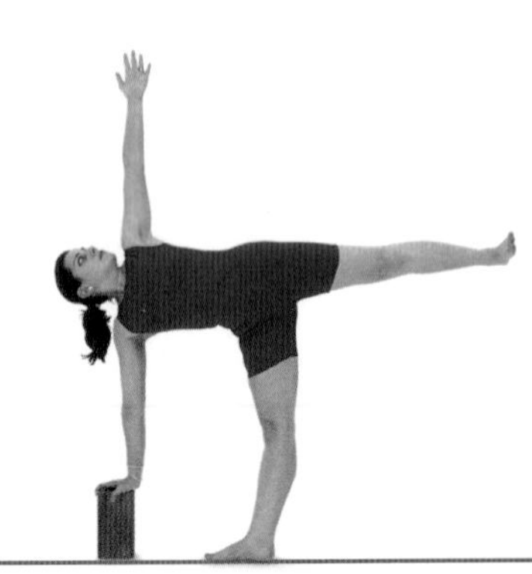

6 半月式 頁196

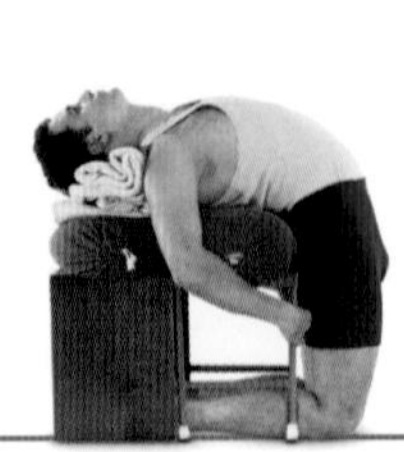

11 駱駝式 頁240

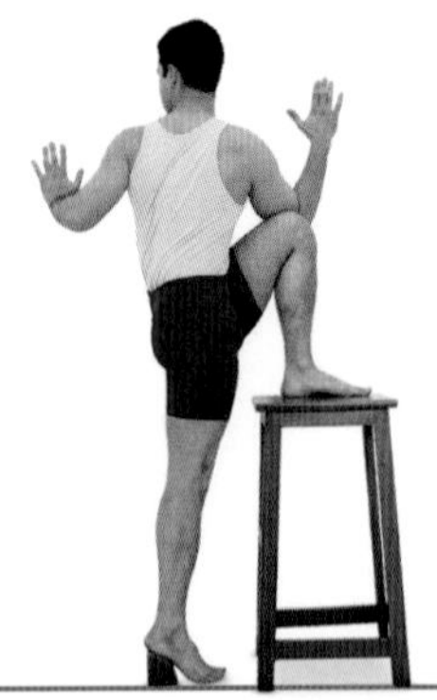

12 伸展聖哲馬里奇式 頁226

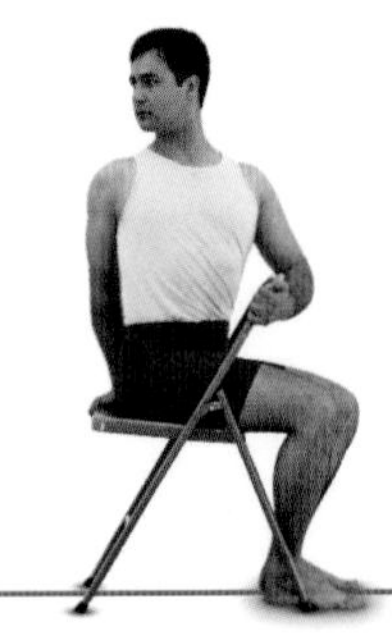

13 巴拉瓦伽扭轉式 頁223

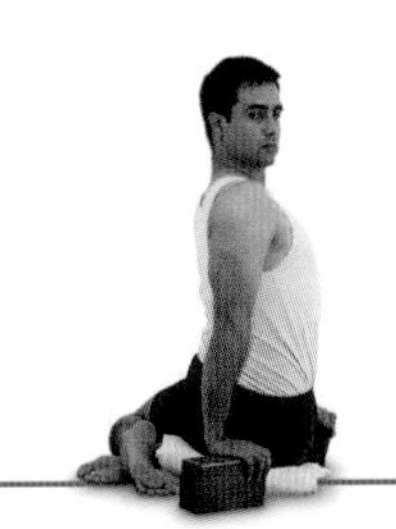

14 巴拉瓦伽扭轉式 頁224

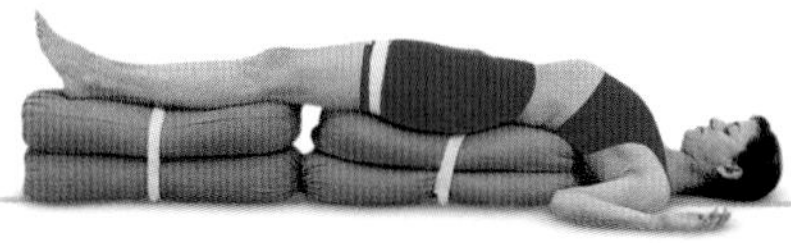

49 橋式 頁237

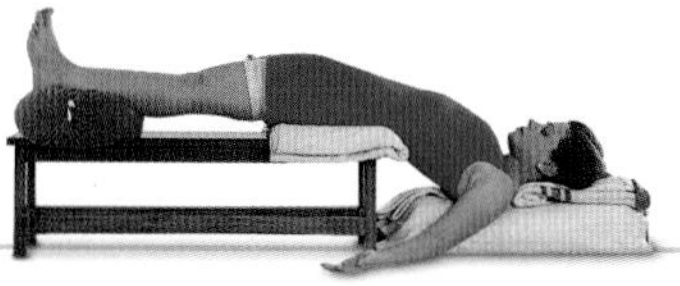

50 橋式 頁237

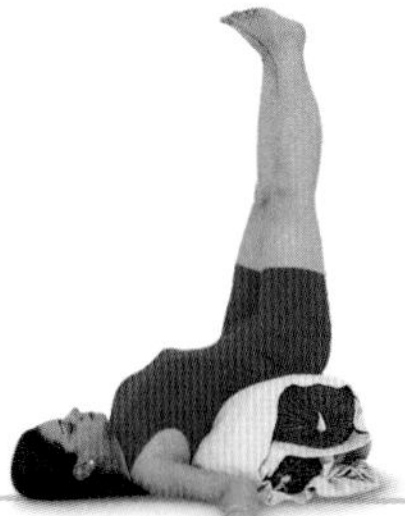

51 倒箭式 頁234

下背痛

下背痛的常見原因是下背的韌帶或肌肉僵硬或是腹肌無力。姿勢不良和缺乏運動通常會讓背部肌肉緊繃和腫脹，進而造成下背部疼痛。

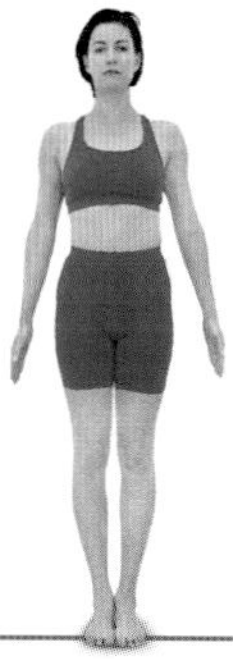

1 山式站姿 頁186

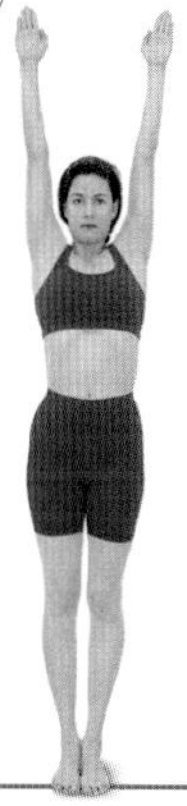

2 手臂上舉山式 頁187

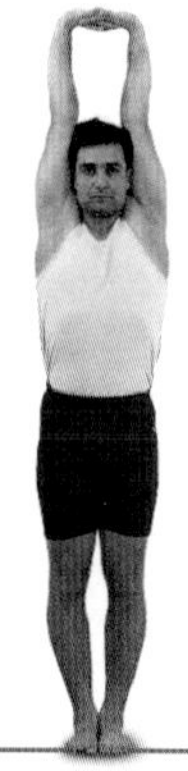

3 上舉手指交扣山式 頁188

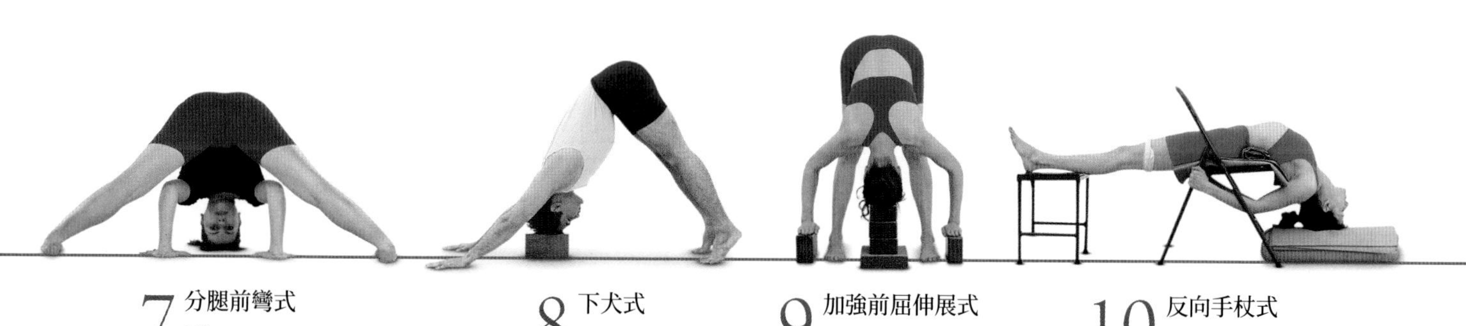

7 分腿前彎式 頁200

8 下犬式 頁204

9 加強前屈伸展式 頁197

10 反向手杖式 頁239

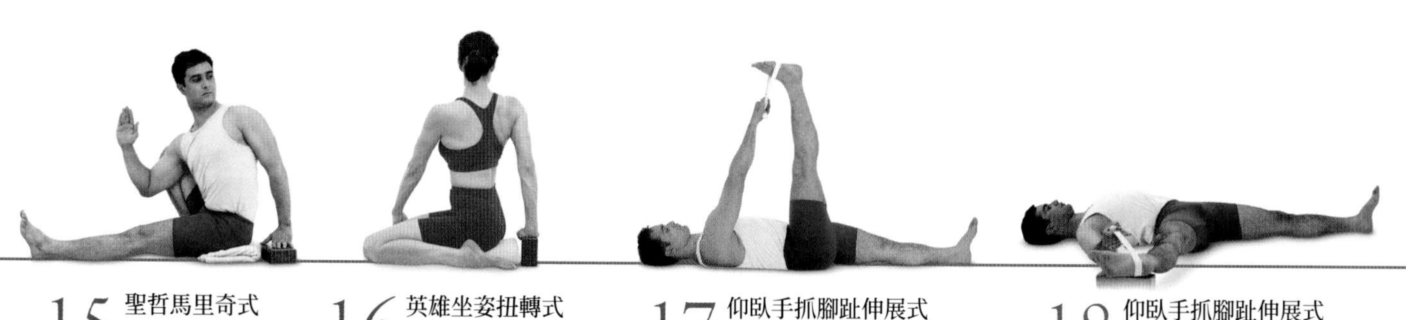

15 聖哲馬里奇式 頁225

16 英雄坐姿扭轉式 頁228

17 仰臥手抓腳趾伸展式 頁242

18 仰臥手抓腳趾伸展式 頁243

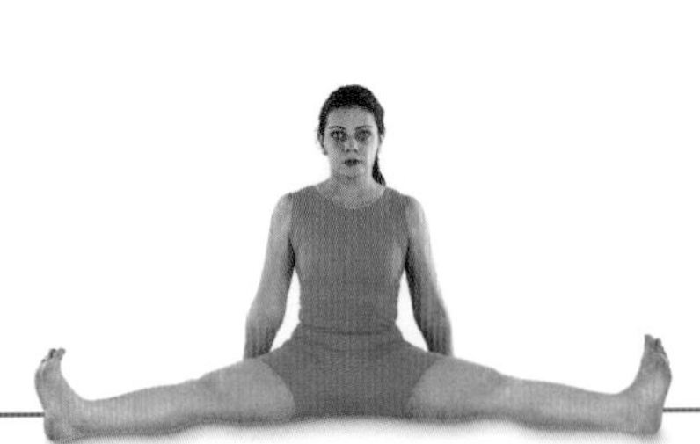

19 坐角式 頁213

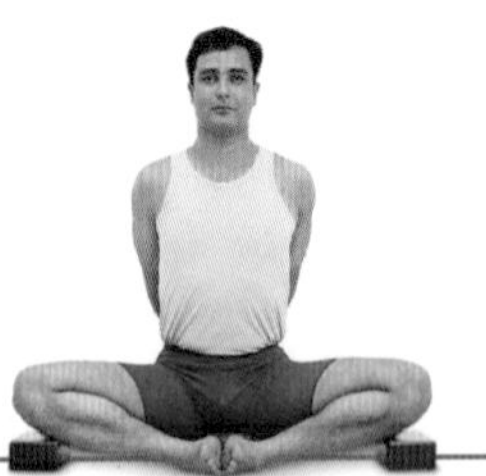

20 束角式 頁208

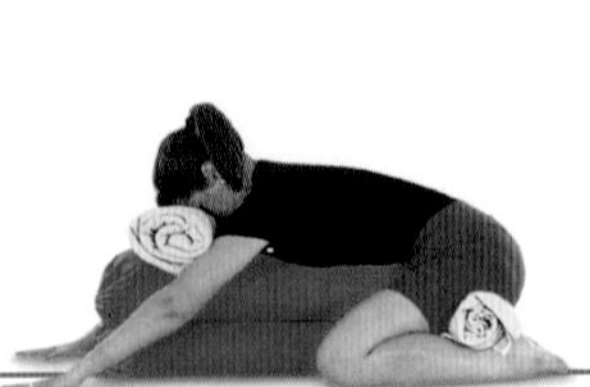

21 臉向下英雄式 頁221

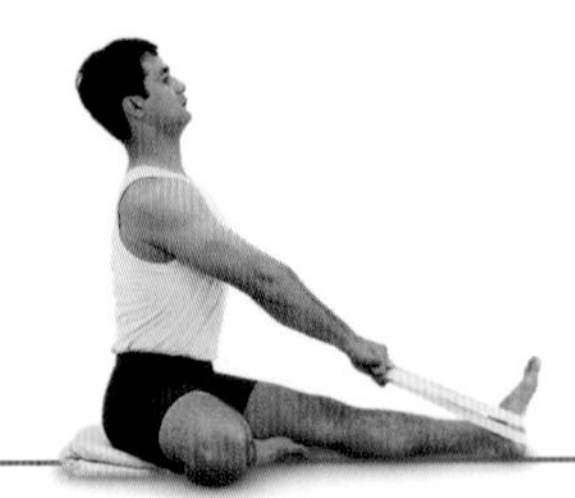

22 臉向上單腳屈膝式 頁207

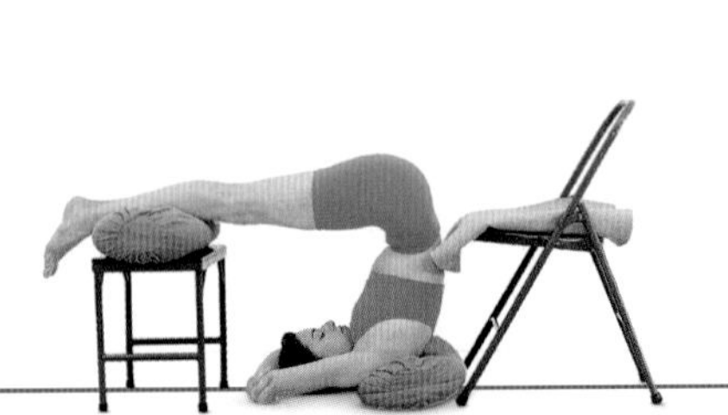

26 犁式 頁232

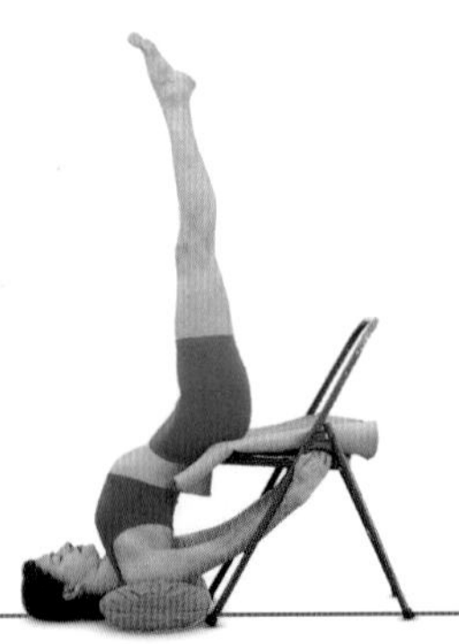

27 肩倒立式 頁230

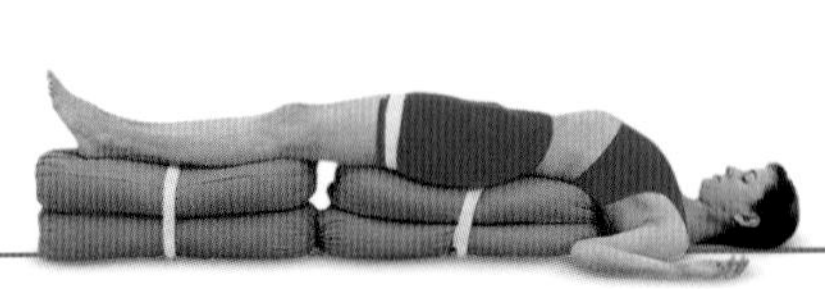

28 橋式 頁237

背部中段區域疼痛

這通常是由肌肉拉傷、關節炎或韌帶撕裂引起的。常見的原因有椎間盤突出，這會經常復發，並且通常是體重過重或姿勢不良所致。

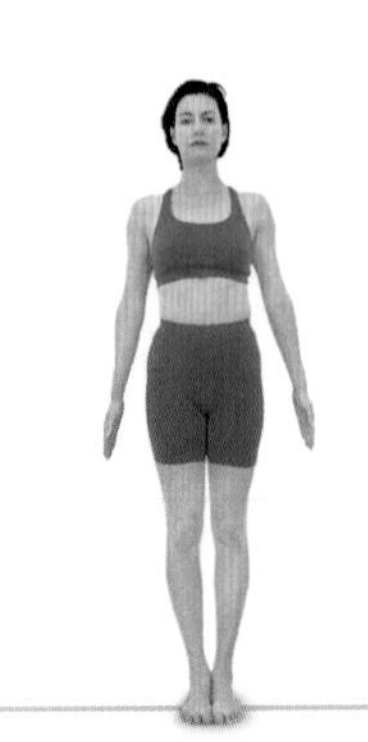

1 山式站姿 頁186

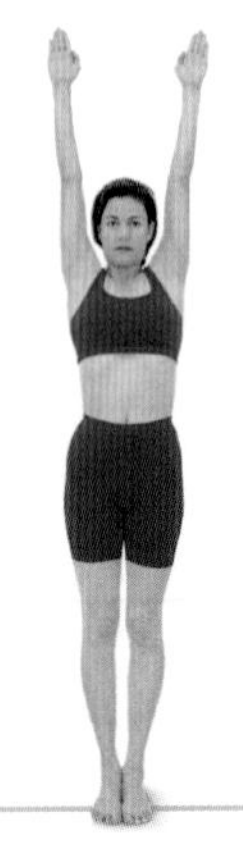

2 手臂上舉山式 頁187

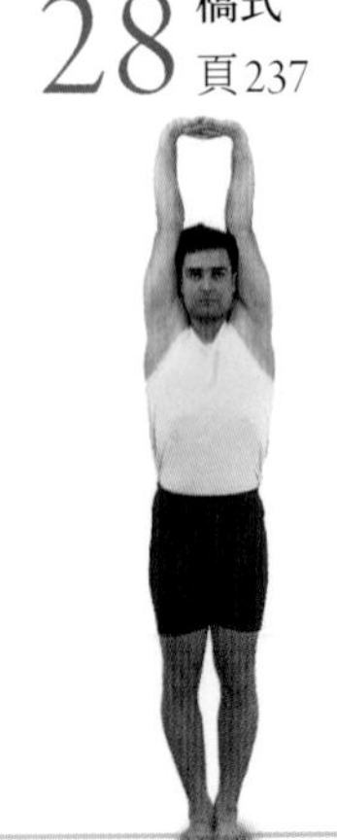

3 上舉手指交扣山式 頁188

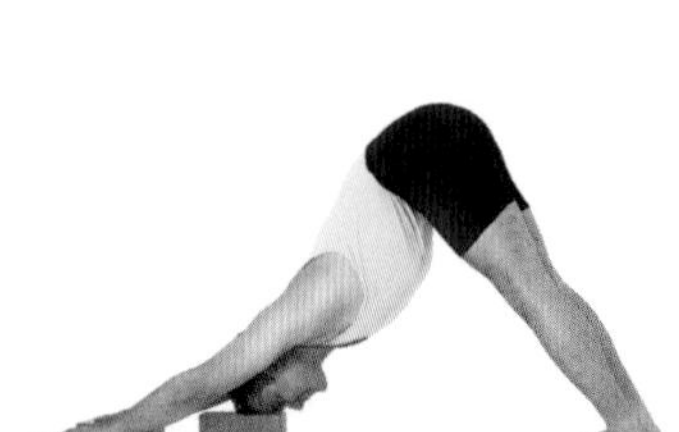

8 下犬式 頁202

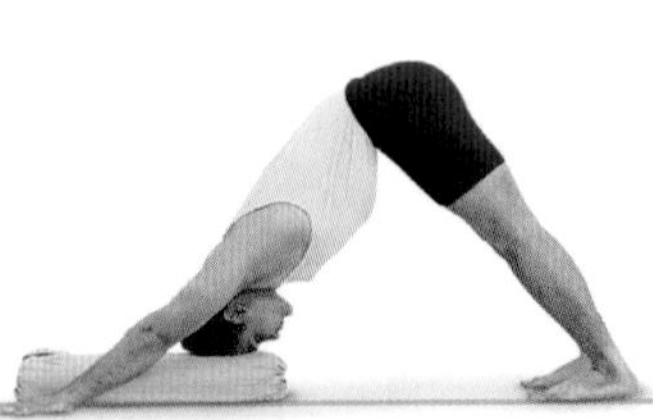

9 下犬式 頁204

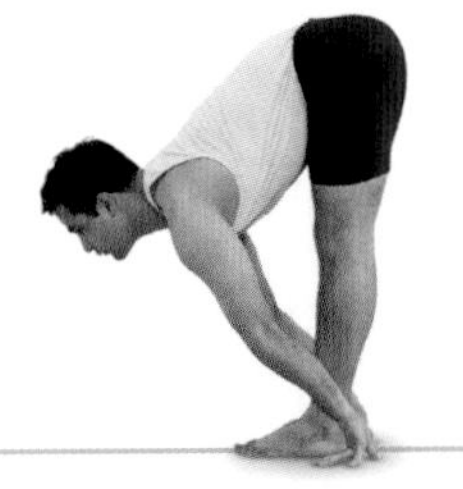

10 加強前屈伸展式 頁92

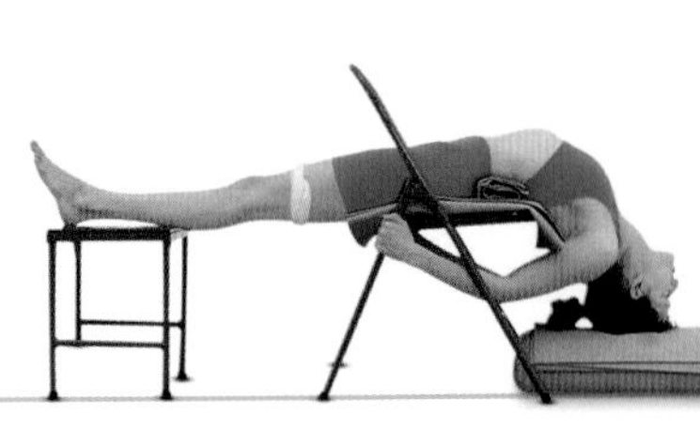

11 反向手杖式 頁239

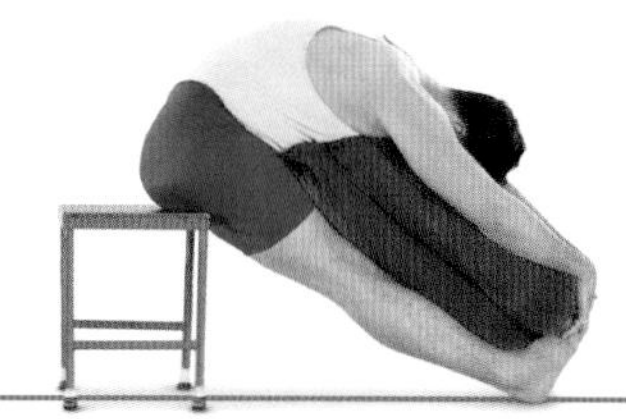
23 臉向下加強背部伸展式
頁217

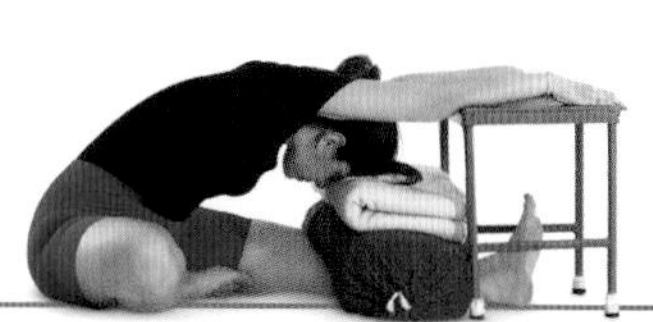
24 頭碰膝式
頁218

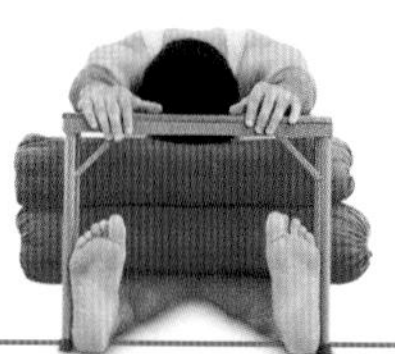
25 背部伸展式
頁216

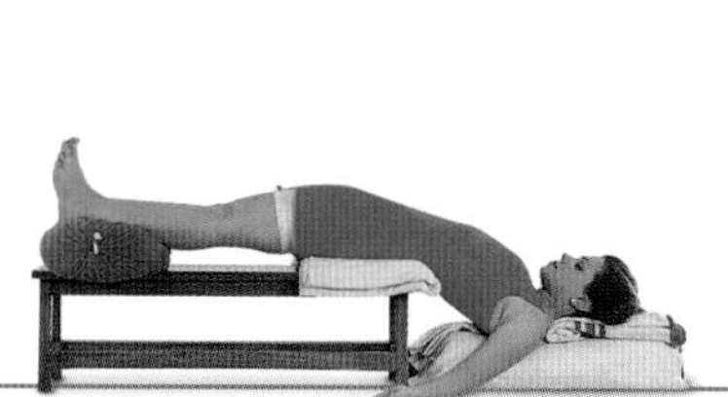
29 橋式
頁237

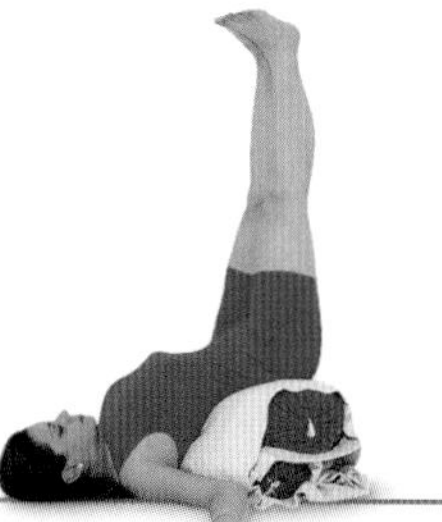
30 倒箭式
頁234

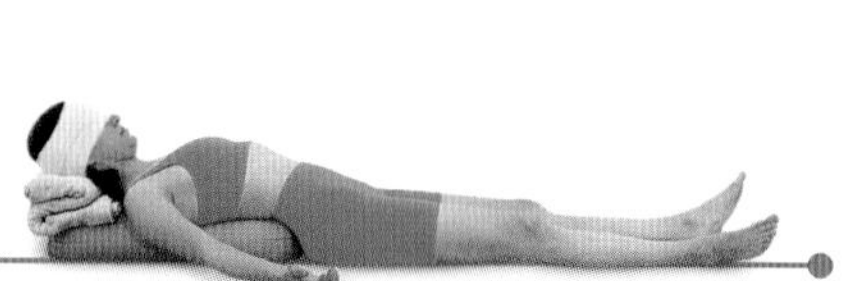
31 攤屍式
頁248

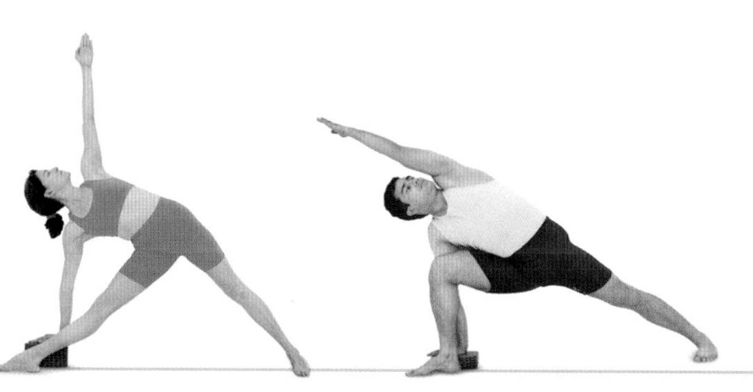
4 三角伸展式
頁192

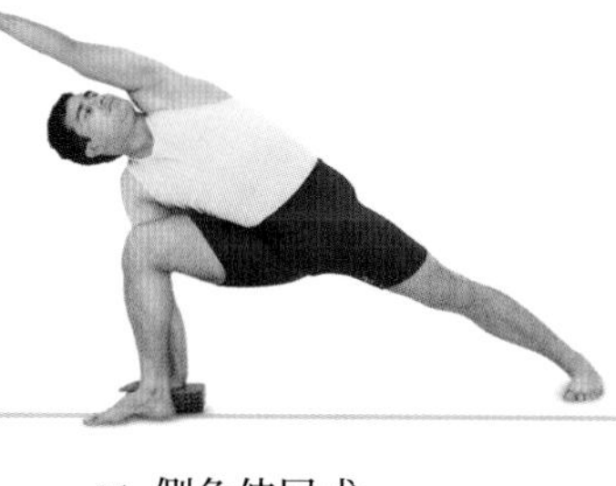
5 側角伸展式
頁194

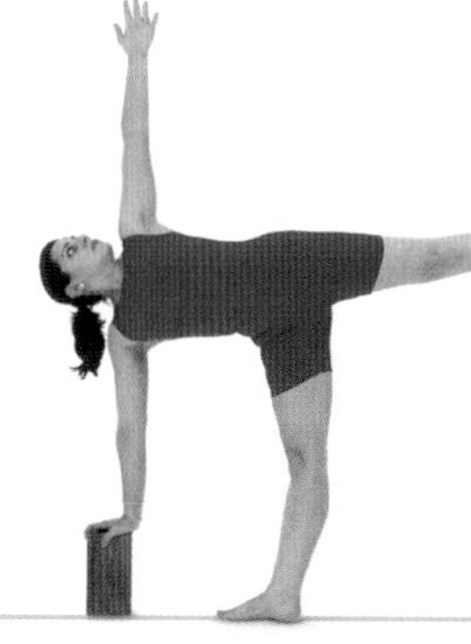
6 半月式
頁196

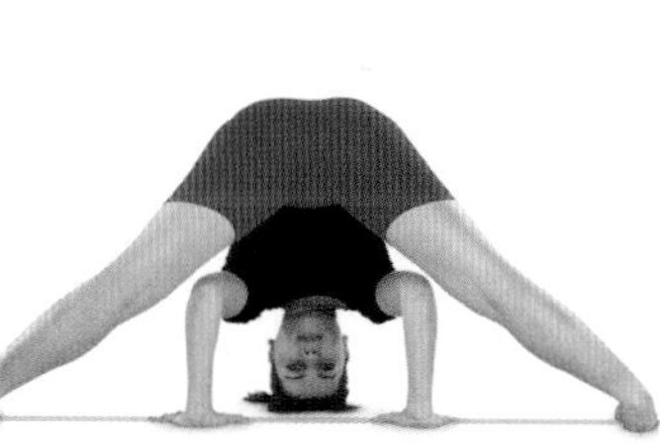
7 分腿前彎式
頁200

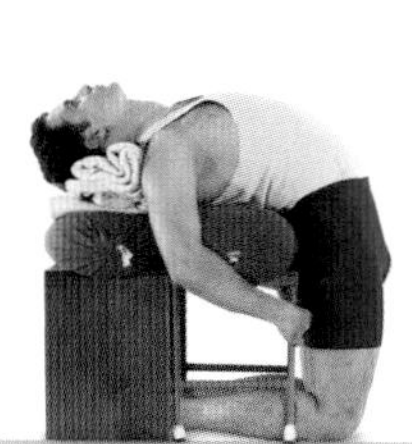
12 駱駝式
頁240

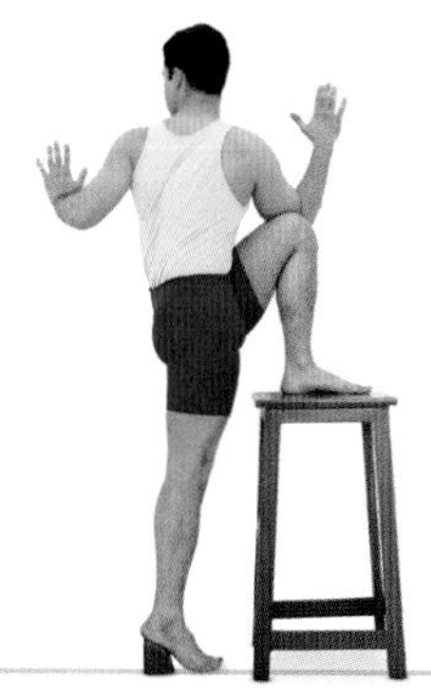
13 伸展聖哲馬里奇式
頁226

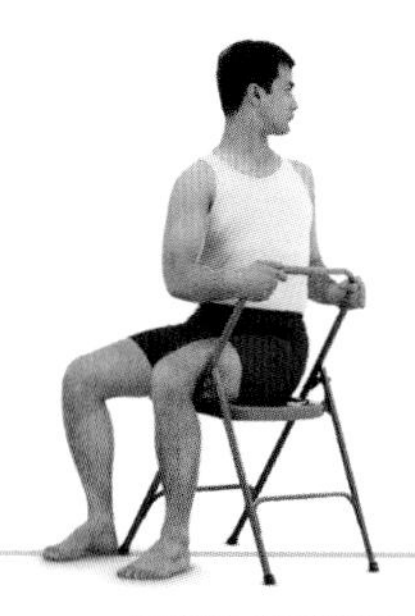
14 巴拉瓦伽扭轉式
頁223

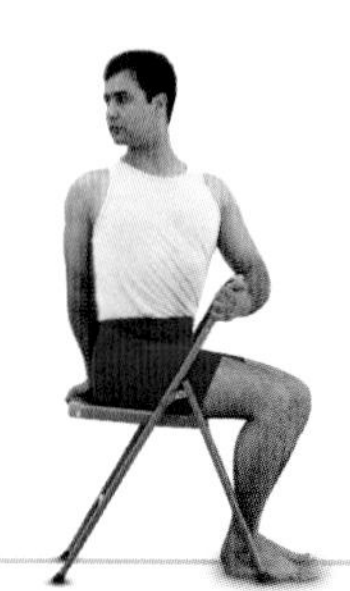
15 巴拉瓦伽扭轉式
頁223

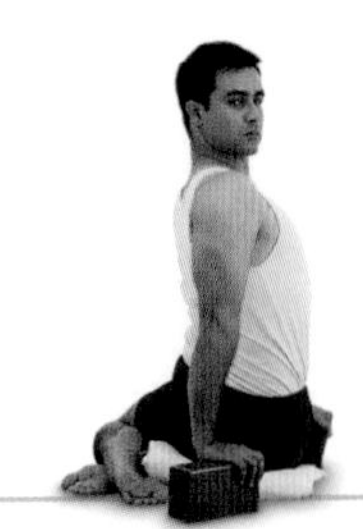

16 巴拉瓦伽扭轉式
頁224

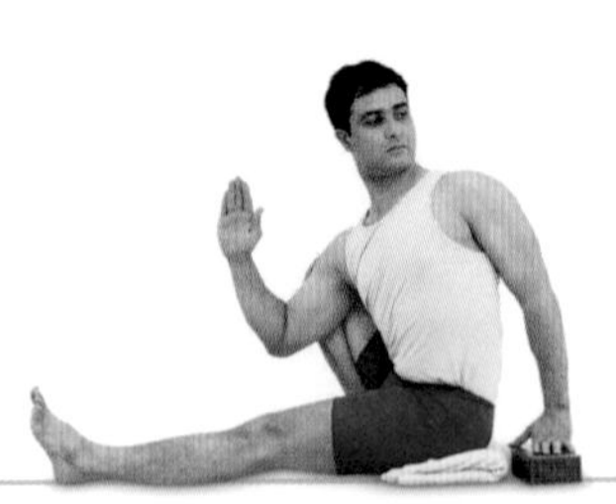

17 聖哲馬里奇式
頁225

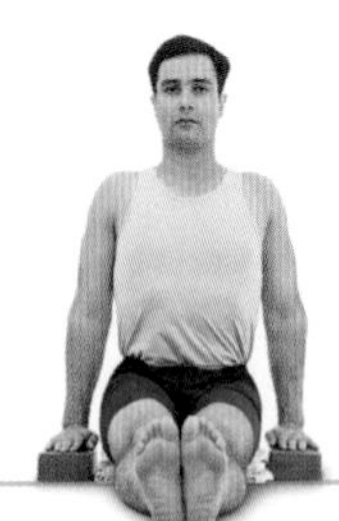

18 手杖式
頁205

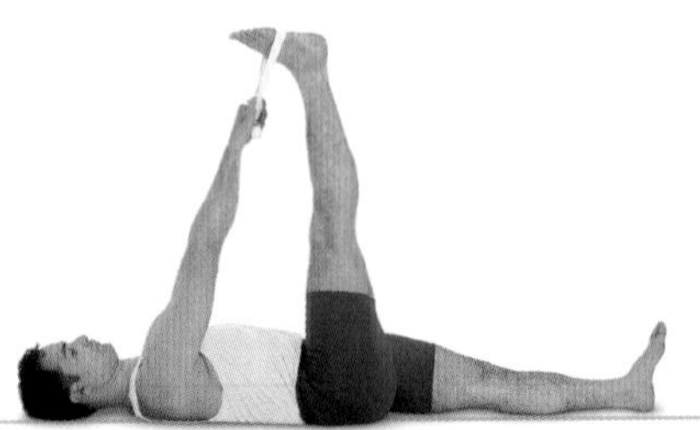

22 仰臥手抓腳趾伸展式
頁242

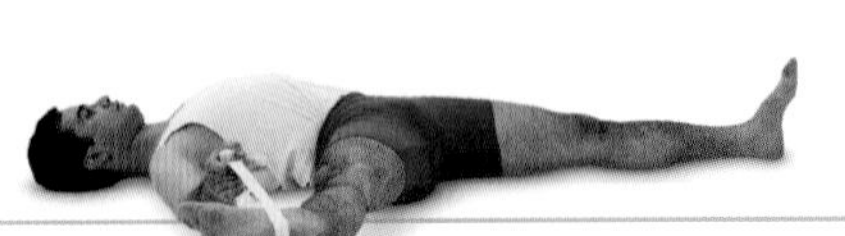

23 仰臥手抓腳趾伸展式
頁243

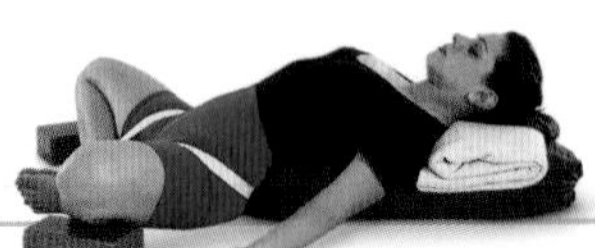

24 仰臥束角式
頁244

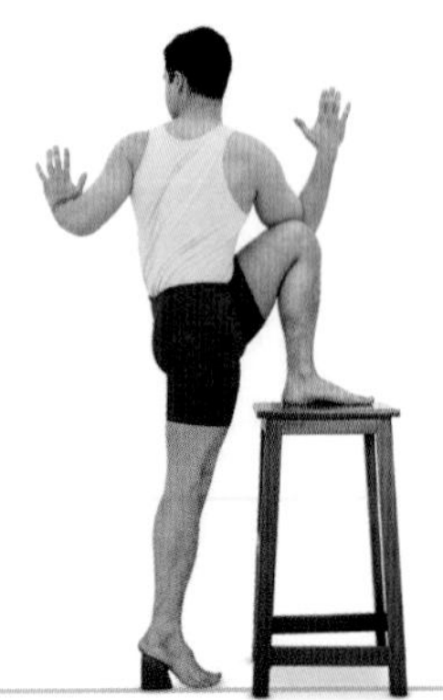

28 伸展聖哲馬里奇式
頁226

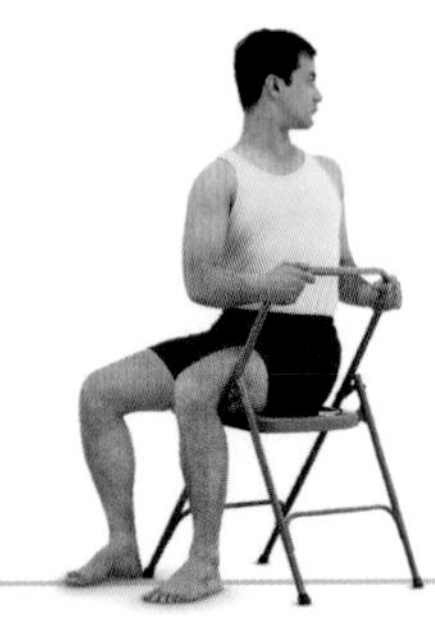

29 巴拉瓦伽扭轉式
頁223

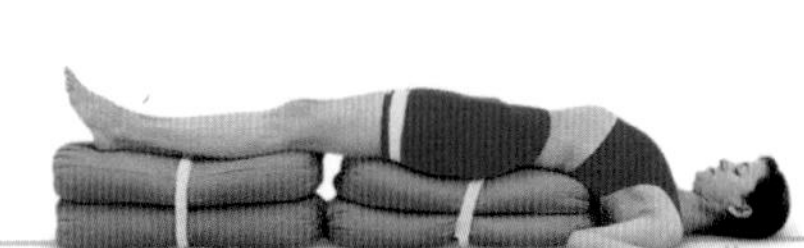

30 橋式
頁237

上背痛

生活中經常久坐不動、體重過重或肌肉張力衰弱，都可能會導致肌肉退化和上背疼痛。其他原因還有脊椎骨錯位或肌肉及肌腱發炎。

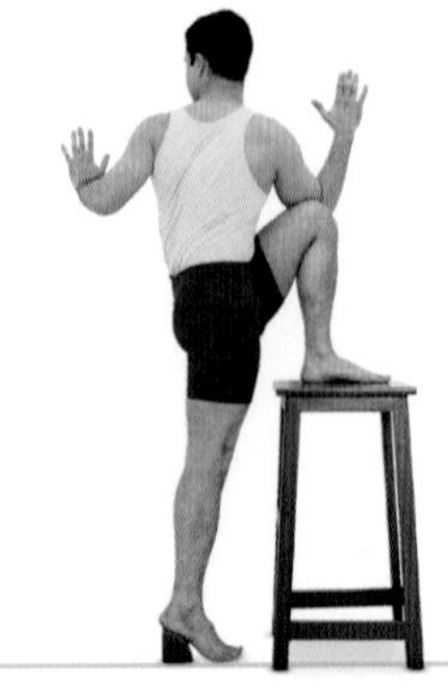

1 伸展聖哲馬里奇式
頁226

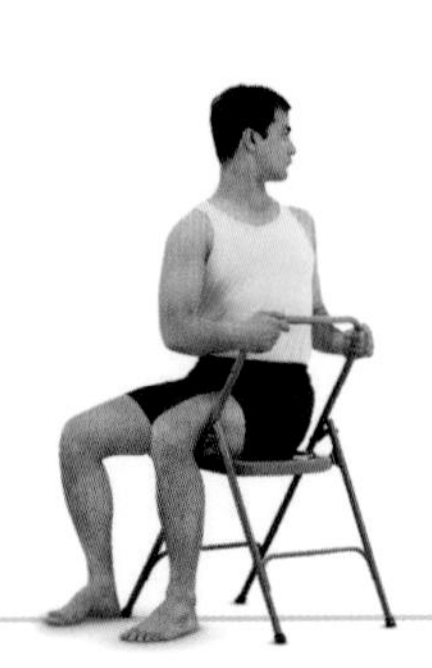

2 巴拉瓦伽扭轉式
頁223

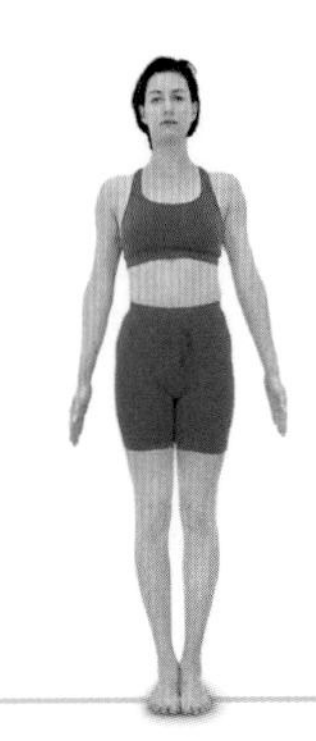

3 山式站姿
頁186

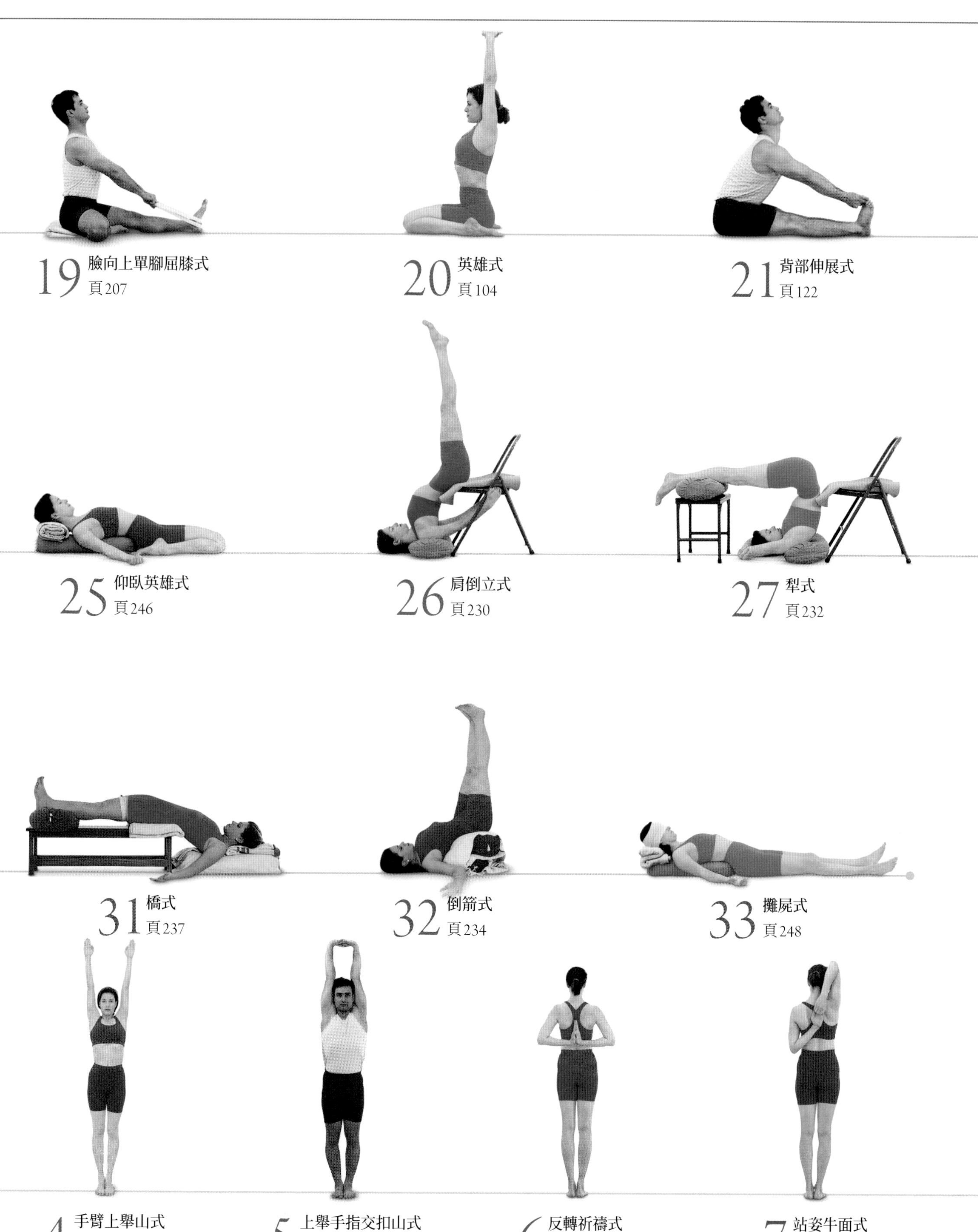
19 臉向上單腳屈膝式 頁207
20 英雄式 頁104
21 背部伸展式 頁122
25 仰臥英雄式 頁246
26 肩倒立式 頁230
27 犁式 頁232
31 橋式 頁237
32 倒箭式 頁234
33 攤屍式 頁248
4 手臂上舉山式 頁187
5 上舉手指交扣山式 頁188
6 反轉祈禱式 頁190
7 站姿牛面式 頁191

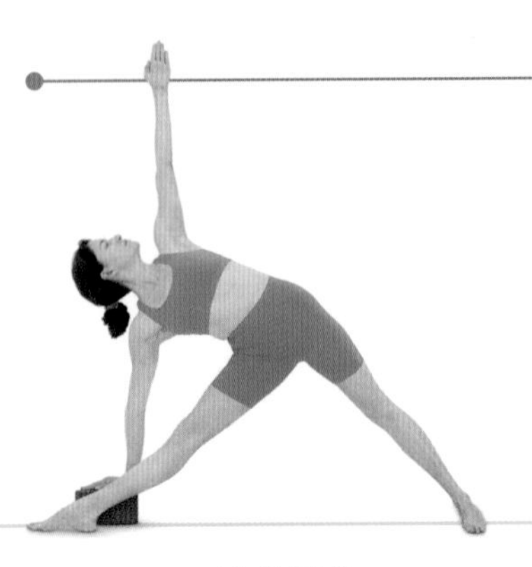

8 三角伸展式 頁192

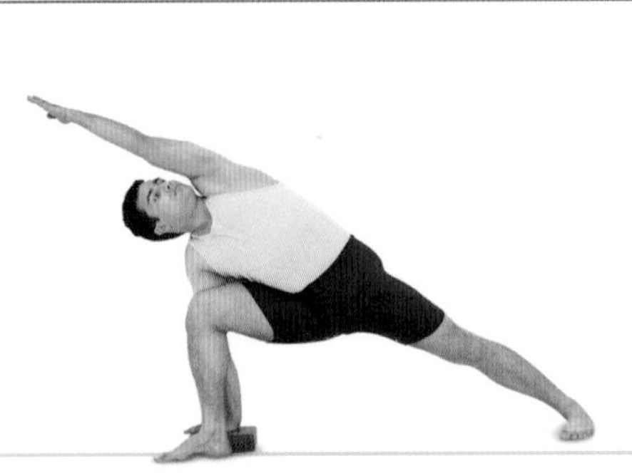

9 側角伸展式 頁194

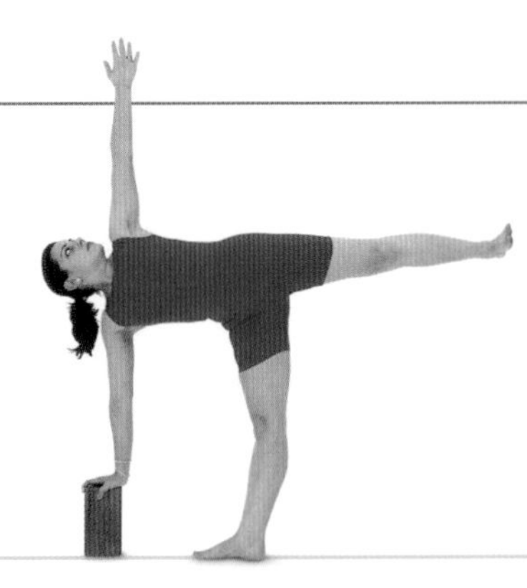

10 半月式 頁196

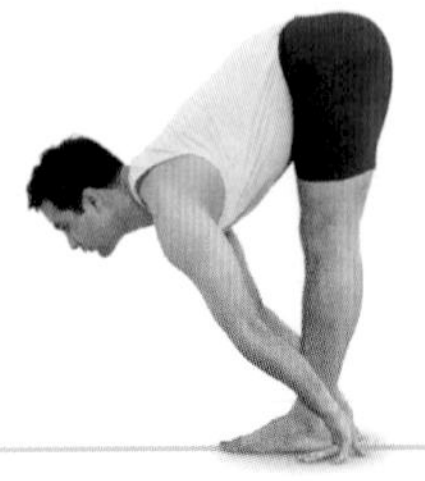

14 加強前屈伸展式 第92頁

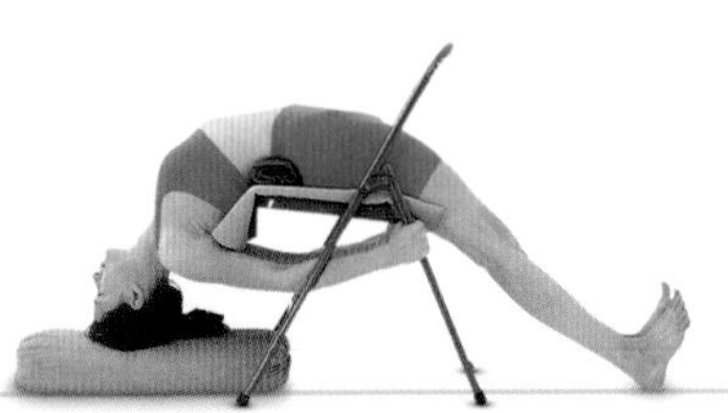

15 反向手杖式 頁239

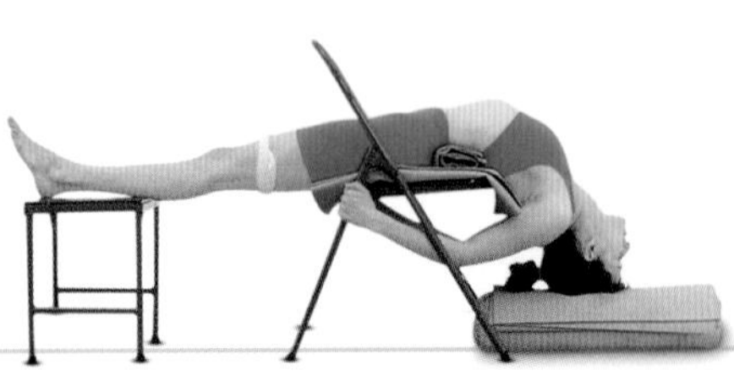

16 反向手杖式 頁239

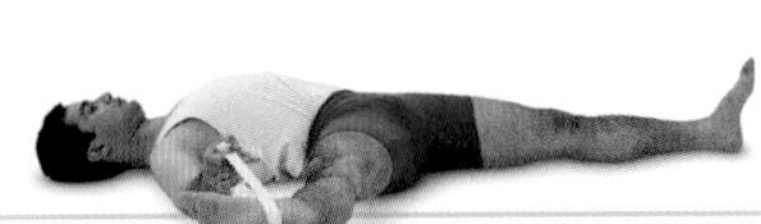

21 仰臥手抓腳趾伸展式 頁243

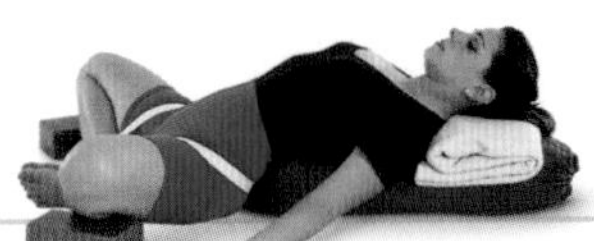

22 仰臥束角式 頁244

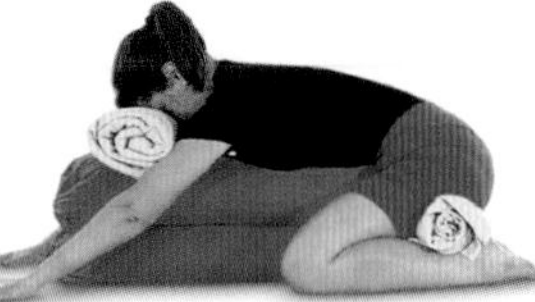

23 臉向下英雄式 頁221

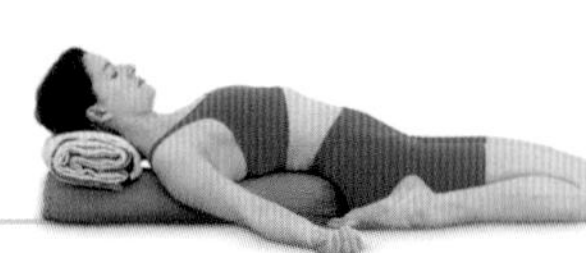

24 仰臥英雄式 頁246

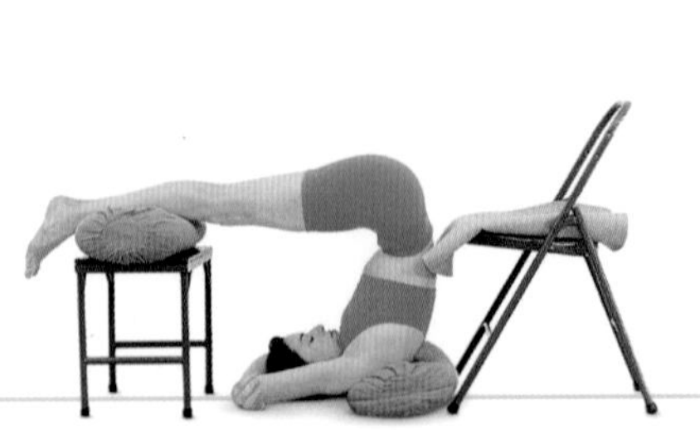

29 犁式 頁232

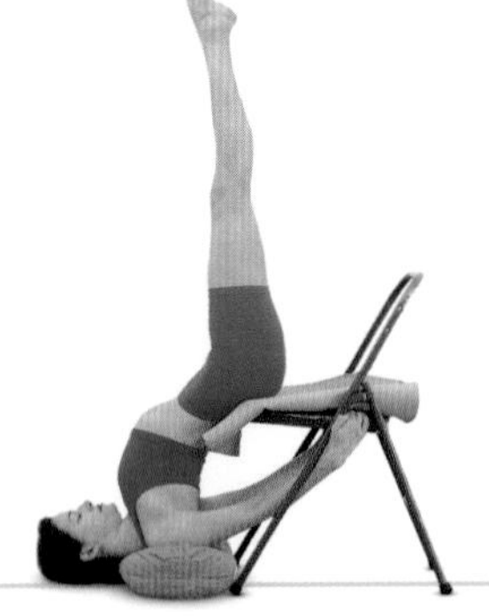

30 肩倒立式 頁230

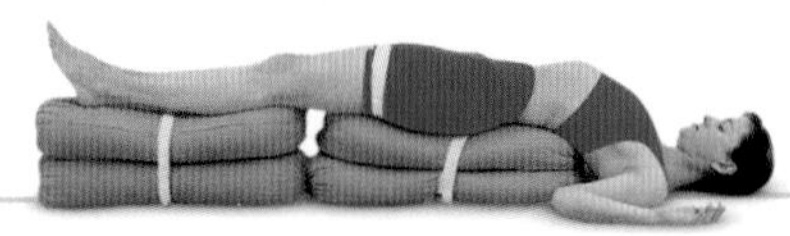

31 橋式 236頁

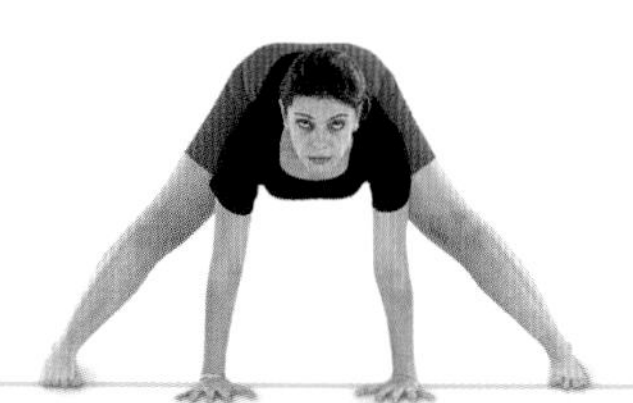
11 分腿前彎式 頁200

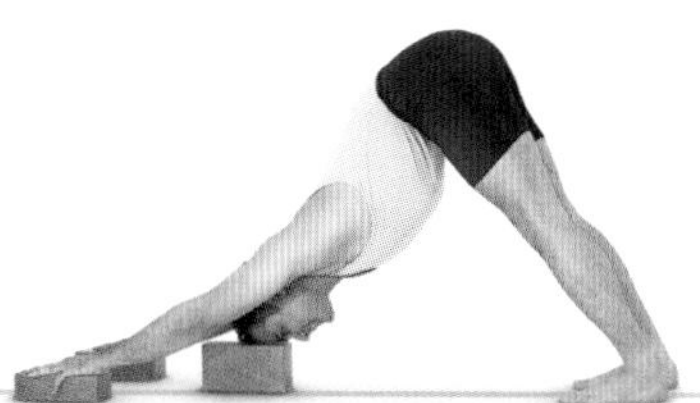
12 下犬式 頁202

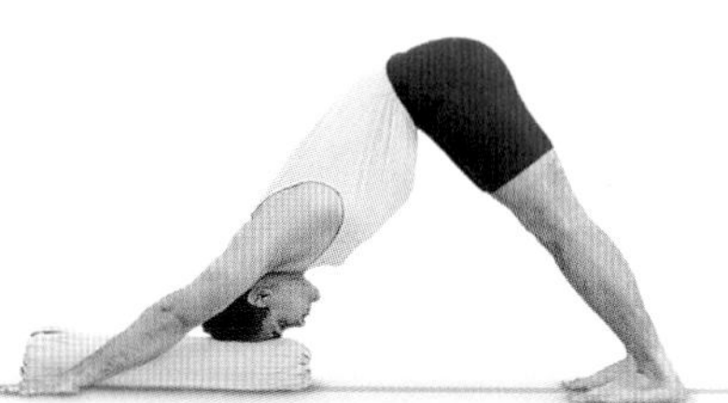
13 下犬式 頁204

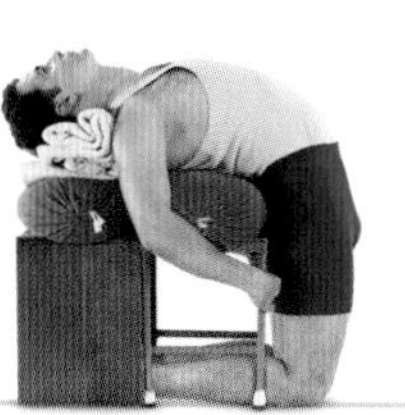
17 駱駝式 頁240

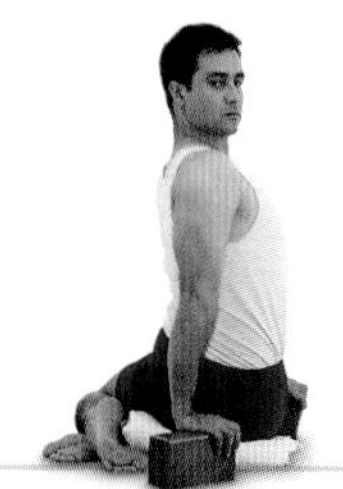
18 巴拉瓦伽扭轉式 頁224

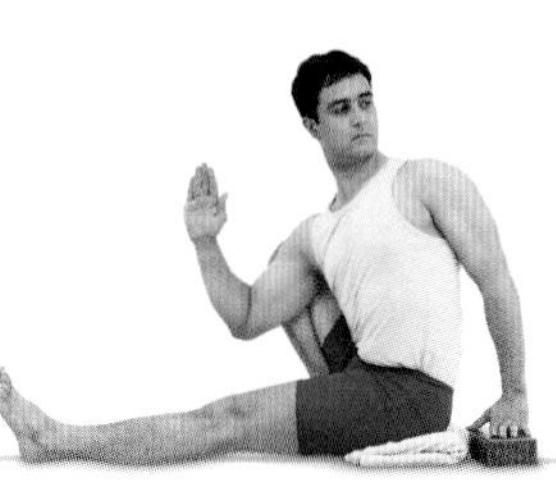
19 聖哲馬里奇式 頁225

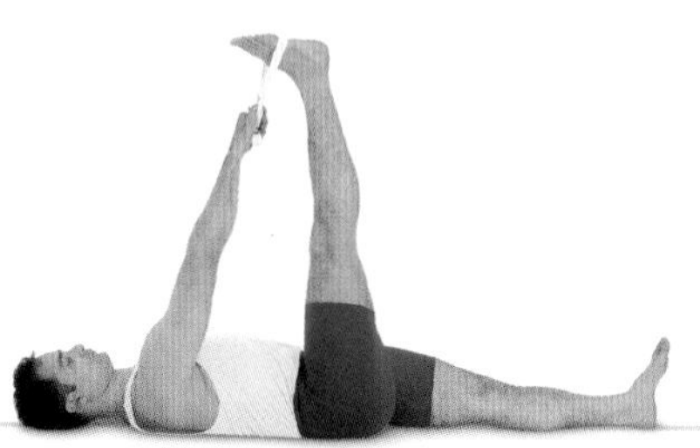
20 仰臥手抓腳趾伸展式 頁242

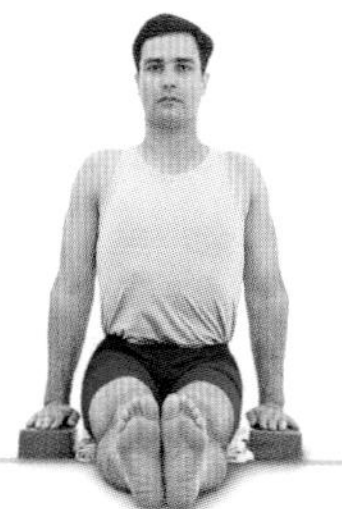
25 手杖式 頁205

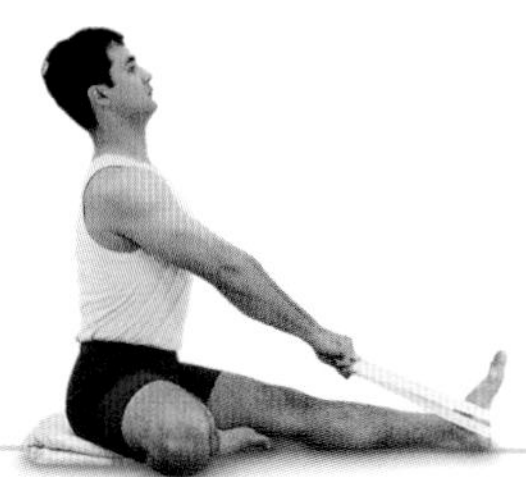
26 臉向上單腳屈膝式 頁207

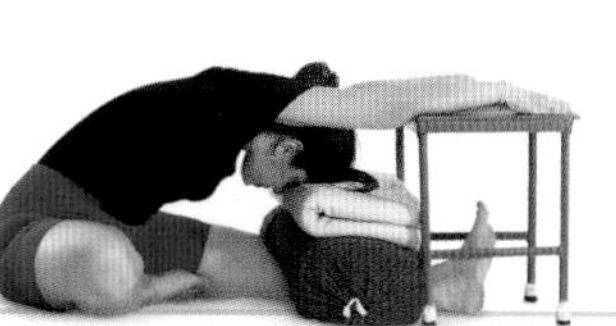
27 頭碰膝式 頁218

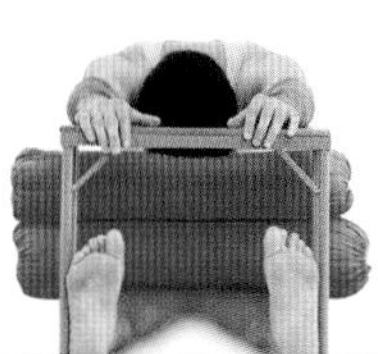
28 背部伸展式 頁216

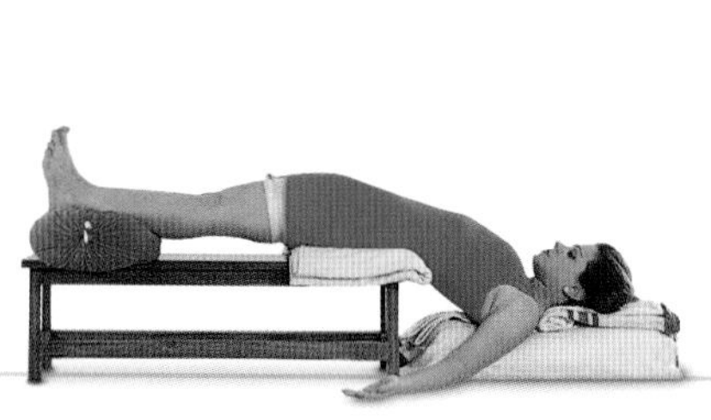
32 橋式 頁237

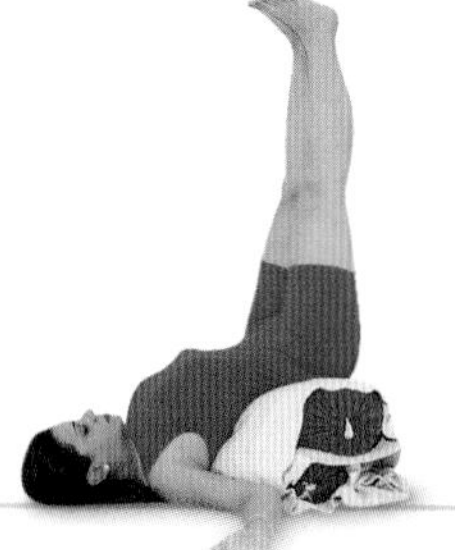
33 倒箭式 頁234

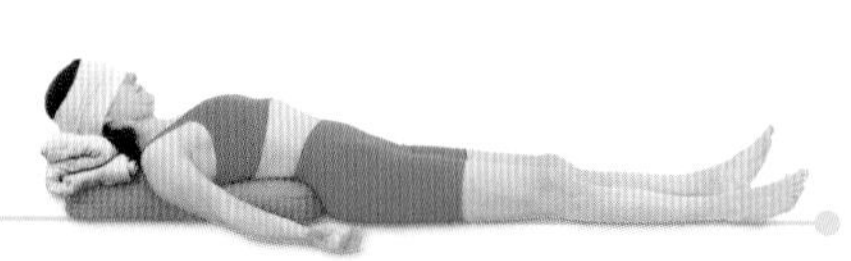
34 攤屍式 頁248

頸椎退化

這種疾病是因頸椎間的關節相互磨損，進而造成脊椎退化，也稱為頸椎退化性關節炎，症狀包含手臂與頸部疼痛、頭痛及頭暈。

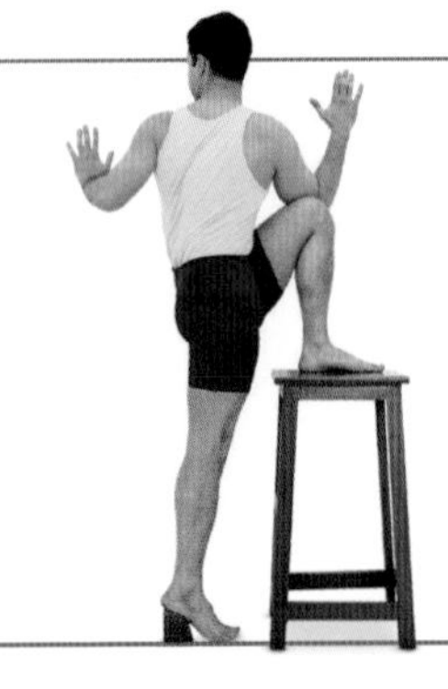

1 伸展聖哲馬里奇式 頁226

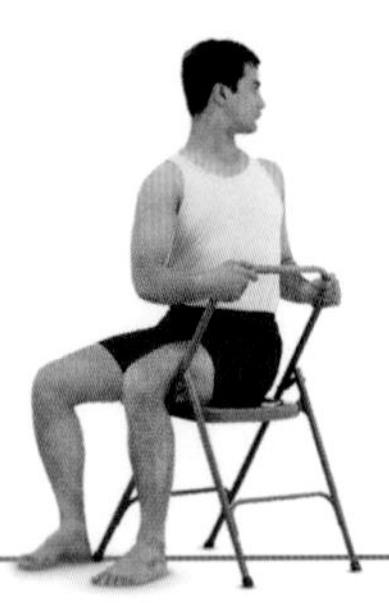

2 巴拉瓦伽式 頁223

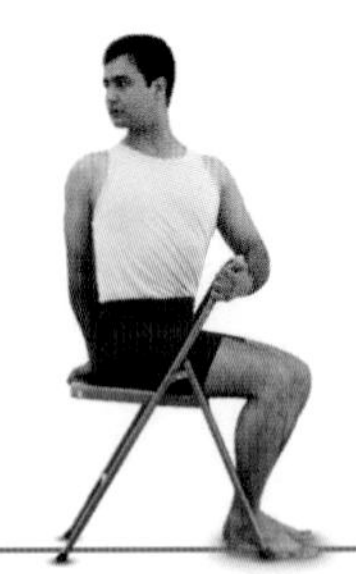

3 巴拉瓦伽式 頁223

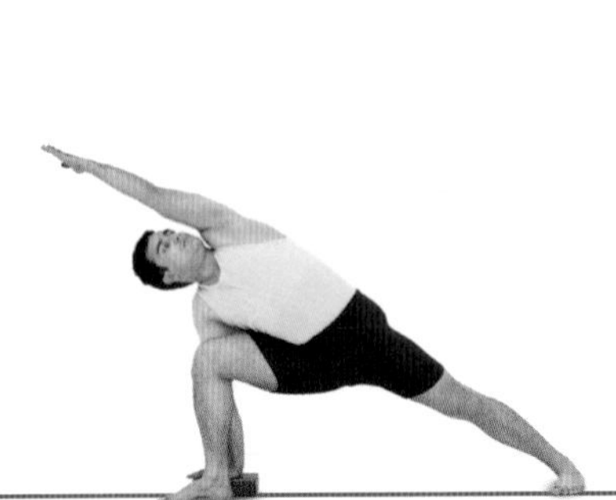

8 側角伸展式 頁194

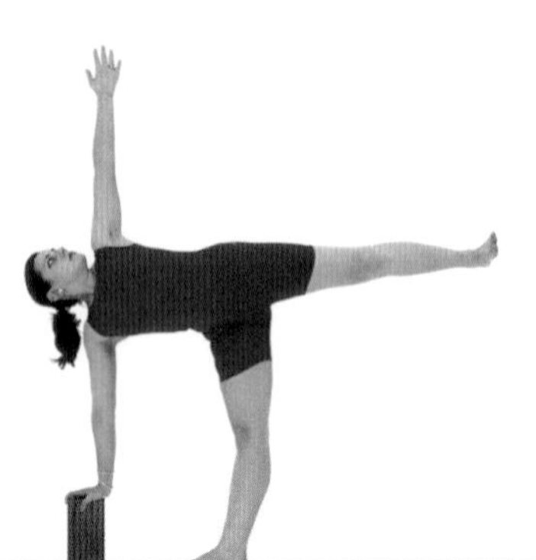

9 半月式 頁196

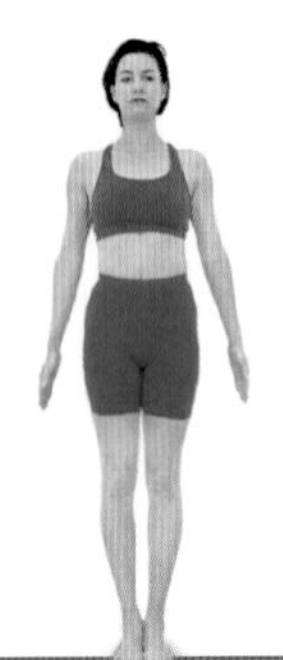

10 山式站姿 頁186

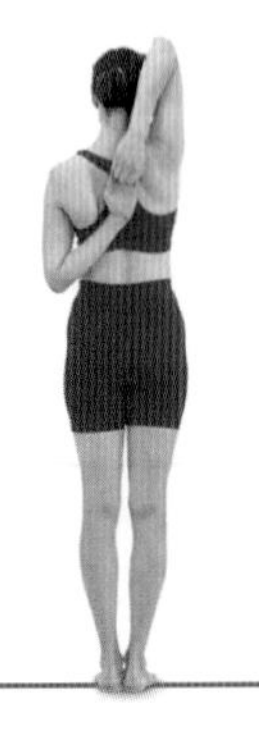

14 站姿牛面式 頁191

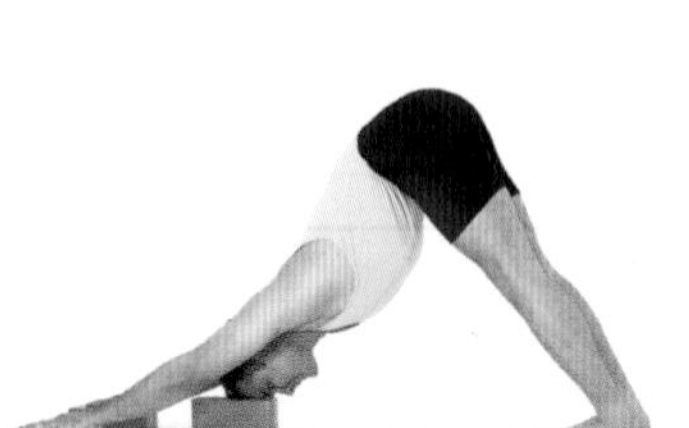

15 下犬式 頁202

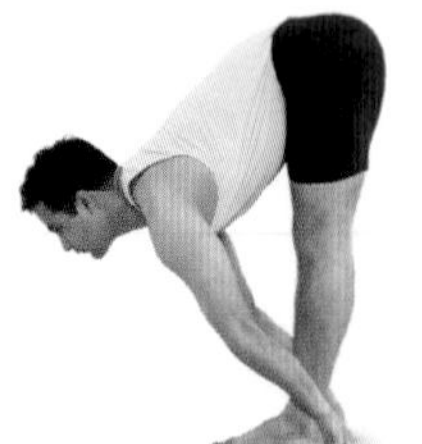

16 加強前屈伸展式 頁92

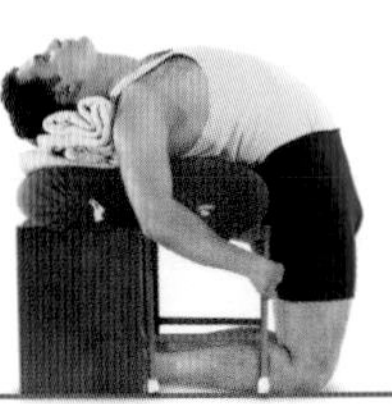

17 駱駝式 頁240

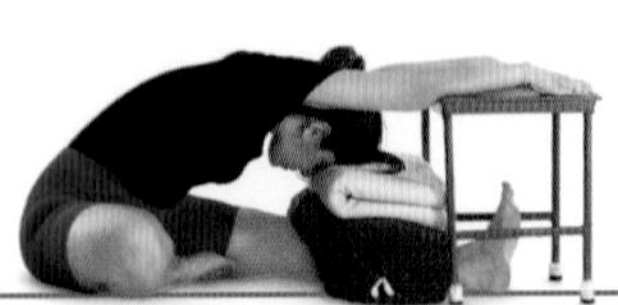

21 頭碰膝式 頁218

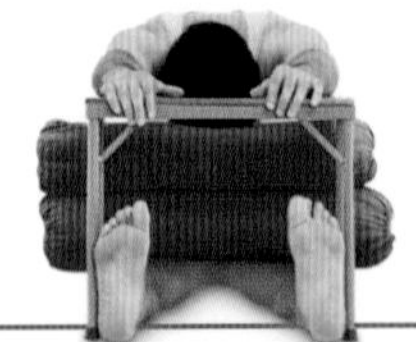

22 加強背部伸展式 頁216

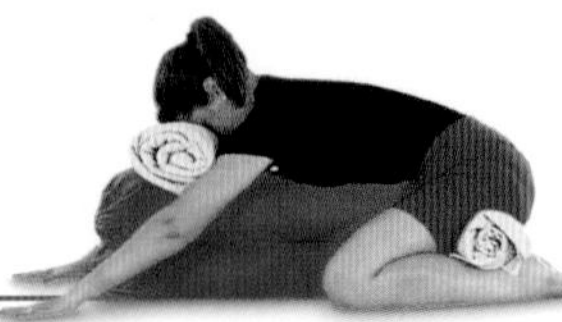

23 臉向下英雄式 頁221

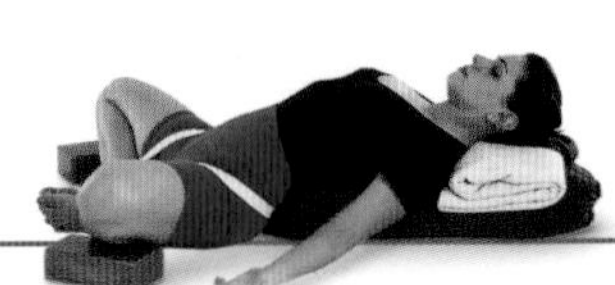

24 仰臥束角式 頁244

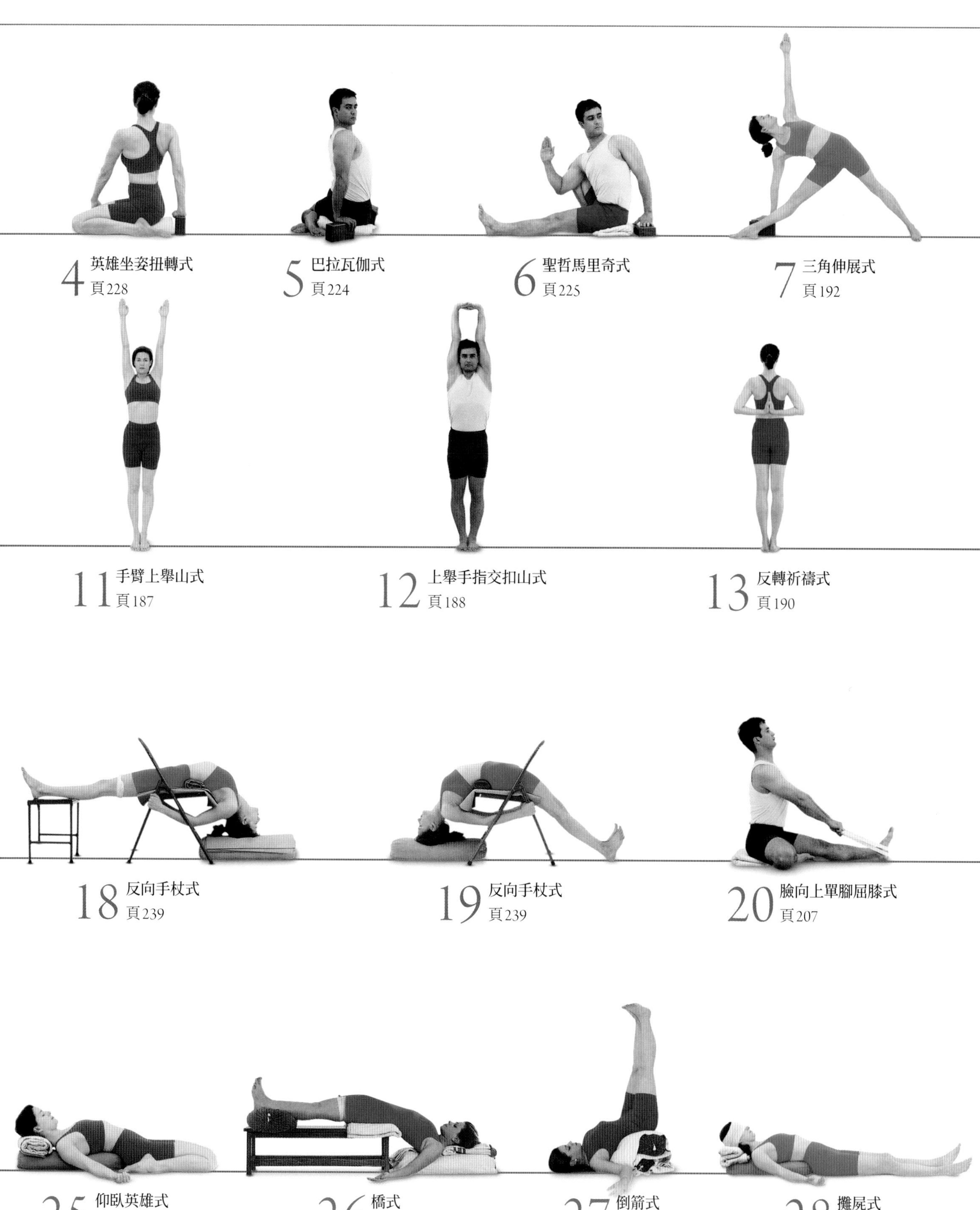

4 英雄坐姿扭轉式 頁228

5 巴拉瓦伽式 頁224

6 聖哲馬里奇式 頁225

7 三角伸展式 頁192

11 手臂上舉山式 頁187

12 上舉手指交扣山式 頁188

13 反轉祈禱式 頁190

18 反向手杖式 頁239

19 反向手杖式 頁239

20 臉向上單腳屈膝式 頁207

25 仰臥英雄式 頁246

26 橋式 頁237

27 倒箭式 頁234

28 攤屍式 頁248

骨關節炎

肩膀 這種症狀是由於關節之間的軟骨已經耗損，導致骨骼相互擠壓，而鈣化又造成關節之間的縫隙變窄，肩關節的肌腱隨之增厚，進而引起嚴重的疼痛。

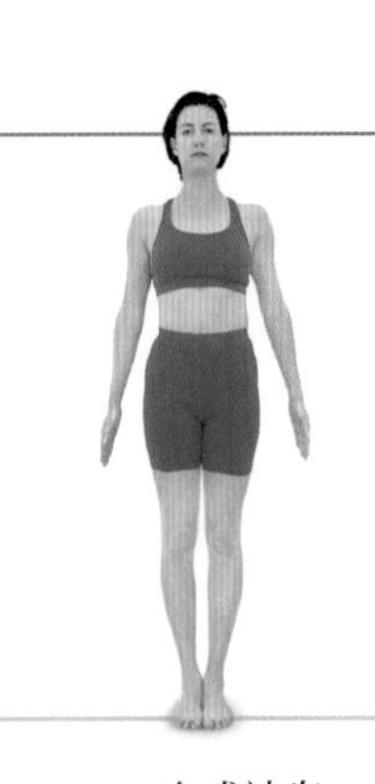

1 山式站姿 頁186

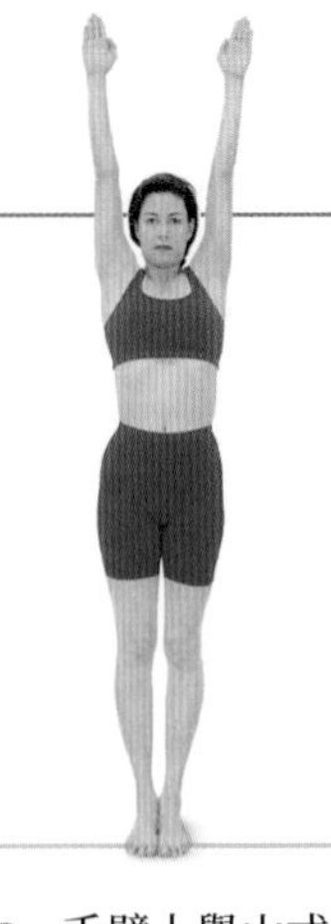

2 手臂上舉山式 頁187

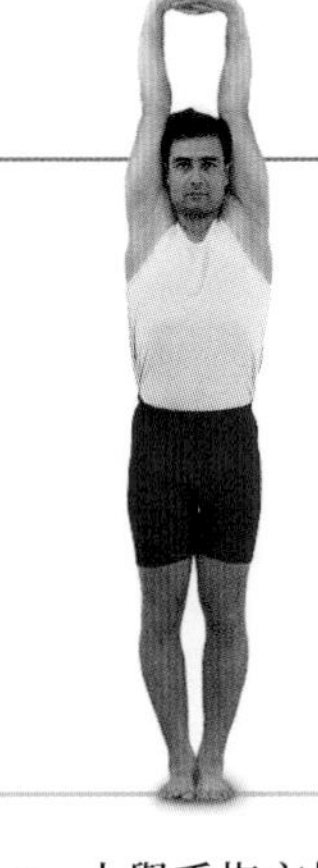

3 上舉手指交扣山式 頁188

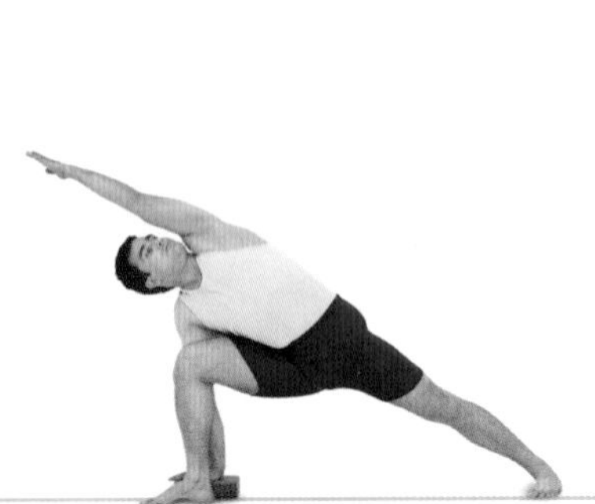

8 側角伸展式 頁194

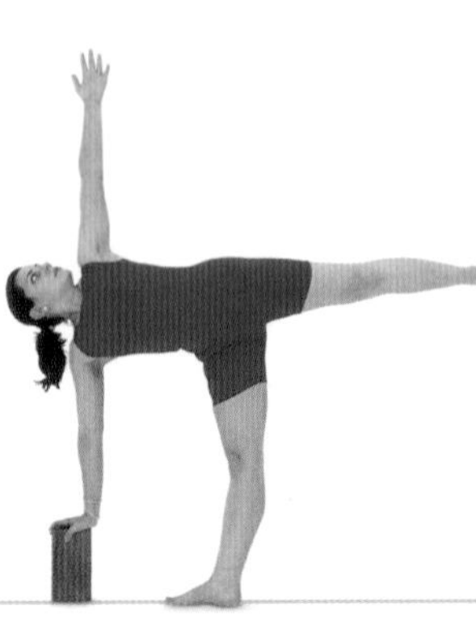

9 半月式 頁196

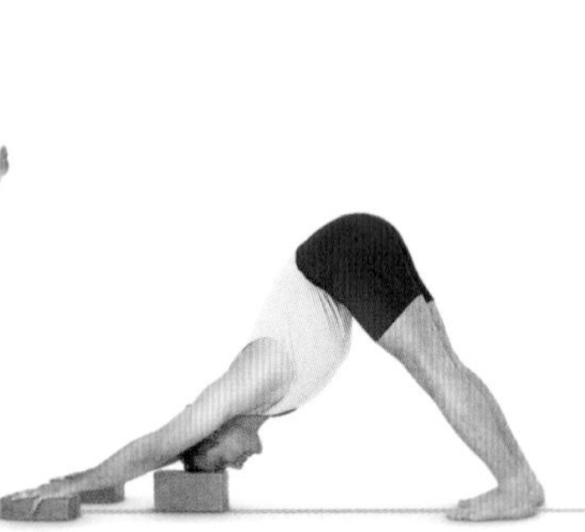

10 下犬式 頁202

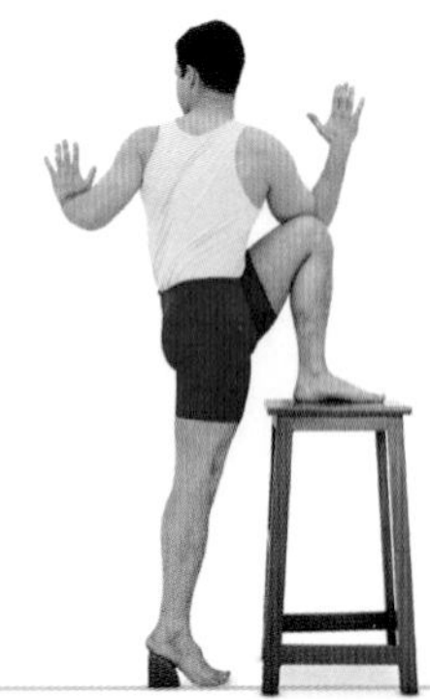

11 伸展聖哲馬里奇式 頁226

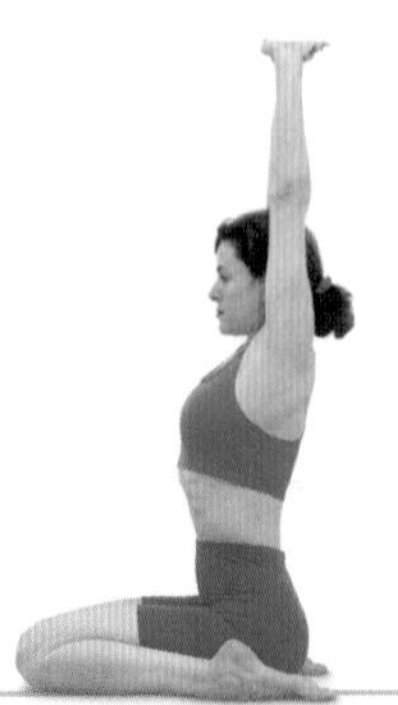

16 英雄式 頁104

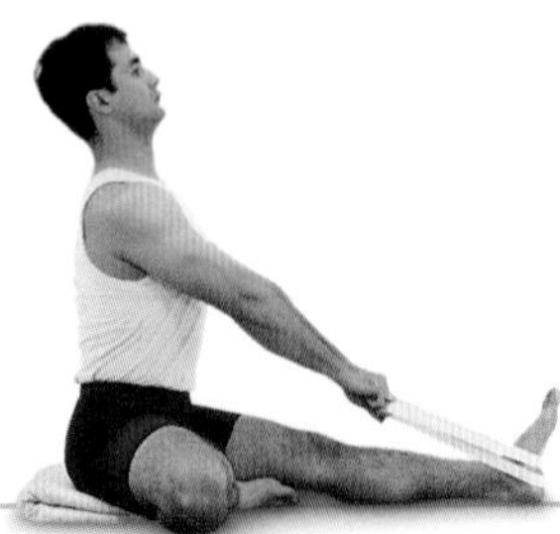

17 臉向上單腳屈膝式 頁207

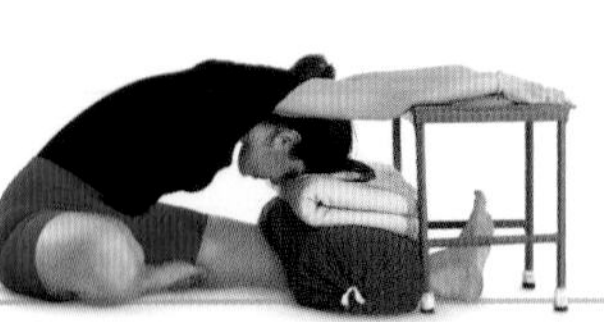

18 頭碰膝式 頁218

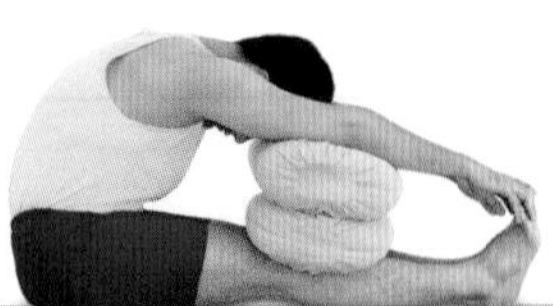

19 加強背部伸展式 頁214

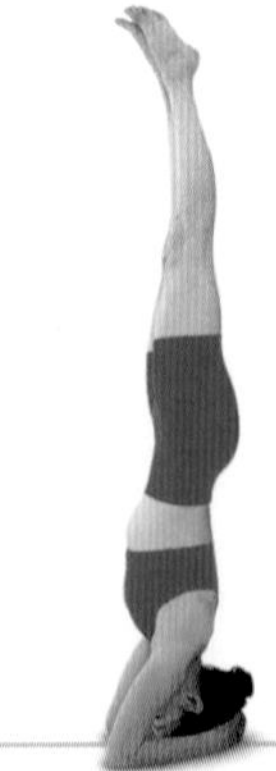

24 頭倒立式 頁138

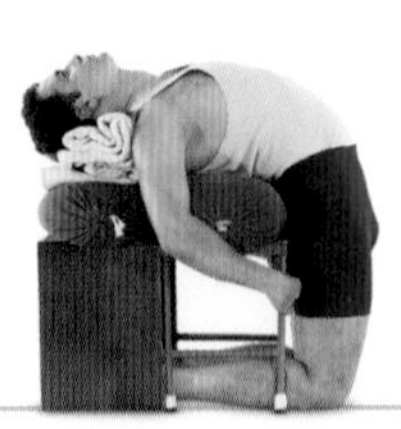

25 駱駝式 頁240

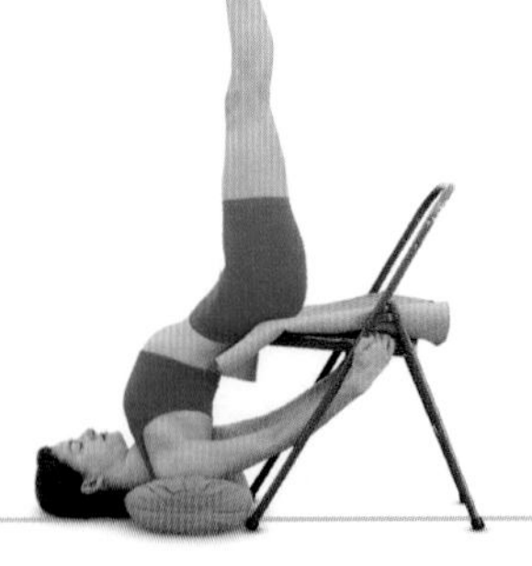

26 肩倒立式 頁230

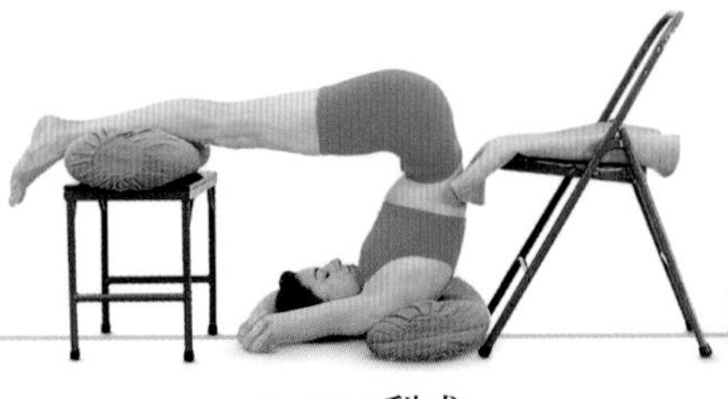

27 犁式 頁232

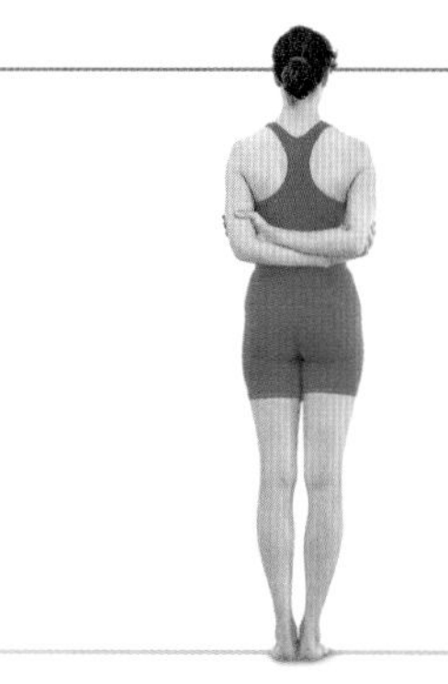
4 站姿後背束手式
頁189

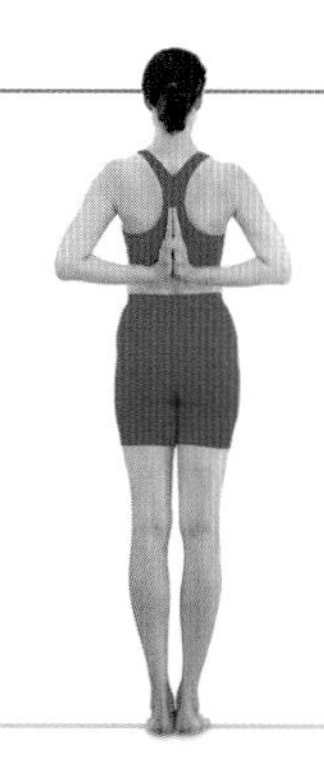
5 反轉祈禱式
頁190

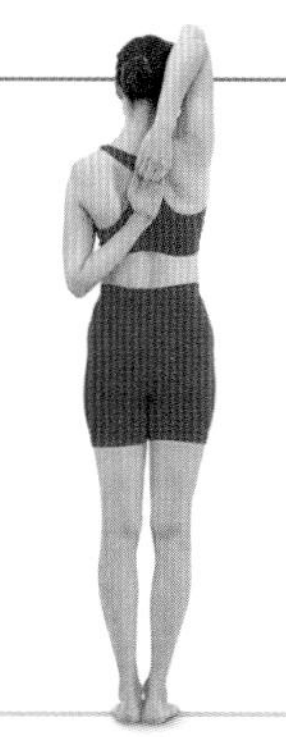
6 站姿牛面式
頁191

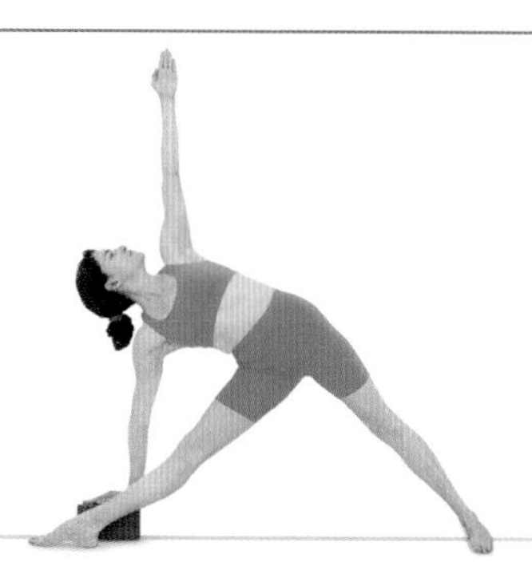
7 三角伸展式
頁192

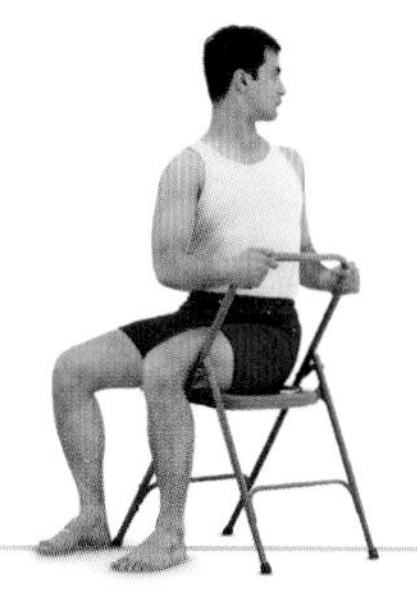
12 巴拉瓦伽式
頁223

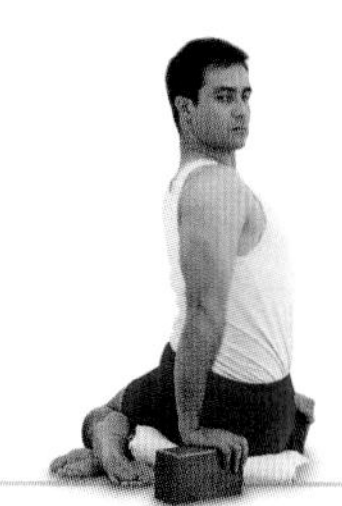
13 巴拉瓦伽式
頁224

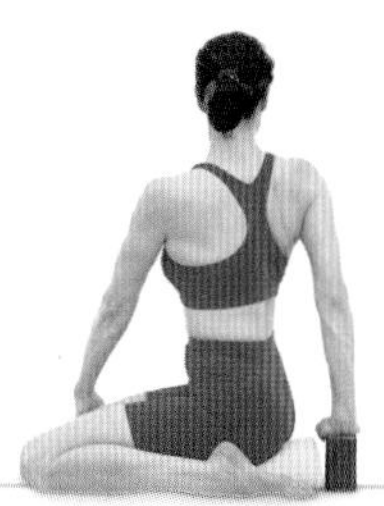
14 英雄坐姿扭轉式
頁228

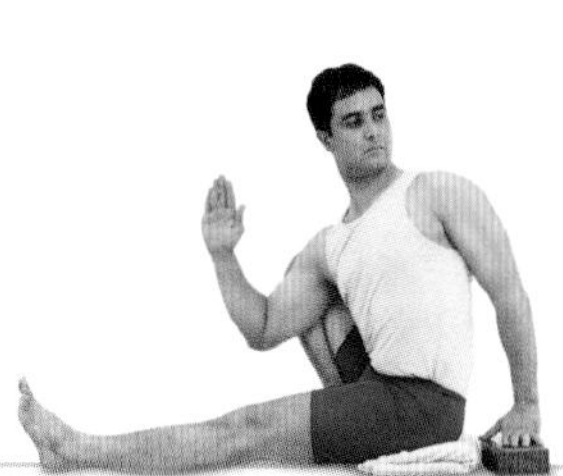
15 聖哲馬里奇式
頁225

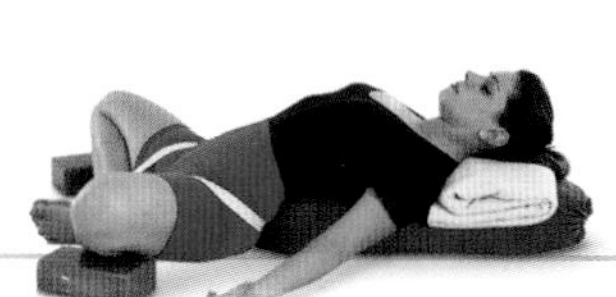
20 仰臥束角式
頁244

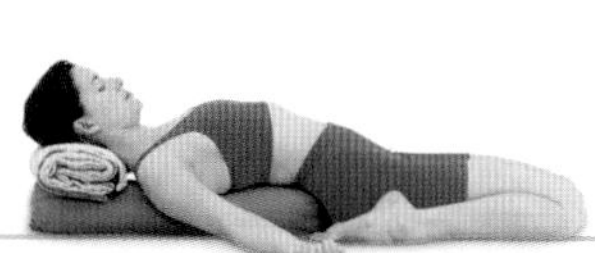
21 仰臥英雄式
頁246

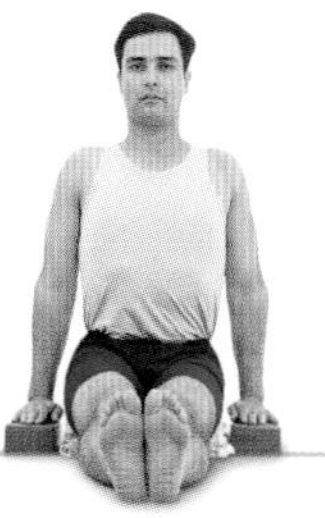
22 手杖式
頁205

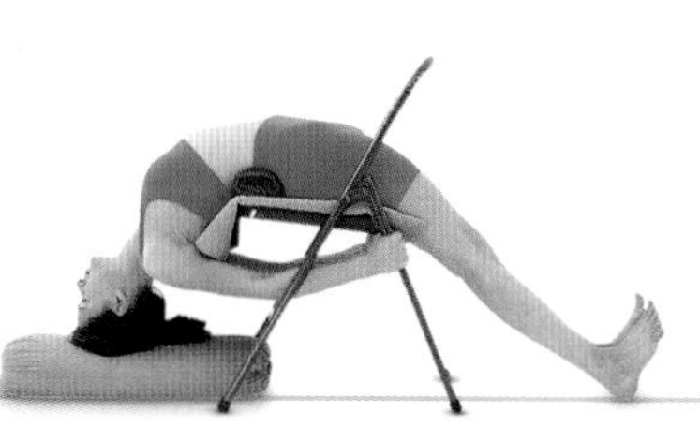
23 反向手杖式
頁239

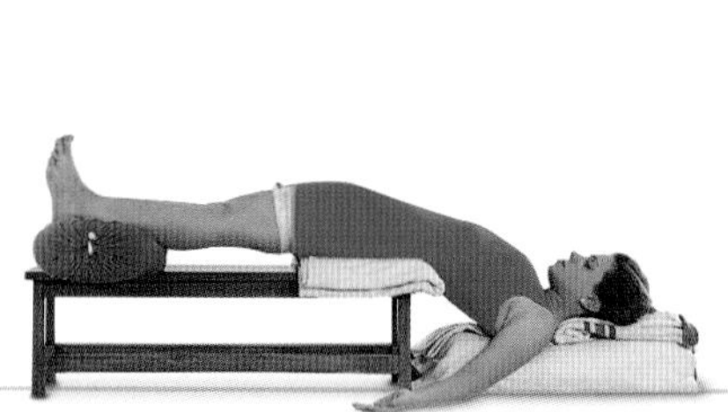
28 橋式
頁237

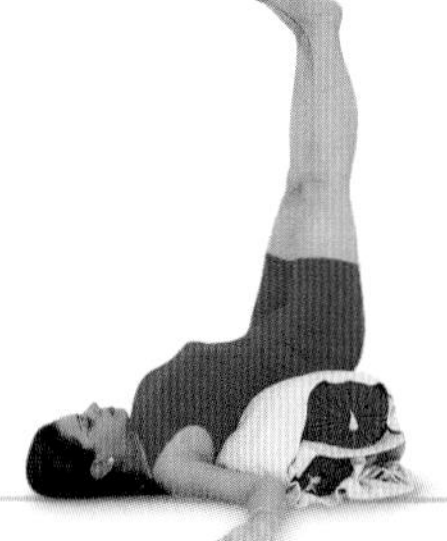
29 倒箭式
頁234

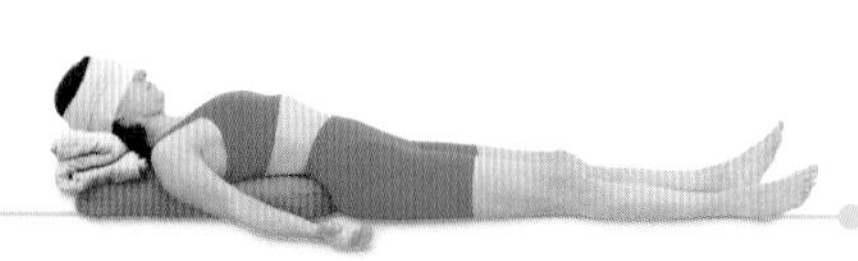
30 攤屍式
頁248

骨關節炎

手肘 手肘與關節間的軟骨磨損，便會引起發炎和疼痛。這會導致骨刺或網球肘，後者的常見症狀為前臂和手肘劇烈疼痛。

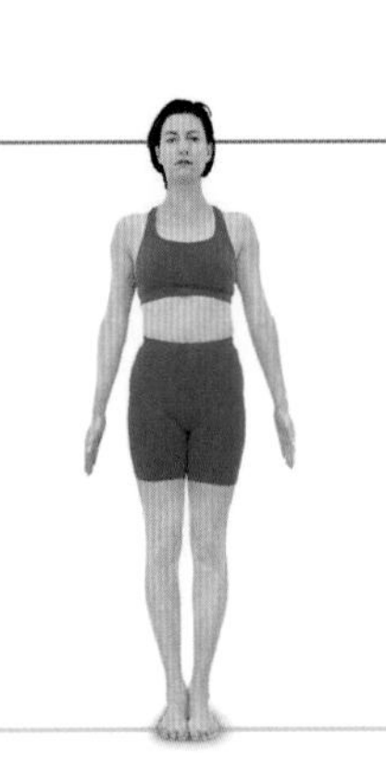
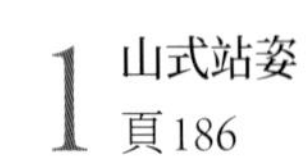

1 山式站姿 頁186

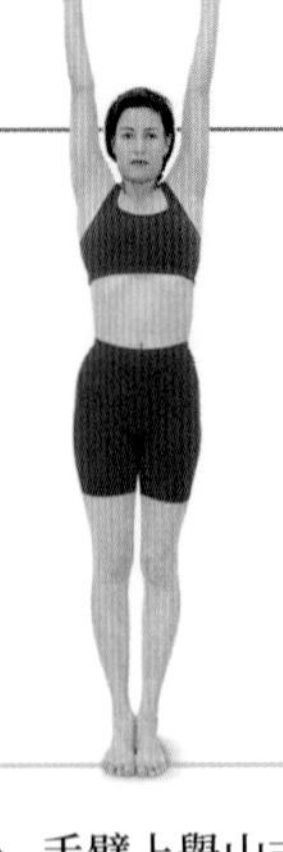

2 手臂上舉山式 頁187

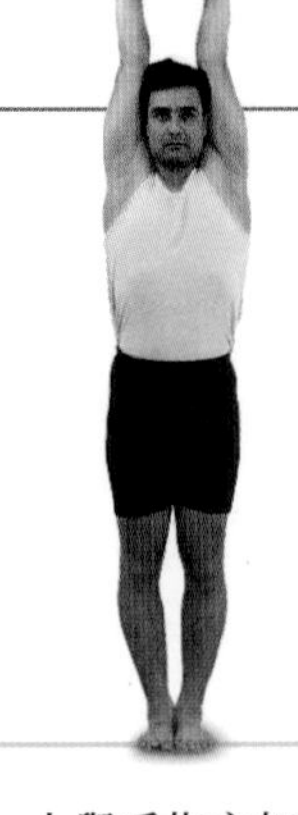

3 上舉手指交扣山式 頁188

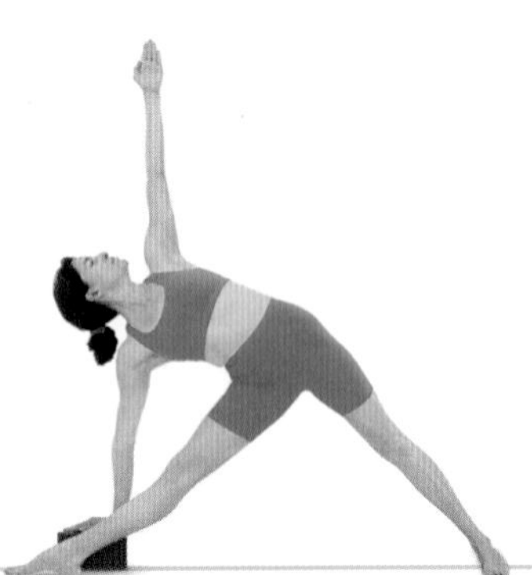

7 三角伸展式 頁192

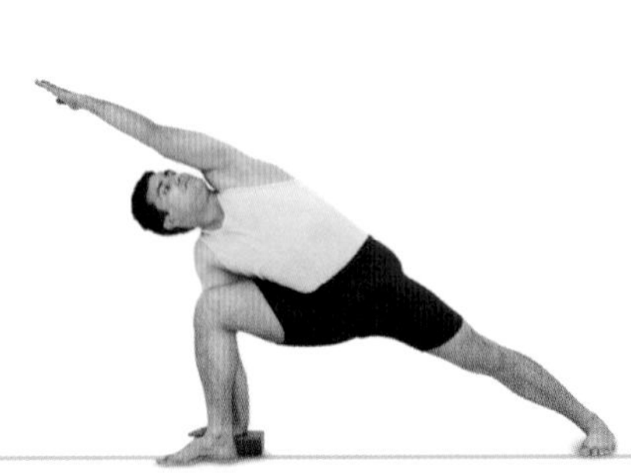

8 側角伸展式 頁194

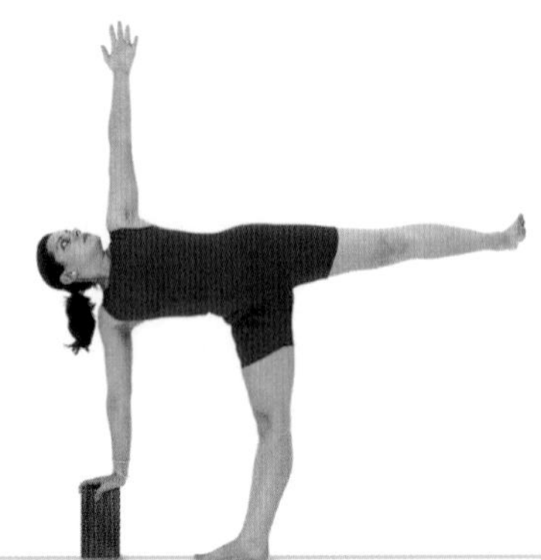

9 半月式 頁196

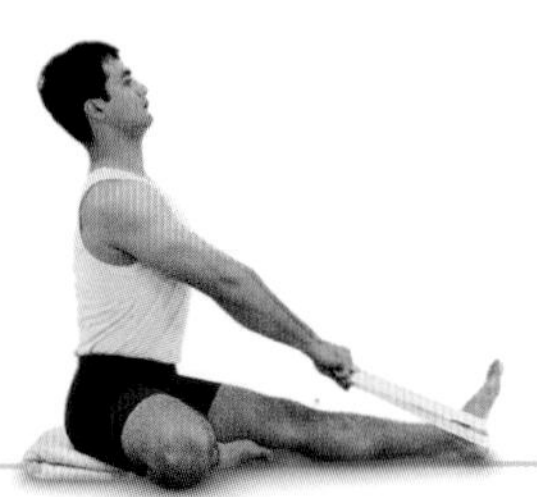

14 臉向上單腳屈膝式 頁207

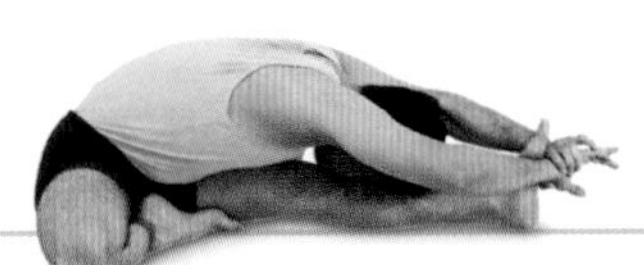

15 頭碰膝式 頁114

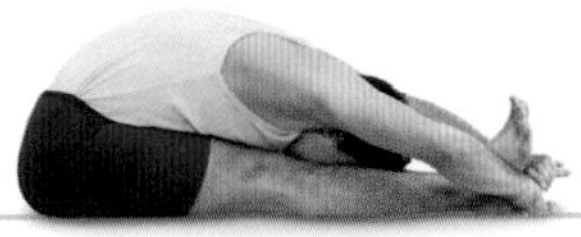

16 加強背部伸展式 頁122

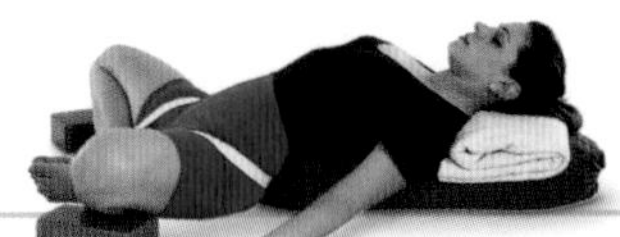

17 仰臥束角式 頁244

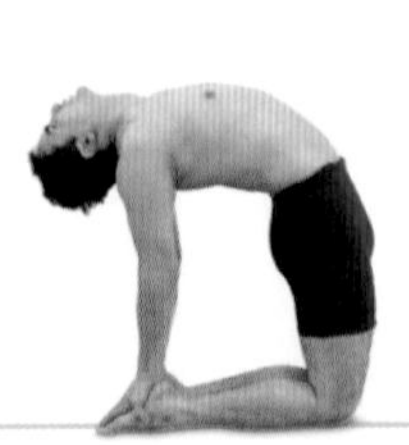

22 駱駝式 頁156

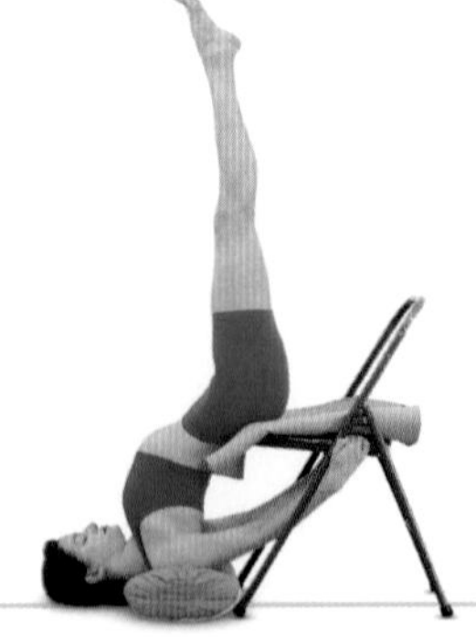

23 肩倒立式 頁230

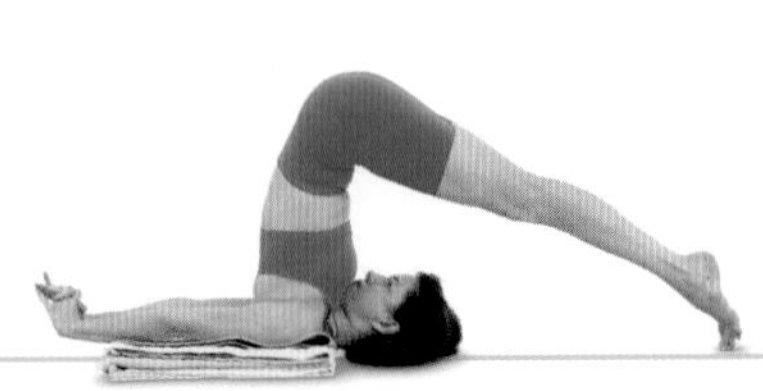

24 犁式 頁150

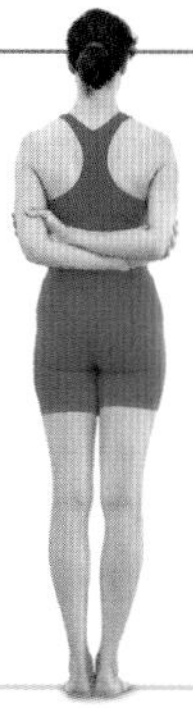

4 站姿後背束手式 頁189

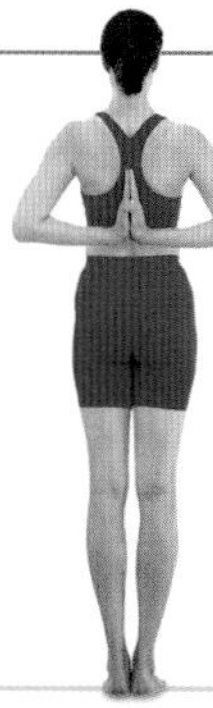

5 反轉祈禱式 頁190

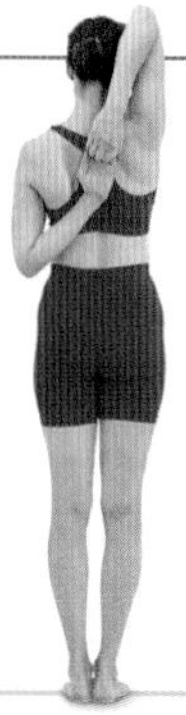

6 站姿牛面式 頁191

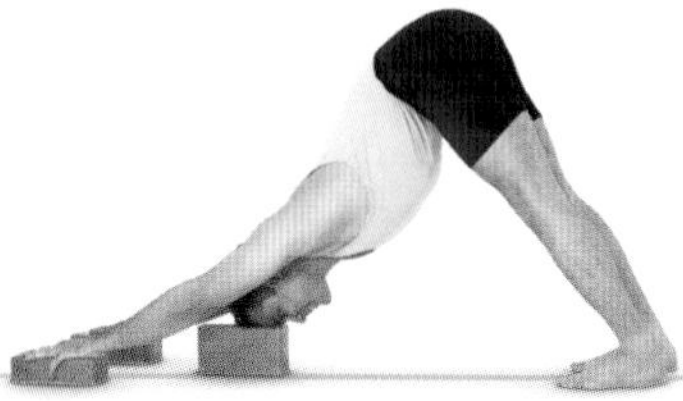

10 下犬式 頁202

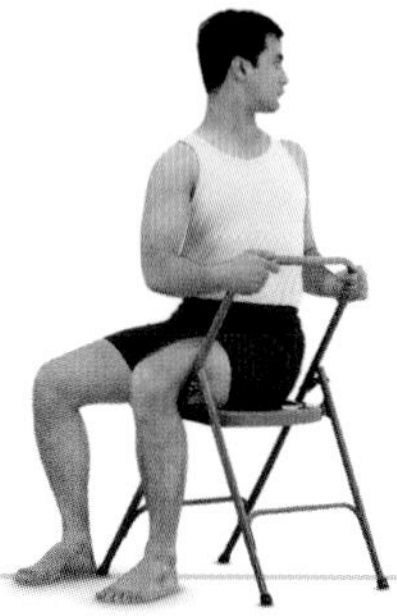

11 巴拉瓦伽式 頁223

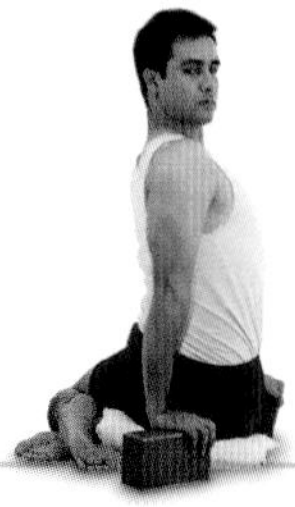

12 巴拉瓦伽式 頁224

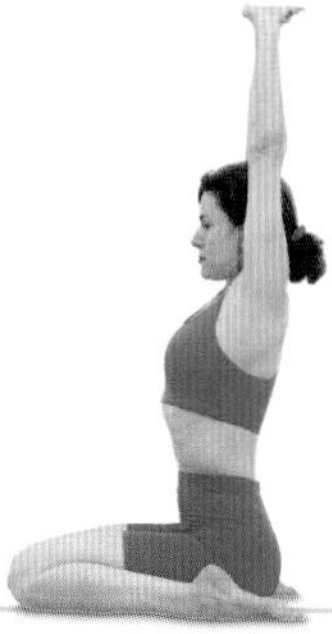

13 英雄式 頁104

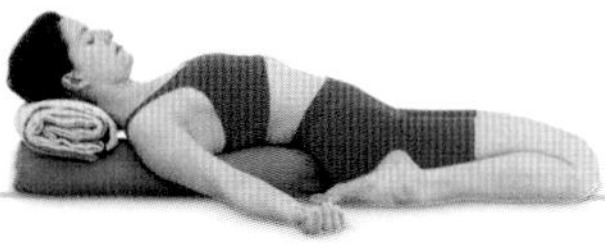

18 仰臥英雄式 頁246

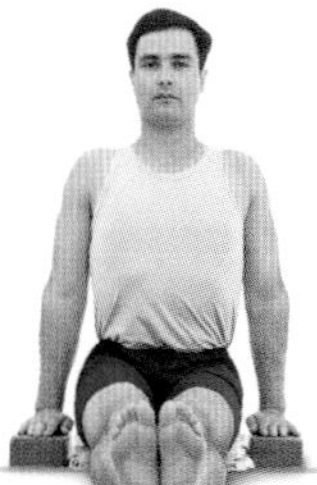

19 手杖式 頁205

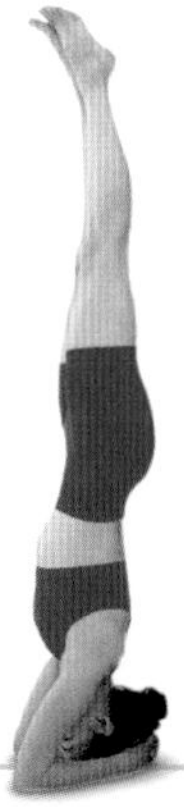

20 頭倒立式 頁138

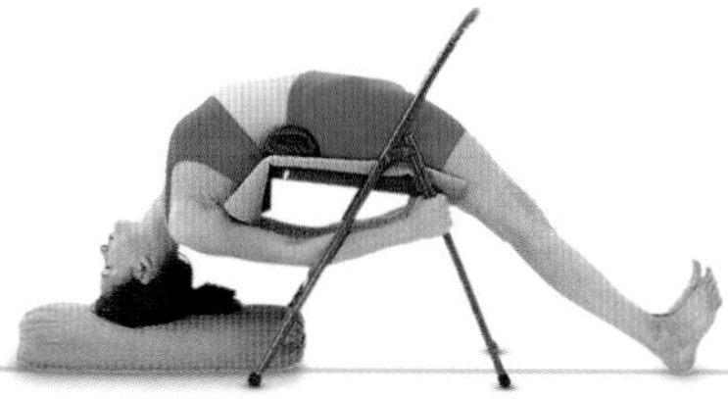

21 反向手杖式 頁239

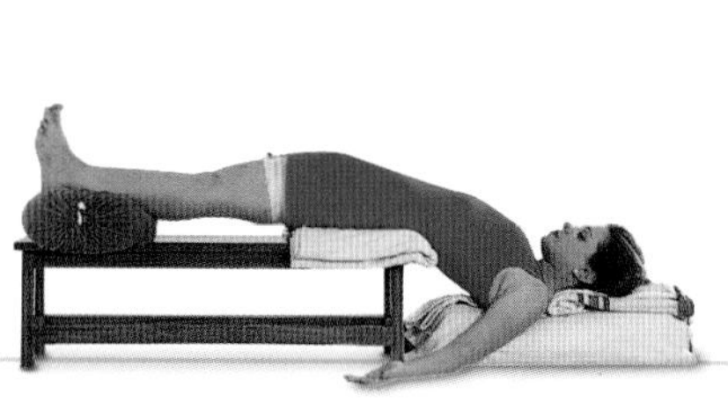

25 橋式 頁237

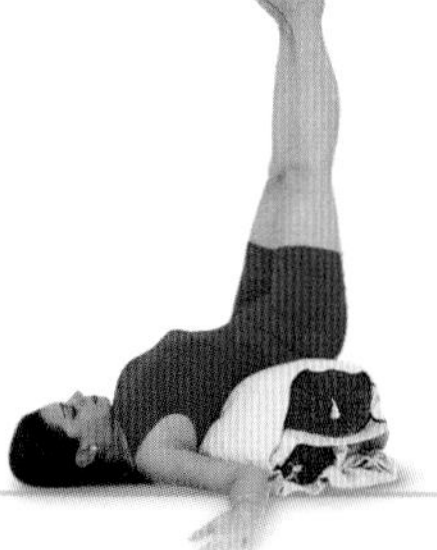

26 倒箭式 頁234

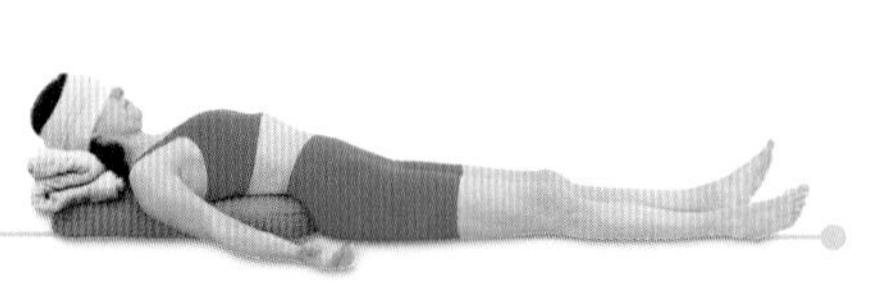

27 攤屍式 頁248

骨關節炎

手腕與手指 手腕的骨關節炎通常是舊傷造成的，常見症狀是關節活動受限以及疼痛。手指的骨關節炎則經常出現在拇指根部。

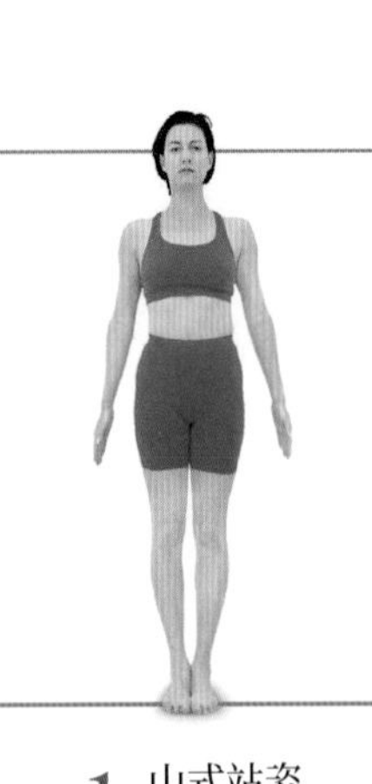

1 山式站姿 頁186

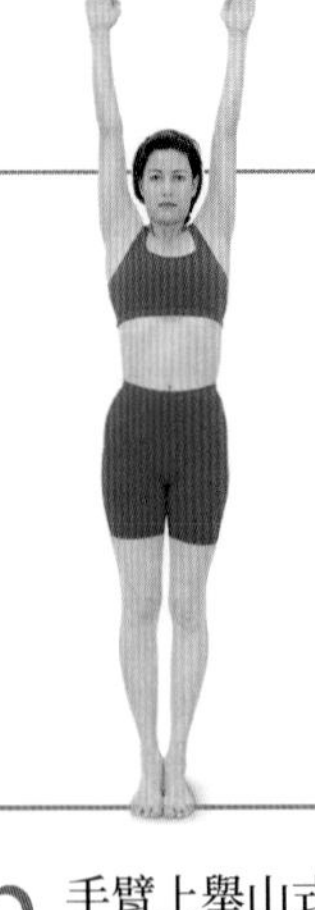

2 手臂上舉山式 頁187

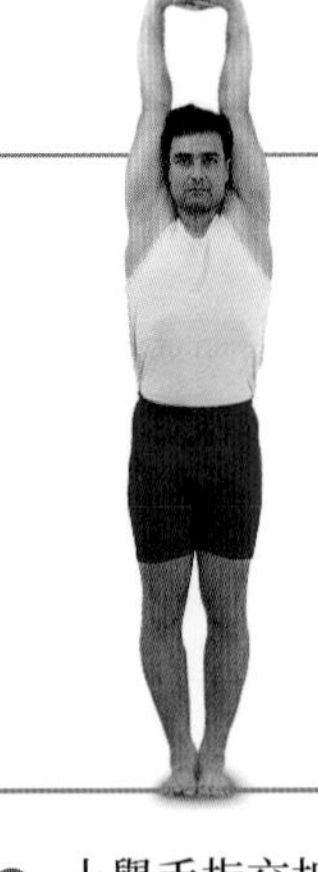

3 上舉手指交扣山式 頁188

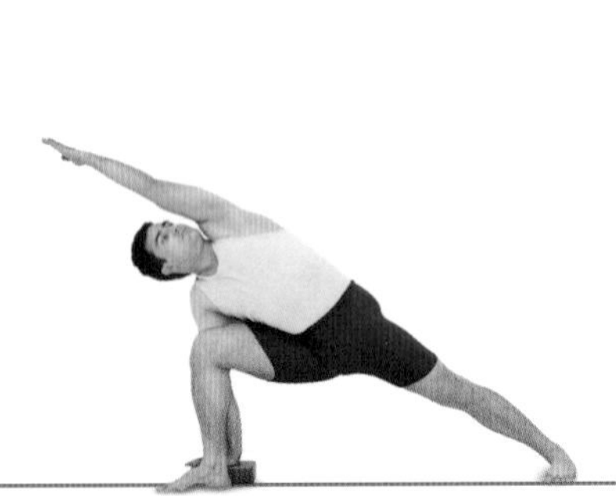

8 側角伸展式 頁194

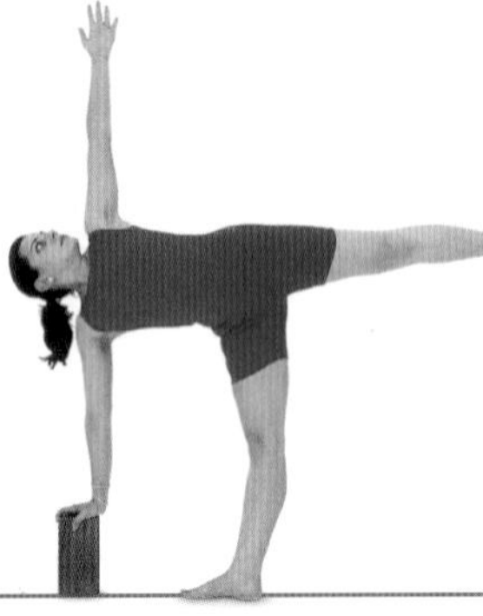

9 半月式 頁196

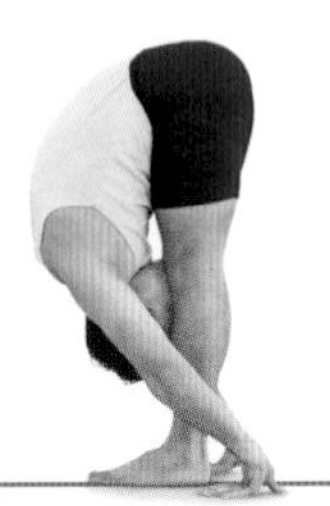

10 加強前屈伸展式 頁92

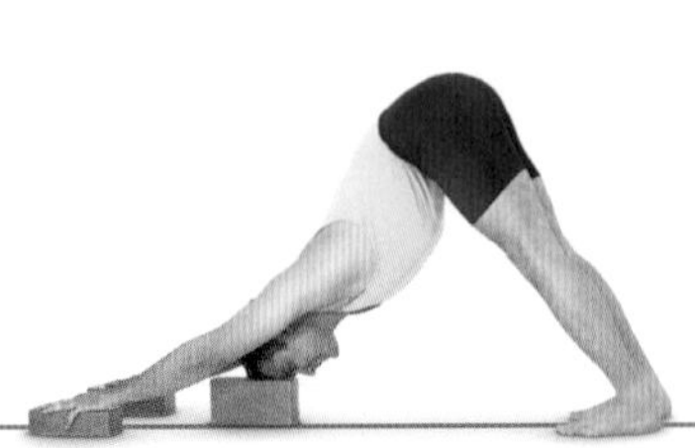

11 下犬式 頁202

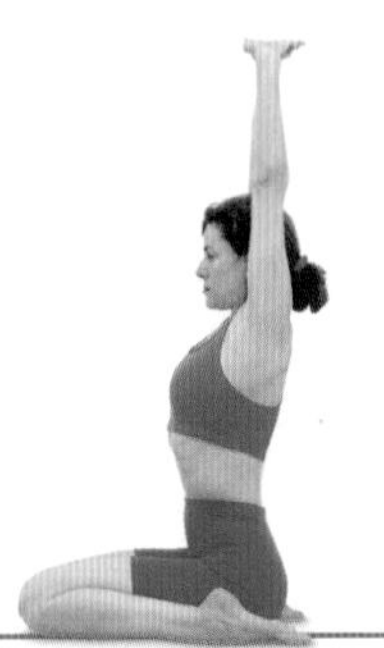

16 英雄式 頁104

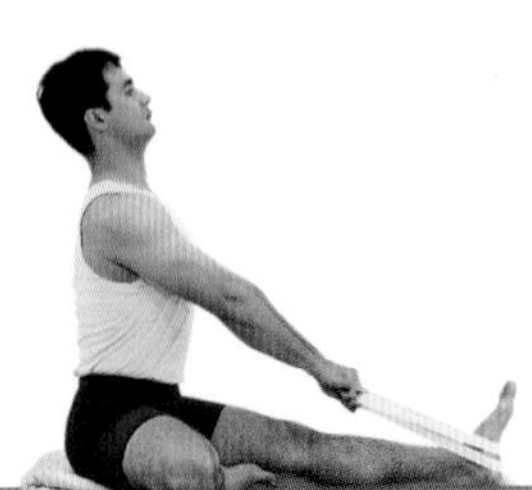

17 臉向上單腳屈膝式 頁207

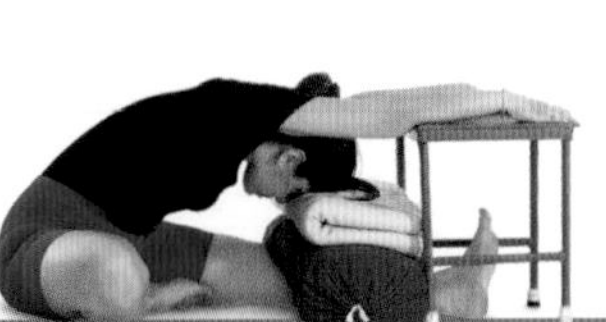

18 頭碰膝式 頁218

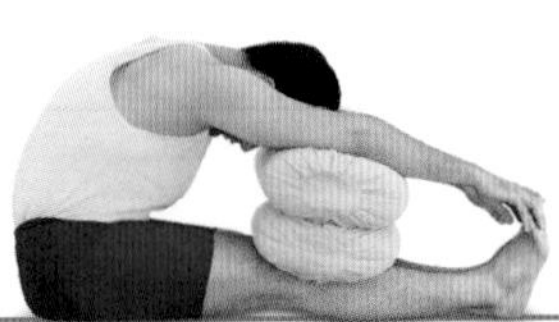

19 加強背部伸展式 頁214

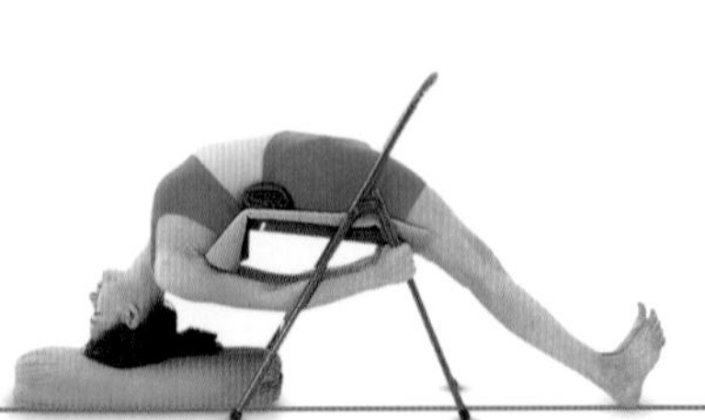

24 反向手杖式 頁239

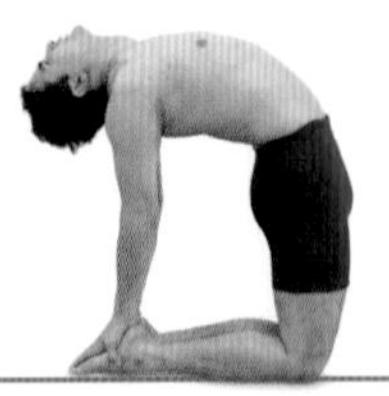

25 駱駝式 頁156

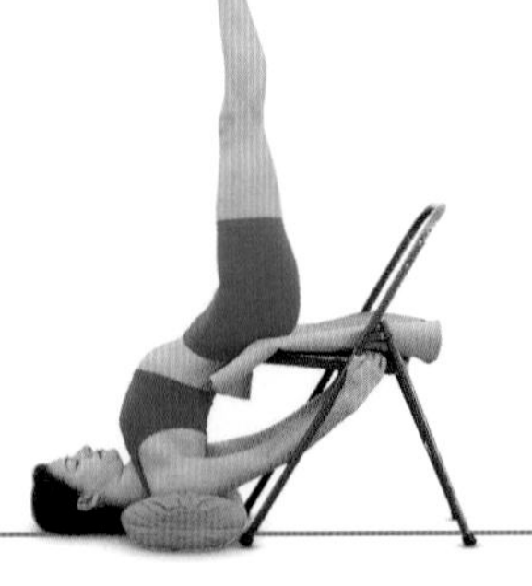

26 肩倒立式 頁230

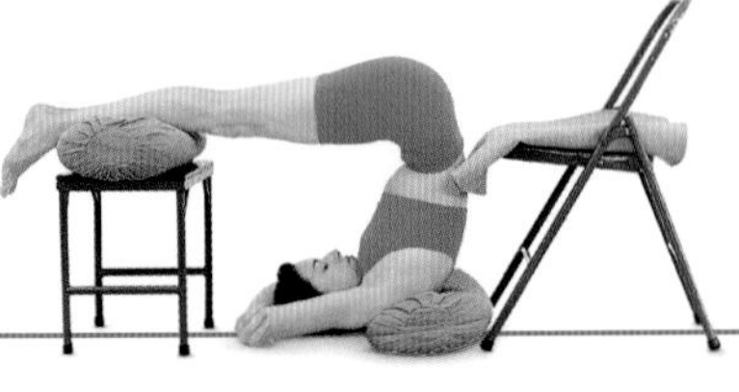

27 犁式 頁232

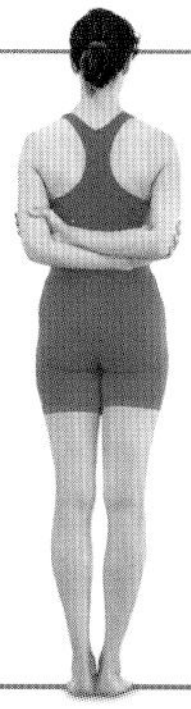

4 站姿後背束手式
頁189

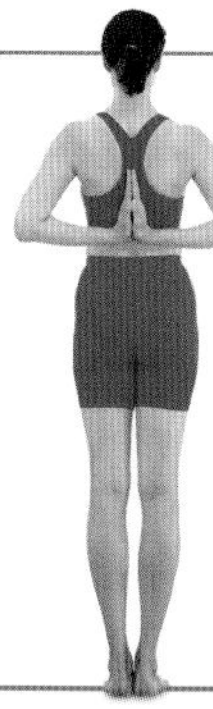

5 反轉祈禱式
頁190

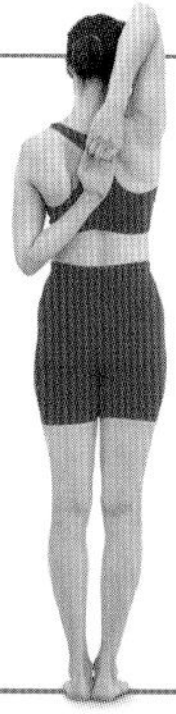

6 站姿牛面式
頁191

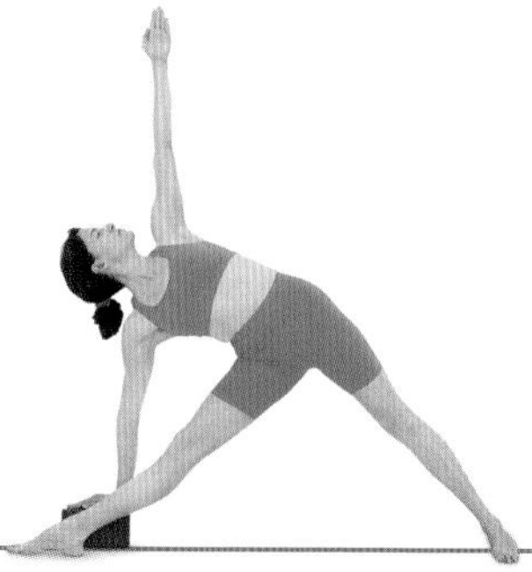

7 三角伸展式
頁192

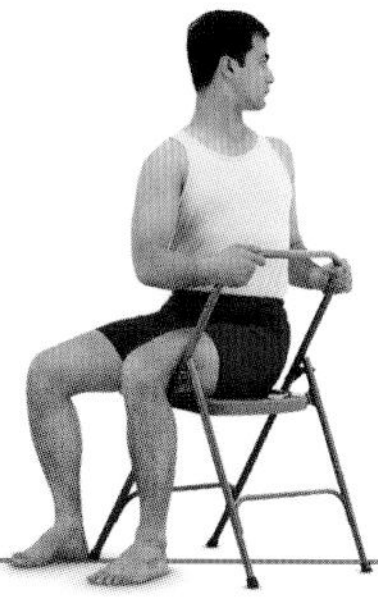

12 巴拉瓦伽式
頁223

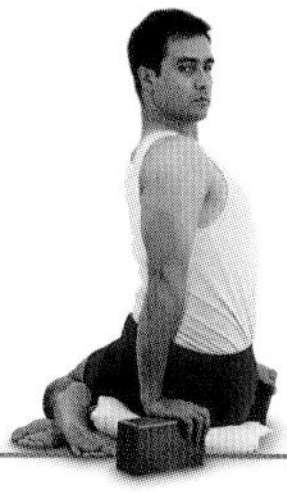

13 巴拉瓦伽式
頁224

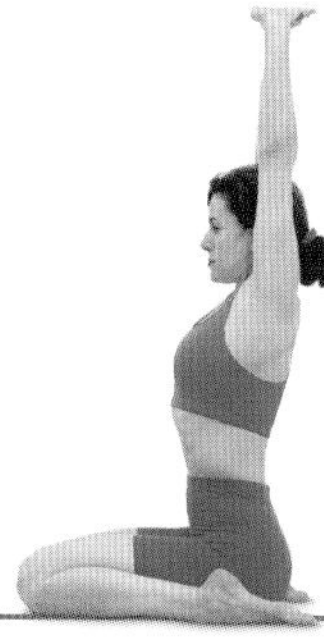

14 英雄式
頁104

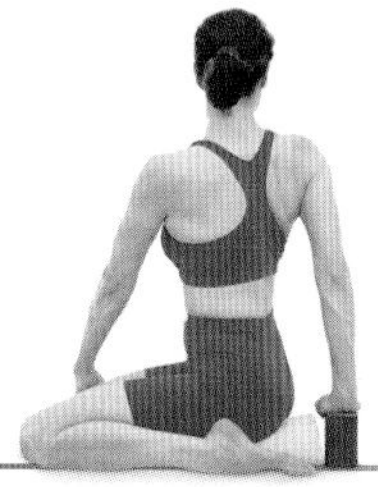

15 英雄坐姿扭轉式
頁228

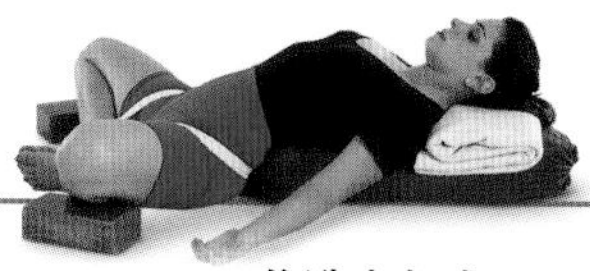

20 仰臥束角式
頁244

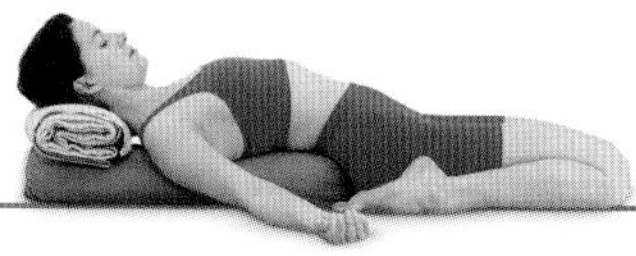

21 仰臥英雄式
頁246

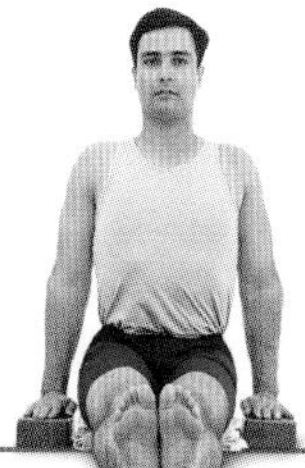

22 手杖式
頁205

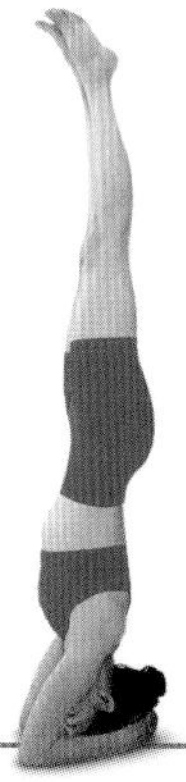

23 頭倒立式
頁138

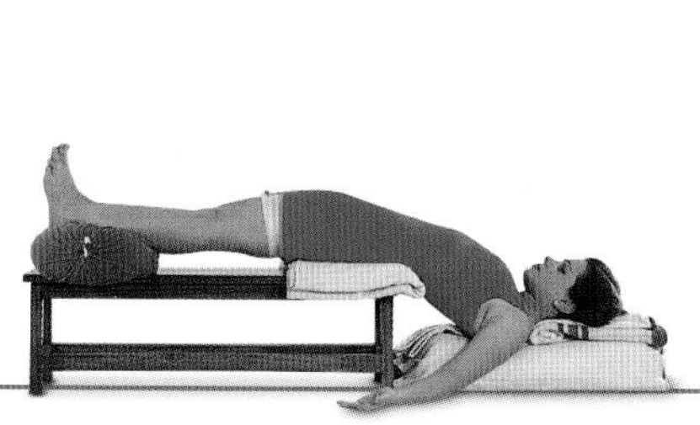

28 橋式
頁237

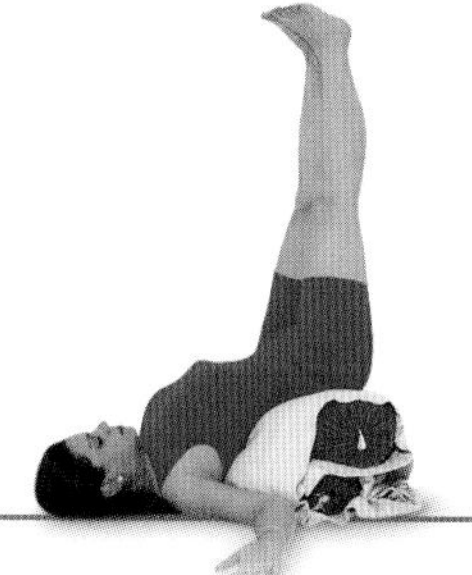

29 倒箭式
頁234

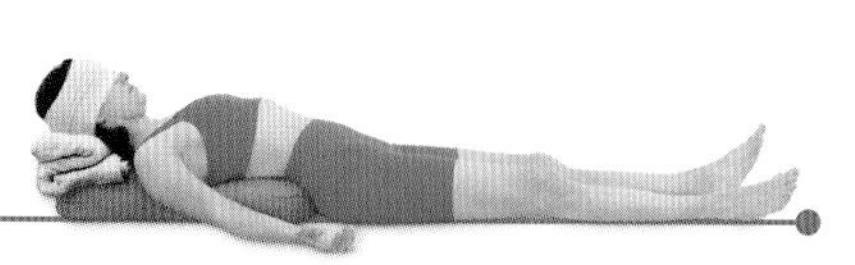

30 攤屍式
頁248

骨關節炎

髖部　髖關節承受著很大的重量，因此特別容易發炎。發炎時，鼠蹊部、髖部外側和膝蓋等部位的周圍區域都會感到疼痛。這種疾病通常是個惡性循環：因為疼痛而減少運動，不活動又導致更嚴重的僵硬。

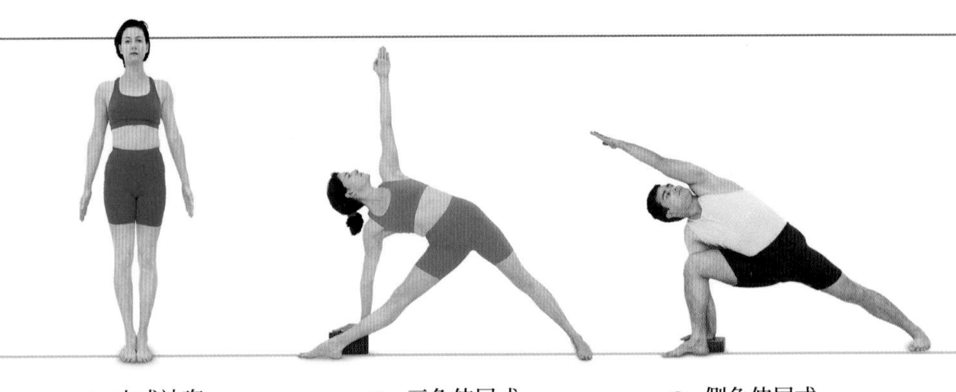

1 山式站姿 頁186

2 三角伸展式 頁192

3 側角伸展式 頁194

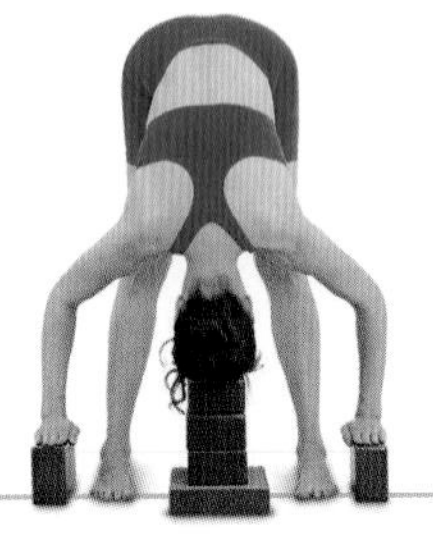

8 加強前屈伸展式 頁197

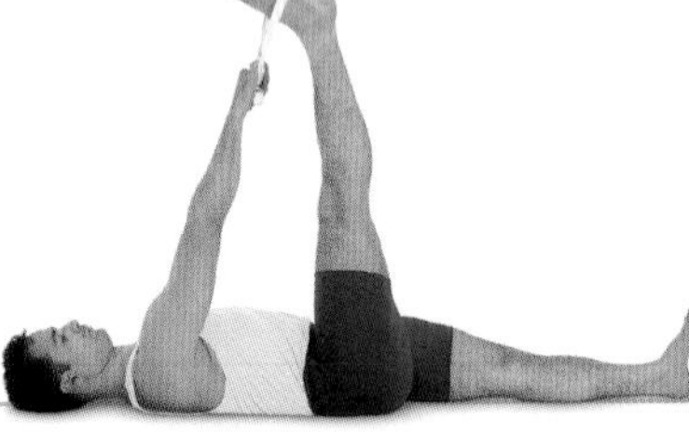

9 仰臥手抓腳趾伸展式 頁242

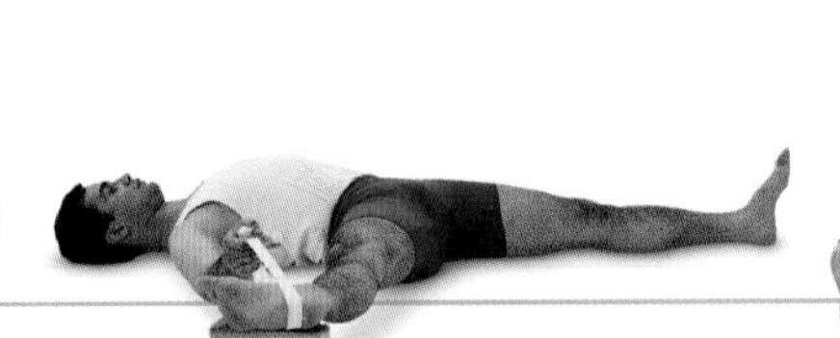

10 仰臥手抓腳趾伸展式 頁243

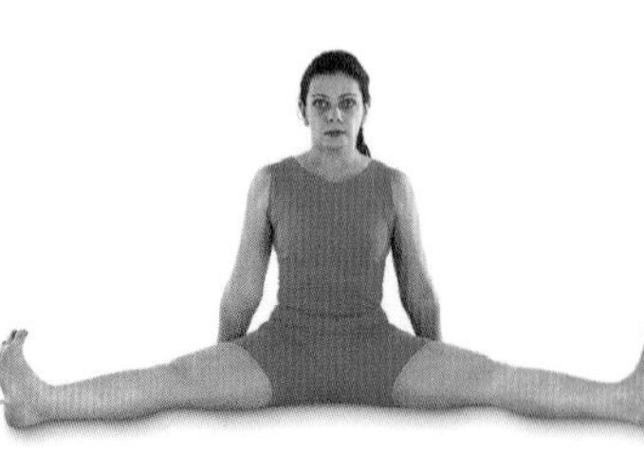

11 坐角式 頁213

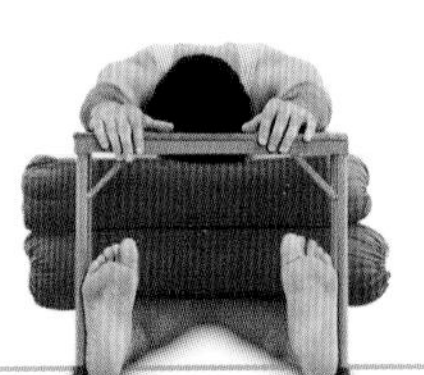

16 加強背部伸展式 頁216

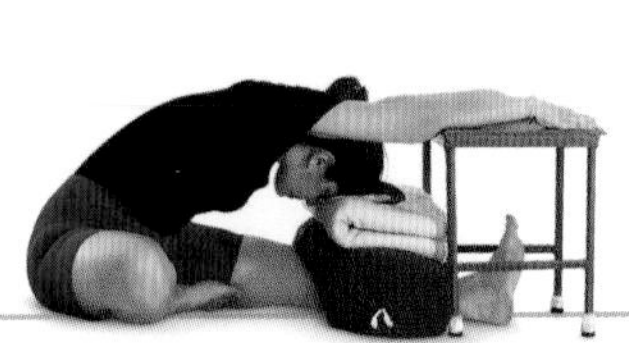

17 頭碰膝式 頁218

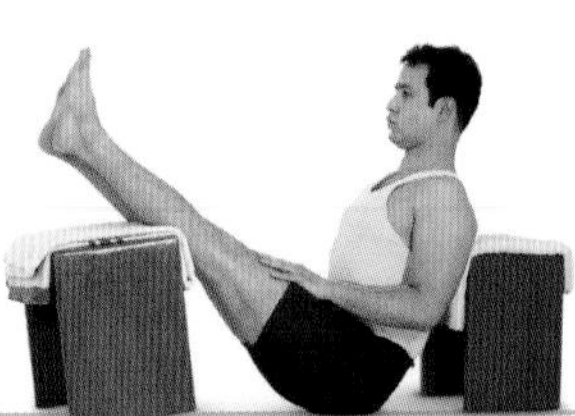

18 船式 頁210

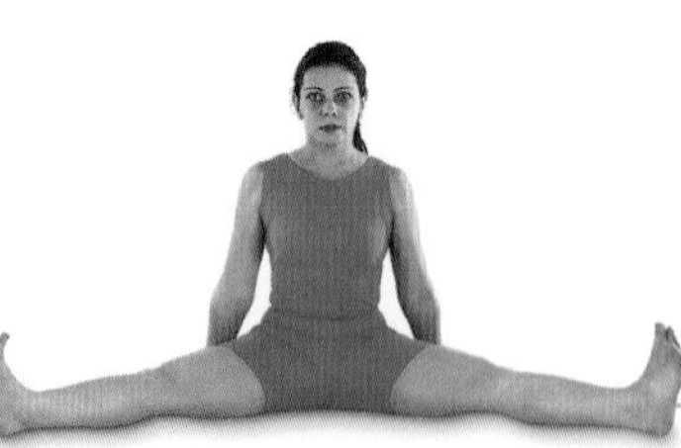

19 坐角式 頁213

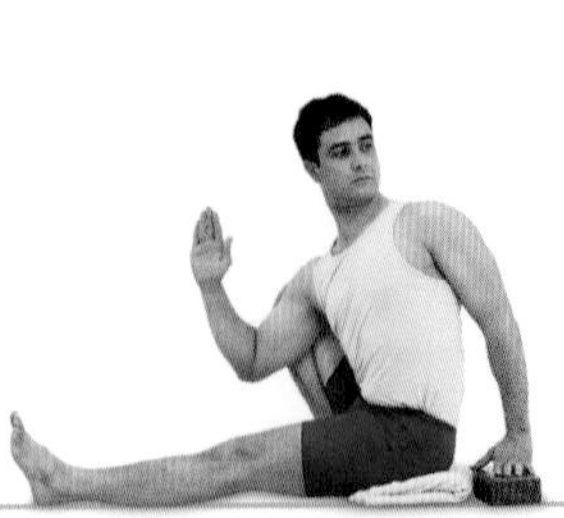

24 聖哲馬里奇式 頁225

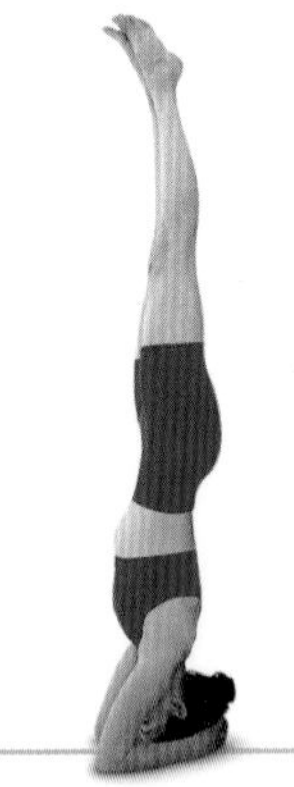

25 頭倒立式 頁138

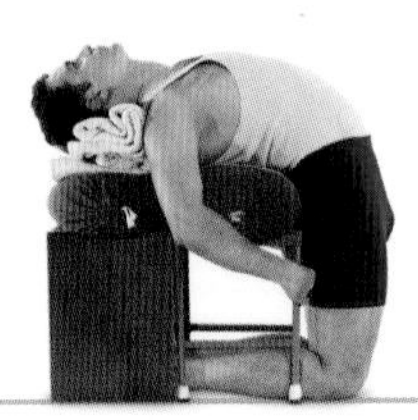

26 駱駝式 頁240

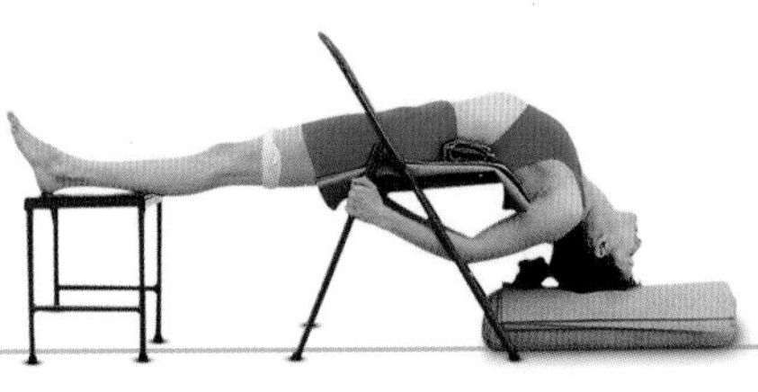

27 反向手杖式 頁239

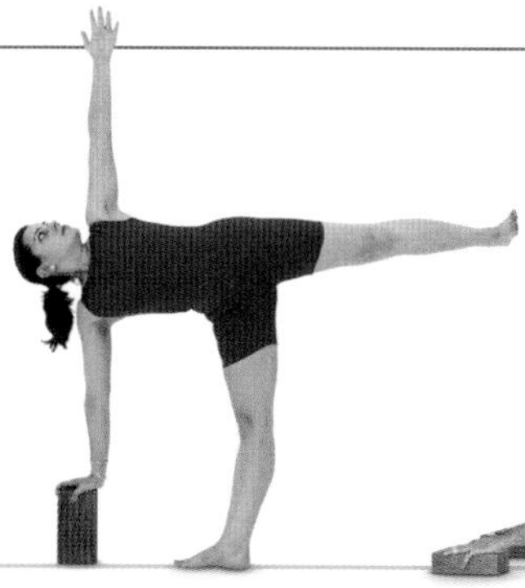

4 半月式 頁196

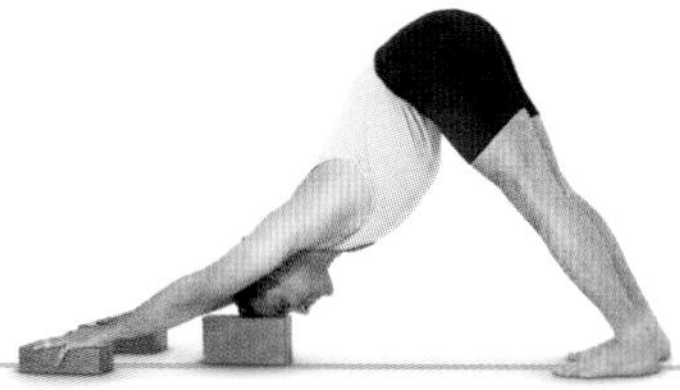

5 下犬式 頁202

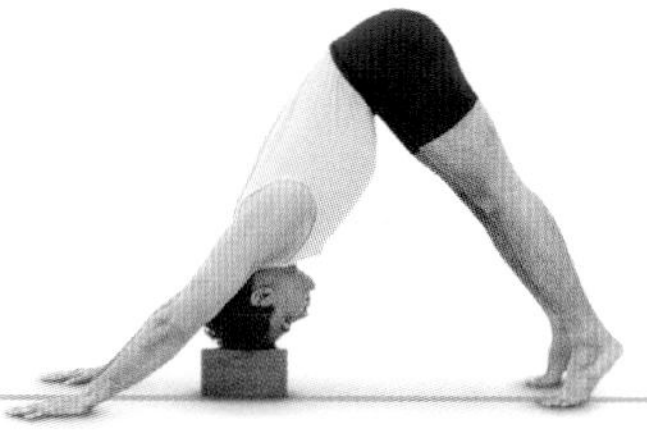

6 下犬式 頁204

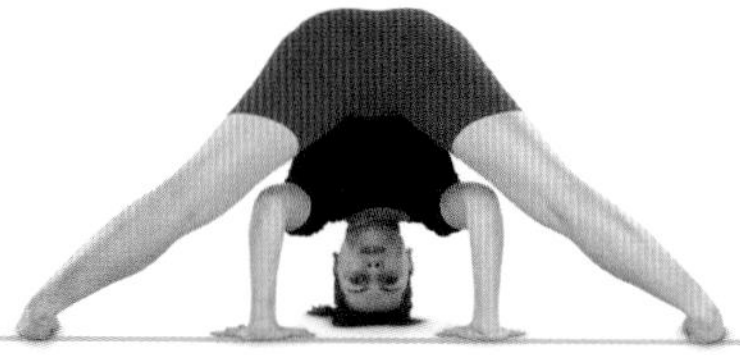

7 分腿前彎式 頁200

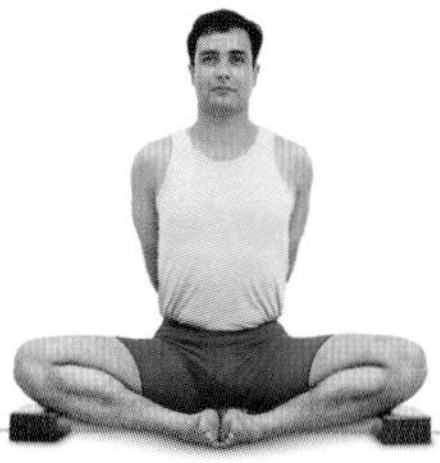

12 束角式 頁208

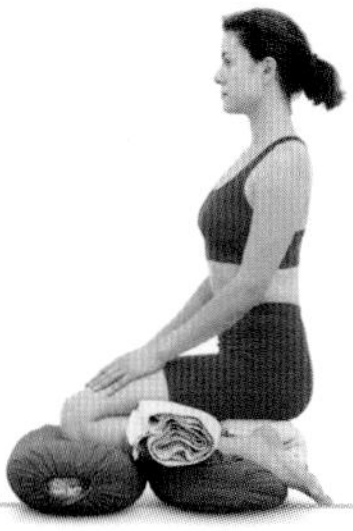

13 英雄式 頁206

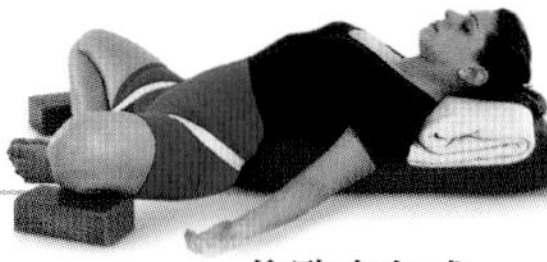

14 仰卧束角式 頁244

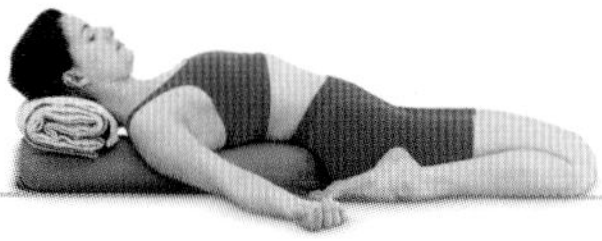

15 仰臥英雄式 頁246

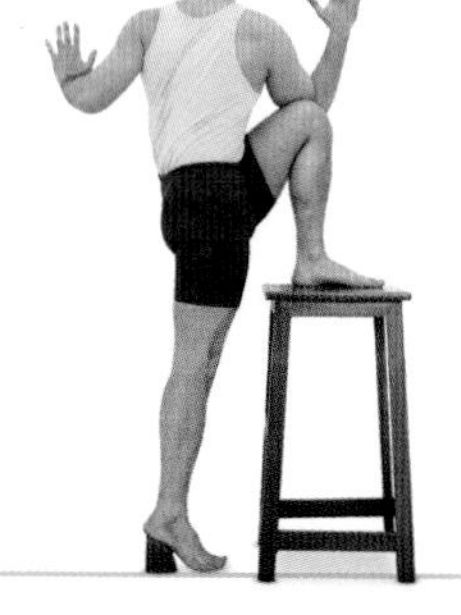

20 伸展聖哲馬里奇式 頁226

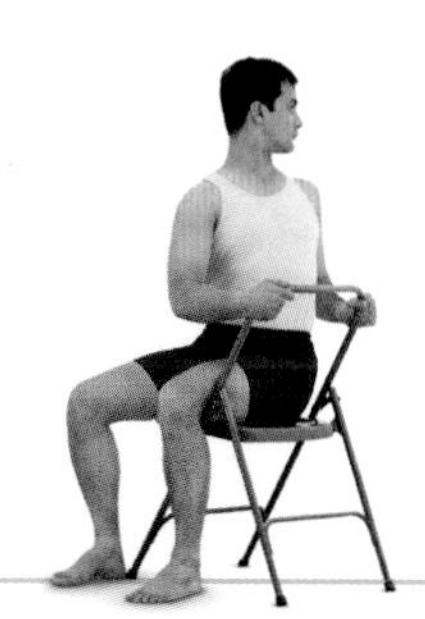

21 巴拉瓦伽式 頁223

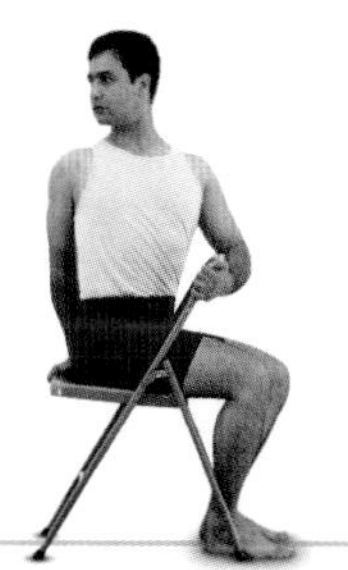

22 巴拉瓦伽式 頁223

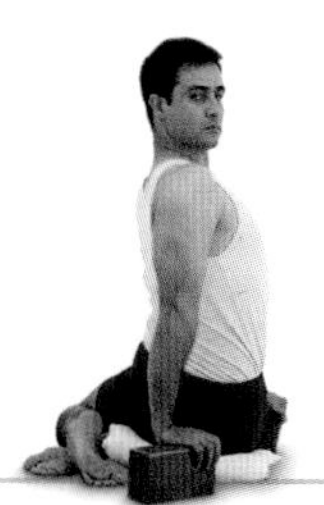

23 巴拉瓦伽式 頁224

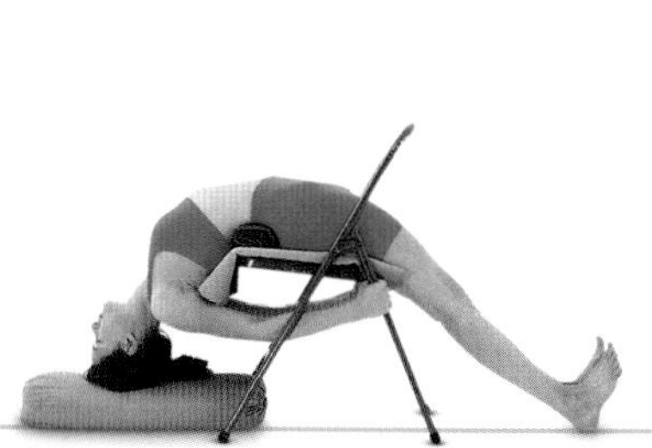

28 反向手杖式 頁239

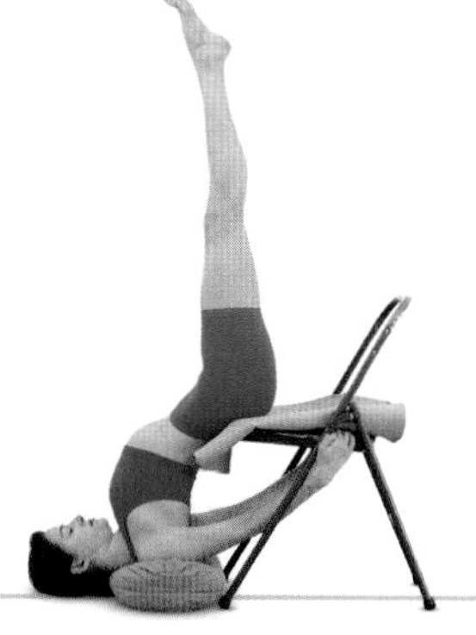

29 肩倒立式 頁230

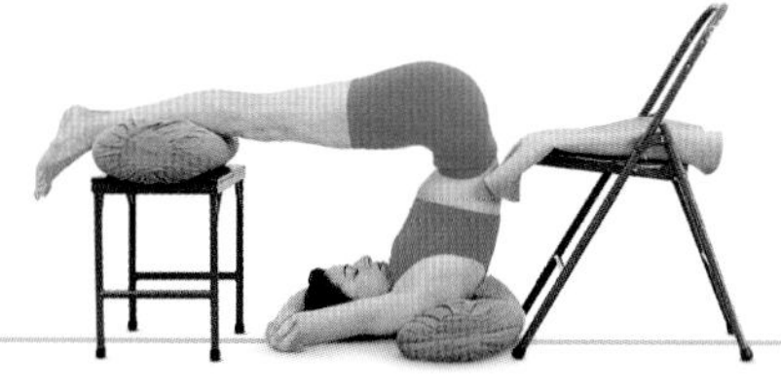

30 犁式 頁232

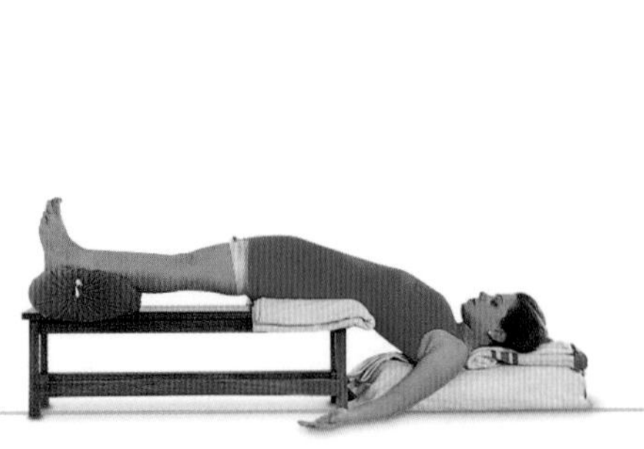

31 橋式 頁237

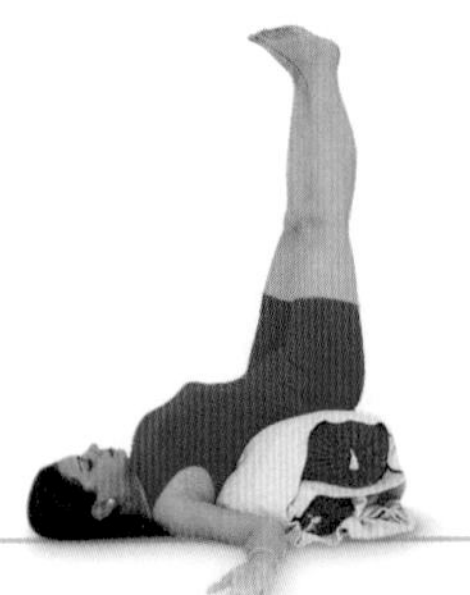

32 倒箭式 頁234

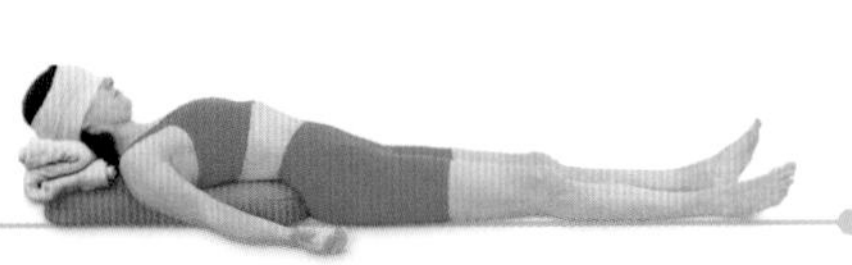

33 攤屍式 頁248

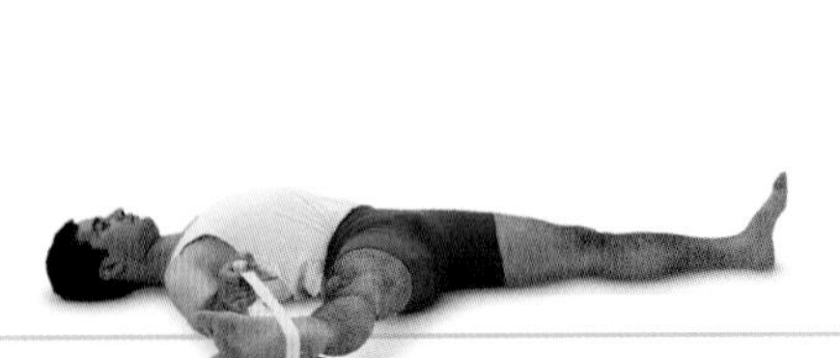

3 仰臥手抓腳趾伸展式 頁243

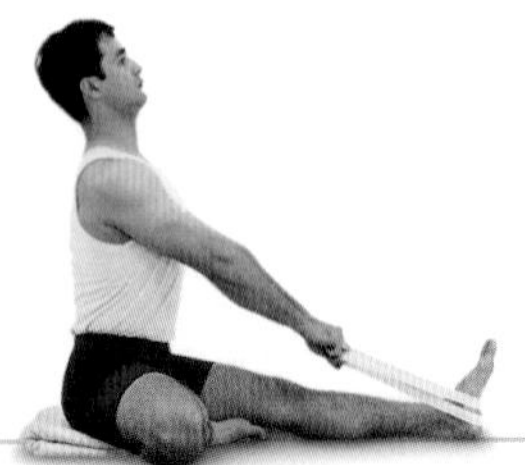

4 臉向上單腳屈膝式 頁207

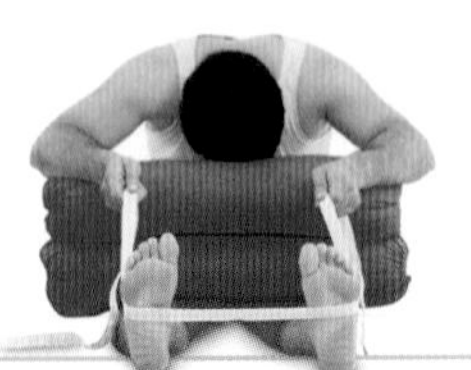

5 加強背部伸展式 頁216

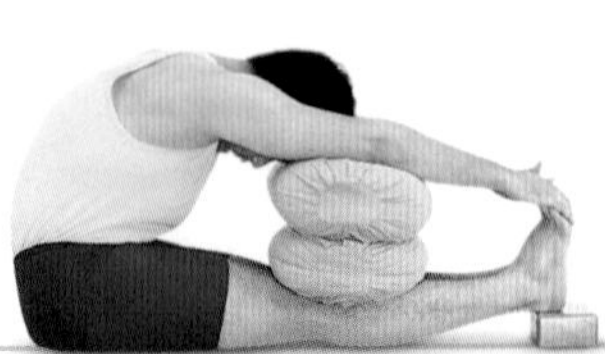

6 加強背部伸展式 頁215

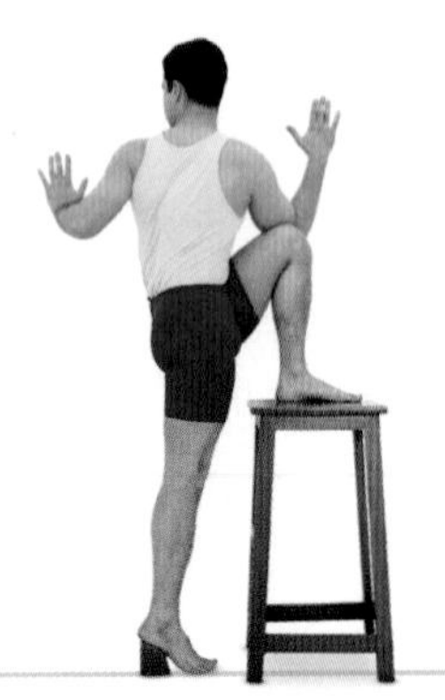

10 伸展聖哲馬里奇式 頁226

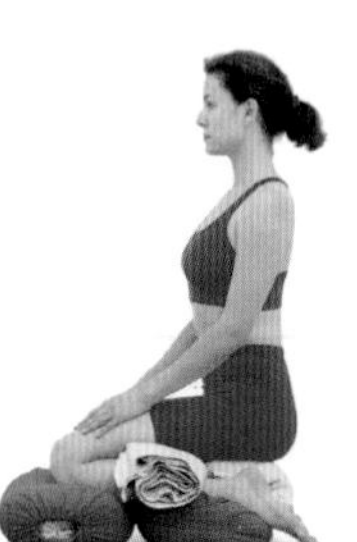

11 英雄式 頁206

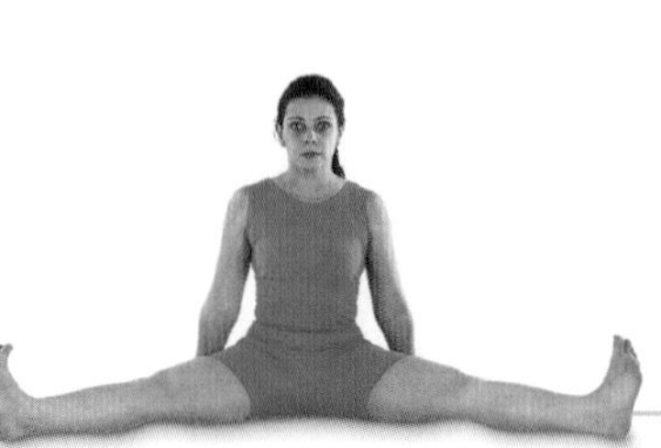

12 坐角式 頁213

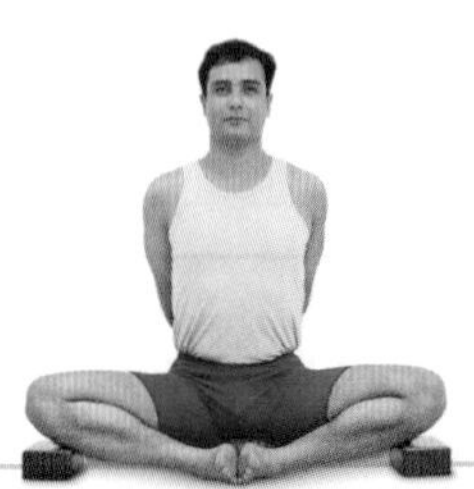

13 束角式 頁208

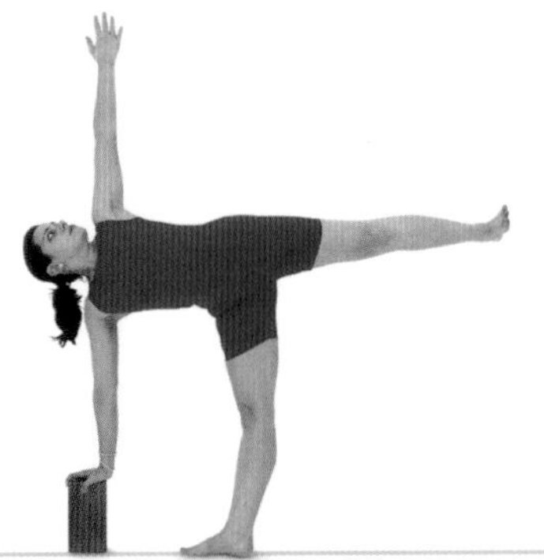

17 半月式 頁196

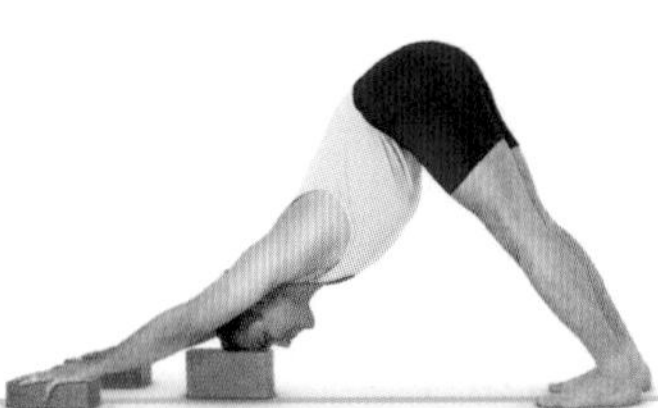

18 下犬式 頁202

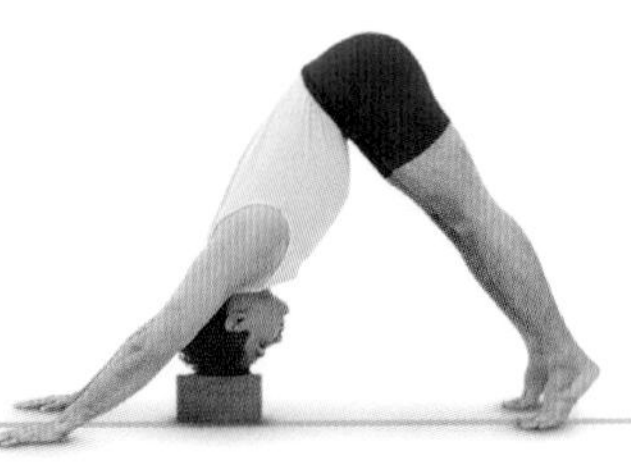

19 下犬式 頁204

骨關節炎

膝蓋 能潤滑膝關節的關節液減少時，就會導致膝關節發炎。膝蓋的軟骨因而變得粗糙且容易脫落，膝蓋看起來會十分腫脹，關節也失去彈性以及伸展與彎曲的功能。

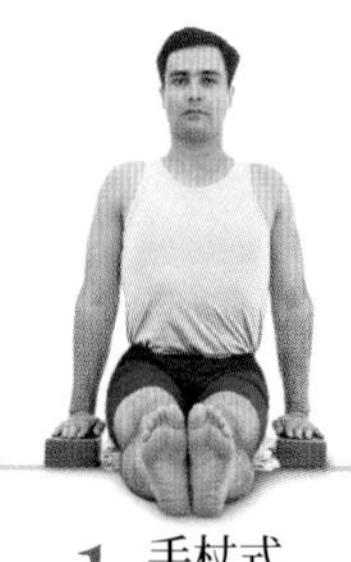

1 手杖式 頁205

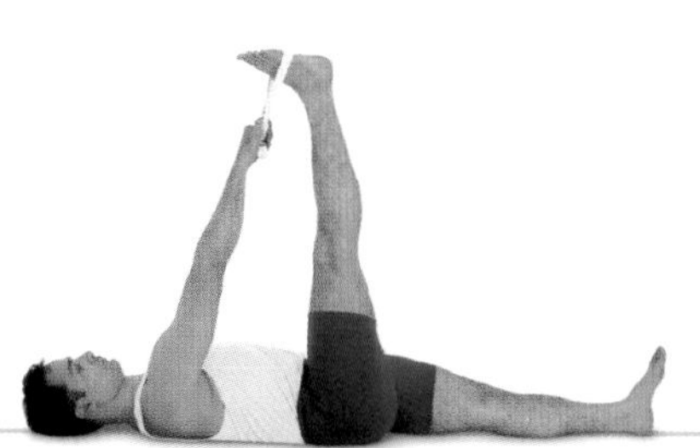

2 仰臥手抓腳趾伸展式 頁242

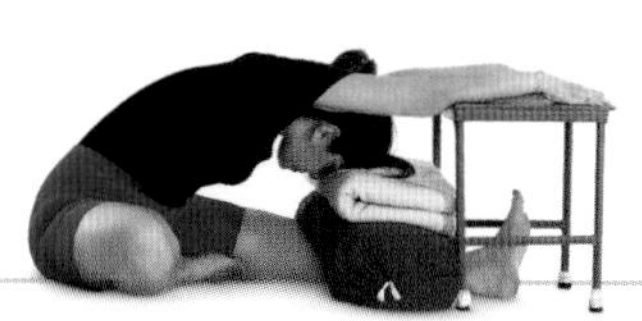

7 頭碰膝式 頁218

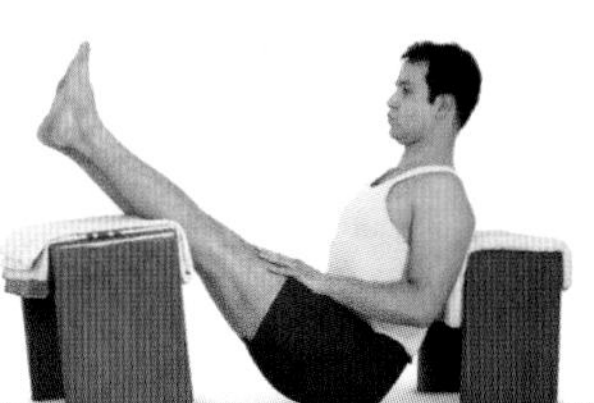

8 船式 頁210

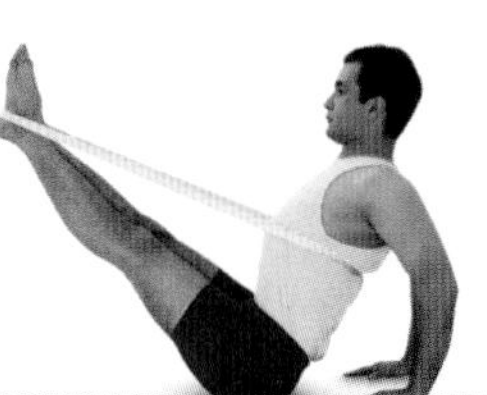

9 船式 頁212

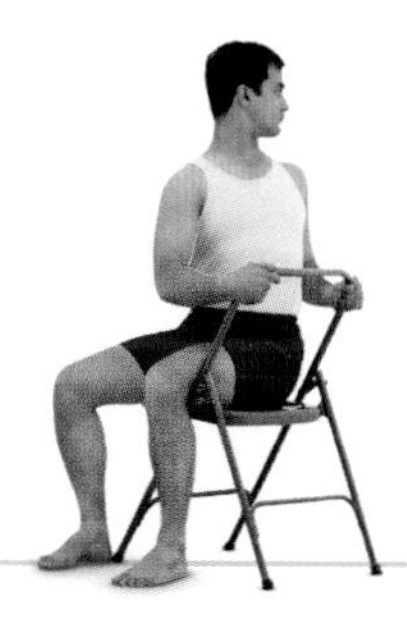

14 巴拉瓦伽式 頁223

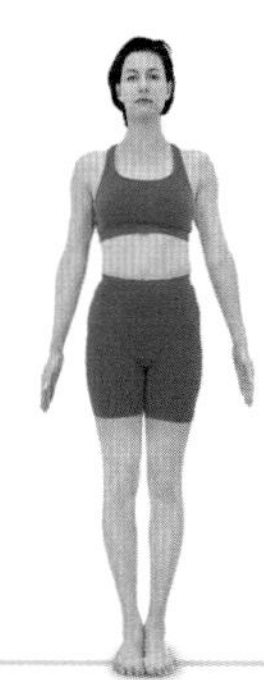

15 山式站姿 頁186

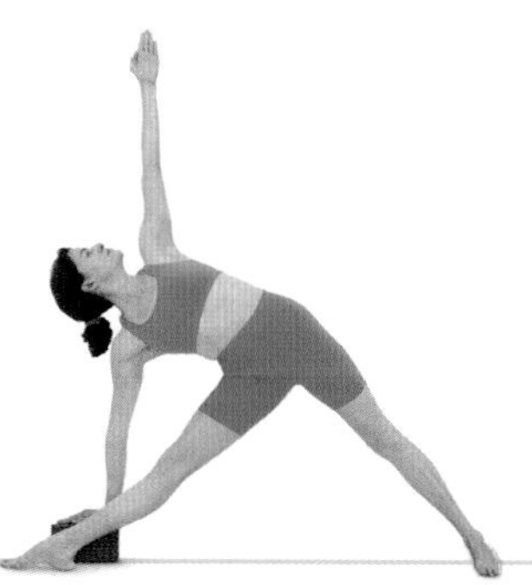

16 三角伸展式 頁192

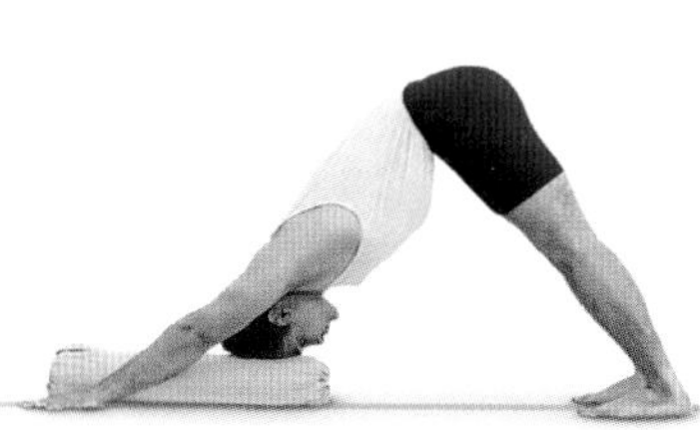

20 下犬式 頁204

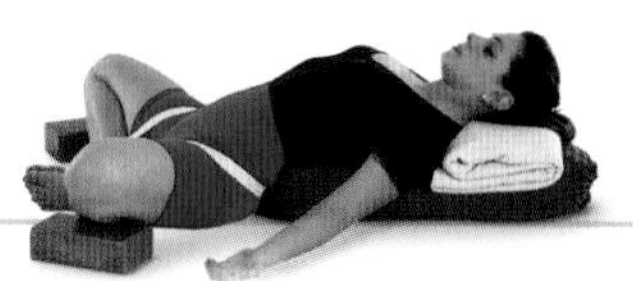

21 仰臥束角式 頁244

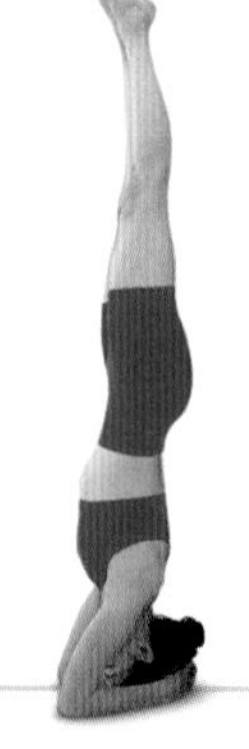

22 頭倒立式 頁138

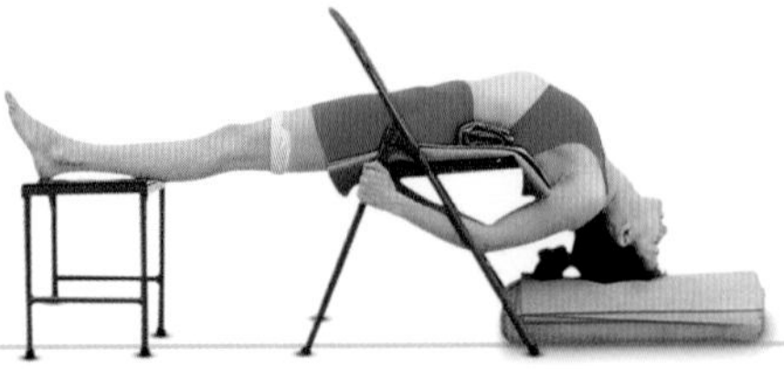

23 反向手杖式 頁239

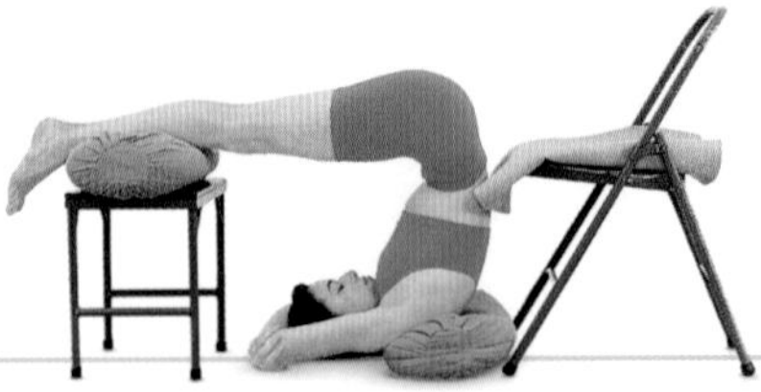

24 犁式 頁232

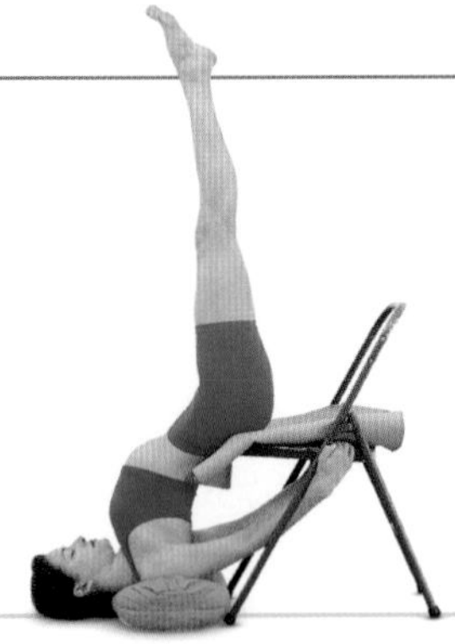

25 肩倒立式 頁230

骨關節炎

腳踝 腳踝骨關節炎的症狀和其他骨關節炎雷同。腳踝會變得腫脹而柔軟，周圍的皮膚發紅，移動時感到受限和疼痛。

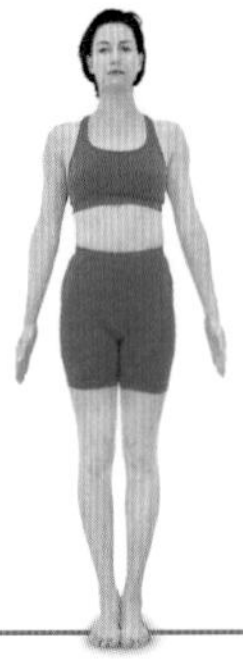

1 山式站姿 頁186

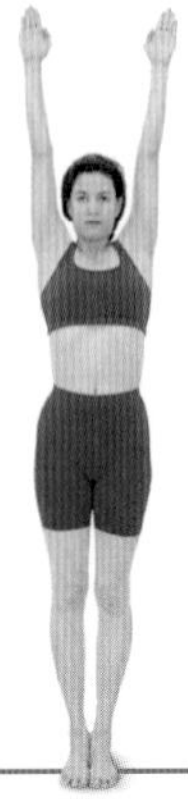

2 手臂上舉山式 頁187

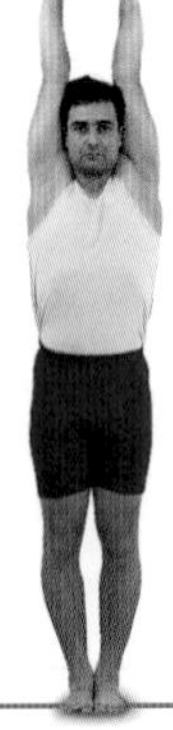

3 上舉手指交扣山式 頁188

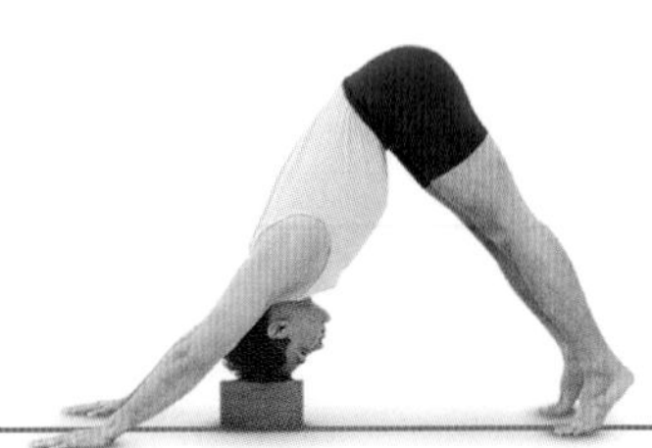

7 下犬式 頁204

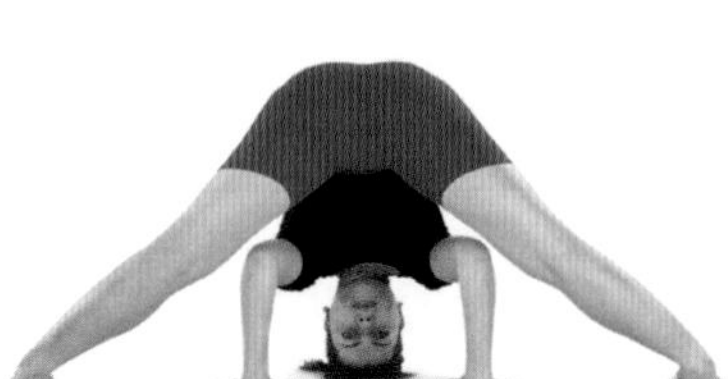

8 分腿前彎式 頁200

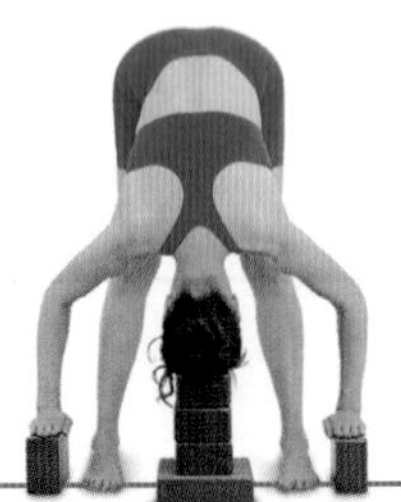

9 加強前屈伸展式 頁197

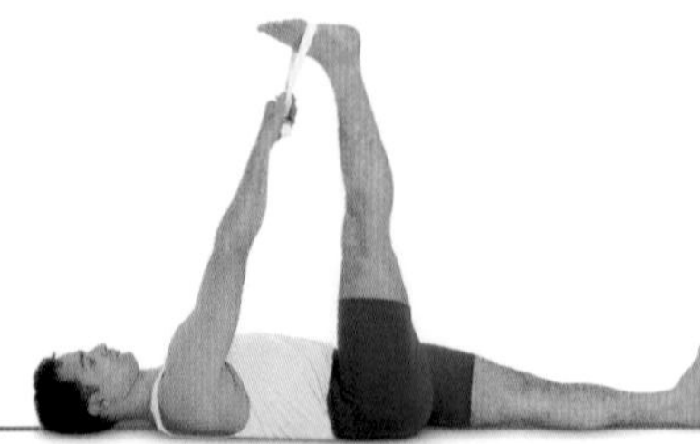

14 仰臥手抓腳趾伸展式 頁242

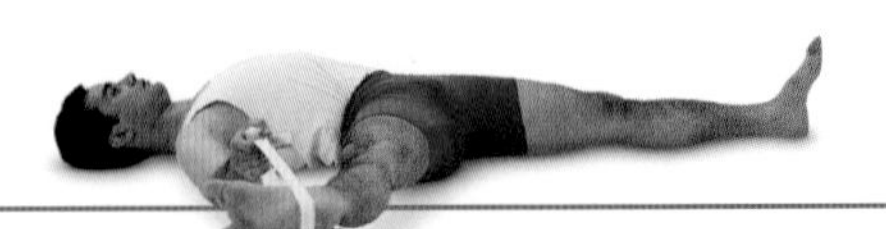

15 仰臥手抓腳趾伸展式 頁243

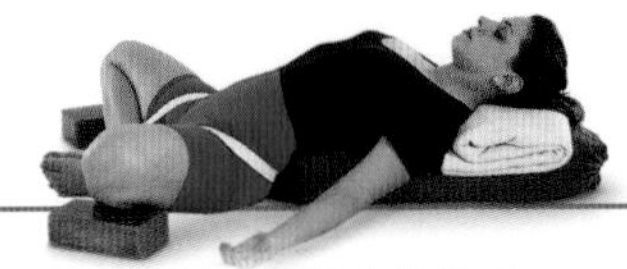

16 仰臥束角式 頁244

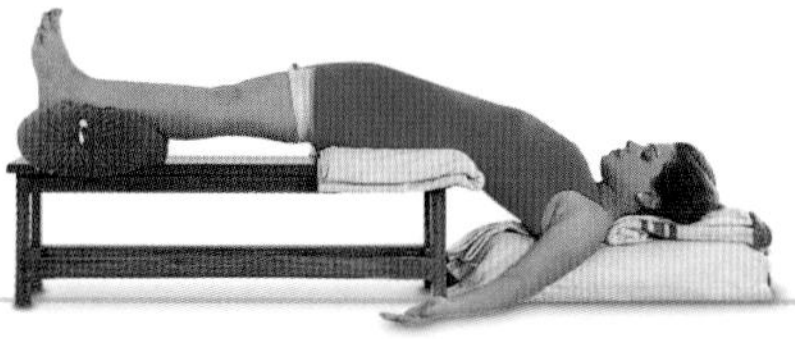

26 橋式
頁237

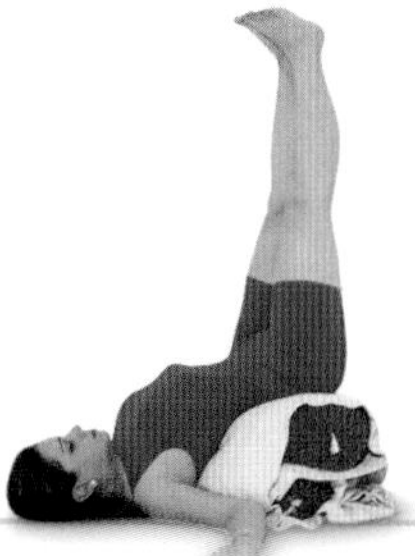

27 倒箭式
頁234

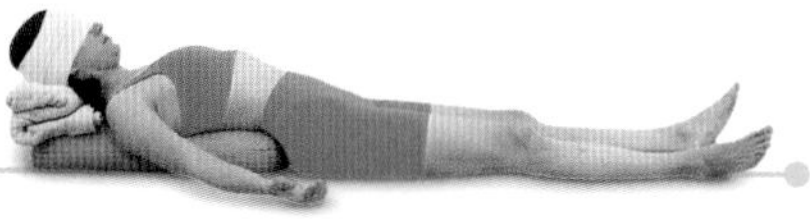

28 攤屍式
頁248

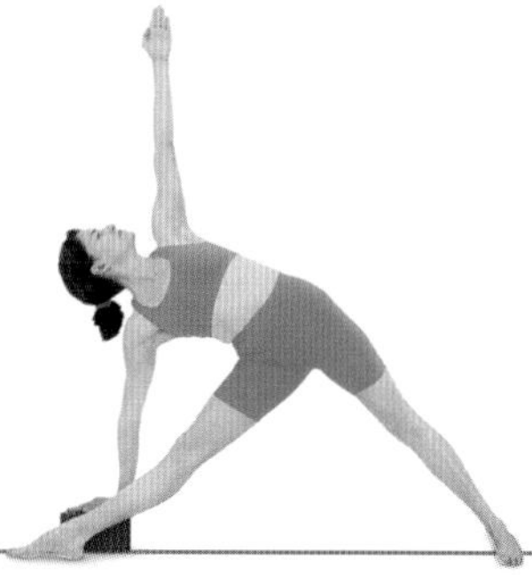

4 三角伸展式
頁192

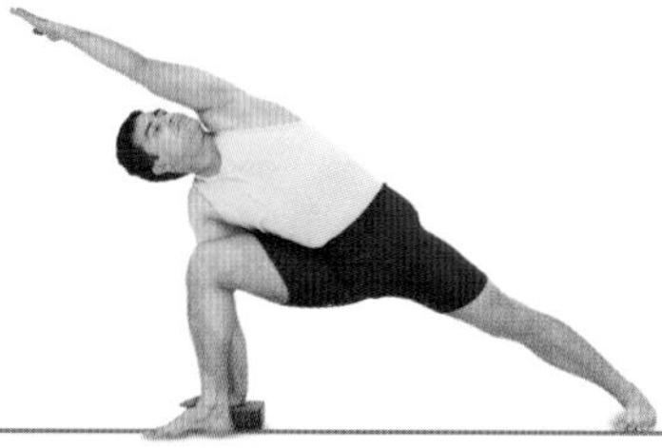

5 側角伸展式
頁194

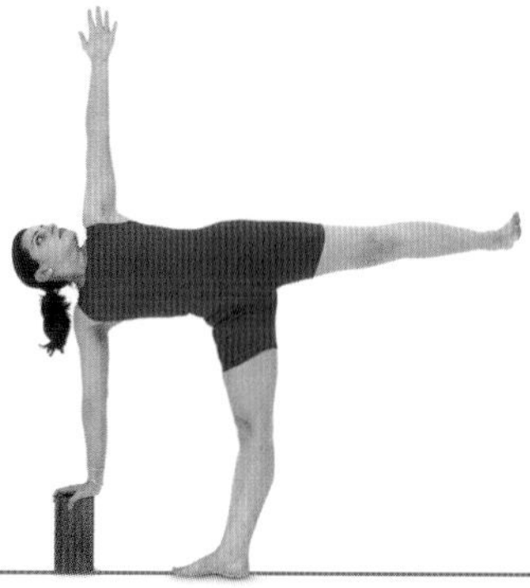

6 半月式
頁196

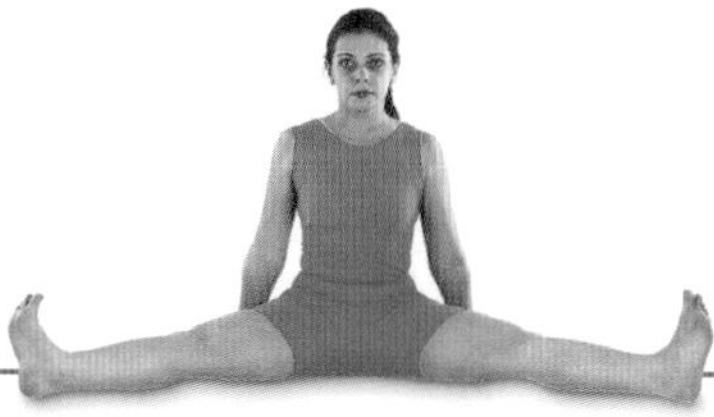

10 坐角式
頁213

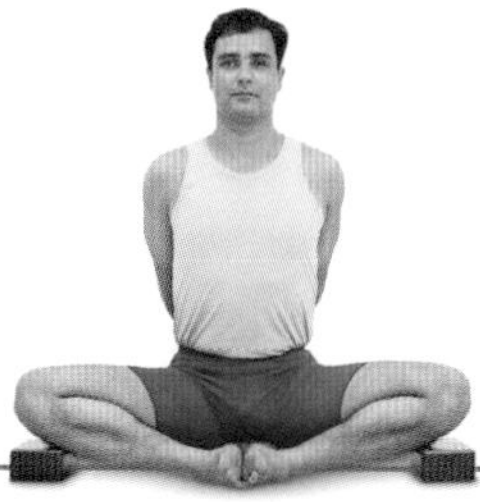

11 束角式
頁208

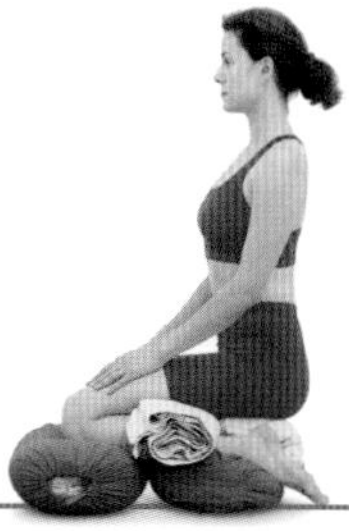

12 英雄式
頁206

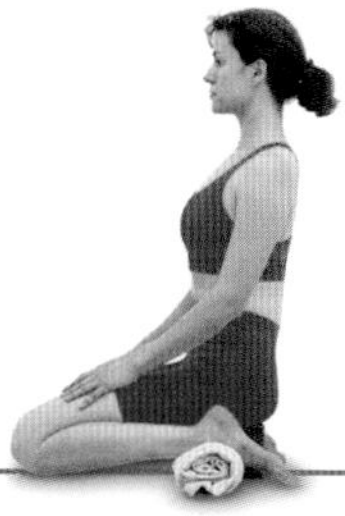

13 英雄式
頁206

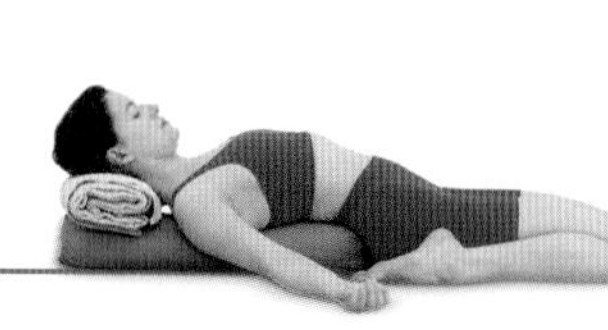

17 仰臥英雄式
頁246

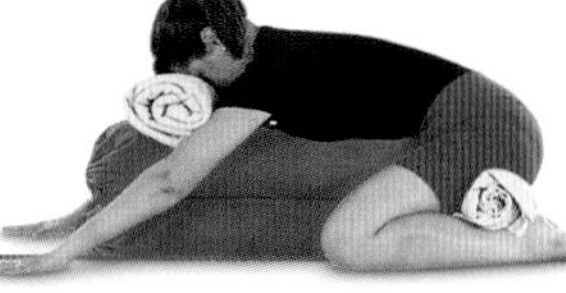

18 臉向下英雄式
頁221

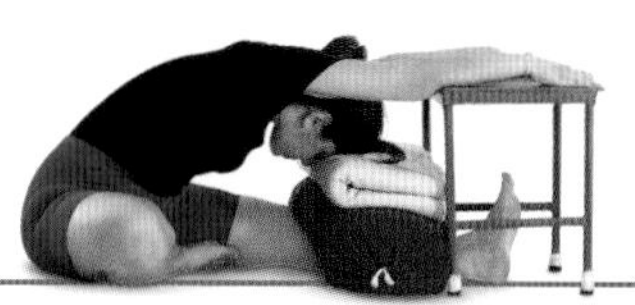

19 頭碰膝式
頁218

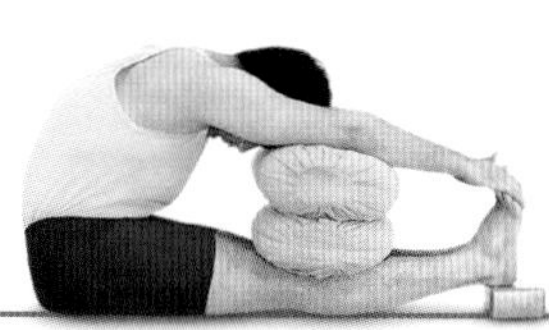

20 加強背部伸展式
頁215

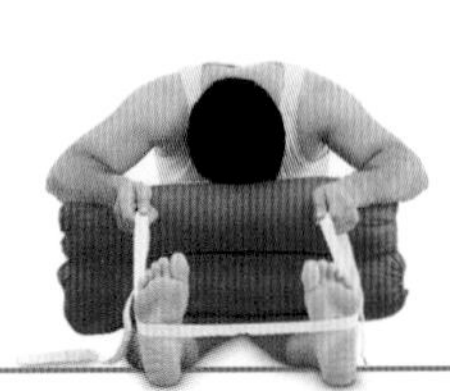
21 加強背部伸展式 頁216

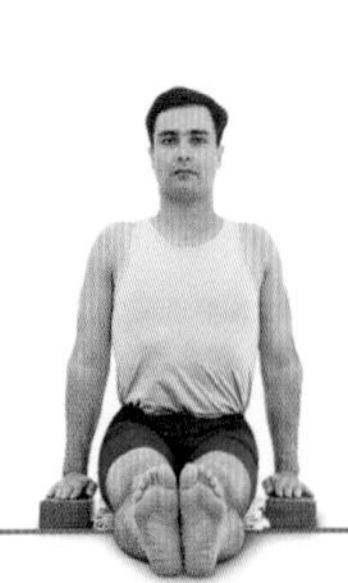
22 手杖式 頁205

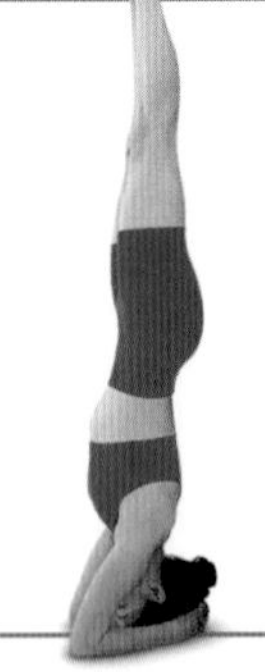
23 頭倒立式 頁138

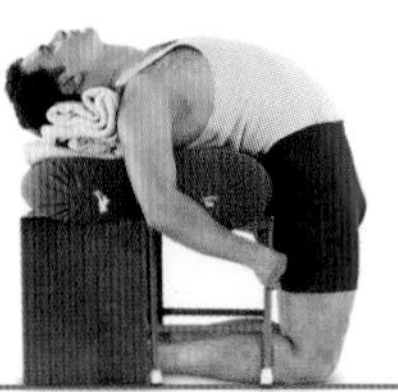
24 駱駝式 頁240

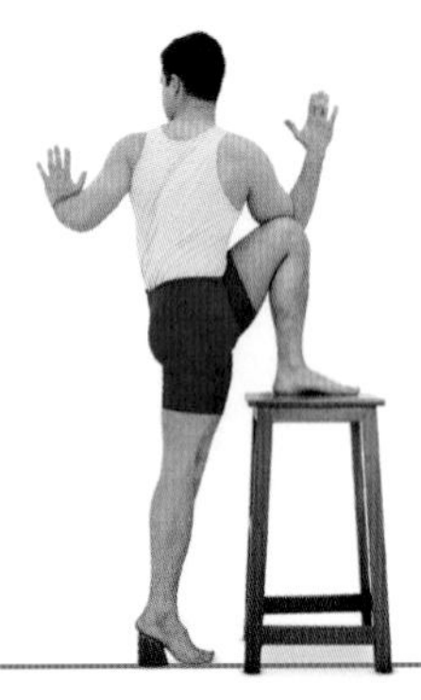
28 伸展聖哲馬里奇式 頁226

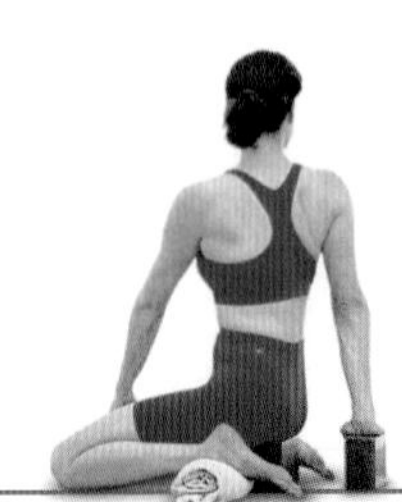
29 英雄坐姿扭轉式 頁228

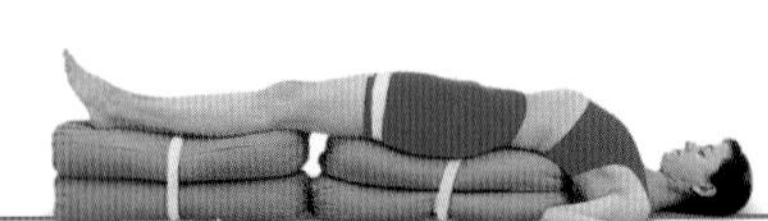
30 橋式 頁237

類風濕性關節炎

這是一種全身發炎的慢性病，最終會導致關節失去功能。症狀包括晨起時全身僵硬、疲勞、關節灼熱腫脹，並出現類風濕性結節。

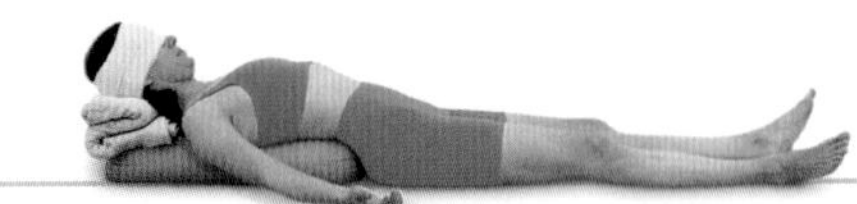
1 攤屍式 頁248

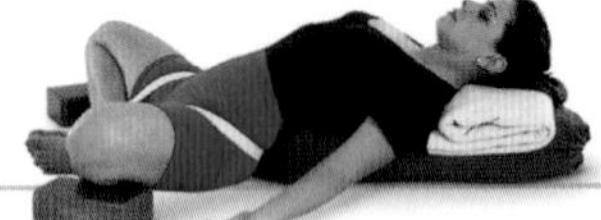
2 仰臥束角式 頁244

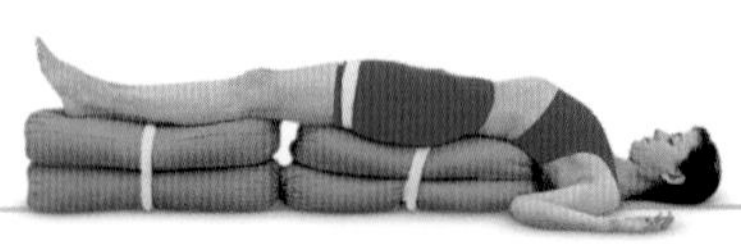
6 橋式 頁237

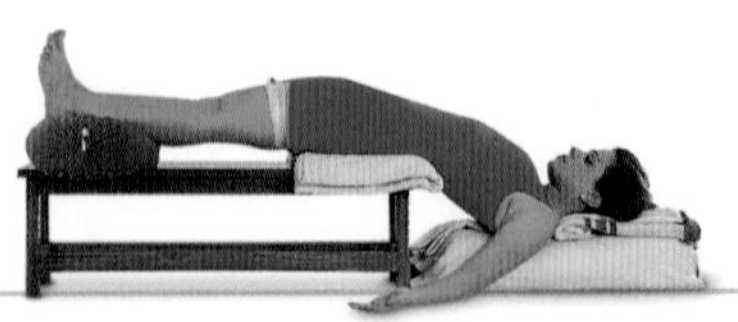
7 橋式 頁237

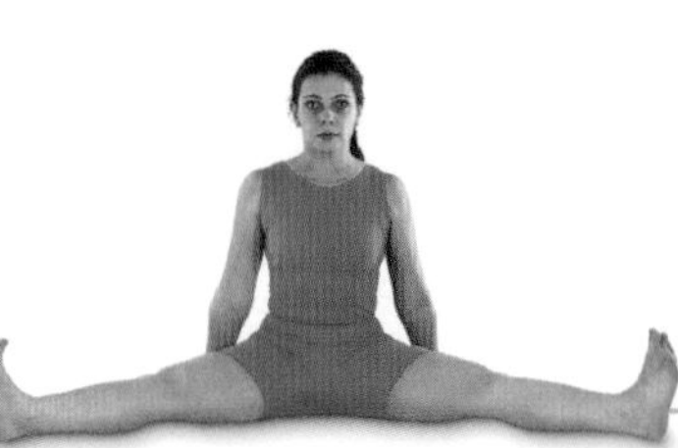
8 坐角式 頁213

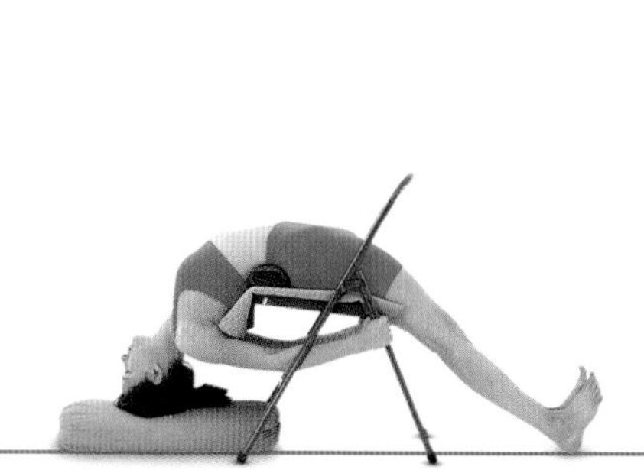
25 反向手杖式
頁239

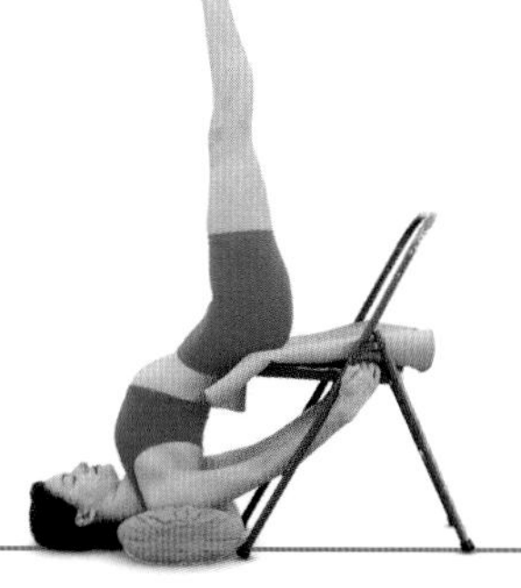
26 肩倒立式
頁230

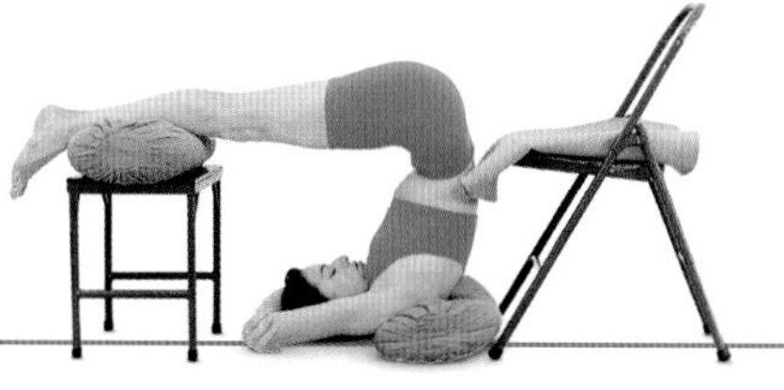
27 犁式
頁232

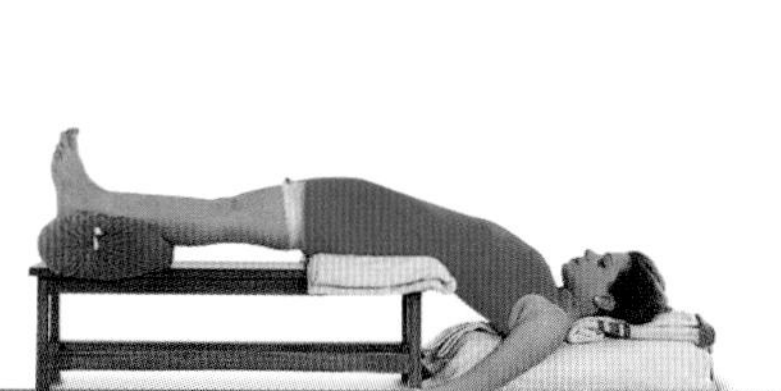
31 橋式
頁237

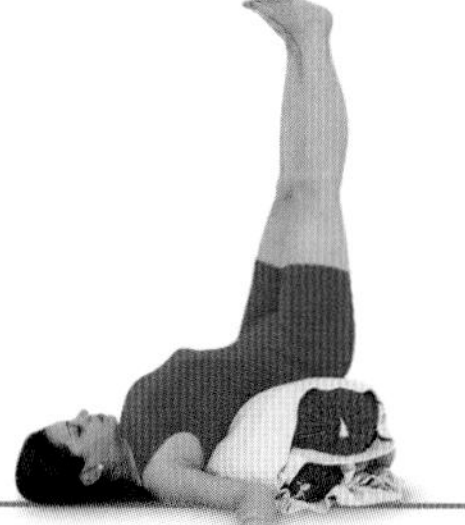
32 倒箭式
頁234

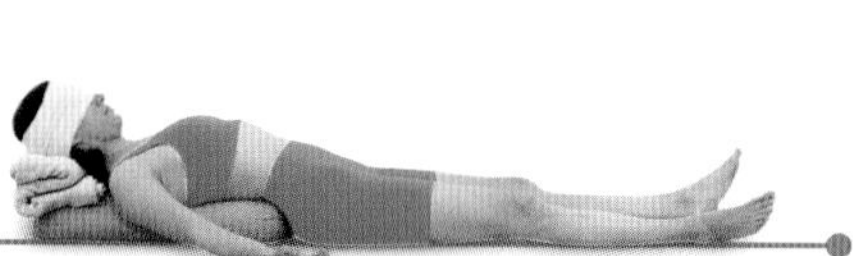
33 攤屍式
頁248

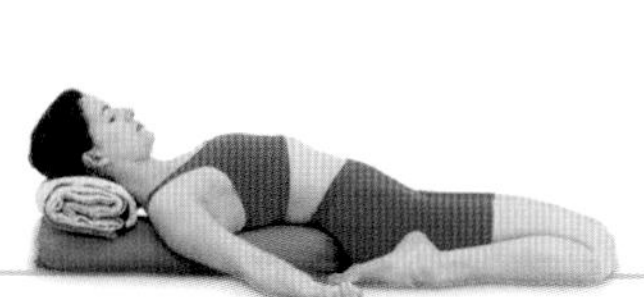
3 仰臥英雄式
頁246

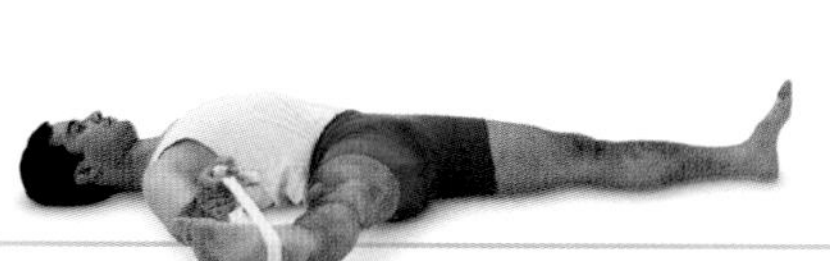
4 仰臥手抓腳趾伸展式
頁243

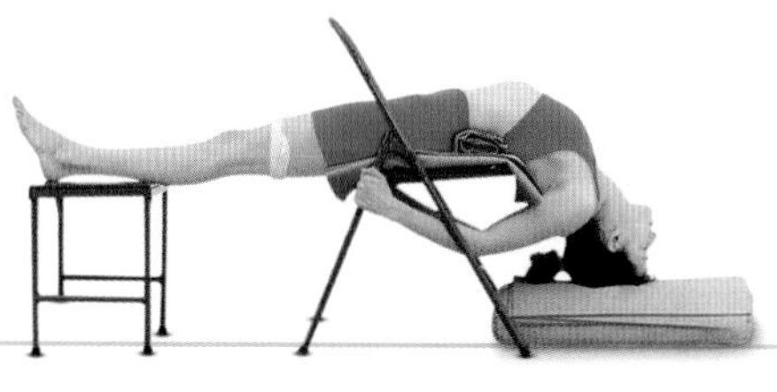
5 反向手杖式
頁239

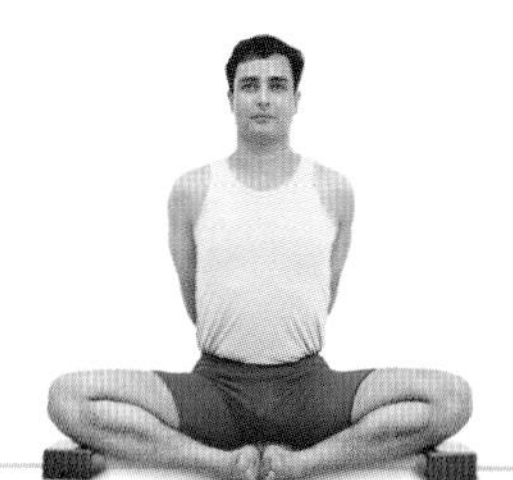
9 束角式
頁208

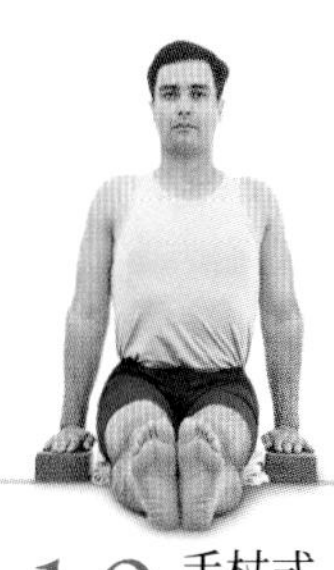
10 手杖式
頁205

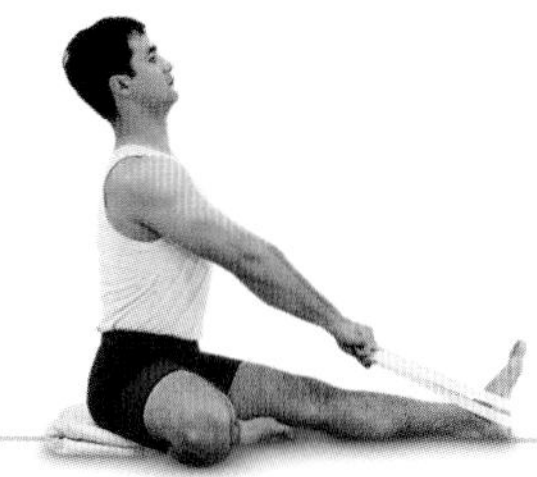
11 臉向上單腳屈膝式
頁207

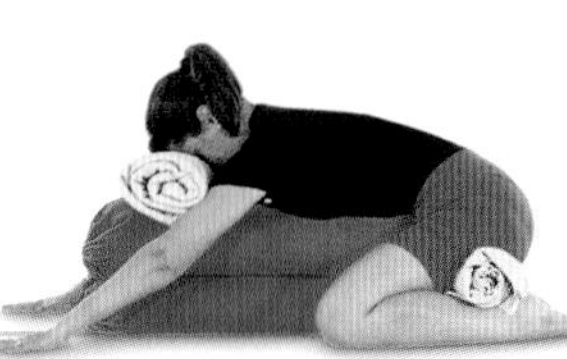
12 臉向下英雄式
頁221

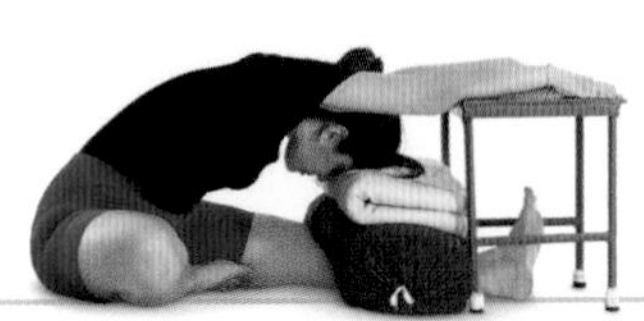

13 頭碰膝式 頁218

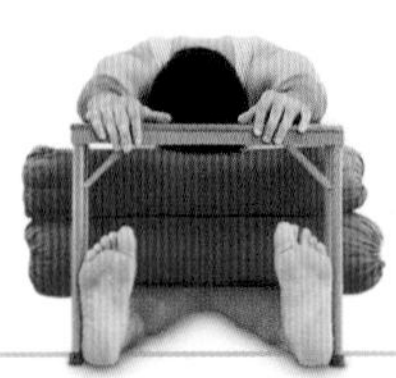

14 加強背部伸展式 頁216

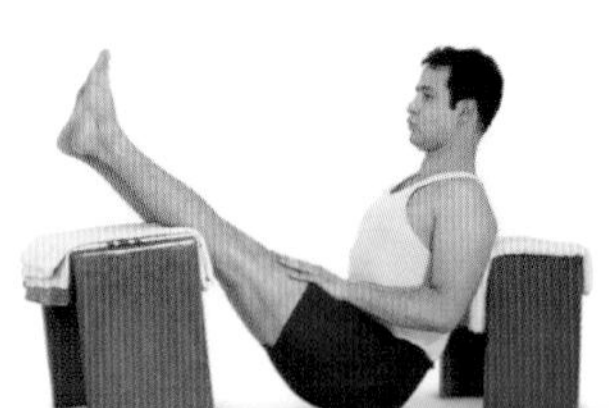

15 船式 頁210

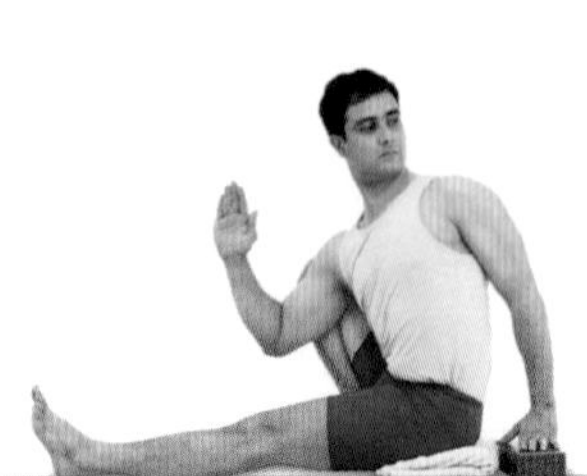

20 聖哲馬里奇式 頁225

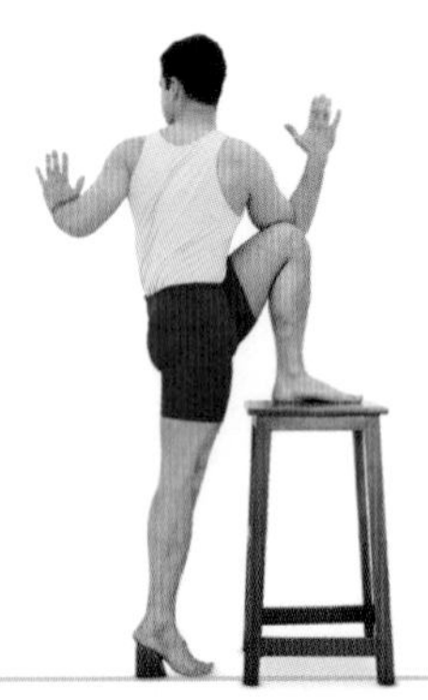

21 伸展聖哲馬里奇式 頁226

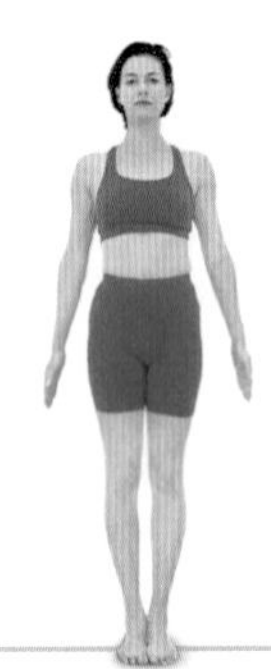

22 山式站姿 頁186

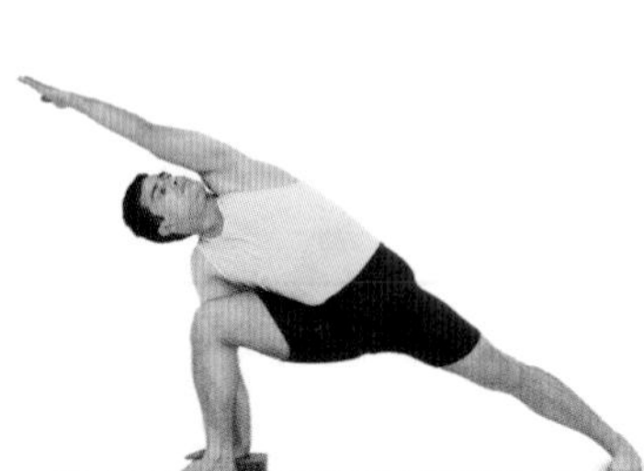

26 側角伸展式 頁194

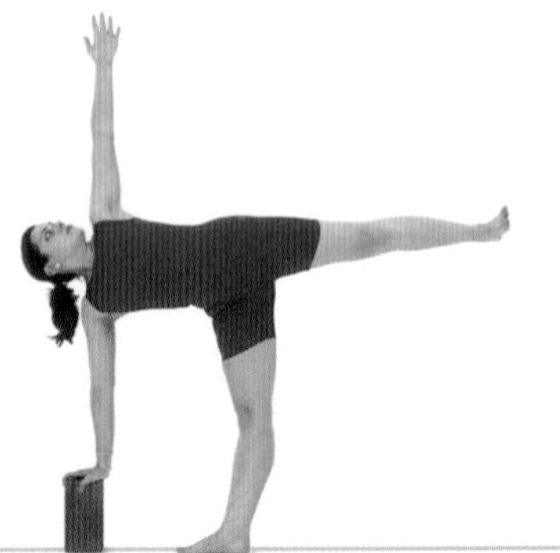

27 半月式 頁196

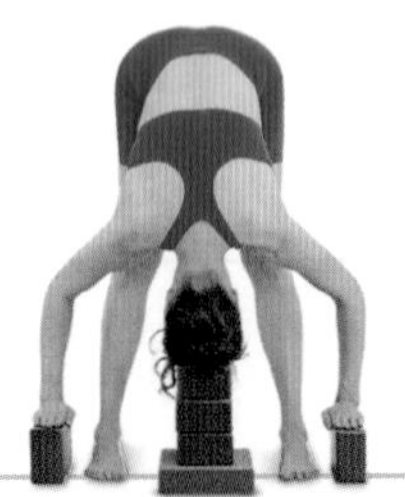

28 加強前屈伸展式 頁197

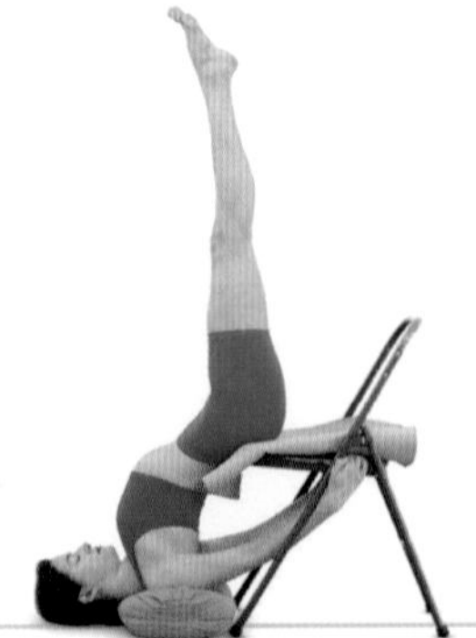

32 肩倒立式 頁230

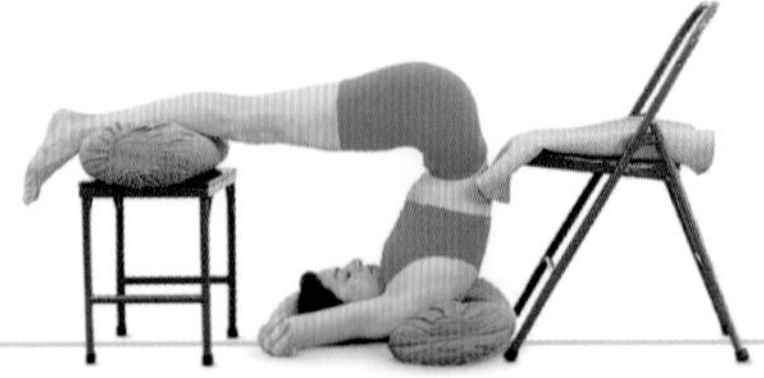

33 犁式 頁232

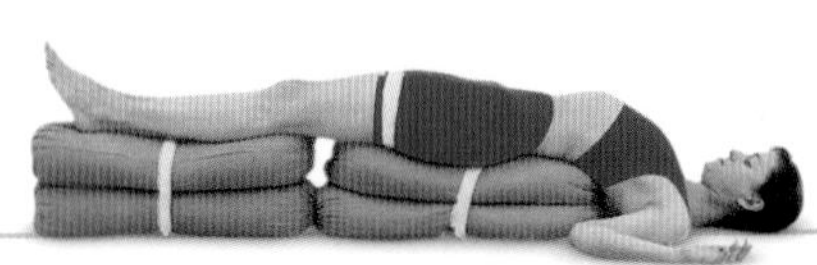

34 橋式 頁237

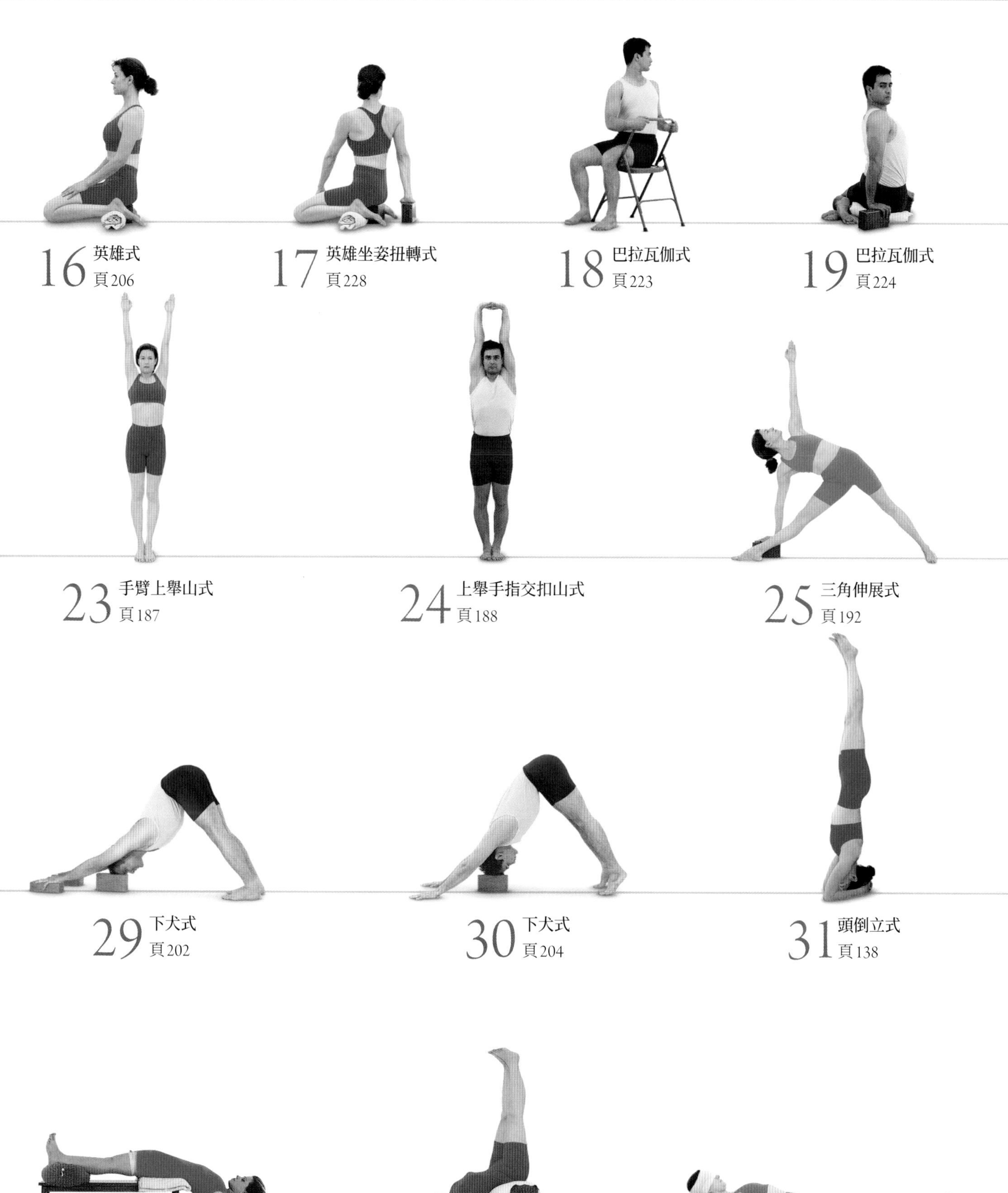

16 英雄式 頁206

17 英雄坐姿扭轉式 頁228

18 巴拉瓦伽式 頁223

19 巴拉瓦伽式 頁224

23 手臂上舉山式 頁187

24 上舉手指交扣山式 頁188

25 三角伸展式 頁192

29 下犬式 頁202

30 下犬式 頁204

31 頭倒立式 頁138

35 橋式 頁237

36 倒箭式 頁234

37 攤屍式 頁248

皮膚

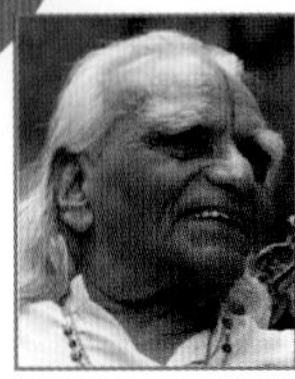

皮膚是人體最大的器官，是感覺系統的一部分。它是主要的觸覺器官，還可以保護身體內部的其他器官。皮膚還能調節體溫，由稱為「真皮」的血管層和稱為「表皮」的外層組成，汗腺、毛囊和皮脂腺則位在真皮層中。

痤瘡

這是皮脂腺或毛囊發炎造成的皮膚疾病。痤瘡可能是由焦慮誘發的，以水皰、丘疹、膿皰、斑點或白頭粉刺的型態出現，通常對青少年有最顯著的影響，但也可能會持續到更大的年齡層。

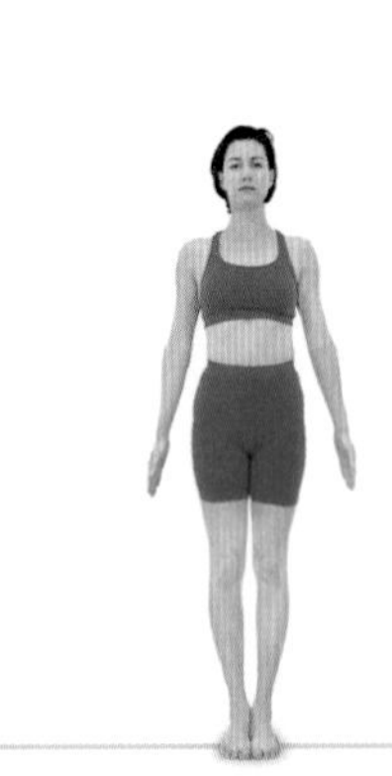

1 山式站姿 頁186

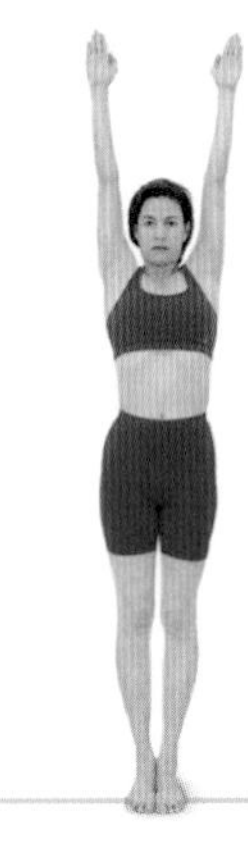

2 手臂上舉山式 頁187

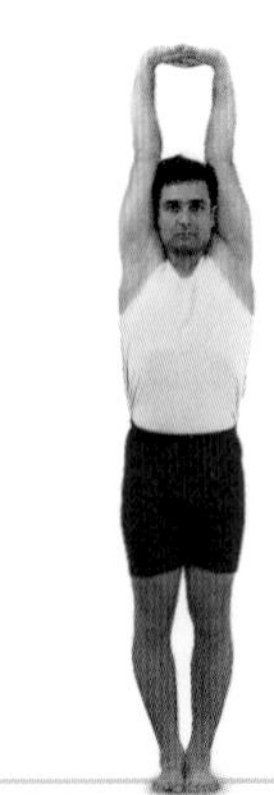

3 上舉手指交扣山式 頁188

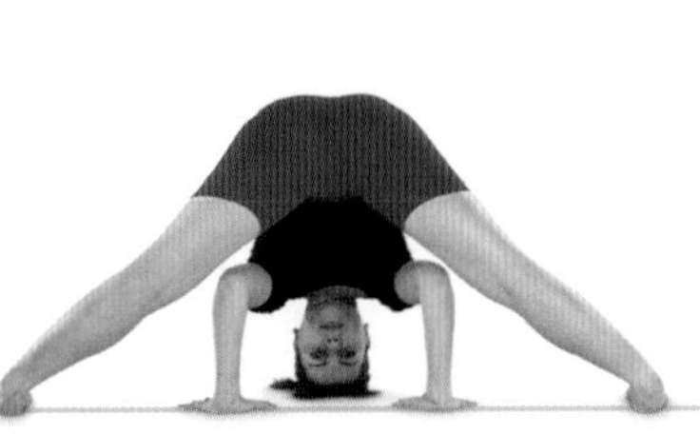

8 分腿前彎式 頁200

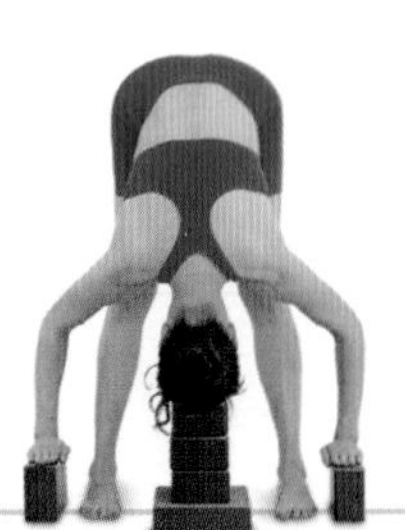

9 加強前屈伸展式 頁197

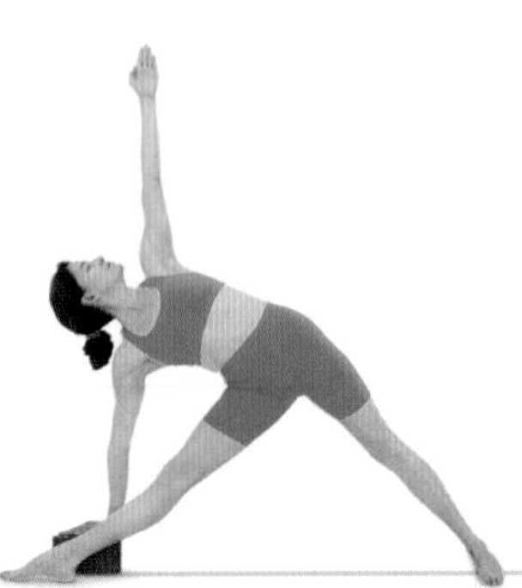

10 三角伸展式 頁192

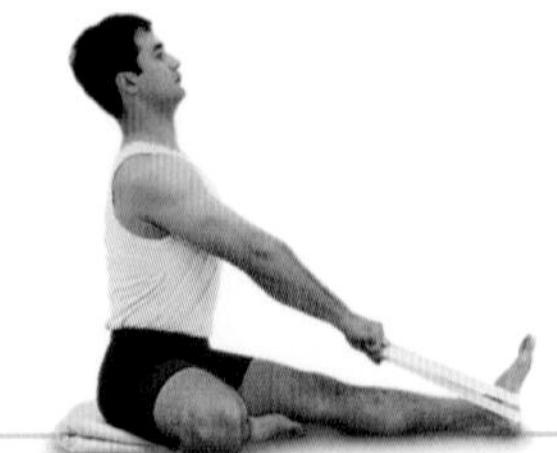

14 臉向上單腳屈膝式 頁207

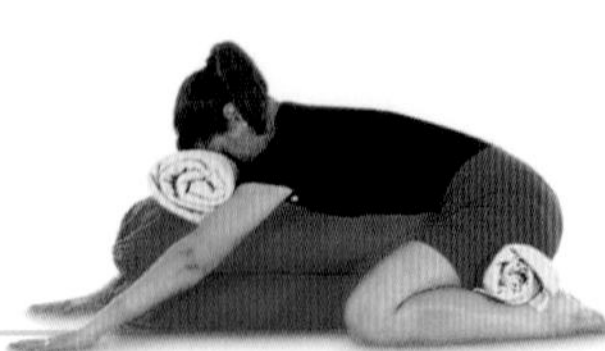

15 臉向下英雄式 頁221

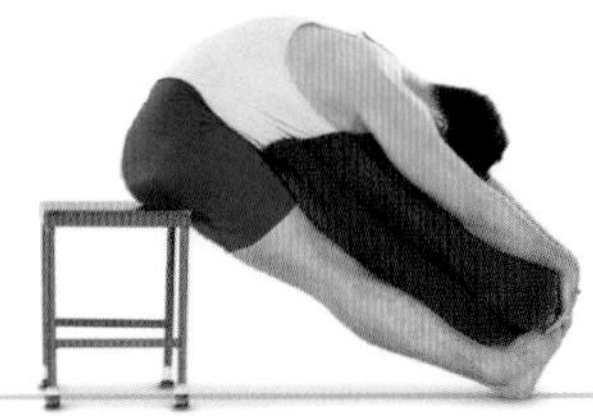

16 臉向下加強背部伸展式 頁217

「皮膚疾病是很常見的，而瑜伽體式能提供健康、有效的治療方式，它能保持大腦平和安靜，並使身體充滿活力。」

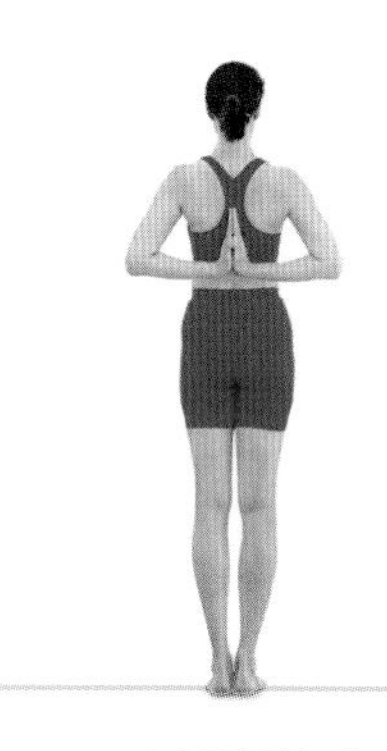

4 反轉祈禱式 頁190

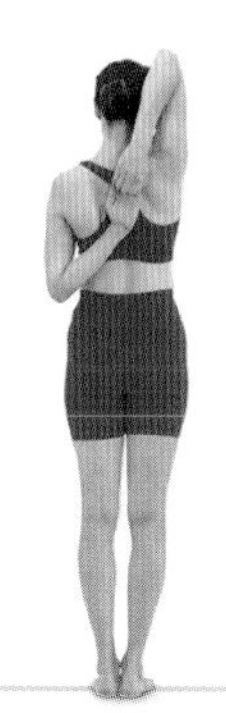

5 站姿牛面式 頁191

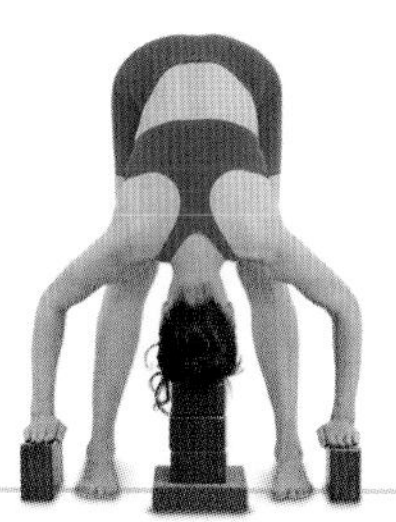

6 加強前屈伸展式 頁197

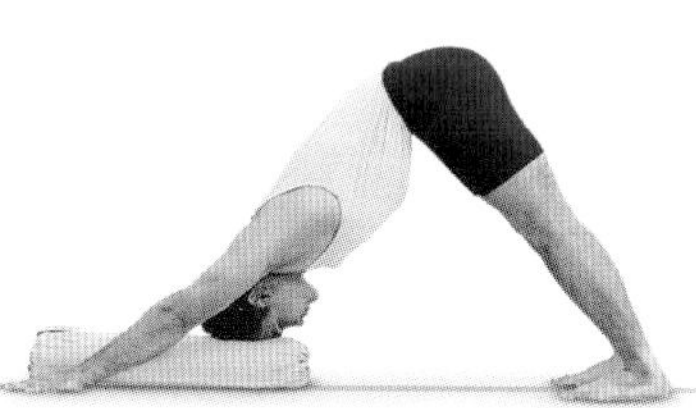

7 下犬式 頁204

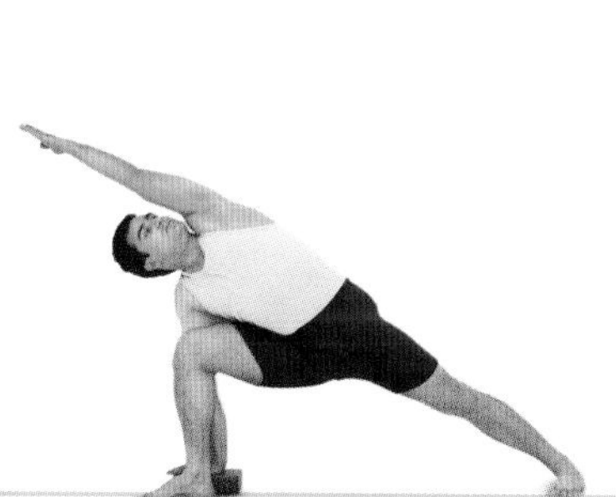

11 側角伸展式 頁194

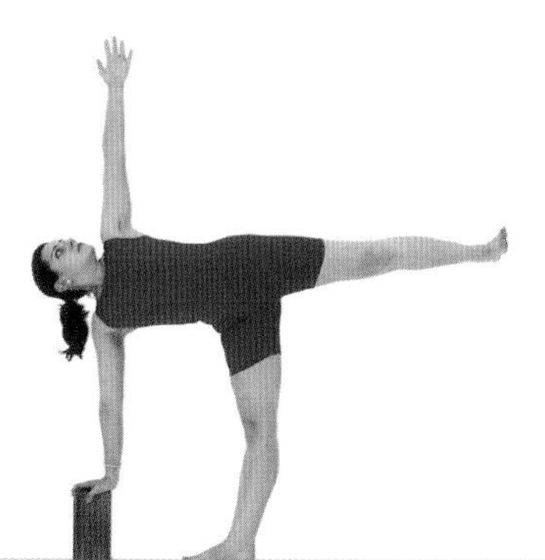

12 半月式 頁196

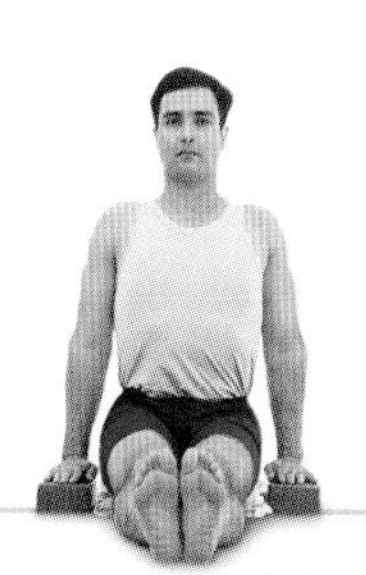

13 手杖式 頁205

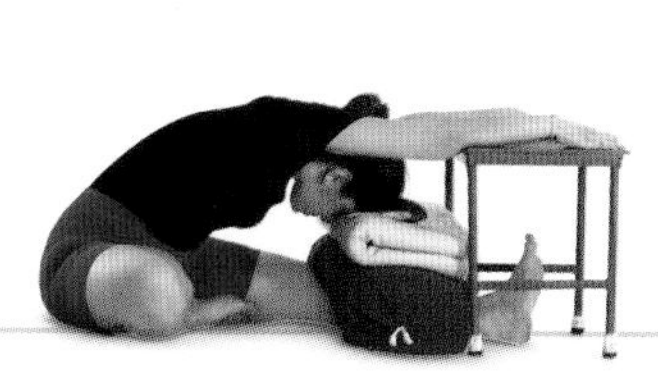

17 頭碰膝式 頁218

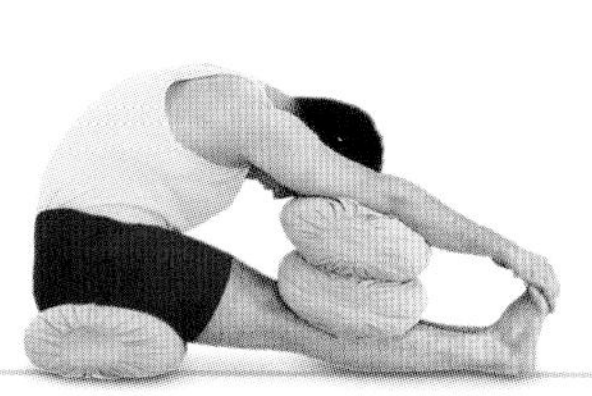

18 加強背部伸展式 頁215

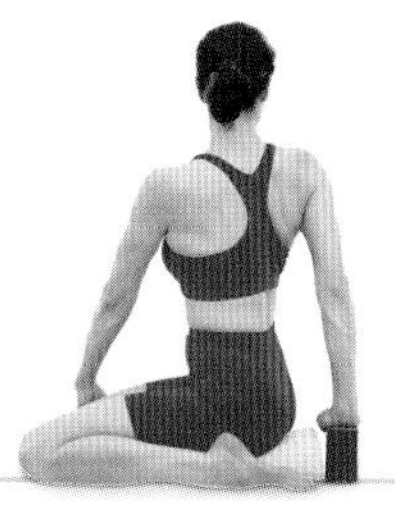

19 英雄坐姿扭轉式 頁228

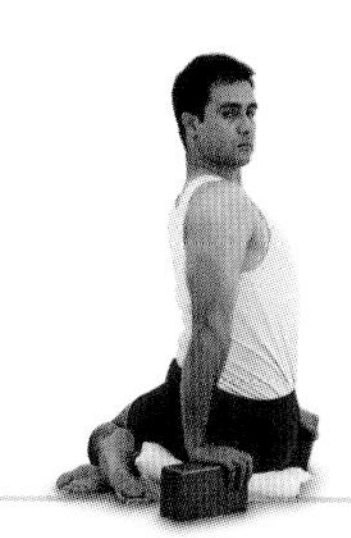

20 巴拉瓦伽式 頁224

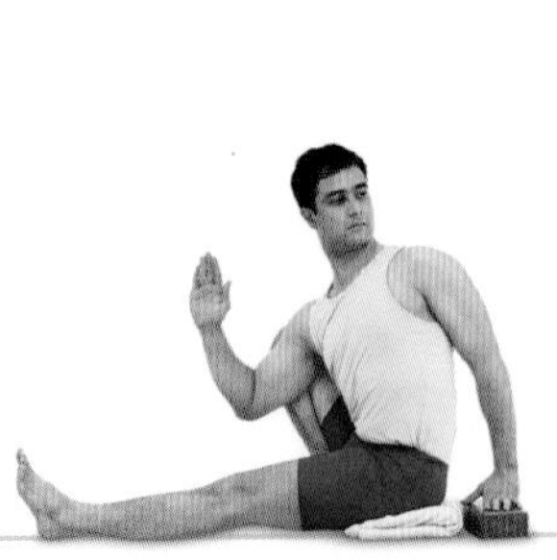
21 聖哲馬里奇式 頁225

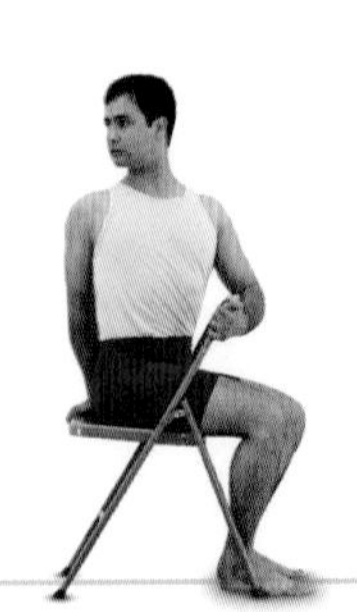
22 巴拉瓦伽式 頁223

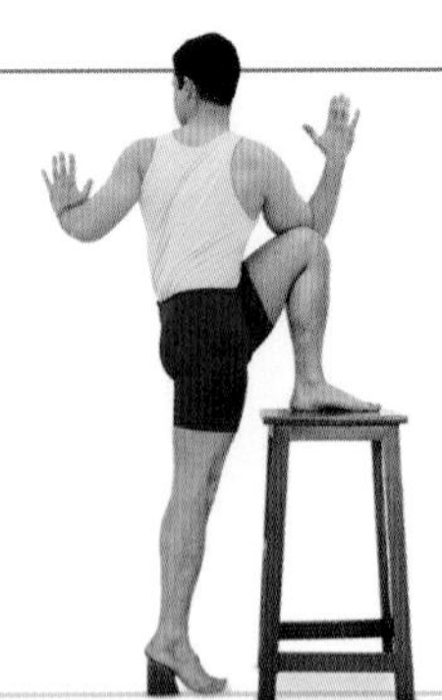
23 伸展聖哲馬里奇式 頁226

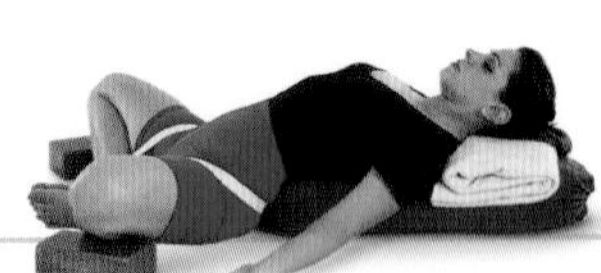
24 仰臥束角式 頁244

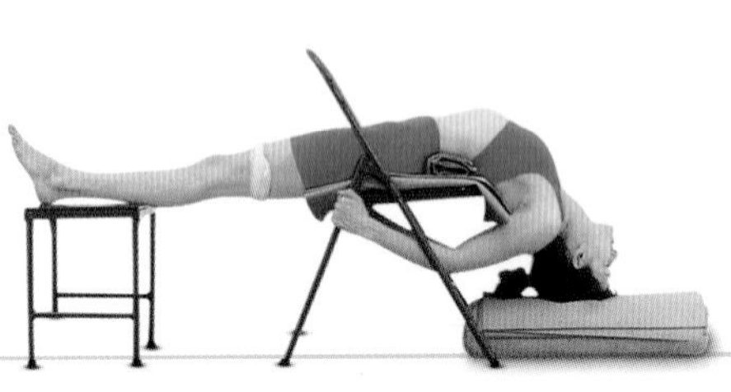
29 反向手杖式 頁239

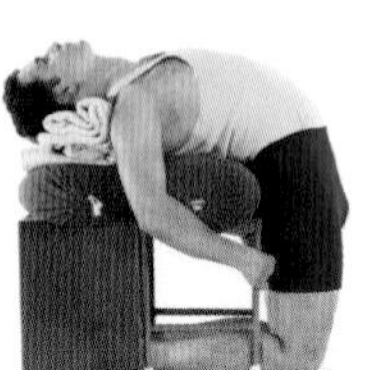
30 駱駝式 頁240

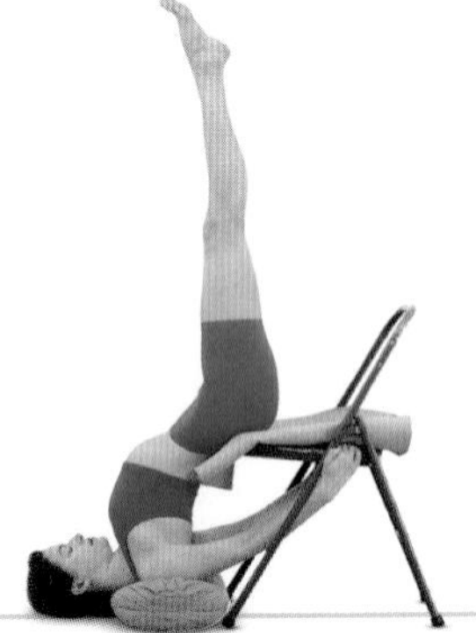
31 肩倒立式 頁230

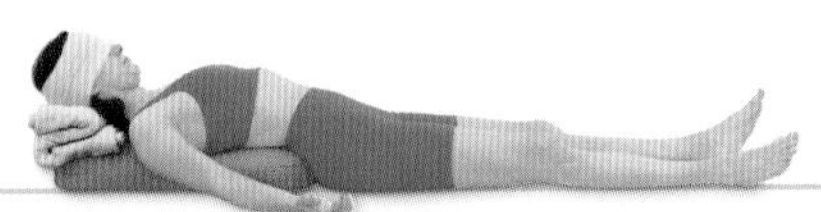
35 攤屍式 頁248

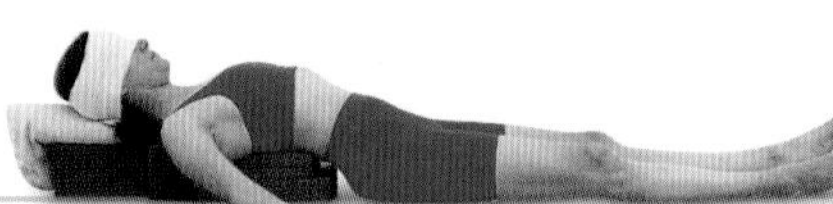
36 勝利呼吸法 頁254

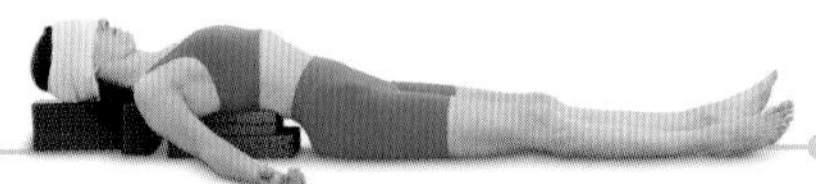
37 間斷呼吸法二 頁257

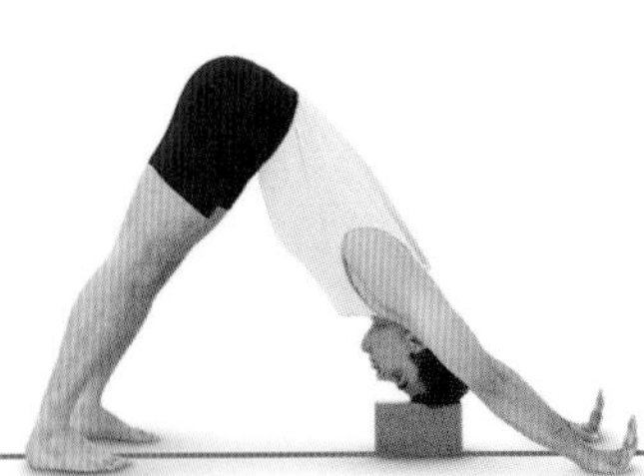
4 下犬式 頁203

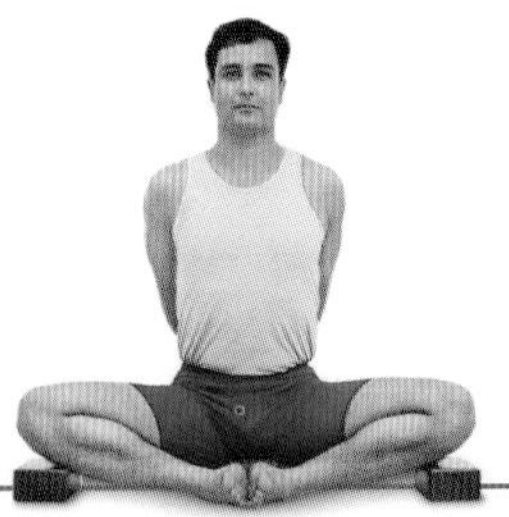
5 束角式 頁208

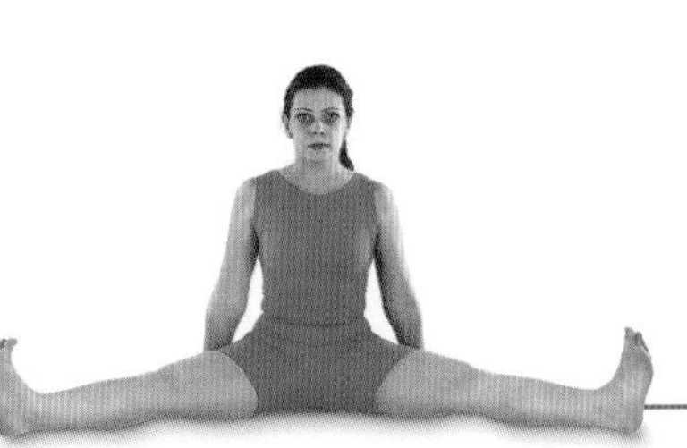
6 坐角式 頁213

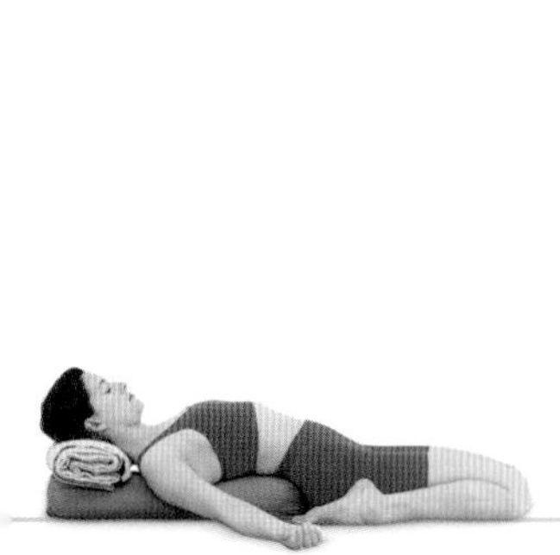
25 仰臥英雄式
頁246

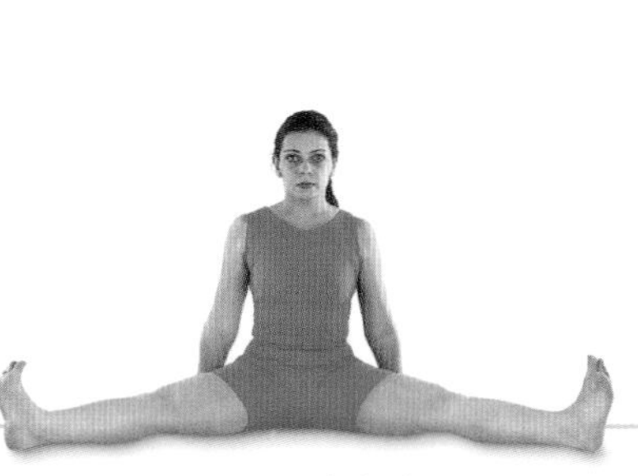
26 坐角式
頁213

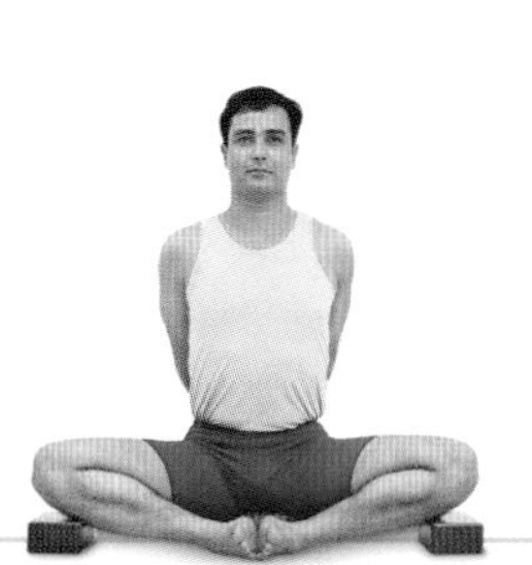
27 束角式
頁208

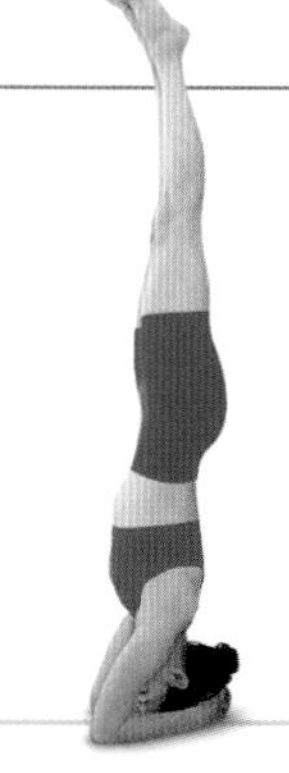
28 頭倒立式
頁138

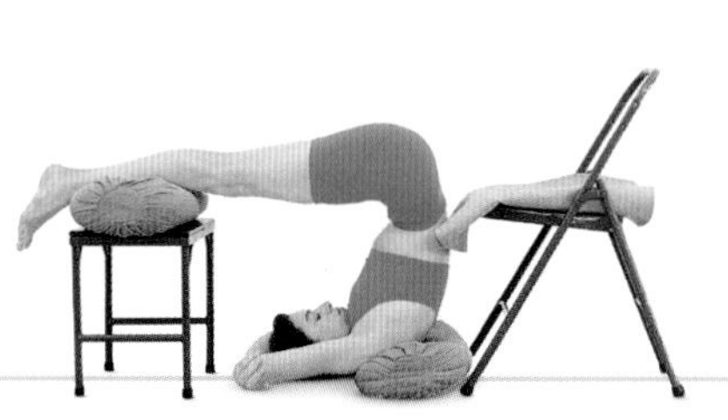
32 犁式
頁232

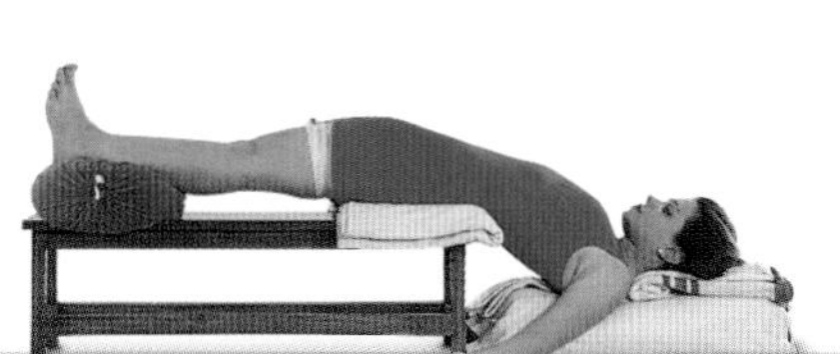
33 橋式
頁237

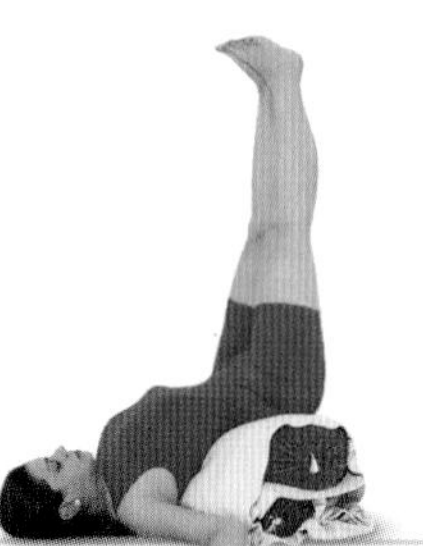
34 倒箭式
頁234

濕 疹

濕疹通常是遺傳性過敏造成的。當皮膚表面慢性發炎，會導致瘙癢、鱗片狀斑點或水泡症狀，壓力則是最常見的發病原因。

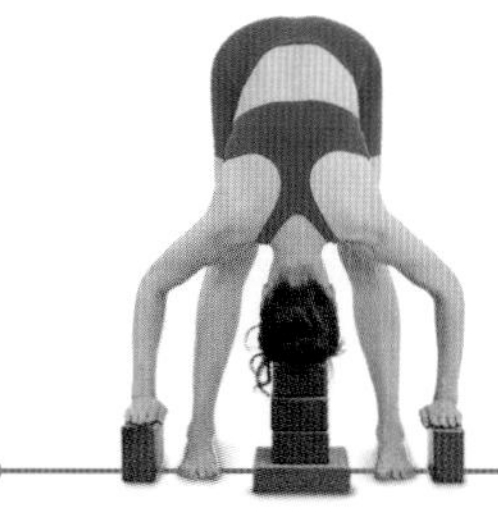
1 加強前屈伸展式
頁197

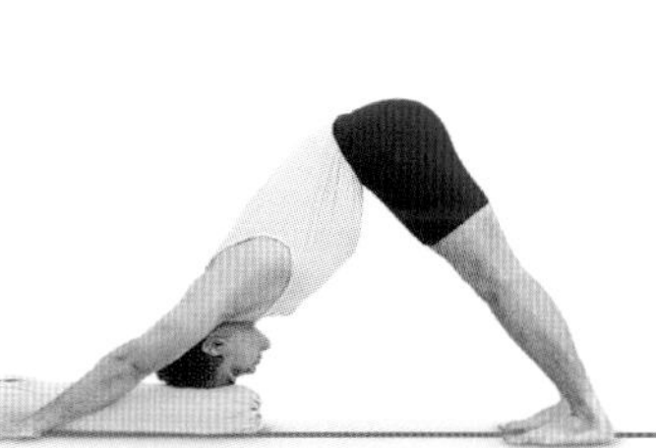
2 下犬式
頁204

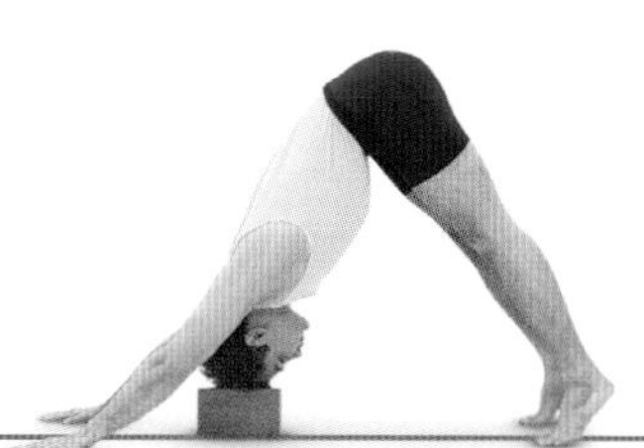
3 下犬式
頁204

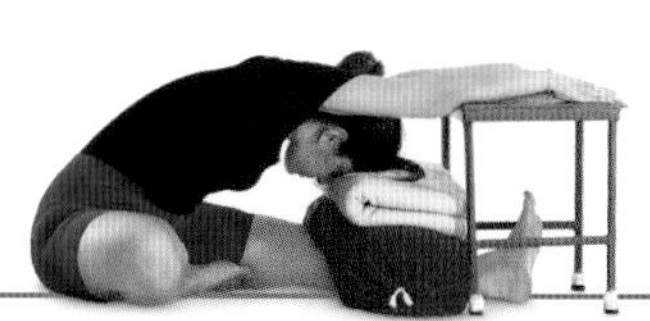
7 頭碰膝式
頁218

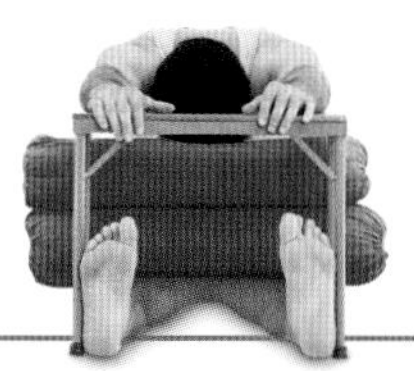
8 加強背部伸展式
頁216

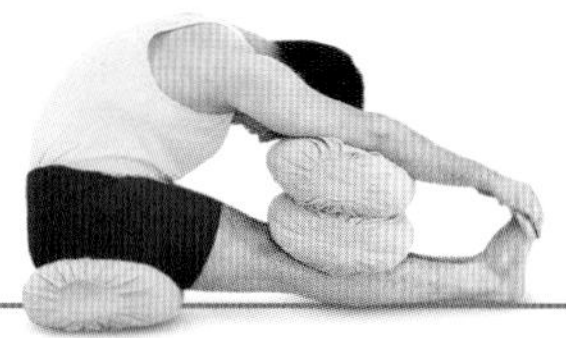
9 加強背部伸展式
頁215

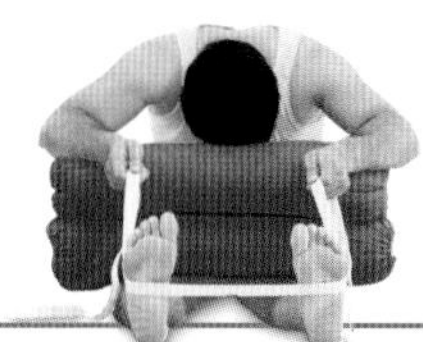
10 加強背部伸展式
頁216

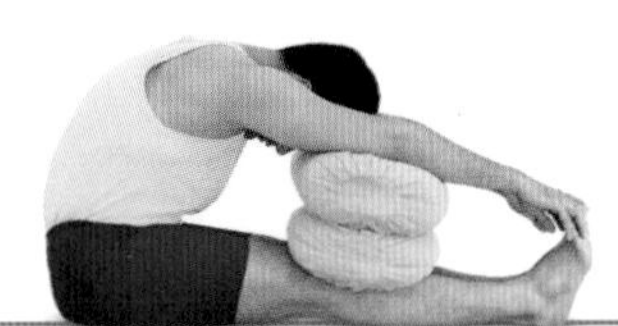
11 加強背部伸展式
頁214

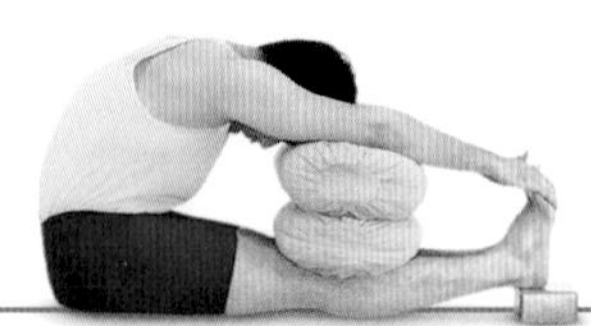
12 加強背部伸展式
頁215

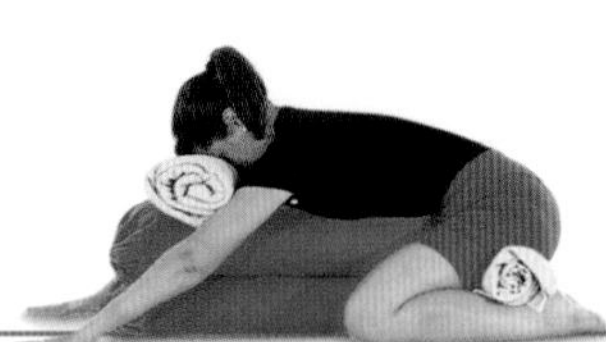
13 臉向下英雄式
頁221

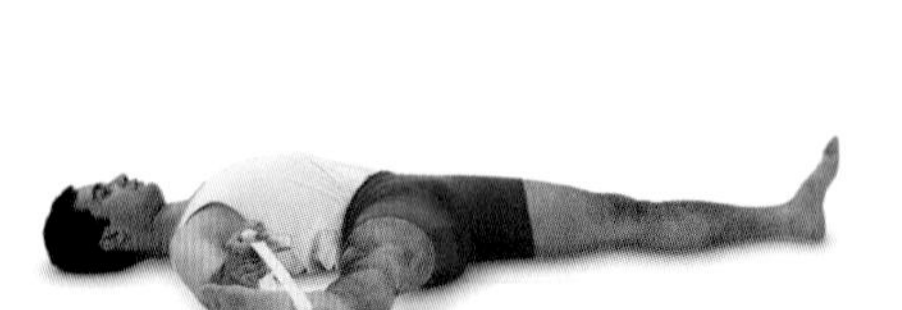
17 仰臥手抓腳趾伸展式
頁243

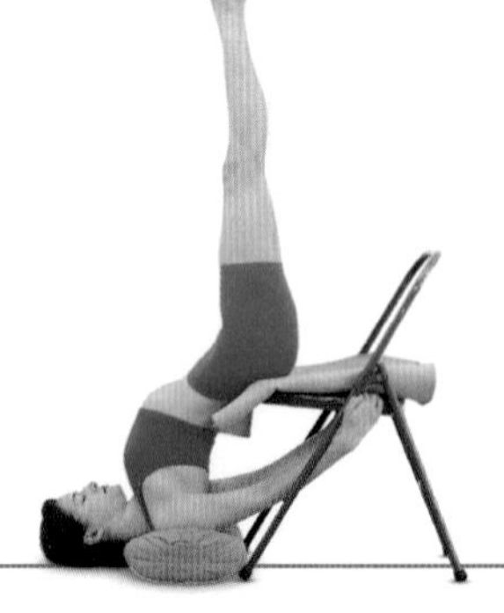
18 肩倒立式
頁230

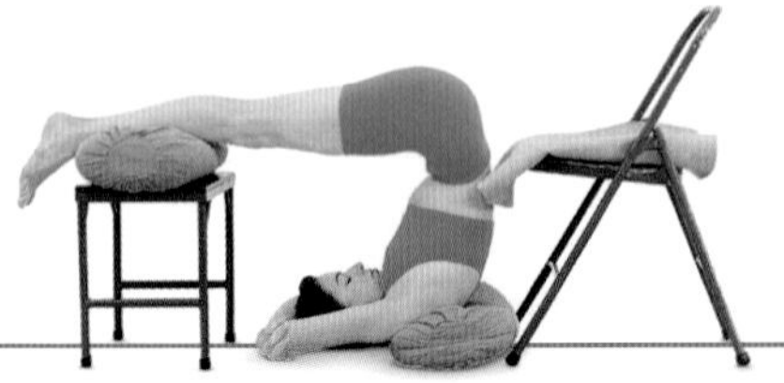
19 犁式
頁232

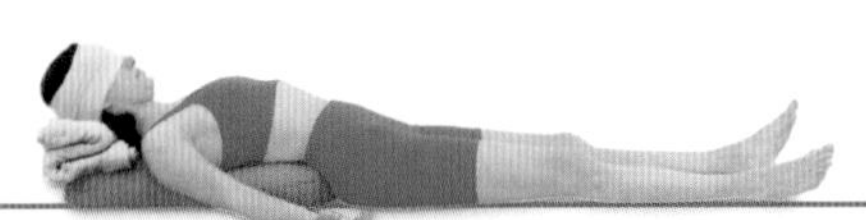
23 攤屍式
頁248

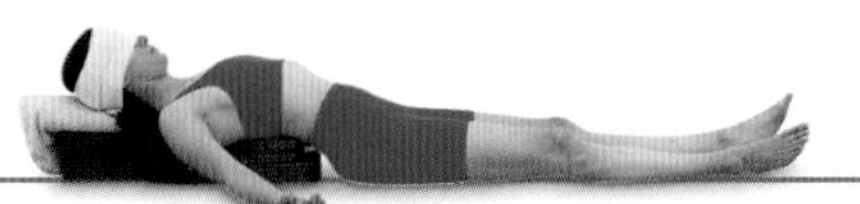
24 勝利呼吸法
頁254

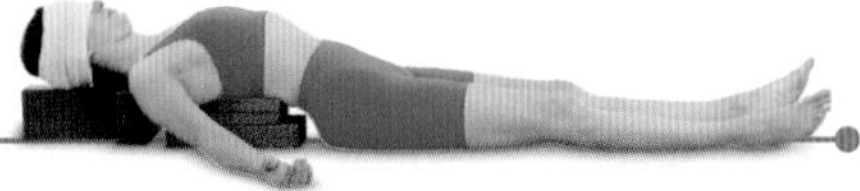
25 間斷呼吸法二
頁257

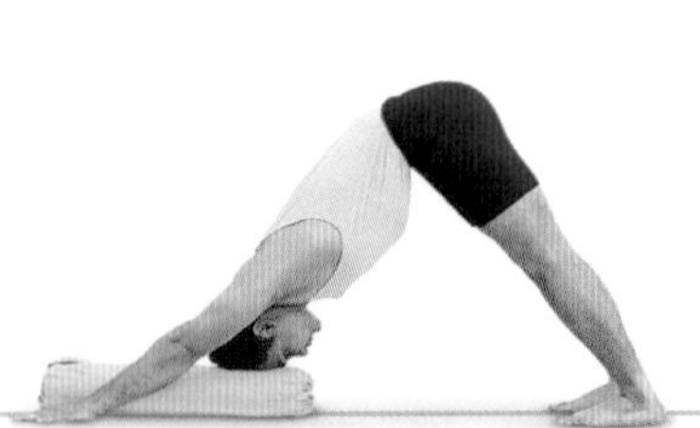
4 下犬式
頁204

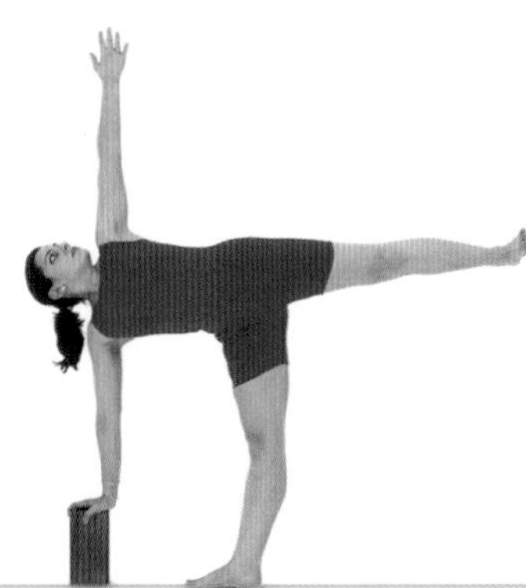
5 半月式
頁196

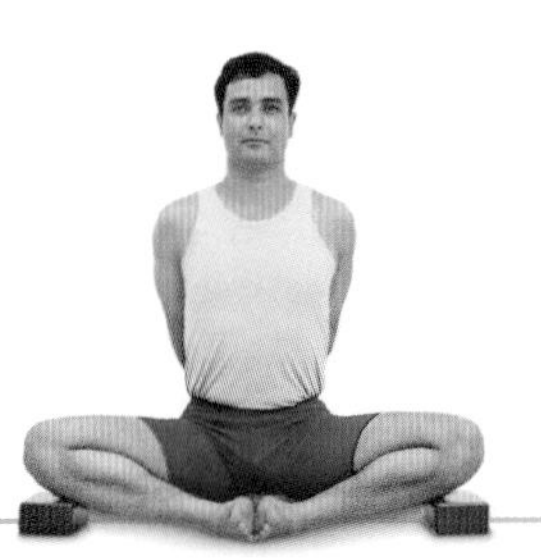
6 束角式
頁208

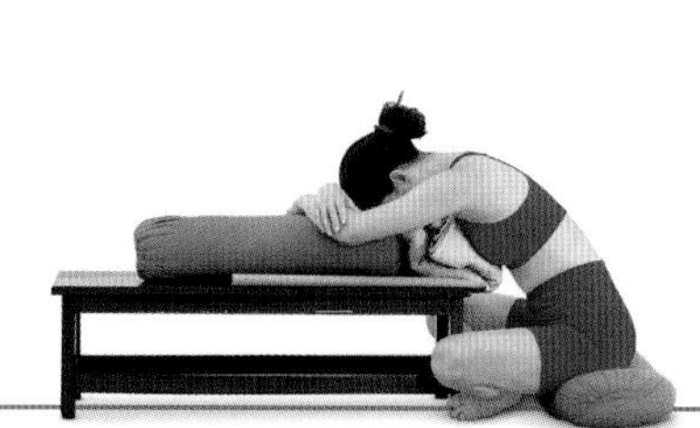
14 臉向下吉祥坐
頁222

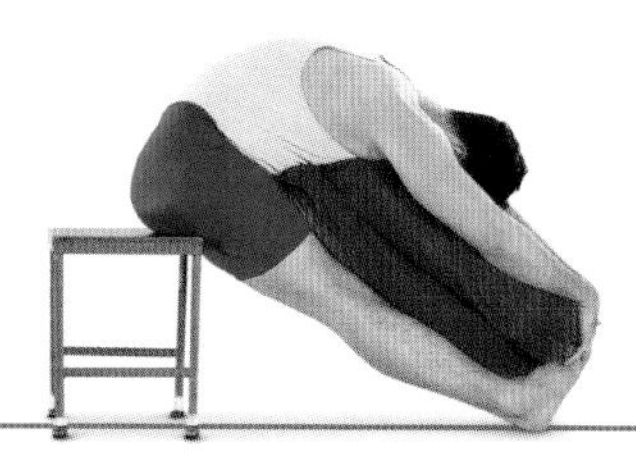
15 臉向下加強背部伸展式
頁217

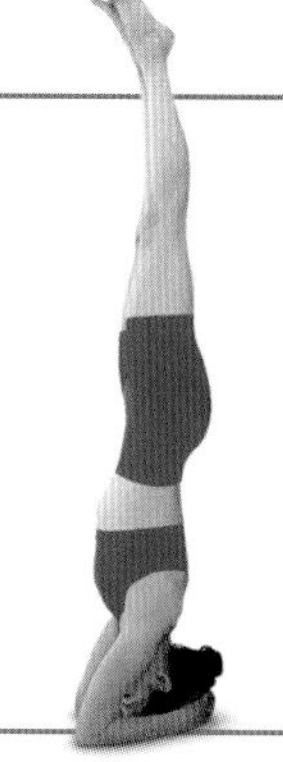
16 頭倒立式
頁138

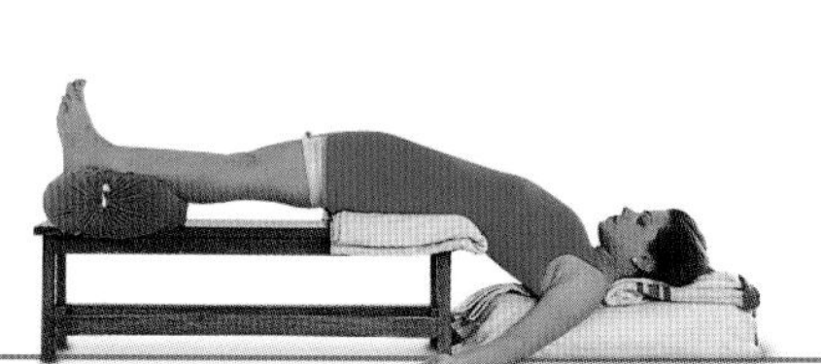
20 橋式
頁237

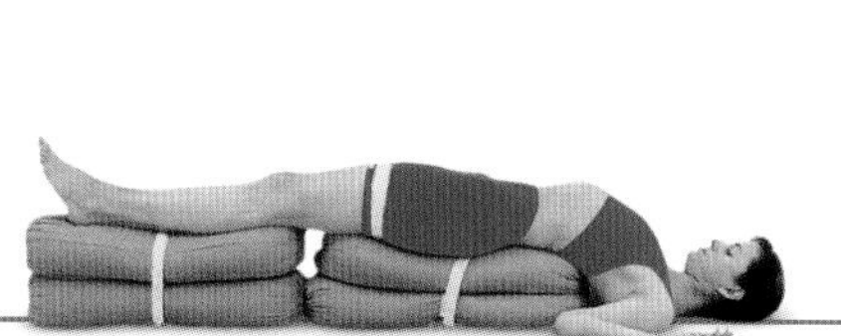
21 橋式
頁237

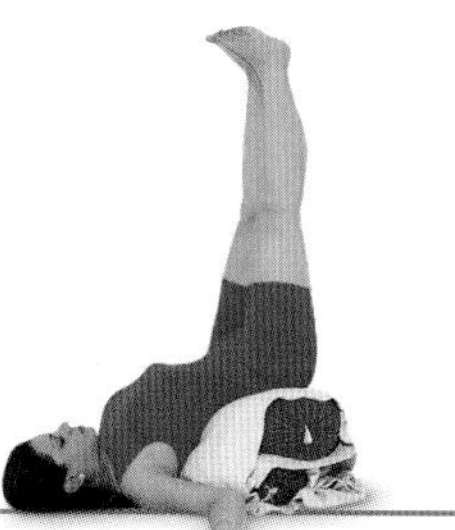
22 倒箭式
頁234

乾 癬

這是一種表皮疾病，通常是膝蓋和手肘部出現乾燥、灰色、鱗片狀或發炎的斑塊。有時也會出現在頭皮、身體或四肢。通常是遺傳疾病，但壓力或荷爾蒙變化也可能會引起發病。

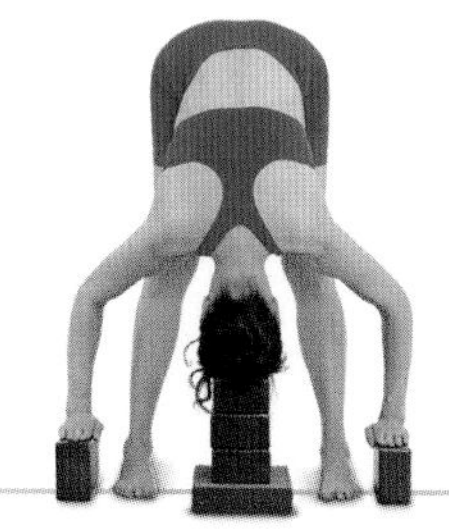
1 加強前屈伸展式
頁197

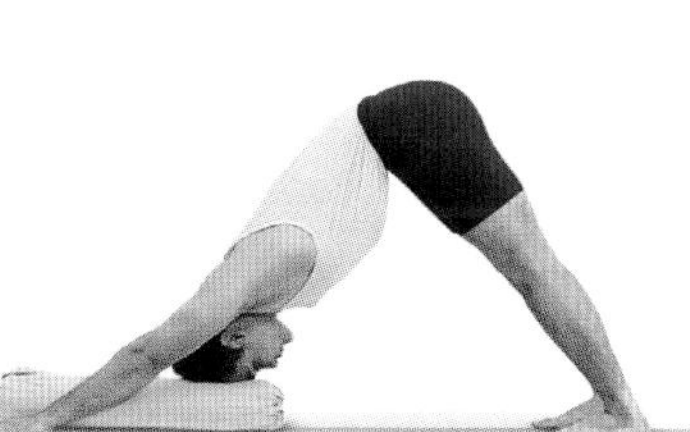
2 下犬式
頁204

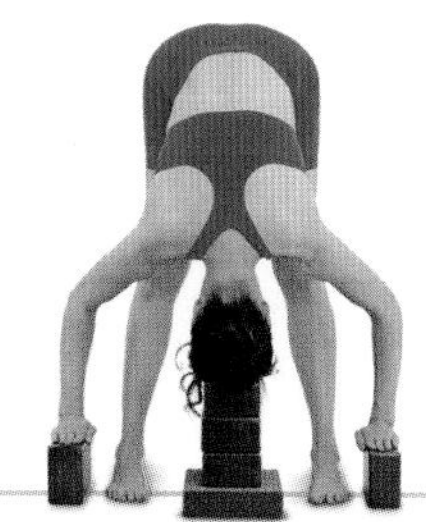
3 加強前屈伸展式
頁197

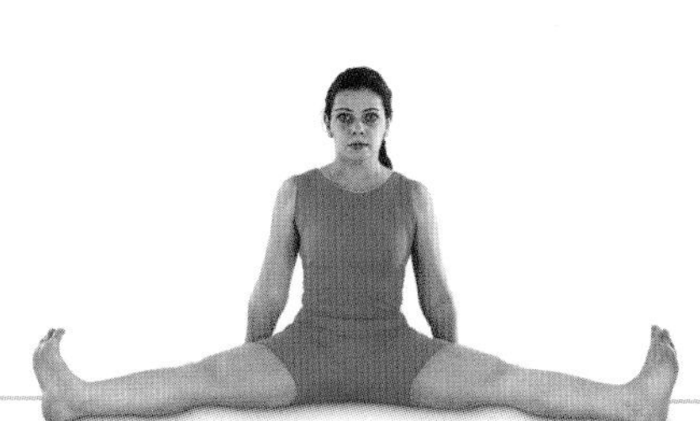
7 坐角式
頁213

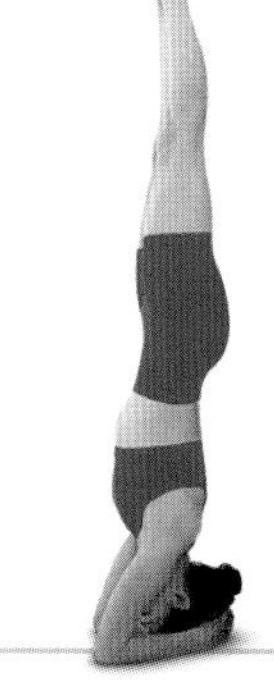
8 頭倒立式
頁138

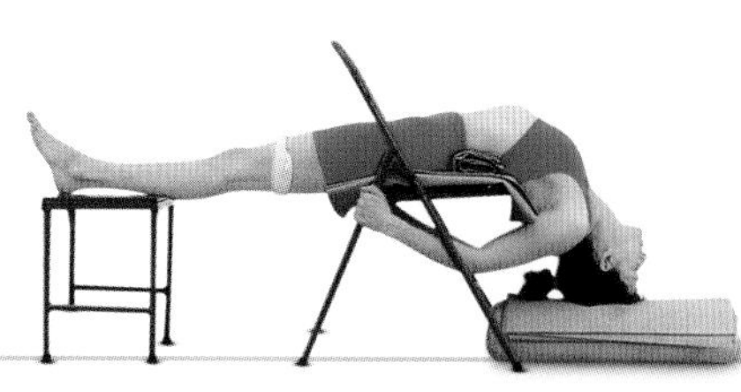
9 反向手杖式
頁239

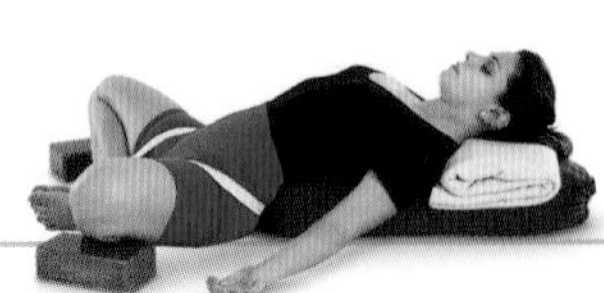

10 仰卧束角式 頁244

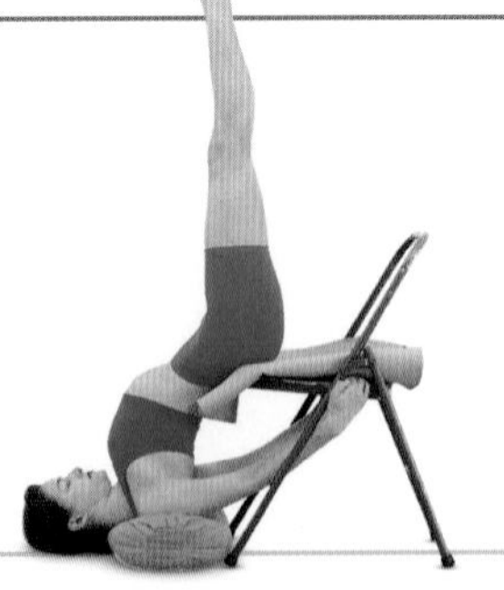

11 肩倒立式 頁230

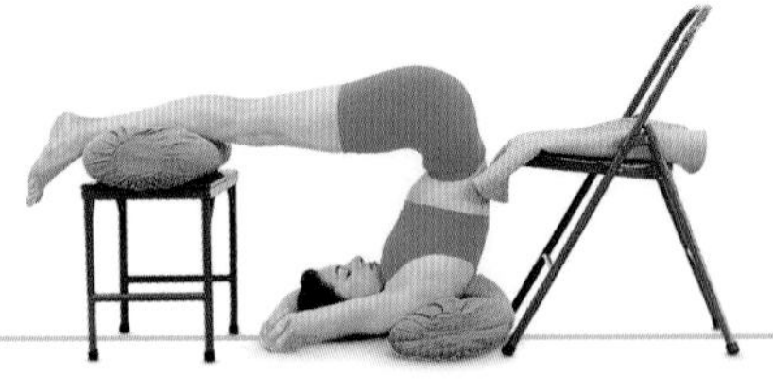

12 犁式 頁232

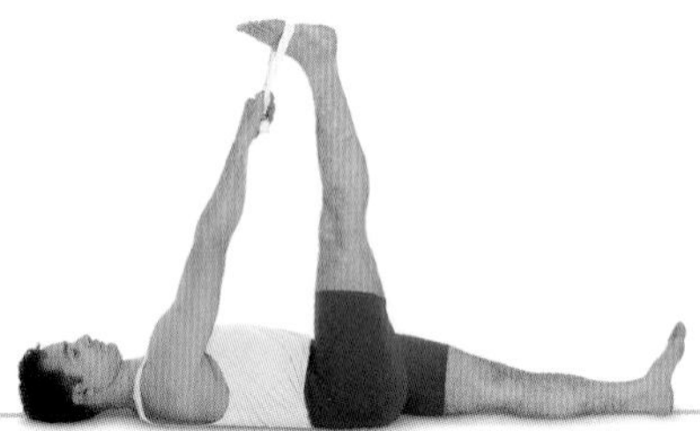

13 仰臥手抓腳趾伸展式 頁242

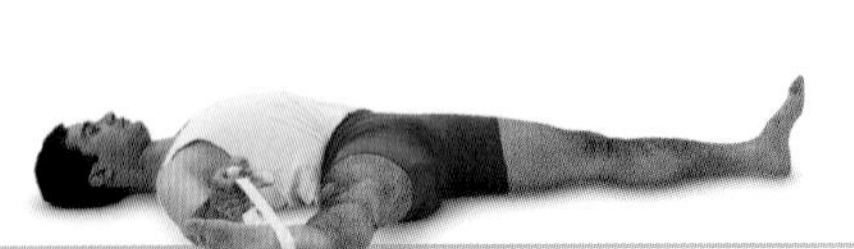

14 仰臥手抓腳趾伸展式 頁243

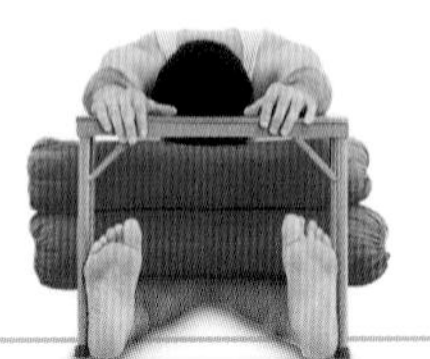

15 加強背部伸展式 頁216

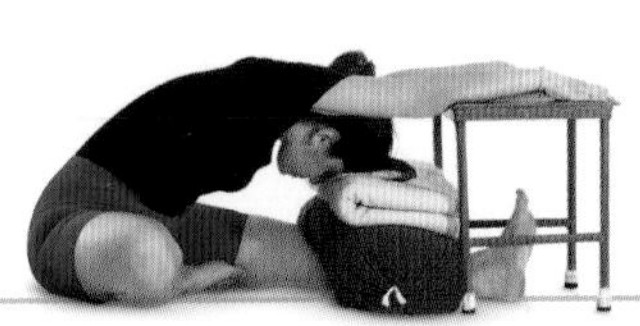

16 頭碰膝式 頁218

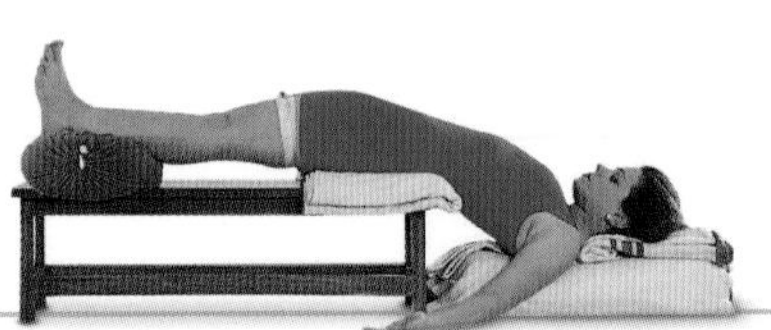

17 橋式 頁237

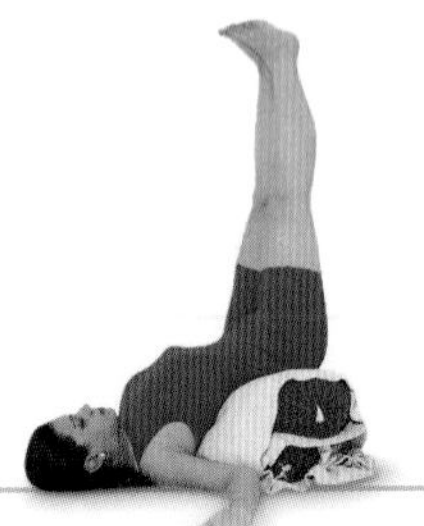

18 倒箭式 頁234

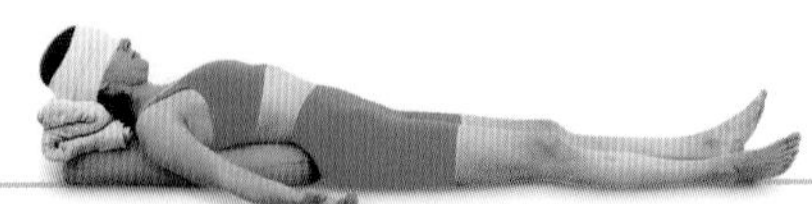

19 攤屍式 頁248

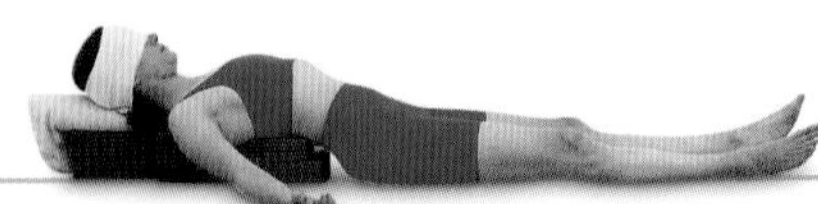

20 勝利呼吸法 頁254

大腦及神經系統

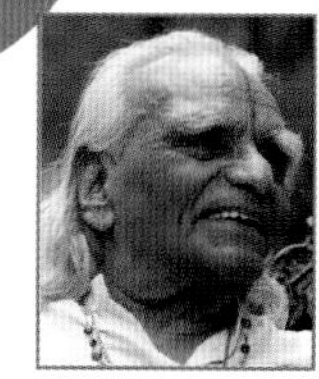

中樞神經系統就像是整個神經系統的主要引擎，由大腦和脊髓組成，是身體訊息的收發、存儲和控制中心。其中，交感神經和副交感神經系統能控制器官、腺體和身體其他部位的非自主性功能。定期練習以下的瑜伽動作序列，可以緩解大腦和整個神經系統的壓力。

頭痛及眼睛疲勞

這種狀況的徵兆是眼睛和太陽穴周圍劇烈刺痛。通常發作之後的15分鐘內，疼痛會極速加劇，並且可能持續長達兩個小時。

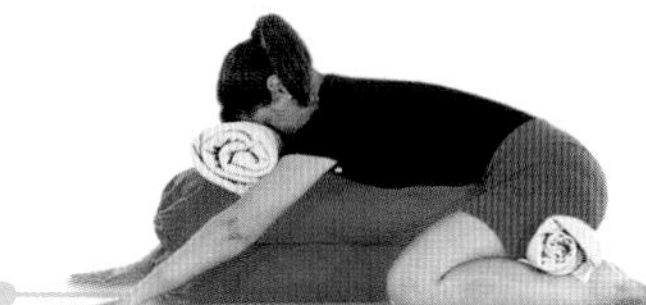

1 臉向下英雄式 頁221

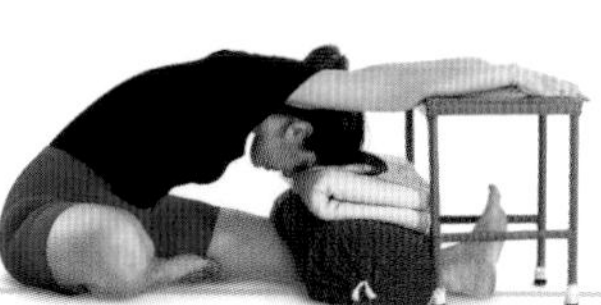

2 頭碰膝式 頁218

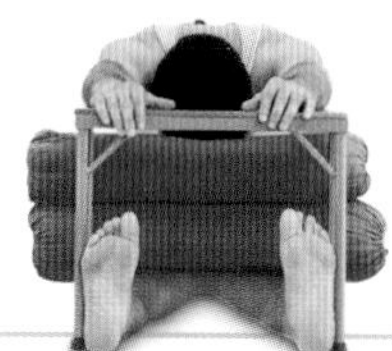

3 加強背部伸展式 頁216

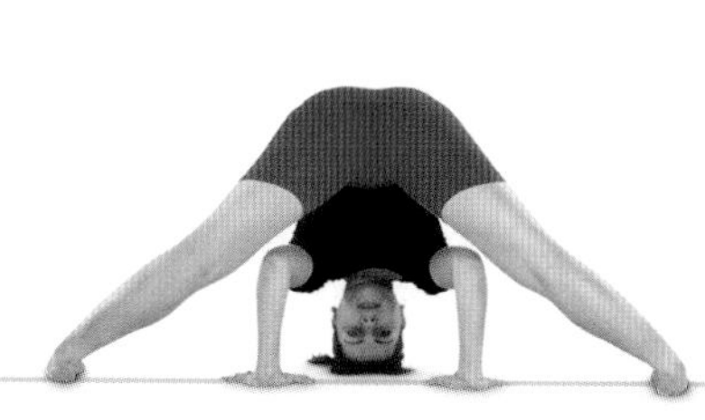

4 分腿前彎式 頁200

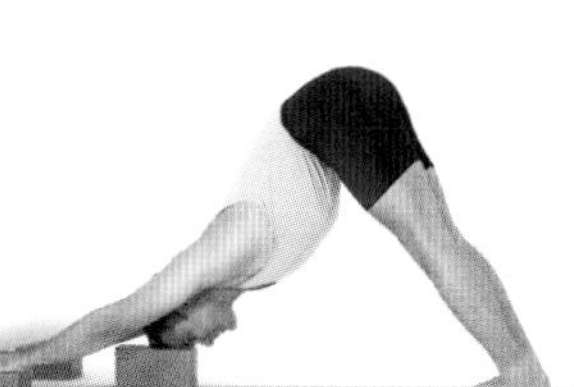

5 下犬式 頁202

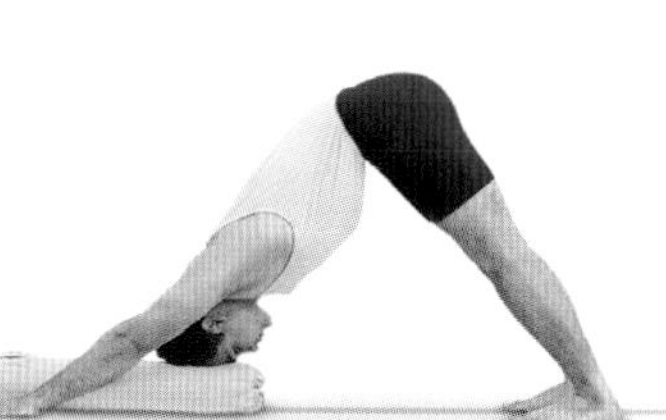

6 下犬式 頁204

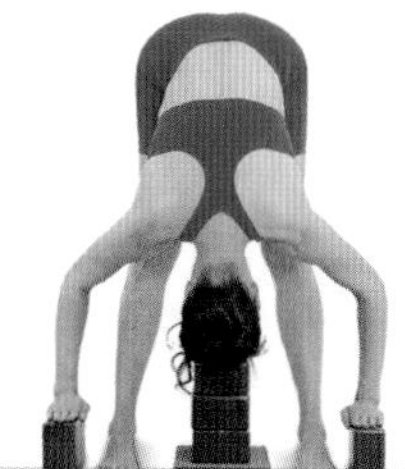

7 加強前屈伸展式 頁197

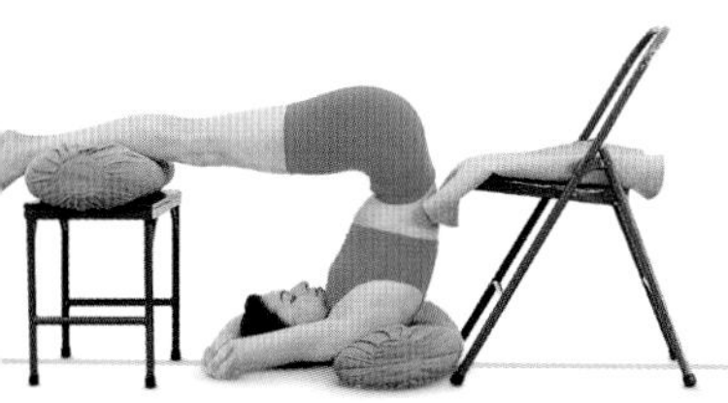

8 犁式 頁232

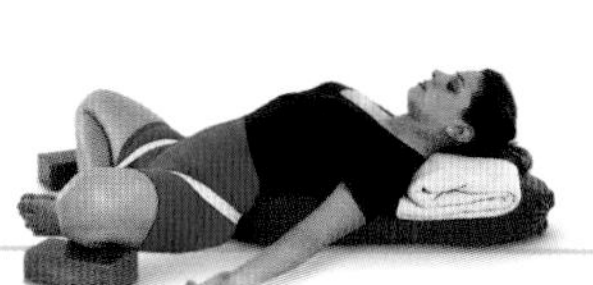

9 仰臥束角式 頁244

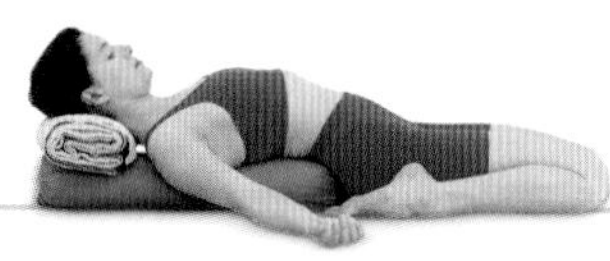

10 仰臥英雄式 頁246

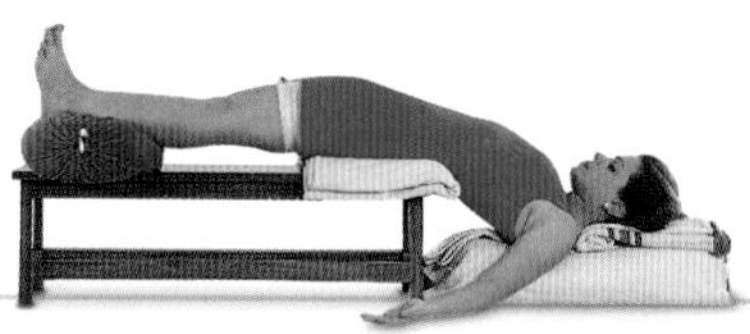

11 橋式 頁237

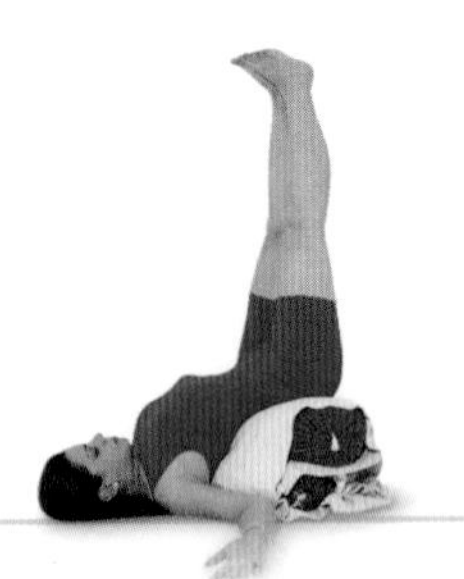

12 倒箭式
頁234

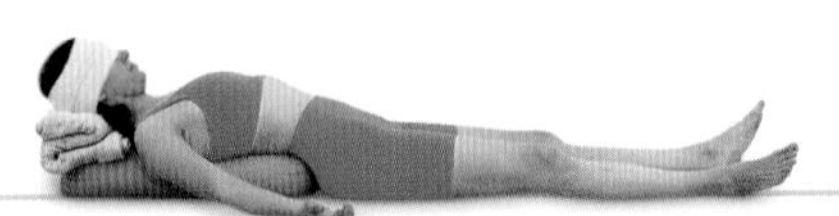

13 攤屍式
頁248

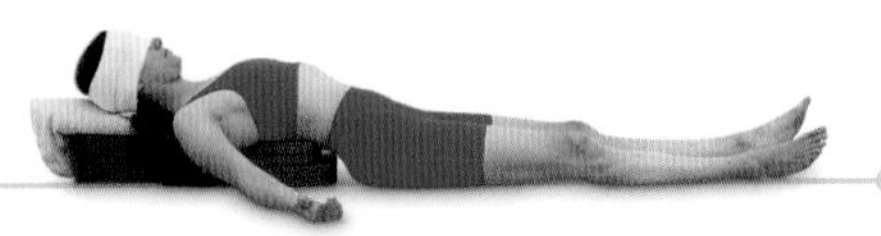

14 勝利呼吸法
頁254

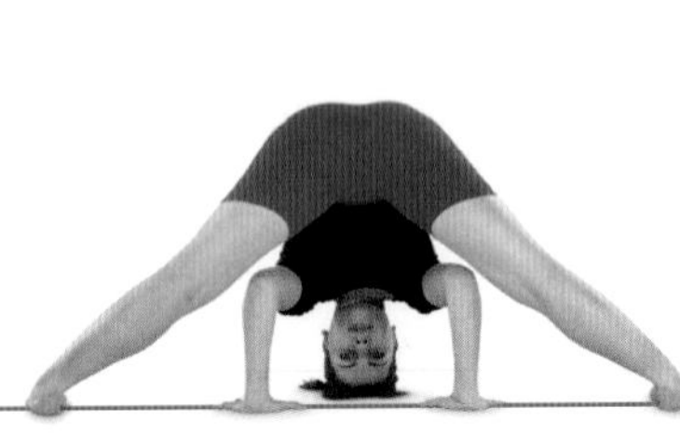

4 分腿前彎式
頁200

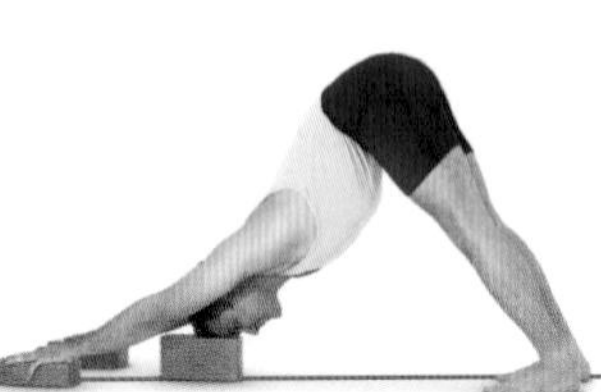

5 下犬式
頁202

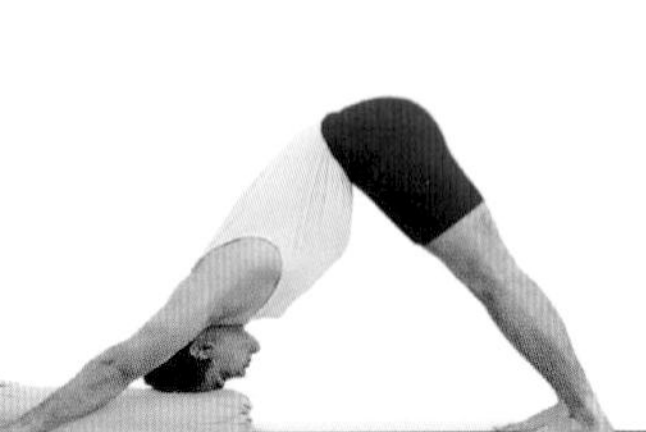

6 下犬式
頁204

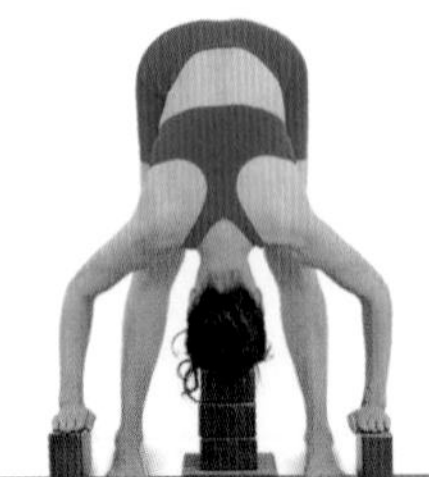

7 加強前屈伸展式
頁197

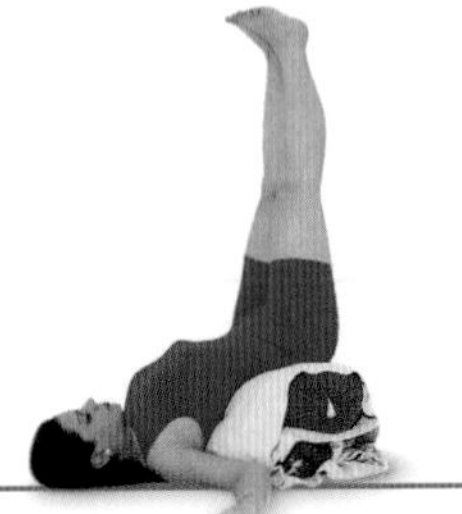

12 倒箭式
頁234

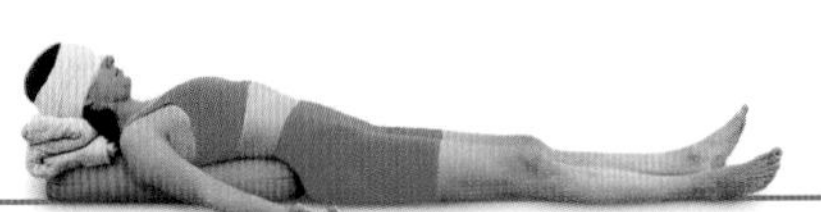

13 攤屍式
頁248

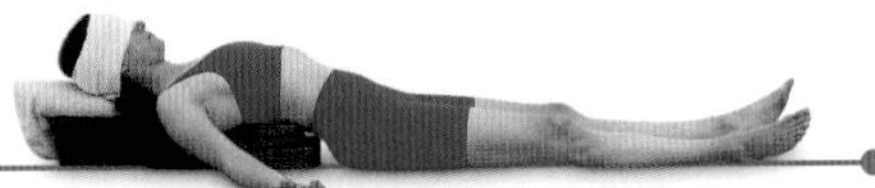

14 勝利呼吸法
頁254

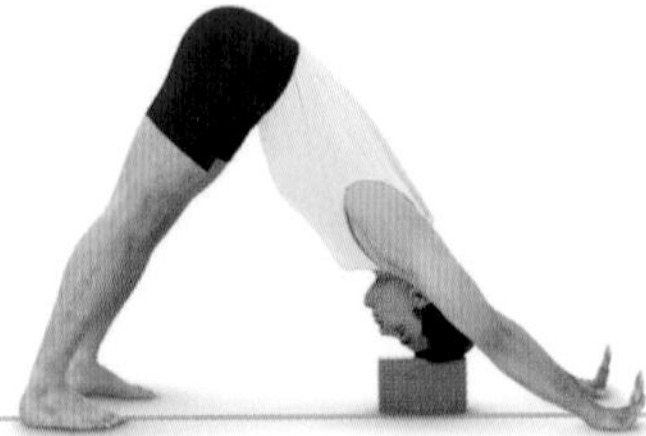

4 下犬式
頁203

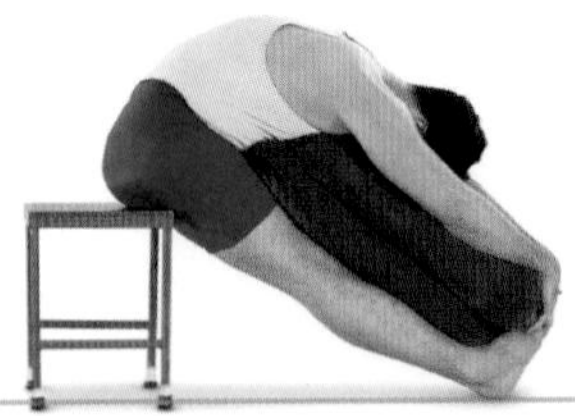

5 臉向下加強背部伸展式
頁217

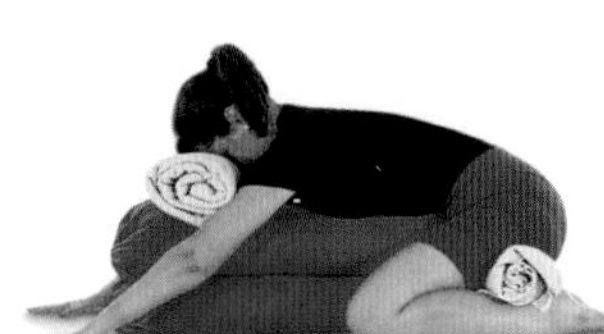

6 臉向下英雄式
頁221

壓力相關的頭痛

壓力會使頭皮和頸部肌肉繃緊，接著頭骨的後方出現悶痛感。通常是在歷經高壓的事件之後，才會開始感到頭部出現中等強度的悶痛或抽痛。

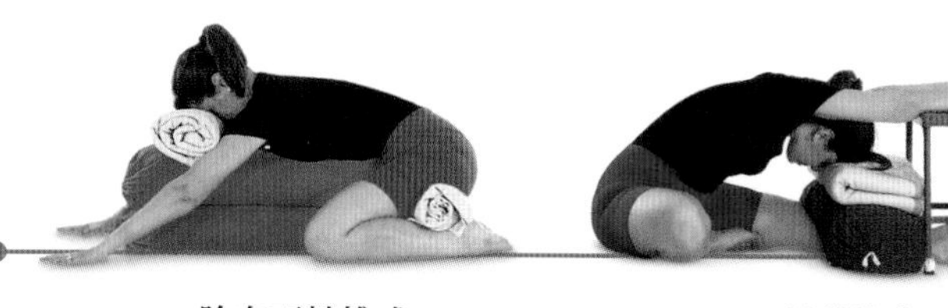

1 臉向下英雄式 頁221

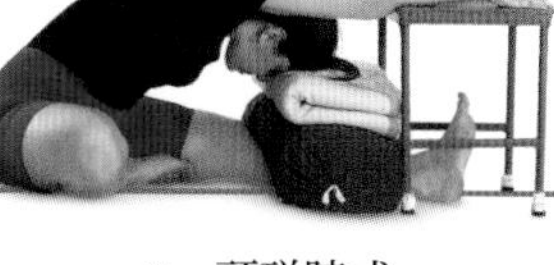

2 頭碰膝式 頁218

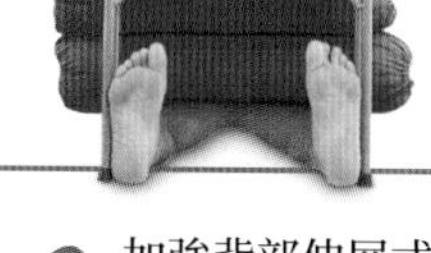

3 加強背部伸展式 頁216

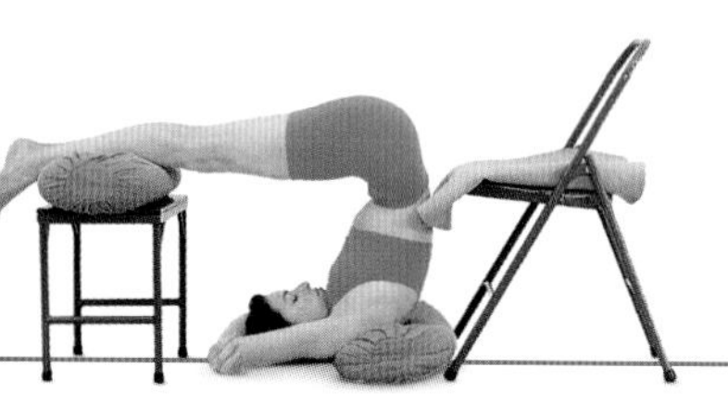

8 犁式 頁232

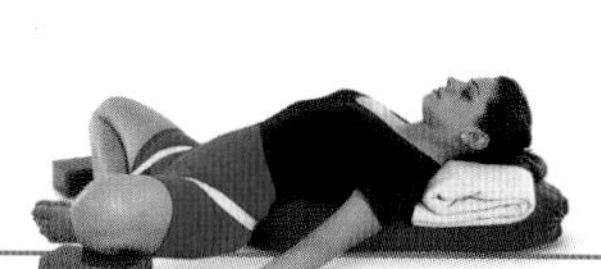

9 仰臥束角式 頁244

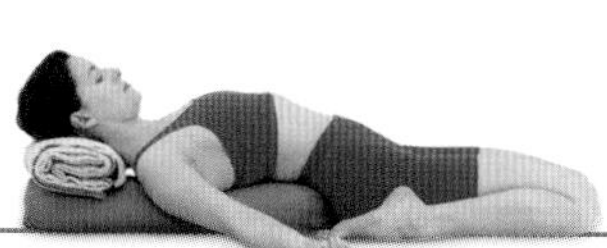

10 仰臥英雄式 頁246

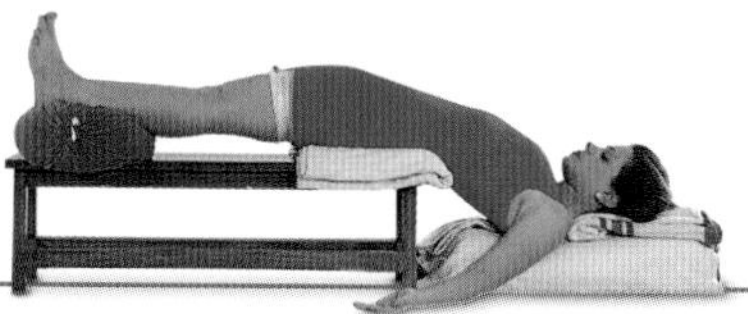

11 橋式 頁237

記憶力衰退

老化過程中通常會輕微喪失記憶能力，但記憶力退化與阿滋海默症這類嚴重的進展性失智是不同的，要能辨別兩者的差異。

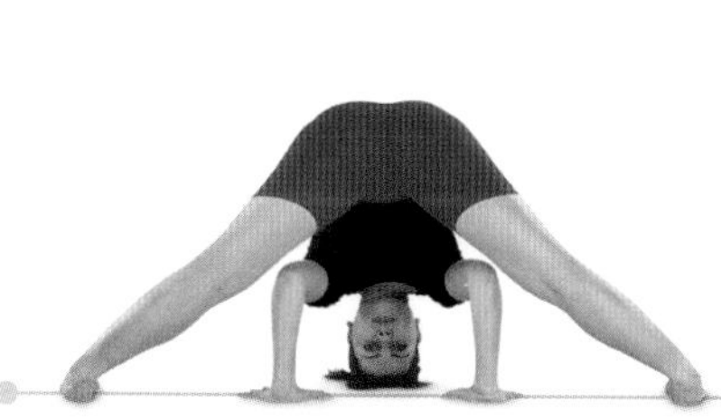

1 分腿前彎式 頁200

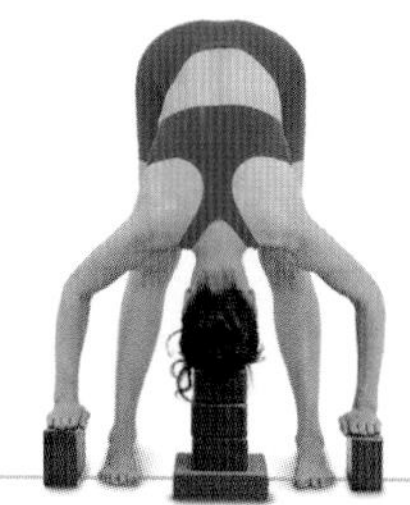

2 加強前屈伸展式 頁197

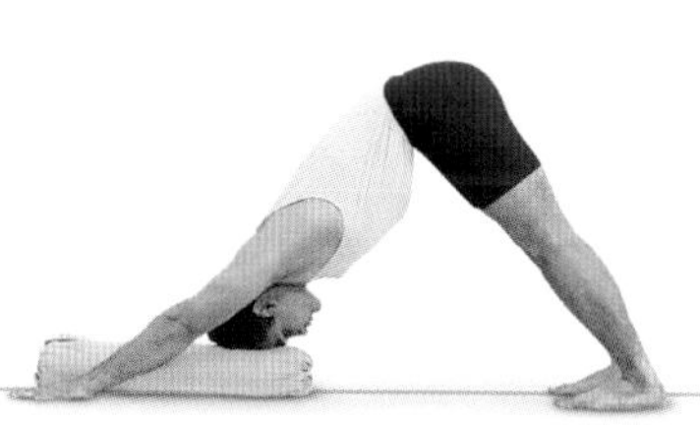

3 下犬式 頁204

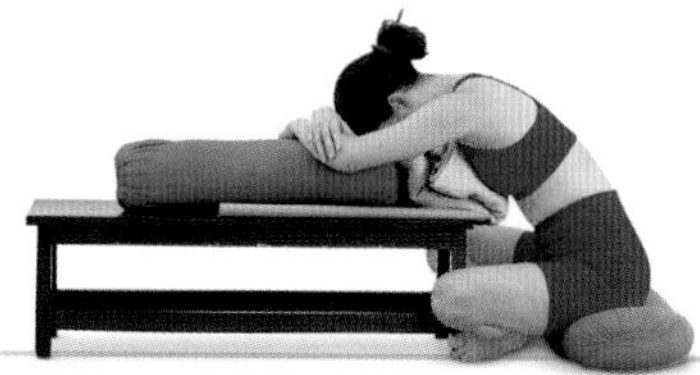

7 臉向下吉祥坐 頁222

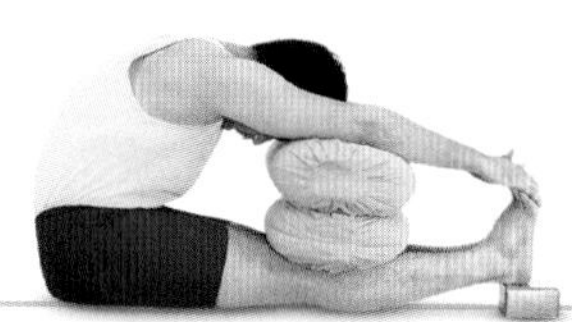

8 加強背部伸展式 頁215

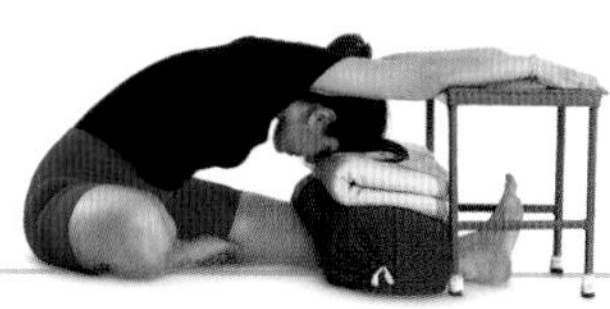

9 頭碰膝式 頁218

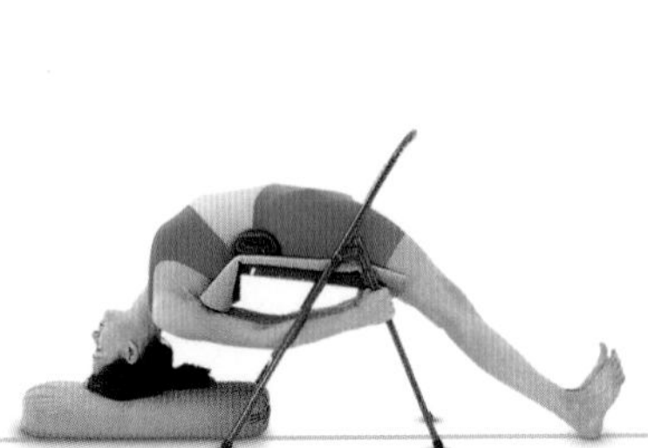

10 反向手杖式 頁239

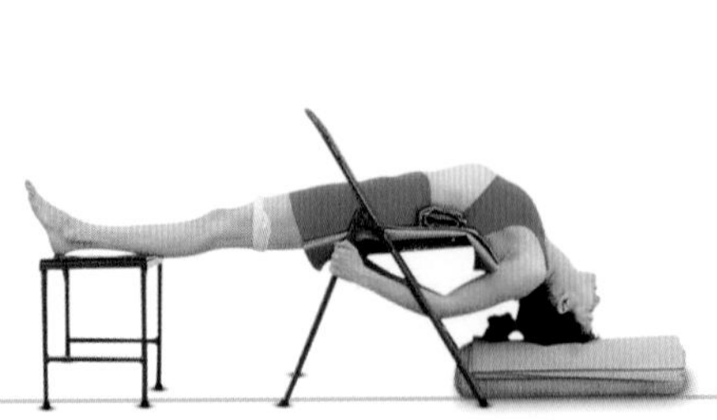

11 反向手杖式 頁239

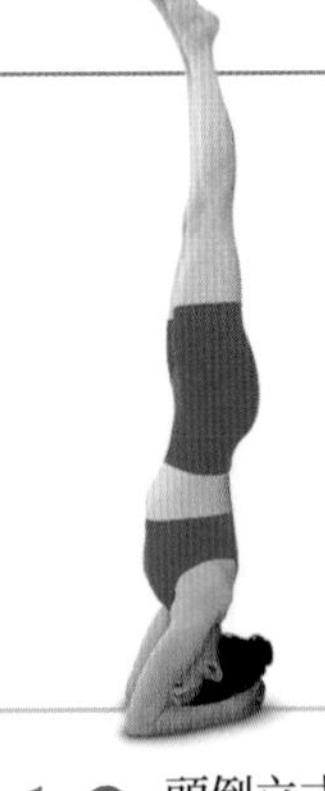

12 頭倒立式 頁138

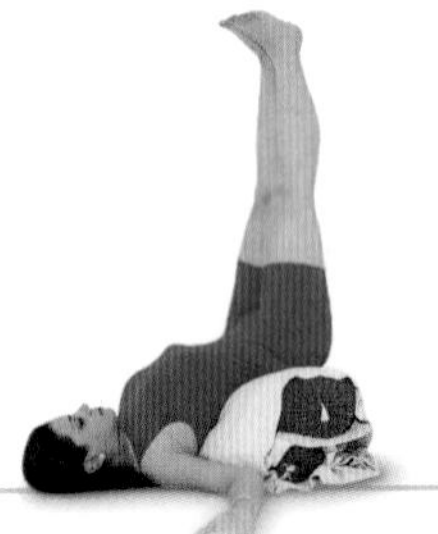

16 倒箭式 頁234

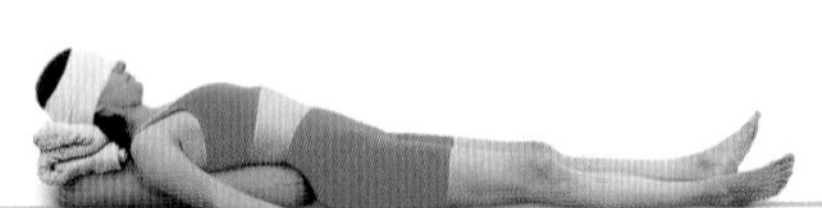

17 攤屍式 頁248

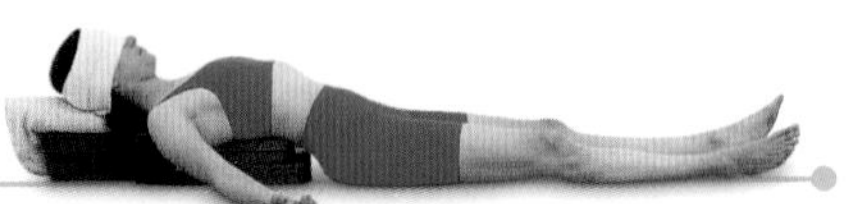

18 勝利呼吸法 頁254

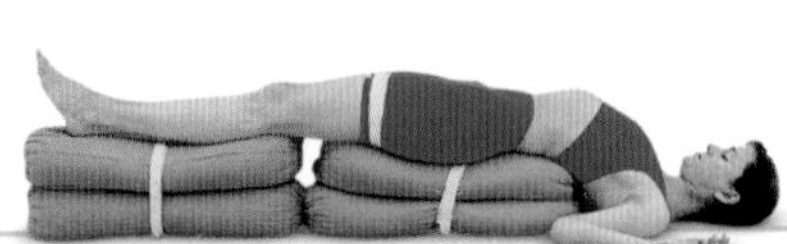

3 橋式 頁237

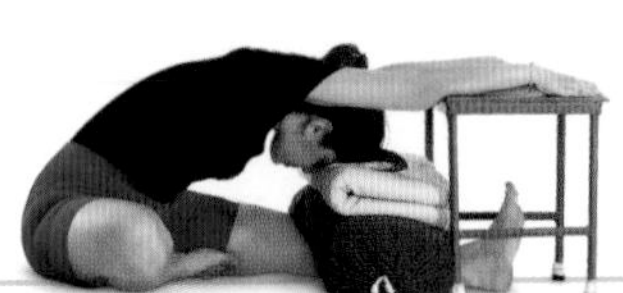

4 頭碰膝式 頁218

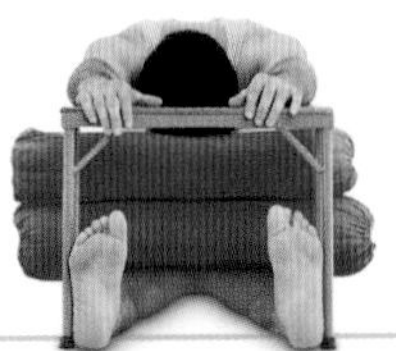

5 加強背部伸展式 頁216

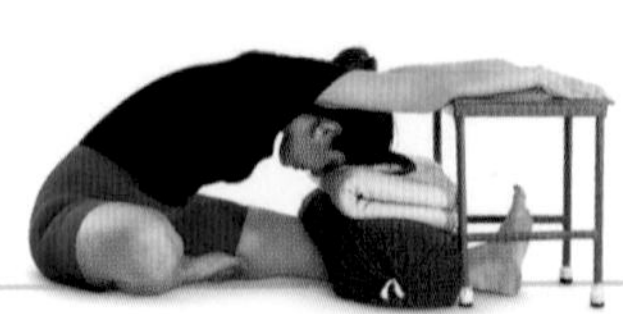

9 頭碰膝式 頁218

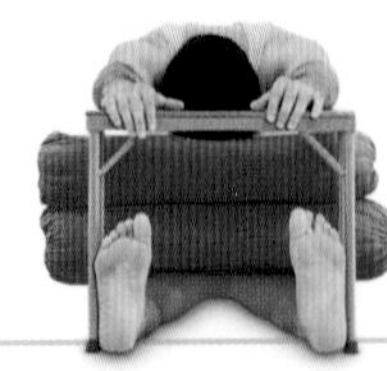

10 加強背部伸展式 頁216

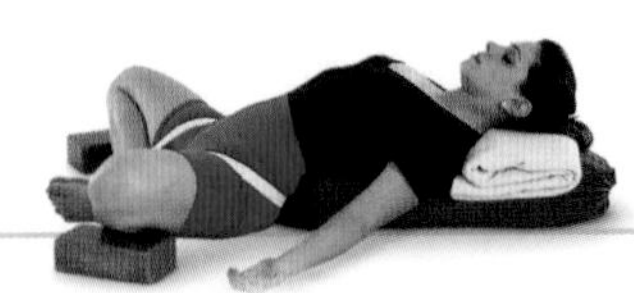

11 仰臥束角式 頁244

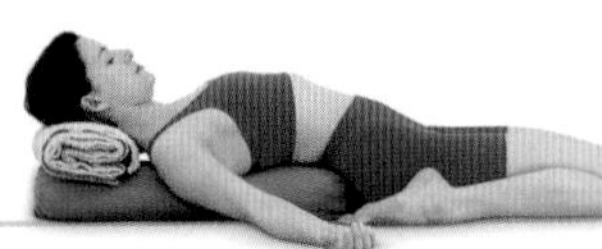

12 仰臥英雄式 頁246

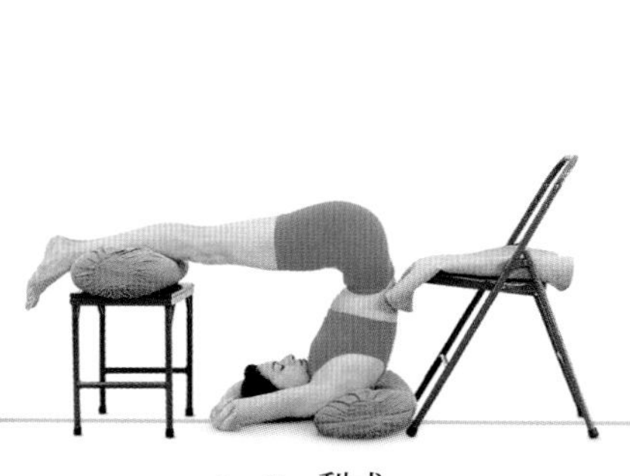
13 犁式
頁232

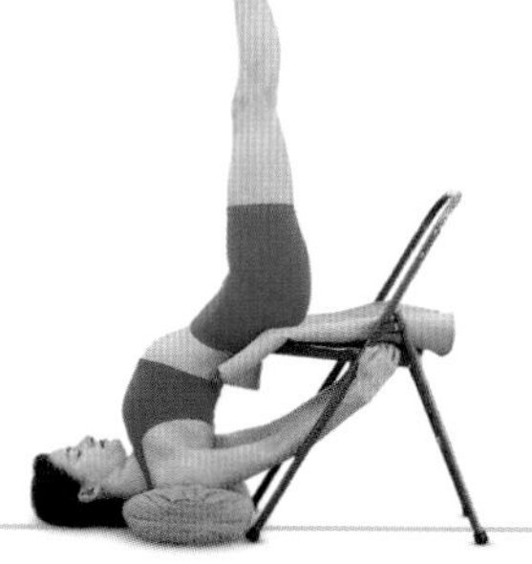
14 肩倒立式
頁230

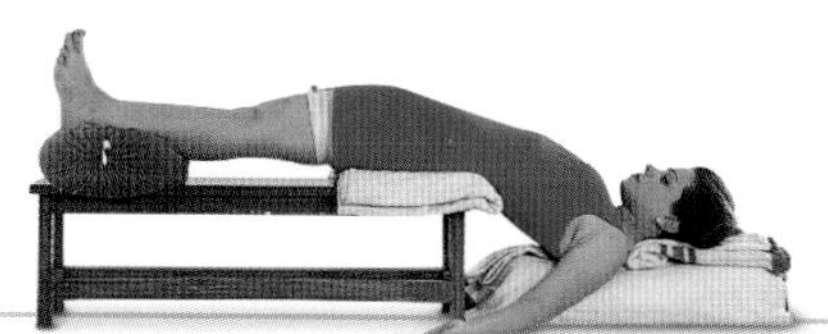
15 橋式
頁237

偏頭痛

這種情況通常是週期性的抽痛，經常伴有噁心和嘔吐。疼痛的位置可能在頭骨的前方、後方或兩側。發作之前則可能會對光線敏感、部分視力喪失和嘴唇麻木。

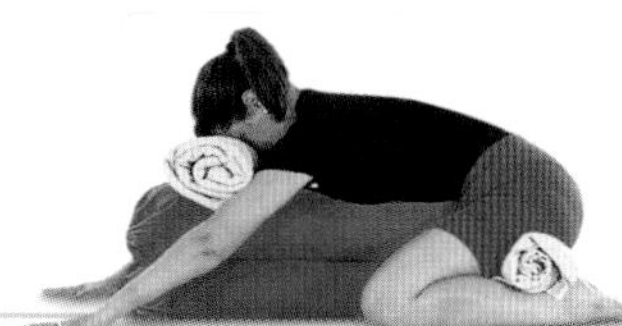
1 臉向下英雄式
頁221

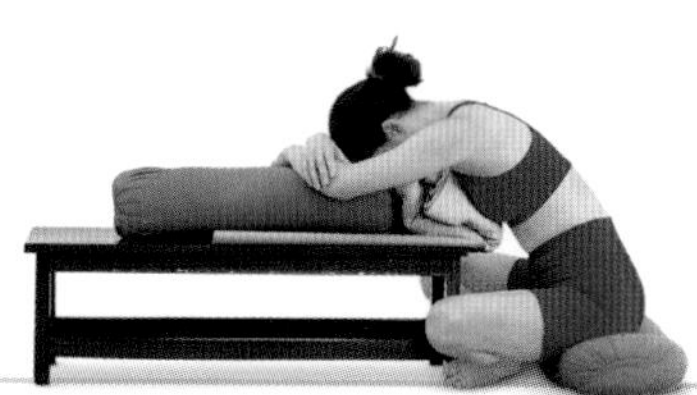
2 臉向下吉祥坐
頁222

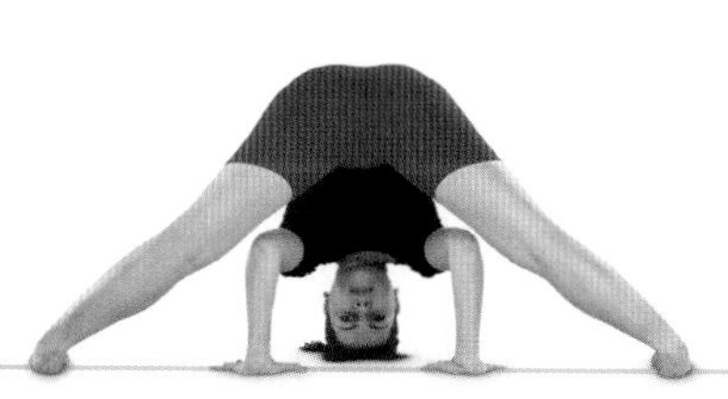
6 分腿前彎式
頁200

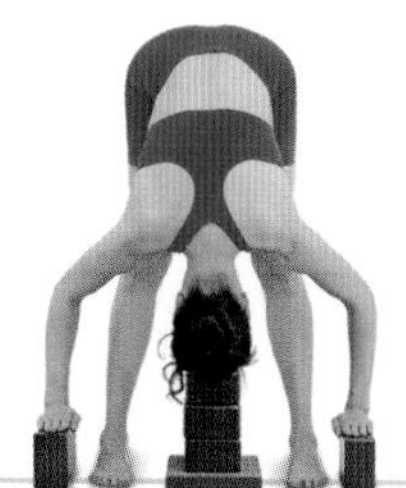
7 加強前屈伸展式
頁197

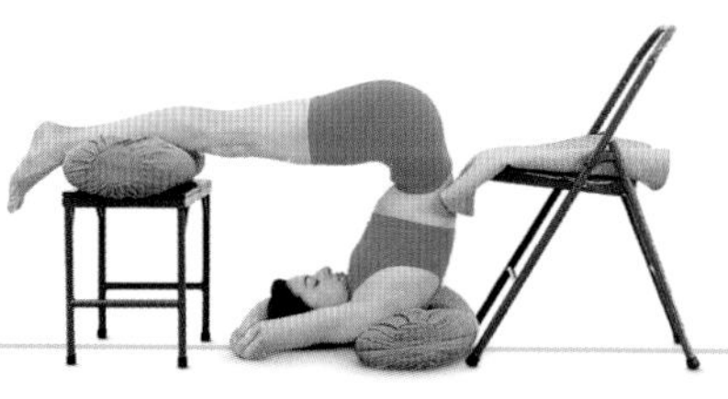
8 犁式
頁232

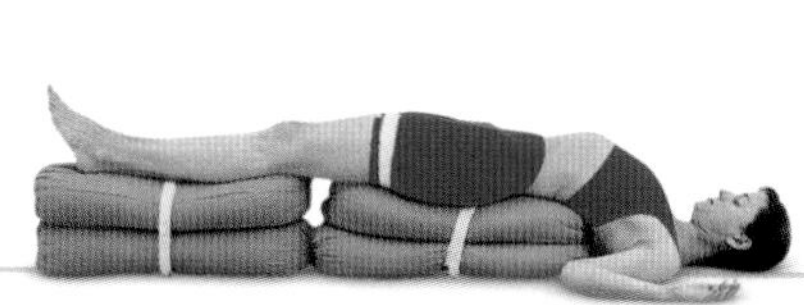
13 橋式
頁237

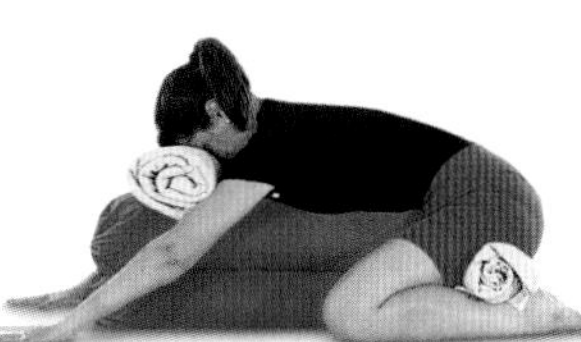
14 臉向下英雄式
頁221

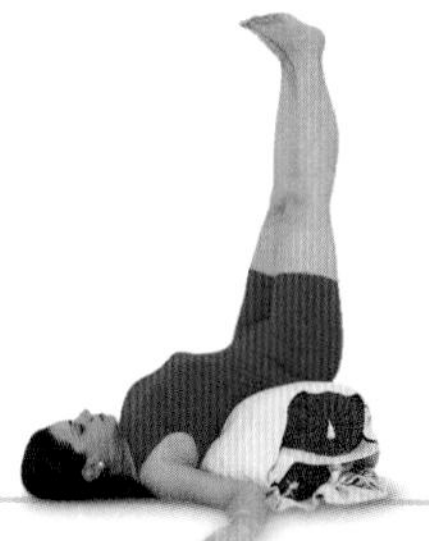
15 倒箭式
頁234

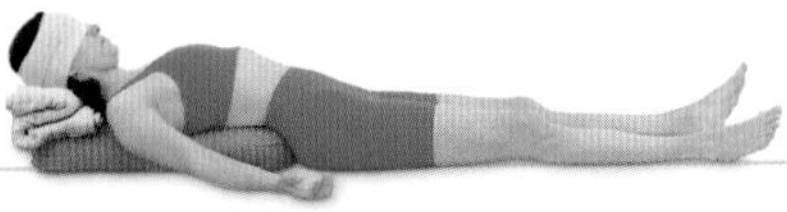

16 攤屍式 頁248

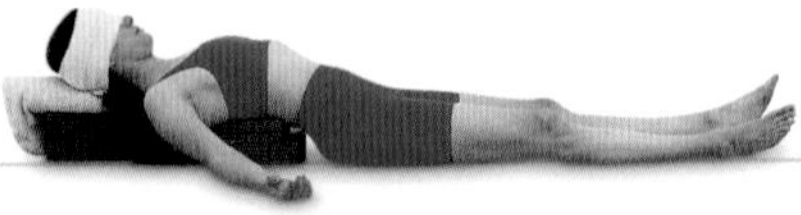

17 勝利呼吸法 頁254

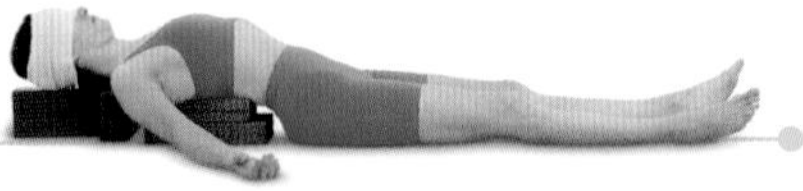

18 間斷呼吸法二 頁257

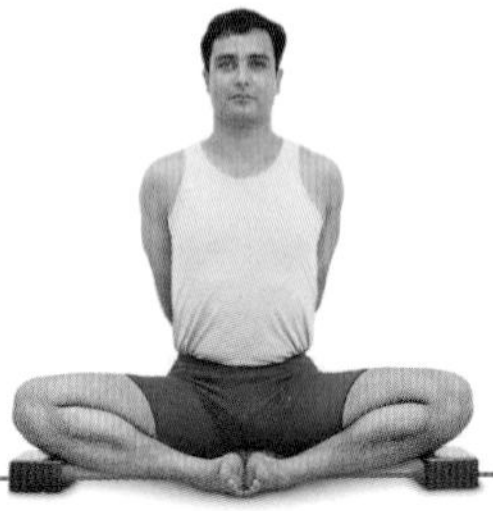

3 束角式 頁208

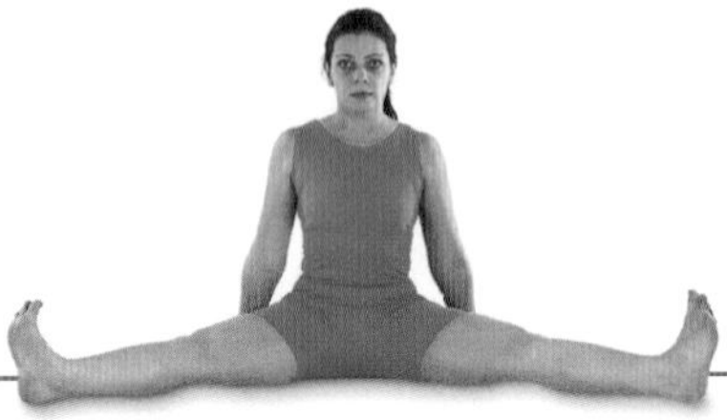

4 坐角式 頁213

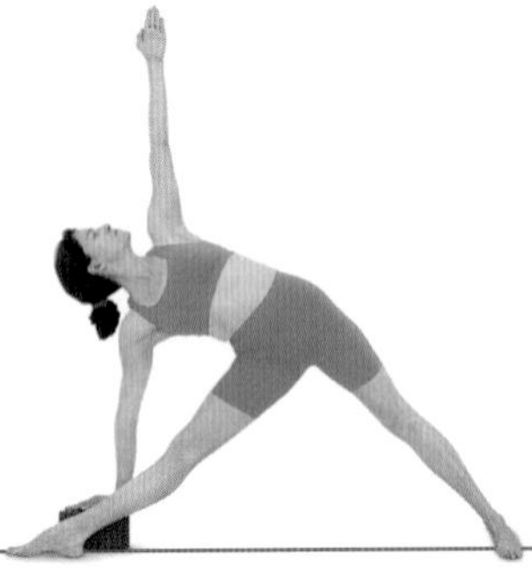

5 三角伸展式 頁192

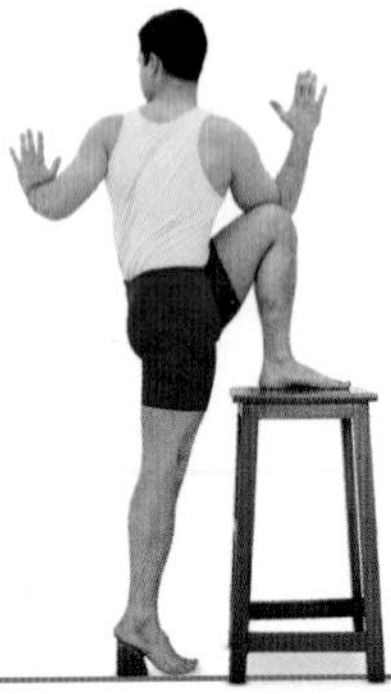

10 伸展聖哲馬里奇式 頁226

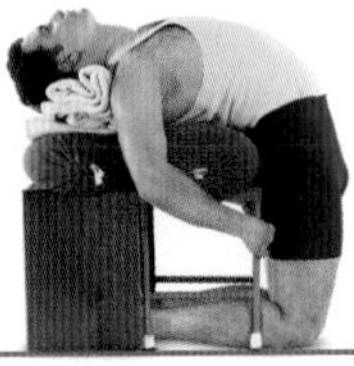

11 駱駝式 頁240

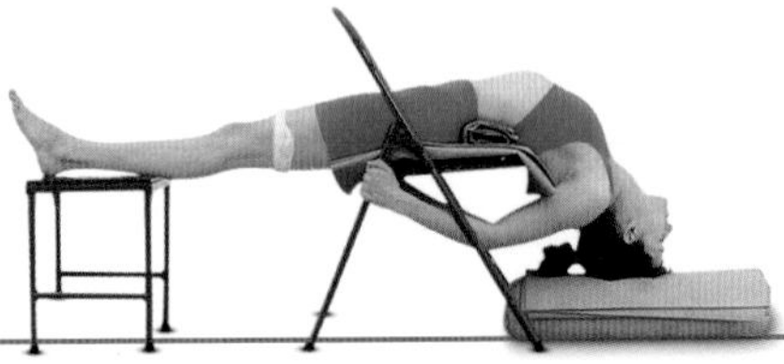

12 反向手杖式 頁239

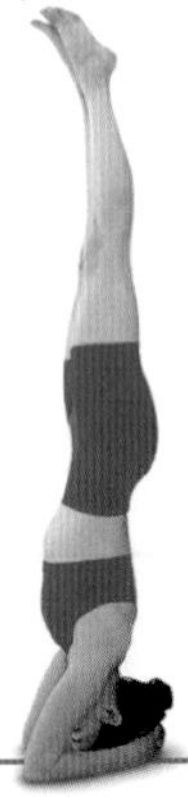

13 頭倒立式 頁138

癲　癇

當大腦的神經細胞發出異常的神經衝動，干擾了大腦用以控制身體的訊號時，便會發生癲癇，且發作並沒有一定的規則。這種異常神經衝動的主因包含頭部受傷、腦部感染和遺傳。

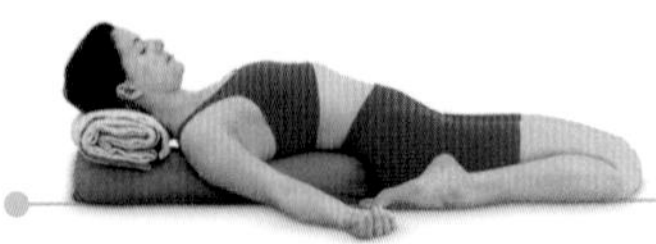

1 仰臥英雄式 頁246

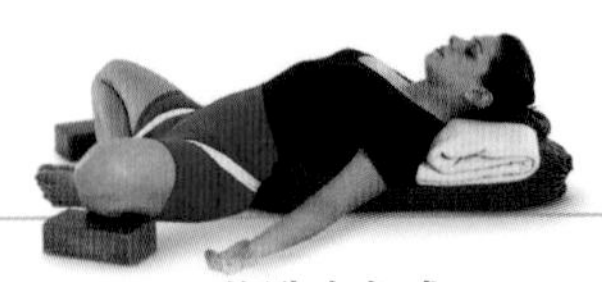

2 仰臥束角式 頁244

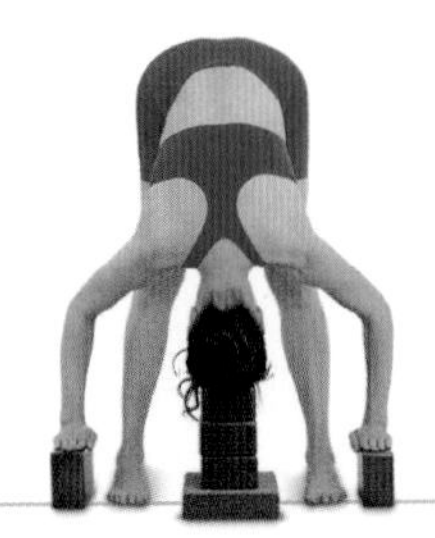

3 加強前屈伸展式 頁197

坐骨神經痛

這是脊椎神經受到壓迫及發炎所致。發作時，劇烈的疼痛感會從下背部開始，朝著腿部和雙腳擴散，發作的模式則視哪些神經受到影響而定。這種痛感就像觸電，並且會隨著站立或行走加劇。

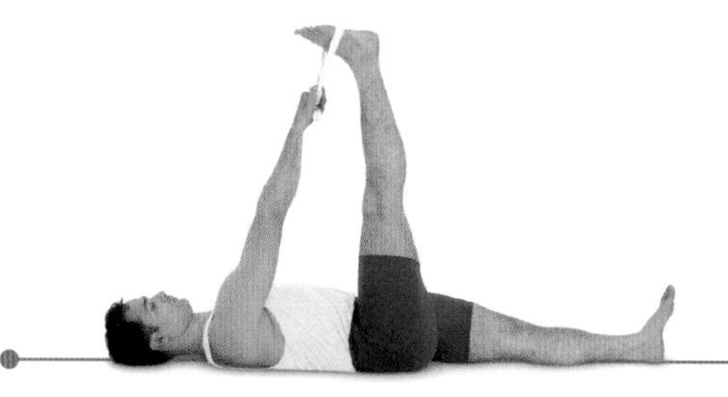

1 仰臥手抓腳趾伸展式 頁242

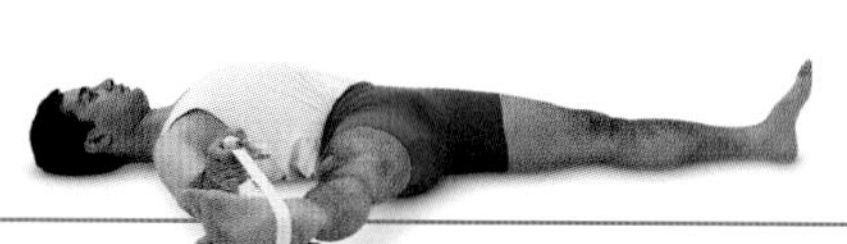

2 仰臥手抓腳趾伸展式 頁243

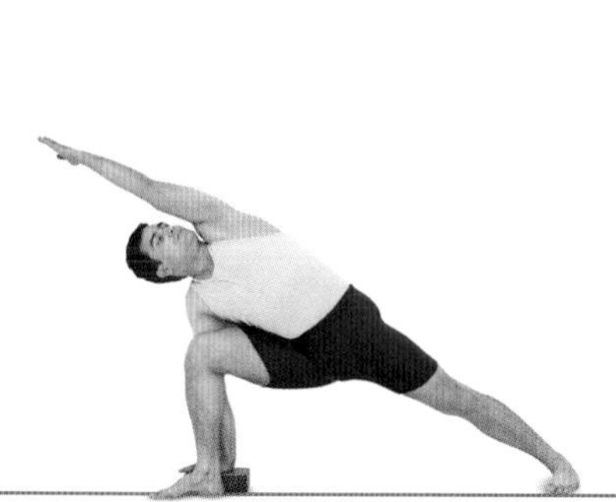

6 側角伸展式 頁194

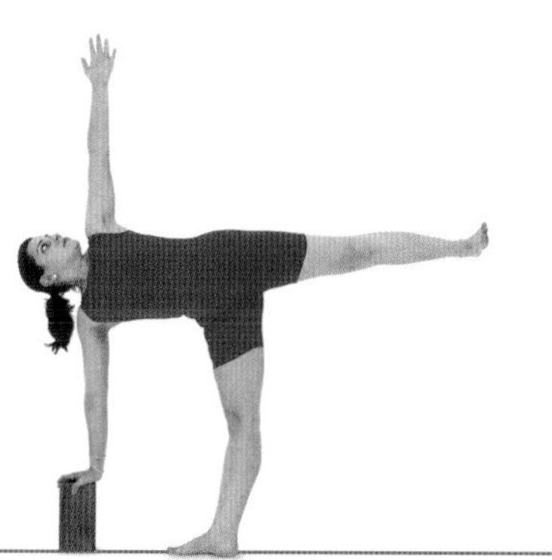

7 半月式 頁196

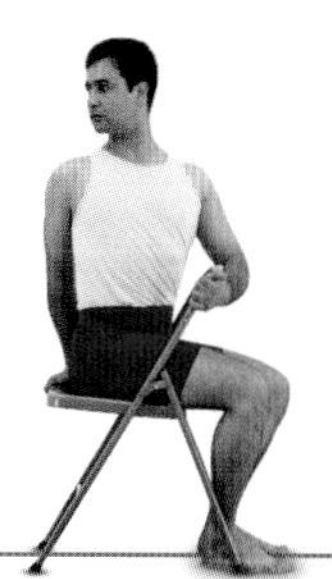

8 巴拉瓦伽式 頁223

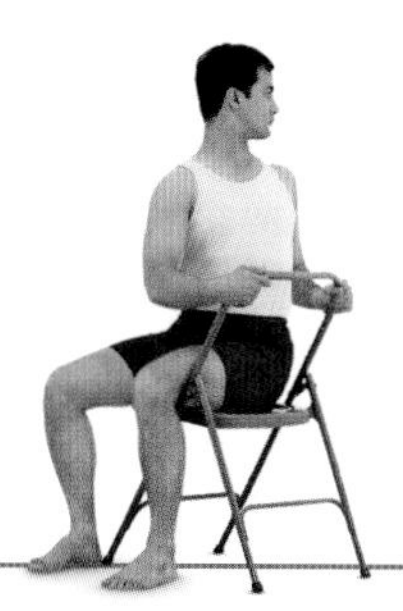

9 巴拉瓦伽式 頁223

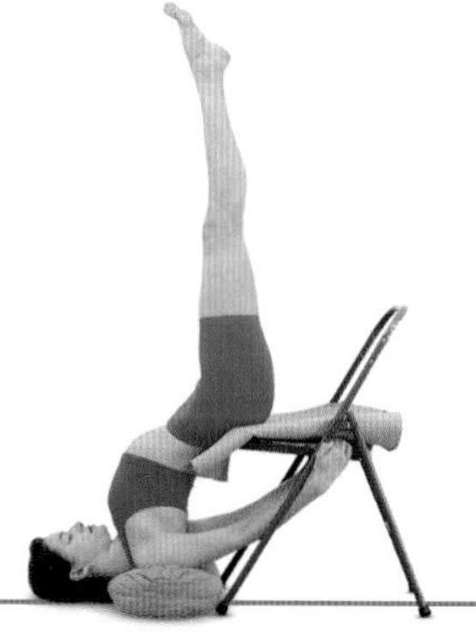

14 肩倒立式 頁230

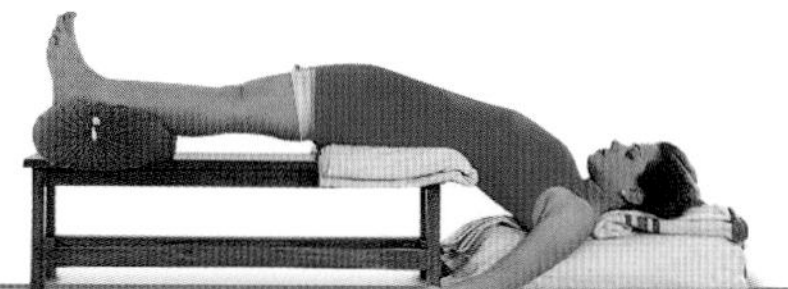

15 橋式 頁237

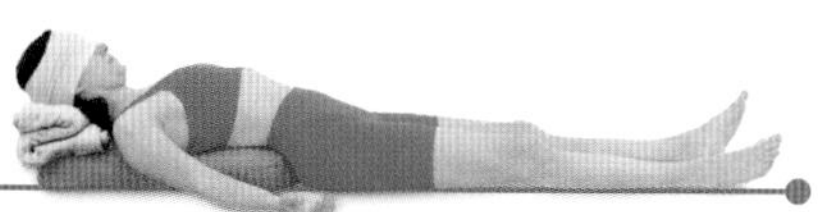

16 攤屍式 頁248

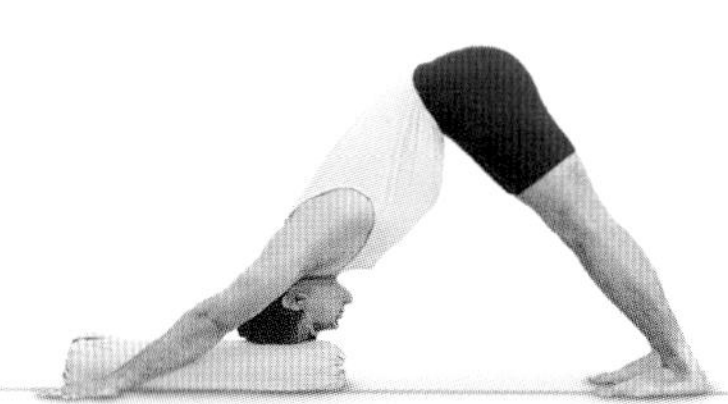

4 下犬式 頁204

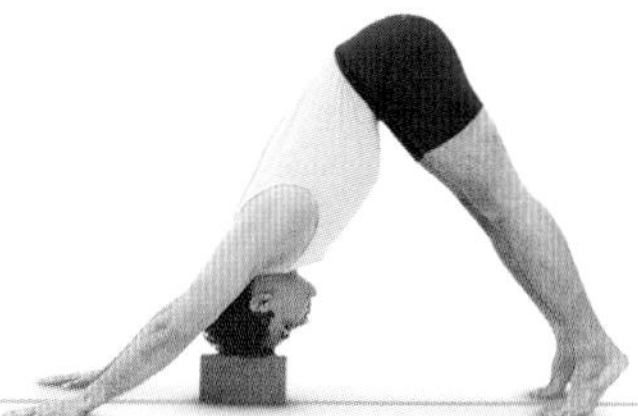

5 下犬式 頁204

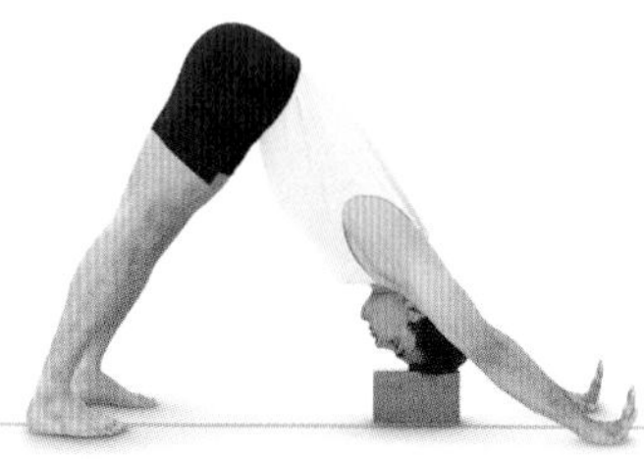

6 下犬式 頁203

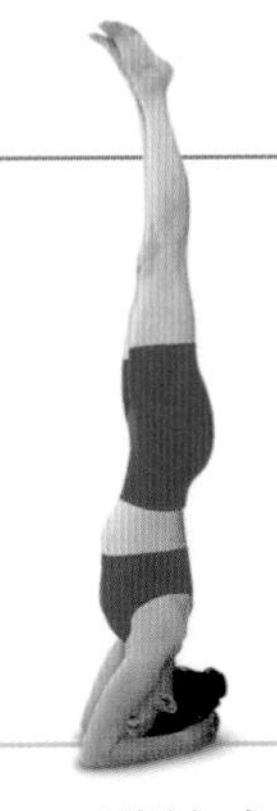

7 頭倒立式
頁138

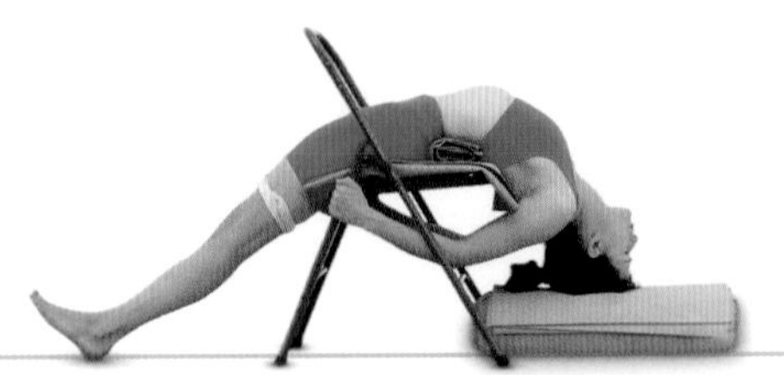

8 反向手杖式
頁238

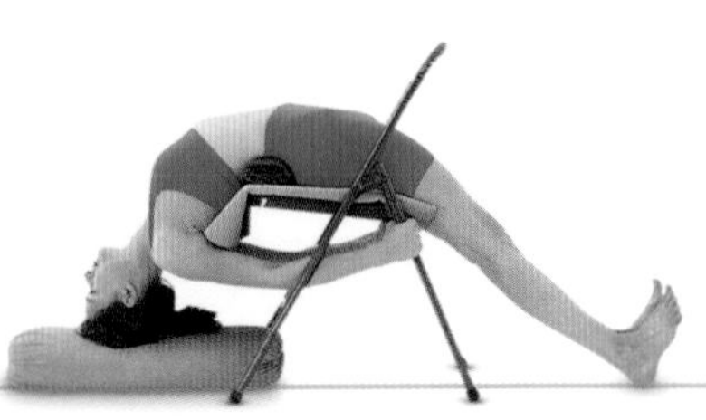

9 反向手杖式
頁239

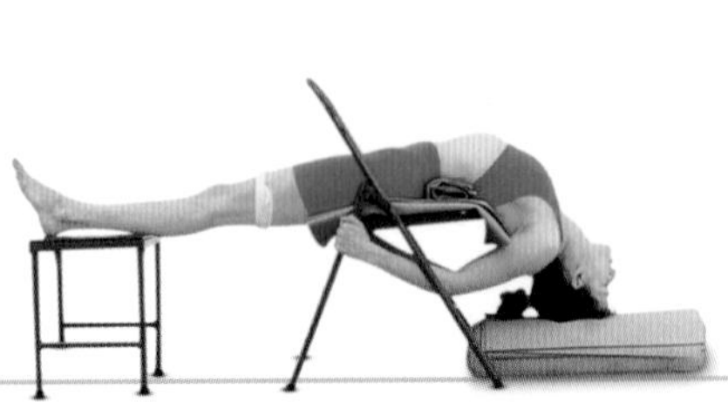

10 反向手杖式
頁239

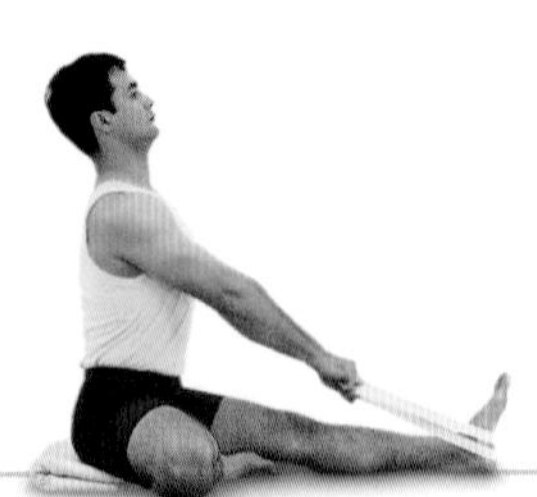

11 臉向上單腳屈膝式
頁207

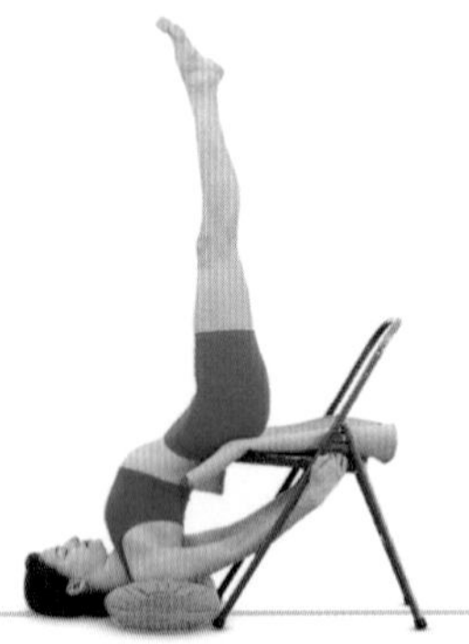

12 肩倒立式
頁230

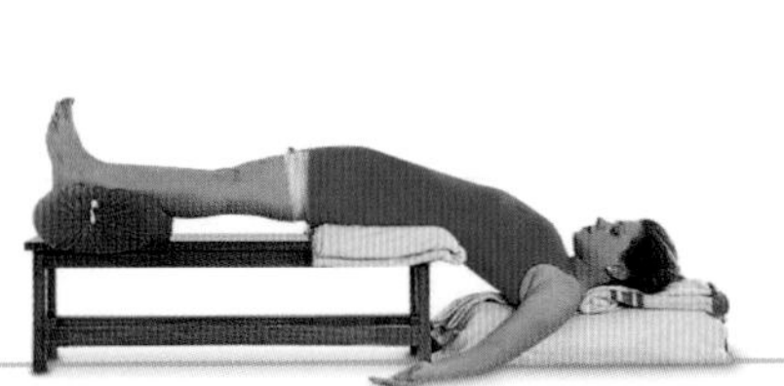

13 橋式
頁237

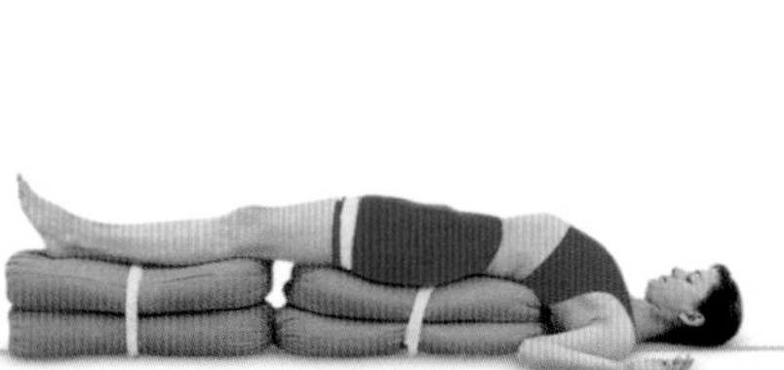

14 橋式
頁237

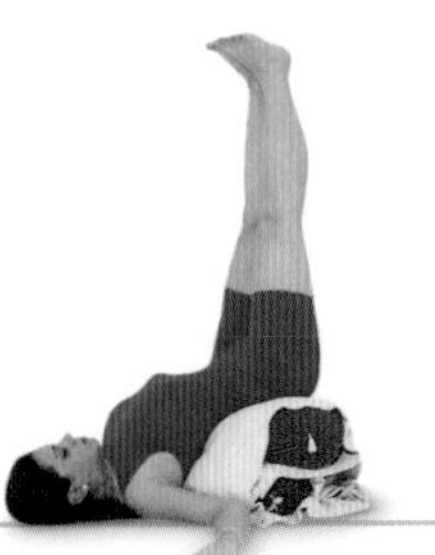

15 倒箭式
頁234

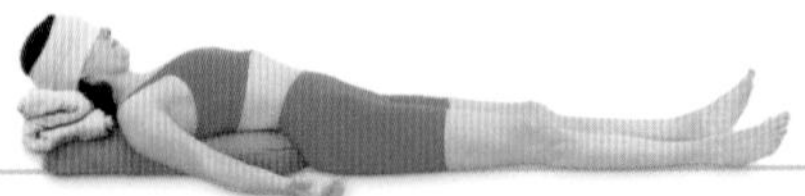

16 攤屍式
頁248

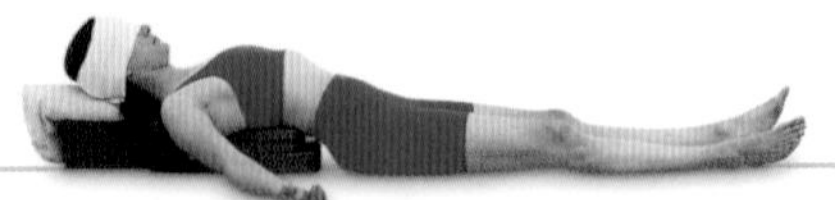

17 勝利呼吸法
頁254

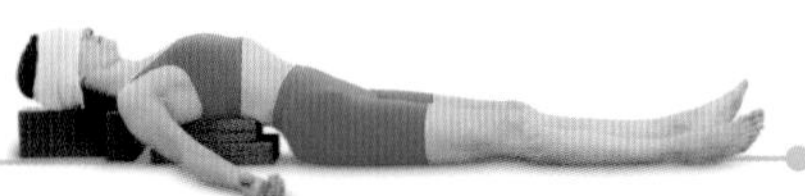

18 間斷呼吸法二
頁257

心智與情緒

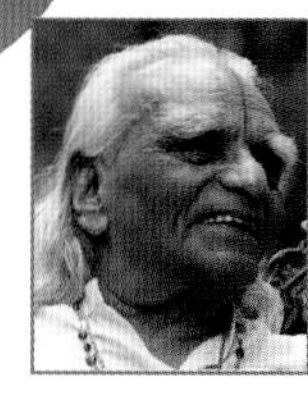

日常生活中的壓力會影響我們的情緒。瑜伽科學認為荷爾蒙系統的分泌會影響心智與神經系統。荷爾蒙失調會引發強烈的情緒，也會使我們容易生病、健康狀況不佳。以下的體式序列能作用於內分泌腺、交感神經與中樞神經系統，進而安撫神經、減緩呼吸並放鬆緊張的身體與心智。

煩躁

壓力會讓不耐煩的情緒爆發，並使我們對日常瑣事反應過度。這些壓力的來源通常是生活中發生變化，例如離婚、喪親，或是睡眠不足、工作中的焦慮感或厭惡感。以下的體式有助於減緩壓力。

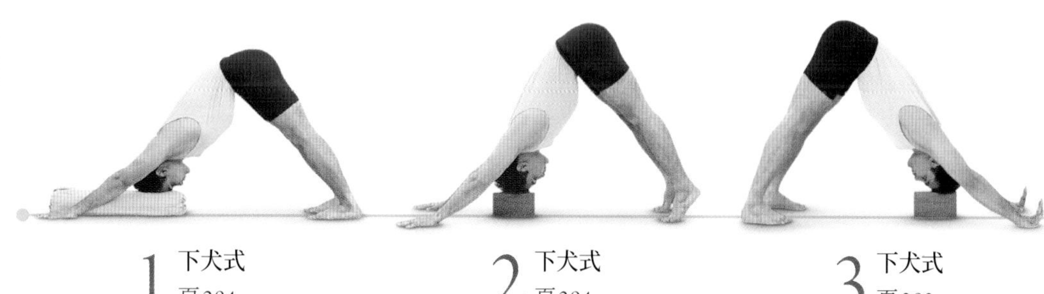

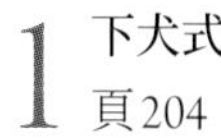

1 下犬式 頁204

2 下犬式 頁204

3 下犬式 頁203

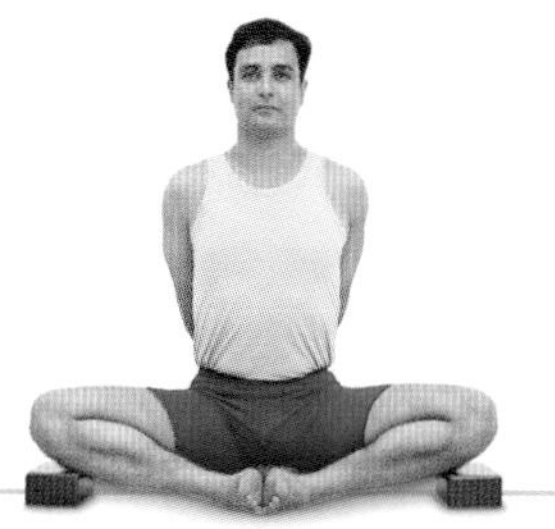

4 束角式 頁208

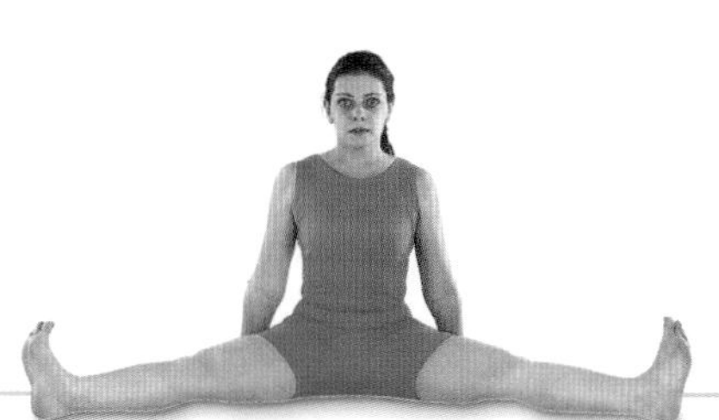

5 坐角式 頁213

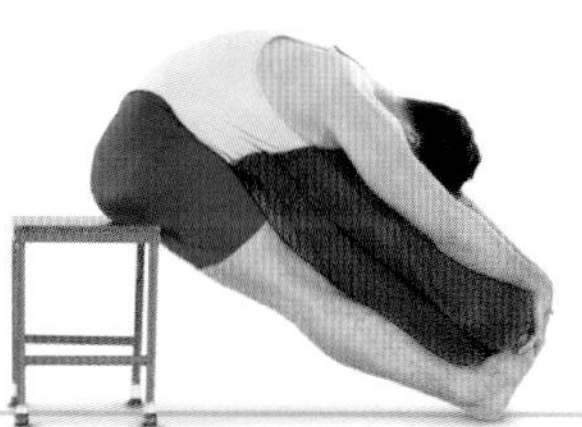

6 臉向下加強背部伸展式 頁217

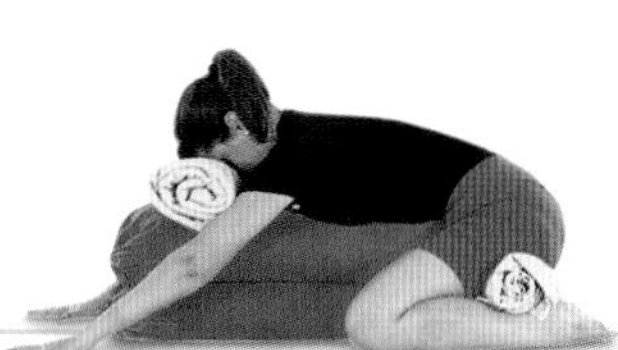

7 臉向下英雄式 頁221

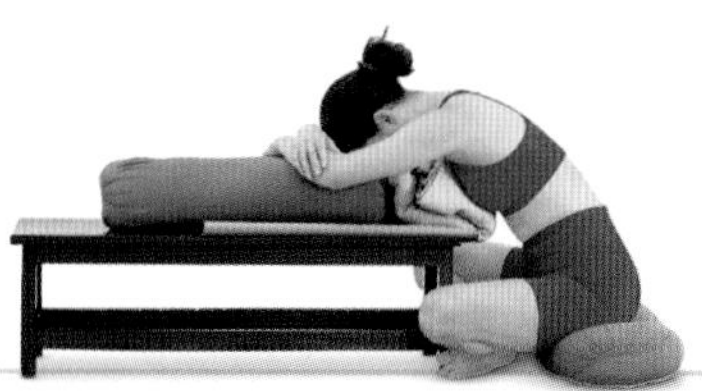

8 臉向下吉祥坐 頁222

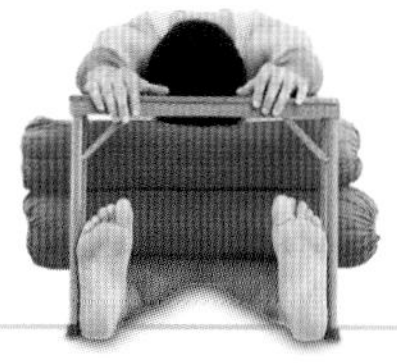

9 加強背部伸展式 頁216

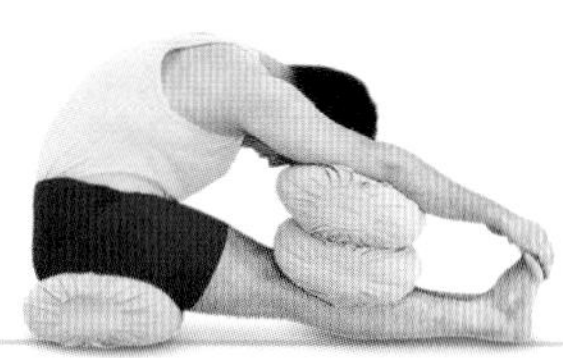

10 加強背部伸展式 頁215

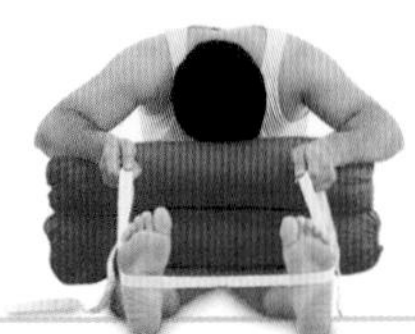

11 加強背部伸展式 頁216

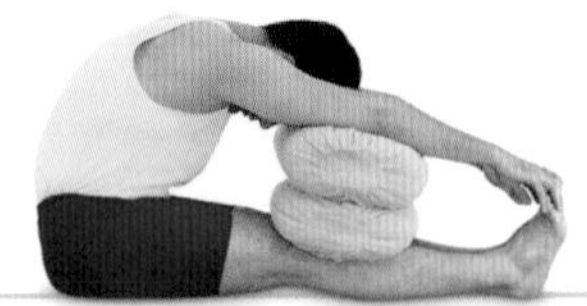

12 加強背部伸展式 頁214

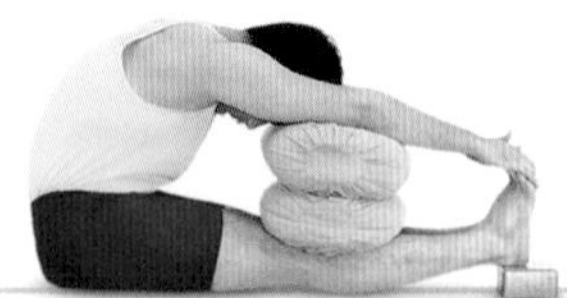

13 加強背部伸展式 頁215

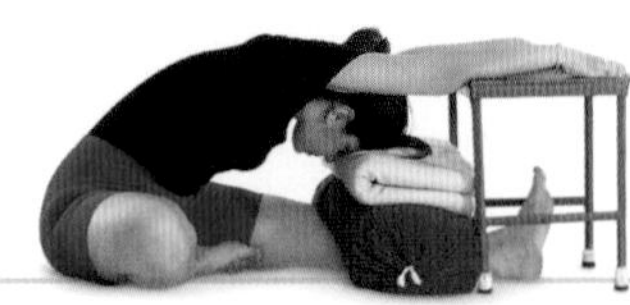

14 頭碰膝式 頁218

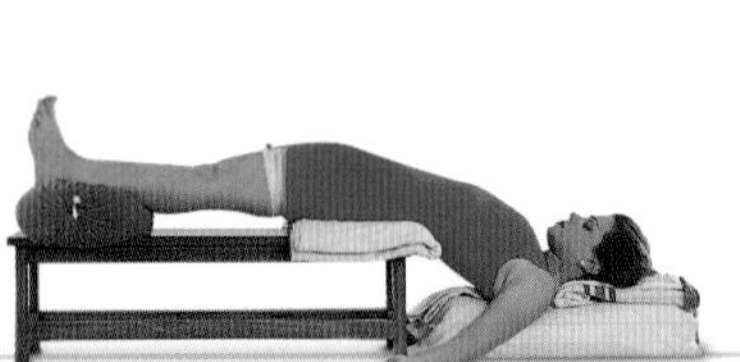

19 橋式 頁237

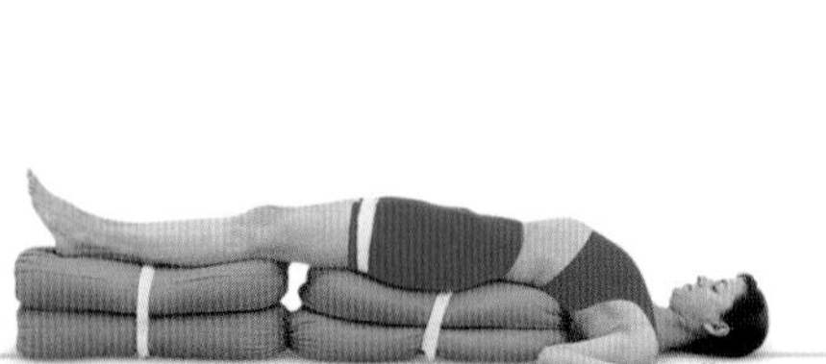

20 橋式 頁237

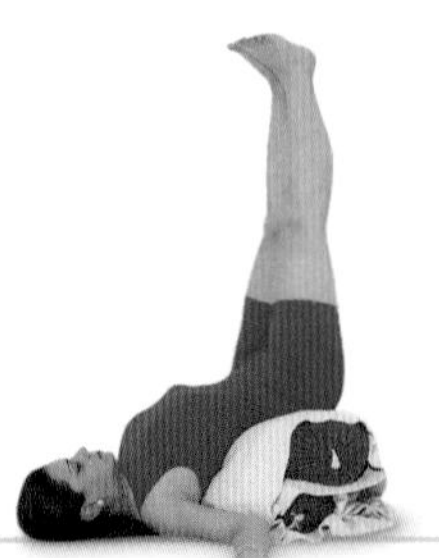

21 倒箭式 頁234

心理疲憊

心理疲憊的特徵包含健忘、易怒、感到索然無味、困惑、注意力不集中和憂鬱。造成疲憊的原因包括睡眠不足、精神損害或工作壓力大，並且人們通常容易低估這種情況潛在的嚴重性。

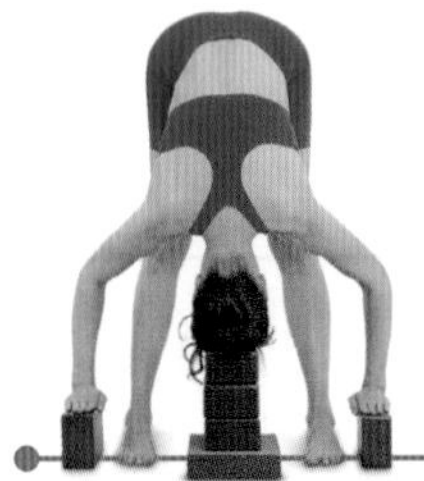

1 加強前屈伸展式 頁197

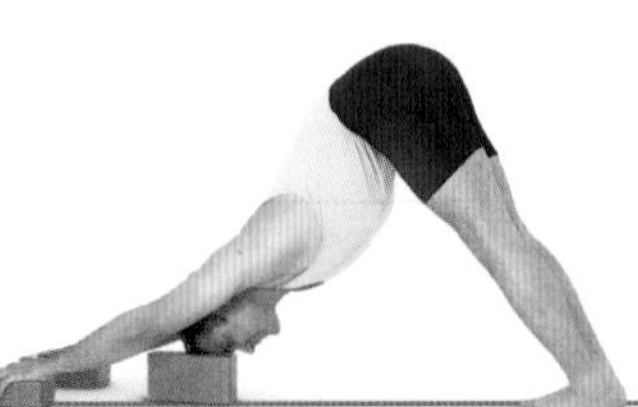

2 下犬式 頁202

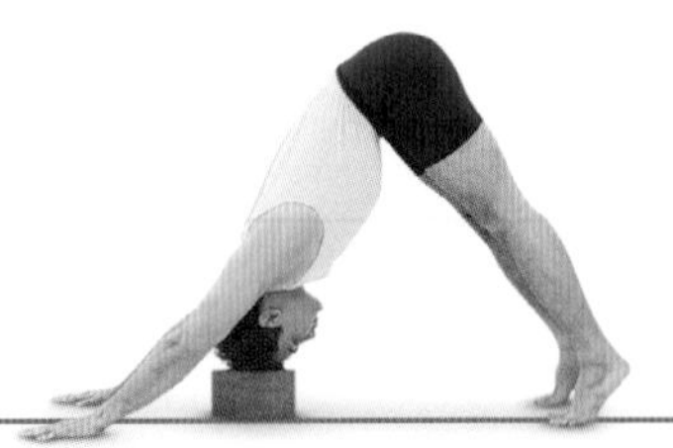

3 下犬式 頁204

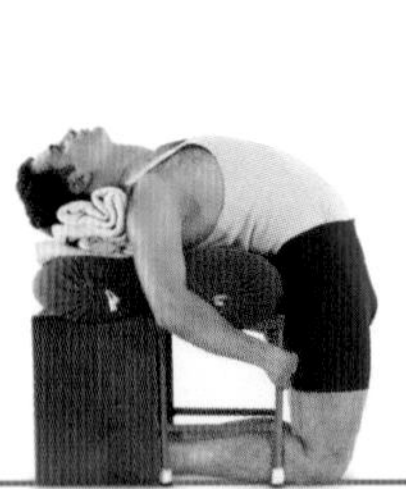

8 駱駝式 頁240

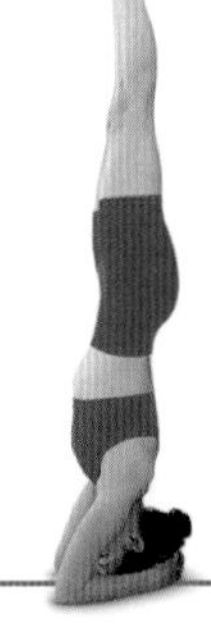

9 頭倒立式 頁138

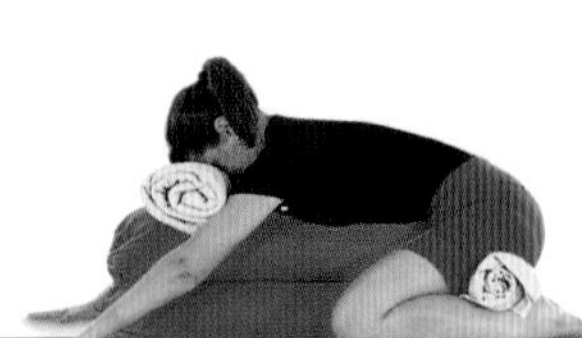

10 臉向下英雄式 頁221

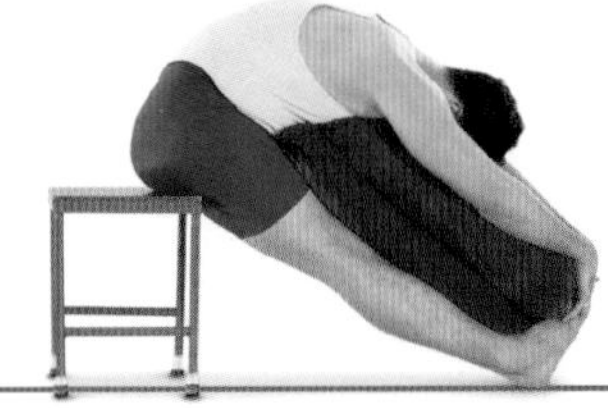

11 臉向下加強背部伸展式 頁217

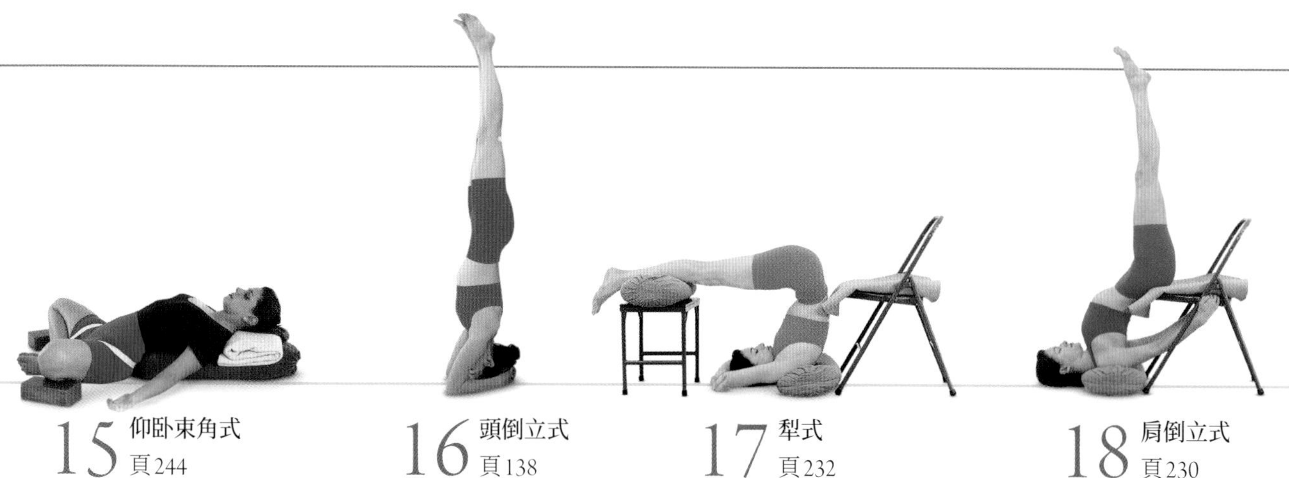

15 仰臥束角式 頁244

16 頭倒立式 頁138

17 犁式 頁232

18 肩倒立式 頁230

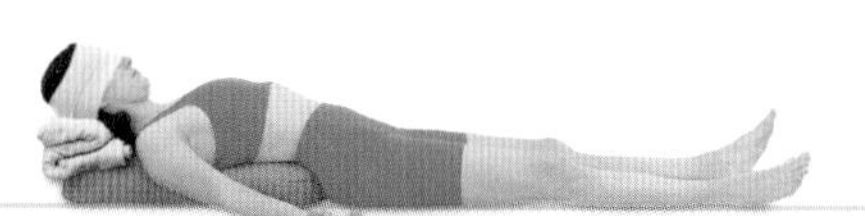

22 攤屍式 頁248

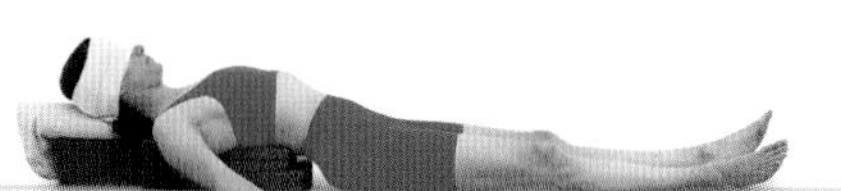

23 勝利呼吸法 頁254

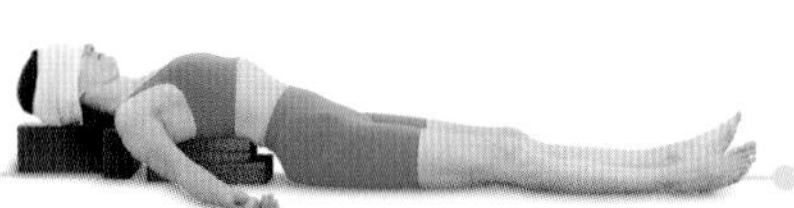

24 間斷呼吸法二 頁257

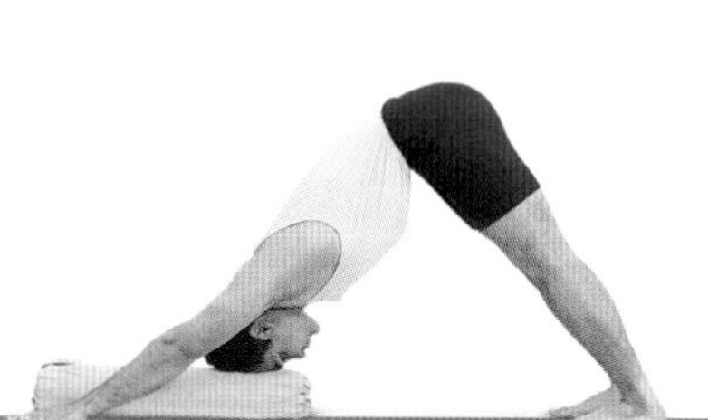

4 下犬式 頁204

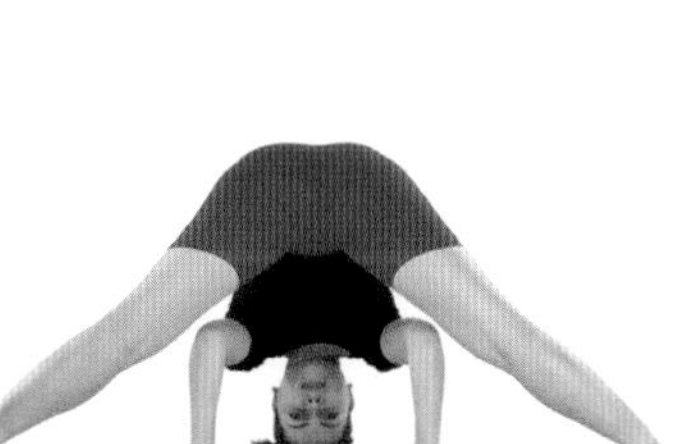

5 分腿前彎式 頁200

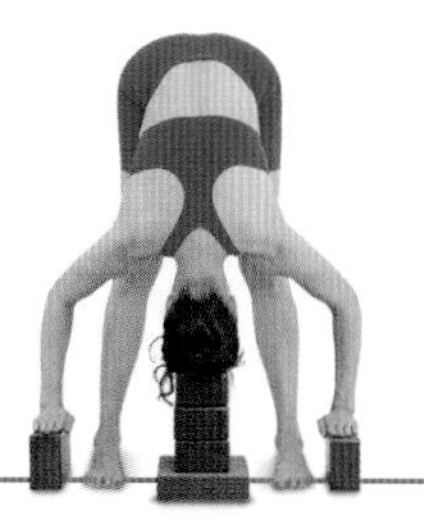

6 加強前屈伸展式 頁197

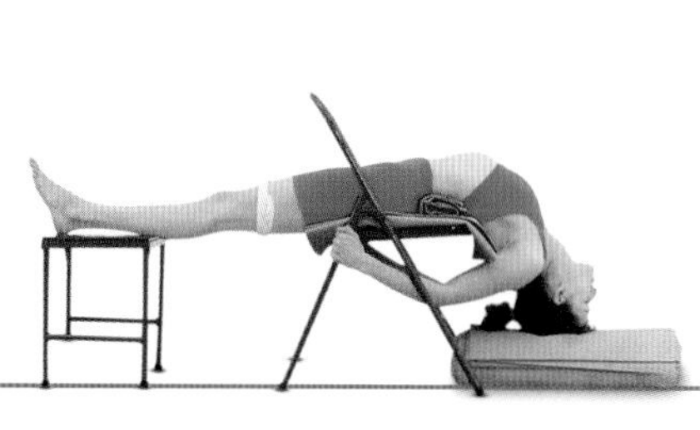

7 反向手杖式 頁239

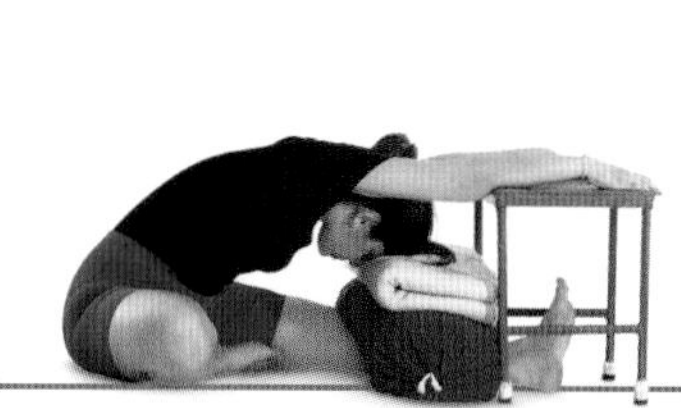

12 頭碰膝式 頁218

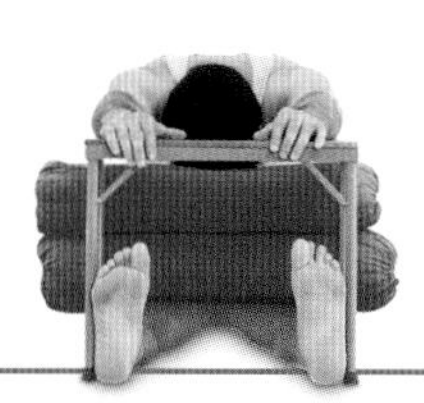

13 加強背部伸展式 頁216

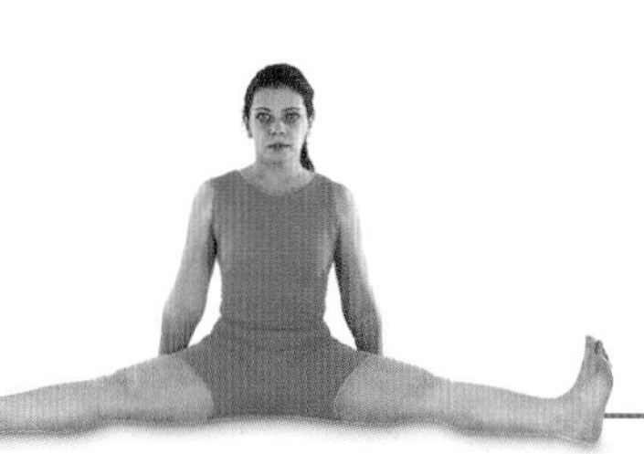

14 坐角式 頁213

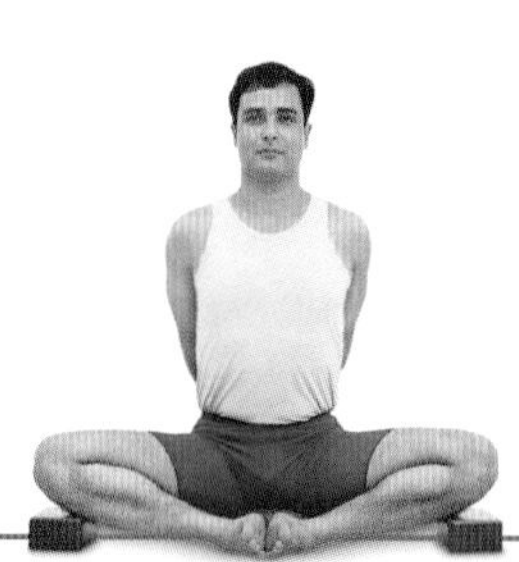

15 束角式 頁208

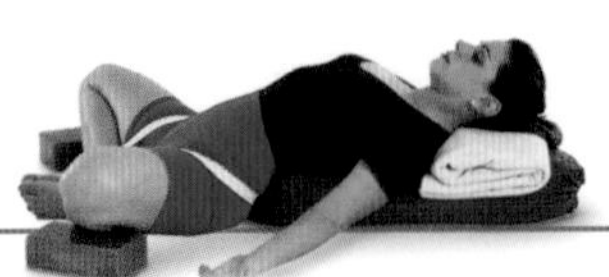

16 仰臥束角式 頁244

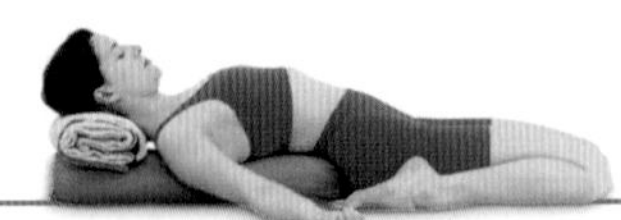

17 仰臥英雄式 頁246

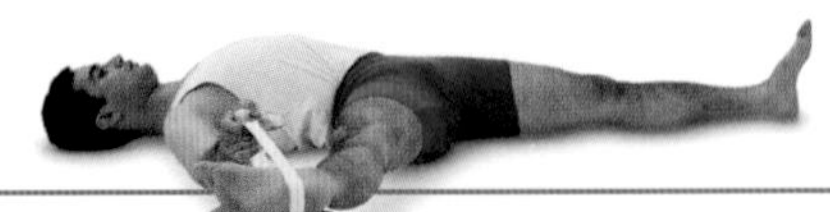

18 仰臥手抓腳趾伸展式 頁243

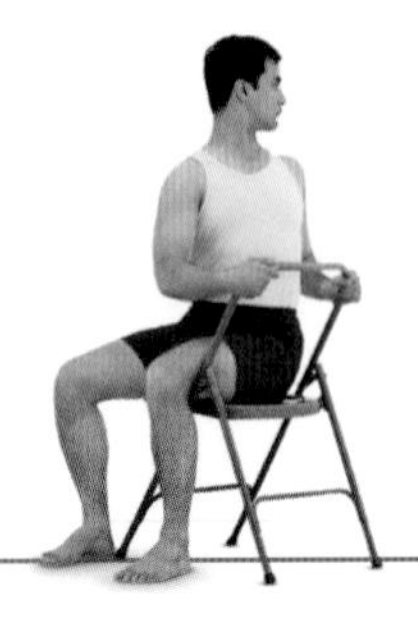

22 巴拉瓦伽式 頁223

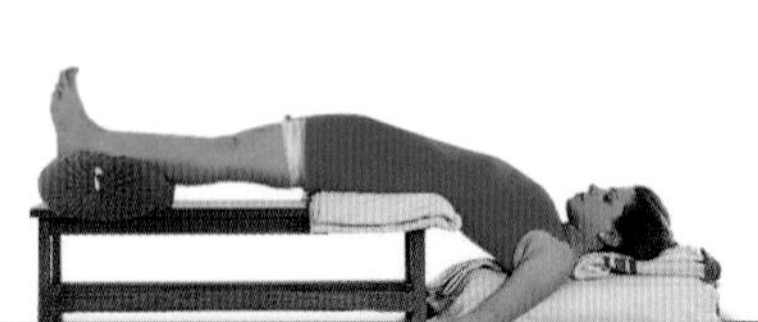

23 橋式 頁237

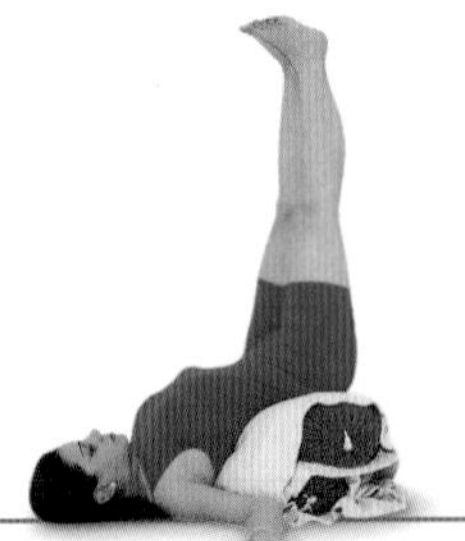

24 倒箭式 頁234

失　眠

反覆醒來、入睡困難或過早起床都是失眠的症狀，這些症狀有可能是暫時性的，會隨著生活壓力而消失，但也可能是慢性症狀，通常與疾病、精神狀況或長期用藥有關。

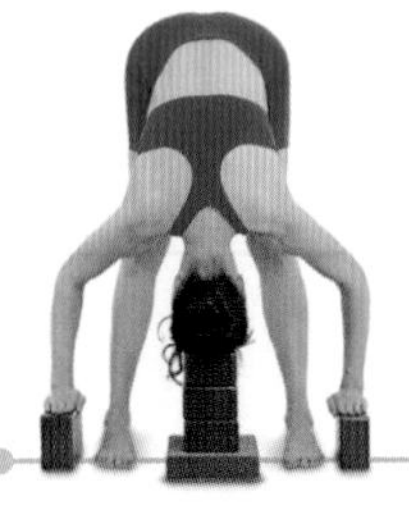

1 加強前屈伸展式 頁197

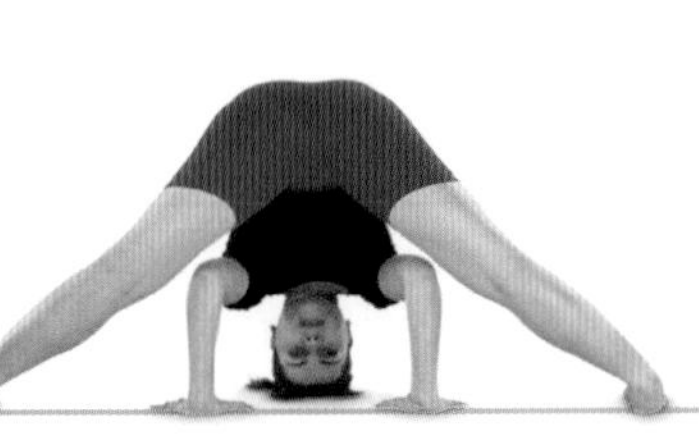

2 分腿前彎式 頁200

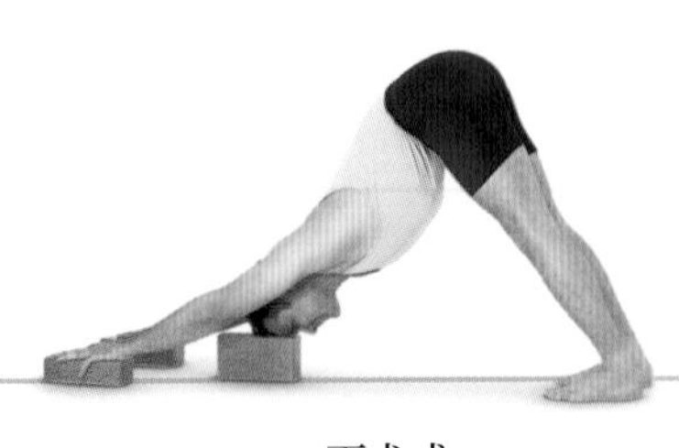

3 下犬式 頁202

8 仰臥束角式 頁244

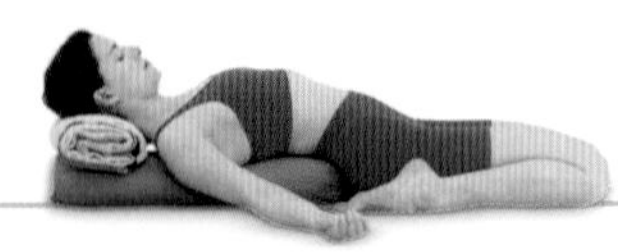

9 仰臥英雄式 頁246

10 頭倒立式 頁138

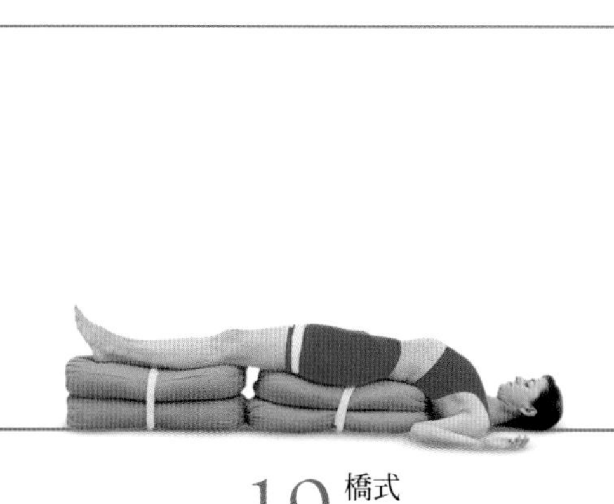

19 橋式 頁237

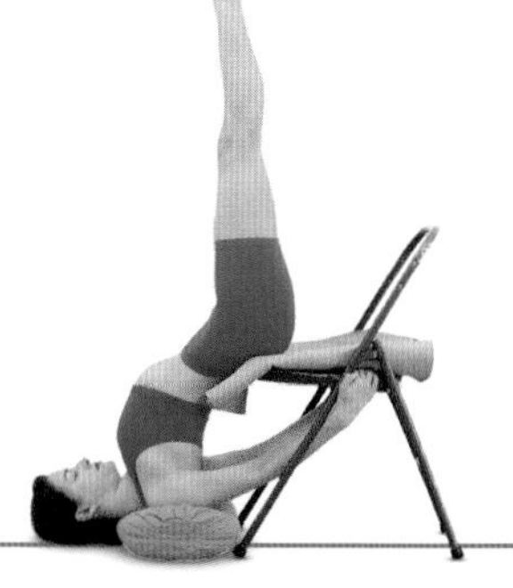

20 肩倒立式 頁230

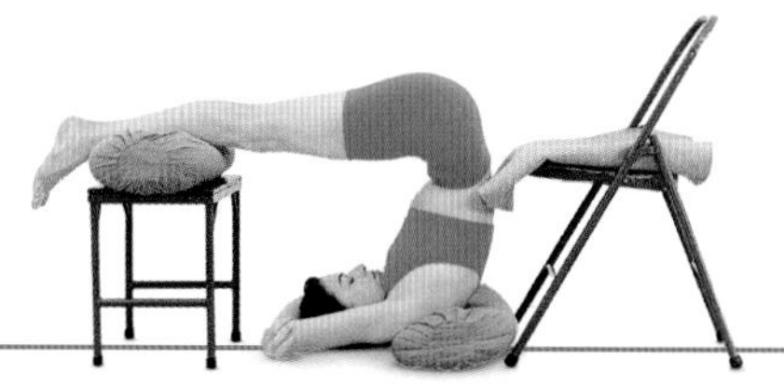

21 犁式 頁232

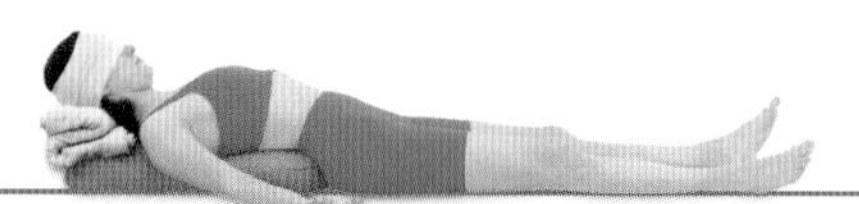

25 攤屍式 頁248

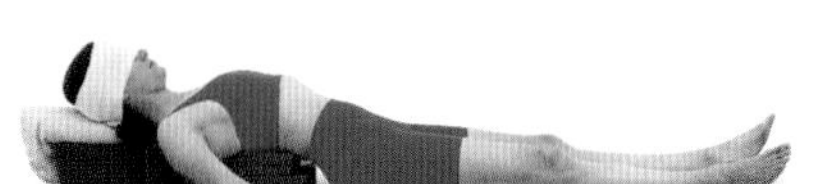

26 勝利呼吸法 頁254

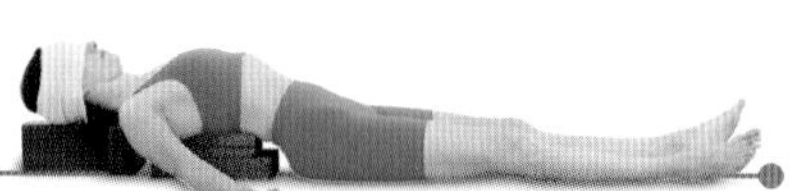

27 間斷呼吸法二 頁257

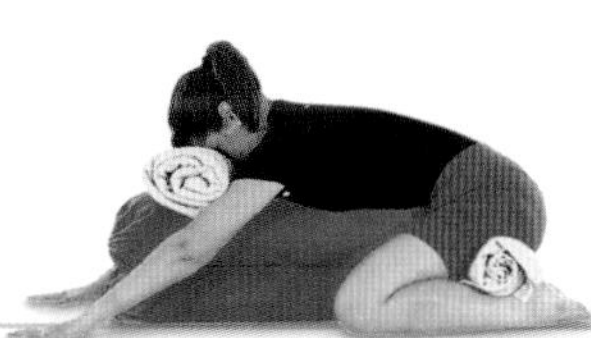

4 臉向下英雄式 頁221

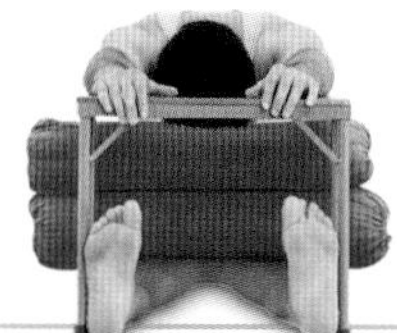

5 加強背部伸展式 頁216

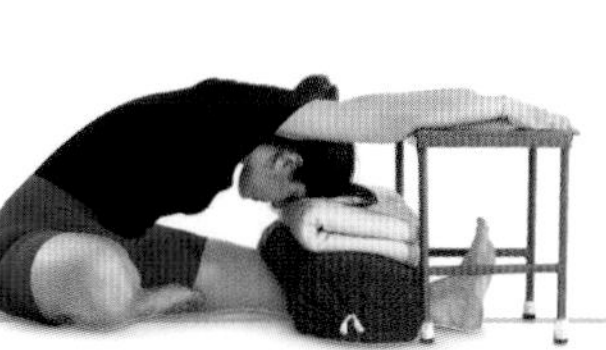

6 頭碰膝式 頁218

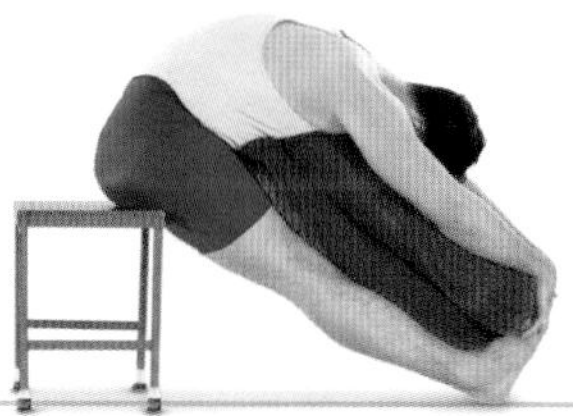

7 臉向下加強背部伸展式 頁217

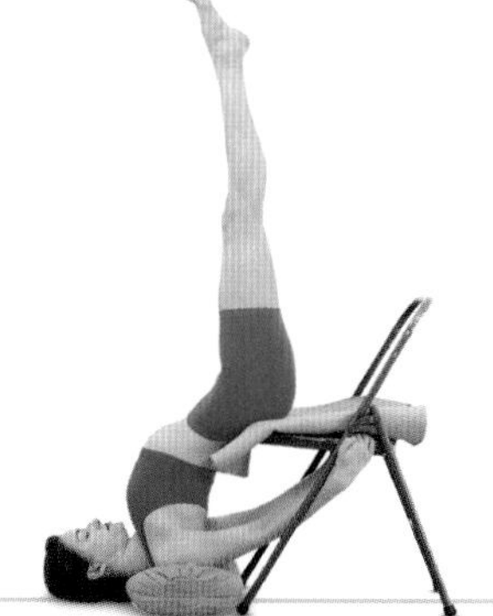

11 肩倒立式 頁230

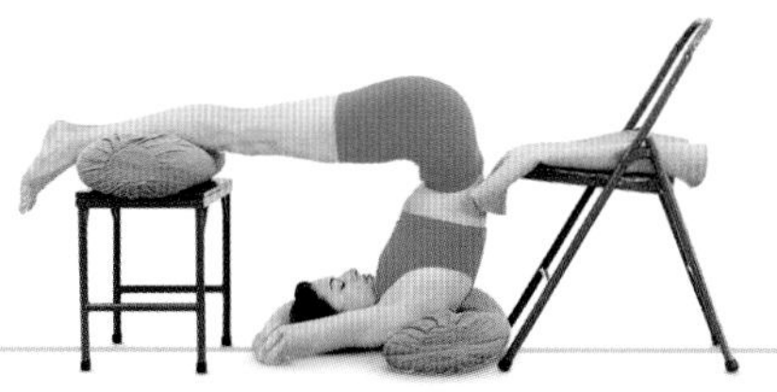

12 犁式 頁232

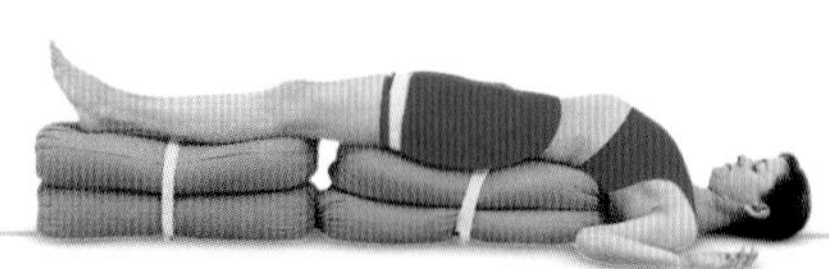

13 橋式 頁237

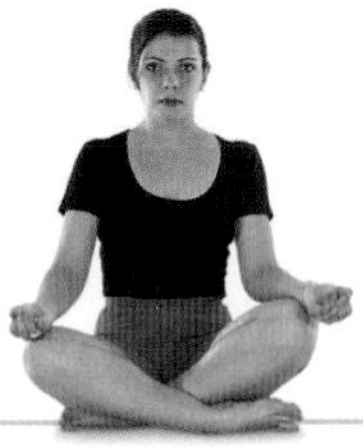

14 吉祥坐 頁209

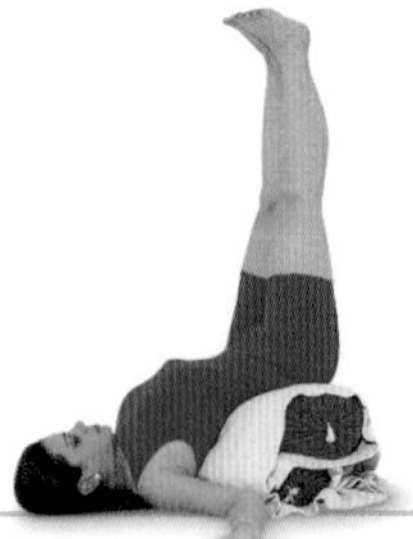

15 倒箭式 頁234

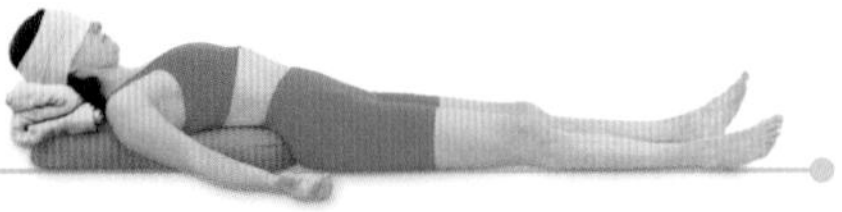

16 攤屍式 頁248

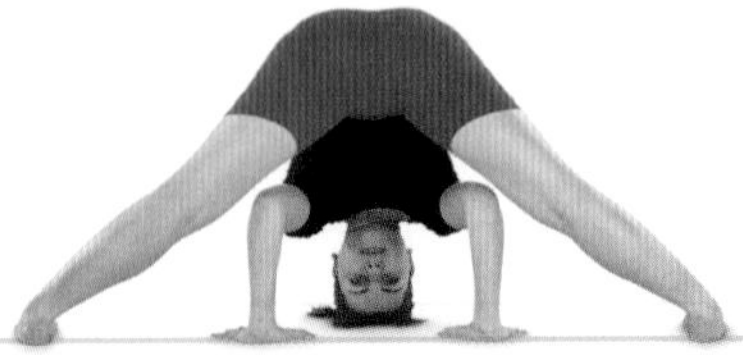

4 分腿前彎式 頁200

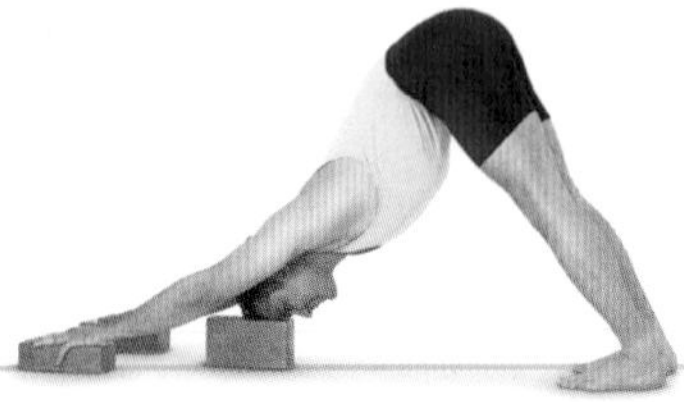

5 下犬式 頁202

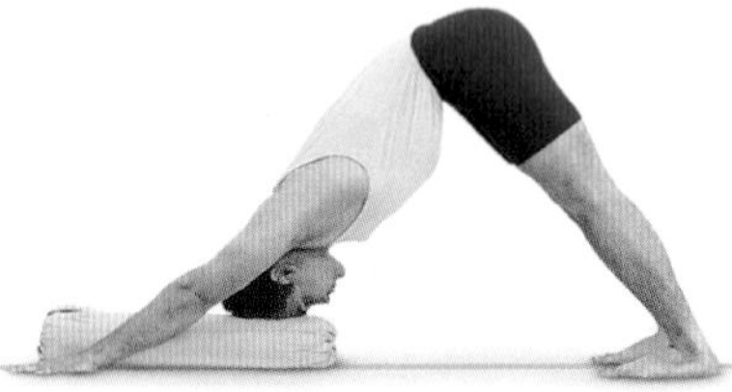

6 下犬式 頁204

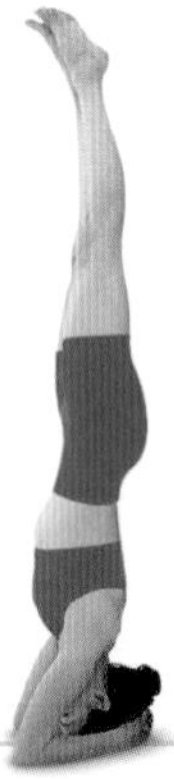

7 頭倒立式 頁138

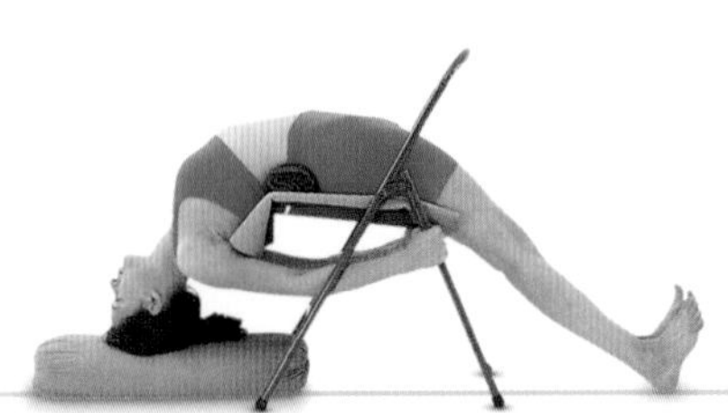

12 反向手杖式 頁239

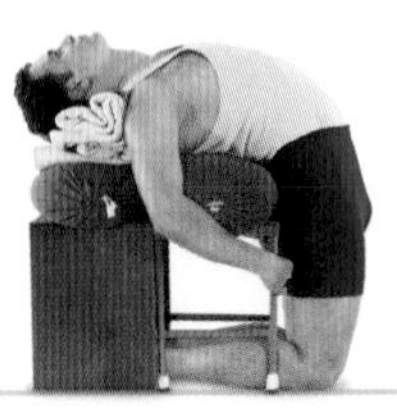

13 駱駝式 頁240

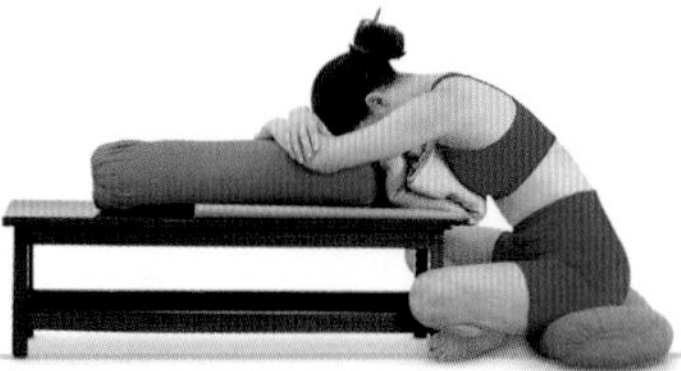

14 臉向下吉祥坐 頁222

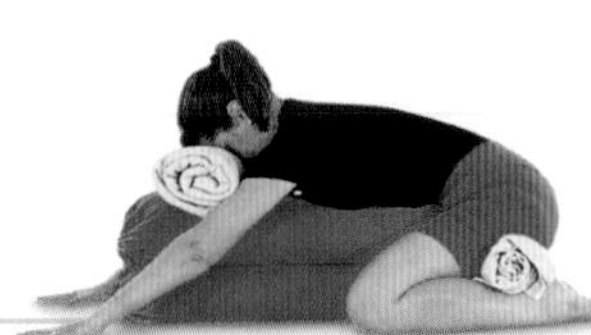

15 臉向下英雄式 頁221

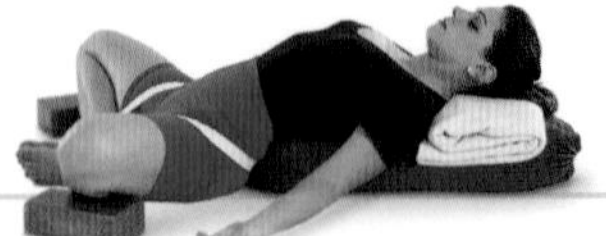

20 仰臥束角式 頁244

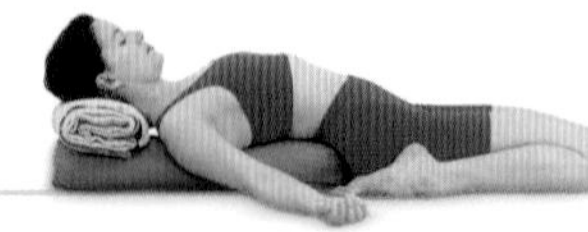

21 仰臥英雄式 頁246

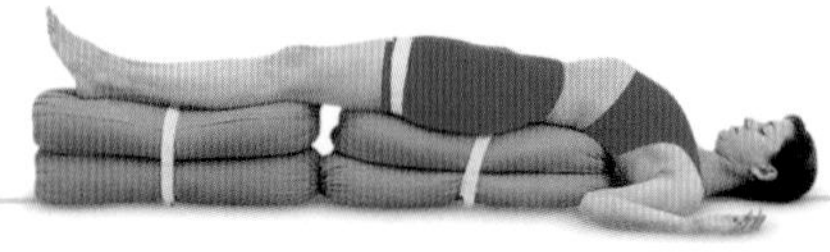

22 橋式 頁237

焦　慮

這種情況有可能是急性，也有可能是慢性的。相關的身體症狀有噁心、潮熱、頭暈、發抖、肌肉緊張、頭痛、腰痠或胸悶。

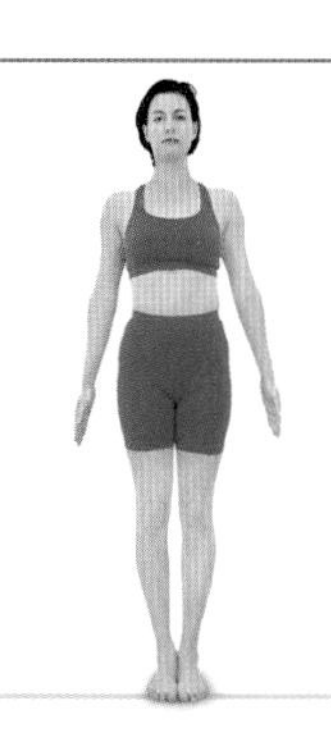

1 山式站姿 頁186

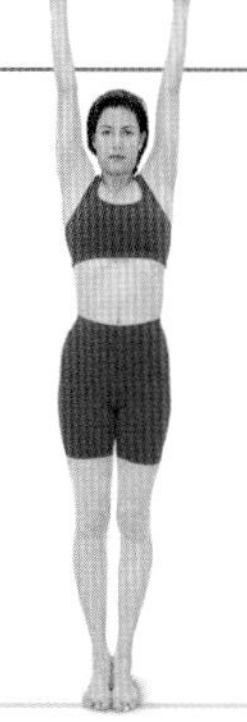

2 手臂上舉山式 頁187

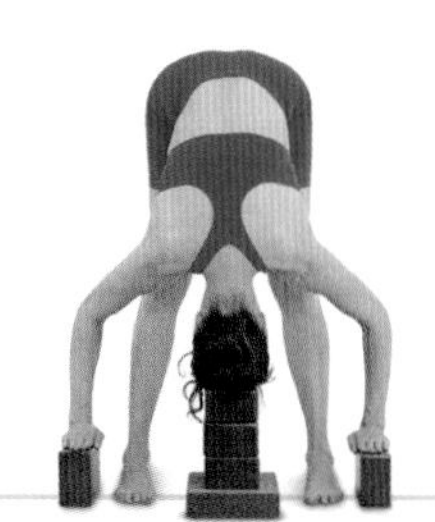

3 加強前屈伸展式 頁197

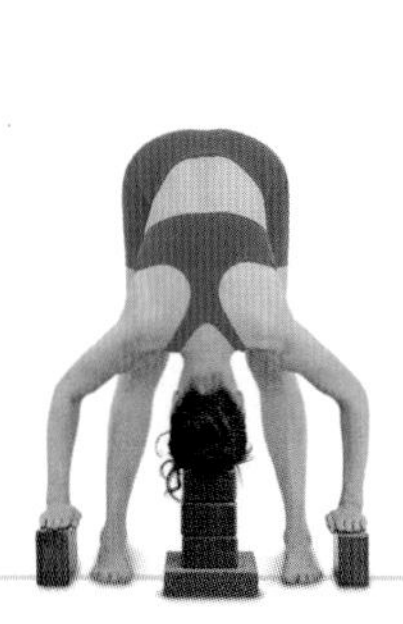

8 加強前屈伸展式 頁197

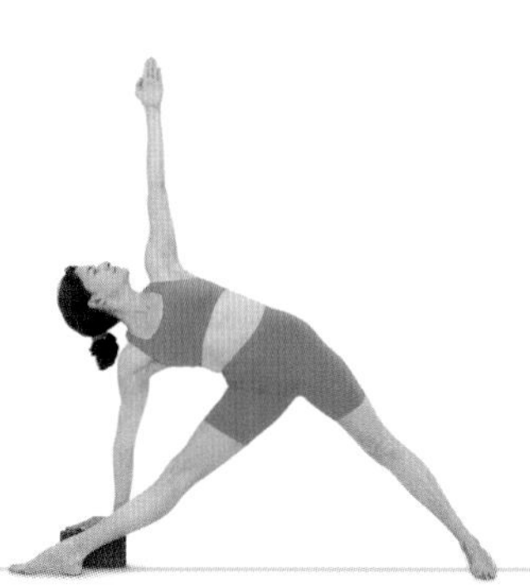

9 三角伸展式 頁192

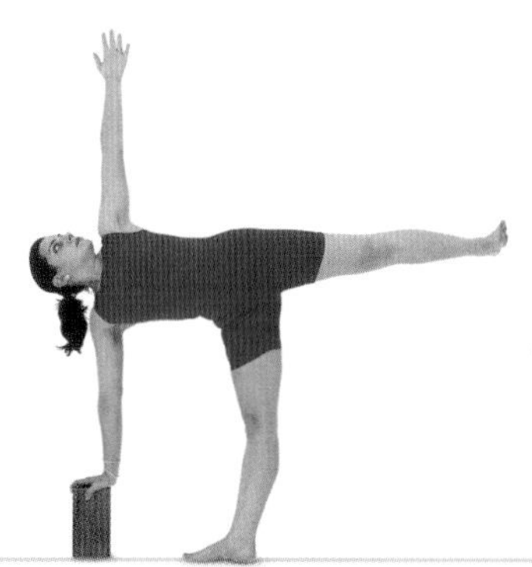

10 半月式 頁196

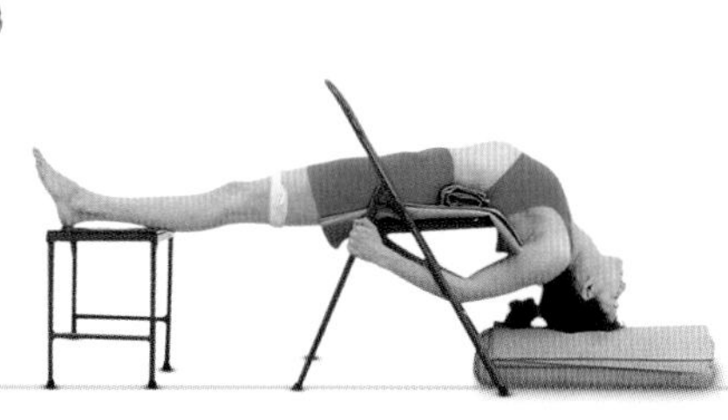

11 反向手杖式 頁239

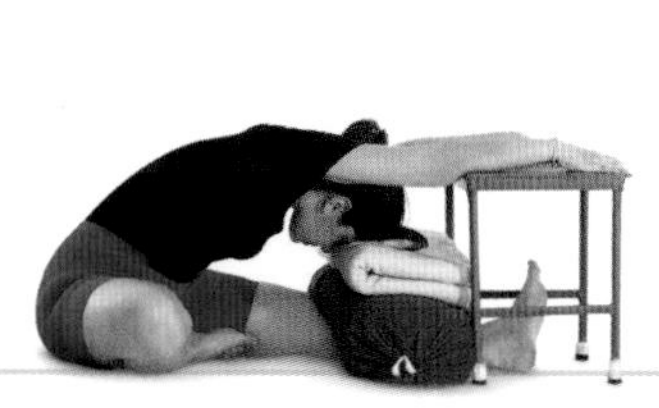

16 頭碰膝式 頁218

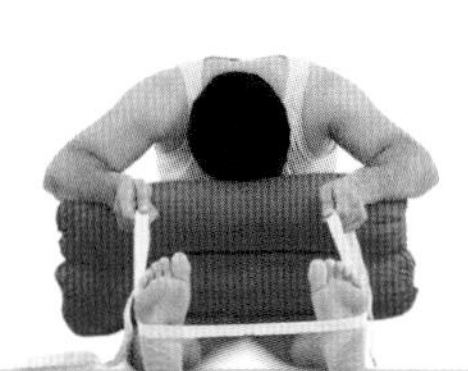

17 加強背部伸展式 頁216

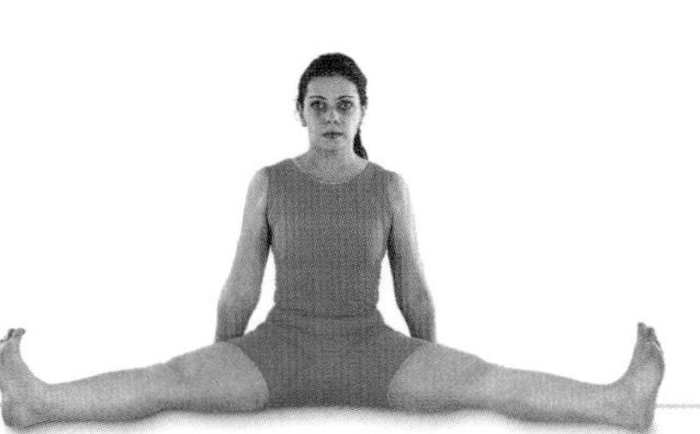

18 坐角式 頁213

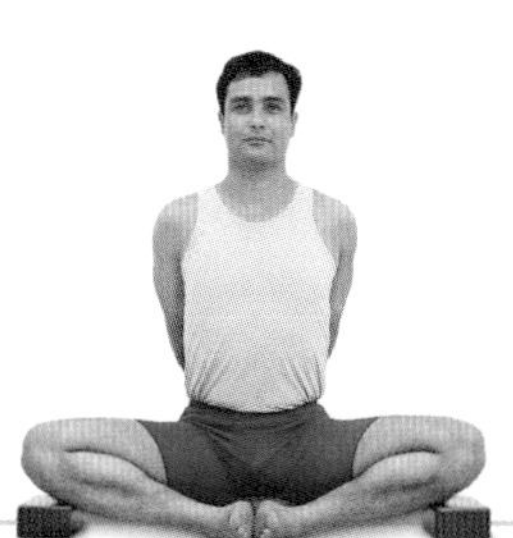

19 束角式 頁208

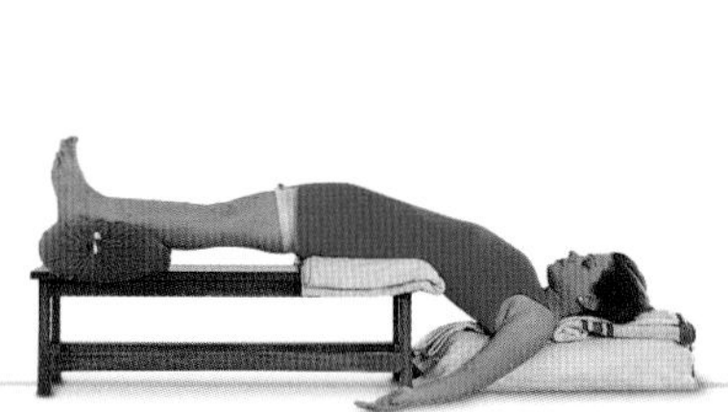

23 橋式 頁237

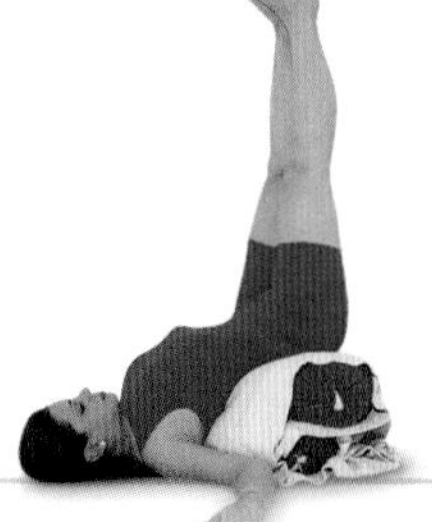

24 倒箭式 頁234

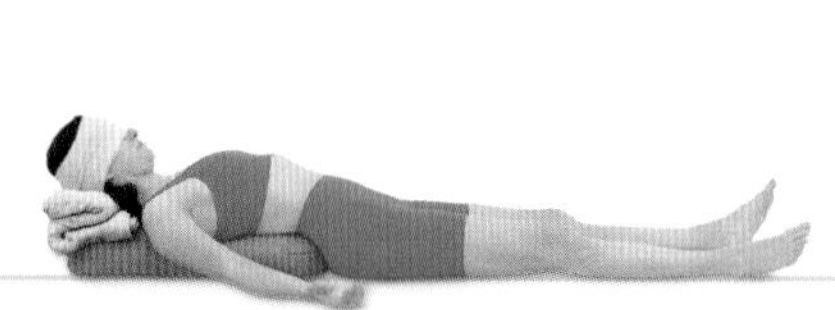

25 攤屍式 頁248

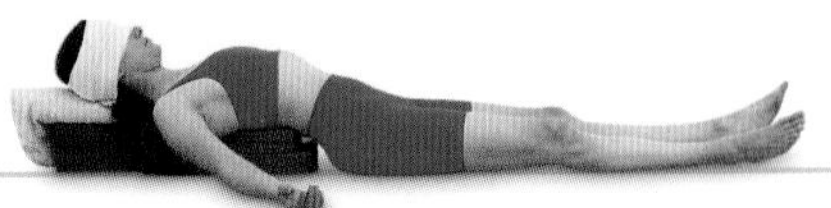
26 勝利呼吸法 頁254

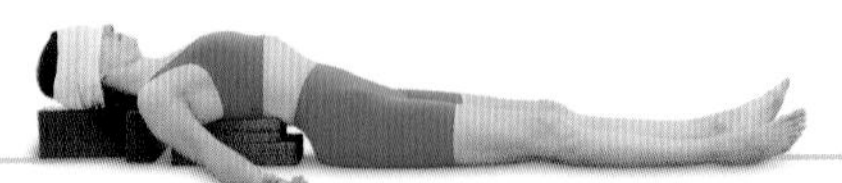
27 間斷呼吸法二 頁257

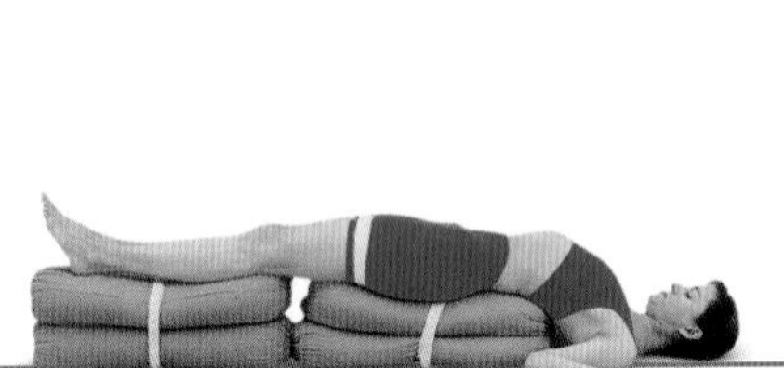
3 橋式 頁237

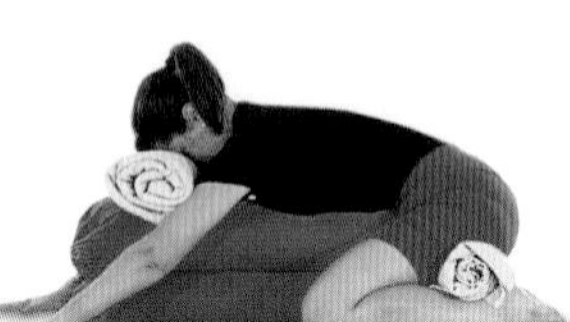
4 臉向下英雄式 頁221

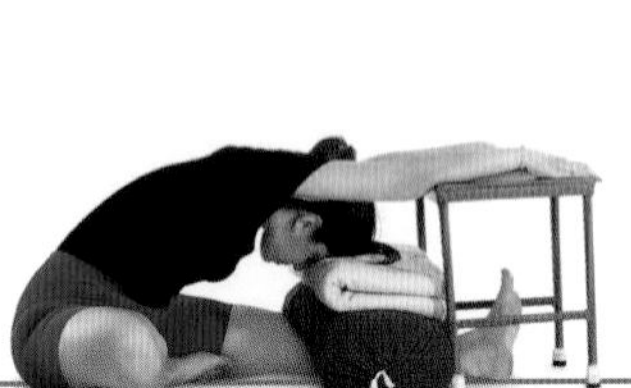
5 頭碰膝式 頁218

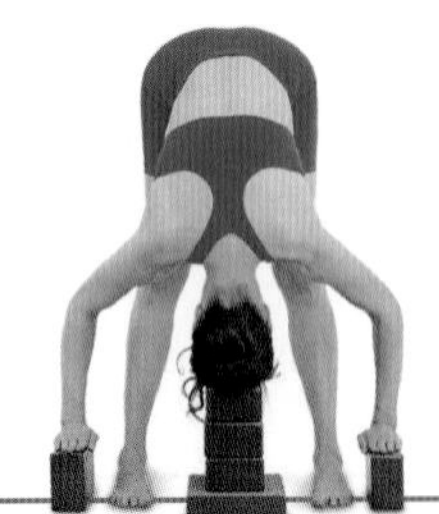
6 加強前屈伸展式 頁197

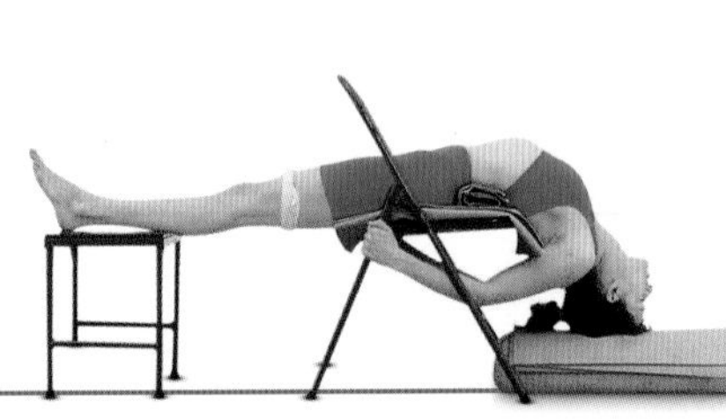
10 反向手杖式 頁239

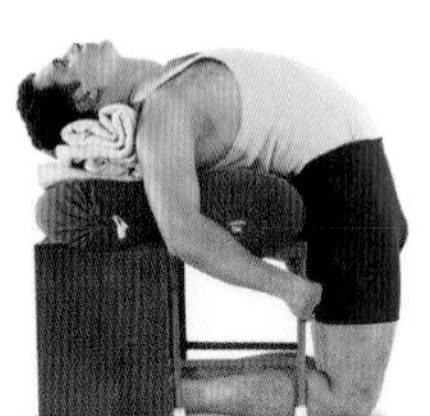
11 駱駝式 頁240

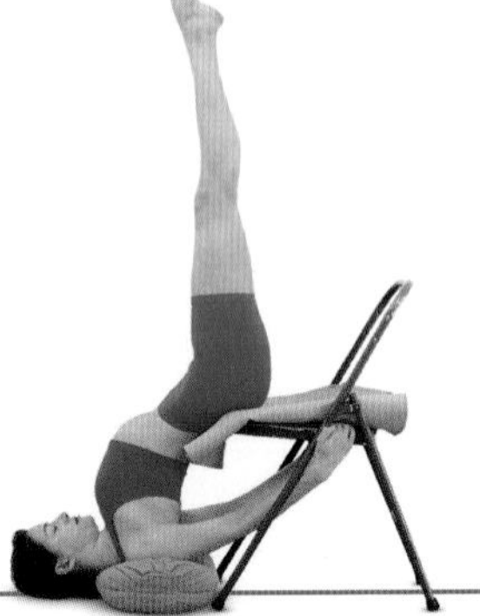
12 肩倒立式 頁230

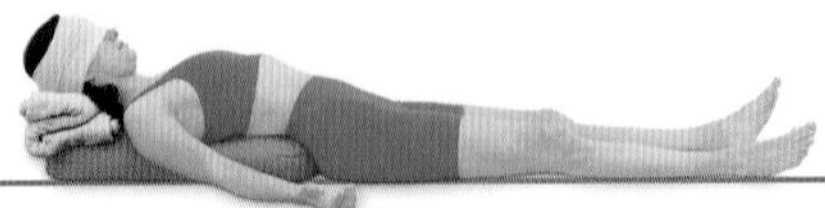
16 攤屍式 頁248

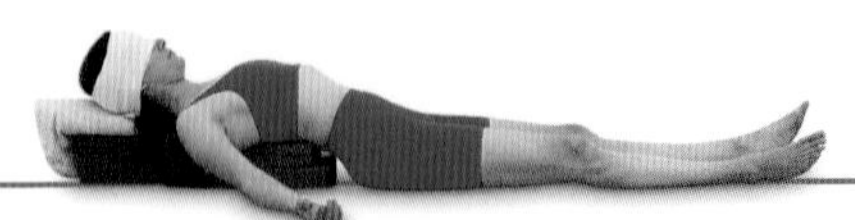
17 勝利呼吸法 頁254

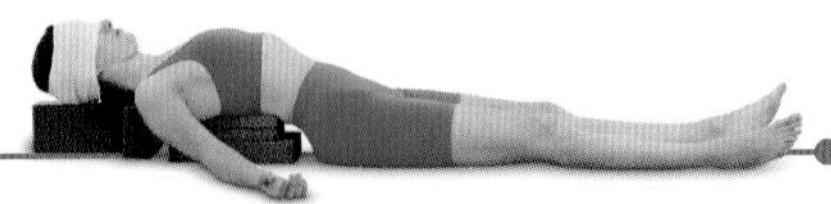
18 間斷呼吸法二 頁257

換氣過度

這種情況是由壓力觸發的，呼吸的速率和深度都會因此增加，使身體吸入的空氣量超過所需。若疏於察覺，則可能會進一步造成頭暈、手指與腳趾發麻，以及胸痛。

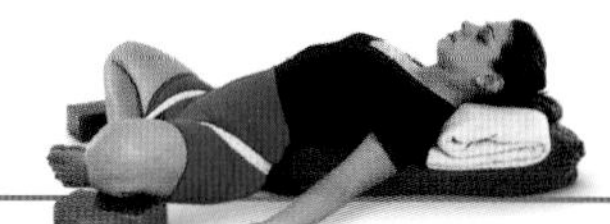

1 仰臥束角式 頁244

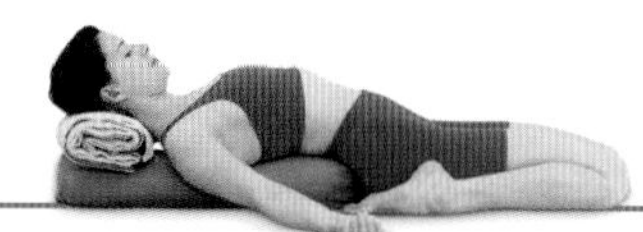

2 仰臥英雄式 頁246

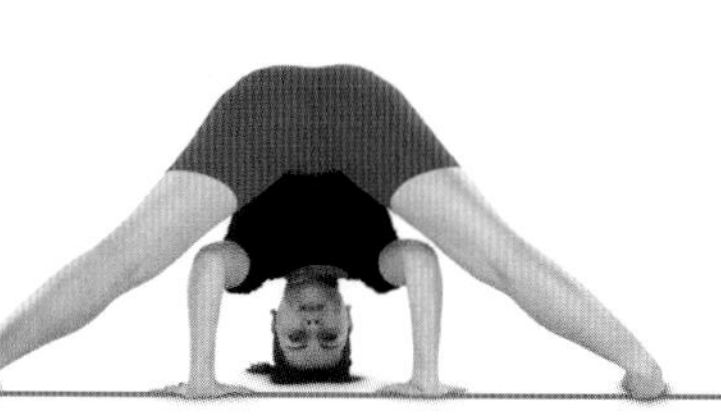

7 分腿前彎式 頁200

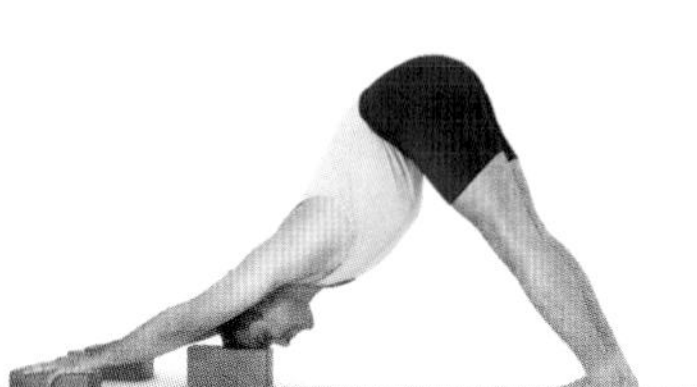

8 下犬式 頁202

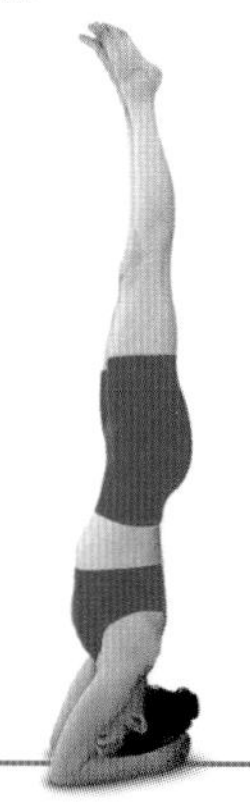

9 頭倒立式 頁138

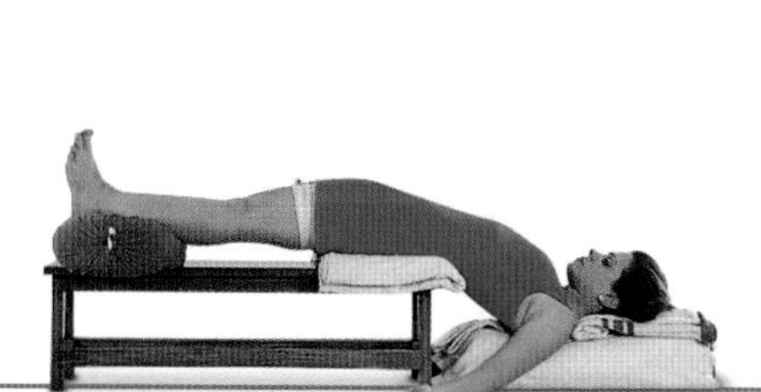

13 橋式 頁237

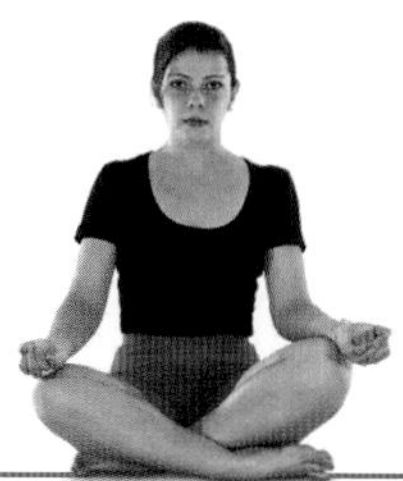

14 吉祥坐 頁209

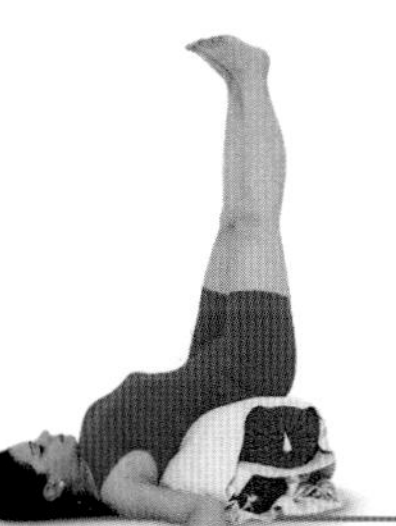

15 倒箭式 頁234

憂　鬱

這是一種情緒失調狀況，會使我們無法控制自己的感受，以及憤怒或沮喪的感覺。其他症狀還包括食慾增加或減少、睡眠障礙、自尊心低落、疲勞、易怒、煩躁不安、試圖輕生的感受和注意力不集中。

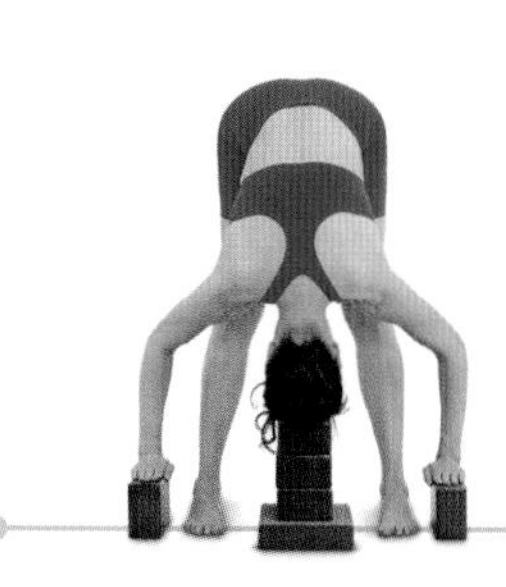

1 加強前屈伸展式 頁197

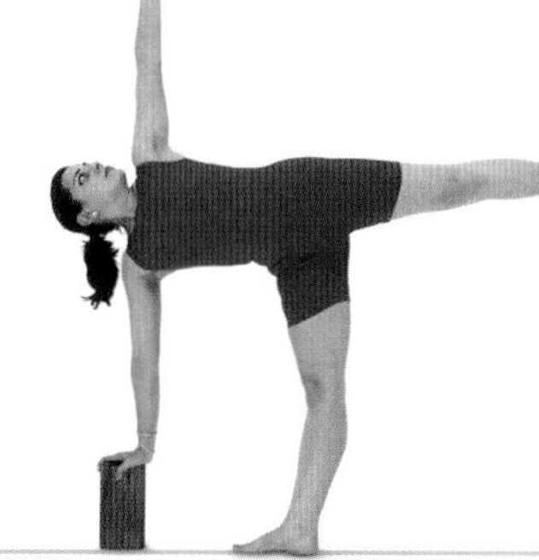

2 半月式 頁196

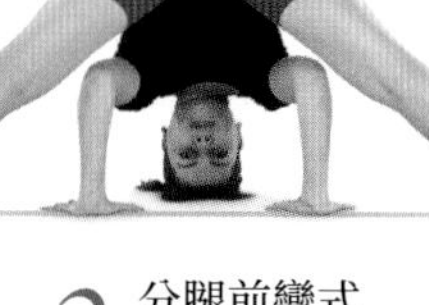

3 分腿前彎式 頁200

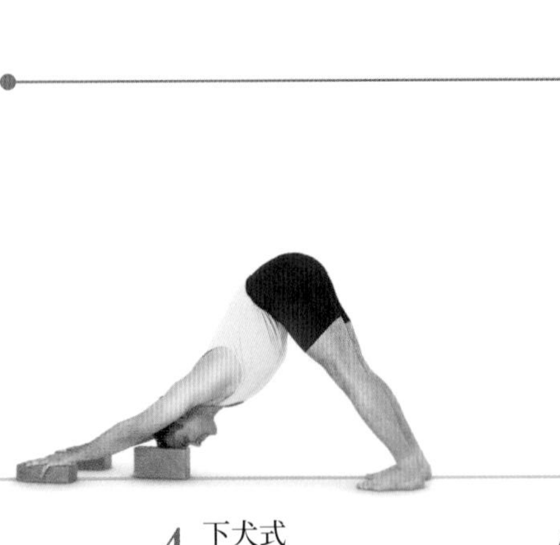
4 下犬式 頁202

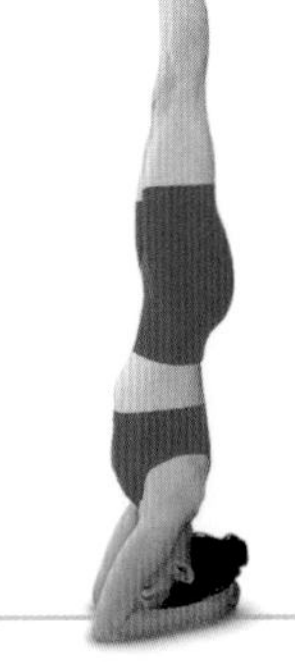
5 頭倒立式 頁138

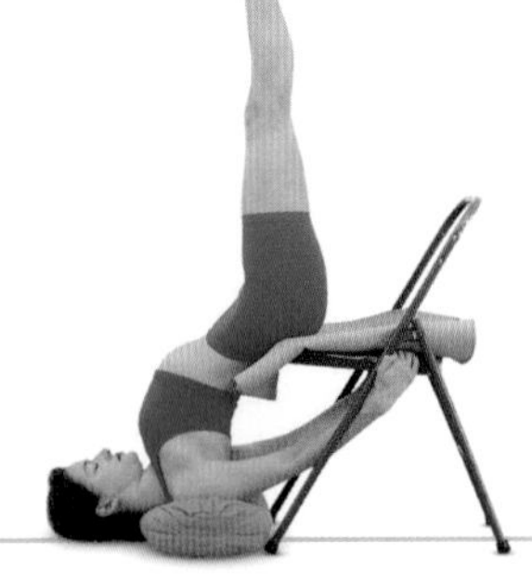
6 肩倒立式 頁230

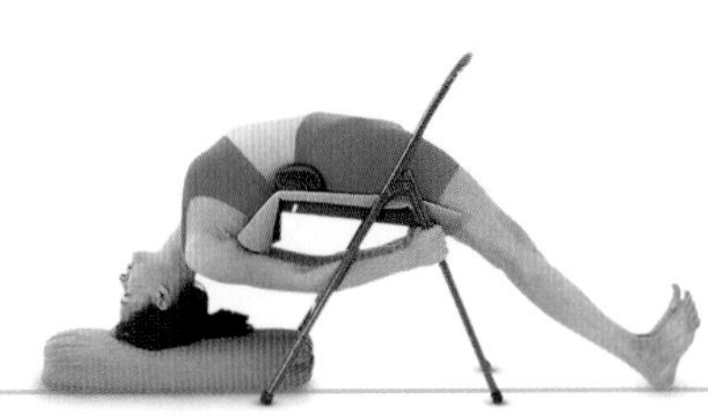
7 反向手杖式 頁239

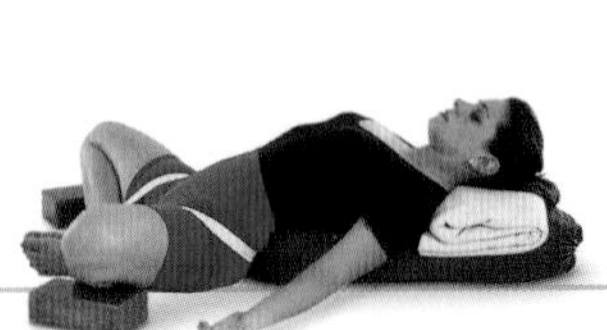
12 仰臥束角式 頁244

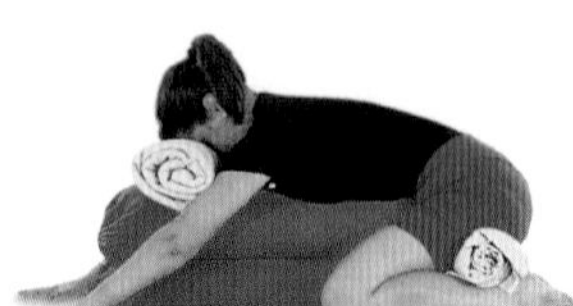
13 臉向下英雄式 頁221

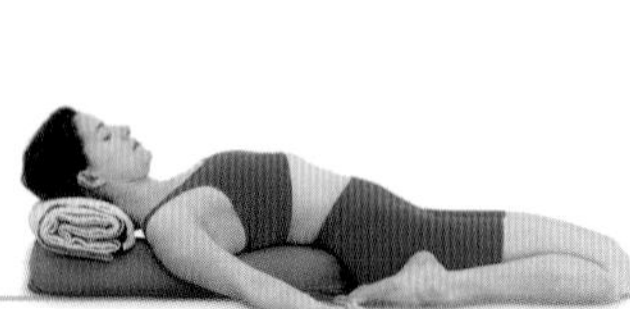
14 仰臥英雄式 頁246

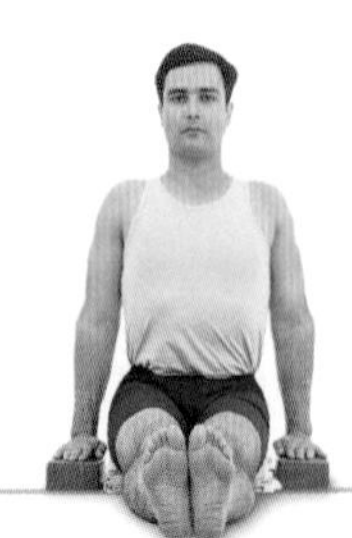
15 手杖式 頁205

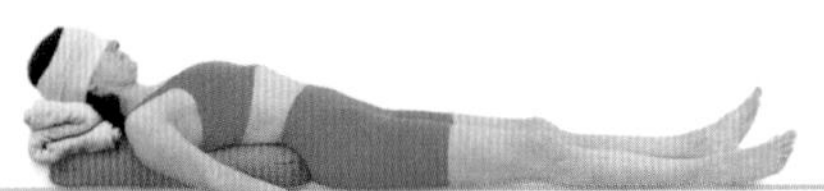
20 攤屍式 頁248

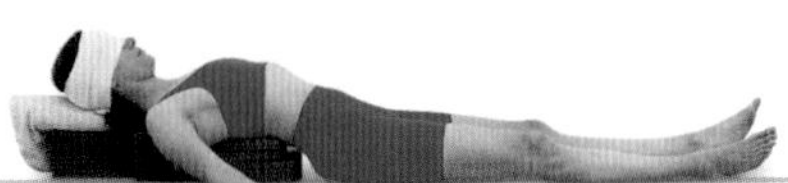
21 勝利呼吸法 頁254

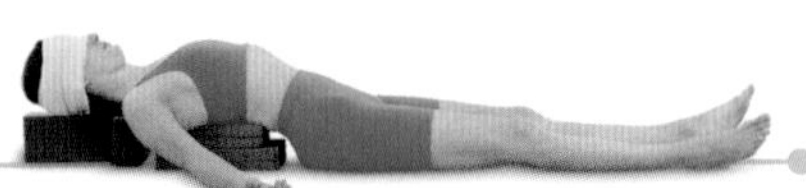
22 間斷呼吸法二 頁257

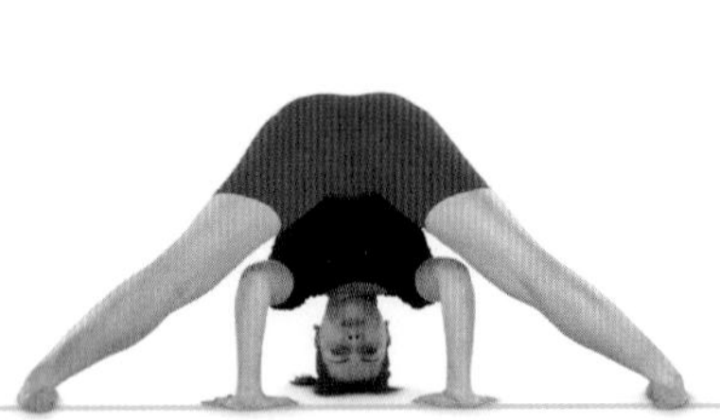
4 分腿前彎式 頁200

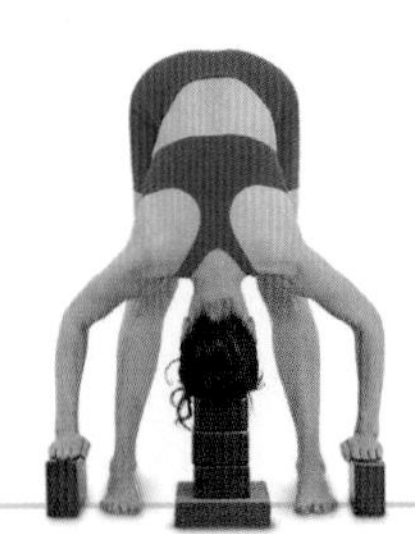
5 加強前屈伸展式 頁197

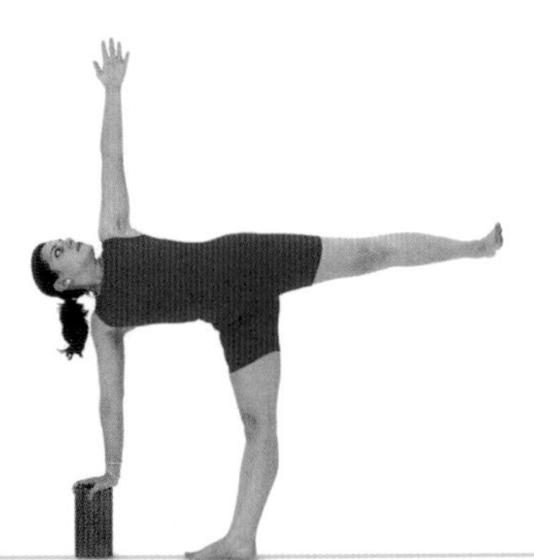
6 半月式 頁196

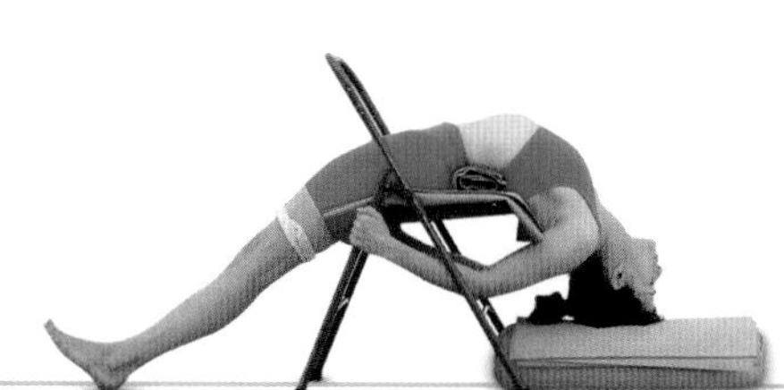
8 反向手杖式 頁238

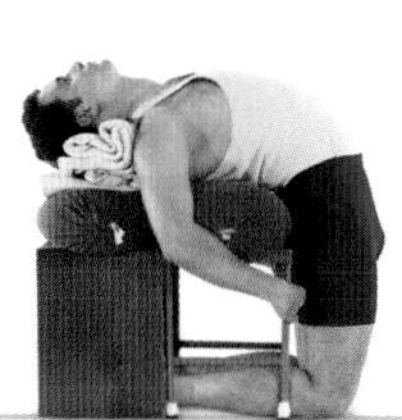
9 駱駝式 頁240

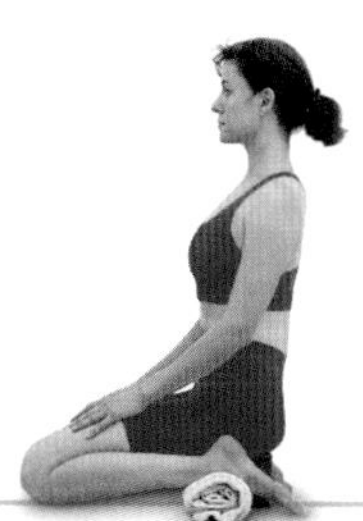
10 英雄式 頁206

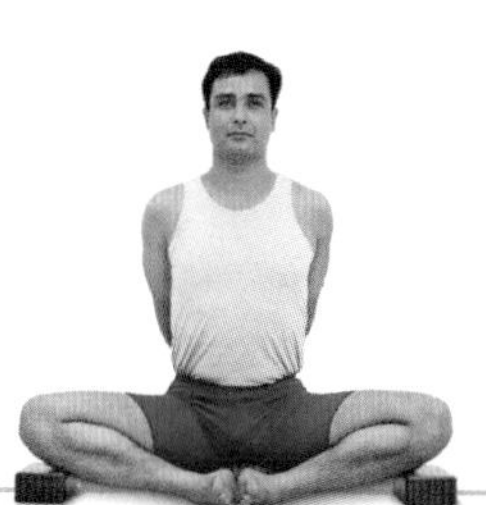
11 束角式 頁208

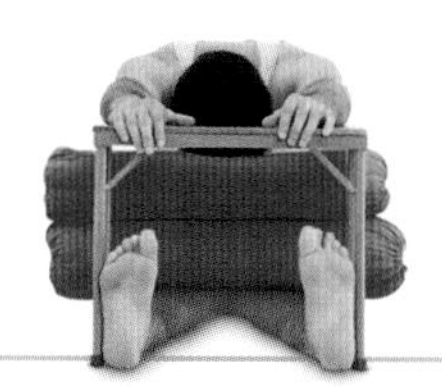
16 加強背部伸展式 頁216

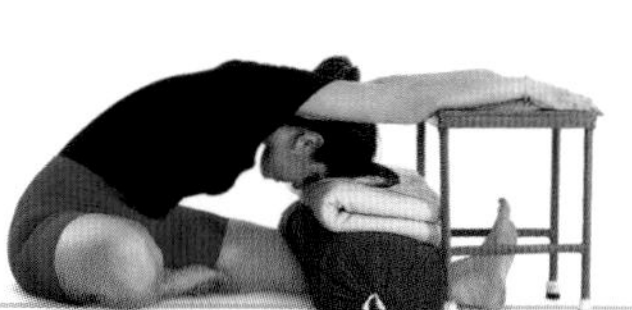
17 頭碰膝式 頁218

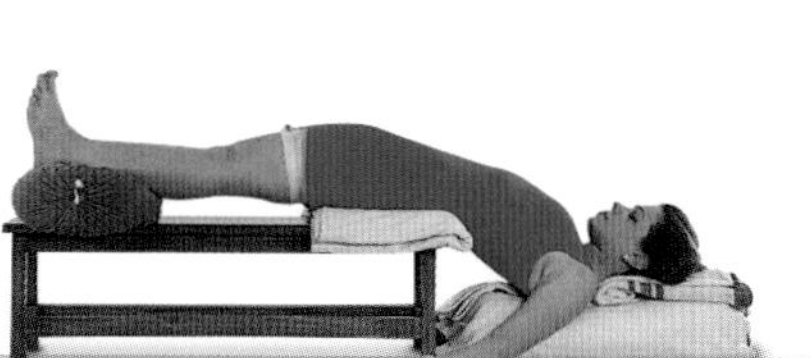
18 橋式 頁237

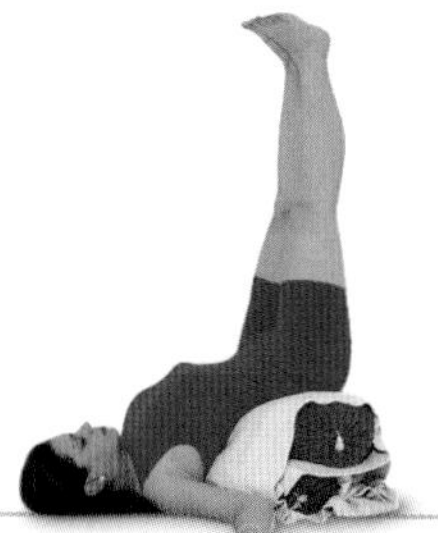
19 倒箭式 頁234

酒精成癮

這是由於大量飲酒而導致的慢性疾病，易於惡化且通常是致命性的，並且會於大腦、肝臟、心臟和肺部出現併發症。它還會降低免疫力，並導致荷爾蒙失調、性功能障礙和不孕症。

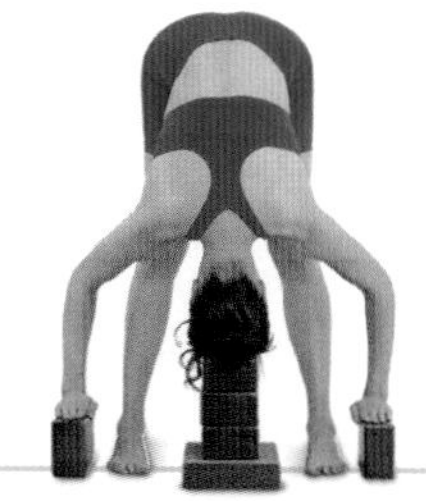
1 加強前屈伸展式 頁197

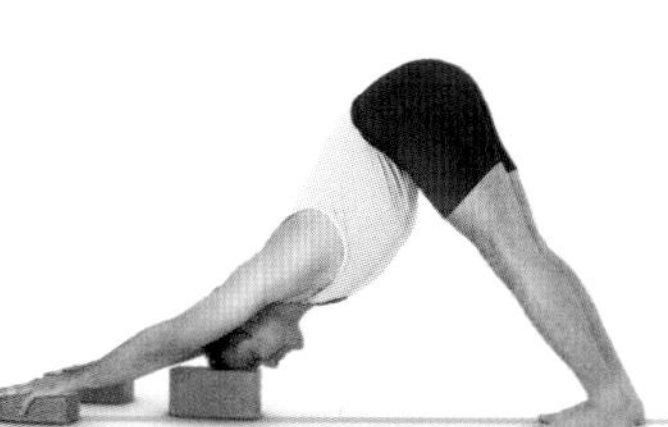
2 下犬式 頁202

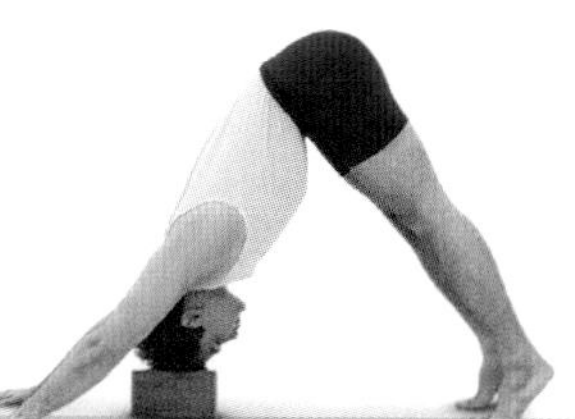
3 下犬式 頁204

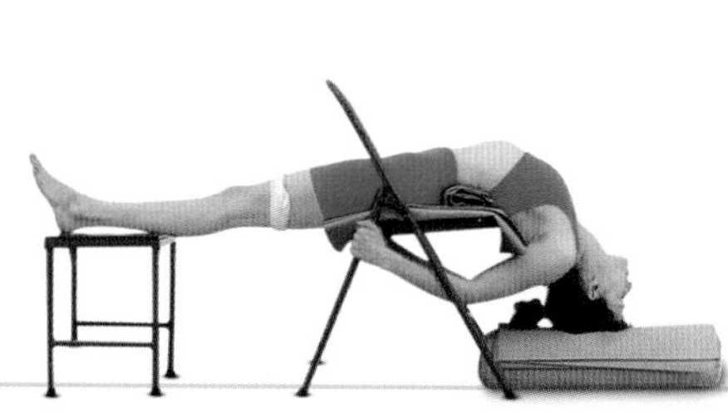
7 反向手杖式 頁239

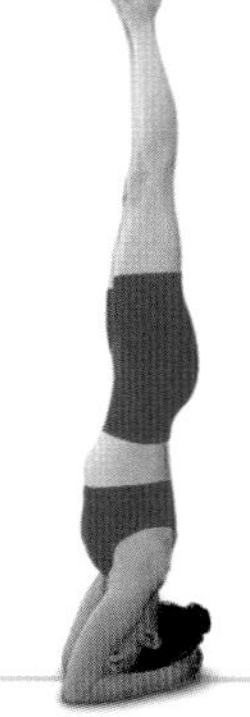
8 頭倒立式 頁138

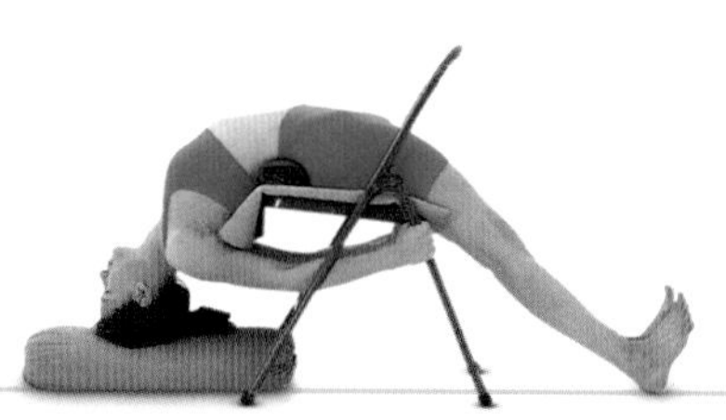
9 反向手杖式 頁239

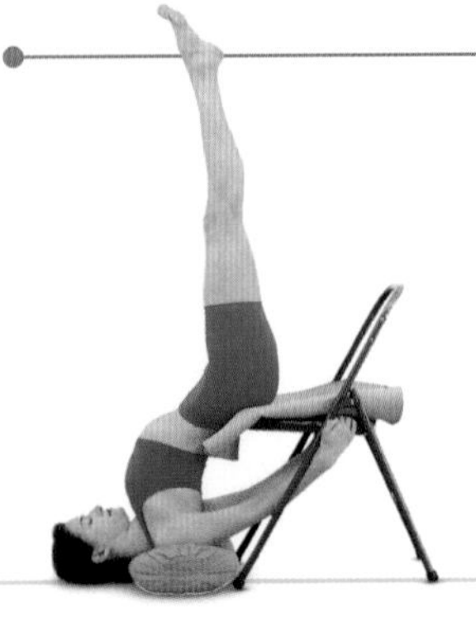
10 肩倒立式 頁230

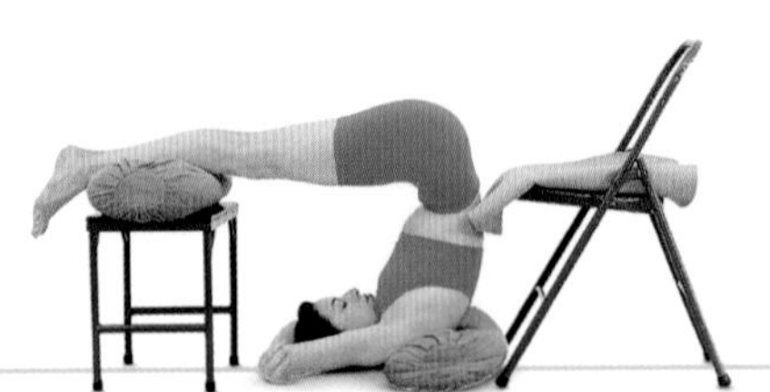
11 犁式 頁232

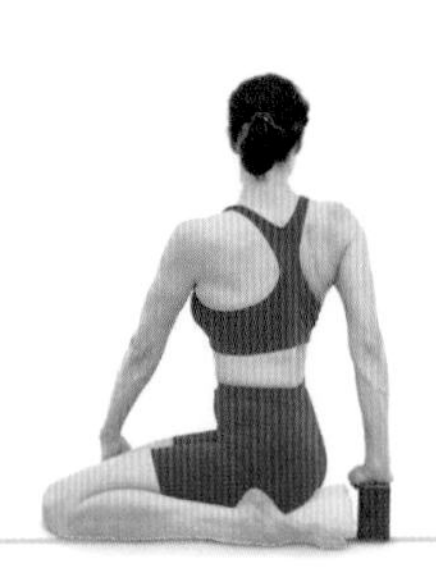
12 英雄坐姿扭轉式 頁228

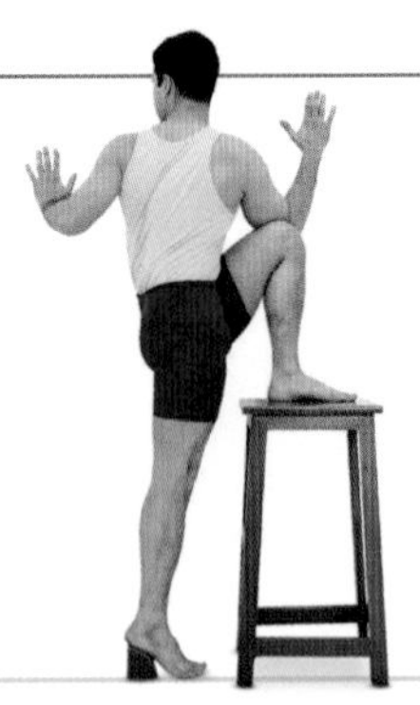
13 伸展聖哲馬里奇式 頁226

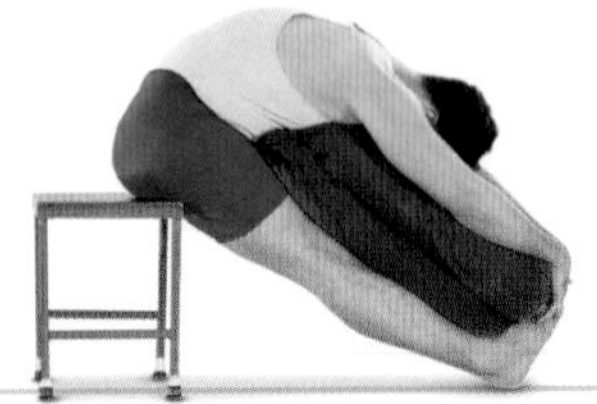
18 臉向下加強背部伸展式 頁217

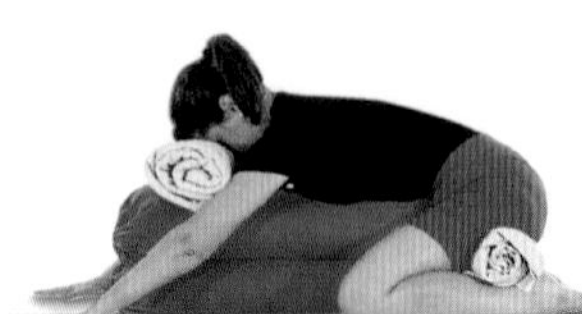
19 臉向下英雄式 頁221

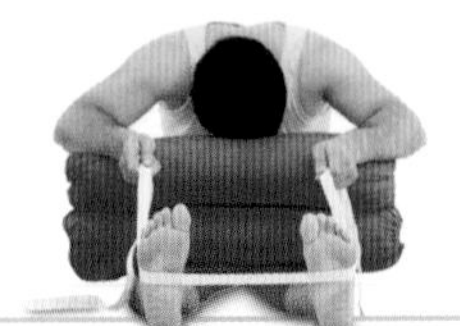
20 加強背部伸展式 頁216

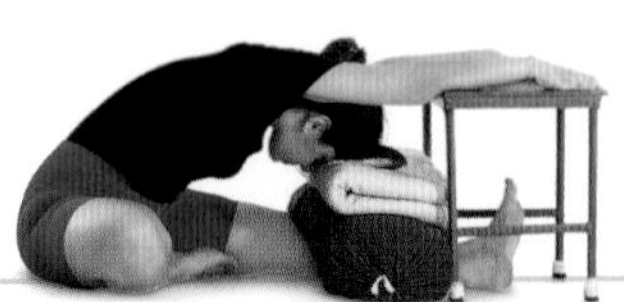
21 頭碰膝式 頁218

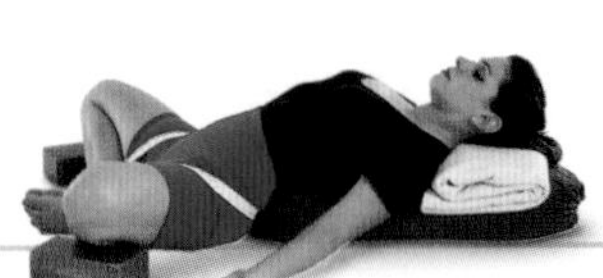
25 仰臥束角式 頁244

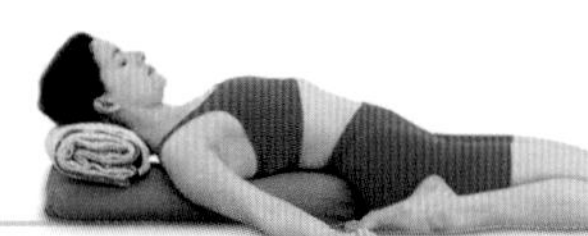
26 仰臥英雄式 頁246

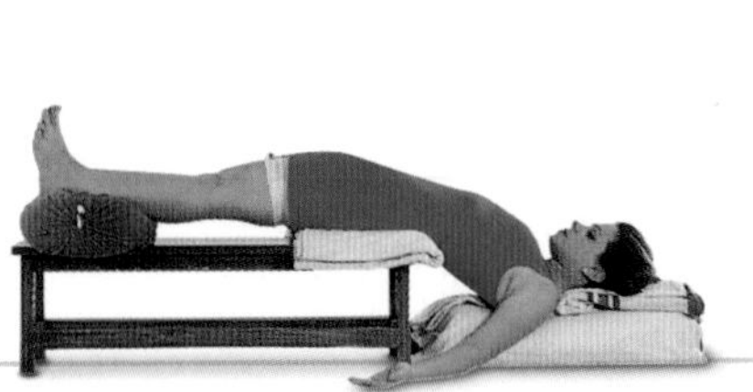
27 橋式 頁237

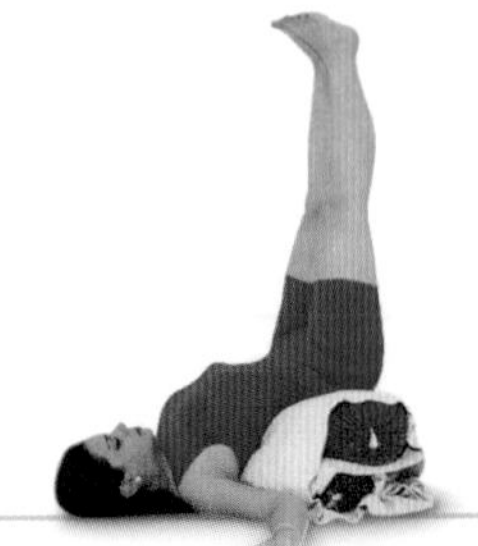
28 倒箭式 頁234

暴食症

暴食常見的警訊是會進一步自行引發嘔吐，或自我強迫使用瀉藥，這是因為患者會感到自己的身體意象低落，無法自我控制。暴食症往往涉及厭食症（參見頁373）。

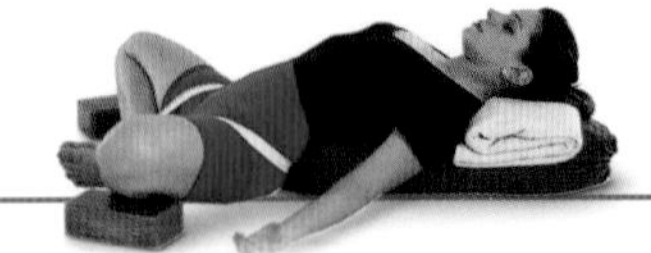
1 仰臥束角式 頁244

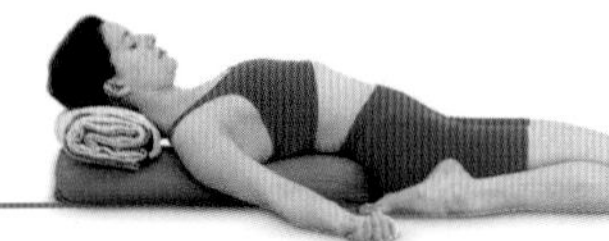
2 仰臥英雄式 頁246

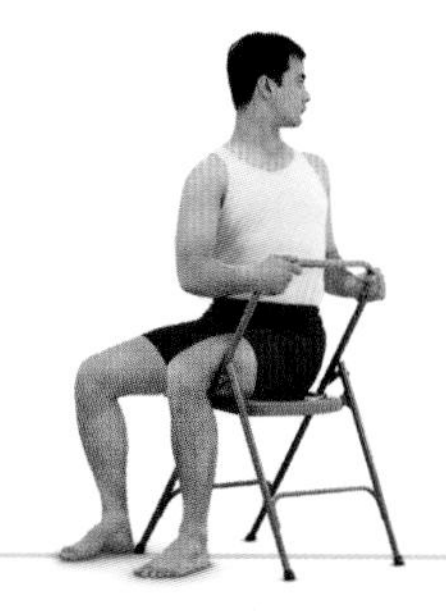
14 巴拉瓦伽式 頁223

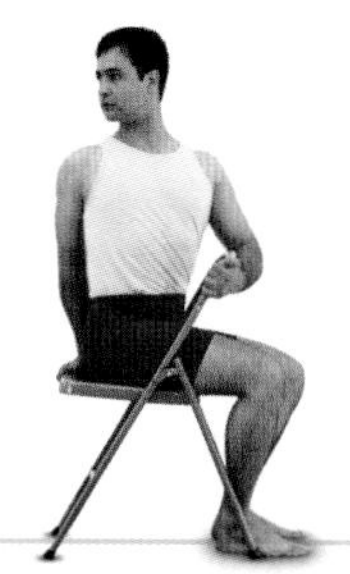
15 巴拉瓦伽式 頁223

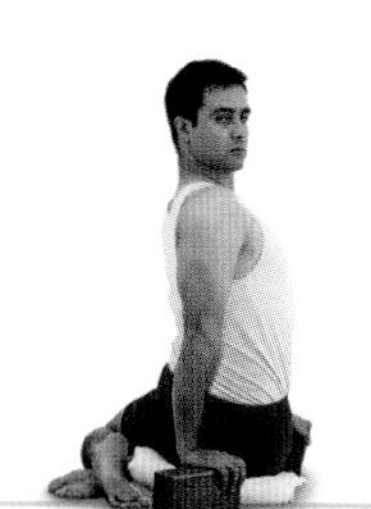
16 巴拉瓦伽式 頁224

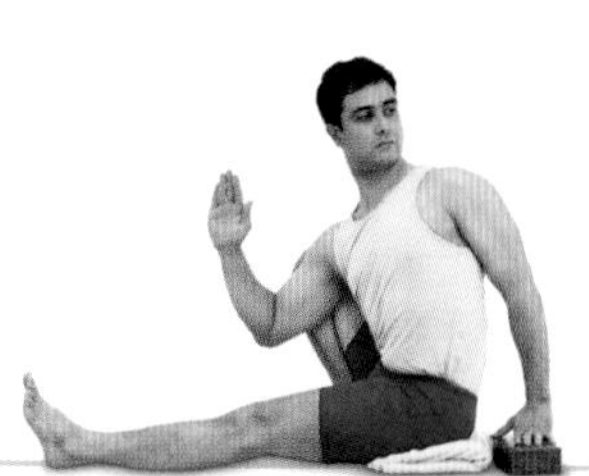
17 聖哲馬里奇式 頁225

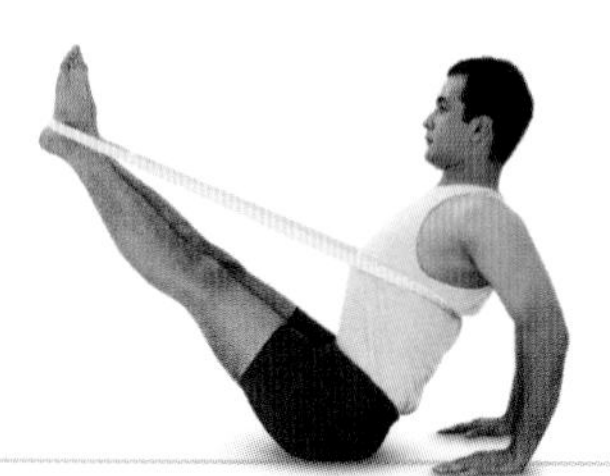
22 船式 頁212

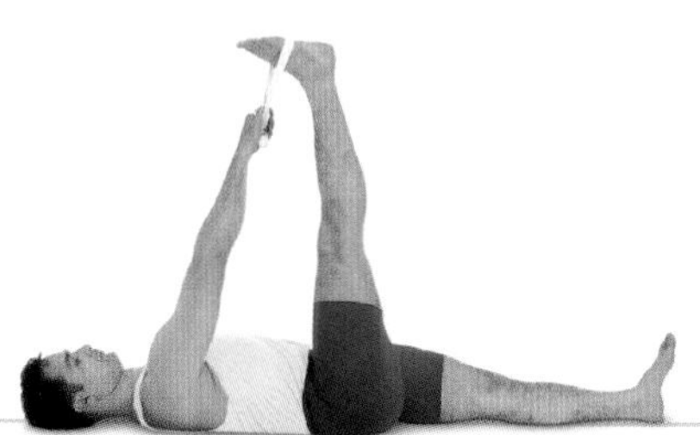
23 仰臥手抓腳趾伸展式 頁242

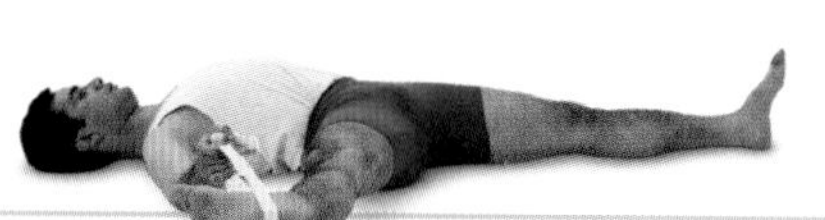
24 仰臥手抓腳趾伸展式 頁243

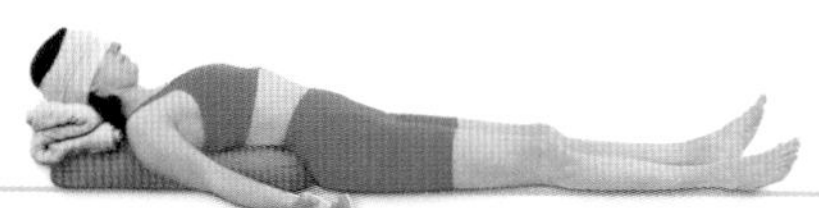
29 攤屍式 頁248

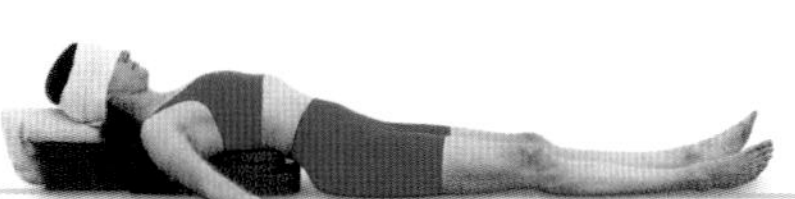
30 勝利呼吸法 頁254

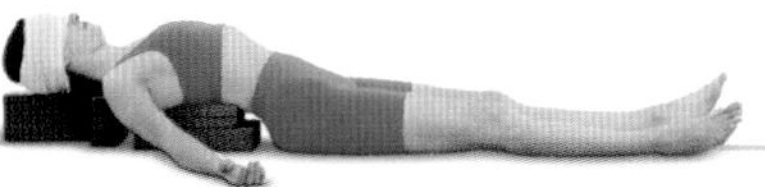
31 間斷呼吸法二 頁257

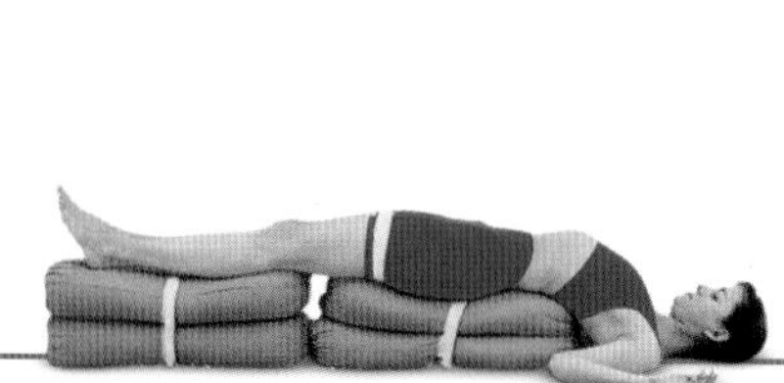
3 橋式 頁237

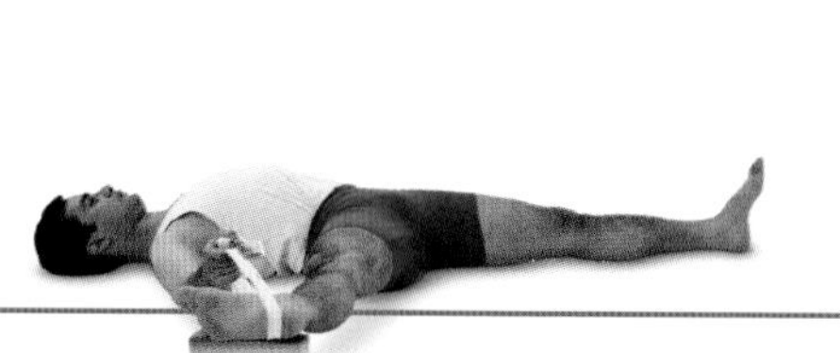
4 仰臥手抓腳趾伸展式 頁243

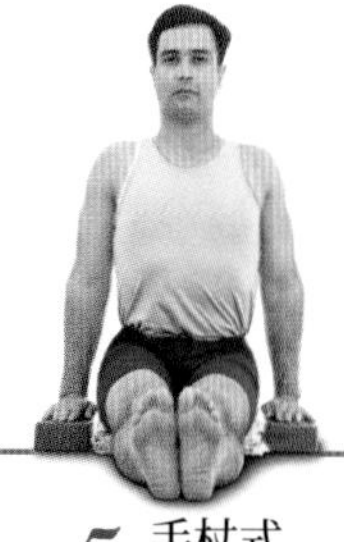
5 手杖式 頁205

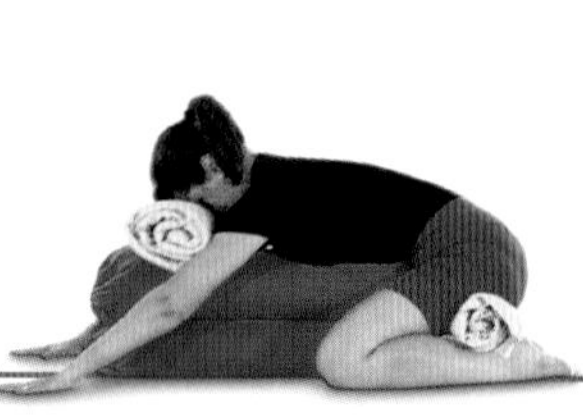
6 臉向下英雄式 頁221

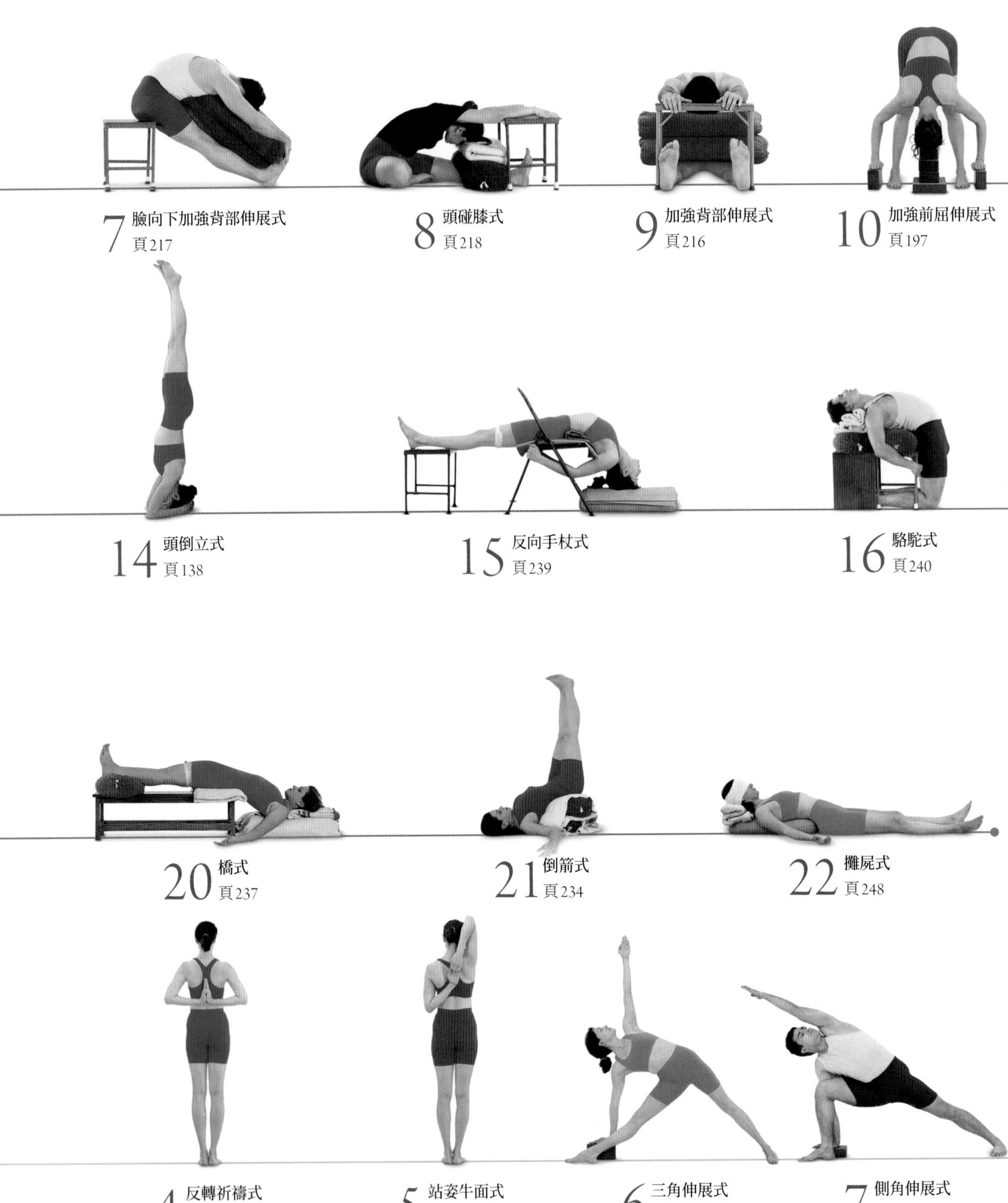
7 臉向下加強背部伸展式 頁217
8 頭碰膝式 頁218
9 加強背部伸展式 頁216
10 加強前屈伸展式 頁197
14 頭倒立式 頁138
15 反向手杖式 頁239
16 駱駝式 頁240
20 橋式 頁237
21 倒箭式 頁234
22 攤屍式 頁248
4 反轉祈禱式 頁190
5 站姿牛面式 頁191
6 三角伸展式 頁192
7 側角伸展式 頁194

11 下犬式 頁202
12 下犬式 頁204
13 半月式 頁196
17 肩倒立式 頁230
18 犁式 頁232
19 臉向上單腳屈膝式 頁207
1 山式站姿 頁186
2 手臂上舉山式 頁187
3 上舉手指交扣山式 頁188
8 半月式 頁196
9 分腿前彎式 頁200
10 下犬式 頁202
11 下犬式 頁204

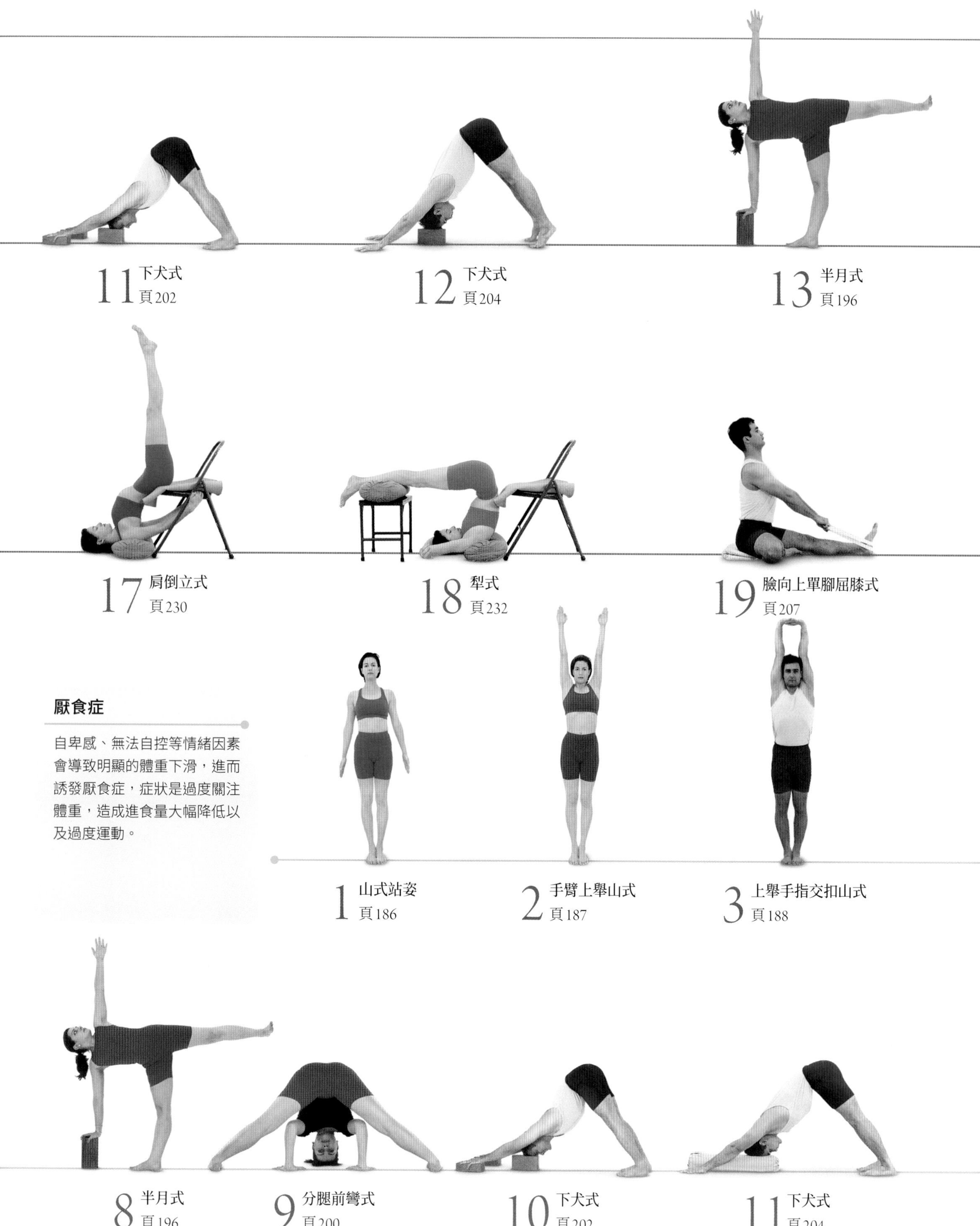

厭食症

自卑感、無法自控等情緒因素會導致明顯的體重下滑，進而誘發厭食症，症狀是過度關注體重，造成進食量大幅降低以及過度運動。

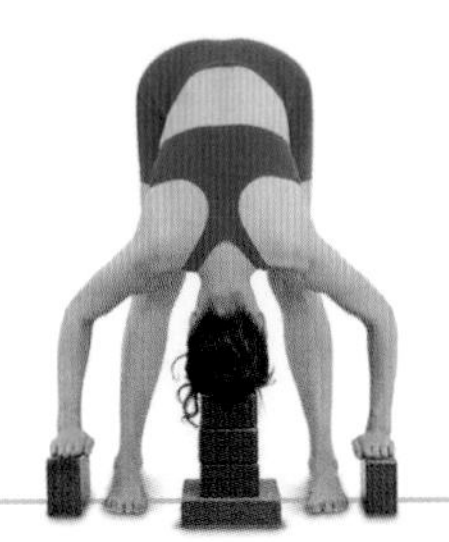
12 加強前屈伸展式
頁197

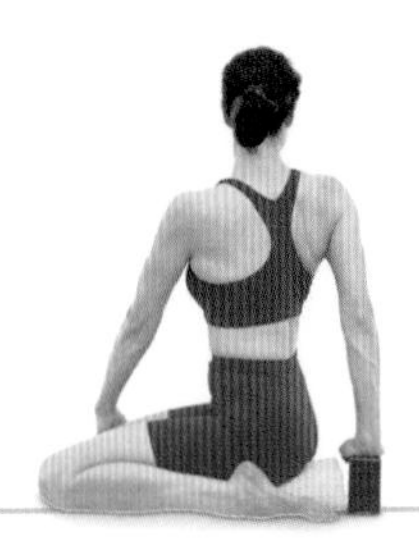
13 英雄坐姿扭轉式
頁228

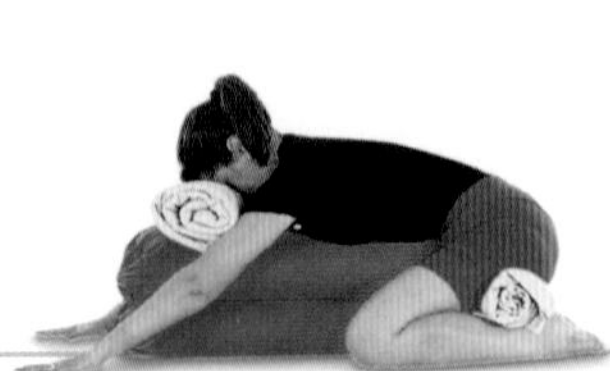
14 臉向下英雄式
頁221

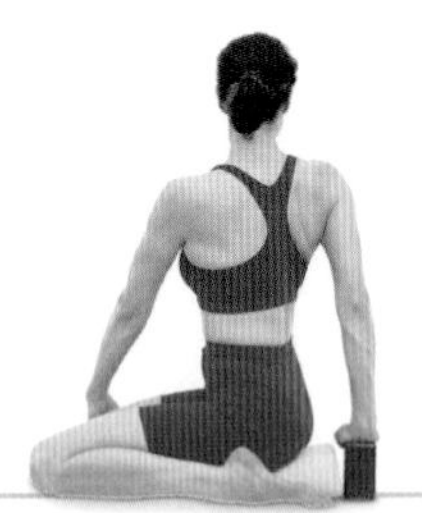
15 英雄坐姿扭轉式
頁228

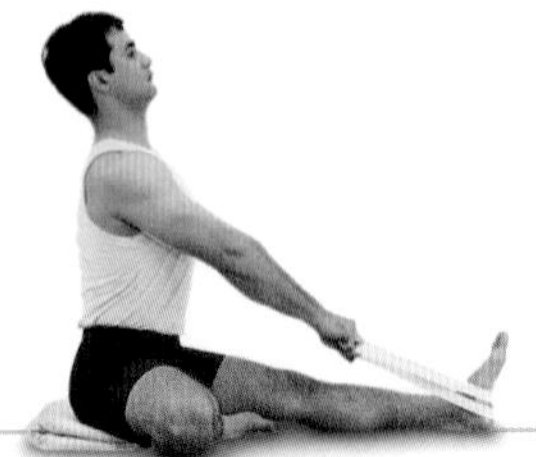
20 臉向上單腳屈膝式
頁207

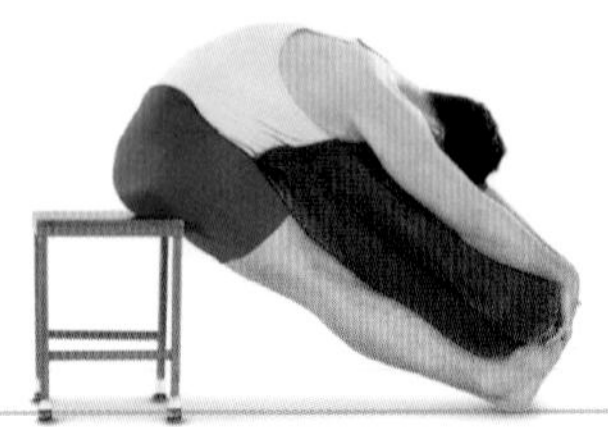
21 臉向下加強背部伸展式
頁217

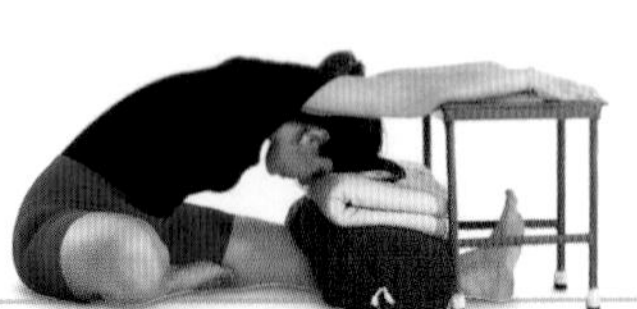
22 頭碰膝式
頁218

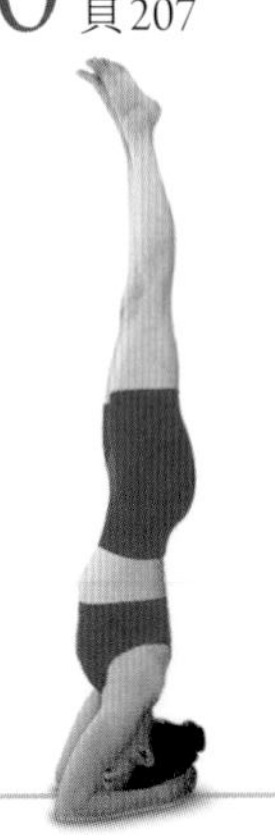
27 頭倒立式
頁138

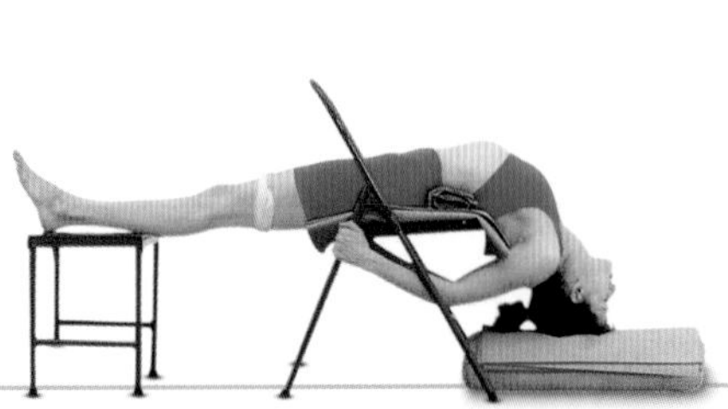
28 反向手杖式
頁239

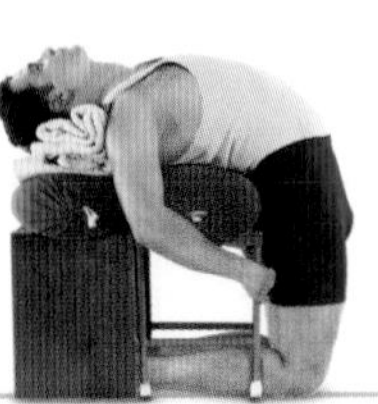
29 駱駝式
頁240

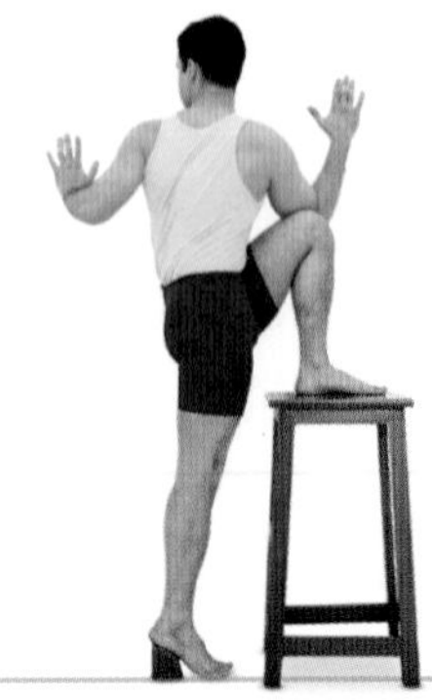
30 伸展聖哲馬里奇式
頁226

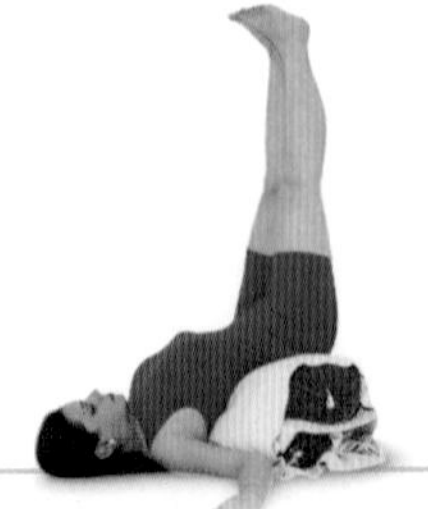
34 倒箭式
頁234

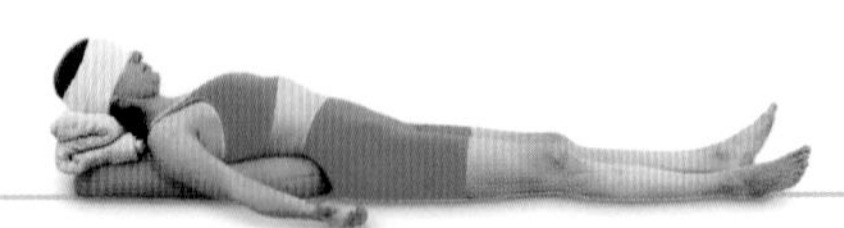
35 攤屍式
頁248

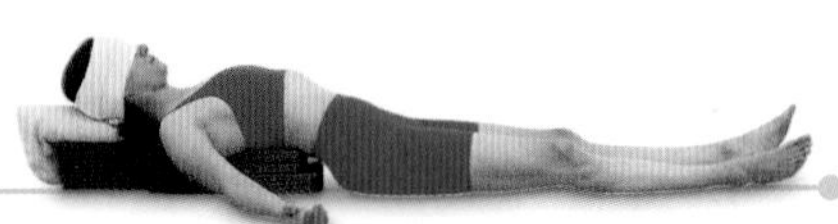
36 勝利呼吸法
頁254

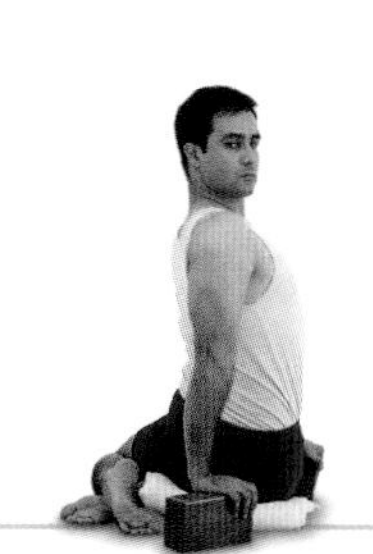
16 巴拉瓦伽式
頁224

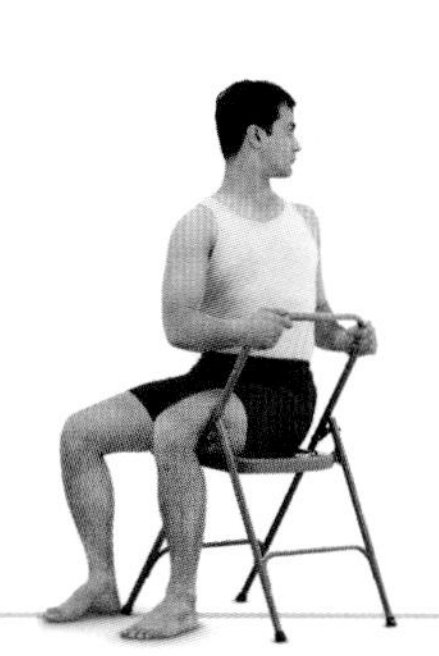
17 巴拉瓦伽式
頁223

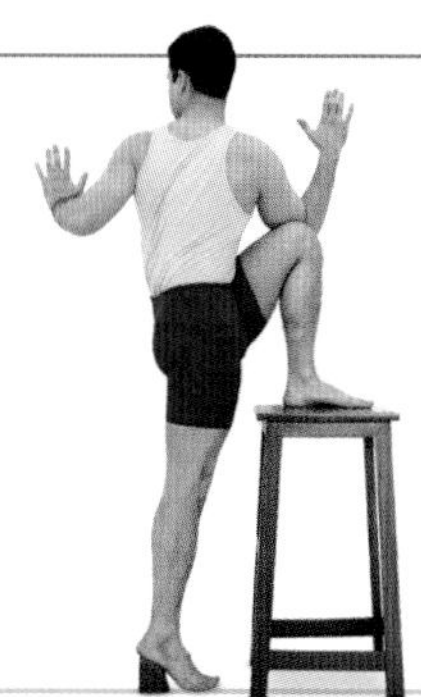
18 伸展聖哲馬里奇式
頁226

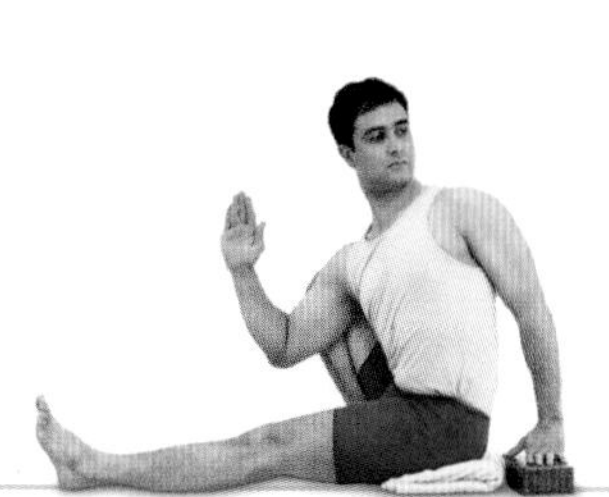
19 聖哲馬里奇式
頁225

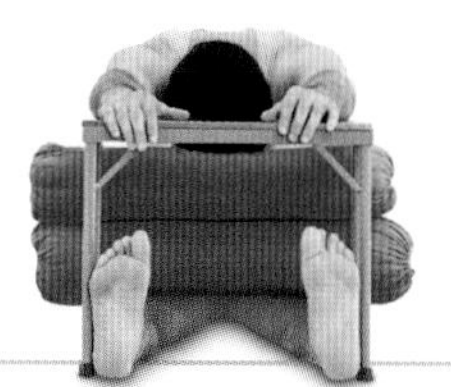
23 加強背部伸展式
頁216

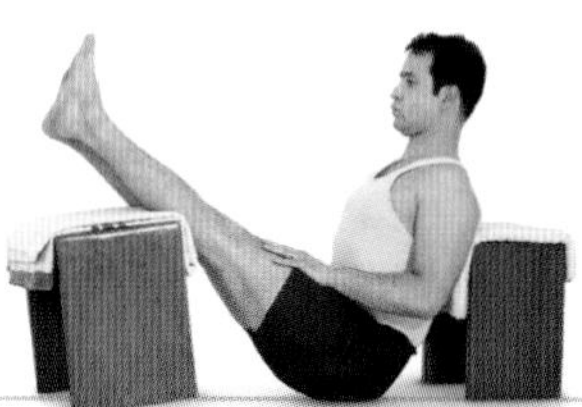
24 船式
頁210

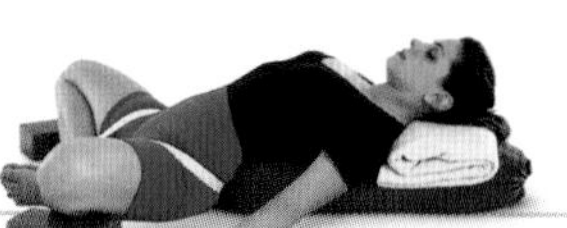
25 仰臥束角式
頁244

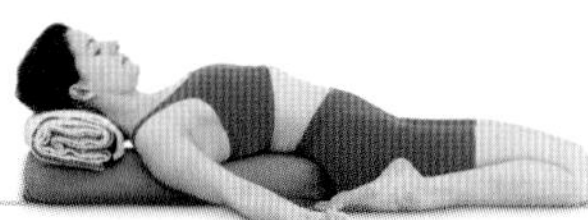
26 仰臥英雄式
頁246

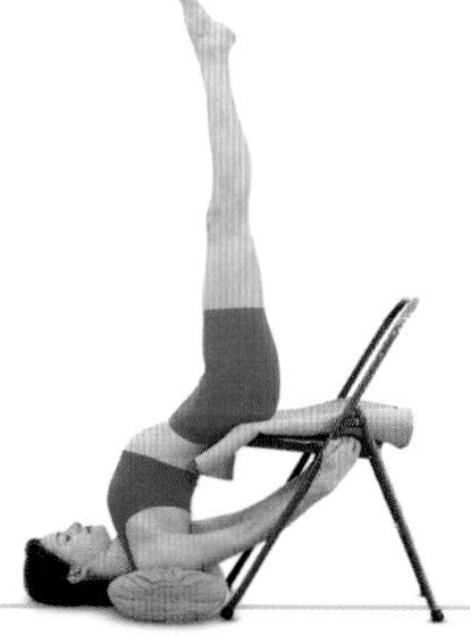
31 肩倒立式
頁230

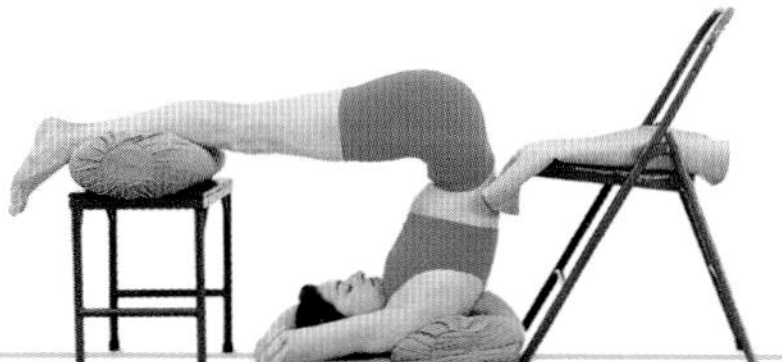
32 犁式
頁232

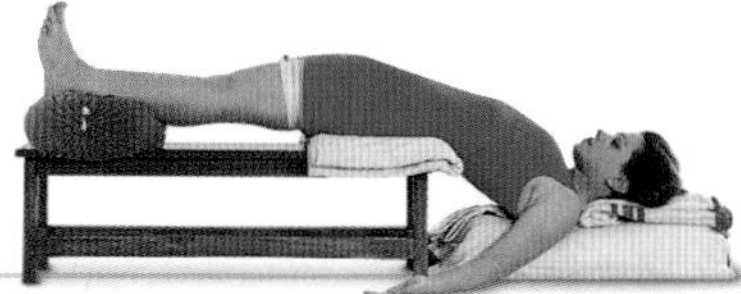
33 橋式
頁237

藥物成癮

持續且長期地服用藥物，包含口服、靜脈注射，或者煙燻吸入、以鼻腔吸食等，可能會造成精神錯亂、人格分裂、恐慌症發作，嚴重妄想症及記憶力衰退，劑量過大甚至可能致命。

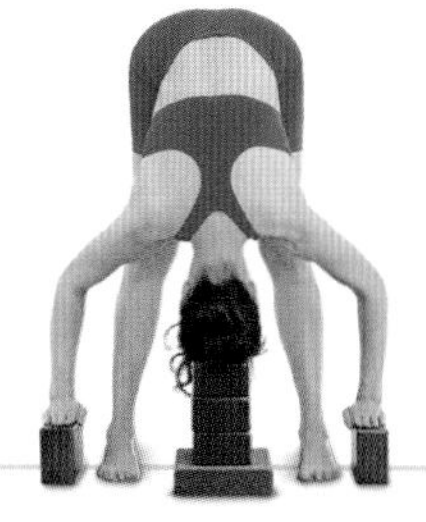
1 加強前屈伸展式
頁197

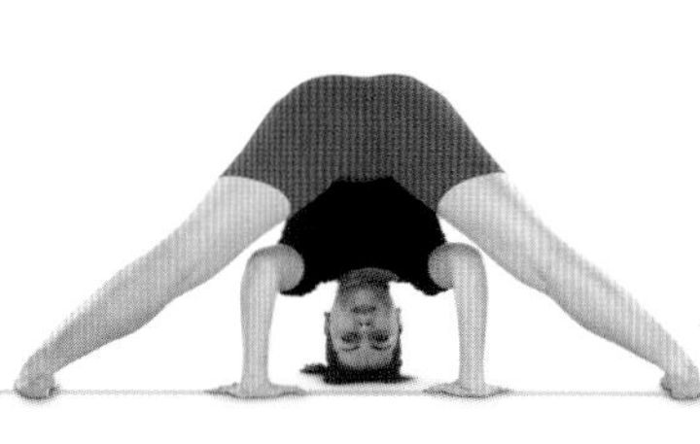
2 分腿前彎式
頁200

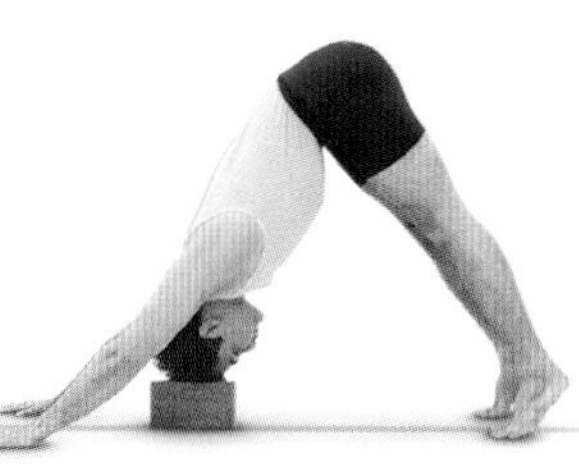
3 下犬式
頁204

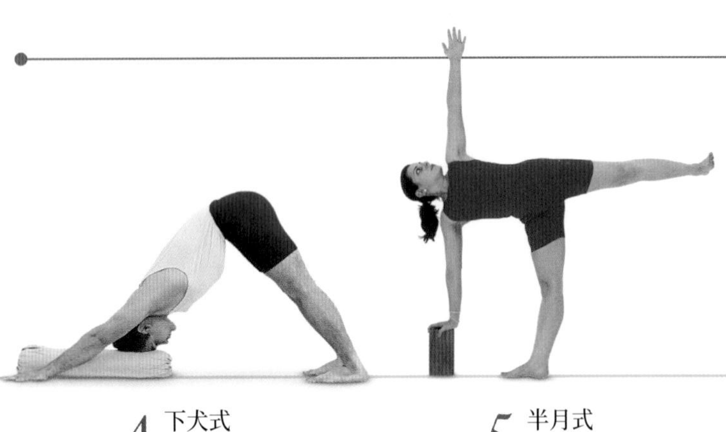

4 下犬式 頁204

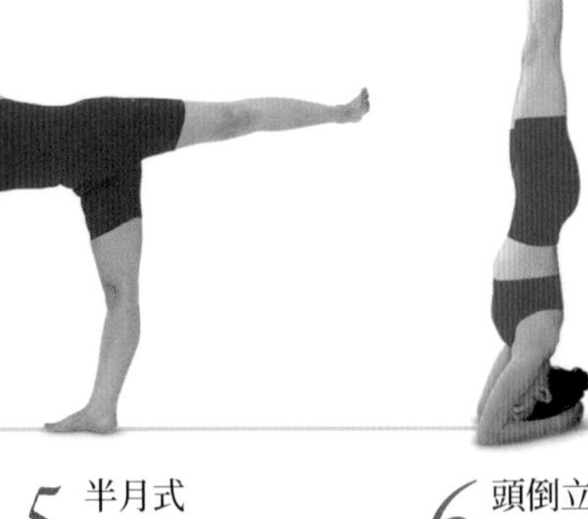

5 半月式 頁196

6 頭倒立式 頁138

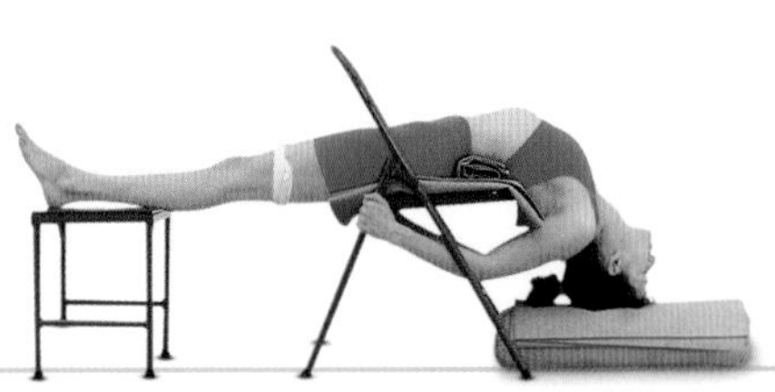

7 反向手杖式 頁239

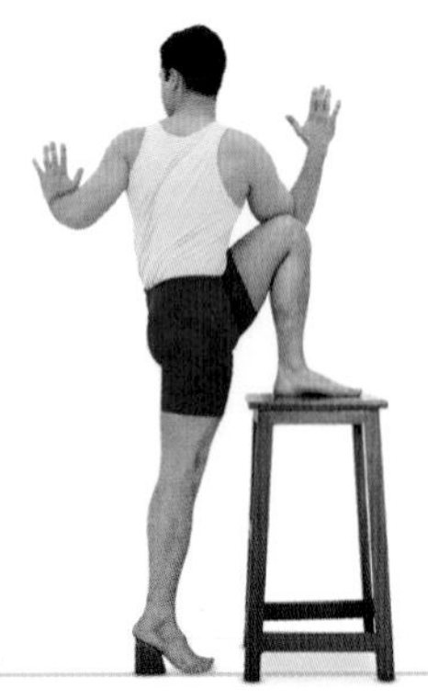

12 伸展聖哲馬里奇式 頁226

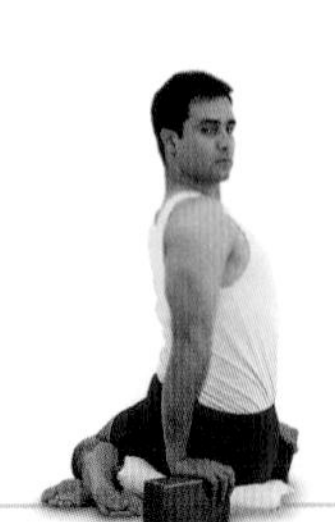

13 巴拉瓦伽式 頁224

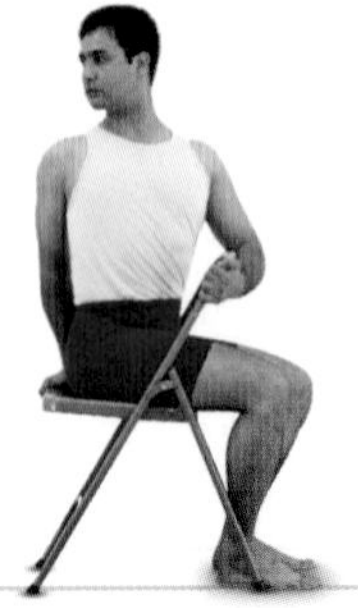

14 巴拉瓦伽式 頁223

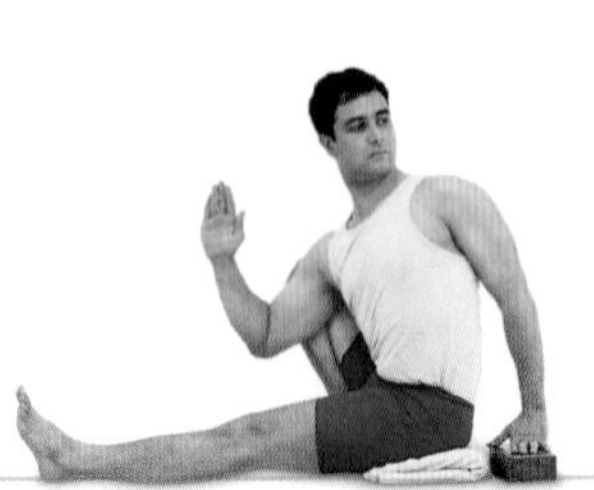

15 聖哲馬里奇式 頁225

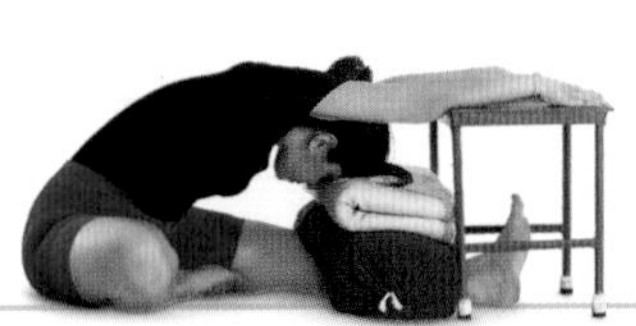

19 頭碰膝式 頁218

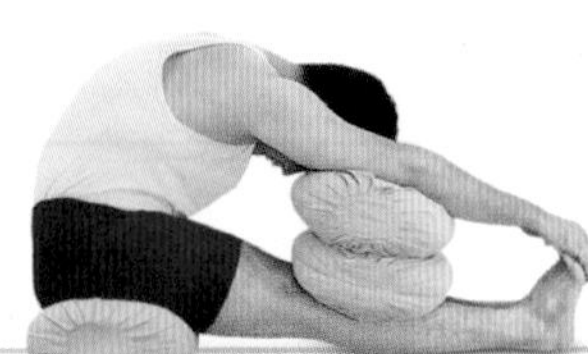

20 加強背部伸展式 頁215

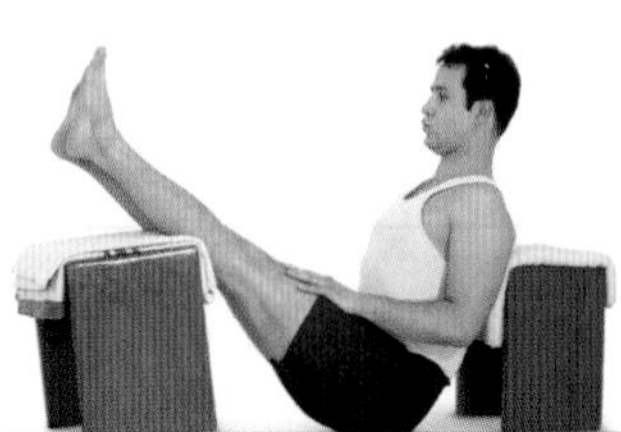

21 船式 頁210

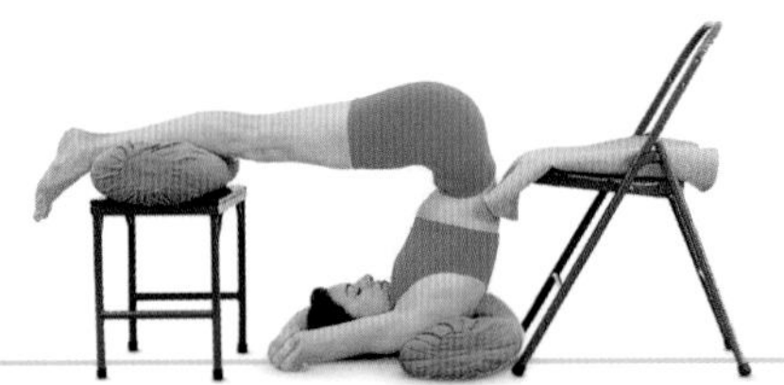

25 犁式 頁232

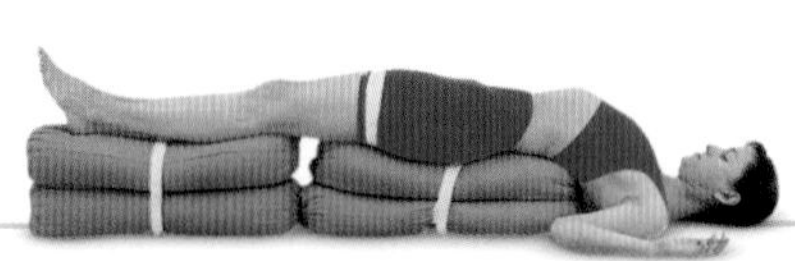

26 橋式 頁237

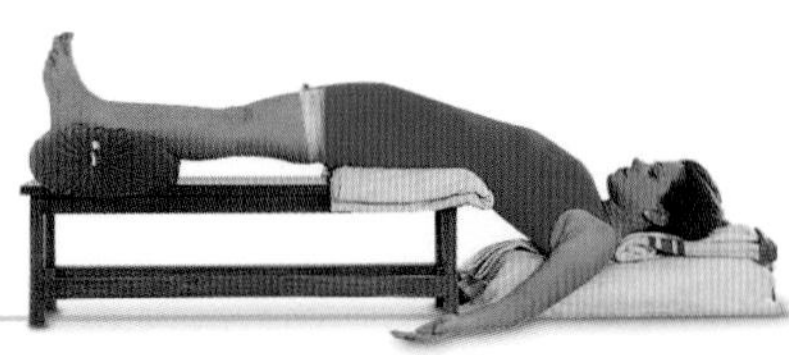

27 橋式 頁237

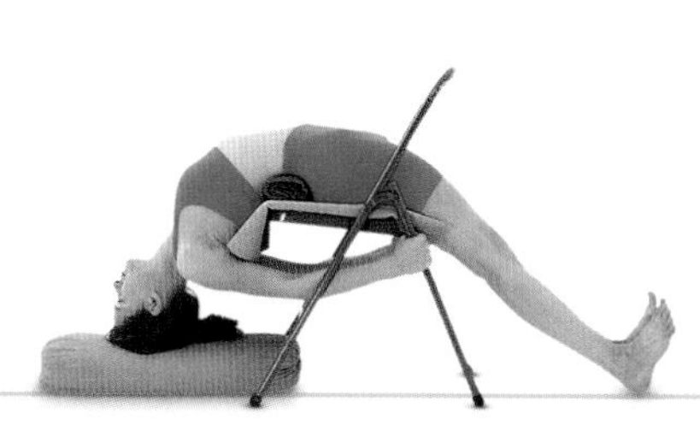
8 反向手杖式 頁239

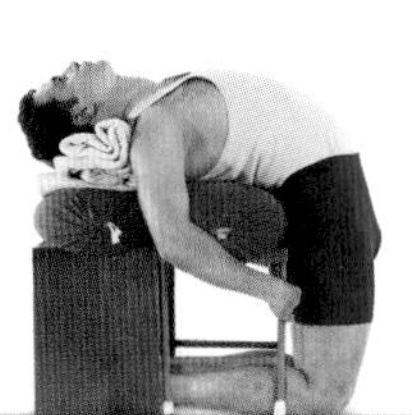
9 駱駝式 頁240

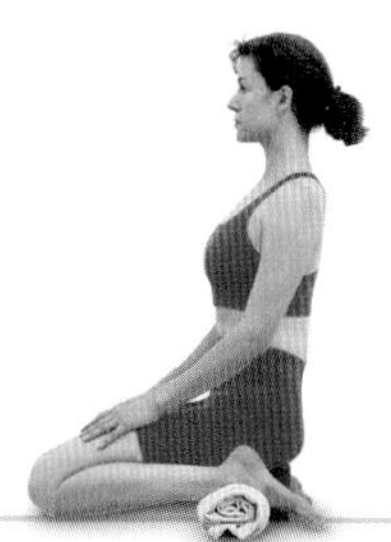
10 英雄式 頁206

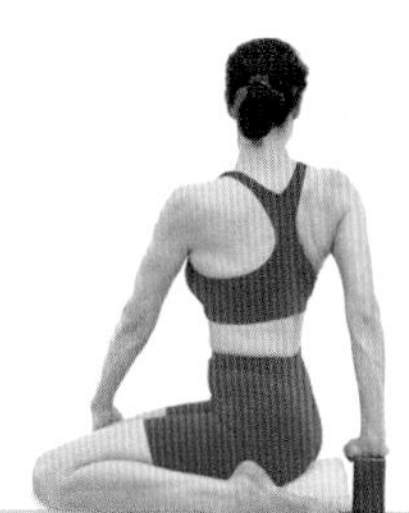
11 英雄坐姿扭轉式 頁228

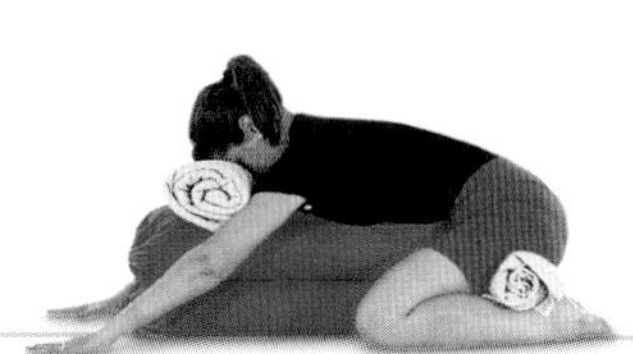
16 臉向下英雄式 頁221

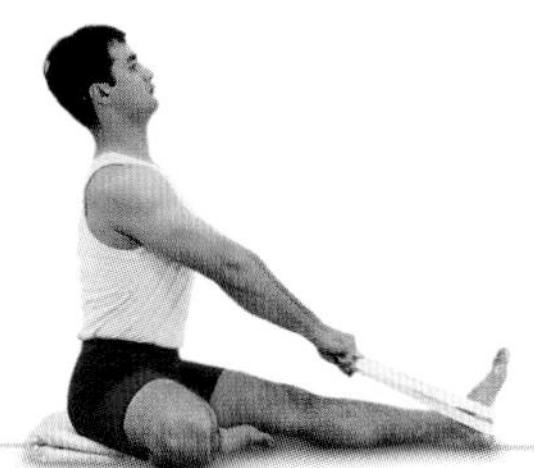
17 臉向上單腳屈膝式 頁207

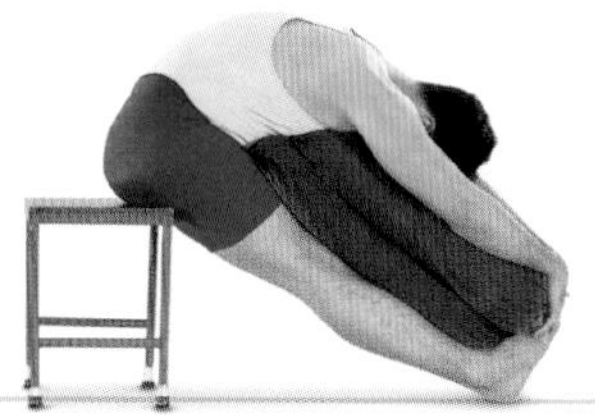
18 臉向下加強背部伸展式 頁217

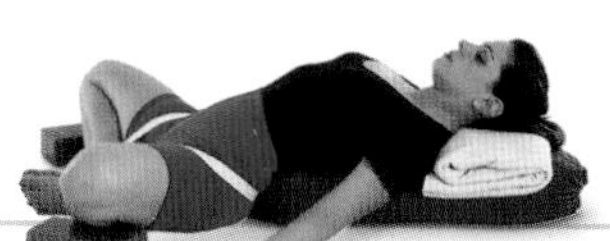
22 仰卧束角式 頁244

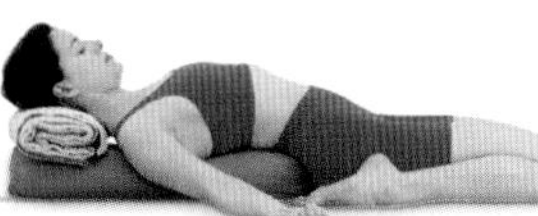
23 仰臥英雄式 頁246

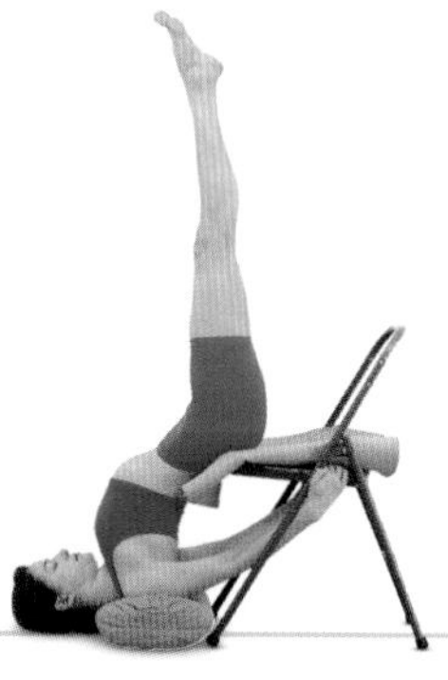
24 肩倒立式 頁230

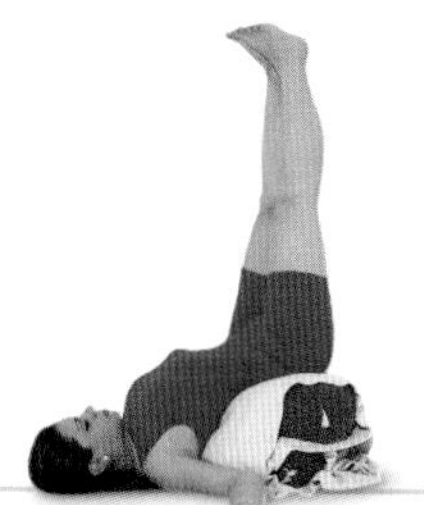
28 倒箭式 頁234

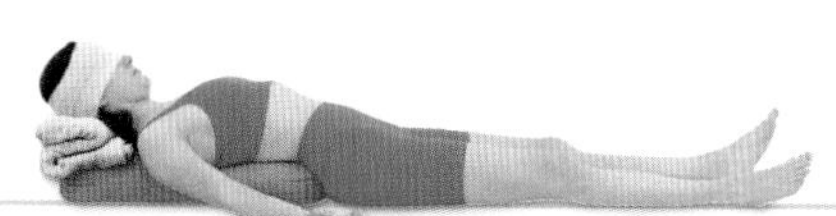
29 攤屍式 頁248

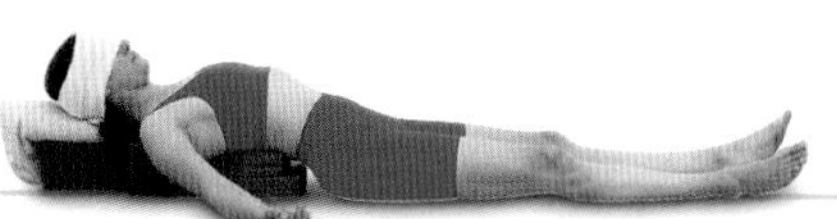
30 勝利呼吸法 頁254

女性健康

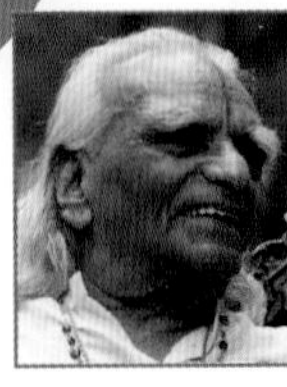

練習瑜伽可以針對病根加以療癒，有助於預防或減輕許多對女性影響較顯著的疾病。例如，瑜伽有助於矯正一系列婦科問題，這些問題可能導致高血壓、糖尿病、消化不良、骨骼與關節退化、腹疝和靜脈曲張等等。瑜伽還有助於調理月經失調、甲狀腺失衡、骨質疏鬆的影響，以及更年期的副作用。

生理期

月經並不是疾病，但有時會引起身體不適。經期間，請避免練習倒立與站姿，但可以按照以下的順序練習前彎動作，這些動作能控制血流量，並調整過多的分泌物。以下的序列將有助於調理你的身體系統。

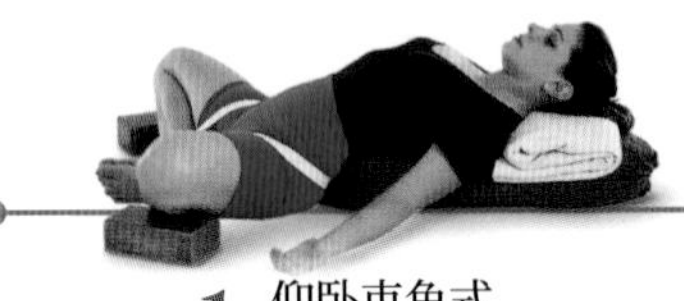

1 仰臥束角式 頁244

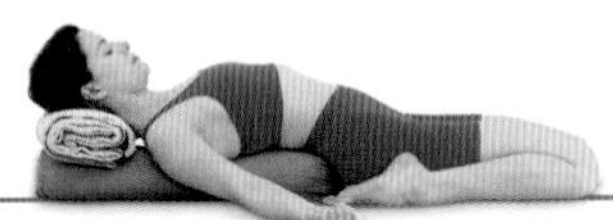

2 仰臥英雄式 頁246

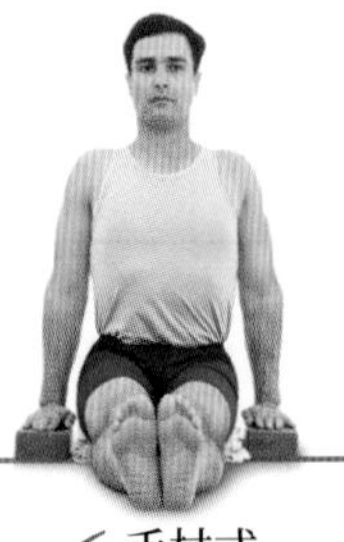

6 手杖式 頁205

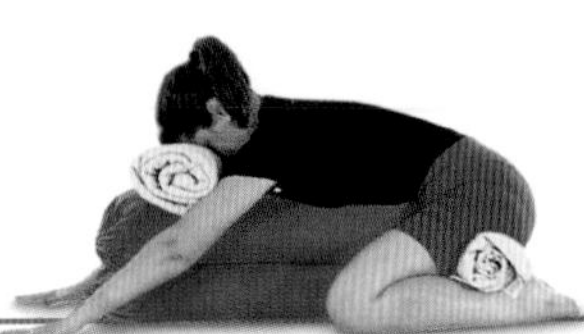

7 臉向下英雄式 頁221

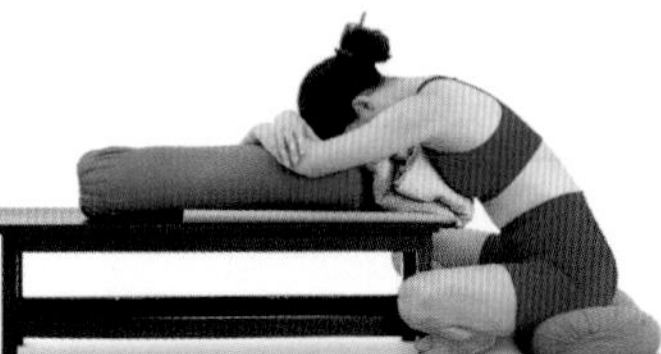

8 臉向下吉祥坐 頁222

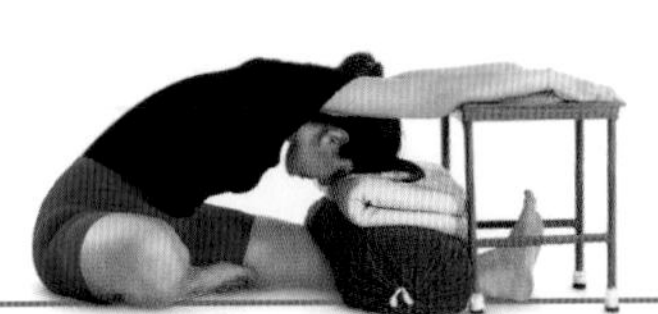

9 頭碰膝式 頁218

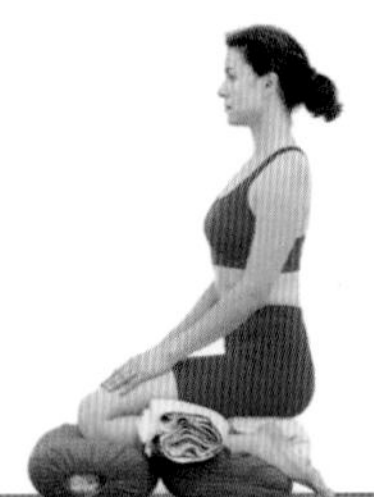

13 英雄式 頁206

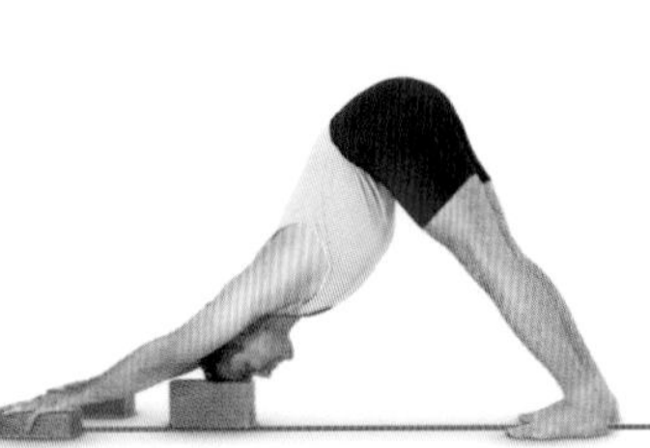

14 下犬式 頁202

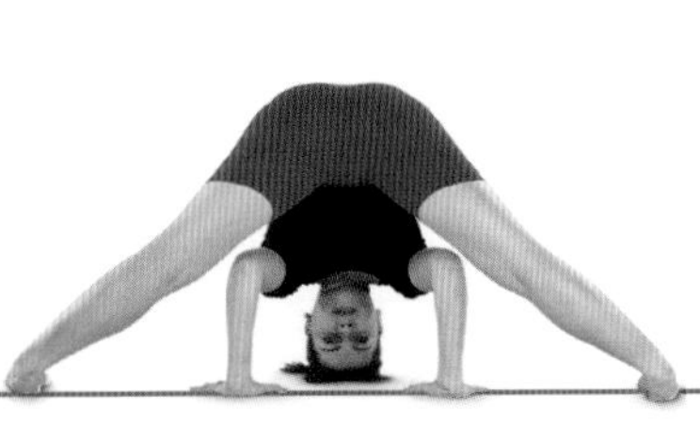

15 分腿前彎式 頁200

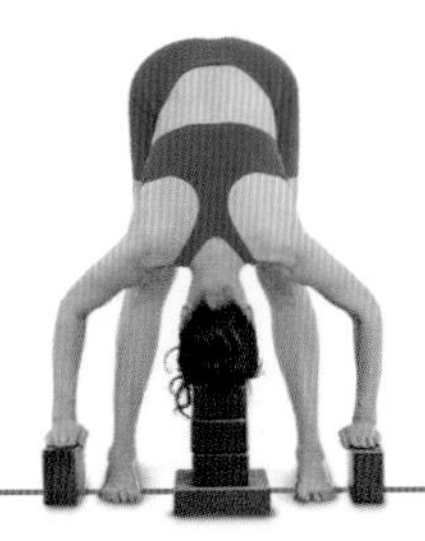

16 加強前屈伸展式 頁197

「靈性的瑜伽練習運用智性，
這同時來自心與頭腦。」

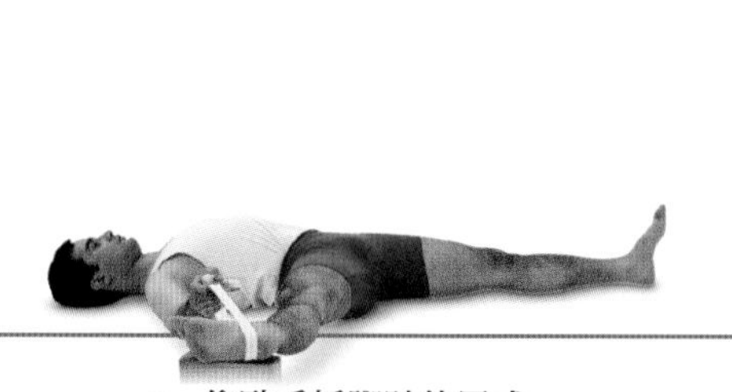
3 仰臥手抓腳趾伸展式
頁243

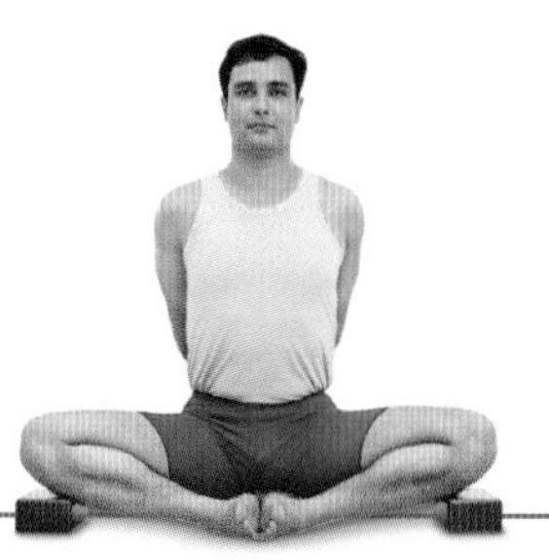
4 束角式
頁208

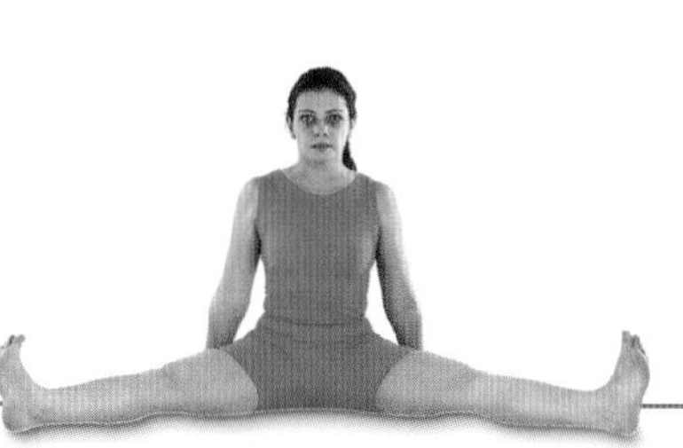
5 坐角式
頁213

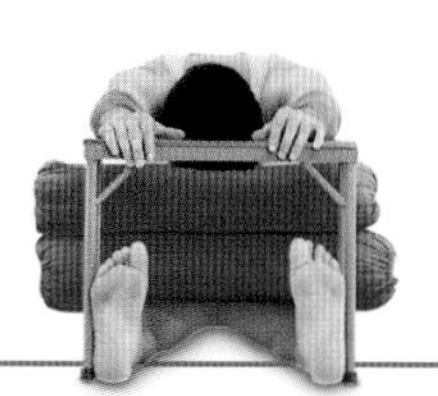
10 加強背部伸展式
頁216

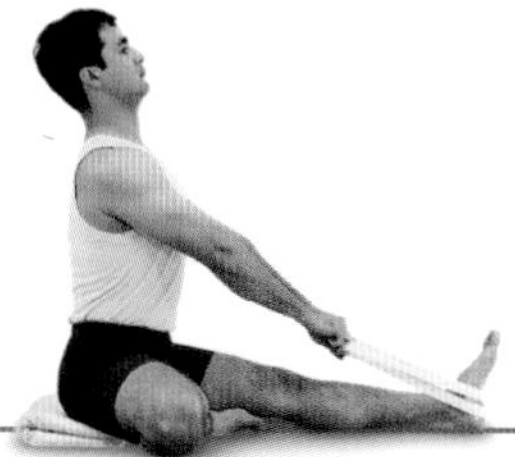
11 臉向上單腳屈膝式
頁207

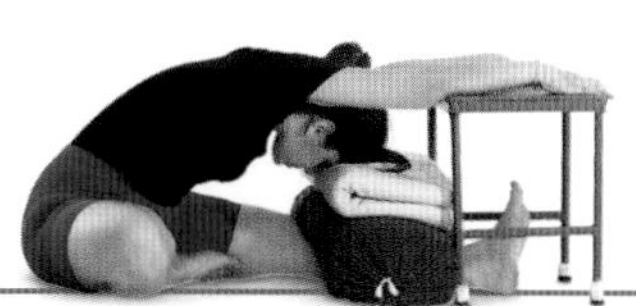
12 頭碰膝式
頁218

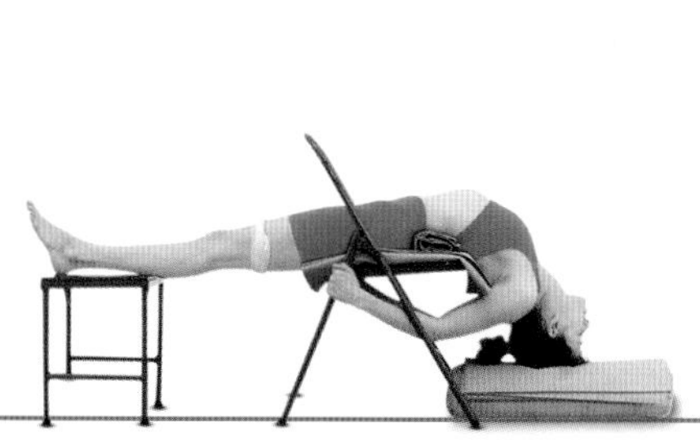
17 反向手杖式
頁239

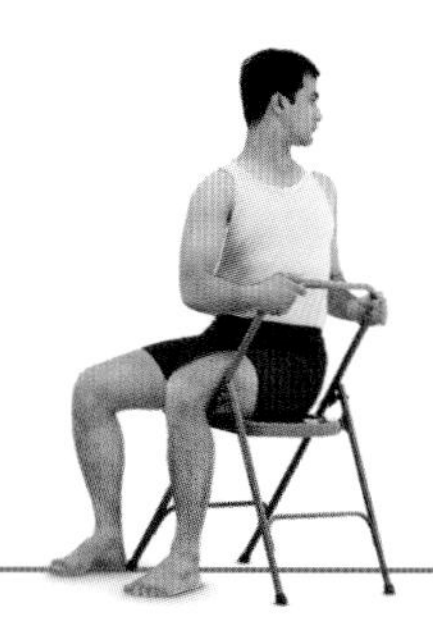
18 巴拉瓦伽式
頁223

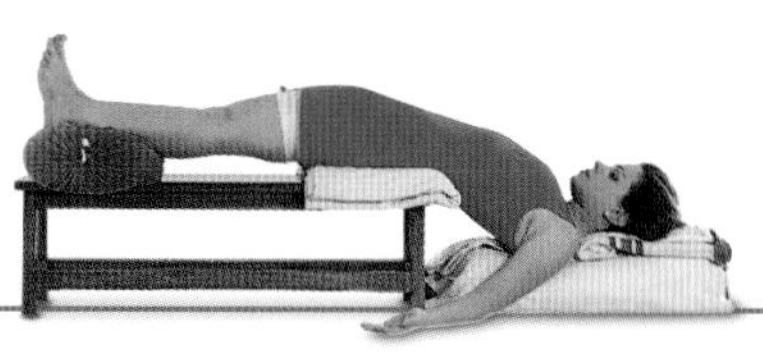
19 橋式
頁237

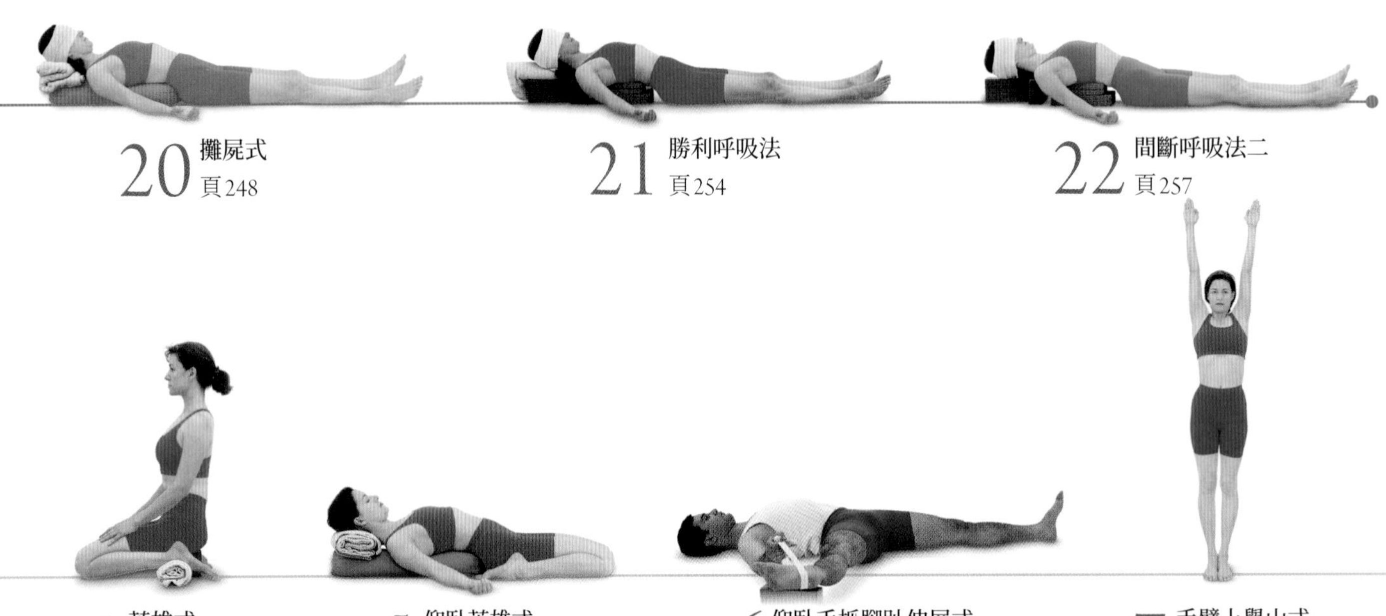

20 攤屍式 頁248

21 勝利呼吸法 頁254

22 間斷呼吸法二 頁257

4 英雄式 頁206

5 仰臥英雄式 頁246

6 仰臥手抓腳趾伸展式 頁243

7 手臂上舉山式 頁187

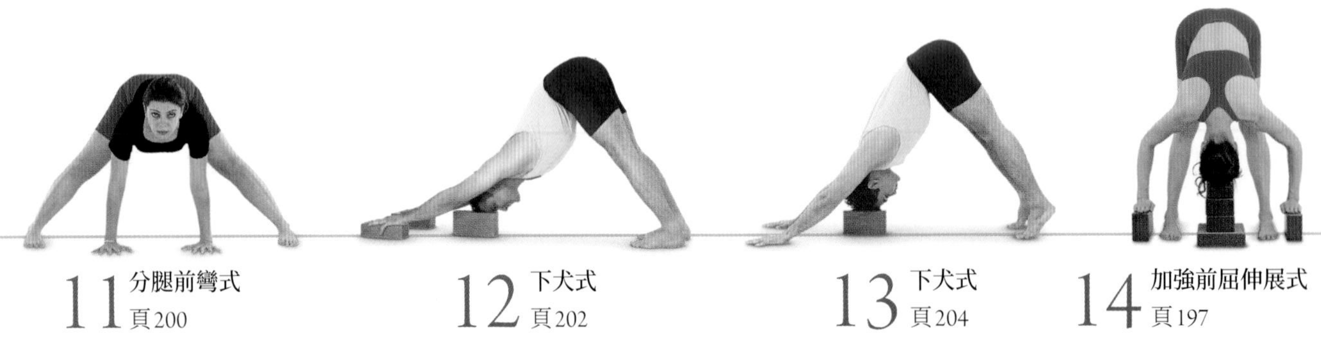

11 分腿前彎式 頁200

12 下犬式 頁202

13 下犬式 頁204

14 加強前屈伸展式 頁197

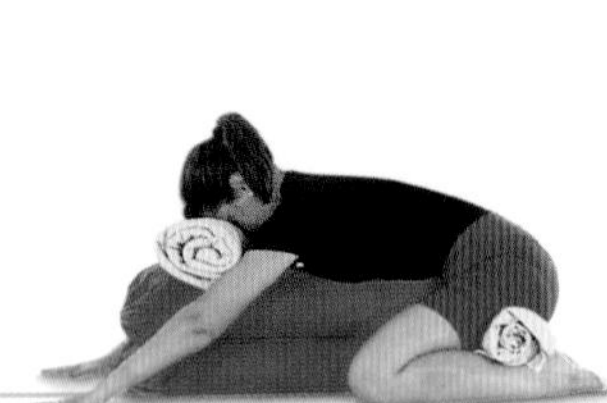

19 臉向下英雄式 頁221

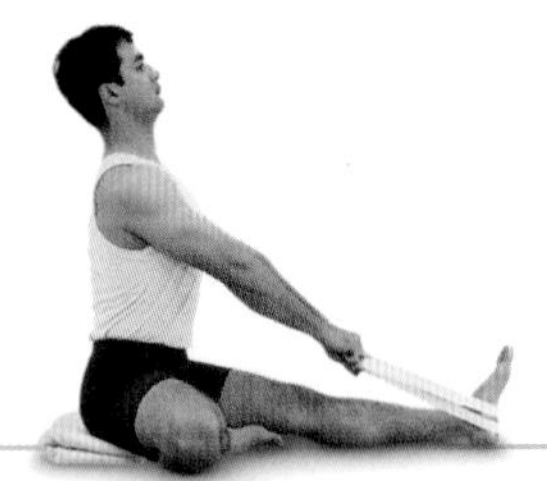

20 臉向上單腳屈膝式 頁207

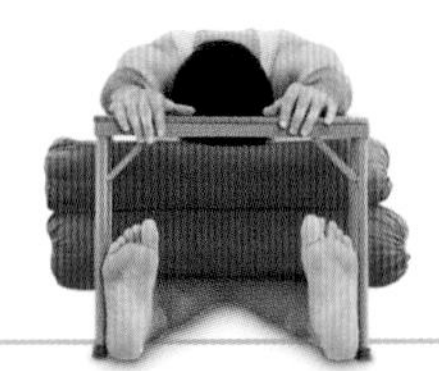

21 加強背部伸展式 頁216

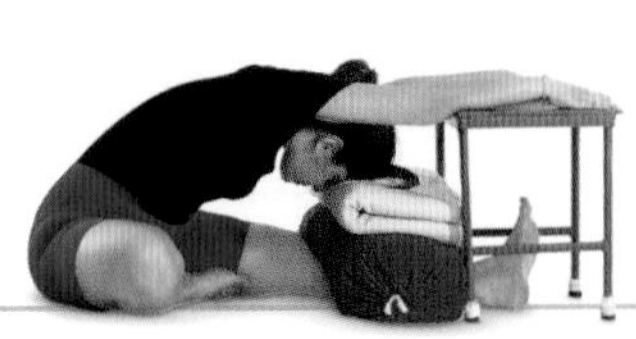

22 頭碰膝式 頁218

經 痛

月經來臨之前或期間骨盆區域會感到抽痛，通常是由於子宮藉由收縮來排出內膜所致。

*注意：請不要在月經期間練習16、17、18和24的體式，只能在經期之間練習。

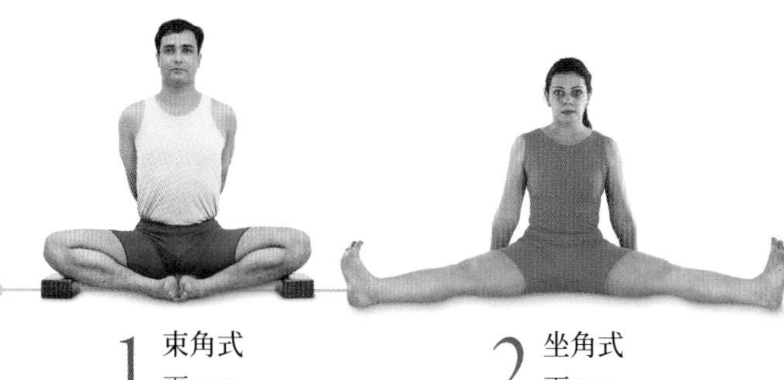

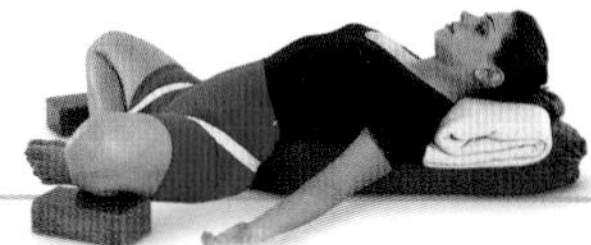

1 束角式 頁208

2 坐角式 頁213

3 仰臥束角式 頁244

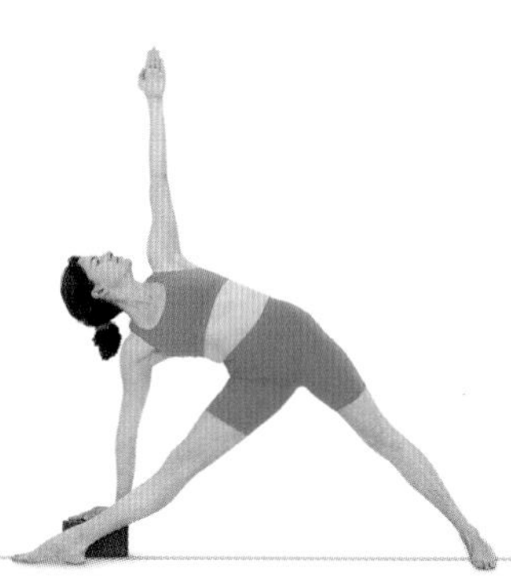

8 三角伸展式 頁192

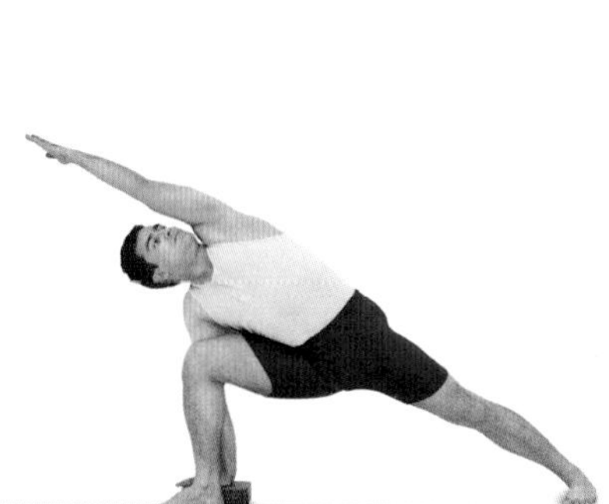

9 側角伸展式 頁194

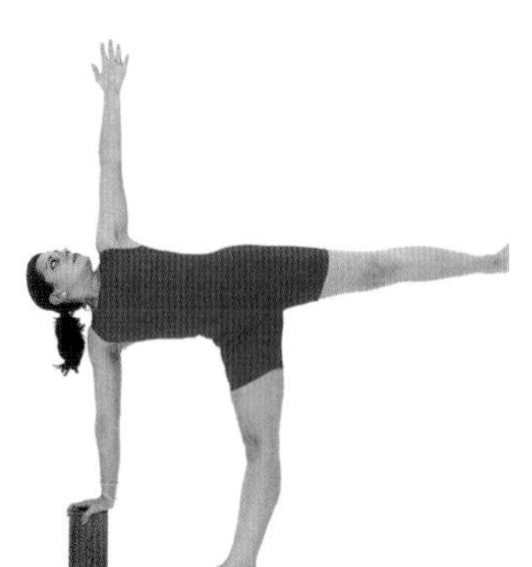

10 半月式 頁196

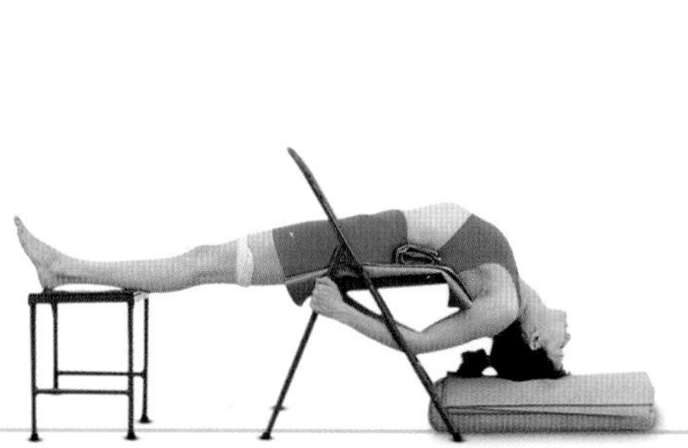

15 反向手杖式 頁239

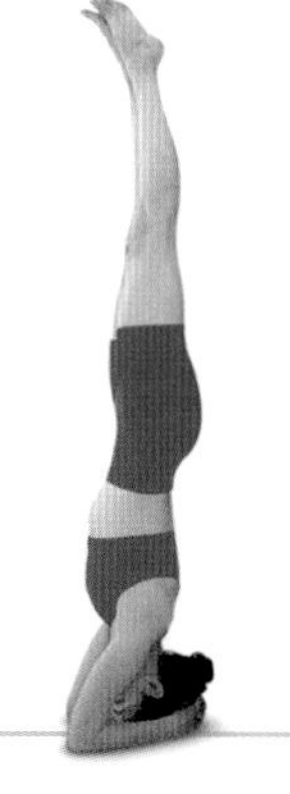

16 頭倒立式* 頁138

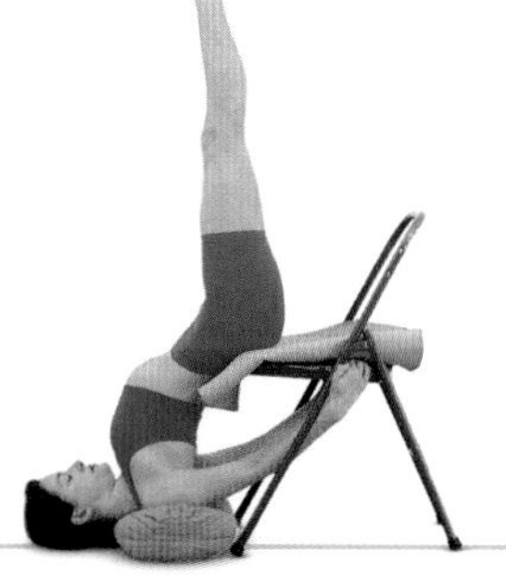

17 肩倒立式* 頁230

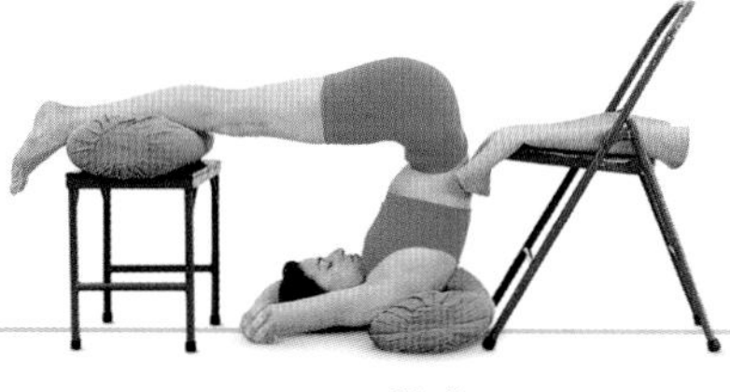

18 犁式* 頁232

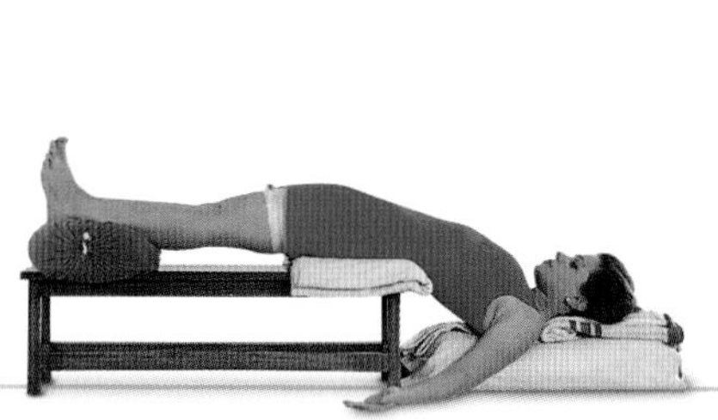

23 橋式 頁237

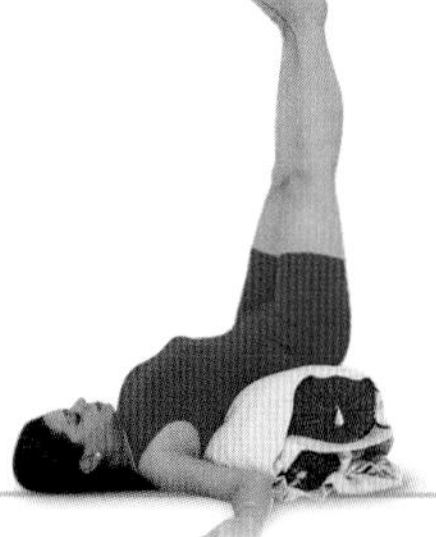

24 倒箭式* 頁234

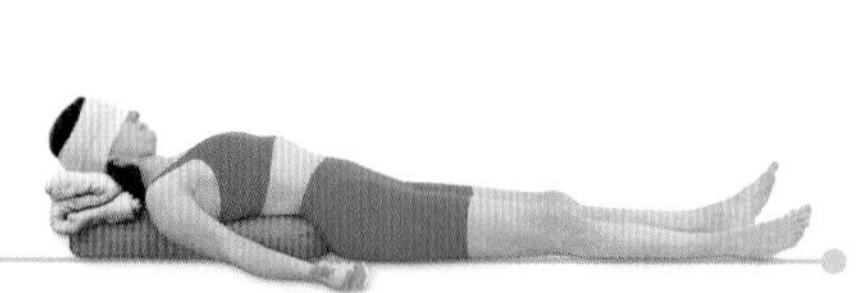

25 攤屍式 頁248

經前症候群

這種症狀通常會發生在月經之前三到四天，月經來到之後便會緩解。經前症候群的症狀包含情緒起伏大、腹痛、下背痛和腿部疼痛。

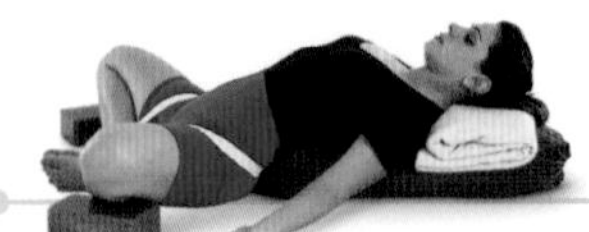

1 仰臥束角式 頁244

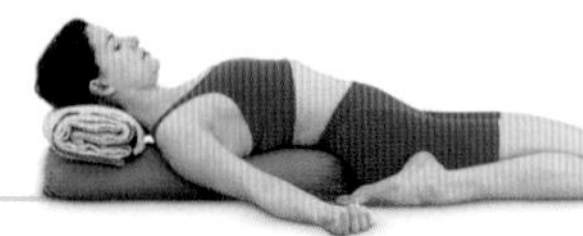

2 仰臥英雄式 頁246

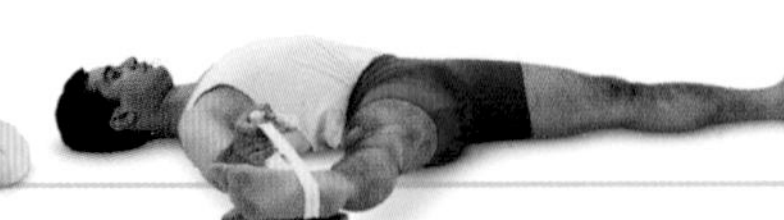

3 仰臥手抓腳趾伸展式 頁243

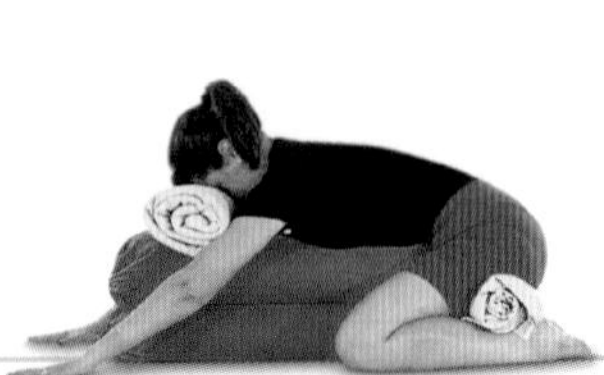

8 臉向下英雄式 頁221

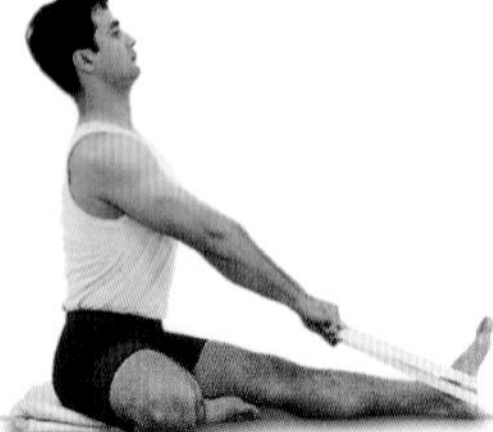

9 臉向上單腳屈膝式 頁207

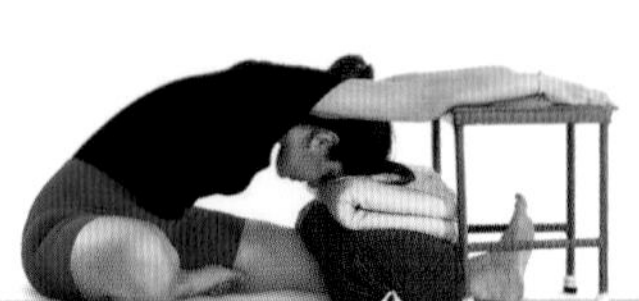

10 頭碰膝式 頁218

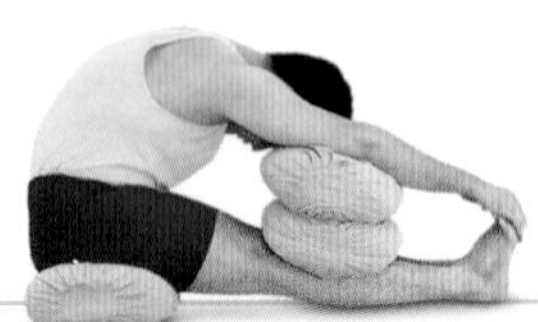

11 加強背部伸展式 頁215

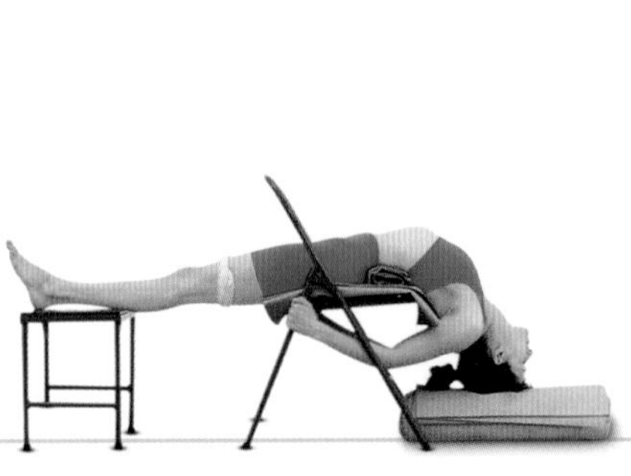

16 反向手杖式 頁239

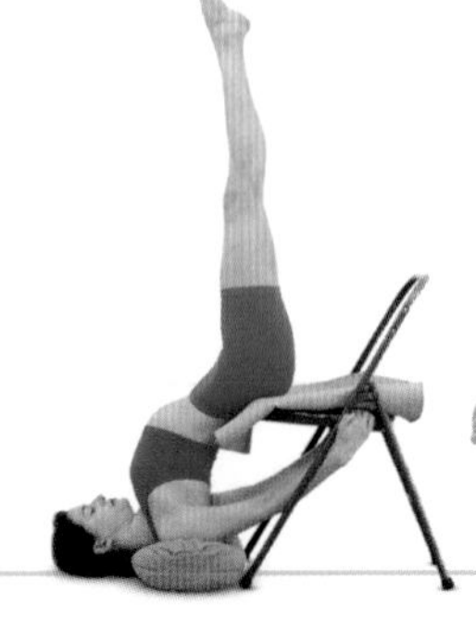

17 肩倒立式 頁230

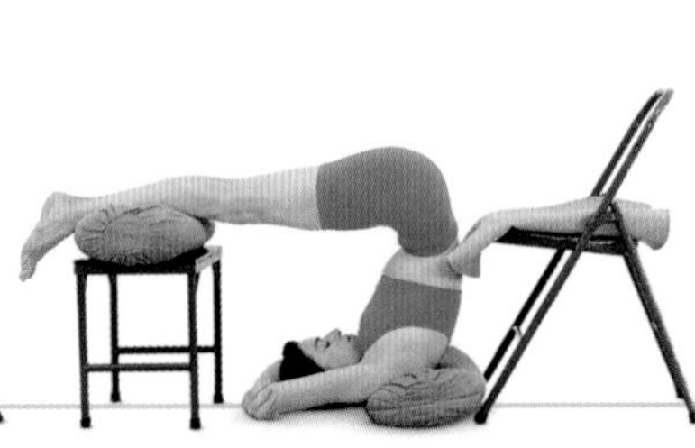

18 犁式 頁232

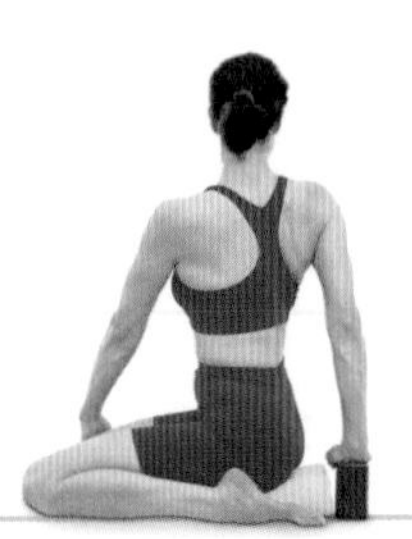

19 英雄坐姿扭轉式 頁228

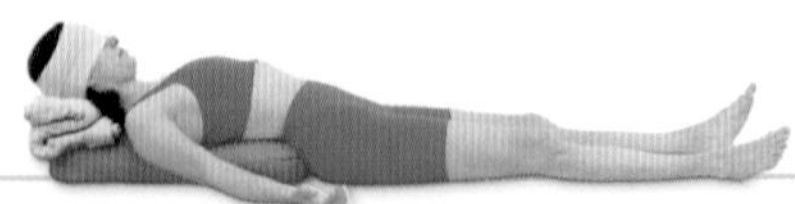

24 攤屍式 頁248

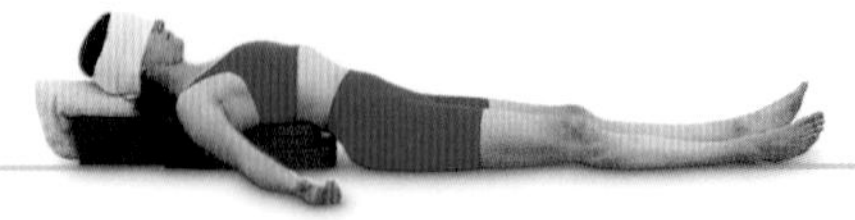

25 勝利呼吸法 頁254

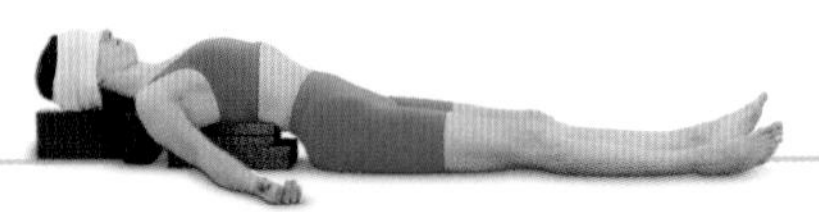

26 間斷呼吸法二 頁257

4 下犬式 頁204
5 加強前屈伸展式 頁197
6 分腿前彎式 頁200
7 半月式 頁196
12 臉向下吉祥坐 頁222
13 坐角式 頁213
14 束角式 頁208
15 頭倒立式 頁138
20 巴拉瓦伽式 頁223
21 伸展聖哲馬里奇式 頁226
22 橋式 頁237
23 倒箭式 頁234

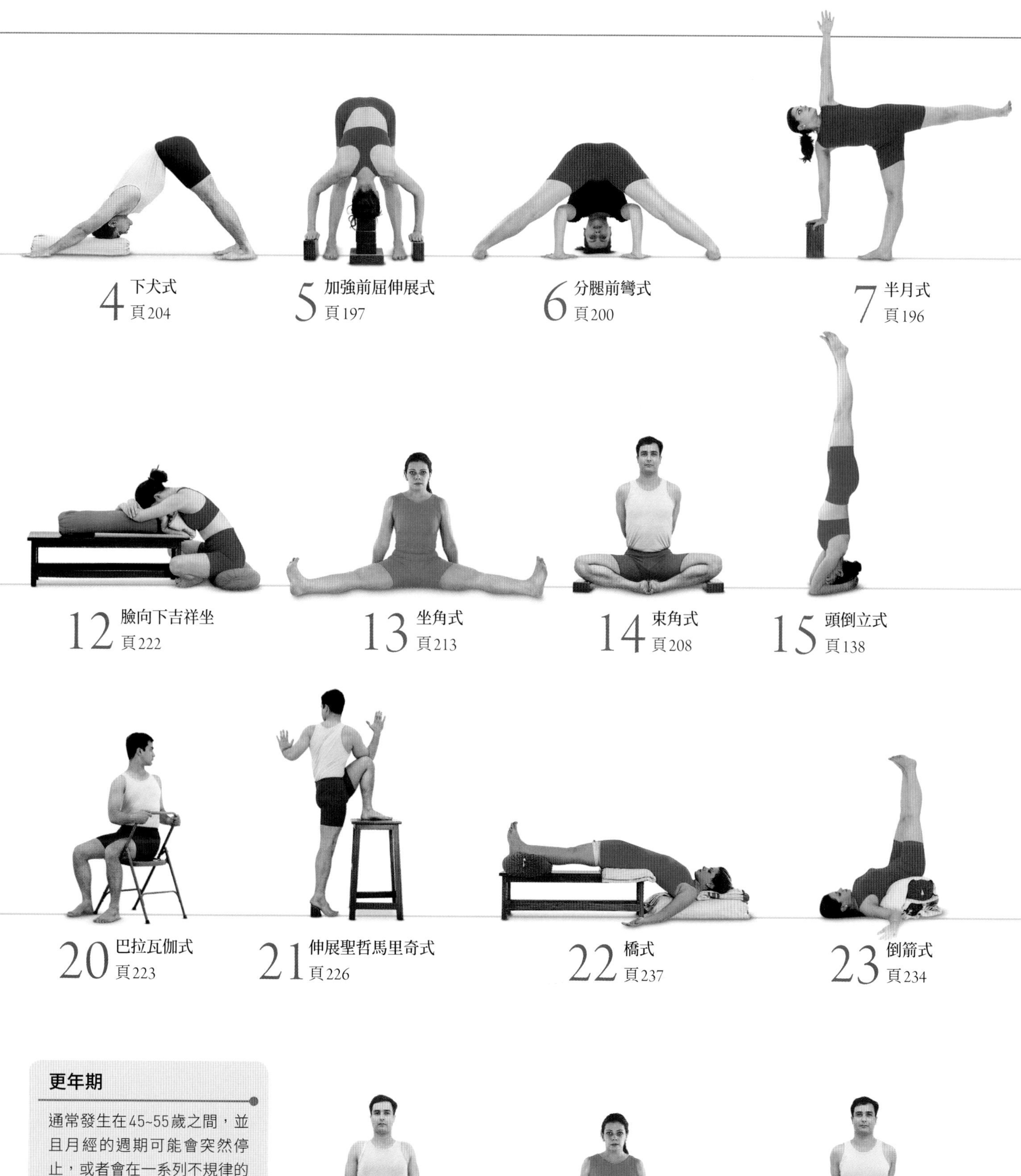

更年期

通常發生在45~55歲之間，並且月經的週期可能會突然停止，或者會在一系列不規律的週期之後停止。更年期會觸發荷爾蒙變化，並可能導致冒汗、潮熱、憂鬱、失眠與情緒起伏。

1 手杖式 頁205

2 坐角式 頁213

3 束角式 頁208

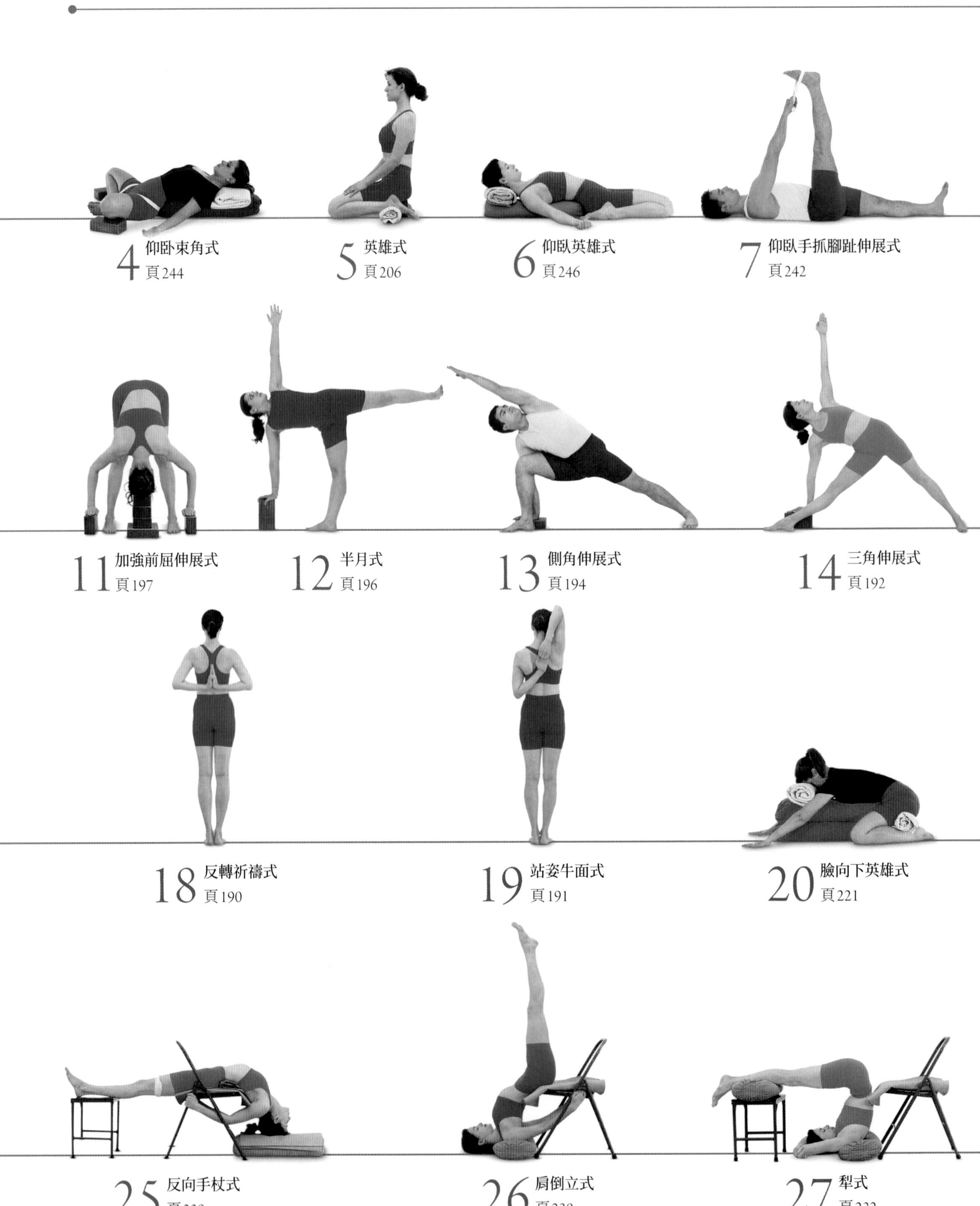
4 仰卧束角式
頁244
5 英雄式
頁206
6 仰臥英雄式
頁246
7 仰臥手抓腳趾伸展式
頁242
11 加強前屈伸展式
頁197
12 半月式
頁196
13 側角伸展式
頁194
14 三角伸展式
頁192
18 反轉祈禱式
頁190
19 站姿牛面式
頁191
20 臉向下英雄式
頁221
25 反向手杖式
頁239
26 肩倒立式
頁230
27 犁式
頁232

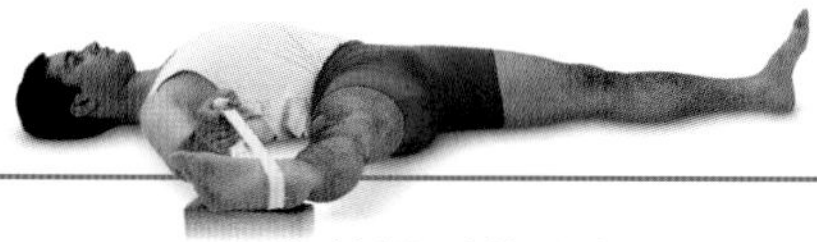

8 仰臥手抓腳趾伸展式 頁243

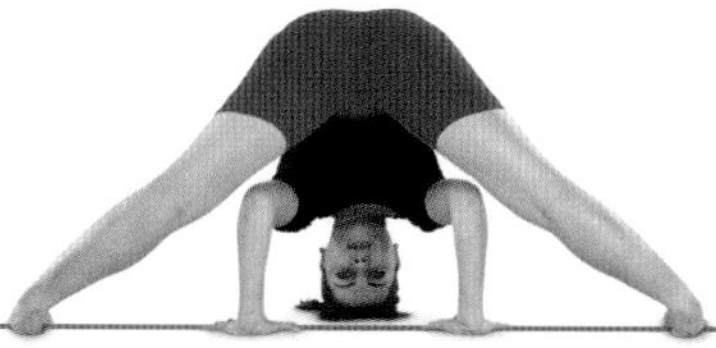

9 分腿前彎式 頁200

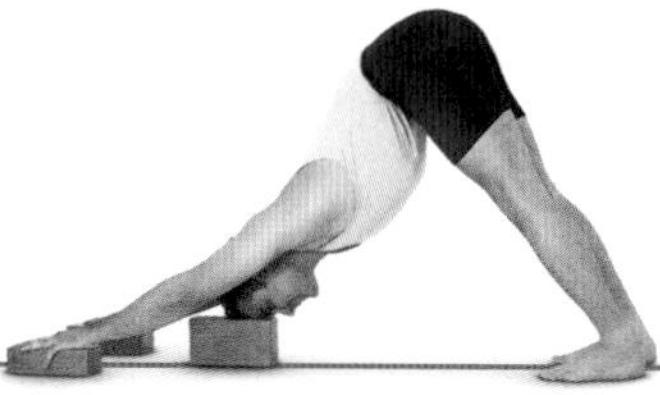

10 下犬式 頁202

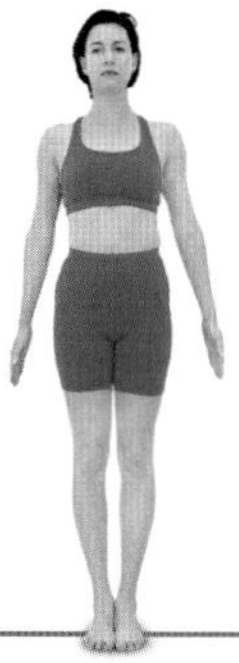

15 山式站姿 頁186

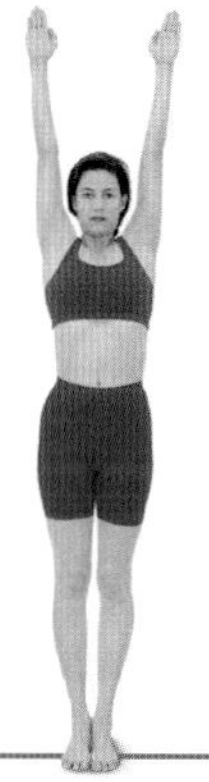

16 手臂上舉山式 頁187

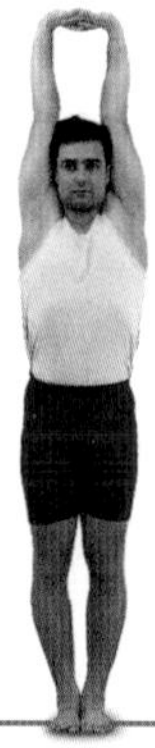

17 上舉手指交扣山式 頁188

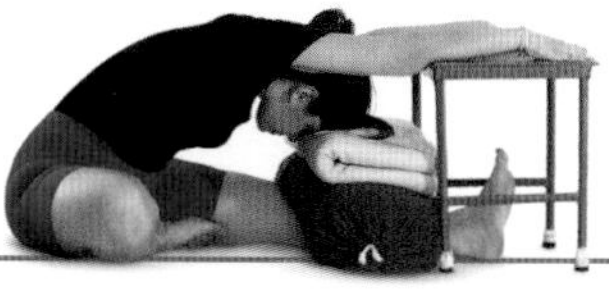

21 頭碰膝式 頁218

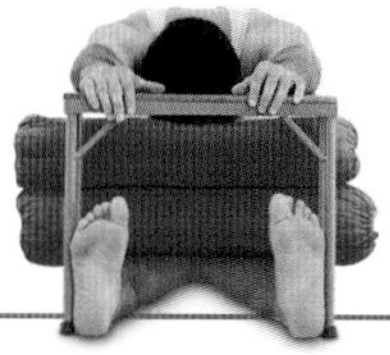

22 加強背部伸展式 頁216

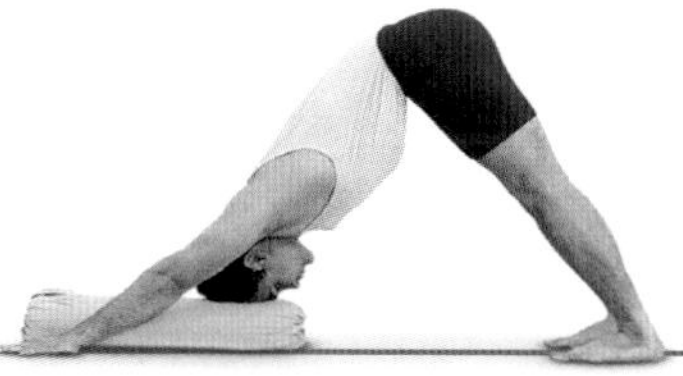

23 下犬式 頁204

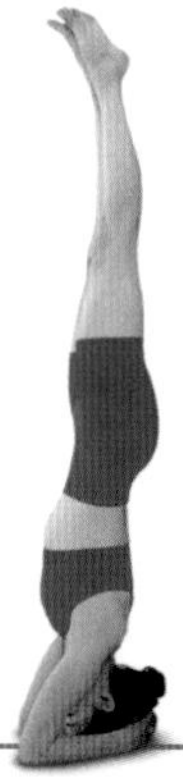

24 頭倒立式 頁138

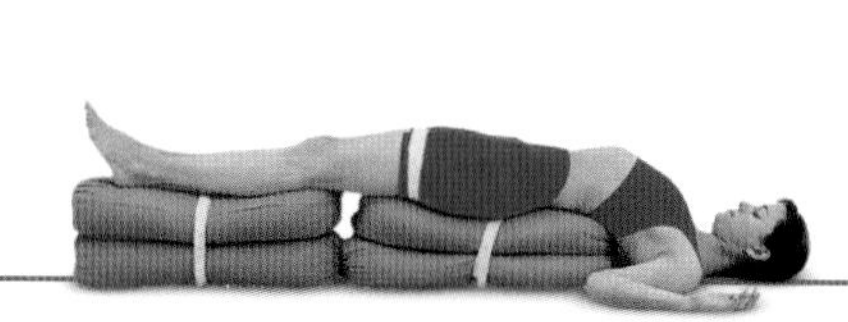

28 橋式 頁237

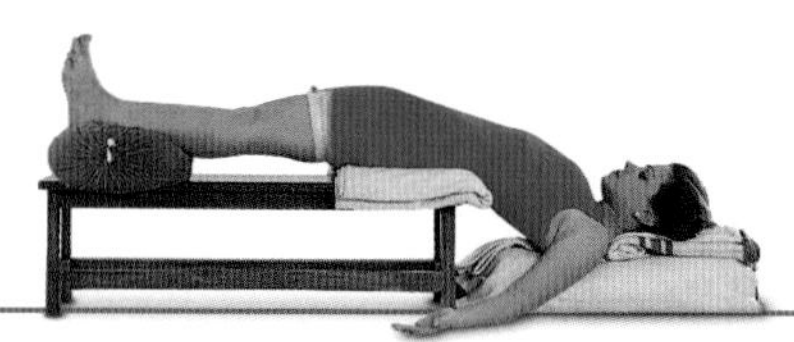

29 橋式 頁237

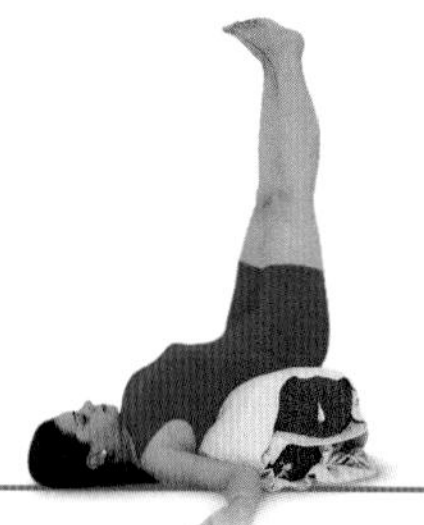

30 倒箭式 頁234

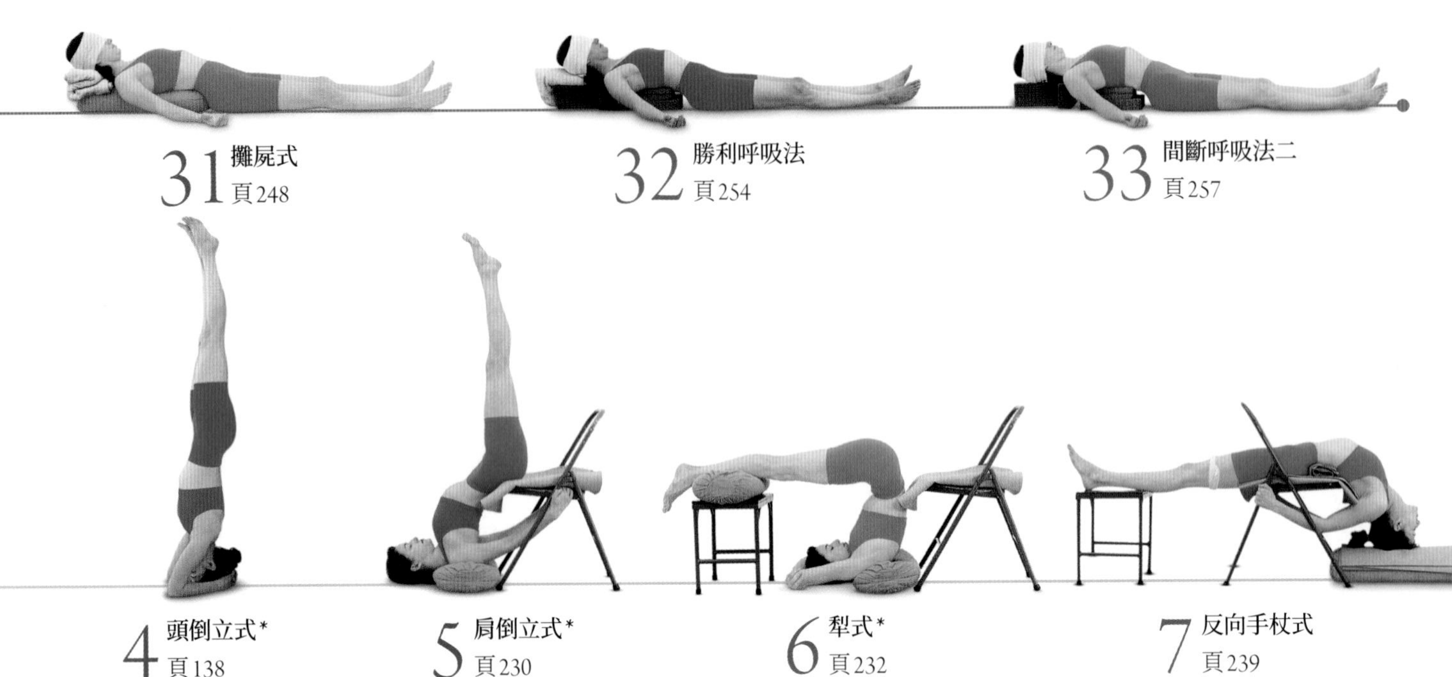

31 攤屍式 頁248

32 勝利呼吸法 頁254

33 間斷呼吸法二 頁257

4 頭倒立式* 頁138

5 肩倒立式* 頁230

6 犁式* 頁232

7 反向手杖式 頁239

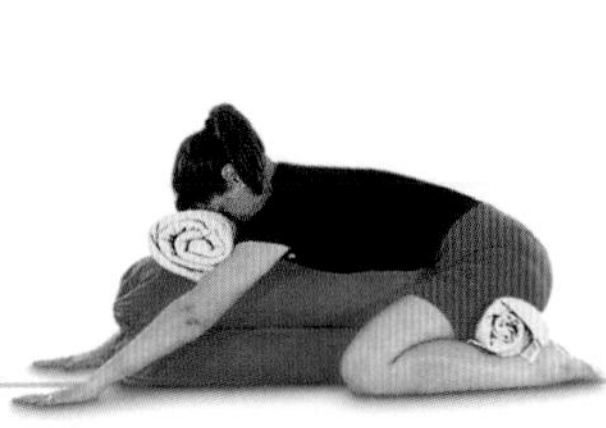

12 臉向下英雄式 頁221

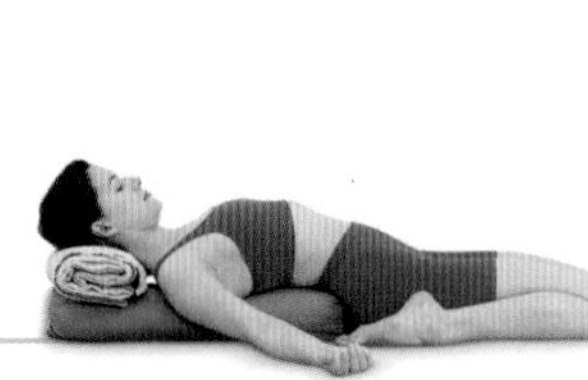

13 仰臥英雄式 頁246

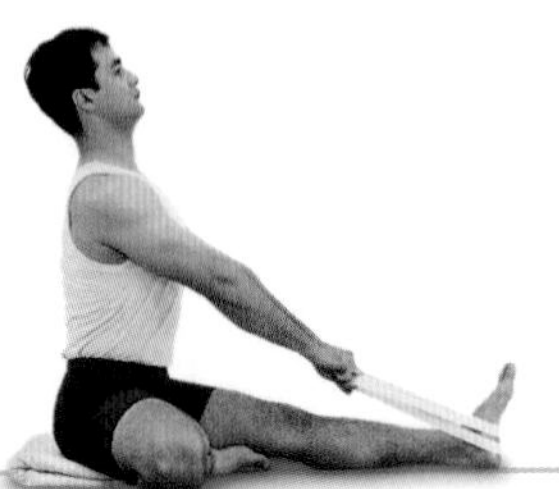

14 臉向上單腳屈膝式 頁207

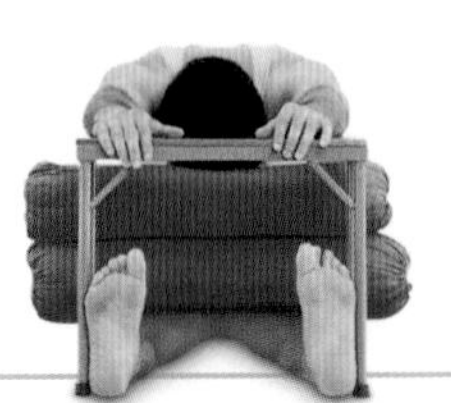

15 加強背部伸展式 頁216

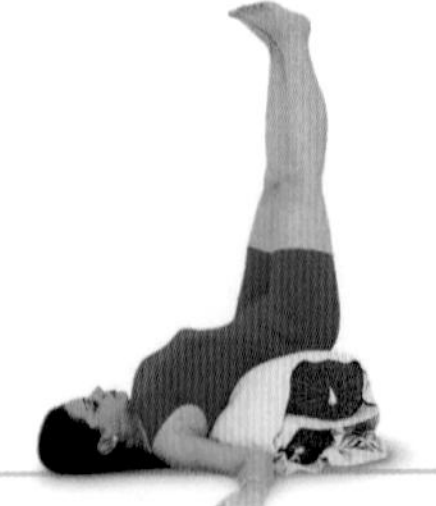

19 倒箭式* 頁234

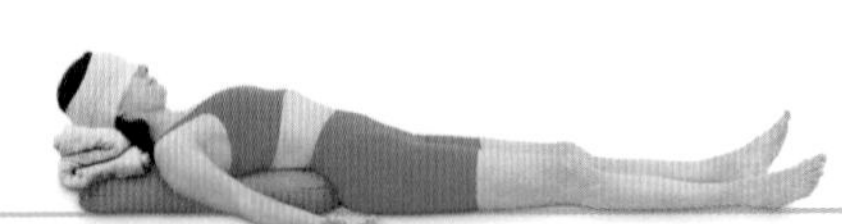

20 攤屍式 頁248

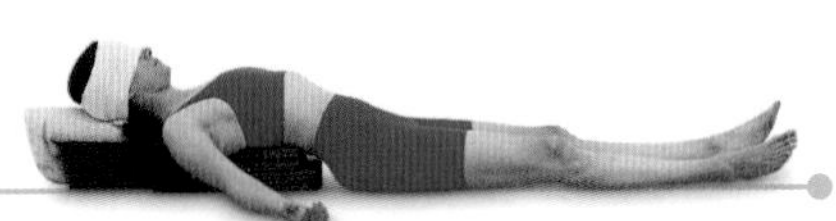

21 勝利呼吸法 頁254

子宮不正常出血

這種病症的特徵是兩次月經之間發生不規則或大量的出血。原因包括子宮囊腫或肌瘤、流產、子宮發炎或子宮移位。

＊注意：請不要在月經期間練習4、5、6、8和19的體式，只能在兩個經期之間練習。

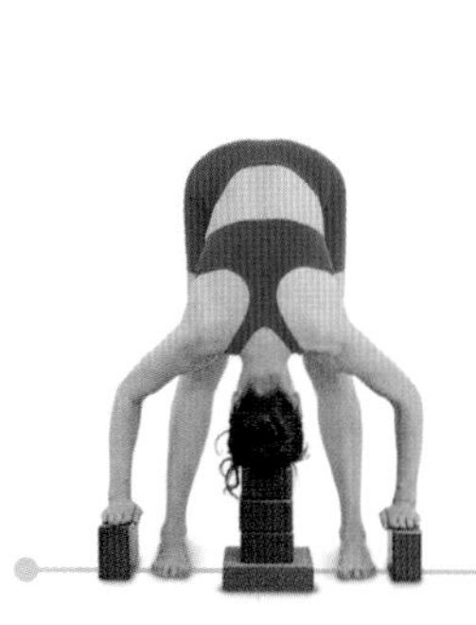

1 加強前屈伸展式 頁197

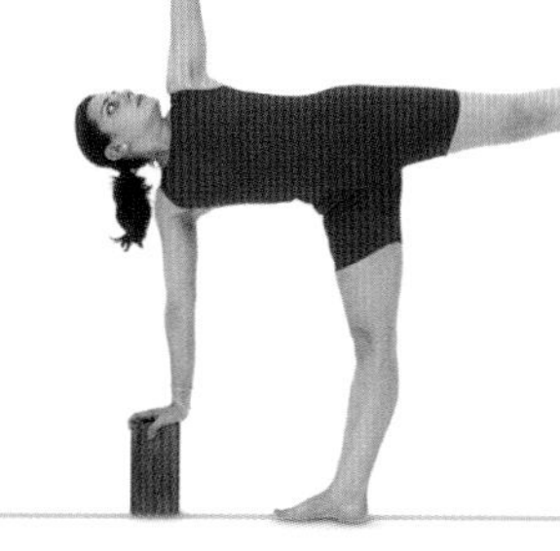

2 半月式 頁196

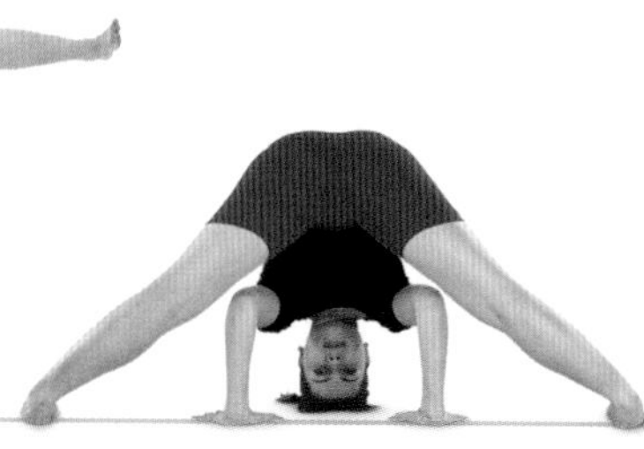

3 分腿前彎式 頁200

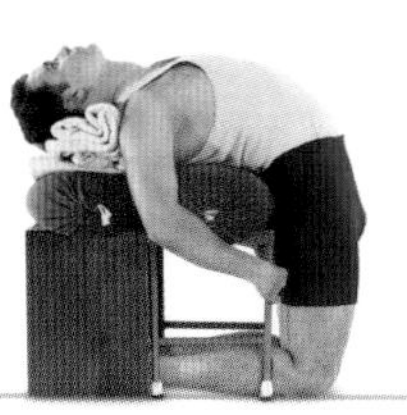

8 駱駝式＊ 頁240

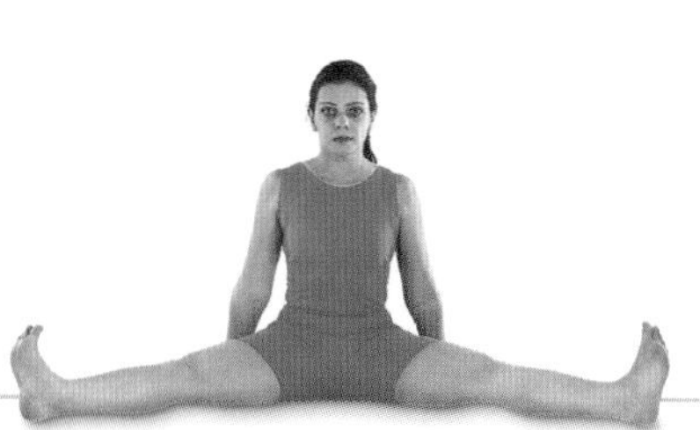

9 坐角式 頁213

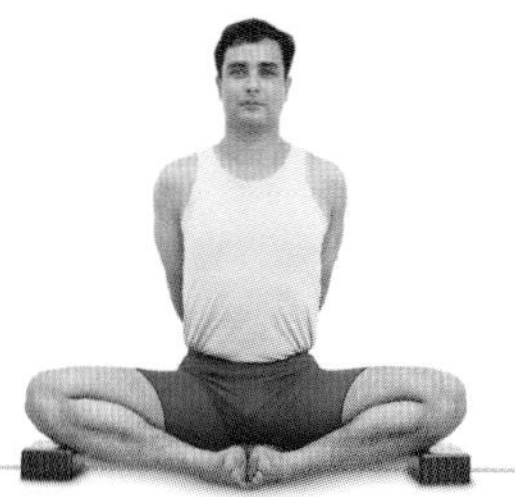

10 束角式 頁208

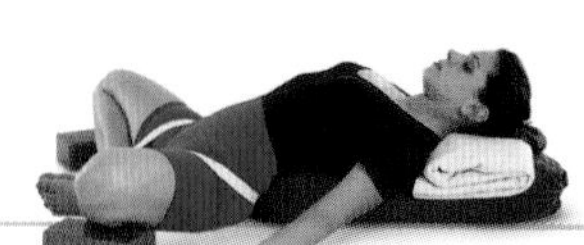

11 仰臥束角式 頁244

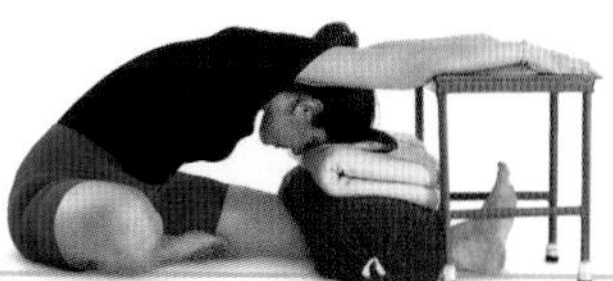

16 頭碰膝式 頁218

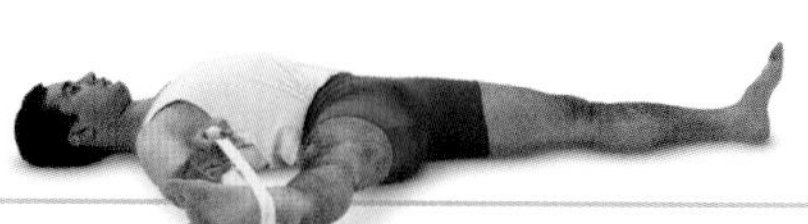

17 仰臥手抓腳趾伸展式 頁243

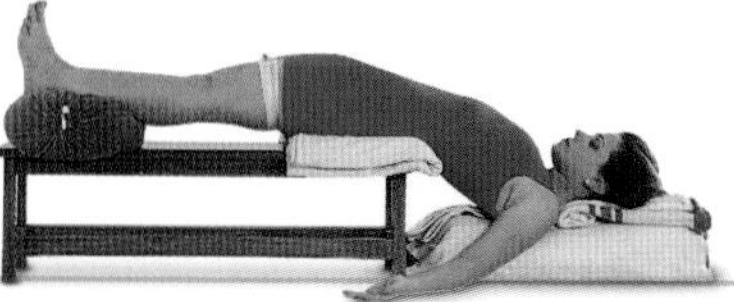

18 橋式 頁237

白　帶

陰道的白帶過多會引起急性不適感，甚至會造成一些尷尬的情況。這通常是由於壓力，或陰道中有異物，或陰道感染引起的。

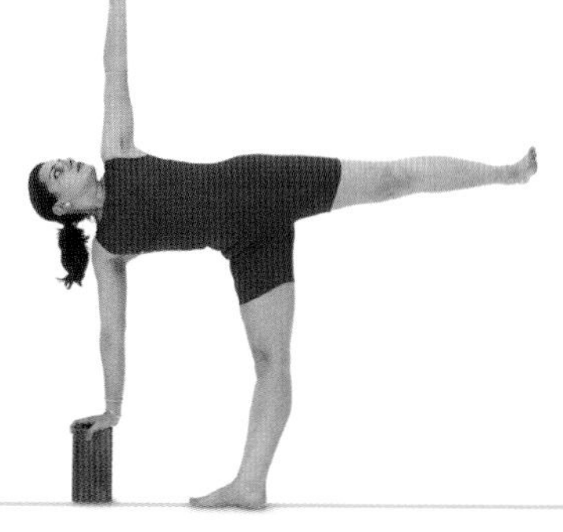

1 半月式 頁196

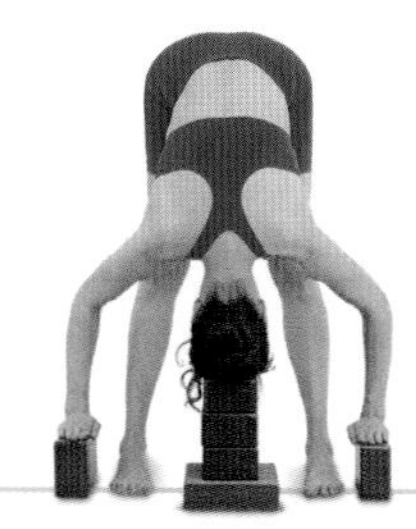

2 加強前屈伸展式 頁197

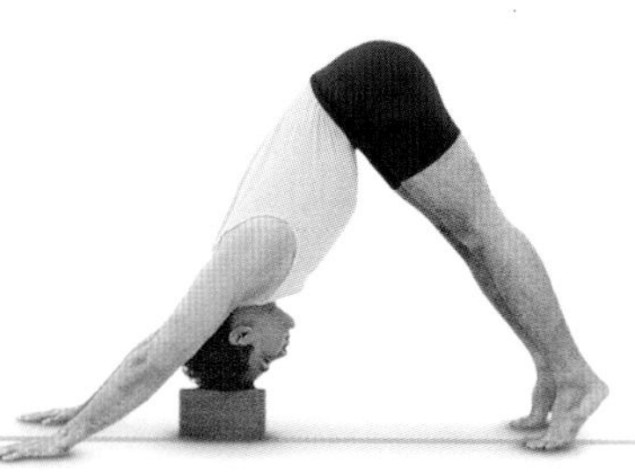

3 下犬式 頁204

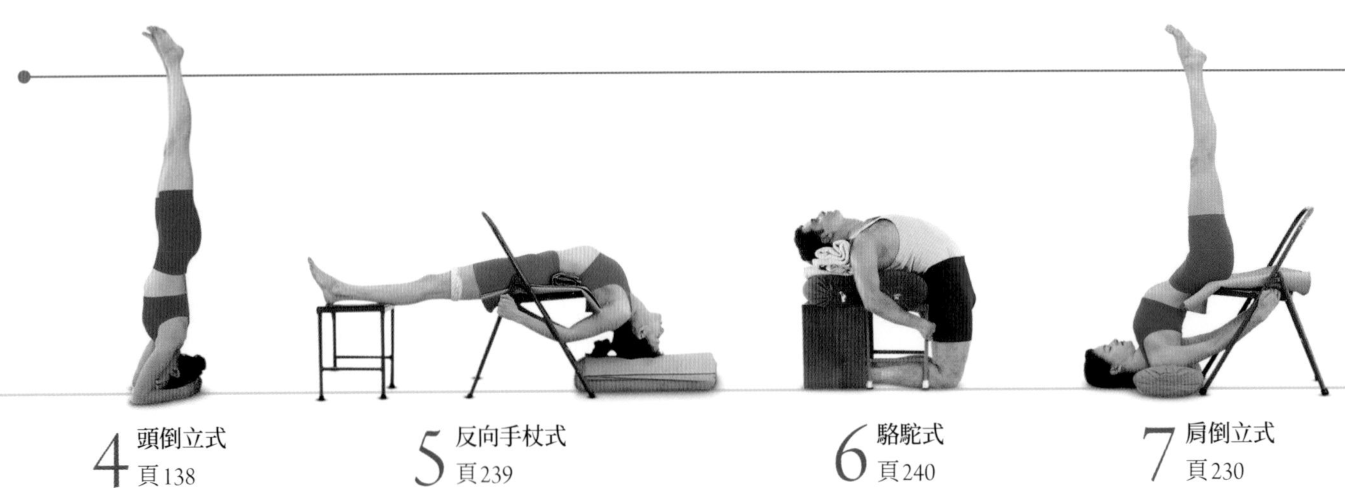

4 頭倒立式 頁138

5 反向手杖式 頁239

6 駱駝式 頁240

7 肩倒立式 頁230

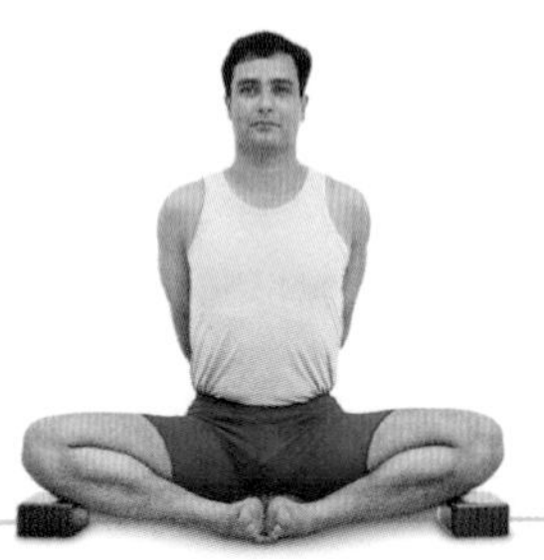

11 束角式 頁208

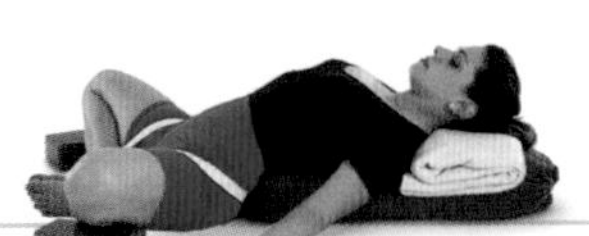

12 仰臥束角式 頁244

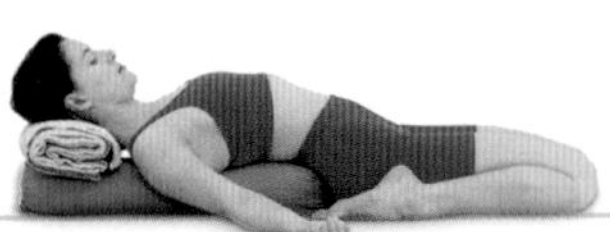

13 仰臥英雄式 頁246

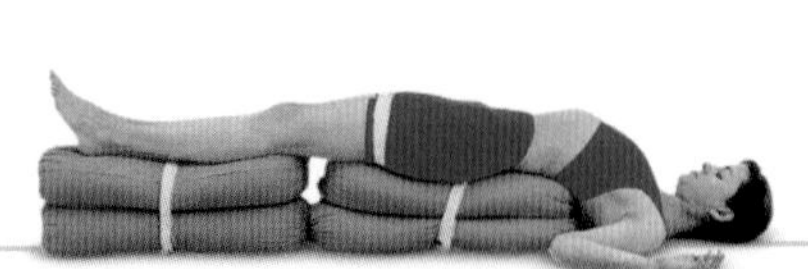

18 橋式 頁237

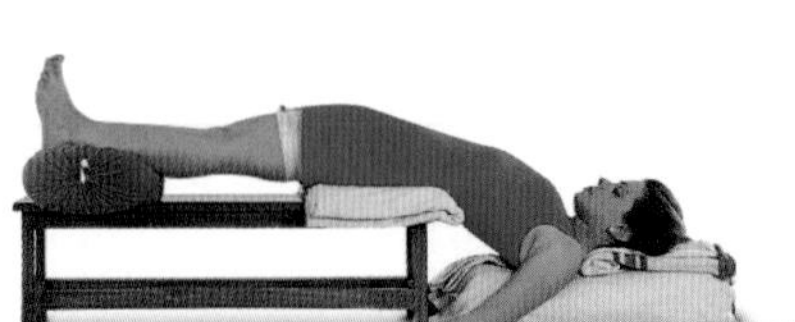

19 橋式 頁237

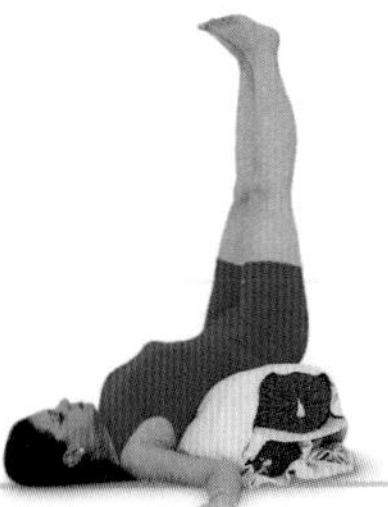

20 倒箭式 頁234

經血過多

肌瘤、荷爾蒙失調或於子宮內裝置避孕環，都有可能會造成月經過多、經期過長、週期混亂等異常症狀。

***注意**：4、5、6和20的體式平常可以規律練習，但月經期間應避開。

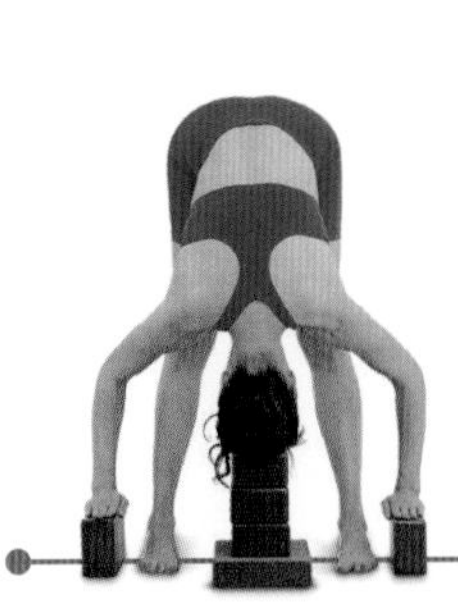

1 加強前屈伸展式 頁197

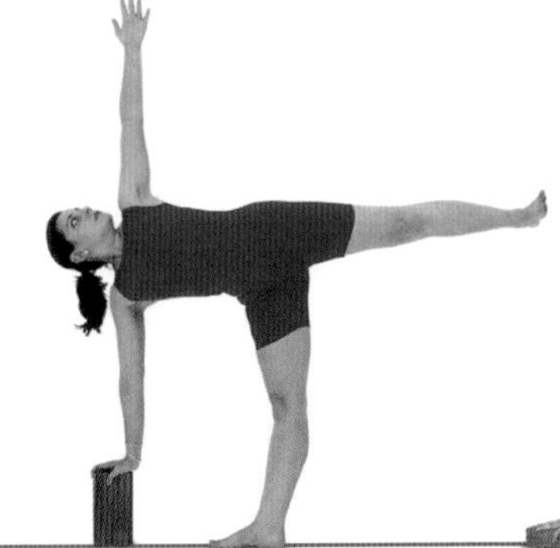

2 半月式 頁196

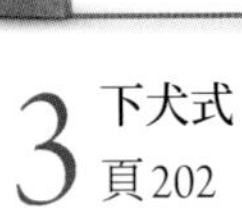

3 下犬式 頁202

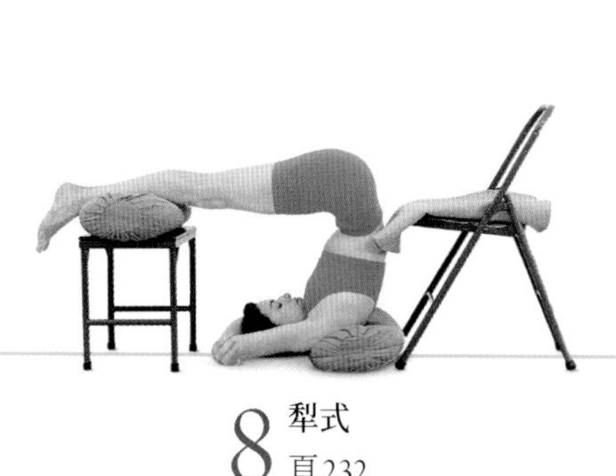
8 犁式 頁232

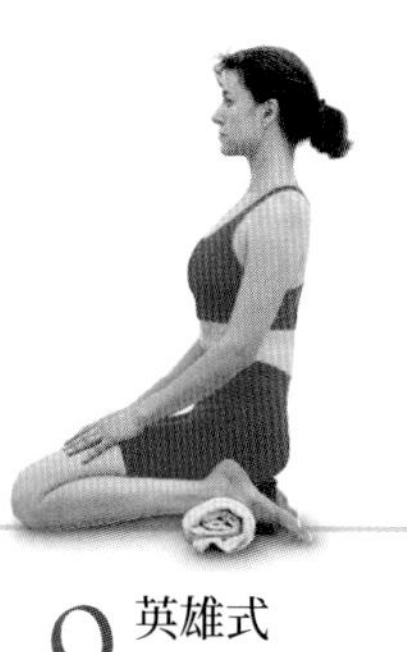
9 英雄式 頁206

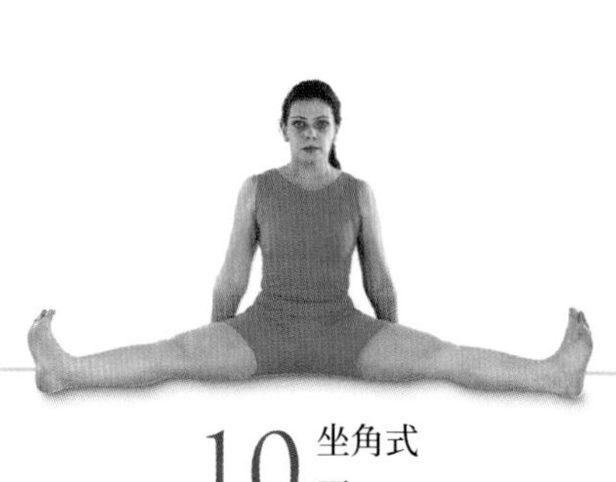
10 坐角式 頁213

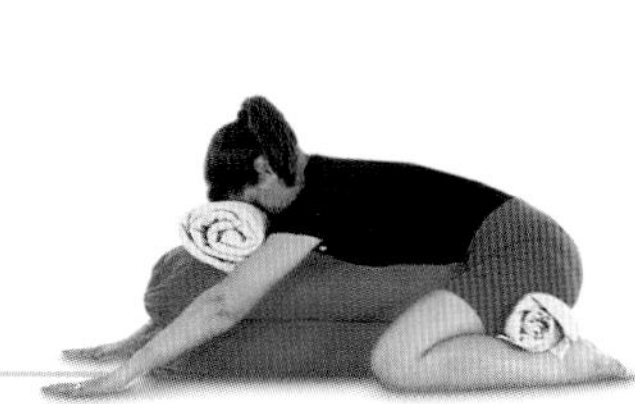
14 臉向下英雄式 頁221

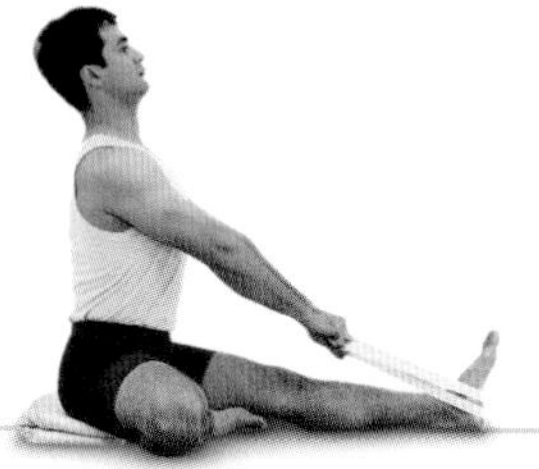
15 臉向上單腳屈膝式 頁207

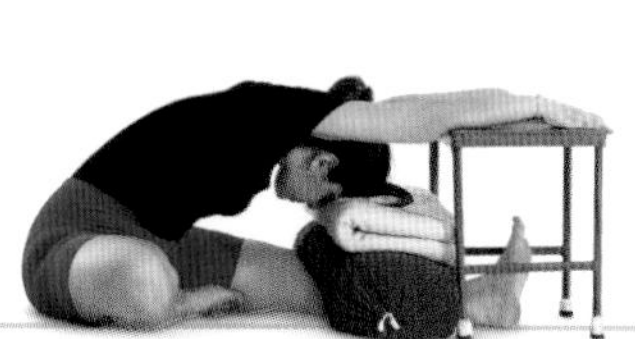
16 頭碰膝式 頁218

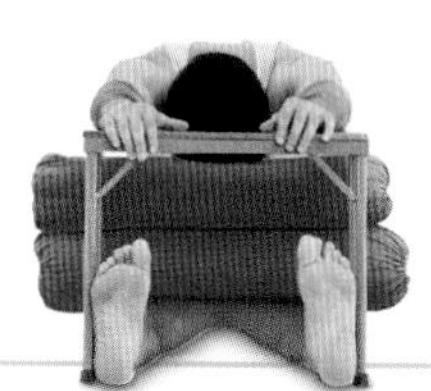
17 加強背部伸展式 頁216

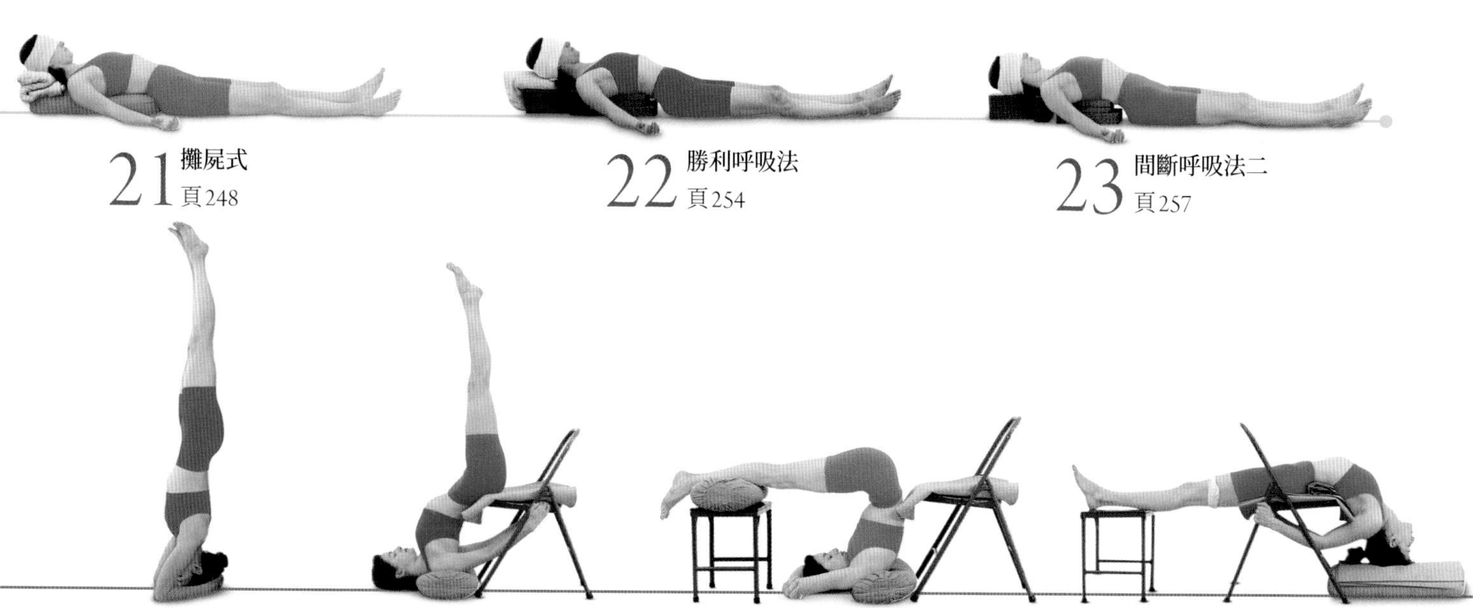
21 攤屍式 頁248

22 勝利呼吸法 頁254

23 間斷呼吸法二 頁257

4 頭倒立式* 頁138

5 肩倒立式* 頁230

6 犁式* 頁232

7 反向手杖式 頁239

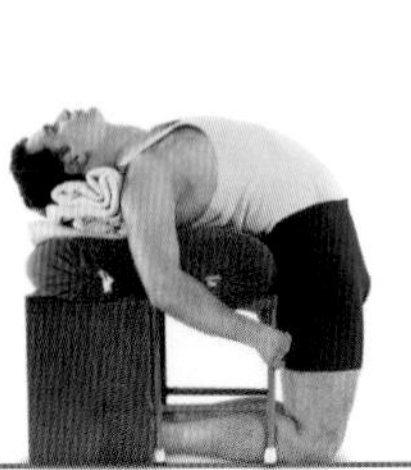
8 駱駝式 頁240

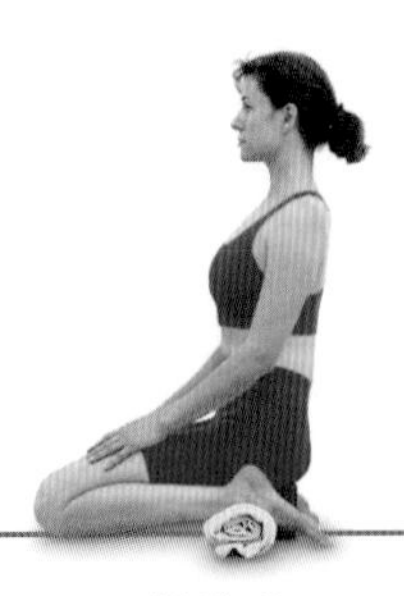
9 英雄式 頁206

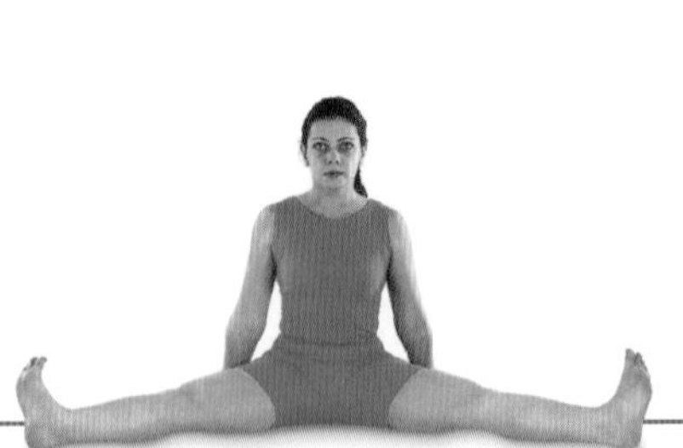
10 坐角式 頁213

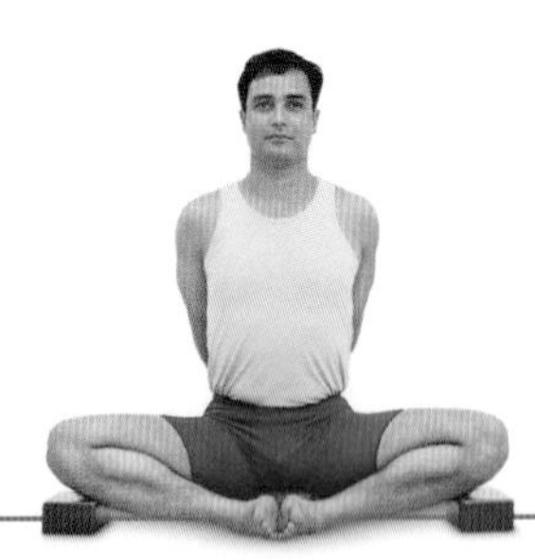
11 束角式 頁208

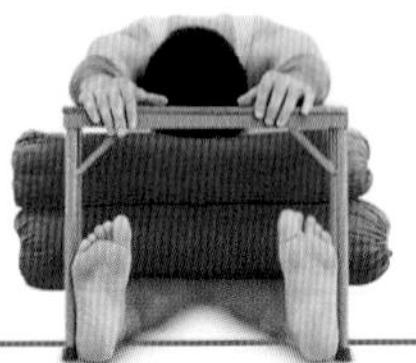
16 駱駝式 頁216

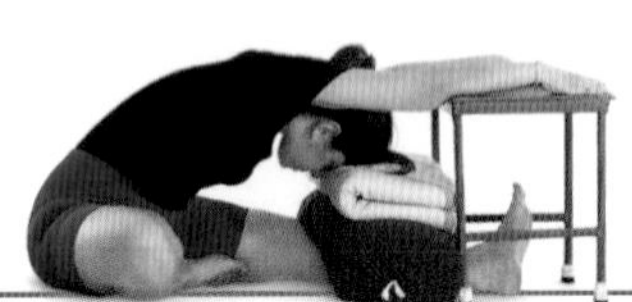
17 頭碰膝式 頁218

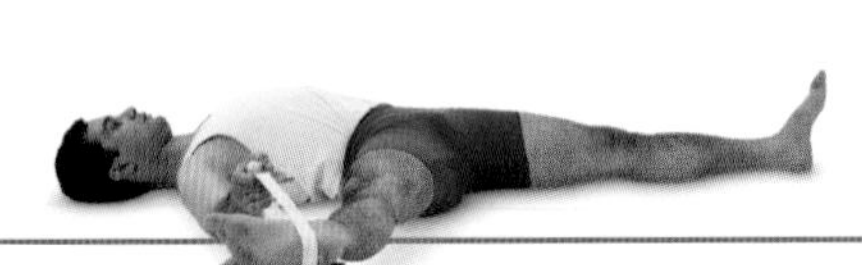
18 仰臥手抓腳趾伸展式 頁243

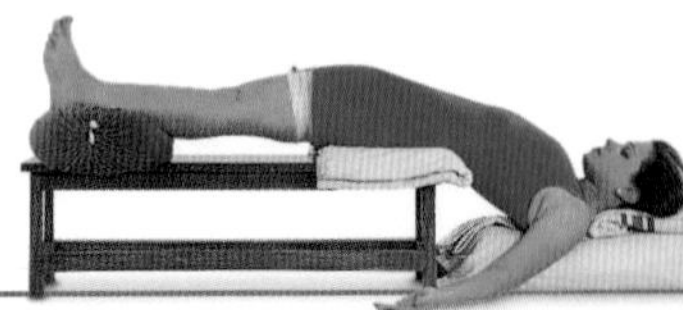
19 橋式 頁237

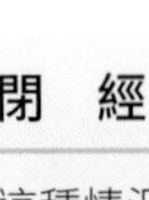

閉 經

這種情況亦稱無月經症。閉經意即沒有月經，通常是指月經完全沒有來，有時也可能是月經暫停了兩到三個週期。造成閉經的原因包含運動過量、壓力或飲食失調。

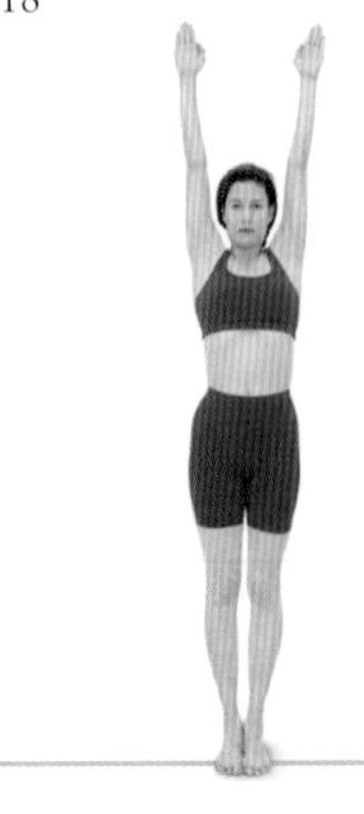
1 手臂上舉山式 頁187

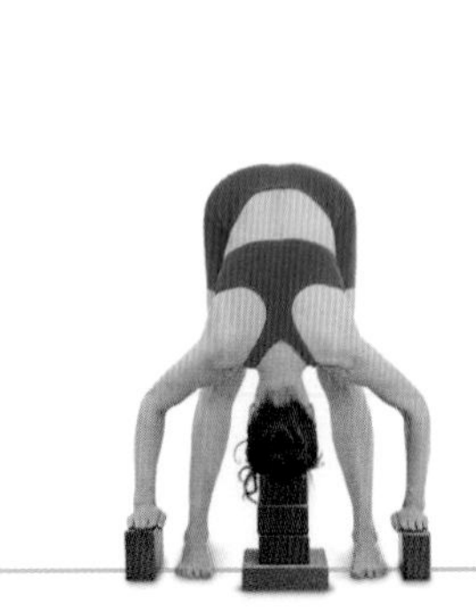
2 加強前屈伸展式 頁197

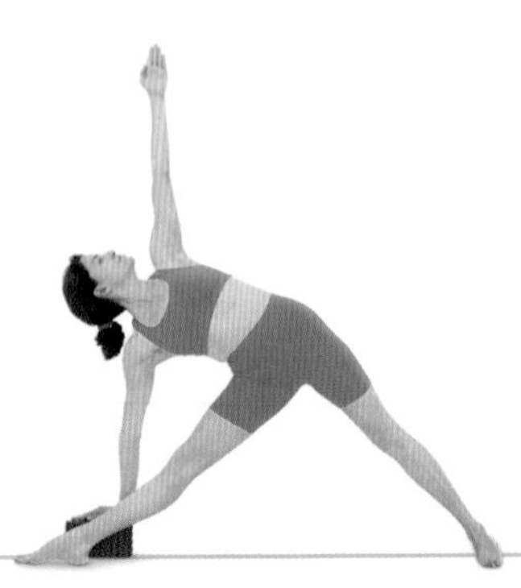
3 三角伸展式 頁192

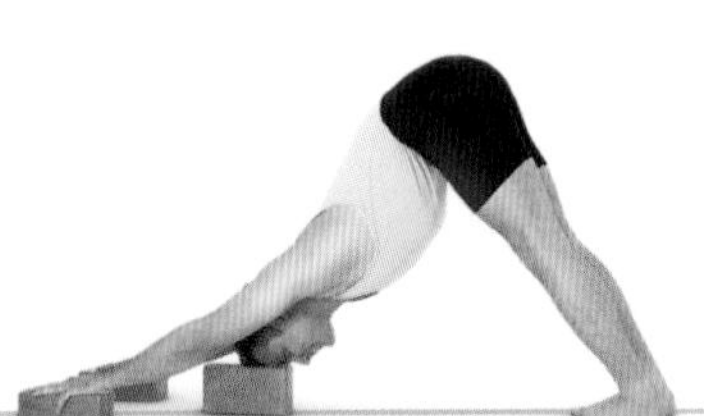
7 下犬式 頁202

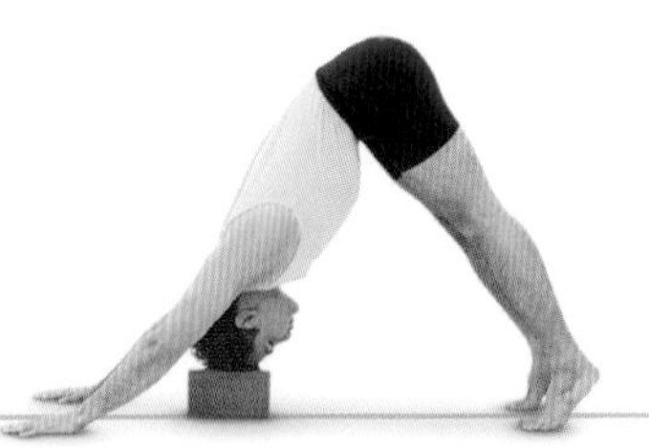
8 下犬式 頁204

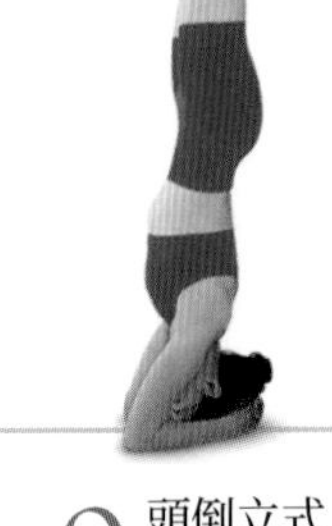
9 頭倒立式 頁138

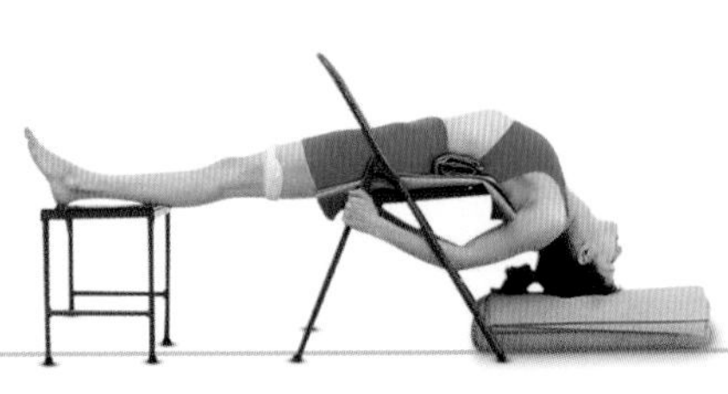
10 反向手杖式 頁239

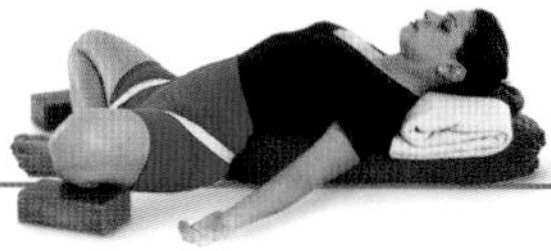

12 仰卧束角式
頁244

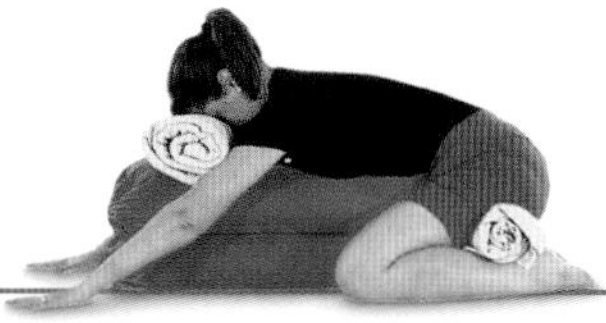

13 臉向下英雄式
頁221

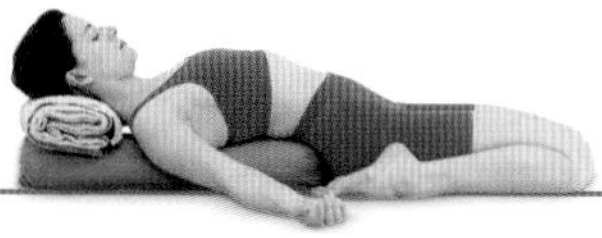

14 仰臥英雄式
頁246

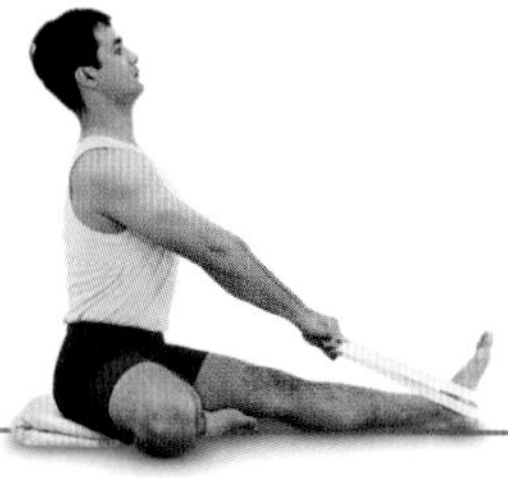

15 臉向上單腳屈膝式
頁207

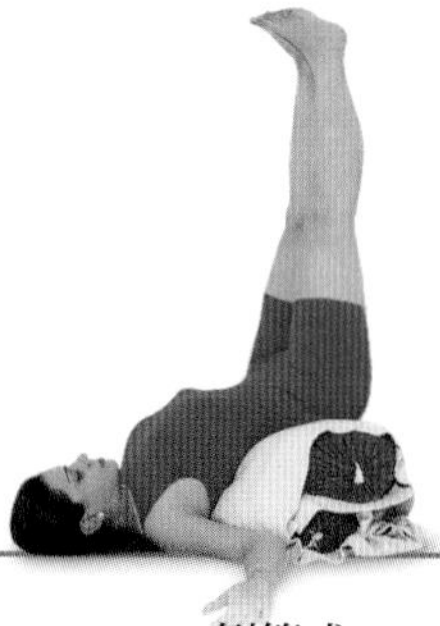

20 倒箭式*
頁234

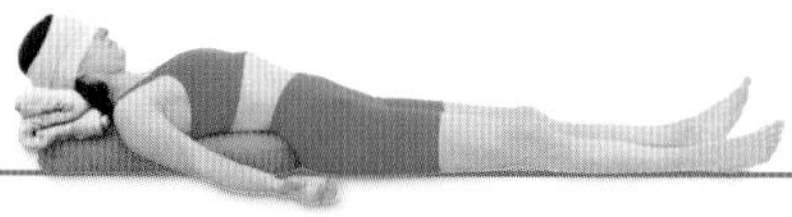

21 攤屍式
頁248

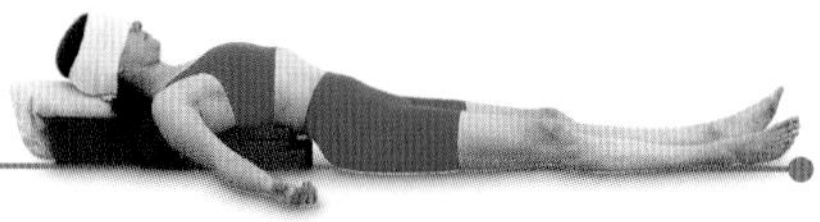

22 勝利呼吸法
頁254

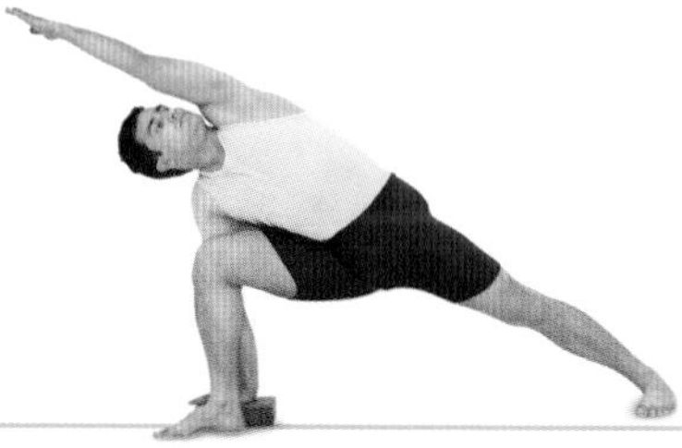

4 側角伸展式
頁194

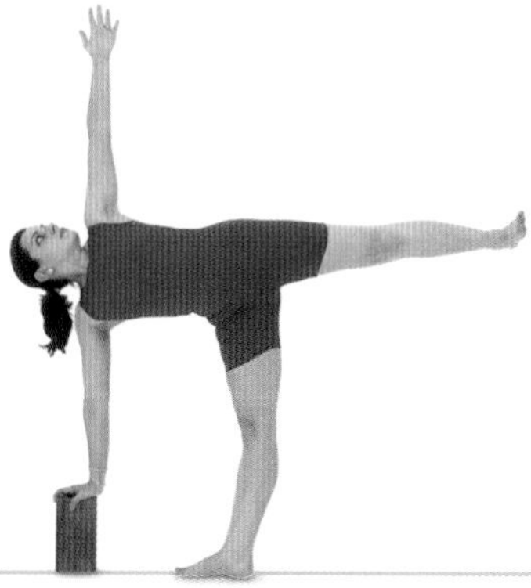

5 半月式
頁196

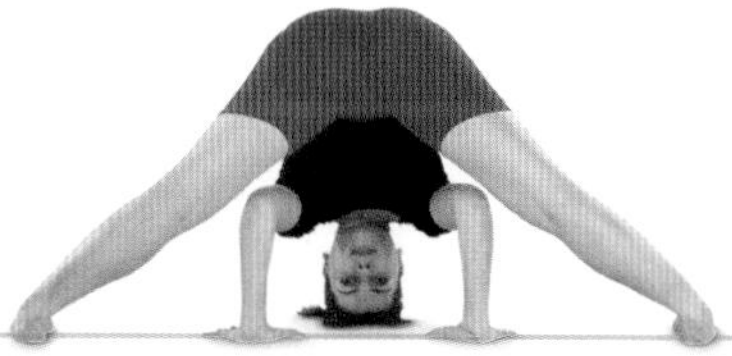

6 分腿前彎式
頁200

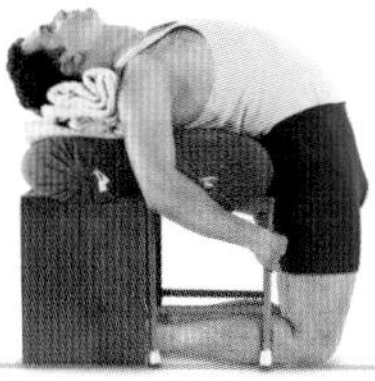

11 駱駝式
頁240

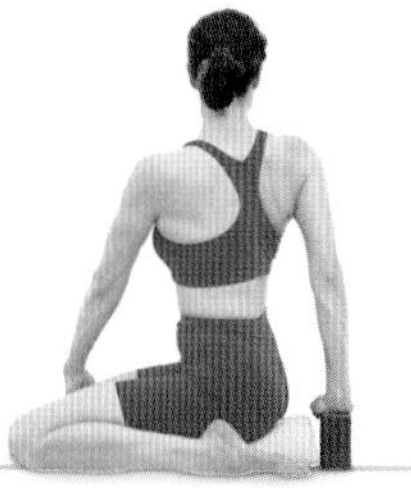

12 英雄坐姿扭轉式
頁228

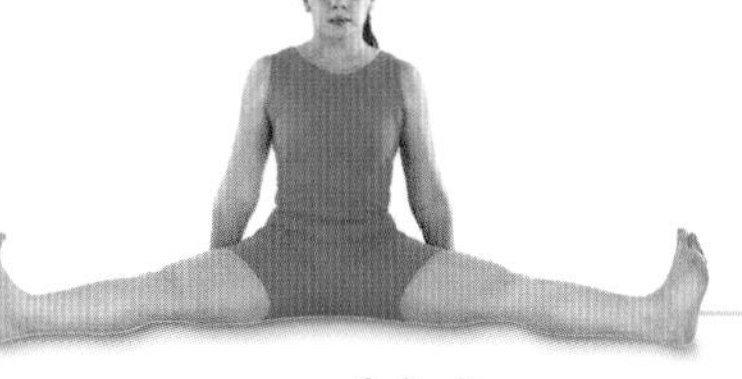

13 坐角式
頁213

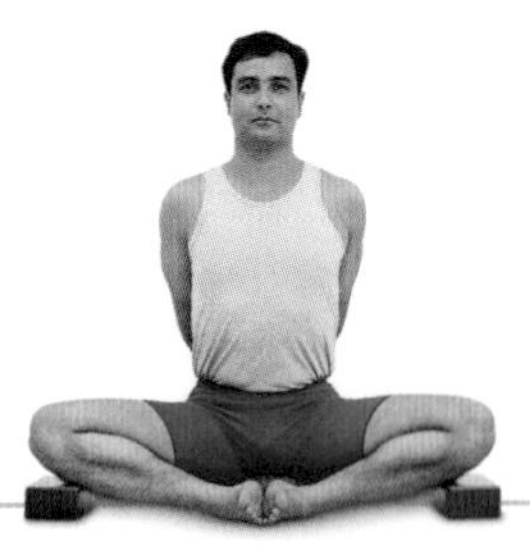

14 束角式 頁208

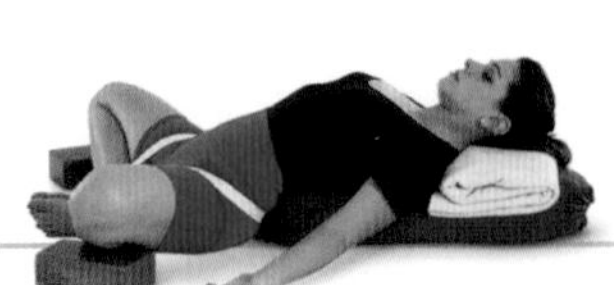

15 仰臥束角式 頁244

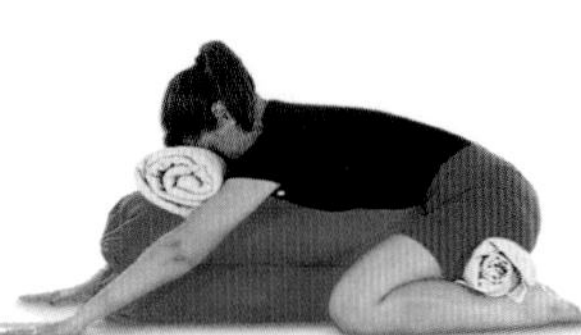

16 臉向下英雄式 頁221

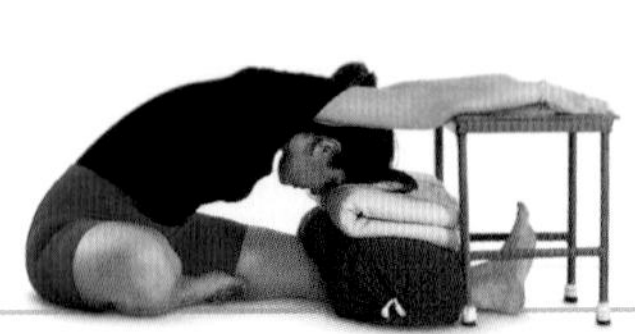

20 頭碰膝式 頁218

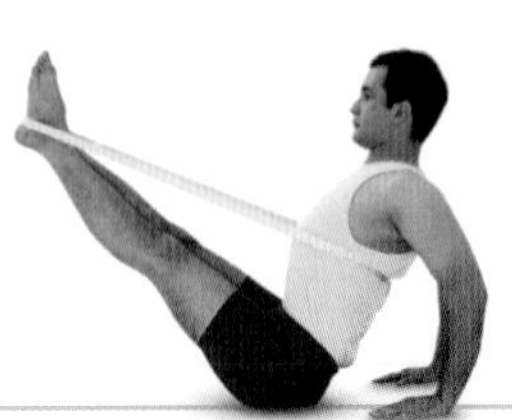

21 船式 頁212

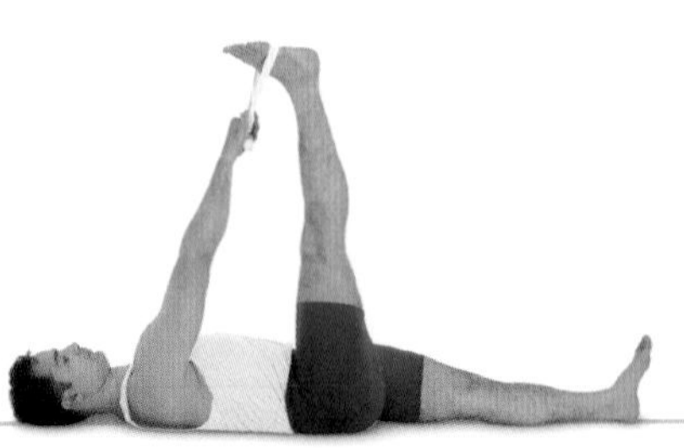

22 仰臥手抓腳趾伸展式 頁242

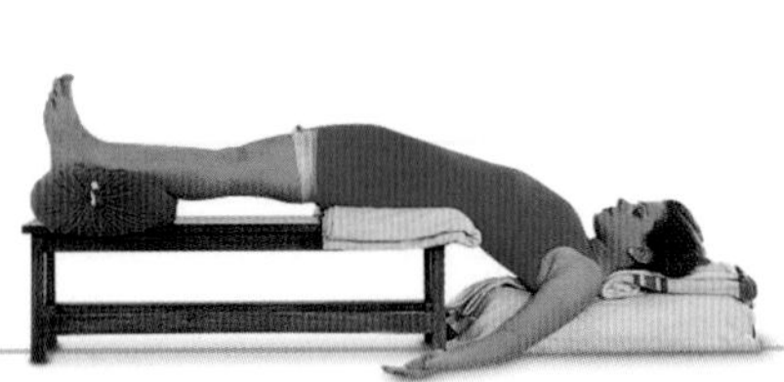

26 橋式 頁237

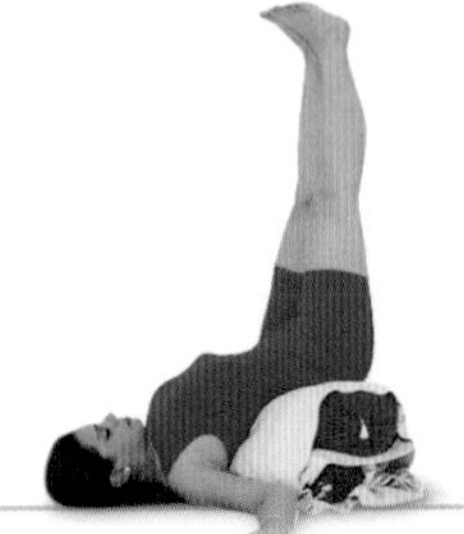

27 倒箭式 頁234

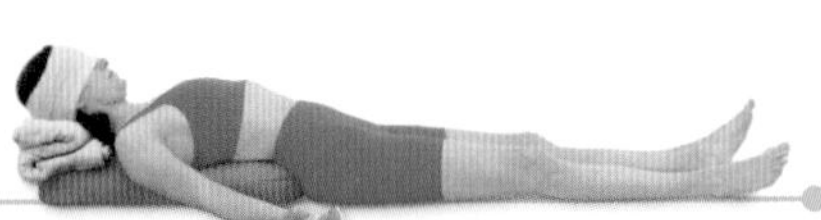

28 攤屍式 頁248

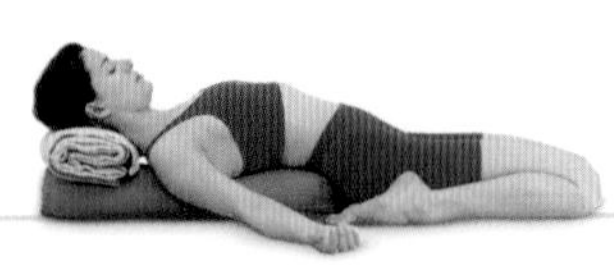

4 仰臥英雄式 頁246

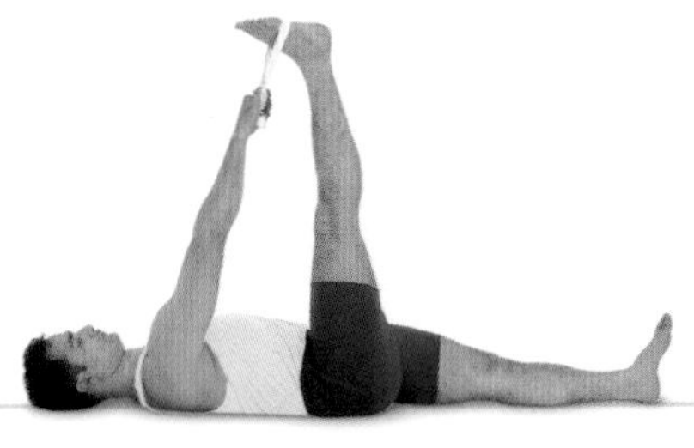

5 仰臥手抓腳趾伸展式 頁242

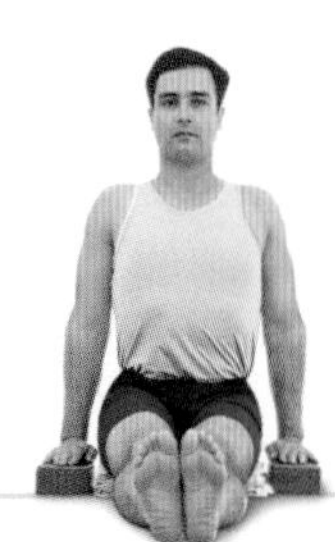

6 手杖式 頁205

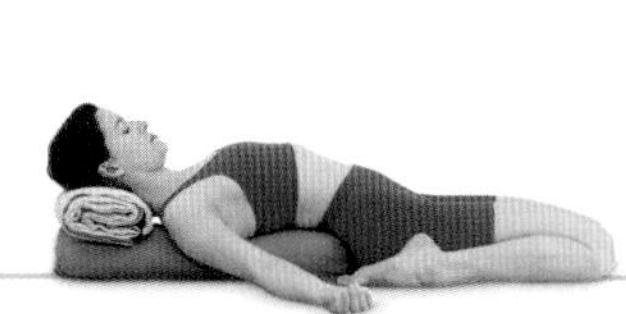

17 仰臥英雄式
頁246

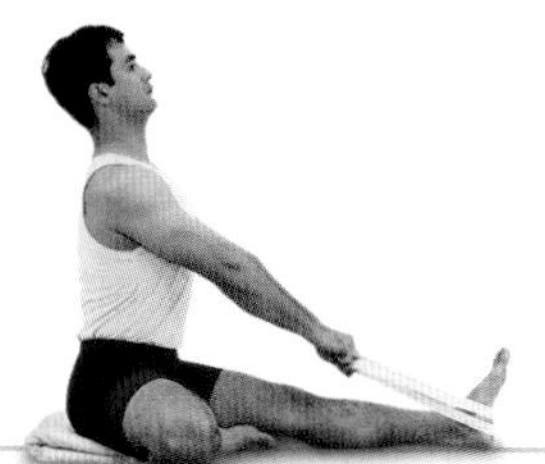

18 臉向上單腳屈膝式
頁207

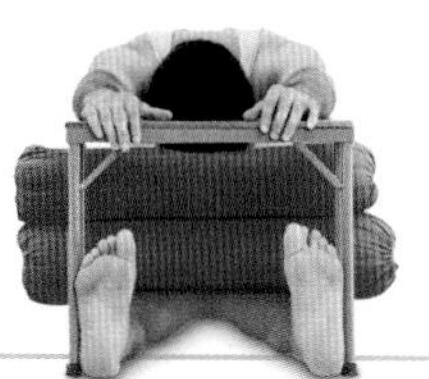

19 加強背部伸展式
頁216

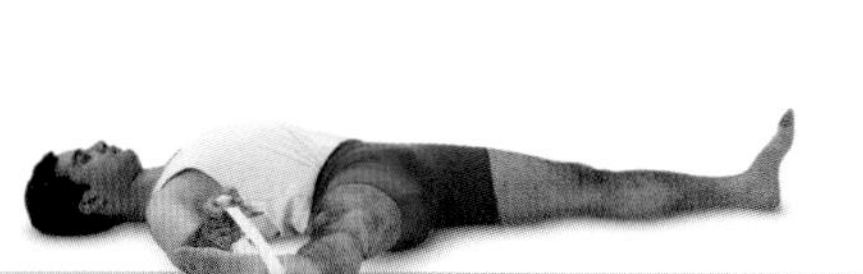

23 仰臥手抓腳趾伸展式
頁243

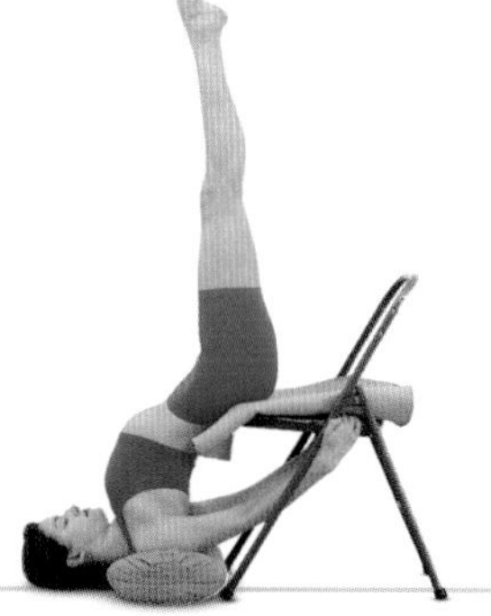

24 肩倒立式
頁230

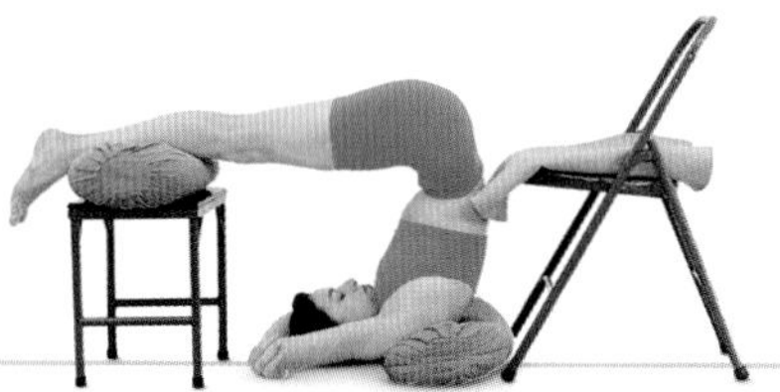

25 犁式
頁232

子宮脫垂

當骨盆的肌肉和韌帶變得脆弱或鬆弛時，就會發生子宮脫垂，並導致子宮滑出正常的位置。這可能是年齡、肥胖或頻繁分娩所引起的。

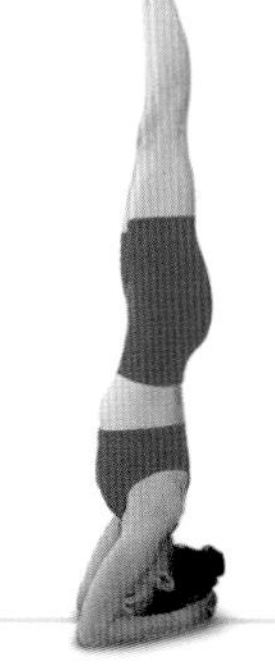

1 頭倒立式
頁138

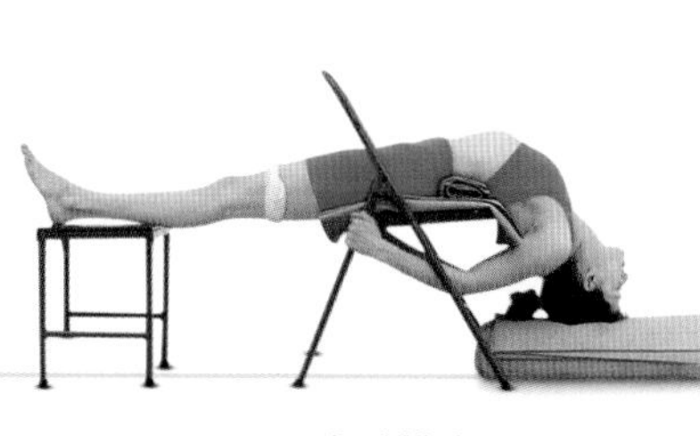

2 反向手杖式
頁239

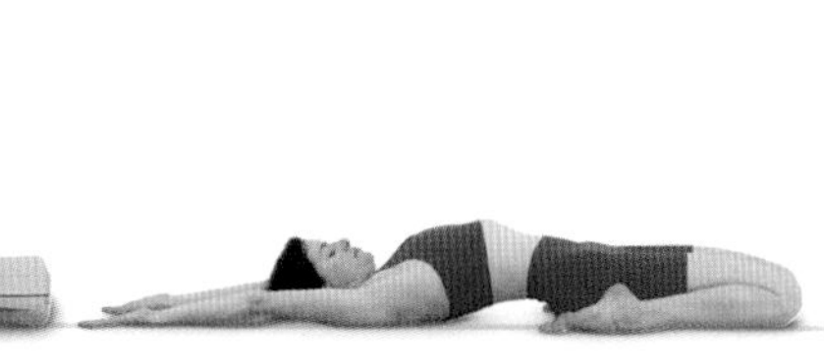

3 仰臥英雄式
頁167

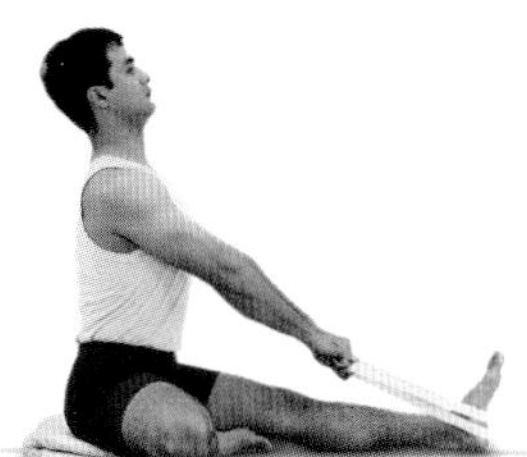

7 臉向上單腳屈膝式
頁207

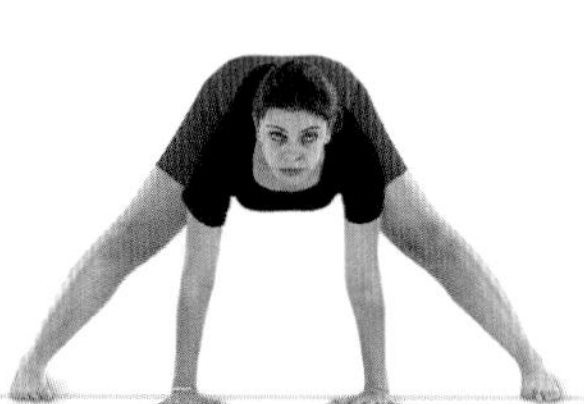

8 分腿前彎式
頁200

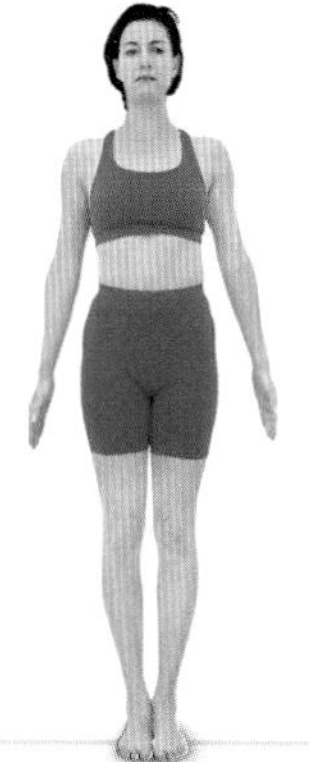

9 山式站姿
頁186

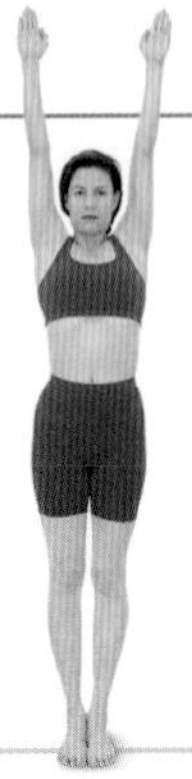

10 手臂上舉山式 頁187

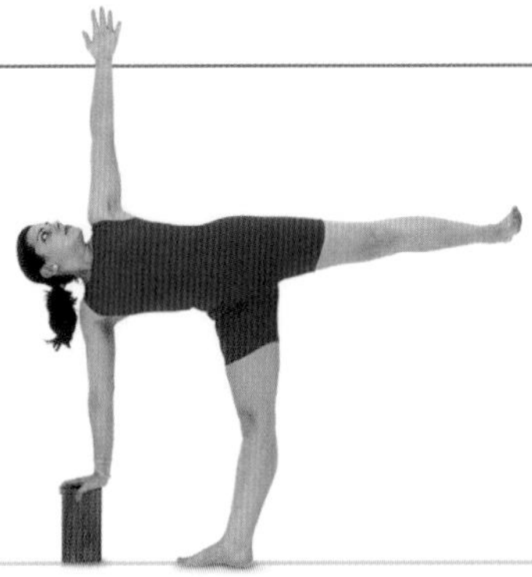

11 半月式 頁196

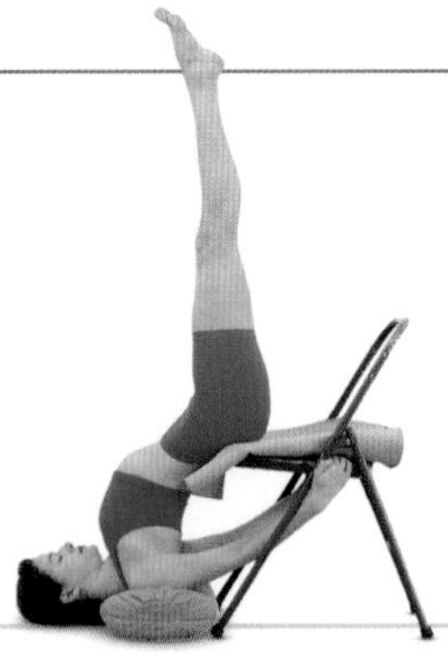

12 肩倒立式 頁230

不孕

有時，即使經過一整年無安全措施的性行為，女性依然無法受孕。可能的原因包含荷爾蒙失調、腫瘤、囊腫、排卵功能異常或骨盆感染。

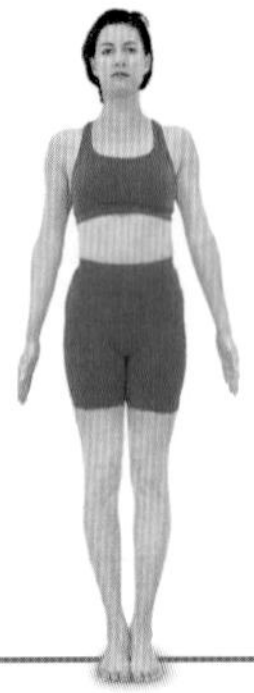

1 山式站姿 頁186

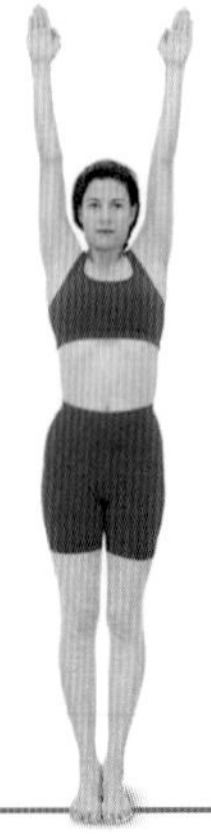

2 手臂上舉山式 頁187

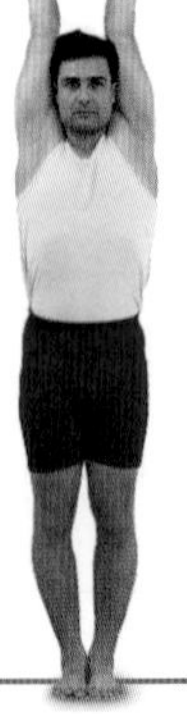

3 上舉手指交扣山式 頁188

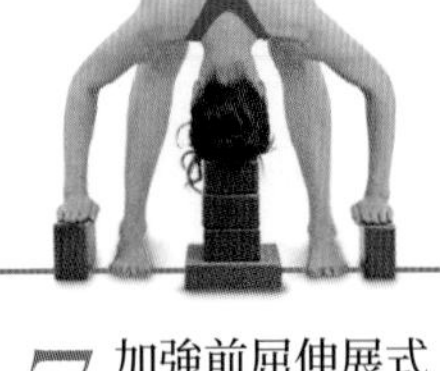

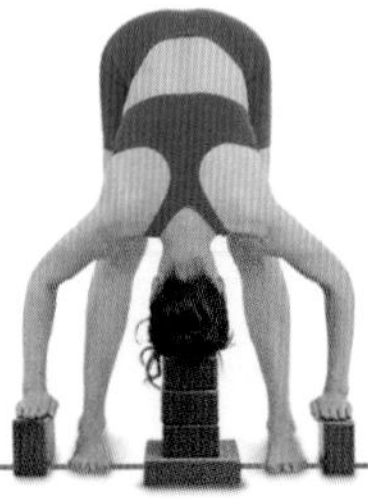

7 加強前屈伸展式 頁197

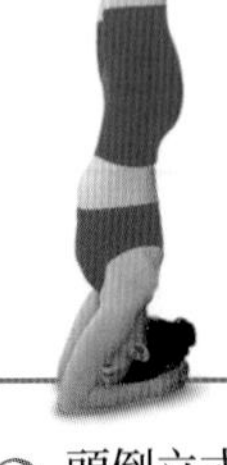

8 頭倒立式 頁138

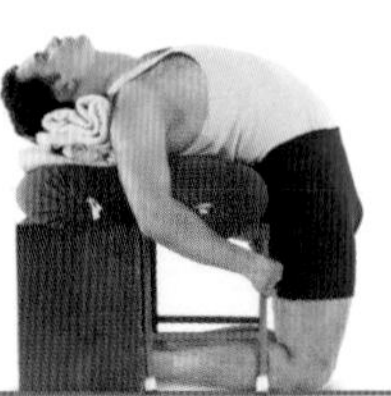

9 駱駝式 頁240

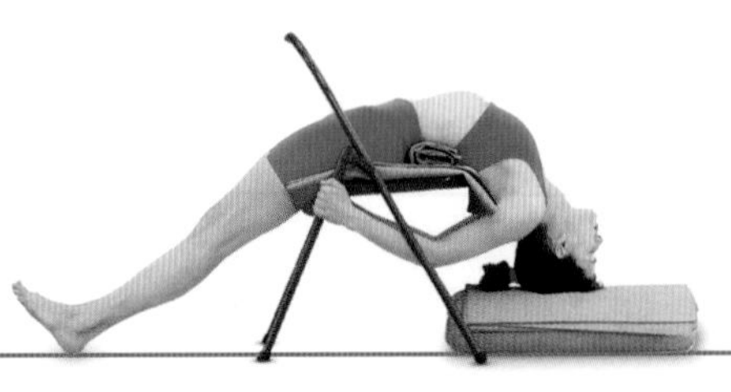

10 反向手杖式 頁238

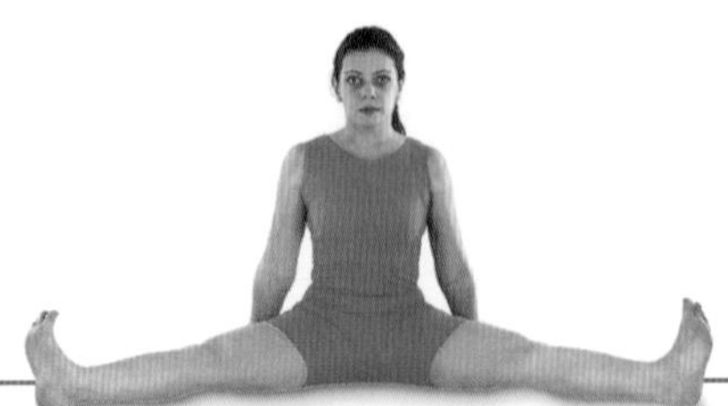

14 坐角式 頁213

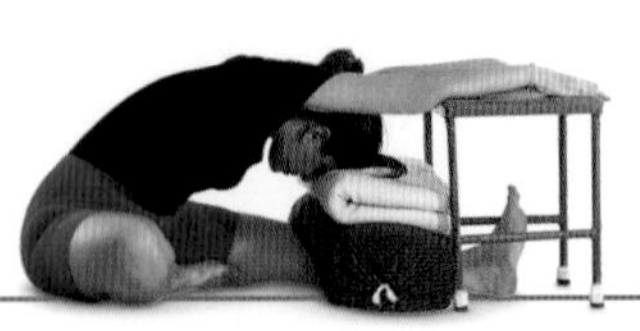

15 頭碰膝式 頁218

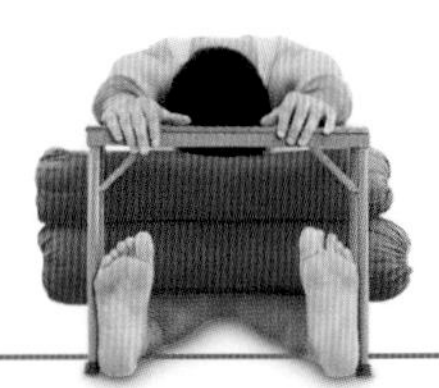

16 加強背部伸展式 頁216

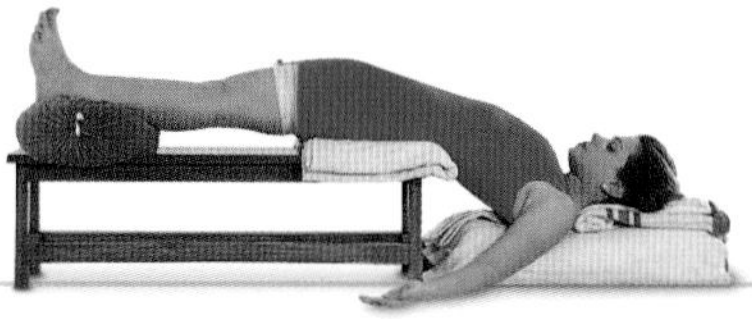

13 橋式
頁237

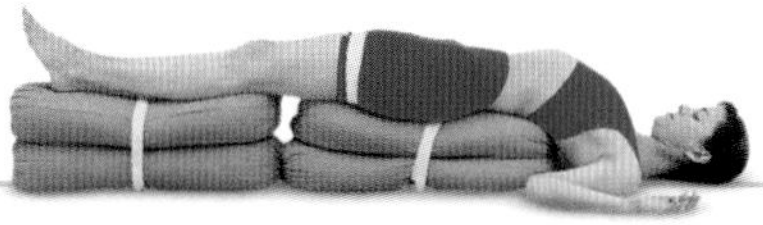

14 橋式
頁237

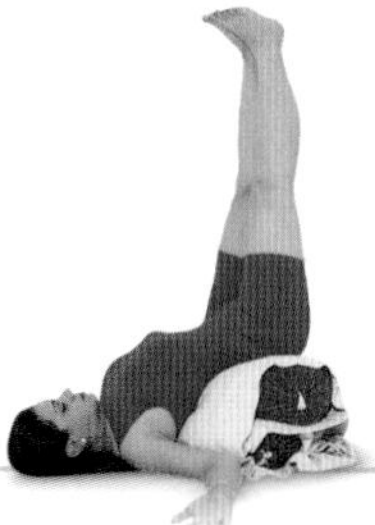

15 倒箭式
頁234

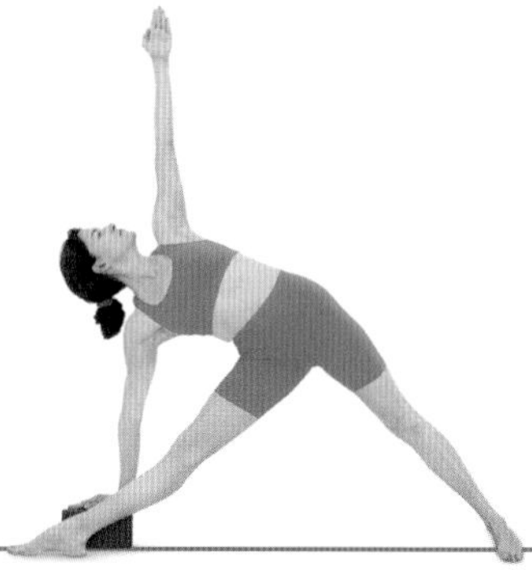

4 三角伸展式
頁192

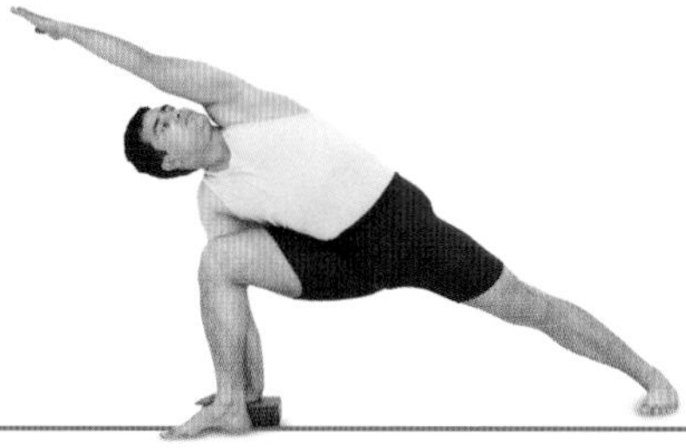

5 側角伸展式
頁194

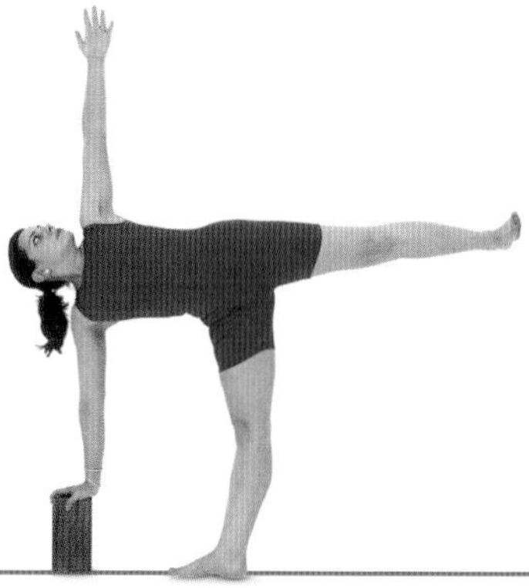

6 半月式
頁196

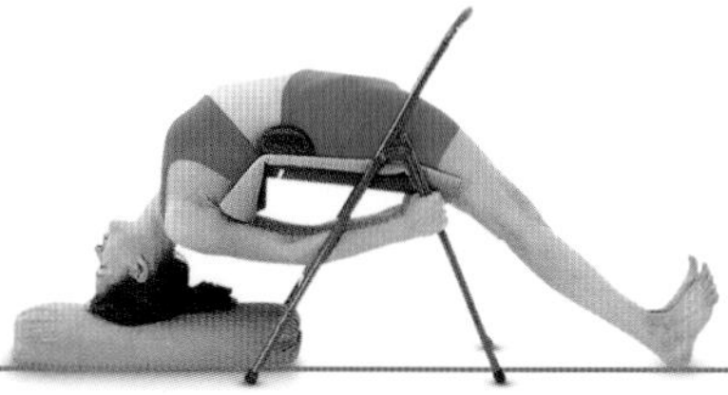

11 反向手杖式
頁239

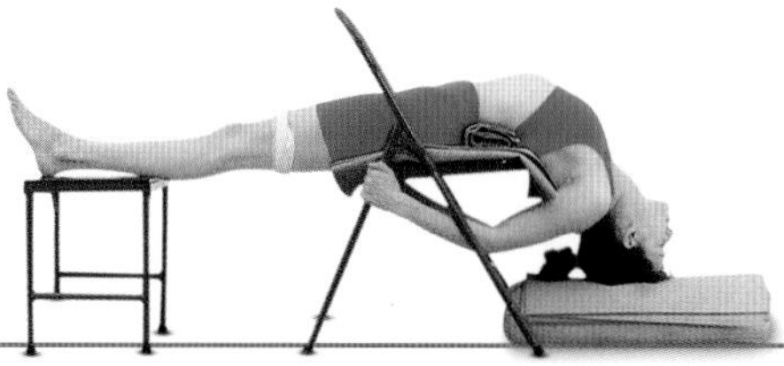

12 反向手杖式
頁239

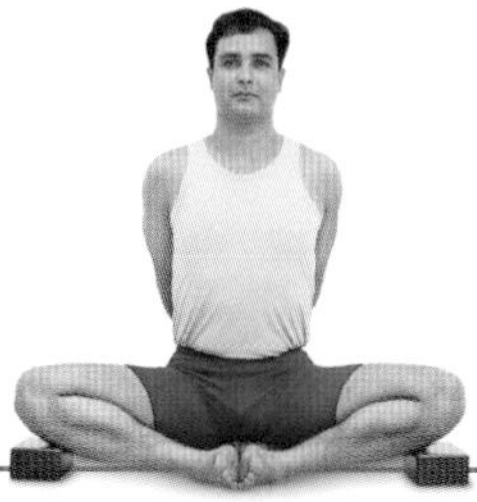

13 束角式
頁208

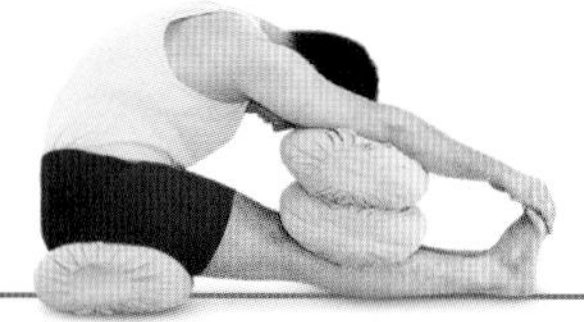

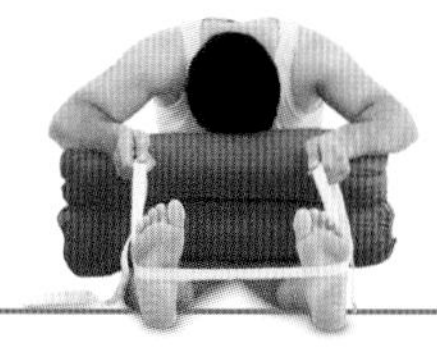

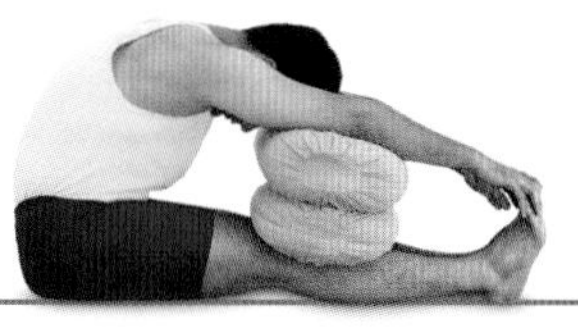

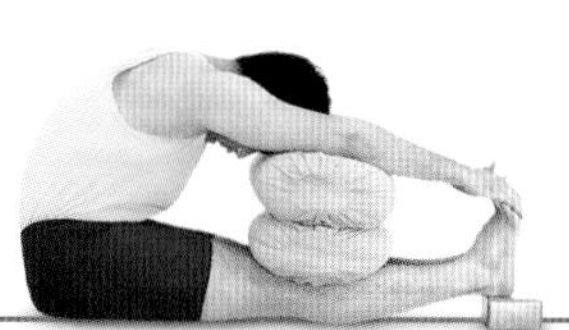

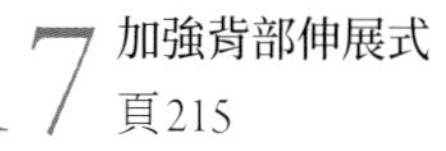

17 加強背部伸展式
頁215

18 加強背部伸展式
頁216

19 加強背部伸展式
頁214

20 加強背部伸展式
頁215

「千萬不要為了完美難以企及，
就放棄嘗試。」

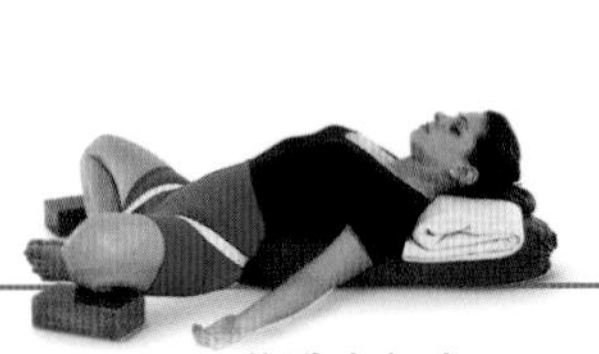

21 仰卧束角式
頁244

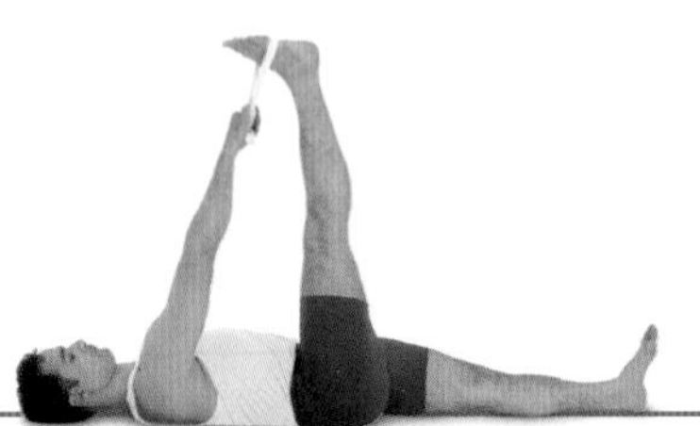

22 仰臥手抓腳趾伸展式
頁242

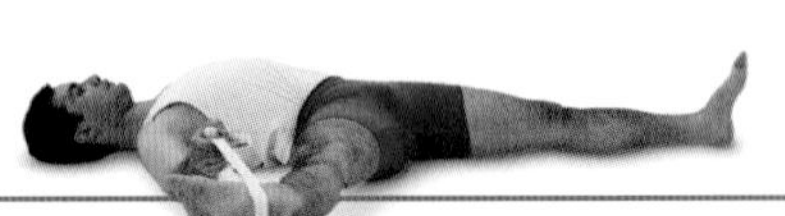

23 仰臥手抓腳趾伸展式
頁243

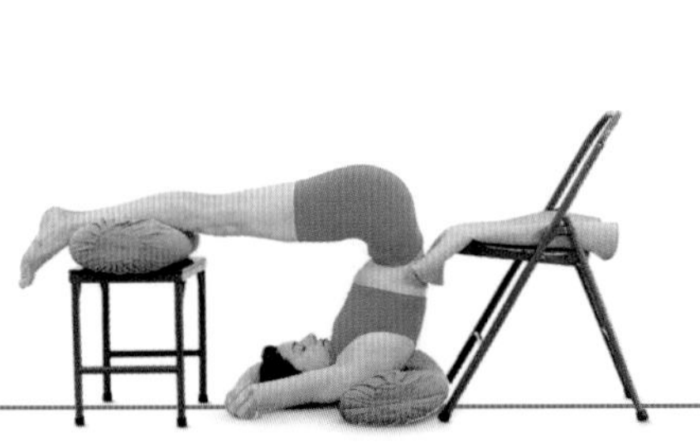

24 犁式
頁232

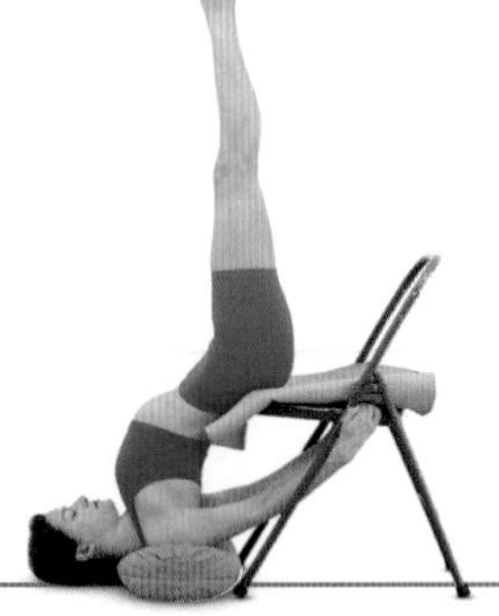

25 肩倒立式
頁230

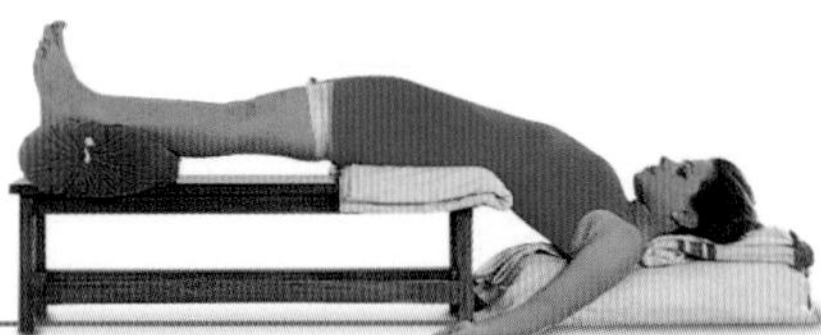

26 橋式
頁237

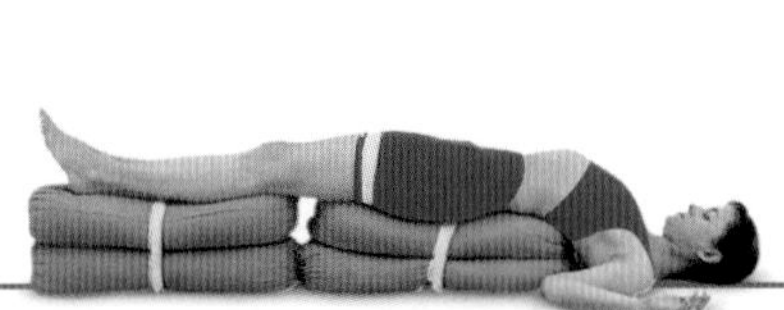

27 橋式
頁237

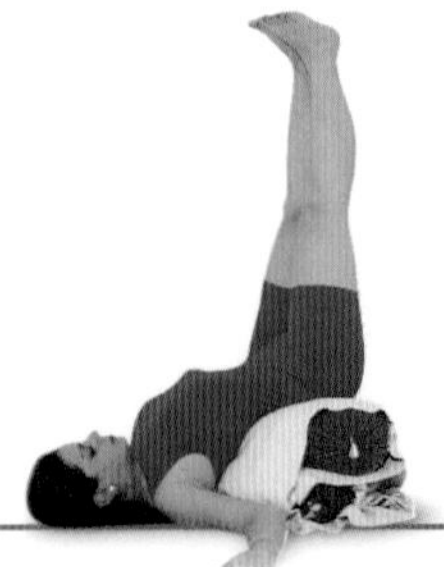

28 倒箭式
頁234

男性健康

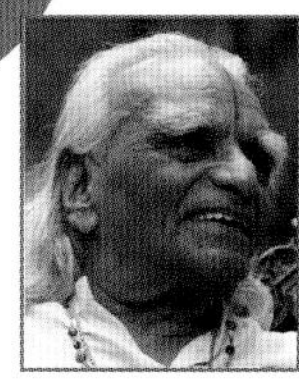

有將近半數的成年男性會在生活中的某些時刻面臨不同因素導致的陽萎狀況，定期練習以下的體式序列，有助於治療這些因素，以及與男性生殖器官和腺體相關的許多其他疾病。50歲以上的男性經常有前列腺肥大或各種類型的疝氣問題，練習瑜伽也對這類疾病十分有益。

陽 萎

這是指無法實現或維持勃起的狀況，通常是暫時的。原因可能是身體結構、荷爾蒙、神經或心理影響，也可能是藥物副作用或者濫用藥物引起的。

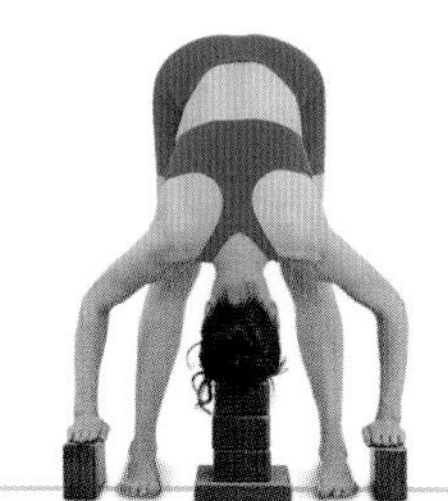

1 加強前屈伸展式 頁197

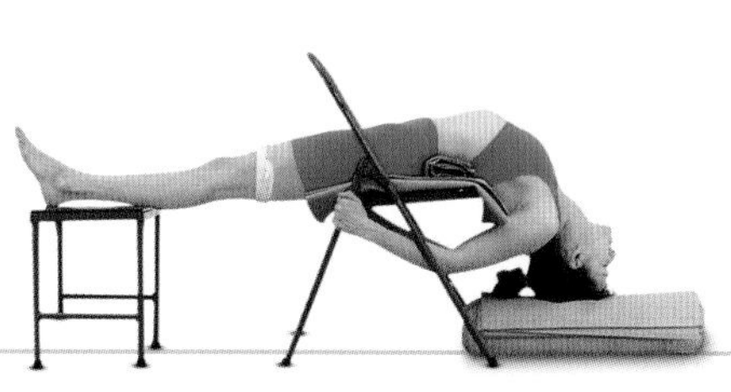

2 反向手杖式 頁239

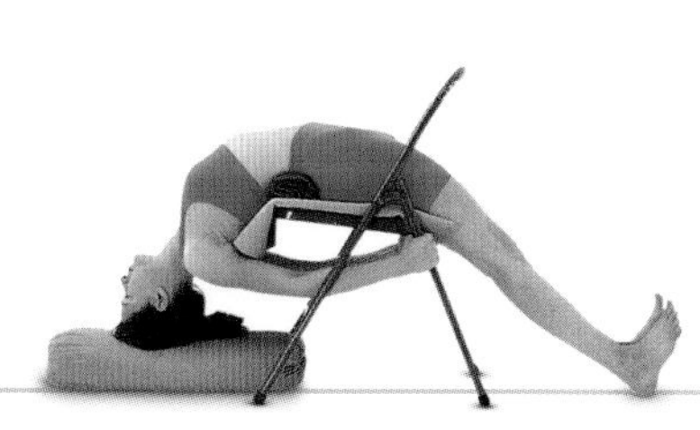

3 反向手杖式 頁239

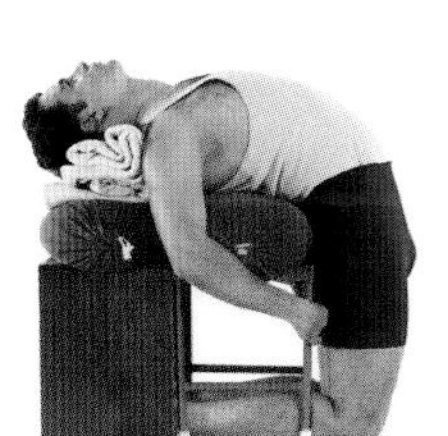

4 駱駝式 頁240

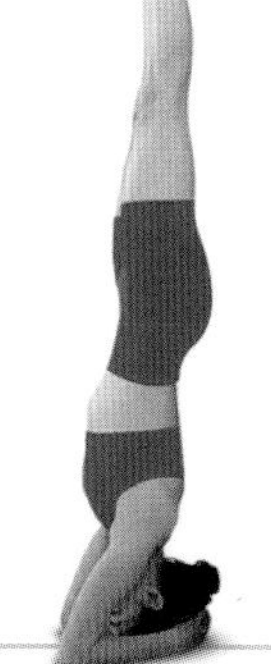

5 頭倒立式 頁138

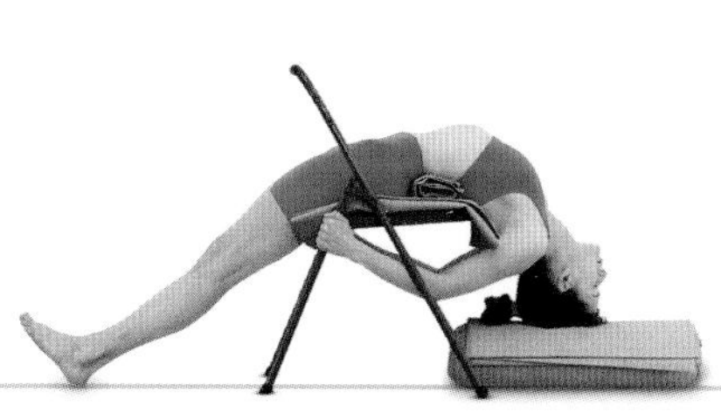

6 反向手杖式 頁238

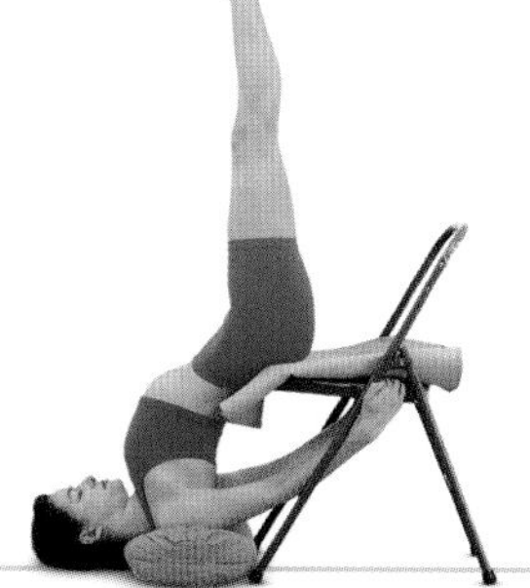

7 肩倒立式 頁230

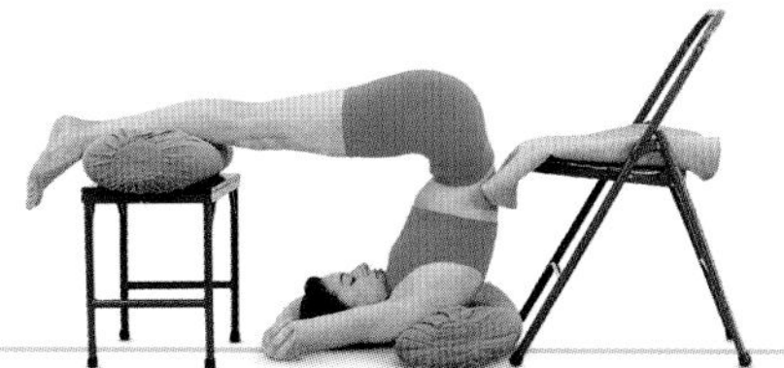

8 犁式 頁232

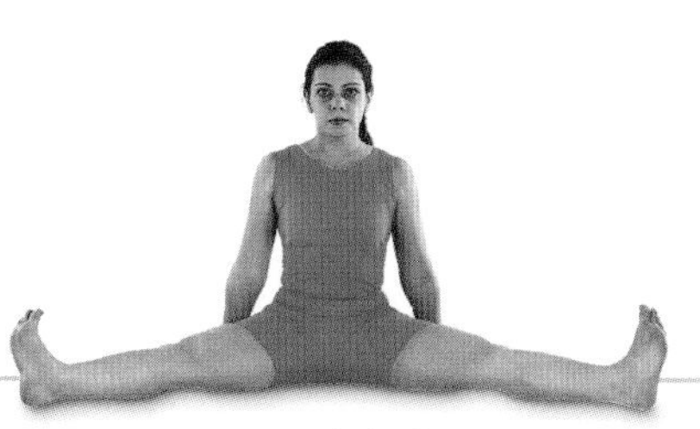

9 坐角式 頁213

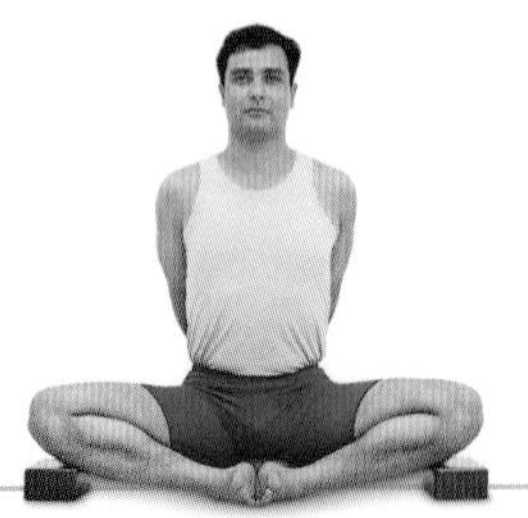
10 束角式 頁208

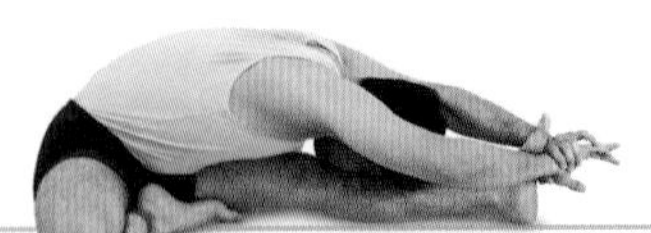
11 頭碰膝式 頁114

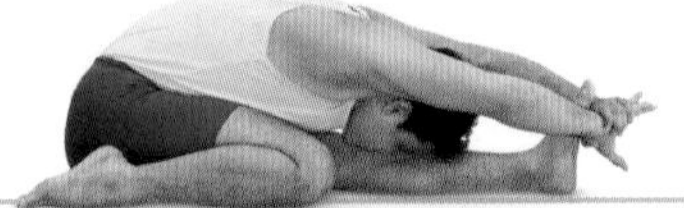
12 半英雄面碰膝加強背部伸展式 頁119

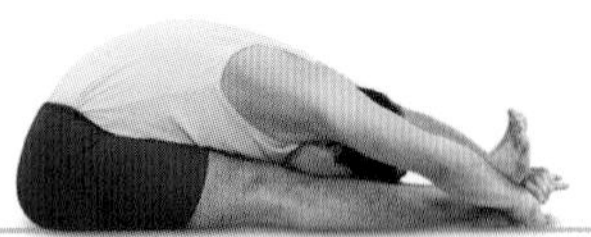
13 加強背部伸展式 頁122

前列腺問題

前列腺（攝護腺）會異常增生，進而出現肥大問題，可能是由於發炎引起的，而發炎也會引起前列腺疼痛以及膀胱出口阻塞。

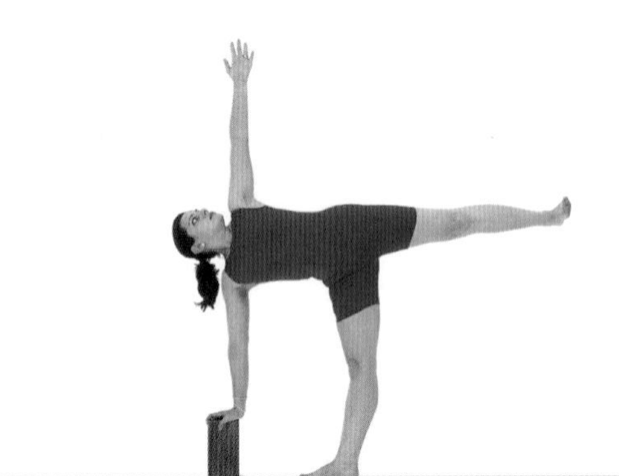
1 半月式 頁196

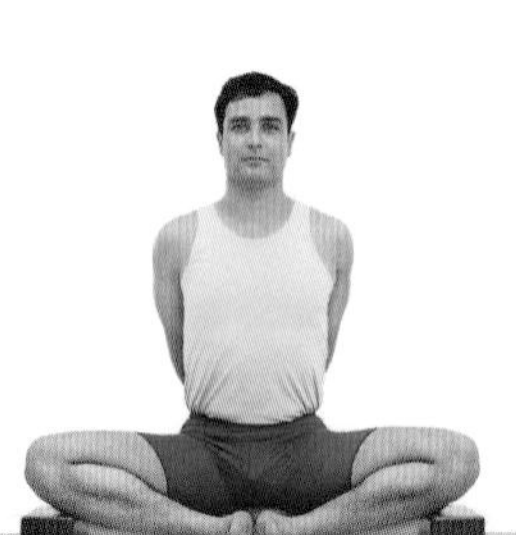
2 束角式 頁208

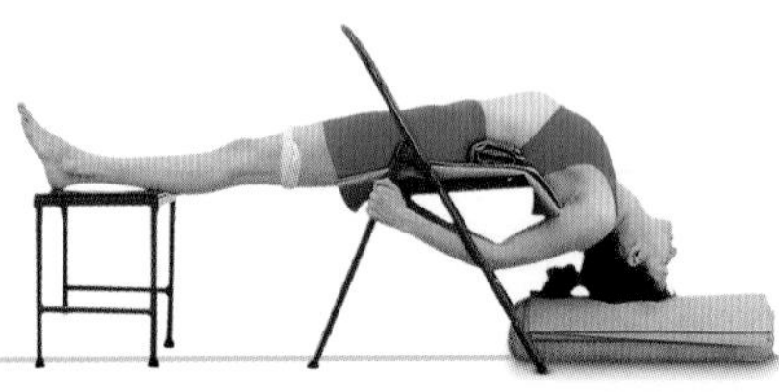
6 反向手杖式 頁239

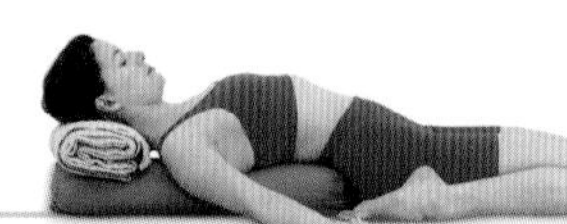
7 仰臥英雄式 頁246

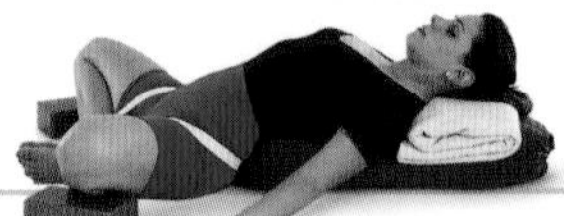
8 仰臥束角式 頁244

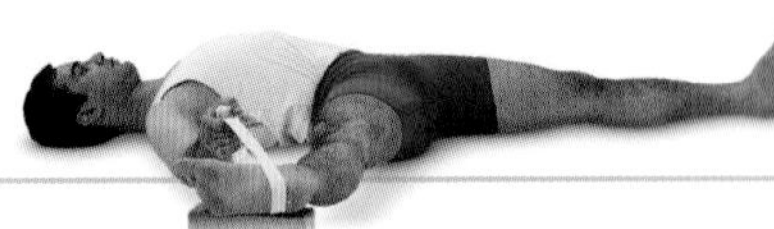
9 仰臥手抓腳趾伸展式 頁243

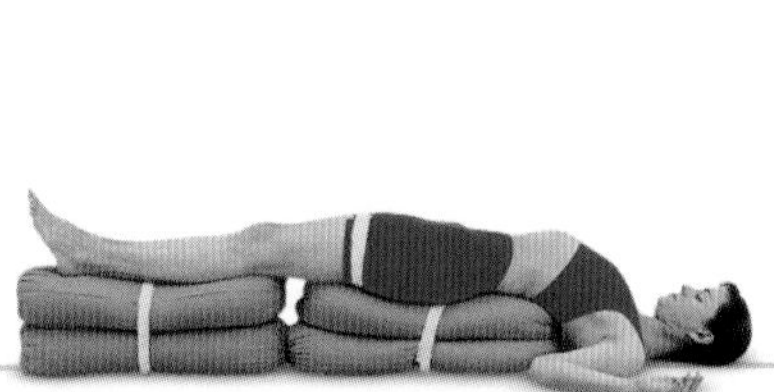
13 橋式 頁237

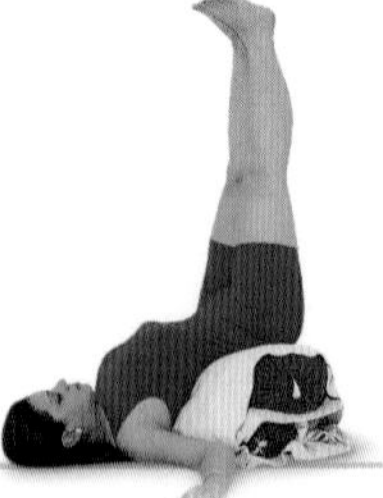
14 倒箭式 頁234

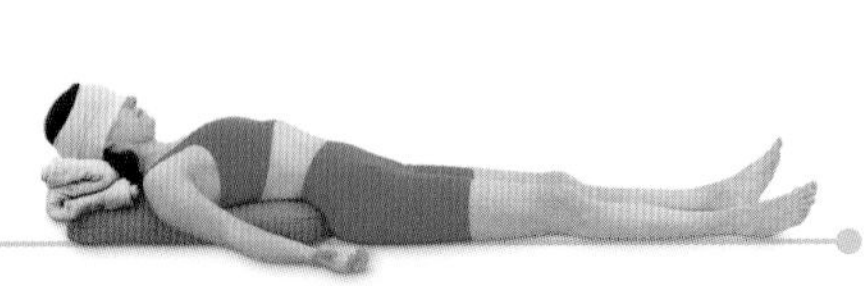
15 攤屍式 頁248

14 仰臥手抓腳趾伸展式 頁242
15 仰臥手抓腳趾伸展式 頁243
16 橋式 頁237
3 坐角式 頁213
4 船式 頁210
5 臉向上單腳屈膝式 頁207
10 頭倒立式 頁138
11 肩倒立式 頁230
12 橋式 頁237

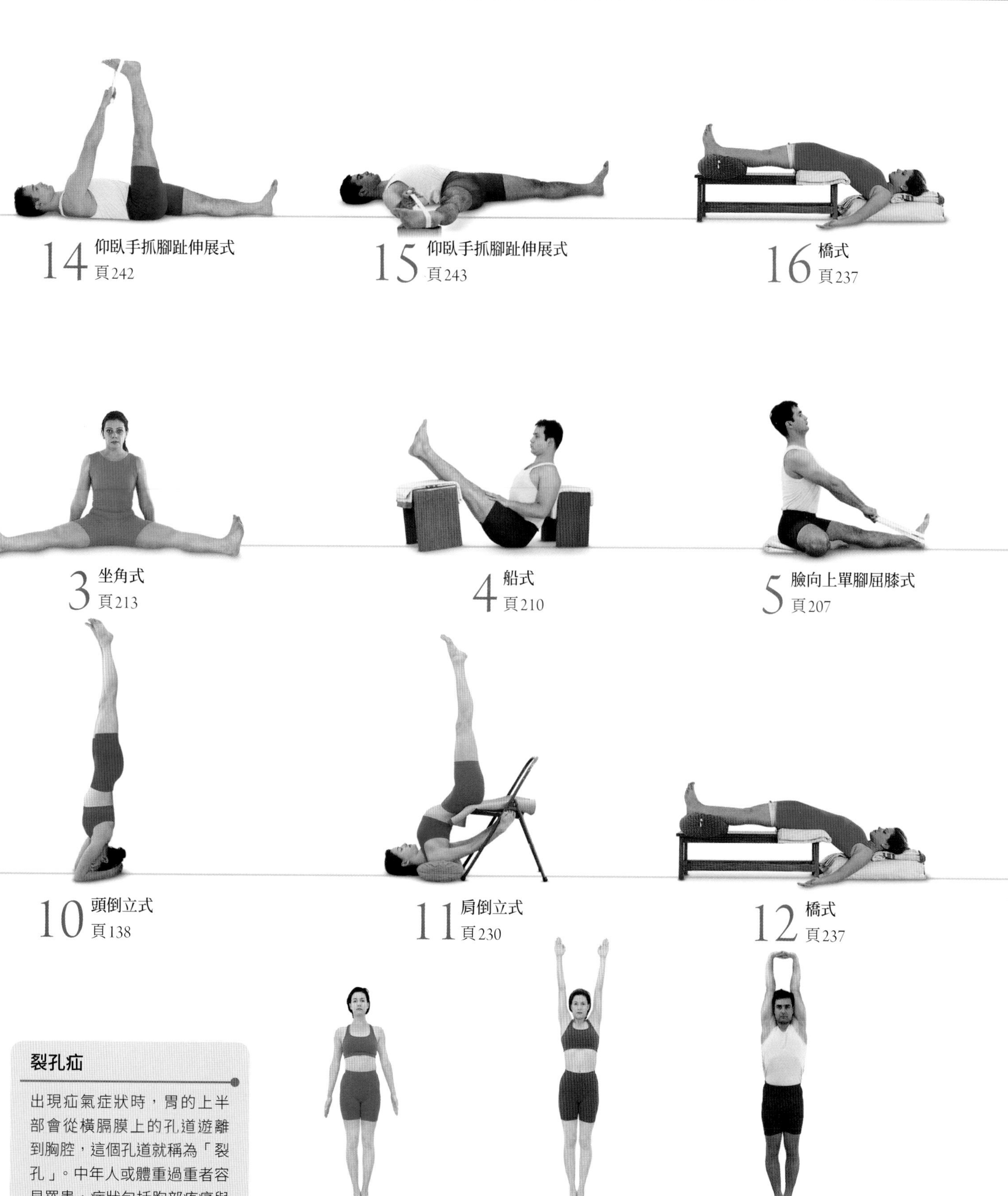

裂孔疝

出現疝氣症狀時，胃的上半部會從橫膈膜上的孔道遊離到胸腔，這個孔道就稱為「裂孔」。中年人或體重過重者容易罹患，症狀包括胸部疼痛與灼熱感。

1 山式站姿 頁186

2 手臂上舉山式 頁187

3 上舉手指交扣山式 頁188

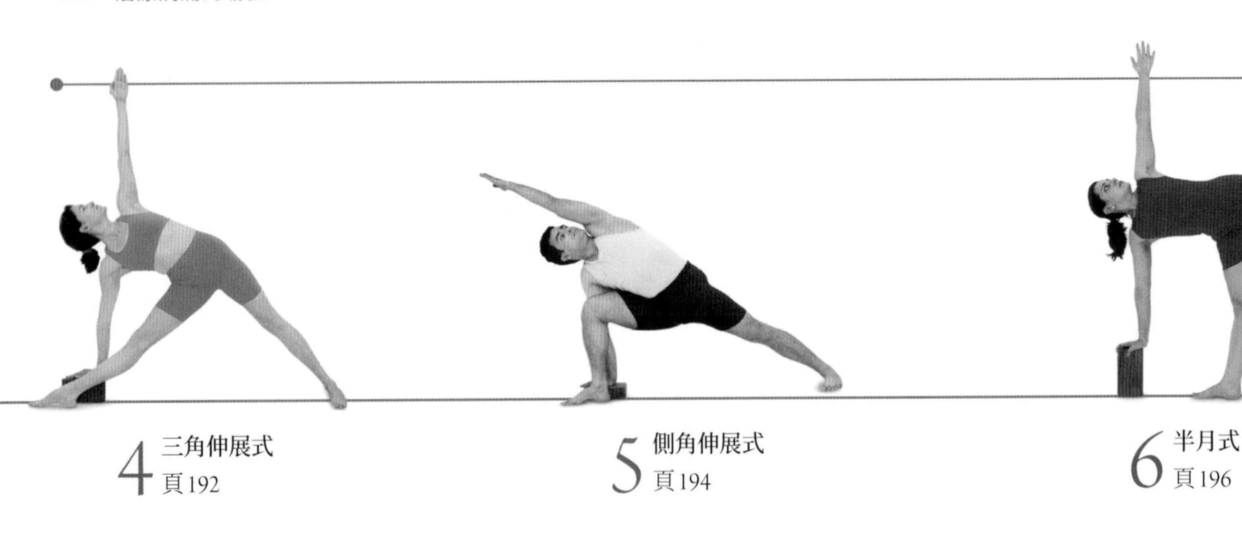

4 三角伸展式 頁192

5 側角伸展式 頁194

6 半月式 頁196

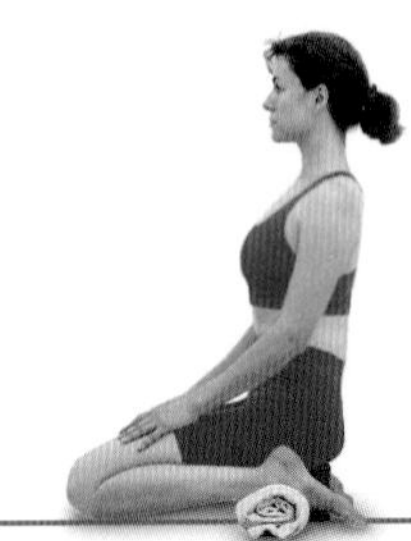

10 英雄式 頁206

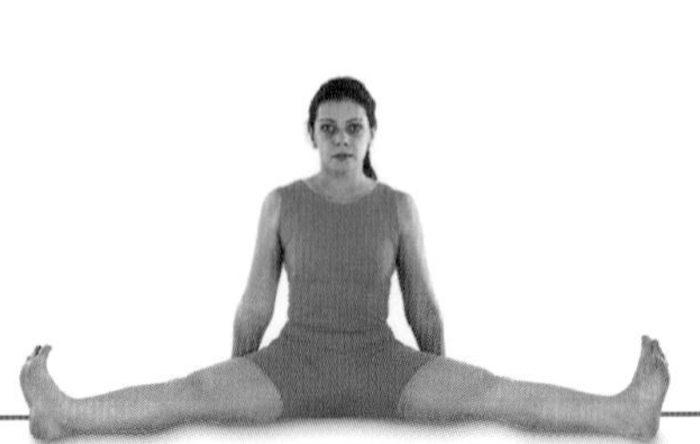

11 坐角式 頁213

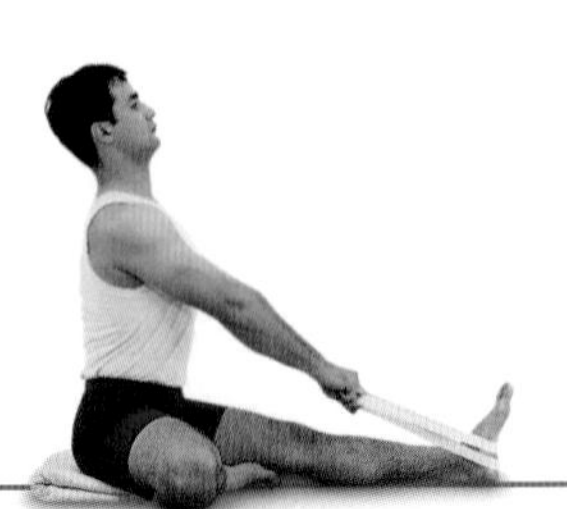

12 臉向上單腳屈膝式 頁207

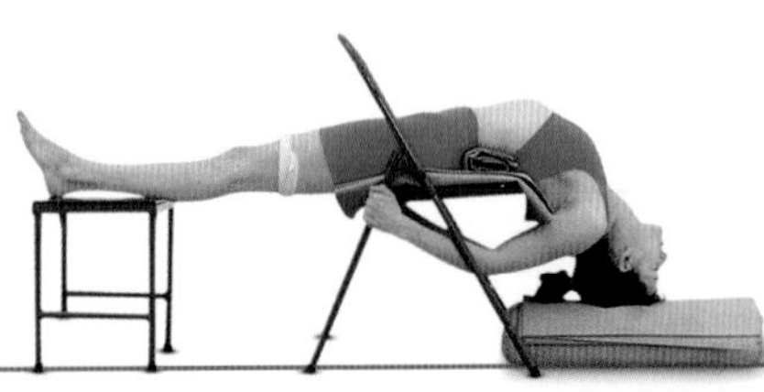

16 反向手杖式 頁239

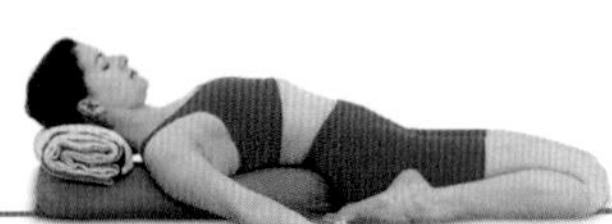

17 仰臥英雄式 頁246

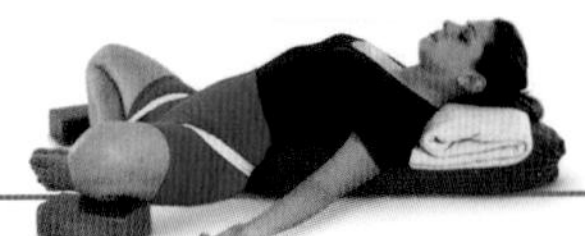

18 仰臥束角式 頁244

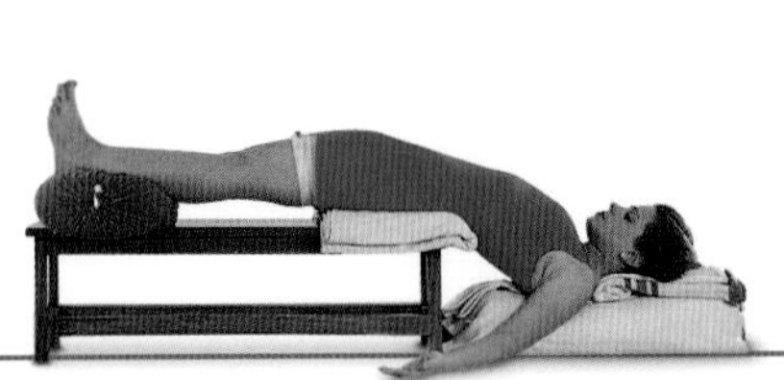

22 橋式 頁237

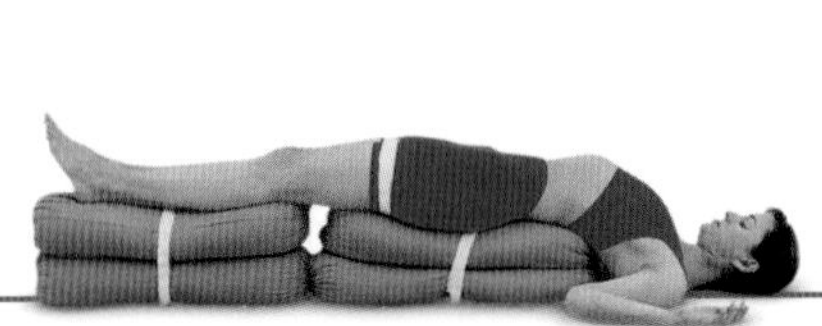

23 橋式 頁237

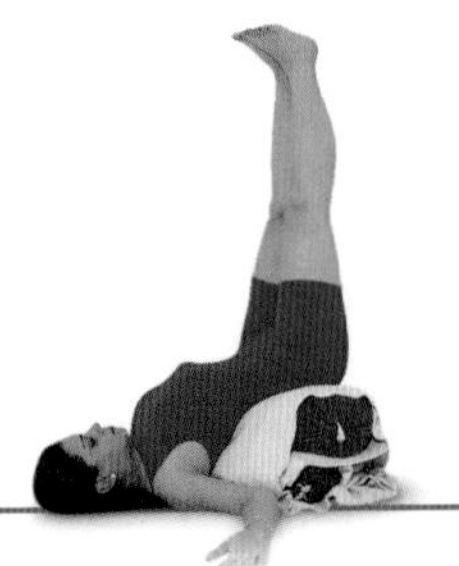

24 倒箭式 頁234

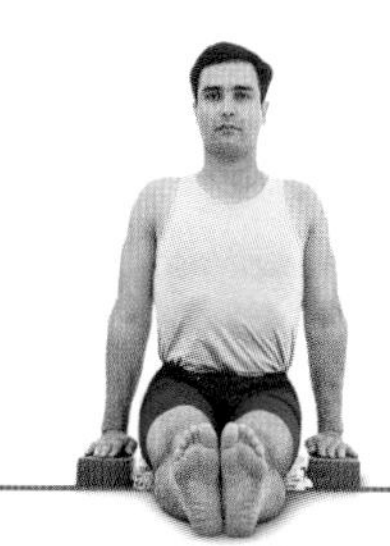
7 手杖式
頁205

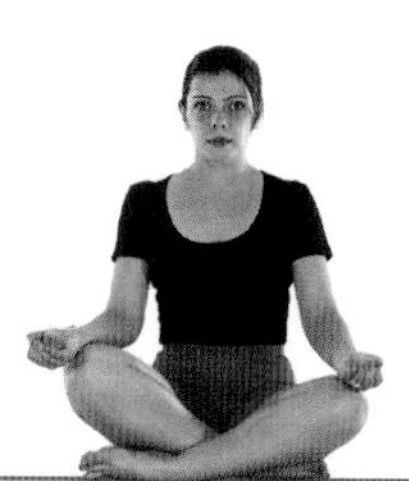
8 吉祥坐
頁209

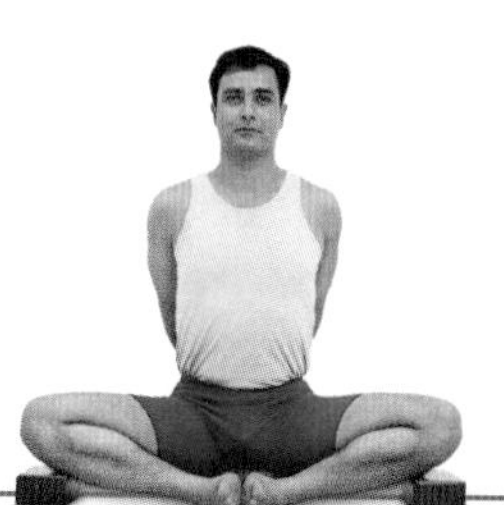
9 束角式
頁208

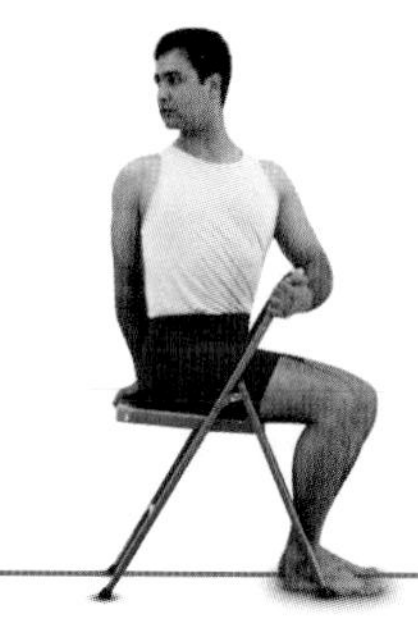
13 巴拉瓦伽式
頁223

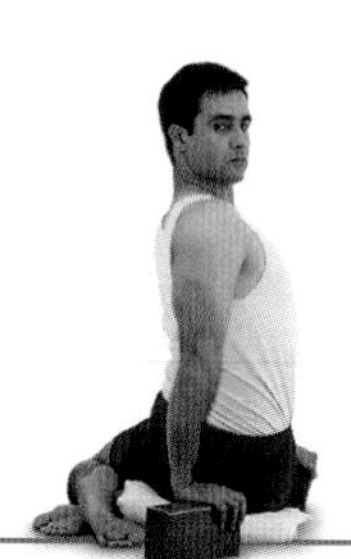
14 巴拉瓦伽式
頁224

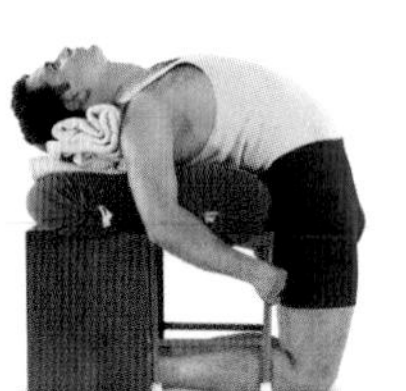
15 駱駝式
頁240

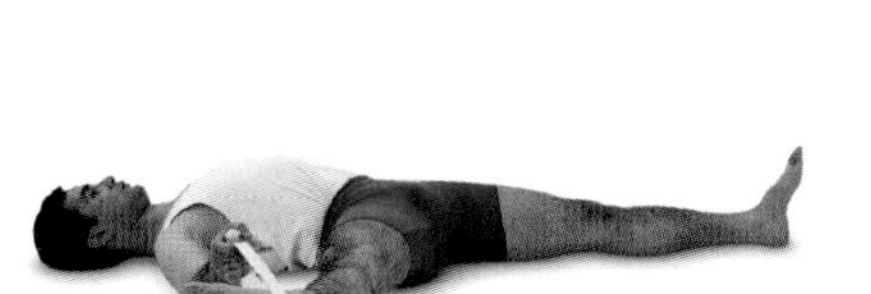
19 仰臥手抓腳趾伸展式
頁243

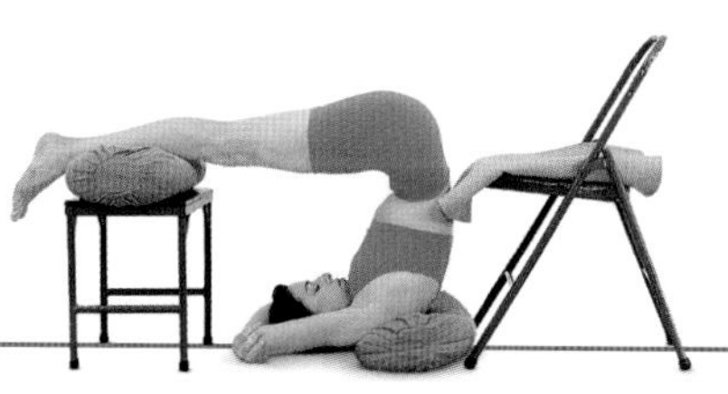
20 犁式
頁232

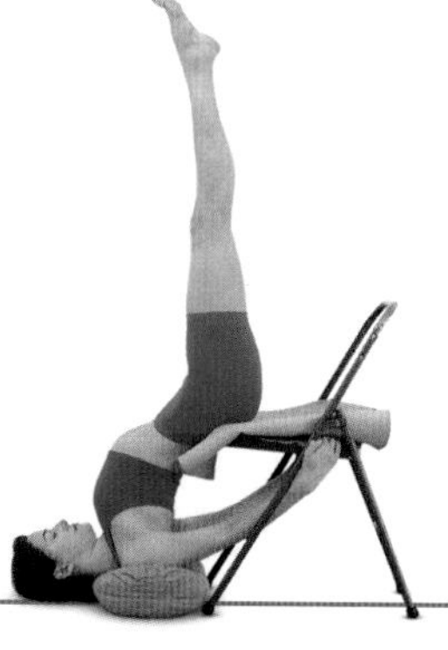
21 肩倒立式
頁230

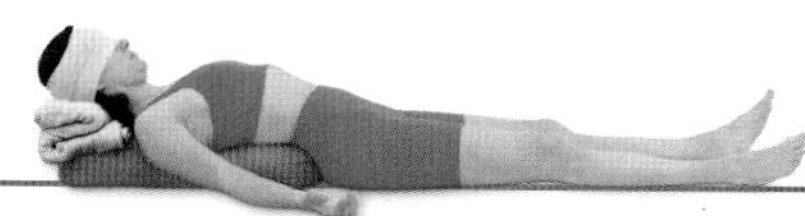
25 攤屍式
頁248

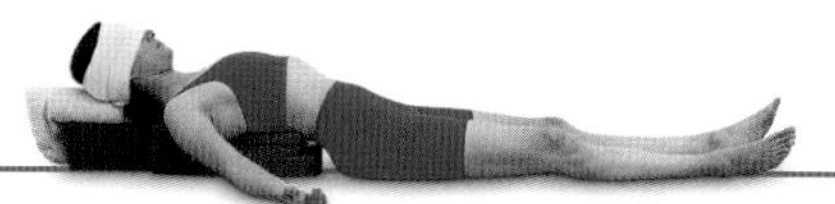
26 勝利呼吸法
頁254

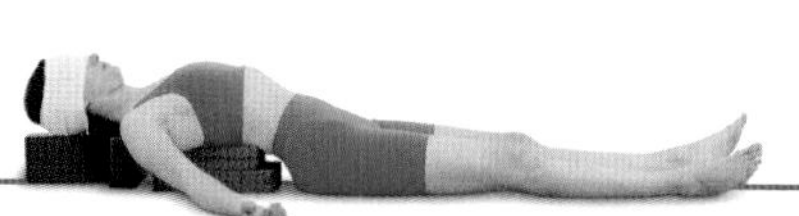
27 間斷呼吸法二
頁257

腹股溝疝氣

這是腸道從腹股溝結構弱點突出或移入腹壁的下層。直接型腹股溝疝氣會在鼠蹊造成突起，間接型腹股溝疝氣則是下降至陰囊。

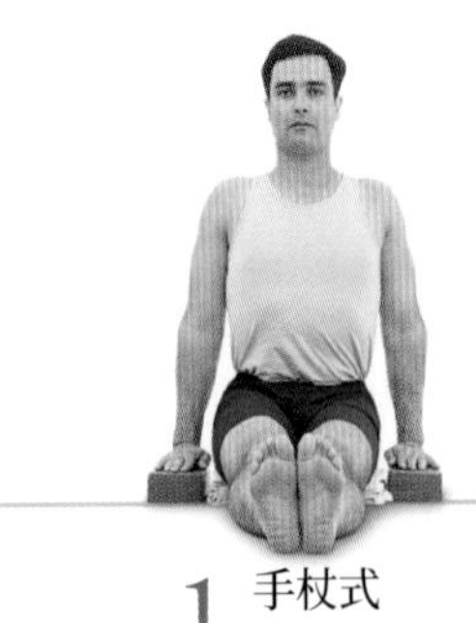

1 手杖式 頁205

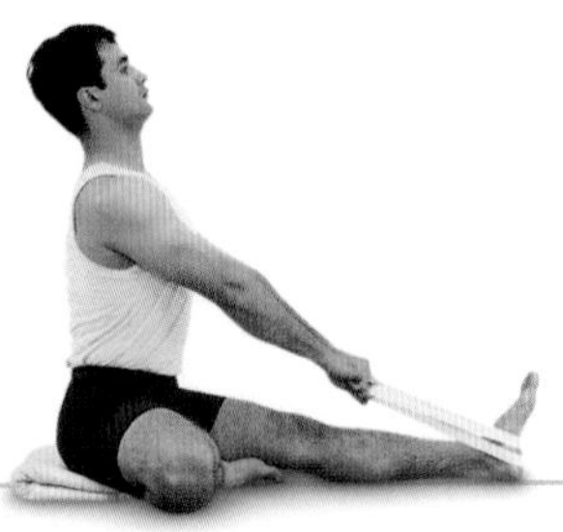

2 臉向上單腳屈膝式 頁207

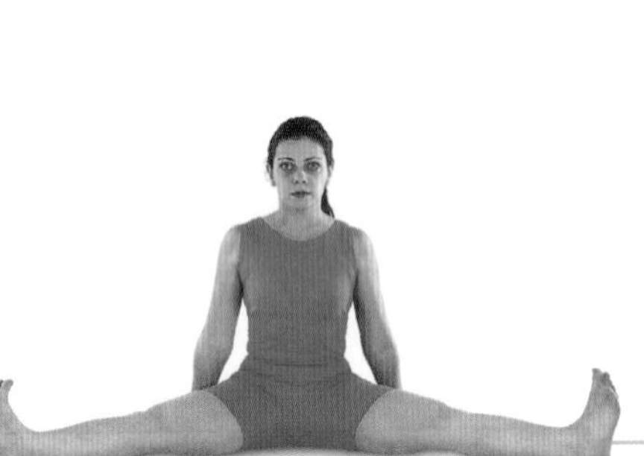

6 坐角式 頁213

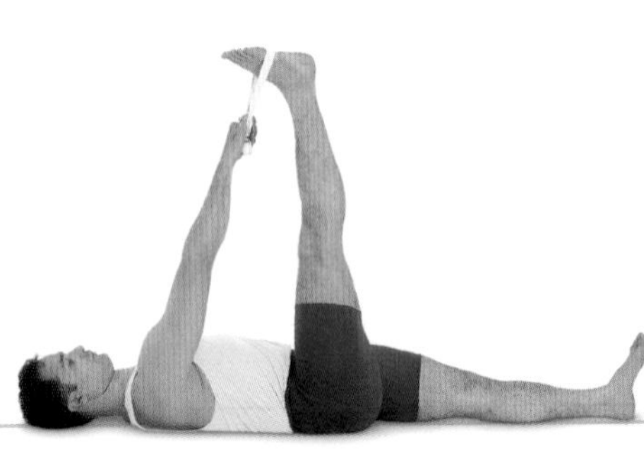

7 仰臥手抓腳趾伸展式 頁242

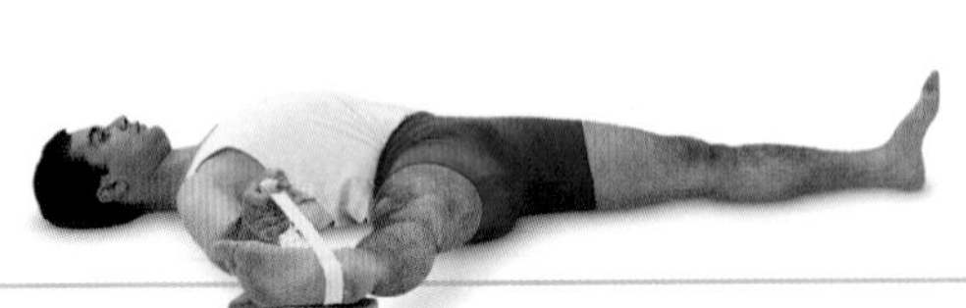

8 仰臥手抓腳趾伸展式 頁243

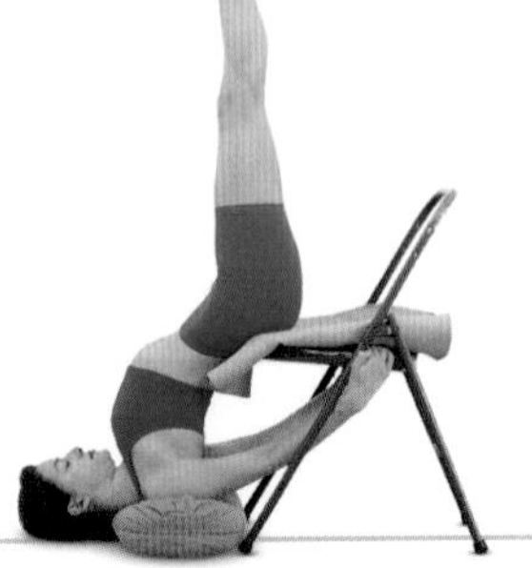

12 肩倒立式 頁230

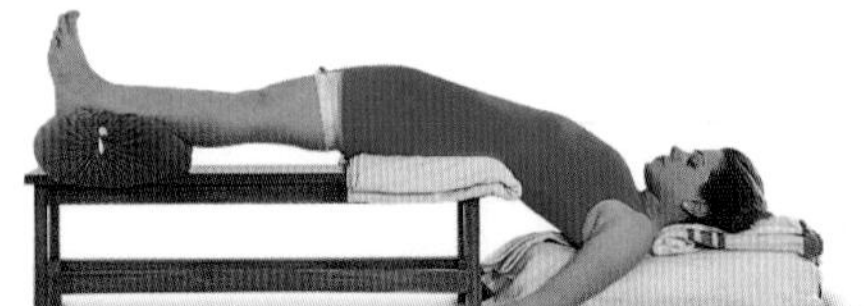

13 橋式 頁237

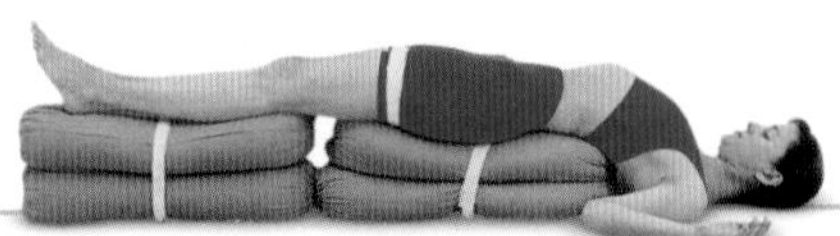

14 橋式 頁237

臍疝氣

這種情況常發生在嬰兒身上，並出現在臍帶區域，通常會自癒。但成年人也會發生，當腸道從腹壁的肚臍處突出時，就是臍疝氣。

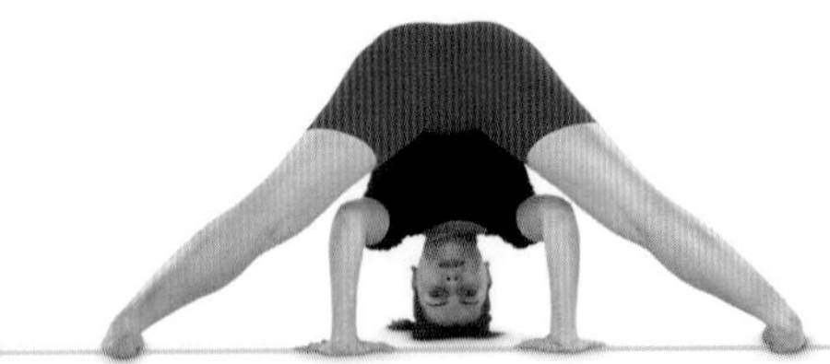

1 分腿前彎式 頁200

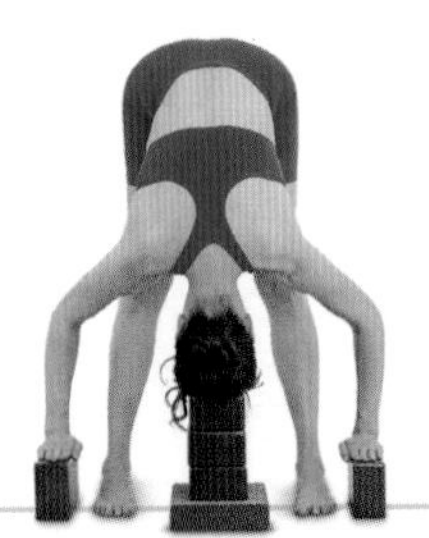

2 加強前屈伸展式 頁197

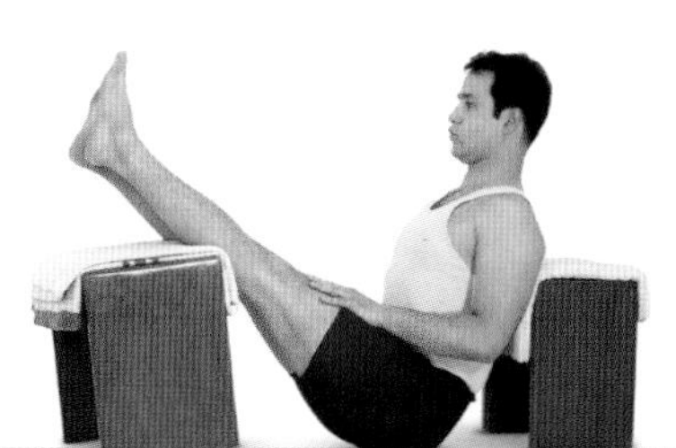

3 船式
頁210

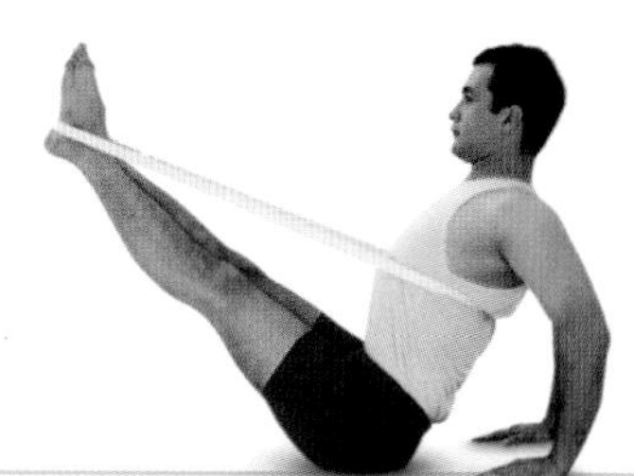

4 船式
頁212

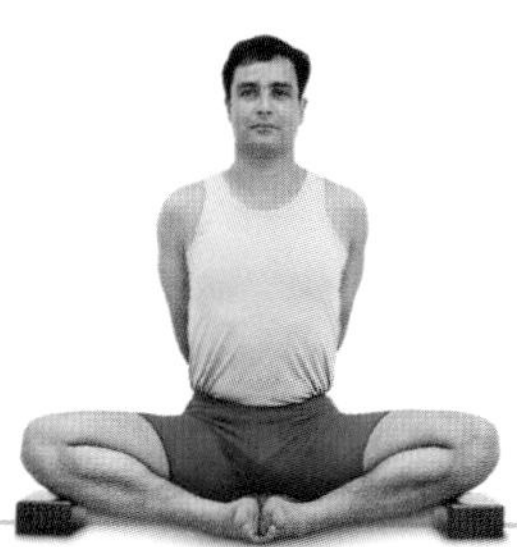

5 束角式
頁208

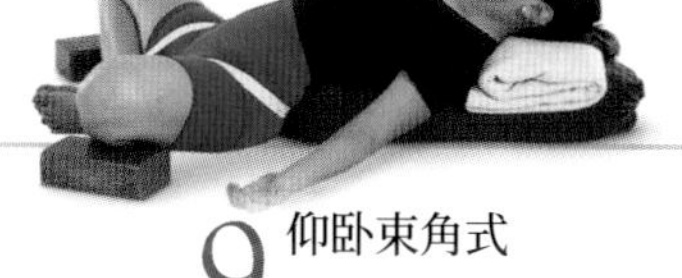

9 仰臥束角式
頁244

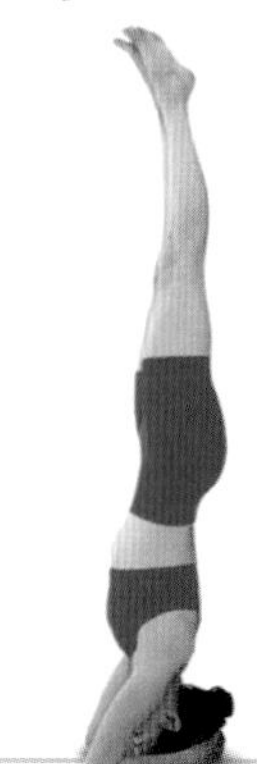

10 頭倒立式
頁138

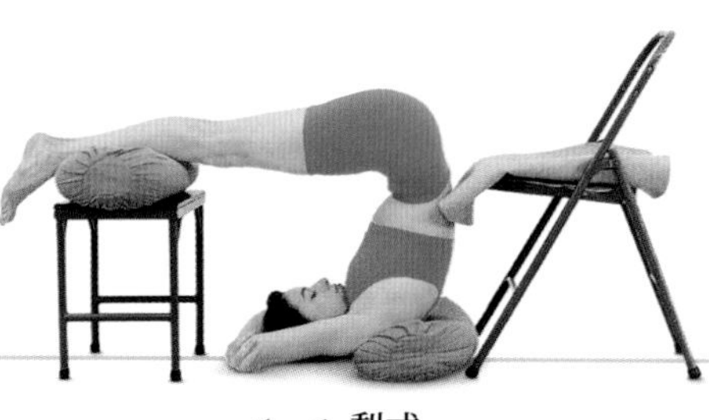

11 犁式
頁232

15 攤屍式
頁248

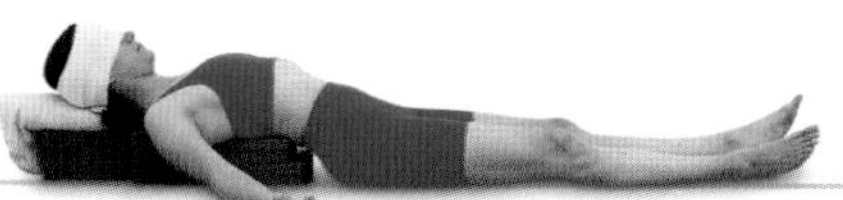

16 勝利呼吸法
頁254

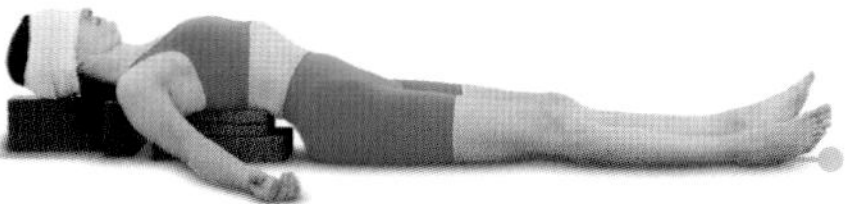

17 間斷呼吸法二
頁257

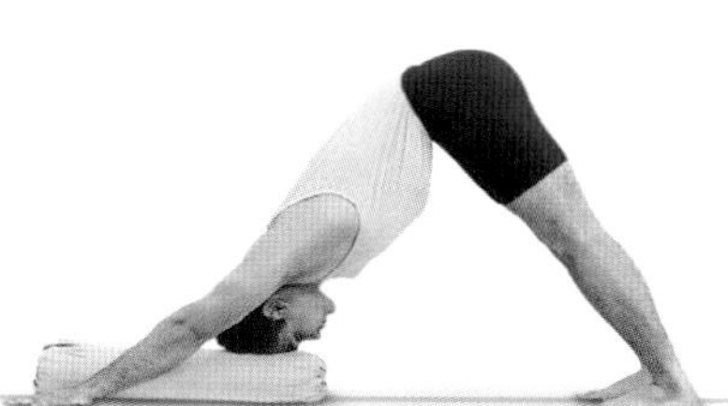

3 下犬式
頁204

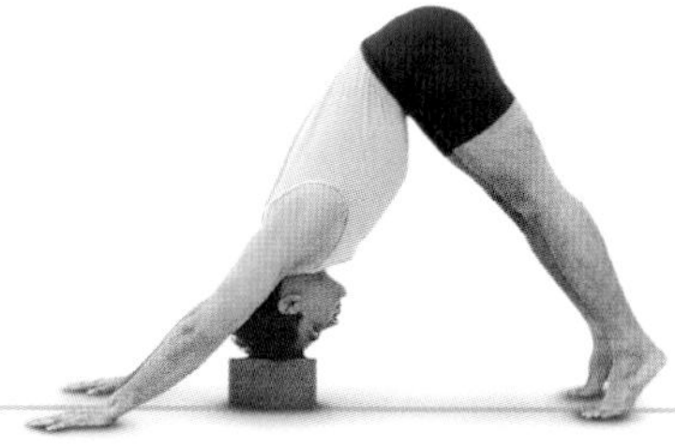

4 下犬式
頁204

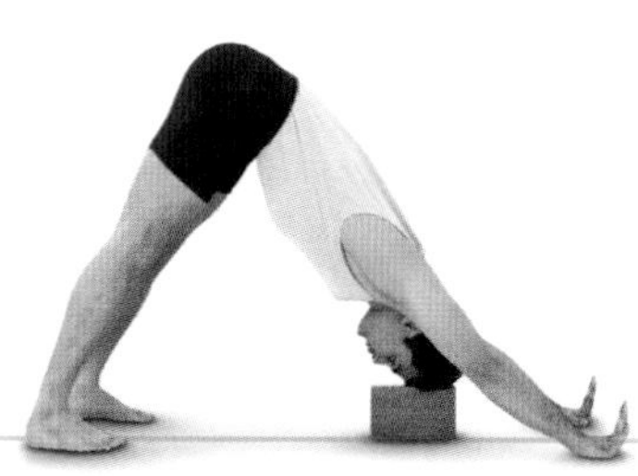

5 下犬式
頁203

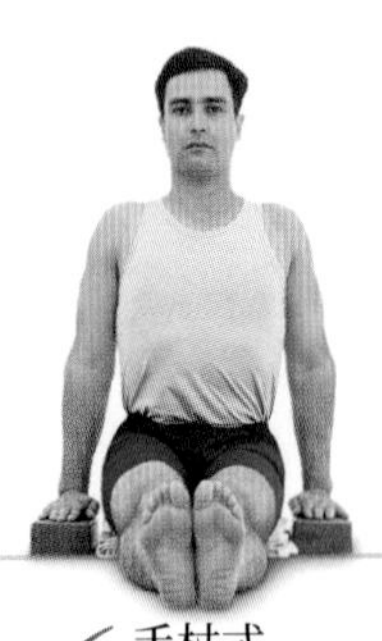
6 手杖式
頁205

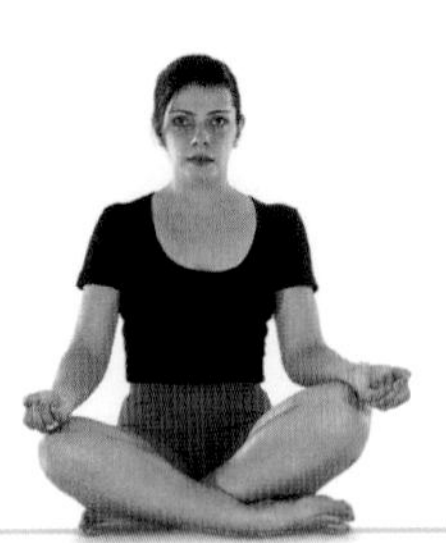
7 吉祥坐
頁209

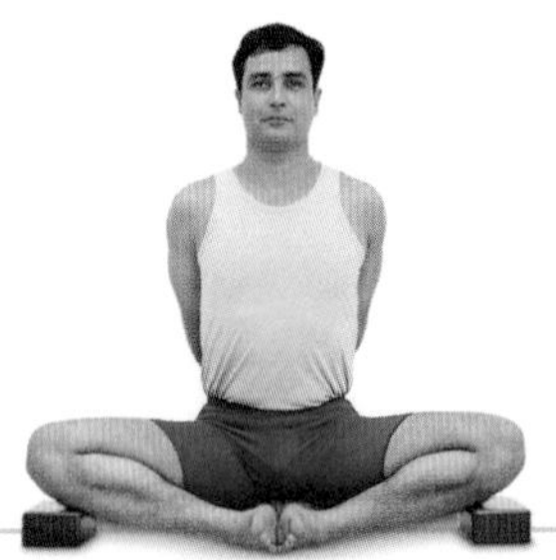
8 束角式
頁208

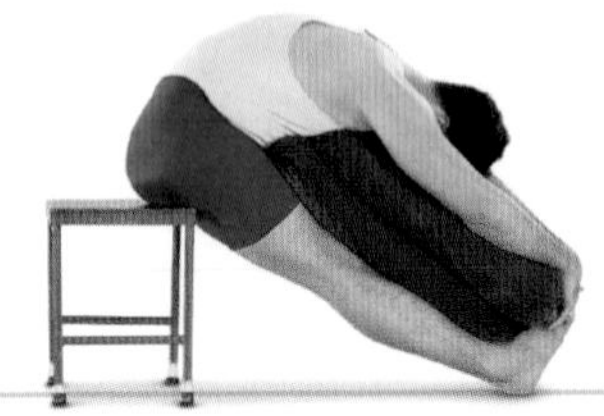
12 臉向下加強背部伸展式
頁217

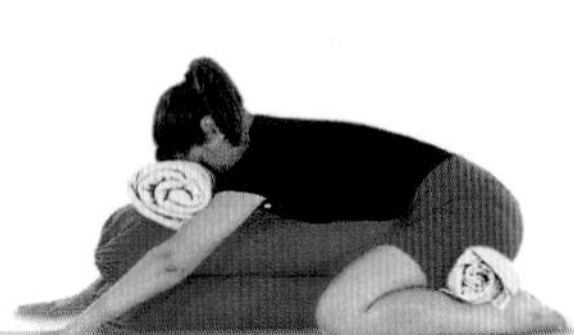
13 臉向下英雄式
頁221

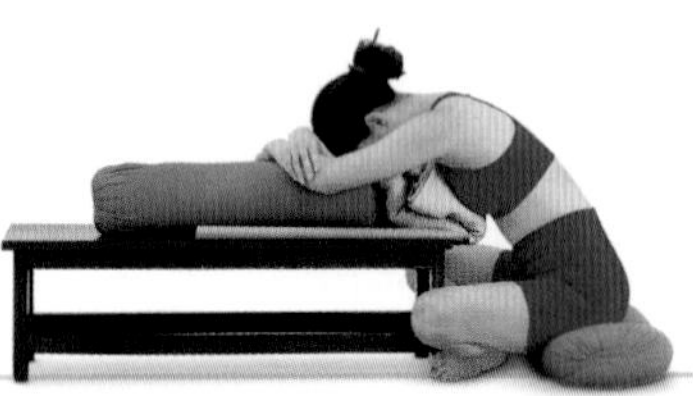
14 臉向下吉祥坐
頁222

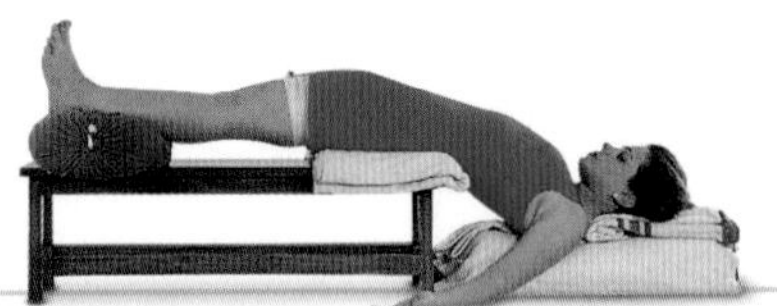
18 橋式
頁237

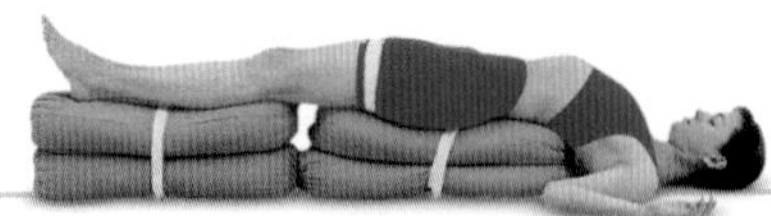
19 橋式
頁237

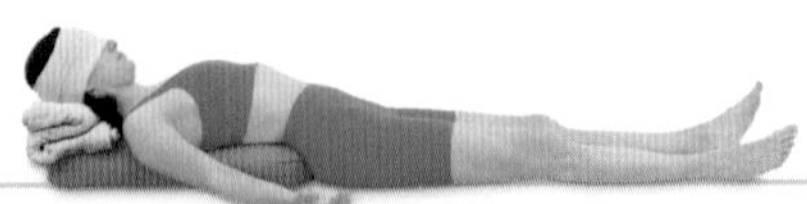
20 攤屍式
頁248

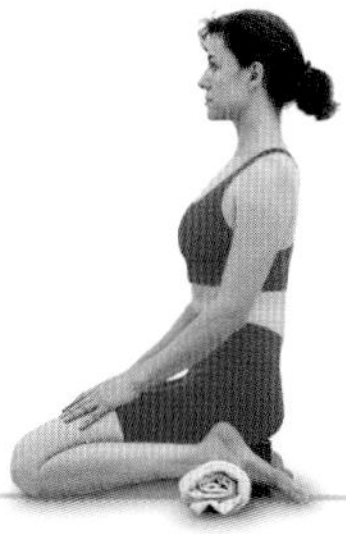

9 英雄式
頁206

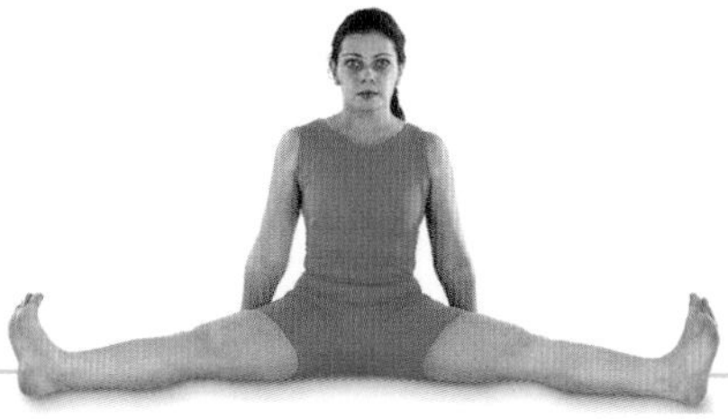

10 坐角式
頁213

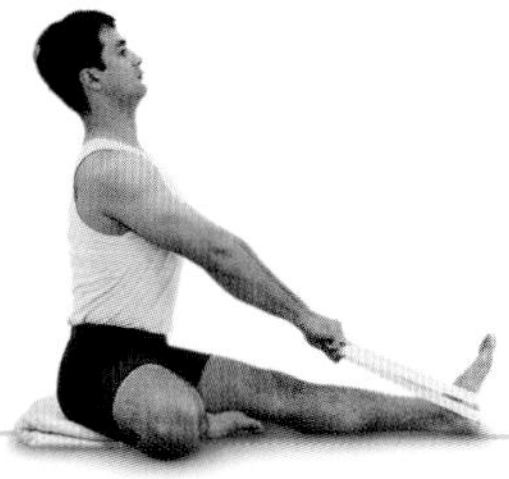

11 臉向上單腳屈膝式
頁207

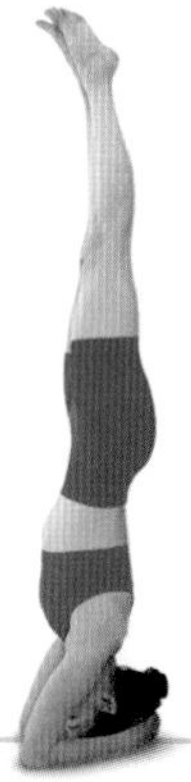

15 頭倒立式
頁138

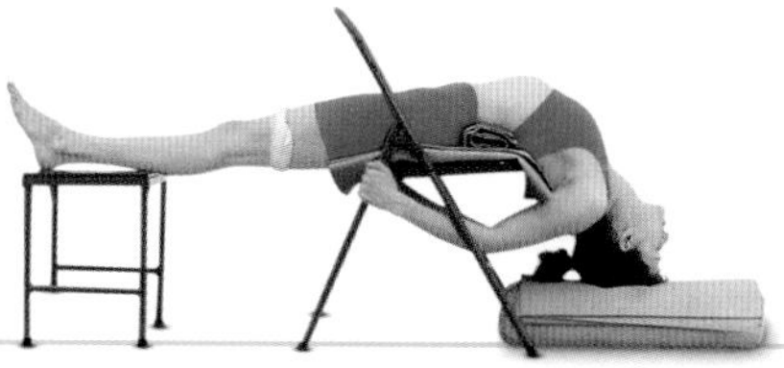

16 反向手杖式
頁239

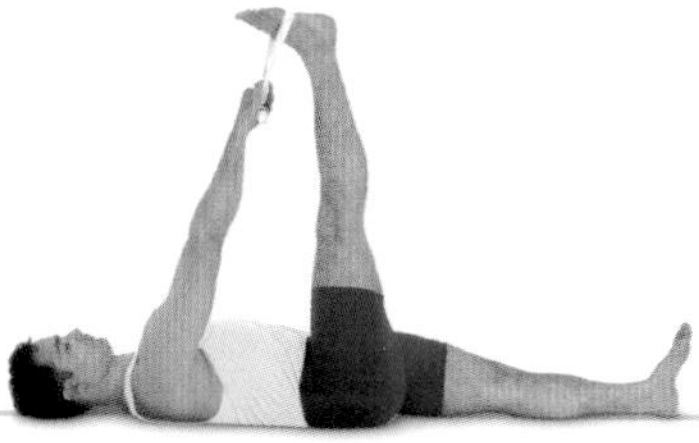

17 仰臥手抓腳趾伸展式
頁242

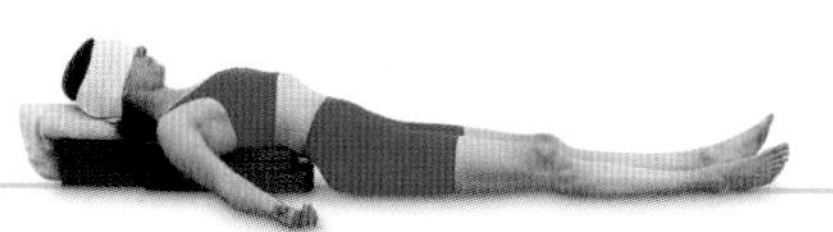

21 勝利呼吸法
頁254

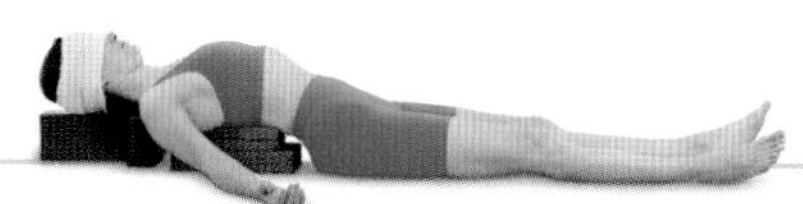

22 間斷呼吸法二
頁257

「體式能使人從覺察身體轉向靈魂意識，
於是整個人得到轉化並脫胎換骨。」

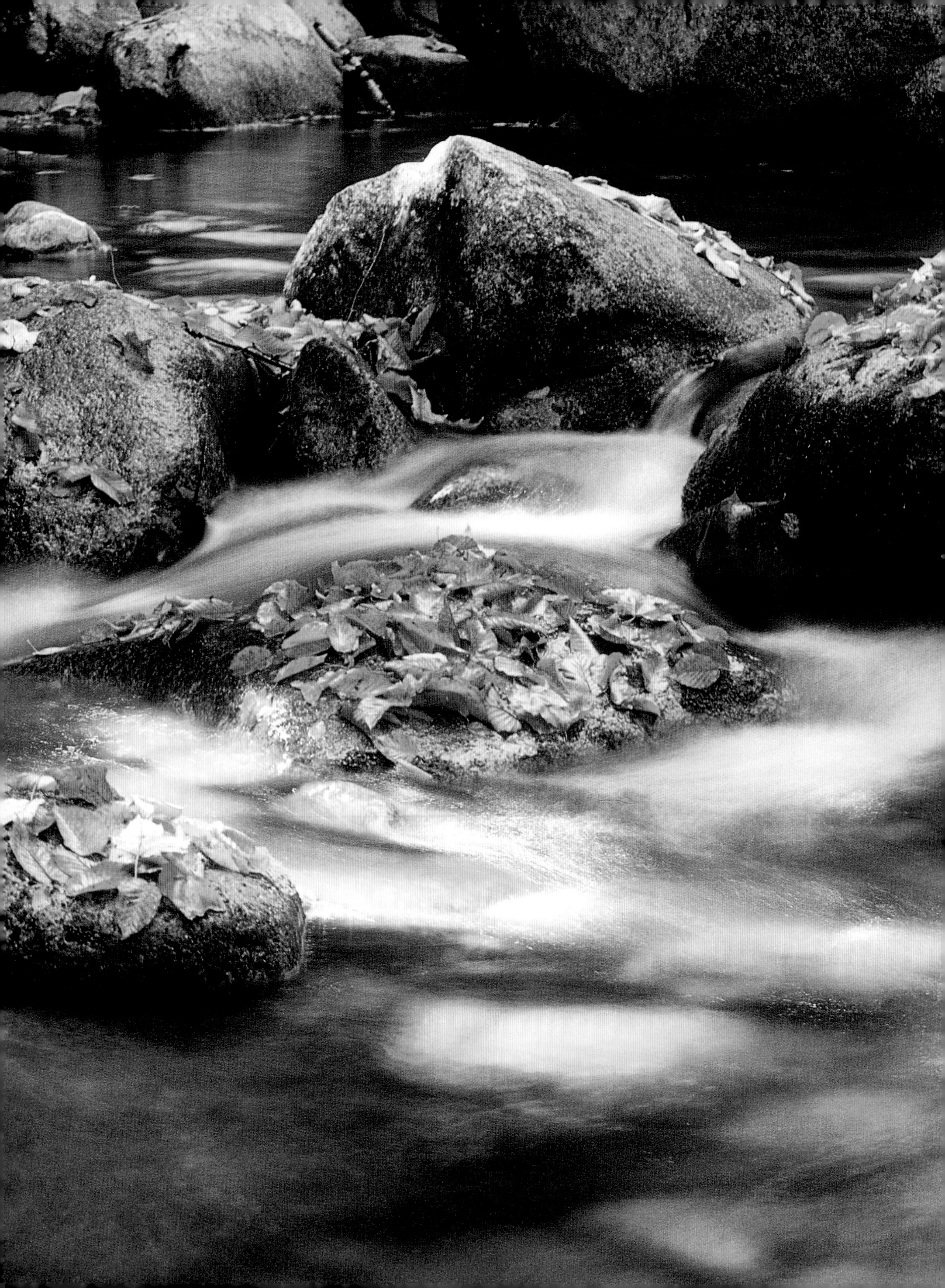

第八章

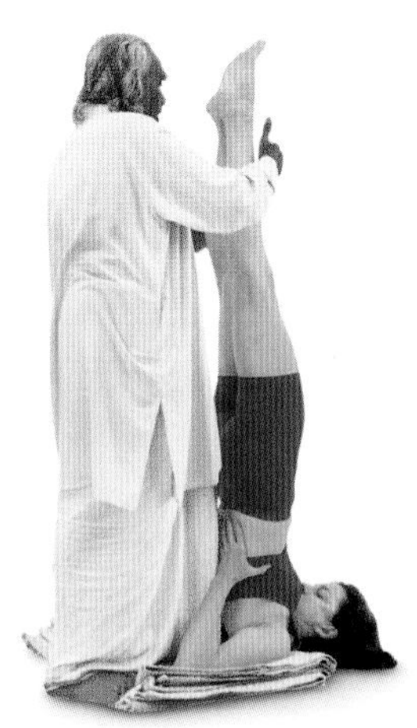

艾揚格瑜伽課

「身體是一把弓，體式是射向標靶的箭矢，
而標靶就是靈魂。」

學習每一項新的事物都需要專注與毅力。在瑜伽中，身體、感知器官、情感、心智和意識都需要緩慢而漸進的訓練。初學者可以從簡單的體式開始練習，慢慢增強力道和專注力，再進展到更複雜的體式。瑜伽的資深練習者也要有邏輯的順序來練習體式，讓自己體驗到每個體式的所有功效。認識體式排序是個循序漸進的過程，就像汽車無法在一檔加速，我們需要時間和耐心來理解各個體式的細微差別和技能條件。

瑜伽練習指南

這個階段將帶領你從簡單的體式練習到複雜的體式。請按照每週列出的順序進行練習，不僅可以讓練習更有效果，還能將受傷或拉傷的可能性降至最低。

人們開始練習瑜伽時，常會帶有許多先入為主的想法。有些人期望能立即治癒疾病，有些人則以為就連最簡單的體式都很難做到。他們通常是肌肉僵硬、姿勢不良的人。但事實上，就算是體態良好的人，也不一定具備身體或精神的穩定性來完成正確練習。因此，初學者首先要從非常基礎的部分開始練習，並且定期練習，直到智慧完全滲入身體的五鞘之中（參見頁48）。

給初學者的建議

初學者剛開始練習時，要在感到舒適的情況下，盡可能多練習幾個序列中的體式，但不要一次就耗盡力氣或耐力。先設定一個較簡易的目標就可以了，畢竟重新調理肌肉、骨骼、身體組織、體態和器官都是需要時間的。瑜伽中，像是右腳彎曲、手指交扣等基本的肢體活動稱為「動作」（motion），而抬起膝蓋骨、收緊鼠蹊部和拉提腎臟等更細緻的活動，則視為「行動」（action）。動作可以讓你完成姿勢，行動則能改善姿勢。要先了解動作，學習自己去觀察，而不是一味地想知道哪些才是「必須」的，掌握體式的本質遠比正確地進行動作更為重要。對初學者來說，有些說明可能難以理解，甚至難以置信，但隨著練習，不僅會越來越上手，更會逐漸意識到，原來那些肢體活動之中的複雜和微妙之處，並不只是紙上談兵，而是一種必然。

最後，要了解每個體式中的行動，如此才能確立練習的韻律與節奏。本章中的瑜伽課會先從簡單的體式開始，讓身體更輕鬆地準備進入更複雜的體式。透過這個過程，你將能慢慢進入自己從未設想過的層次，體式能讓你與內在連結起來。

安排練習

在有精神與活力時練習瑜伽是十分有益的。如果你的肌肉不僵硬，建議可以在大清早練習，或者如果到了傍晚時分，你的肌肉仍然柔軟靈活，也十分建議這個時段，不過請不要在飯後時間練習。練習時間是很靈活的，但也要學會知道何時該停下來。

讓自己每天都進行練習。如果你感到疲倦或身體的某處感到疼痛，練習體式也能減輕緊繃和勞累，只要記得每個體式前面的注意事項即可。

練習法則

如果你沒有辦法把某個體式做到完全正確，就找一個相近的動作來練習。瑜伽會逐漸訓練你的身體、感知器官、情緒、心智和意識。當你不再練習某個體式，身體就會失去關於那個體式的智慧。所以要練習各種不同類型的體式。例如，當你感到雙腿疼痛時，不要因此就不練習瑜伽，而是要找到不適的根源，思索其中的原因，並

固定姿勢
在最終姿勢中保持完全專注

了解該如何消除疼痛。運用你的智慧，將舒適感帶入這個疼痛的區域。要深入了解自己的意識，並將平靜的感受延伸到身體最需要的部位。

練習環境

讓你的身體與心智與練習過程相互協調。炎炎夏日可能會讓你感到精疲力盡或脫水，所以可以使用輔具練習，會較為放鬆。例如，你可以用椅子和瑜伽枕輔助練習頭碰膝式。夏日也很適合練習仰臥、倒立和休息體式，因為它們能減緩新陳代謝，使身心各個部位都平靜下來，並且節省能量。冬天時，則可以練習站姿體式、後彎和倒立體式，有助於對抗感冒、關節炎和季節性憂鬱。扭轉、前彎和倒立體式，則能幫助消除潮濕環境帶來的影響。

序　列

按照指定的順序練習體式，不僅可以增強體式的效果，也能強化你在每個體式中的經驗。了解序列的重要性是需要花時間的，因此在嘗試自己安排出符合個人需求的序列之前，一定要先清楚掌握每個體式的動作和細節，以及它們對身體的影響。按照以下安排的20週瑜伽課來練習，一直到你有足夠的信心制定自己的序列為止。若你是特殊疾病患者，則可以針對各個不同的身體狀，依照第7章提供的順序練習（參見頁260~405）。

時間點

停留在完成式時，盡可能達到每個體式建議的停留時間，讓體式發揮最大的益處，增強你的體力。但是，專注力會決定你的停留時間。頭腦的智性升起與隱去的速度非常快，但是身體的智性卻無法那麼迅速被喚醒。因此，當你停留在體式時，必須將意識帶入身體的每一個部位。

最後，可以根據自己的年齡和身體狀況，並運用判斷力來決定你要練習的體式的序列、時間和性質。過程中，要逐步發展你對體式的覺知與理解。首先伸展並喚醒身體和心智，了解一系列體式背後的邏輯。例如，不要從後彎展開序列練習。身體狀況良好的人或許很容易就完成各式各樣的序列，但如果你的狀況不是那麼好，就要安排一套適合自己身體需求的順序。練習瑜伽時，一定要保持肉體、生理、心理與精神的節奏。

平衡與和諧
艾揚格上師示範巴拉瓦伽的變化式

為練習制訂準則

以下20週的瑜伽課列出的體式都是十分簡易的動作，搭配輔具則更能輕鬆完成。在一開始的幾週之內，先靠著牆面來練習戰士一式和二式（參見頁96和76）。等到你在姿勢中感到舒適放鬆時，就可以在沒有牆壁支撐的情況下進行練習。同樣地，練習三角伸展式約六個月之後，就能將手放低到地板上，而不是放在瑜伽磚上，不過這個時間長度可能因人而異。另外，犁式、頭碰膝式、肩倒立式、半英雄面碰膝加強背部伸展式、加強背部伸展式和船式，練習六個月之後，也都可以嘗試不再仰賴輔具來完成動作。開始練習瑜伽八個月之後，可以先靠牆練習頭倒立式。若想要在不需依靠牆面的狀況下完成動作，則可能需要再八個月的時間。而仰臥英雄式、駱駝式、上弓式、巴拉瓦伽式及聖哲馬里奇式（參見頁133），可以嘗試不再依賴輔具。當你的肌肉和關節都變得較為柔軟，輔具就彷彿成了一種阻礙，你將能在沒有輔具的狀態下流暢地完成動作。

20週瑜伽課

第1週

體式	頁碼
1. 山式站姿 靠牆	186
2. 手臂上舉山式 靠牆	187
3. 上舉手指交扣山式 靠牆	188
4. 加強前屈伸展式 泡棉瑜伽磚1、木質瑜伽磚5	197
5. 下犬式 瑜伽磚3*	202
6. 手杖式 瑜伽毯1、瑜伽磚2	205
7. 英雄式 瑜伽毯2、瑜伽枕2	206
8. 臉向下英雄式 瑜伽毯2、瑜伽枕2	221
9. 加強背部伸展式 凳子1、瑜伽枕2（雙腿分開）	216
10. 巴拉瓦伽式 瑜伽毯1、瑜伽磚2	224
11. 橋式 瑜伽枕4	237
12. 攤屍式	170

第2週

體式	頁碼
1. 山式站姿 靠牆	186
2. 手臂上舉山式 靠牆	187
3. 上舉手指交扣山式 靠牆	188
4. 站姿後背束手式	189
5. 三角伸展式 瑜伽磚1	192
6. 加強前屈伸展式 泡棉瑜伽磚1、木質瑜伽磚5	197
7. 下犬式 瑜伽磚3	202
8. 手杖式 瑜伽毯1、瑜伽磚2	205
9. 英雄式 瑜伽毯2、瑜伽枕2	206
10. 臉向上單腳屈膝式 瑜伽伸展帶1	207
11. 束角式 瑜伽磚2、瑜伽枕1（與髖部平行）	208
12. 臉向下英雄式 瑜伽毯2、瑜伽枕2	221
13. 加強背部伸展式 瑜伽枕2、伸展帶1（雙腿分開）	216
14. 巴拉瓦伽式 瑜伽椅1（側坐）	223
15. 仰臥束角式 瑜伽毯1、瑜伽枕1、 瑜伽磚2、伸展帶1	244
16. 橋式 四個瑜伽枕	237
17. 攤屍式	170

第3週

體式	頁碼
1. 山式站姿 靠牆	186
2. 手臂上舉山式 靠牆	187
3. 上舉手指交扣山式 靠牆	188
4. 站姿後背束手式	189
5. 三角伸展式 瑜伽磚1	192
6. 加強前屈伸展式 泡棉瑜伽磚1、木質瑜伽磚5	197
7. 下犬式 瑜伽磚1（腳跟抵牆）	204
8. 手杖式 瑜伽毯1、瑜伽磚2	205
9. 英雄式 瑜伽毯2、瑜伽枕2	206
10. 臉向上單腳屈膝式 瑜伽伸展帶1	207
11. 束角式 瑜伽磚2、瑜伽枕1（與髖部平行）	208
12. 臉向下英雄式 瑜伽毯2、瑜伽枕2	221
13. 加強背部伸展式 瑜伽枕2、伸展帶1（雙腿分開）	216
14. 巴拉瓦伽式 瑜伽椅1（側坐）	223
15. 伸展聖哲馬里奇式 凳子1、弧狀瑜伽磚1、牆面1	226
16. 仰臥束角式 瑜伽毯1、瑜伽枕1、瑜伽磚2、 伸展帶1	244
17. 橋式 瑜伽枕4	237
18. 攤屍式	170

*若無特殊標註，則皆指木質瑜伽磚

第4週

體式	頁碼
1. 山式站姿 靠牆	186
2. 手臂上舉山式 靠牆	187
3. 上舉手指交扣山式 靠牆	188
4. 站姿後背束手式	189
5. 站姿牛面式	191
6. 三角伸展式 瑜伽磚1	192
7. 側角伸展式 瑜伽磚1	194
8. 加強前屈伸展式 泡棉瑜伽磚1、木質瑜伽磚5	197
9. 下犬式 瑜伽磚1（腳跟抵牆）	204
10. 手杖式 瑜伽毯1、瑜伽磚2	205
11. 英雄式 捲起的瑜伽毯1、瑜伽磚1	206
12. 臉向上單腳屈膝式 瑜伽伸展帶1	207
13. 吉祥坐	209
14. 束角式 瑜伽磚2、瑜伽枕1（與髖部平行）	208

體式	頁碼
15. 坐角式	213
16. 臉向下英雄式 瑜伽毯2、瑜伽枕2	221
17. 加強背部伸展式 瑜伽枕2、伸展帶1（雙腿分開）	216
18. 頭碰膝式 凳子1、瑜伽毯1、瑜伽枕1	218
19. 加強背部伸展式 瑜伽枕3	215
20. 巴拉瓦伽式 瑜伽椅1（側坐）	223
21. 巴拉瓦伽式 瑜伽椅1（雙腿穿過椅背）	223
22. 伸展聖哲馬里奇式 凳子1、弧狀瑜伽磚1、牆面1	226
23. 英雄坐姿扭轉式 捲起的瑜伽毯1、瑜伽磚2	228
24. 仰臥束角式 瑜伽毯1、瑜伽枕1、 瑜伽磚2、伸展帶1	244
25. 仰臥手抓腳趾伸展式 瑜伽伸展帶1	242
26. 橋式 瑜伽枕4	237
27. 攤屍式	170

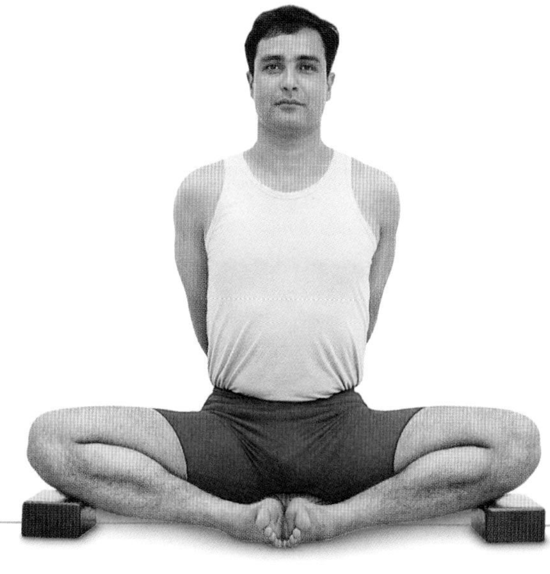

第5週

體式	頁碼
1. 山式站姿 靠牆	186
2. 手臂上舉山式 靠牆	187
3. 上舉手指交扣山式 靠牆	188
4. 站姿後背束手式	189
5. 站姿牛面式	191
6. 三角伸展式 瑜伽磚1	192
7. 側角伸展式 瑜伽磚1	194
8. 戰士一式	96
9. 戰士二式	76
10. 下犬式 瑜伽磚1（腳跟抵牆）	204
11. 分腿前彎式 瑜伽磚1或瑜伽枕1	201
12. 加強前屈伸展式（背部下凹）	199
13. 手杖式 瑜伽毯1、瑜伽磚2	205
14. 英雄式 捲起的瑜伽毯1、瑜伽磚1	206
15. 臉向上單腳屈膝式 瑜伽伸展帶1	207
16. 吉祥坐	209
17. 束角式 瑜伽磚2、瑜伽枕1（與髖部平行）	208
18. 坐角式	213
19. 臉向下英雄式 瑜伽毯2、瑜伽枕2	221
20. 臉向下吉祥坐 長椅1、瑜伽毯1、瑜伽枕2	222
21. 加強背部伸展式 瑜伽枕3	215
22. 頭碰膝式 凳子1、瑜伽毯1、瑜伽枕1	218

第6週

體式	頁碼
23. 加強背部伸展式 凳子1、瑜伽枕2	216
24. 巴拉瓦伽式 瑜伽椅1（側坐）	223
25. 巴拉瓦伽式 瑜伽椅1（雙腿穿過椅背）	223
26. 巴拉瓦伽式 瑜伽毯1、瑜伽磚2	224
27. 伸展聖哲馬里奇式 凳子1、弧狀瑜伽磚1、牆面1	226
28. 英雄坐姿扭轉式 捲起的瑜伽毯1、瑜伽磚2	229
29. 仰臥束角式 瑜伽毯1、瑜伽枕1、瑜伽磚2、伸展帶1	244
30. 仰臥手抓腳趾伸展式 瑜伽伸展帶1	242
31. 仰臥手抓腳趾伸展式 瑜伽磚1、伸展帶1	243
32. 橋式 長椅1、瑜伽毯1、瑜伽枕2	237
33. 攤屍式	170

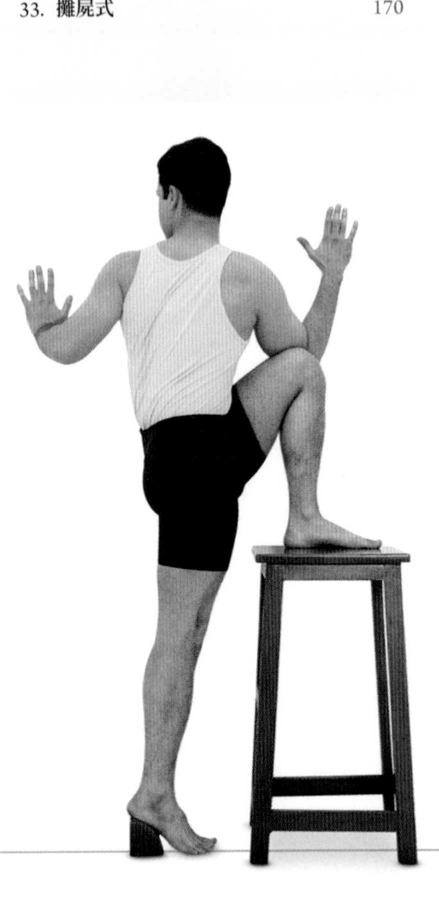

體式	頁碼
1. 山式站姿 靠牆	186
2. 手臂上舉山式 靠牆	187
3. 上舉手指交扣山式 靠牆	188
4. 反轉祈禱式	190
5. 站姿牛面式	191
6. 三角伸展式 瑜伽磚1	192
7. 側角伸展式 瑜伽磚1	194
8. 戰士一式	96
9. 戰士二式	76
10. 半月式 瑜伽磚1	196
11. 下犬式 瑜伽枕1	204
12. 分腿前彎式 瑜伽磚1或瑜伽枕1	201
13. 加強前屈伸展式 泡棉瑜伽磚1、木質瑜伽磚5	197
14. 臉向下加強背部伸展式 凳子1、瑜伽枕2	217
15. 手杖式 瑜伽毯1、瑜伽磚2	205
16. 英雄式 瑜伽毯2、瑜伽枕2	206
17. 臉向上單腳屈膝式 瑜伽伸展帶1	207
18. 吉祥坐	209
19. 束角式 瑜伽磚2、瑜伽枕1	208
20. 坐角式	213
21. 船式 凳子2、瑜伽墊3	210
22. 臉向下英雄式 瑜伽毯2、瑜伽枕2	221

體式	頁碼
23. 臉向下吉祥坐 長椅1、瑜伽毯1、瑜伽枕2	222
24. 加強背部伸展式 凳子1、瑜伽枕2（雙腿分開）	216
25. 頭碰膝式 凳子1、瑜伽毯1、瑜伽枕1	218
26. 加強背部伸展式 瑜伽磚1、瑜伽枕2	215
27. 巴拉瓦伽式 瑜伽椅1（側坐）	223
28. 巴拉瓦伽式 瑜伽椅1（雙腿穿過椅背）	223
29. 巴拉瓦伽式 瑜伽毯1、瑜伽磚2	224
30. 聖哲馬里奇式 瑜伽毯1、瑜伽磚1	225
31. 伸展聖哲馬里奇式 凳子1、弧狀瑜伽磚1、牆面1	226
32. 英雄坐姿扭轉式 瑜伽毯1、瑜伽磚1	228
33. 仰臥束角式 瑜伽毯1、瑜伽枕1、瑜伽磚2、伸展帶1	244
34. 仰臥英雄式 瑜伽毯1、瑜伽枕1	246
35. 仰臥手抓腳趾伸展式 瑜伽伸展帶1	242
36. 仰臥手抓腳趾伸展式 伸展帶1、瑜伽磚1	243
37. 犁式 凳子1、椅子1、瑜伽毯1、瑜伽枕2	232
38. 橋式 長椅1、瑜伽毯1、瑜伽枕2	237
39. 攤屍式	170

第7週

	體式	頁碼
1.	山式站姿 靠牆	186
2.	手臂上舉山式 靠牆	187
3.	上舉手指交扣山式 靠牆	188
4.	反轉祈禱式	190
5.	站姿牛面式	191
6.	三角伸展式 瑜伽磚1	192
7.	側角伸展式 瑜伽磚1	194
8.	戰士一式	96
9.	戰士二式	76
10.	半月式 瑜伽磚1	196
11.	加強側伸展式	84
12.	下犬式 瑜伽枕1	204
13.	分腿前彎式 瑜伽磚1或瑜伽枕1	201
14.	加強前屈伸展式 泡棉瑜伽磚1、木質瑜伽磚5	197
15.	臉向下加強背部伸展式 凳子1、瑜伽枕2	217
16.	手杖式 瑜伽毯1、瑜伽磚2	205
17.	英雄式 瑜伽毯2、瑜伽枕2	206
18.	臉向上單腳屈膝式 瑜伽伸展帶1	207
19.	吉祥坐	209
20.	束角式 瑜伽磚2、瑜伽枕1	208
21.	坐角式	213
22.	船式 凳子2、瑜伽墊3	210
23.	臉向下英雄式 瑜伽毯2、瑜伽枕1	220
24.	臉向下吉祥坐 長椅1、瑜伽毯1、瑜伽枕1	222
25.	加強背部伸展式 凳子1、瑜伽枕2（雙腿併攏）	216
26.	頭碰膝式 凳子1、瑜伽毯1、瑜伽枕1	218
27.	加強背部伸展式 瑜伽磚1、瑜伽枕2	215
28.	巴拉瓦伽式 瑜伽椅1（側坐）	223
29.	巴拉瓦伽式 瑜伽椅1（雙腿穿過椅背）	223
30.	巴拉瓦伽式 瑜伽毯1、瑜伽磚2	224
31.	聖哲馬里奇式 瑜伽毯1、瑜伽磚1	225
32.	伸展聖哲馬里奇式 凳子1、弧狀瑜伽磚1、牆面1	226
33.	英雄坐姿扭轉式 瑜伽毯1、瑜伽磚1	228
34.	仰臥束角式 瑜伽毯1、瑜伽枕1、瑜伽磚2、伸展帶1	244
35.	仰臥英雄式 瑜伽毯1、瑜伽枕1	246
36.	仰臥手抓腳趾伸展式 瑜伽伸展帶1	242
37.	仰臥手抓腳趾伸展式 伸展帶1、瑜伽磚1	243
38.	犁式 凳子1、椅子1、瑜伽毯1、瑜伽枕2	232
39.	橋式 長椅1、瑜伽毯3、瑜伽枕1	236
40.	攤屍式 瑜伽毯1、瑜伽枕1、繃布繃帶1	248

第8週

	體式	頁碼
1.	山式站姿 靠牆	186
2.	手臂上舉山式 靠牆	187
3.	上舉手指交扣山式 靠牆	188
4.	反轉祈禱式	190
5.	站姿牛面式	191
6.	三角伸展式 瑜伽磚1	192
7.	側角伸展式 瑜伽磚1	194
8.	戰士一式	96
9.	戰士二式	76
10.	半月式 瑜伽磚1	196
11.	加強側伸展式	84
12.	下犬式 瑜伽枕1	204
13.	分腿前彎式 瑜伽磚1或瑜伽枕1	201

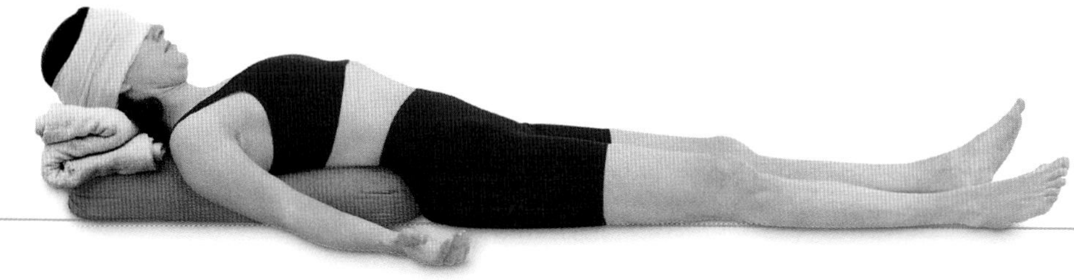

體式	頁碼
14. 加強前屈伸展式 泡棉瑜伽磚1、木質瑜伽磚5	197
15. 臉向下加強背部伸展式 凳子1、瑜伽枕2	217
16. 手杖式 瑜伽毯1、瑜伽磚2	205
17. 英雄式 瑜伽毯2、瑜伽枕2	206
18. 臉向上單腳屈膝式 瑜伽伸展帶1	207
19. 吉祥坐	209
20. 束角式 瑜伽磚2、瑜伽枕1	208
21. 坐角式	213
22. 船式 凳子2、瑜伽墊3	210
23. 臉向下英雄式 瑜伽毯2、瑜伽枕1	220
24. 臉向下吉祥坐 長椅1、瑜伽毯1、瑜伽枕1	222
25. 加強背部伸展式 凳子1、瑜伽毯1、瑜伽枕2（雙腿併攏）	216
26. 頭碰膝式 凳子1、瑜伽枕1	218
27. 加強背部伸展式 瑜伽枕2	214
28. 巴拉瓦伽式 瑜伽椅1（側坐）	223
29. 巴拉瓦伽式 瑜伽椅1（雙腿穿過椅背）	223
30. 巴拉瓦伽式 瑜伽毯1、瑜伽磚2	224
31. 聖哲馬里奇式 瑜伽毯1、瑜伽磚1	225
32. 伸展聖哲馬里奇式 凳子1、弧狀瑜伽磚1、牆面1	226
33. 英雄坐姿扭轉式 瑜伽毯1、瑜伽磚1	228
34. 仰臥束角式 瑜伽毯1、瑜伽枕1、瑜伽磚2、伸展帶1	244

體式	頁碼
35. 仰臥英雄式 瑜伽毯1、瑜伽枕1	246
36. 仰臥手抓腳趾伸展式 瑜伽伸展帶1	242
37. 仰臥手抓腳趾伸展式 伸展帶1、瑜伽磚1	243
38. 肩倒立式 椅子1、瑜伽毯1、瑜伽枕1	230
39. 犁式 椅子1、凳子1、瑜伽毯1、瑜伽枕2	232
40. 橋式 長椅1、瑜伽毯3、瑜伽枕1	236
41. 攤屍式 瑜伽毯1、瑜伽枕1、繃帶1	248

第9週

體式	頁碼
1. 山式站姿 靠牆	186
2. 手臂上舉山式 靠牆	187
3. 上舉手指交扣山式 靠牆	188
4. 反轉祈禱式	190
5. 站姿牛面式	191
6. 三角伸展式 瑜伽磚1	192
7. 側角伸展式 瑜伽磚1	194
8. 戰士一式	96
9. 戰士二式	76
10. 半月式 瑜伽磚1	196
11. 加強側伸展式	84
12. 下犬式 瑜伽枕1	204
13. 分腿前彎式 瑜伽磚1或瑜伽枕1	201
14. 加強前屈伸展式 泡棉瑜伽磚1、木質瑜伽磚5	197
15. 臉向下加強背部伸展式 凳子1、瑜伽枕2	217
16. 手杖式 瑜伽毯1、瑜伽磚2	205
17. 英雄式 瑜伽毯2、瑜伽枕2	206
18. 臉向上單腳屈膝式 瑜伽伸展帶1	207
19. 吉祥坐	209
20. 束角式 瑜伽磚2、瑜伽枕1	208
21. 坐角式	213
22. 船式 凳子2、瑜伽墊3	210
23. 臉向下英雄式 瑜伽毯2、瑜伽枕1	220
24. 臉向下吉祥坐 長椅1、瑜伽毯1、瑜伽枕1	222
25. 加強背部伸展式 凳子1、瑜伽枕2（雙腿併攏）	216
26. 頭碰膝式 凳子1、瑜伽毯1、瑜伽枕1	218
27. 加強背部伸展式 瑜伽枕2	214
28. 巴拉瓦伽式 瑜伽椅1（側坐）	223
29. 巴拉瓦伽式 （雙腿穿過椅背）	223
30. 巴拉瓦伽式 瑜伽毯1、瑜伽磚2	224
31. 聖哲馬里奇式 瑜伽毯1、瑜伽磚1	225
32. 伸展聖哲馬里奇式 凳子1、弧狀瑜伽磚1、牆面1	226

體式	頁碼
33. 英雄坐姿扭轉式 瑜伽毯1、瑜伽磚1	228
34. 仰臥束角式 瑜伽毯1、瑜伽枕1、瑜伽磚2、伸展帶1	244
35. 仰臥英雄式 瑜伽毯1、瑜伽枕1	246
36. 仰臥手抓腳趾伸展式 瑜伽伸展帶1	242
37. 仰臥手抓腳趾伸展式 伸展帶1、瑜伽磚1	243
38. 肩倒立式 椅子1、瑜伽毯1、瑜伽枕1	230
39. 犁式 椅子1、凳子1、瑜伽毯1、瑜伽枕2	232
40. 橋式 長椅1、瑜伽毯3、瑜伽枕1	236
41. 攤屍式 瑜伽毯1、瑜伽枕1、繃帶1	248

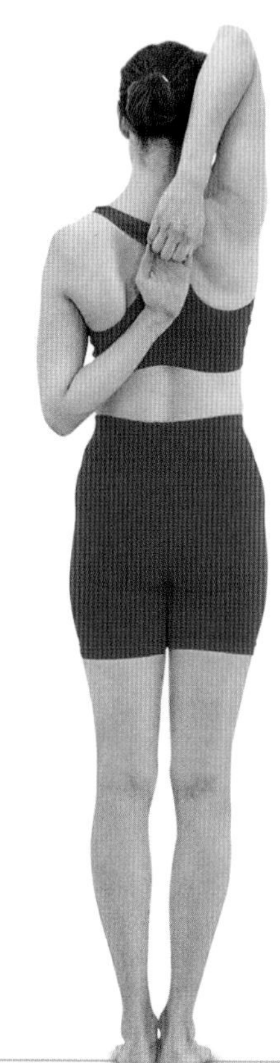

第10週

體式	頁碼
1. 山式站姿 靠牆	186
2. 手臂上舉山式 靠牆	187
3. 上舉手指交扣山式 靠牆	188
4. 反轉祈禱式	190
5. 站姿牛面式	191
6. 三角伸展式 瑜伽磚1	192
7. 側角伸展式 瑜伽磚1	194
8. 戰士一式	96
9. 戰士二式	76
10. 半月式 瑜伽磚1	196
11. 加強側伸展式	84
12. 下犬式 瑜伽枕1	204
13. 分腿前彎式 瑜伽磚1或瑜伽枕1	201
14. 加強前屈伸展式 泡棉瑜伽磚1、木質瑜伽磚5	197
15. 臉向下加強背部伸展式 凳子1、瑜伽枕2	217
16. 手杖式 瑜伽毯1、瑜伽磚2	205
17. 英雄式 瑜伽毯2、瑜伽枕2	206
18. 臉向上單腳屈膝式 瑜伽伸展帶1	207
19. 吉祥坐	209
20. 束角式 瑜伽磚2、瑜伽枕1	208
21. 坐角式	213
22. 船式 瑜伽伸展帶2	212

體式	頁碼
23. 臉向下英雄式 瑜伽毯2、瑜伽枕1	220
24. 臉向下吉祥坐 長椅1、瑜伽毯1、瑜伽枕1	222
25. 加強背部伸展式 凳子1、瑜伽枕2（雙腿併攏）	216
26. 頭碰膝式 凳子1、瑜伽毯1、瑜伽枕1	218
27. 加強背部伸展式 瑜伽枕2	214
28. 巴拉瓦伽式 瑜伽椅1（側坐）	223
29. 巴拉瓦伽式 （雙腿穿過椅背）	223
30. 巴拉瓦伽式 瑜伽毯1、瑜伽磚2	224
31. 聖哲馬里奇式 瑜伽毯1、瑜伽磚1	225
32. 伸展聖哲馬里奇式 凳子1、弧狀瑜伽磚1、牆面1	226
33. 英雄坐姿扭轉式 瑜伽毯1、瑜伽磚1	228
34. 仰臥束角式 瑜伽毯1、瑜伽枕1、瑜伽磚2、伸展帶1	244
35. 仰臥英雄式 瑜伽毯1、瑜伽枕1	246
36. 仰臥手抓腳趾伸展式 瑜伽伸展帶1	242
37. 仰臥手抓腳趾伸展式 伸展帶1、瑜伽磚1	243
38. 肩倒立式 椅子1、瑜伽毯1、瑜伽枕1	230
39. 犁式 椅子1、凳子1、瑜伽毯1、瑜伽枕2	232
40. 橋式 長椅1、瑜伽毯3、瑜伽枕1	236
41. 倒箭式 瑜伽毯1、瑜伽磚1、瑜伽枕2	234
42. 攤屍式 瑜伽毯1、瑜伽枕1、繃帶1	248

第11週

體式	頁碼
1. 山式站姿 靠牆	186
2. 手臂上舉山式 靠牆	187
3. 上舉手指交扣山式 靠牆	188
4. 反轉祈禱式	190
5. 站姿牛面式	191
6. 三角伸展式 瑜伽磚1	192
7. 側角伸展式 瑜伽磚1	194
8. 戰士一式	96
9. 戰士二式	76
10. 半月式 瑜伽磚1	196
11. 加強側伸展式	84
12. 下犬式 瑜伽枕1	204
13. 分腿前彎式 瑜伽磚1或瑜伽枕1	201
14. 加強前屈伸展式 泡棉瑜伽磚1、木質瑜伽磚5	197
15. 臉向下加強背部伸展式 凳子1、瑜伽枕2	217
16. 手杖式 瑜伽毯1、瑜伽磚2	205
17. 英雄式 瑜伽毯2、瑜伽枕2	206
18. 臉向上單腳屈膝式 瑜伽伸展帶1	207
19. 吉祥坐	209
20. 束角式 瑜伽磚2、瑜伽枕1	208
21. 坐角式	213
22. 船式 長瑜伽伸展帶1	212
23. 臉向下英雄式 瑜伽毯2、瑜伽枕1	220
24. 臉向下吉祥坐 長椅1、瑜伽毯1、瑜伽枕1	222
25. 加強背部伸展式 凳子1、瑜伽枕2（雙腿併攏）	216
26. 頭碰膝式 凳子1、瑜伽毯1、瑜伽枕1	218
27. 加強背部伸展式 瑜伽枕2	214
28. 巴拉瓦伽式 瑜伽椅1（側坐）	223
29. 巴拉瓦伽式 （雙腿穿過椅背）	223
30. 巴拉瓦伽式 瑜伽毯1、瑜伽磚2	224
31. 聖哲馬里奇式 瑜伽毯1、瑜伽磚1	225
32. 伸展聖哲馬里奇式 凳子1、弧狀瑜伽磚1、牆面1	226
33. 英雄坐姿扭轉式 瑜伽毯1、瑜伽磚1	228
34. 仰臥束角式 瑜伽毯1、瑜伽枕1、瑜伽磚2、伸展帶1	244
35. 仰臥英雄式 瑜伽毯1、瑜伽枕1	246
36. 仰臥手抓腳趾伸展式 瑜伽伸展帶1	242
37. 仰臥手抓腳趾伸展式 伸展帶1、瑜伽磚1	243
38. 肩倒立式 椅子1、瑜伽毯1、瑜伽枕1	230
39. 犁式 椅子1、凳子1、瑜伽毯1、瑜伽枕2	232
40. 橋式 長椅1、瑜伽毯3、瑜伽枕1	236
41. 倒箭式 瑜伽毯1、瑜伽磚1、瑜伽枕2	234
42. 攤屍式 瑜伽毯1、瑜伽枕1、繃帶1	248

第12週

體式	頁碼
1. 山式站姿 靠牆	186
2. 手臂上舉山式 靠牆	187
3. 上舉手指交扣山式 靠牆	188
4. 反轉祈禱式	190
5. 站姿牛面式	191
6. 三角伸展式 瑜伽磚1	192
7. 側角伸展式 瑜伽磚1	194
8. 戰士一式	96
9. 戰士二式	76

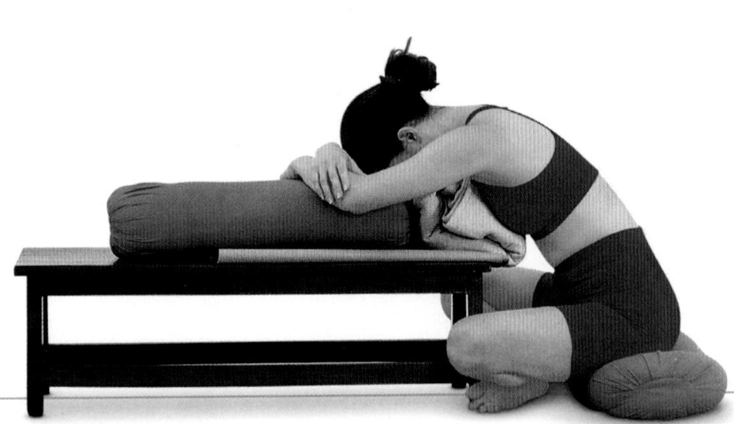

體式	頁碼
10. 半月式 瑜伽磚1	196
11. 加強側伸展式	84
12. 下犬式 瑜伽枕1	204
13. 分腿前彎式 瑜伽磚1或瑜伽枕1	201
14. 加強前屈伸展式 泡棉瑜伽磚1、木質瑜伽磚5	197
15. 臉向下加強背部伸展式 凳子1、瑜伽枕2	217
16. 手杖式 瑜伽毯1、瑜伽磚2	205
17. 英雄式 瑜伽毯2、瑜伽枕2	206
18. 臉向上單腳屈膝式 瑜伽伸展帶1	207
19. 吉祥坐	209
20. 束角式 瑜伽磚2、瑜伽枕1	208
21. 坐角式	213
22. 船式 長瑜伽伸展帶1	212
23. 臉向下英雄式 瑜伽毯2、瑜伽枕1	220
24. 臉向下吉祥坐 長椅1、瑜伽毯1、瑜伽枕1	222
25. 加強背部伸展式 凳子1、瑜伽枕2（雙腿併攏）	216
26. 頭碰膝式 凳子1、瑜伽毯1、瑜伽枕1	218

體式	頁碼
27. 加強背部伸展式 瑜伽枕2	214
28. 巴拉瓦伽式 瑜伽椅1（側坐）	223
29. 巴拉瓦伽式 （雙腿穿過椅背）	223
30. 巴拉瓦伽式 瑜伽毯1、瑜伽磚2	224
31. 聖哲馬里奇式 瑜伽毯1、瑜伽磚1	225
32. 伸展聖哲馬里奇式 凳子1、瑜伽磚1、牆面1	226
33. 英雄坐姿扭轉式 瑜伽毯1、瑜伽磚1	228
34. 仰卧束角式 瑜伽毯1、瑜伽枕1、 瑜伽磚2、伸展帶1	244
35. 仰臥英雄式 瑜伽毯1、瑜伽枕1	246
36. 仰臥手抓腳趾伸展式 瑜伽伸展帶1	242
37. 仰臥手抓腳趾伸展式 伸展帶1、瑜伽磚1	243
38. 肩倒立式 椅子1、瑜伽毯1、瑜伽枕1	230
39. 犁式 椅子1、凳子1、瑜伽毯1、瑜伽枕2	232
40. 橋式 長椅1、瑜伽毯3、瑜伽枕1	236
41. 倒箭式 瑜伽毯1、瑜伽磚1、瑜伽枕2	234
42. 攤屍式 瑜伽毯1、瑜伽枕1、綳帶1	248

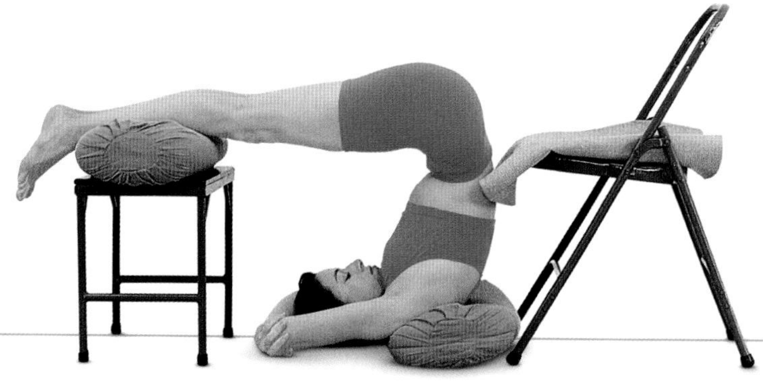

第13週

體式	頁碼
1. 山式站姿 靠牆	186
2. 手臂上舉山式 靠牆	187
3. 上舉手指交扣山式 靠牆	188
4. 反轉祈禱式	190
5. 站姿牛面式	191
6. 三角伸展式 瑜伽磚1	192
7. 側角伸展式 瑜伽磚1	194
8. 戰士一式	96
9. 戰士二式	76
10. 半月式 瑜伽磚1	196
11. 加強側伸展式	84
12. 下犬式 瑜伽枕1	204
13. 分腿前彎式 瑜伽磚1或瑜伽枕1	201
14. 加強前屈伸展式 泡棉瑜伽磚1、木質瑜伽磚5	197
15. 臉向下加強背部伸展式 凳子1、瑜伽枕2	217
16. 手杖式 瑜伽毯1、瑜伽磚2	205
17. 英雄式 瑜伽毯2、瑜伽枕2	206
18. 臉向上單腳屈膝式 瑜伽伸展帶1	207
19. 吉祥坐	209
20. 束角式 瑜伽磚2、瑜伽枕1	208
21. 坐角式	213
22. 船式 長瑜伽伸展帶1	212
23. 臉向下英雄式 瑜伽毯2、瑜伽枕1	220

第14週

體式	頁碼
24. 臉向下吉祥坐 長椅1、瑜伽毯1、瑜伽枕1	222
25. 加強背部伸展式 凳子1、瑜伽枕2（雙腿併攏）	216
26. 頭碰膝式 凳子1、瑜伽毯1、瑜伽枕1	218
27. 加強背部伸展式 瑜伽枕2	214
28. 巴拉瓦伽式 瑜伽椅1（側坐）	223
29. 巴拉瓦伽式 （雙腿穿過椅背）	223
30. 巴拉瓦伽式 瑜伽毯1、瑜伽磚2	224
31. 聖哲馬里奇式 瑜伽毯1、瑜伽磚1	225
32. 伸展聖哲馬里奇式 凳子1、弧狀瑜伽磚1、牆面1	226
33. 英雄坐姿扭轉式 瑜伽毯1、瑜伽磚1	228
34. 仰臥束角式 瑜伽毯1、瑜伽枕1、瑜伽磚2、伸展帶1	244
35. 仰臥英雄式 瑜伽毯1、瑜伽枕1	246
36. 仰臥手抓腳趾伸展式 瑜伽伸展帶1	242
37. 仰臥手抓腳趾伸展式 伸展帶1、瑜伽磚1	243
38. 頭倒立式 靠牆	139
39. 肩倒立式 椅子1、瑜伽毯1、瑜伽枕1	230
40. 犁式 椅子1、凳子1、瑜伽毯1、瑜伽枕2	232
41. 橋式 長椅1、瑜伽毯3、瑜伽枕1	236
42. 倒箭式 瑜伽毯1、瑜伽磚1、瑜伽枕2	234
43. 攤屍式 瑜伽毯1、瑜伽枕1、繃帶1	248

體式	頁碼
1. 山式站姿 靠牆	186
2. 手臂上舉山式 靠牆	187
3. 上舉手指交扣山式 靠牆	188
4. 反轉祈禱式	190
5. 站姿牛面式	191
6. 三角伸展式 瑜伽磚1	192
7. 側角伸展式 瑜伽磚1	194
8. 戰士一式	96
9. 戰士二式	76
10. 半月式 瑜伽磚1	196
11. 加強側伸展式	84
12. 下犬式 瑜伽枕1	204
13. 分腿前彎式 瑜伽磚1或瑜伽枕1	201
14. 加強前屈伸展式 泡棉瑜伽磚1、木質瑜伽磚5	197
15. 臉向下加強背部伸展式 凳子1、瑜伽枕2	217
16. 手杖式 瑜伽毯1、瑜伽磚2	205
17. 英雄式 瑜伽毯2、瑜伽枕2	206
18. 臉向上單腳屈膝式 瑜伽伸展帶1	207
19. 吉祥坐	209
20. 束角式 瑜伽磚2、瑜伽枕1	208
21. 坐角式	213
22. 船式 長瑜伽伸展帶1	212
23. 臉向下英雄式 瑜伽毯2、瑜伽枕1	220

體式	頁碼
24. 臉向下吉祥坐 長椅1、瑜伽毯1、瑜伽枕1	222
25. 加強背部伸展式 凳子1、瑜伽枕2（雙腿併攏）	216
26. 頭碰膝式 凳子1、瑜伽毯1、瑜伽枕1	218
27. 加強背部伸展式 瑜伽枕2	214
28. 巴拉瓦伽式 瑜伽椅1（側坐）	223
29. 巴拉瓦伽式 （雙腿穿過椅背）	223
30. 巴拉瓦伽式 瑜伽毯1、瑜伽磚2	224
31. 聖哲馬里奇式 瑜伽毯1、瑜伽磚1	225
32. 伸展聖哲馬里奇式 凳子1、弧狀瑜伽磚1、牆面1	226
33. 英雄坐姿扭轉式 瑜伽毯1、瑜伽磚1	228
34. 仰臥束角式 瑜伽毯1、瑜伽枕1、瑜伽磚2、 伸展帶1	244
35. 仰臥英雄式 瑜伽毯1、瑜伽枕1	246
36. 仰臥手抓腳趾伸展式 瑜伽伸展帶1	242

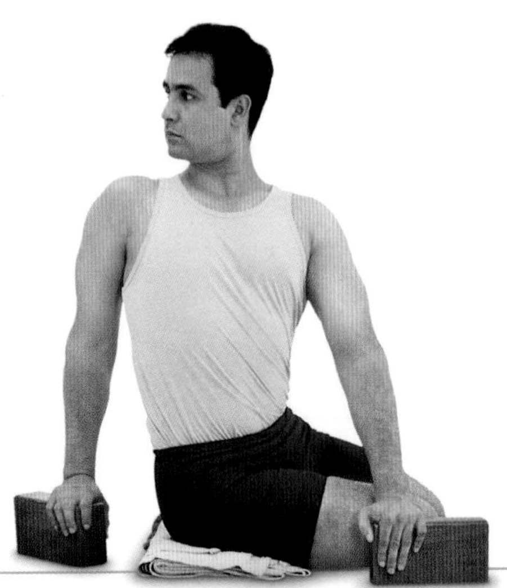

第15週

第16週

體式	頁碼
1. 山式站姿 靠牆	186
2. 手臂上舉山式 靠牆	187
3. 上舉手指交扣山式 靠牆	188
4. 反轉祈禱式	190
5. 站姿牛面式	191
6. 三角伸展式 瑜伽磚 1	192
7. 側角伸展式 瑜伽磚 1	194
8. 戰士一式	96
9. 戰士二式	76
10. 半月式 瑜伽磚 1	196
11. 加強側伸展式	84
12. 下犬式 瑜伽枕 1	204
13. 分腿前彎式 瑜伽磚 1 或瑜伽枕 1	201
14. 加強前屈伸展式 泡棉瑜伽磚 1、木質瑜伽磚 5	197
15. 臉向下加強背部伸展式 凳子 1、瑜伽枕 2	217
16. 手杖式 瑜伽毯 1、瑜伽磚 2	205
17. 英雄式 瑜伽毯 2、瑜伽枕 2	206
18. 臉向上單腳屈膝式 瑜伽伸展帶 1	207
19. 吉祥坐	209
20. 束角式 瑜伽磚 2、瑜伽枕 1	208
21. 坐角式	213
22. 船式 長瑜伽伸展帶 1	212
23. 臉向下英雄式 瑜伽毯 2、瑜伽枕 1	220
24. 臉向下吉祥坐 長椅 1、瑜伽毯 1、瑜伽枕 1	222
25. 加強背部伸展式 凳子 1、瑜伽枕 2（雙腿併攏）	216
26. 頭碰膝式 凳子 1、瑜伽毯 1、瑜伽枕 1	218
27. 加強背部伸展式 瑜伽枕 2	214
28. 巴拉瓦伽式 瑜伽椅 1（側坐）	223
29. 巴拉瓦伽式 （雙腿穿過椅背）	223
30. 巴拉瓦伽式 瑜伽毯 1、瑜伽磚 2	224
31. 聖哲馬里奇式 瑜伽毯 1、瑜伽磚 1	225
32. 伸展聖哲馬里奇式 凳子 1、弧狀瑜伽磚 1、牆面 1	226
33. 英雄坐姿扭轉式 瑜伽毯 1、瑜伽磚 1	228
34. 反向手杖式 椅子 1、凳子 1、瑜伽毯 2、瑜伽枕 1、伸展帶 1	239
35. 駱駝式 凳子 2、瑜伽毯 1、瑜伽枕 2	240
36. 仰臥束角式 瑜伽毯 1、瑜伽枕 1、瑜伽磚 2、伸展帶 1	244
37. 仰臥英雄式 瑜伽毯 1、瑜伽枕 1	246
38. 仰臥手抓腳趾伸展式 瑜伽伸展帶 1	242
39. 仰臥手抓腳趾伸展式 伸展帶 1、瑜伽磚 1	243
40. 頭倒立式 靠牆	139
41. 肩倒立式 椅子 1、瑜伽毯 1、瑜伽枕 1	230
42. 犁式 椅子 1、凳子 1、瑜伽毯 1、瑜伽枕 2	232
43. 橋式 長椅 1、瑜伽毯 3、瑜伽枕 1	236
44. 倒箭式 瑜伽毯 1、瑜伽磚 1、瑜伽枕 2	234
45. 攤屍式 瑜伽毯 1、瑜伽枕 1、繃帶 1	248
46. 勝利呼吸法 瑜伽毯 2、泡棉瑜伽磚 2、木質瑜伽磚 2、繃帶 1	254

第17週

體式	頁碼
1. 山式站姿 靠牆	186
2. 手臂上舉山式 靠牆	187
3. 上舉手指交扣山式 靠牆	188
4. 反轉祈禱式	190
5. 站姿牛面式	191
6. 三角伸展式 瑜伽磚 1	192
7. 側角伸展式 瑜伽磚 1	194
8. 戰士一式	96
9. 戰士二式	76
10. 半月式 瑜伽磚 1	196
11. 加強側伸展式	84

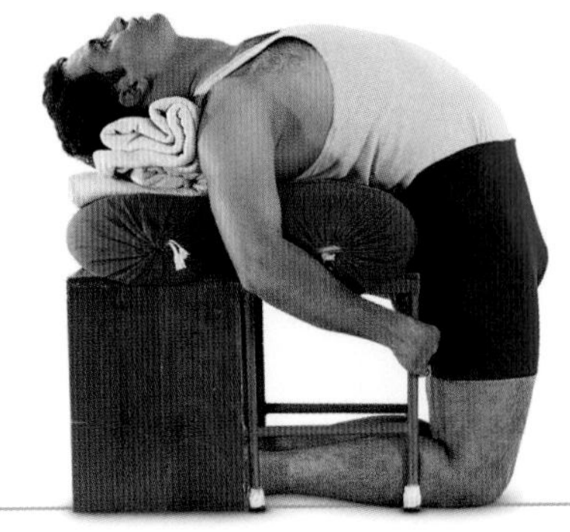

體式	頁碼
12. 下犬式 瑜伽枕1	204
13. 分腿前彎式 瑜伽磚1或瑜伽枕1	201
14. 加強前屈伸展式 泡棉瑜伽磚1、木質瑜伽磚5	197
15. 臉向下加強背部伸展式 凳子1、瑜伽枕2	217
16. 手杖式 瑜伽毯1、瑜伽磚2	205
17. 英雄式 瑜伽毯2、瑜伽枕2	206
18. 臉向上單腳屈膝式 瑜伽伸展帶1	207
19. 吉祥坐	209
20. 束角式 瑜伽磚2、瑜伽枕1	208
21. 坐角式	213
22. 船式 長瑜伽伸展帶1	212
23. 臉向下英雄式 瑜伽毯2、瑜伽枕1	220
24. 臉向下吉祥坐 長椅1、瑜伽毯1、瑜伽枕1	222
25. 加強背部伸展式 凳子1、瑜伽枕2（雙腿併攏）	216
26. 頭碰膝式 凳子1、瑜伽毯1、瑜伽枕1	218
27. 加強背部伸展式 瑜伽枕2	214
28. 巴拉瓦伽式 瑜伽椅1（側坐）	223
29. 巴拉瓦伽式 （雙腿穿過椅背）	223
30. 巴拉瓦伽式 瑜伽毯1、瑜伽磚2	224
31. 聖哲馬里奇式 瑜伽毯1、瑜伽磚1	225
32. 伸展聖哲馬里奇式 凳子1、弧狀瑜伽磚1、牆面1	226

體式	頁碼
33. 英雄坐姿扭轉式 瑜伽毯1、瑜伽磚1	228
34. 反向手杖式 椅子1、瑜伽毯2、瑜伽枕1 （雙腳抵牆）	239
35. 駱駝式 凳子2、瑜伽毯1、瑜伽枕2	240
36. 仰臥束角式 瑜伽毯1、瑜伽枕1、瑜伽磚2、 伸展帶1	244
37. 仰臥英雄式 瑜伽毯1、瑜伽枕1	246
38. 仰臥手抓腳趾伸展式 瑜伽伸展帶1	242
39. 仰臥手抓腳趾伸展式 伸展帶1、瑜伽磚1	243
40. 頭倒立式 靠牆	138
41. 肩倒立式 椅子1、瑜伽毯1、瑜伽枕1	230
42. 犁式 椅子1、凳子1、瑜伽毯1、 瑜伽枕2	232
43. 橋式 長椅1、瑜伽毯3、瑜伽枕1	236
44. 倒箭式 瑜伽毯1、瑜伽磚1、瑜伽枕2	234
45. 攤屍式 瑜伽毯1、瑜伽枕1、綁帶1	248
46. 勝利呼吸法 瑜伽毯2、泡棉瑜伽磚2、 木質瑜伽磚2、綁帶1	254

第18週

體式	頁碼
1. 山式站姿 靠牆	186
2. 手臂上舉山式 靠牆	187
3. 上舉手指交扣山式 靠牆	188
4. 反轉祈禱式	190
5. 站姿牛面式	191
6. 三角伸展式 瑜伽磚1	192
7. 側角伸展式 瑜伽磚1	194
8. 戰士一式	96
9. 戰士二式	76
10. 半月式 瑜伽磚1	196
11. 加強側伸展式	84
12. 下犬式 瑜伽枕1	204
13. 分腿前彎式 瑜伽磚1或瑜伽枕1	201
14. 加強前屈伸展式 泡棉瑜伽磚1、木質瑜伽磚5	197
15. 臉向下加強背部伸展式 凳子1、瑜伽枕2	217
16. 手杖式 瑜伽毯1、瑜伽磚2	205
17. 英雄式 瑜伽毯2、瑜伽枕2	206
18. 臉向上單腳屈膝式 瑜伽伸展帶1	207
19. 吉祥坐	209
20. 束角式 瑜伽磚2、瑜伽枕1	208
21. 坐角式	213
22. 船式 長瑜伽伸展帶1	212
23. 臉向下英雄式 瑜伽毯2、瑜伽枕1	220
24. 臉向下吉祥坐 長椅1、瑜伽毯1、瑜伽枕1	222
25. 加強背部伸展式 凳子1、瑜伽枕2（雙腿併攏）	216
26. 頭碰膝式 凳子1、瑜伽毯1、瑜伽枕1	218

體式	頁碼
27. **加強背部伸展式**	214
28. **巴拉瓦伽式** 瑜伽椅1（側坐）	223
29. **巴拉瓦伽式** （雙腿穿過椅背）	223
30. **巴拉瓦伽式** 瑜伽毯1、瑜伽磚2	224
31. **聖哲馬里奇式** 瑜伽毯1、瑜伽磚1	225
32. **伸展聖哲馬里奇式** 凳子1、弧狀瑜伽磚1、牆面1	226
33. **英雄坐姿扭轉式** 瑜伽毯1、瑜伽磚1	228
34. **反向手杖式** 椅子1、瑜伽毯2、瑜伽枕1 （雙腳抵牆）	239
35. **駱駝式** 凳子2、瑜伽毯1、瑜伽枕2	240
36. **仰臥束角式** 瑜伽毯1、瑜伽枕1、瑜伽磚2、 伸展帶1	244
37. **仰臥英雄式** 瑜伽毯1、瑜伽枕1	246
38. **仰臥手抓腳趾伸展式** 瑜伽伸展帶1	242
39. **仰臥手抓腳趾伸展式** 伸展帶1、瑜伽磚1	243
40. **頭倒立式** 靠牆	138
41. **肩倒立式** 椅子1、瑜伽毯1、瑜伽枕1	230
42. **犁式** 椅子1、凳子1、瑜伽毯1、 瑜伽枕2	232
43. **橋式** 長椅1、瑜伽毯3、瑜伽枕1	236
44. **倒箭式** 瑜伽毯1、瑜伽磚1、瑜伽枕2	234
45. **攤屍式** 瑜伽毯1、瑜伽枕1、繃帶1	248
46. **勝利呼吸法** 瑜伽毯2、泡棉瑜伽磚2、 木質瑜伽磚2、繃帶1	254

第19週

體式	頁碼
1. **山式站姿** 靠牆	186
2. **手臂上舉山式** 靠牆	187
3. **上舉手指交扣山式** 靠牆	188
4. **反轉祈禱式**	190
5. **站姿牛面式**	191
6. **三角伸展式** 瑜伽磚1	192
7. **側角伸展式** 瑜伽磚1	194
8. **戰士一式**	96
9. **戰士二式**	76
10. **半月式** 瑜伽磚1	196
11. **加強側伸展式**	84
12. **下犬式** 瑜伽枕1	204
13. **分腿前彎式** 瑜伽磚1或瑜伽枕1	201
14. **加強前屈伸展式** 泡棉瑜伽磚1、木質瑜伽磚5	197
15. **臉向下加強背部伸展式** 凳子1、瑜伽枕2	217
16. **手杖式** 瑜伽毯1、瑜伽磚2	205
17. **英雄式** 瑜伽毯2、瑜伽枕2	206
18. **臉向上單腳屈膝式** 瑜伽伸展帶1	207
19. **吉祥坐**	209
20. **束角式** 瑜伽磚2、瑜伽枕1	208
21. **坐角式**	213
22. **船式** 長瑜伽伸展帶1	212
23. **臉向下英雄式** 瑜伽毯2、瑜伽枕1	220
24. **臉向下吉祥坐** 長椅1、瑜伽毯1、瑜伽枕1	222
25. **加強背部伸展式** 凳子1、瑜伽枕2（雙腿併攏）	216
26. **頭碰膝式** 凳子1、瑜伽毯1、瑜伽枕1	218
27. **加強背部伸展式**	214
28. **巴拉瓦伽式** 瑜伽椅1（側坐）	223
29. **巴拉瓦伽式** （雙腿穿過椅背）	223
30. **巴拉瓦伽式** 瑜伽毯1、瑜伽磚2	224
31. **聖哲馬里奇式** 瑜伽毯1、瑜伽磚1	225
32. **伸展聖哲馬里奇式** 凳子1、弧狀瑜伽磚1、牆面1	226
33. **英雄坐姿扭轉式** 瑜伽毯1、瑜伽磚1	228
34. **反向手杖式** 椅子1、瑜伽毯2、瑜伽枕1 （雙腳抵牆）	239
35. **駱駝式** 凳子2、瑜伽毯1、瑜伽枕2	240
36. **仰臥束角式** 瑜伽毯1、瑜伽枕1、瑜伽磚2、 伸展帶1	244
37. **仰臥英雄式** 瑜伽毯1、瑜伽枕1	246
38. **仰臥手抓腳趾伸展式** 瑜伽伸展帶1	242
39. **仰臥手抓腳趾伸展式** 伸展帶1、瑜伽磚1	243
40. **頭倒立式** 靠牆	138
41. **肩倒立式** 椅子1、瑜伽毯1、瑜伽枕1	230
42. **犁式** 椅子1、凳子1、瑜伽毯1、 瑜伽枕2	232

體式	頁碼
43. 橋式 長椅1、瑜伽毯3、瑜伽枕1	236
44. 倒箭式 瑜伽毯1、瑜伽磚1、瑜伽枕2	234
45. 攤屍式 瑜伽毯1、瑜伽枕1、繃帶1	248
46. 勝利呼吸法 瑜伽毯2、泡棉瑜伽磚2、 木質瑜伽磚2、繃帶1	254

第20週

體式	頁碼
1. 山式站姿 靠牆	186
2. 手臂上舉山式 靠牆	187
3. 上舉手指交扣山式 靠牆	188
4. 反轉祈禱式	190
5. 站姿牛面式	191
6. 三角伸展式 瑜伽磚1	192
7. 側角伸展式 瑜伽磚1	194

體式	頁碼
8. 戰士一式	96
9. 戰士二式	76
10. 半月式 瑜伽磚1	196
11. 加強側伸展式	84
12. 下犬式 瑜伽枕1	204
13. 分腿前彎式 瑜伽磚1或瑜伽枕1	201
14. 加強前屈伸展式 泡棉瑜伽磚1、木質瑜伽磚5	197
15. 臉向下加強背部伸展式 凳子1、瑜伽枕2	217
16. 手杖式 瑜伽毯1、瑜伽磚2	205
17. 英雄式 瑜伽毯2、瑜伽枕2	206
18. 臉向上單腳屈膝式 瑜伽伸展帶1	207
19. 吉祥坐	209
20. 束角式 瑜伽磚2、瑜伽枕1	208
21. 坐角式	213
22. 船式 長瑜伽伸展帶1	212
23. 臉向下英雄式 瑜伽毯2、瑜伽枕1	220
24. 臉向下吉祥坐 長椅1、瑜伽毯1、瑜伽枕1	222
25. 加強背部伸展式 凳子1、瑜伽枕2（雙腿併攏）	216
26. 頭碰膝式 凳子1、瑜伽毯1、瑜伽枕1	218
27. 加強背部伸展式 瑜伽枕2	214
28. 巴拉瓦伽式 瑜伽椅1（側坐）	223
29. 巴拉瓦伽式 （雙腿穿過椅背）	223

體式	頁碼
30. 巴拉瓦伽式 瑜伽毯1、瑜伽磚2	224
31. 聖哲馬里奇式 瑜伽毯1、瑜伽磚1	225
32. 伸展聖哲馬里奇式 凳子1、弧狀瑜伽磚1、牆面1	226
33. 英雄坐姿扭轉式 瑜伽毯1、瑜伽磚1	228
34. 反向手杖式 椅子1、瑜伽毯2、瑜伽枕1 （雙腳抵牆）	239
35. 駱駝式 凳子2、瑜伽毯1、瑜伽枕2	240
36. 仰臥束角式 瑜伽毯1、瑜伽枕1、瑜伽磚2、 伸展帶1	244
37. 仰臥英雄式 瑜伽毯1、瑜伽枕1	246
38. 仰臥手抓腳趾伸展式 瑜伽伸展帶1	242
39. 仰臥手抓腳趾伸展式 伸展帶1、瑜伽磚1	243
40. 頭倒立式 靠牆	138
41. 肩倒立式 椅子1、瑜伽毯1、瑜伽枕1	230
42. 犁式 椅子1、凳子1、瑜伽毯1、 瑜伽枕2	232
43. 橋式 長椅1、瑜伽毯3、瑜伽枕1	236
44. 倒箭式 瑜伽毯1、瑜伽磚1、瑜伽枕2	234
45. 攤屍式 瑜伽毯1、瑜伽枕1、繃帶1	248
46. 勝利呼吸法 瑜伽毯2、泡棉瑜伽磚2、 木質瑜伽磚2、繃帶1	254
47 間斷呼吸法二 瑜伽毯1、泡棉瑜伽磚2、 木質瑜伽磚2、繃帶1	257

骨骼系統

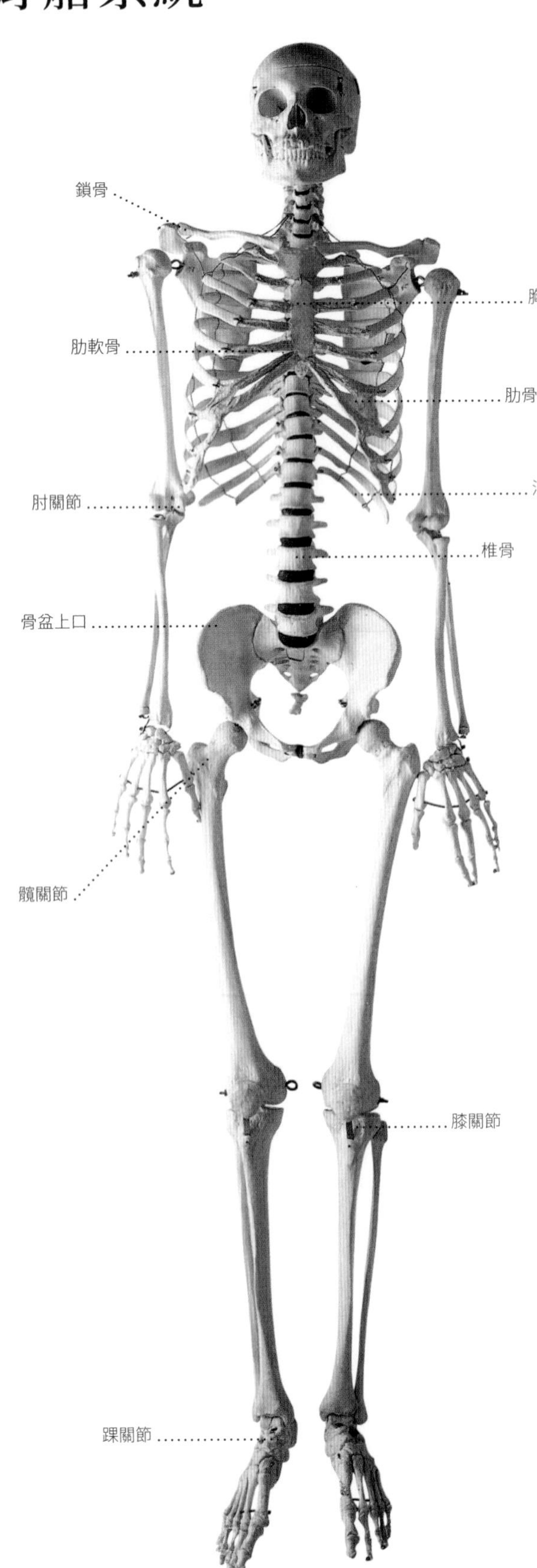
鎖骨
胸骨
肋軟骨
肋骨
浮動肋骨
肘關節
椎骨
骨盆上口
髖關節
膝關節
踝關節

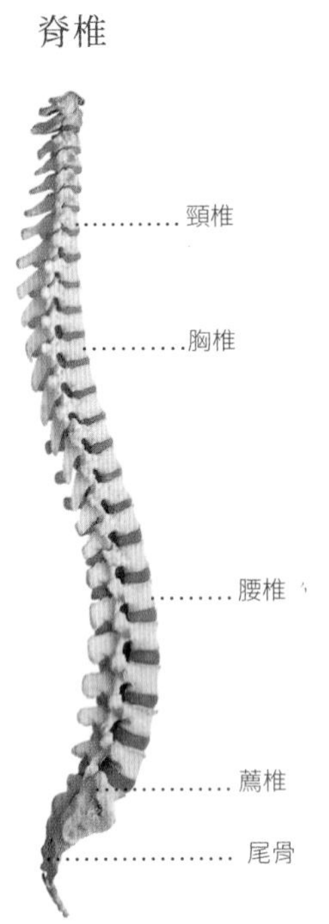
脊椎
頸椎
胸椎
腰椎
薦椎
尾骨

內部器官

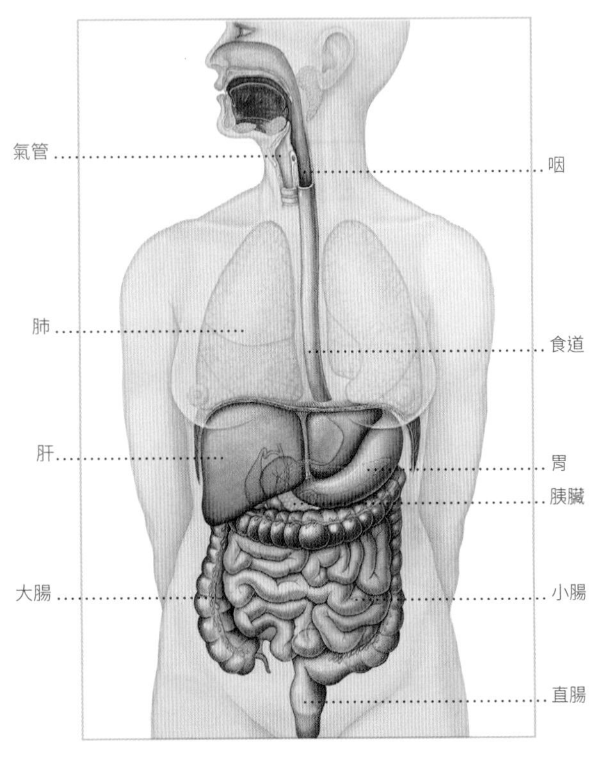
氣管
咽
肺
食道
肝
胃
胰臟
大腸
小腸
直腸

肌肉系統

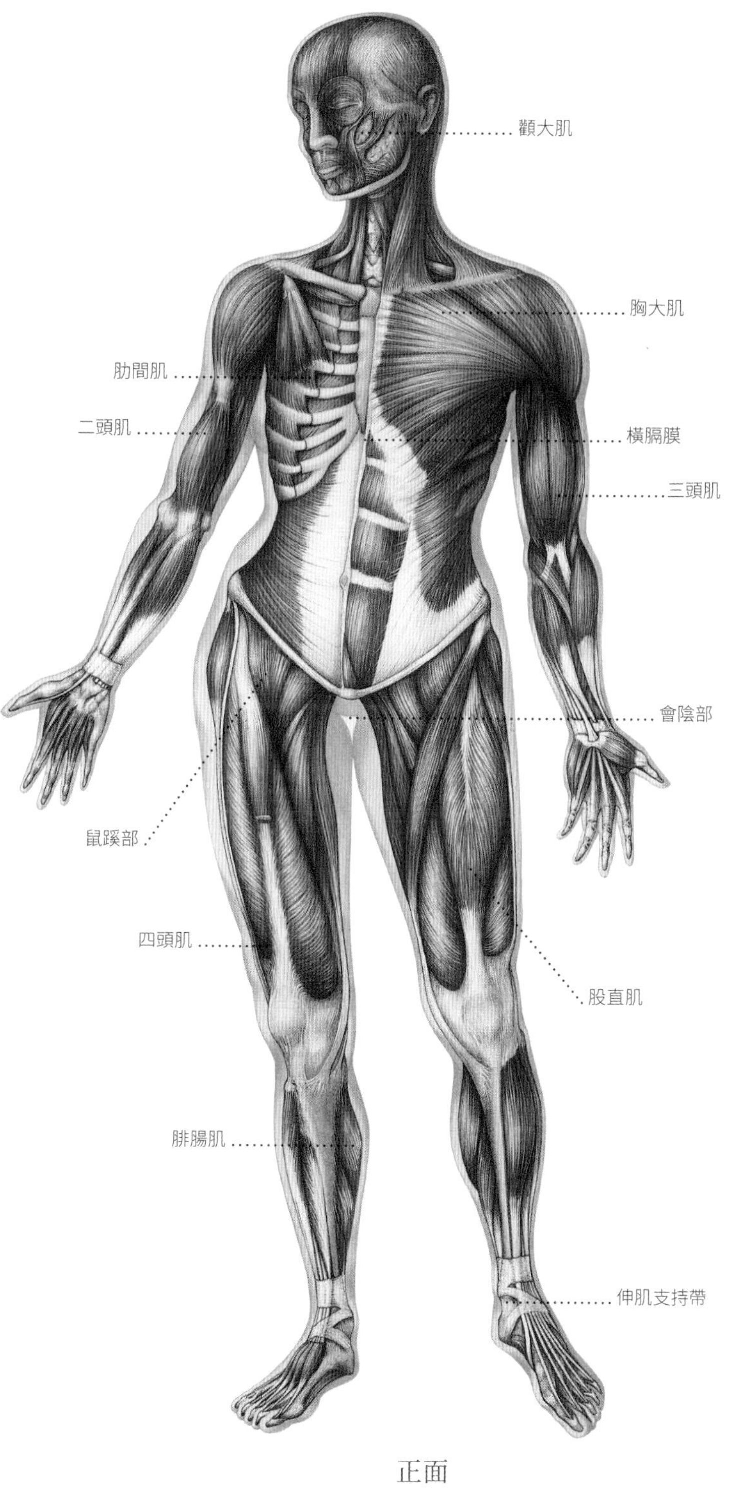
顴大肌
胸大肌
肋間肌
二頭肌
橫膈膜
三頭肌
會陰部
鼠蹊部
四頭肌
股直肌
腓腸肌
伸肌支持帶

正面

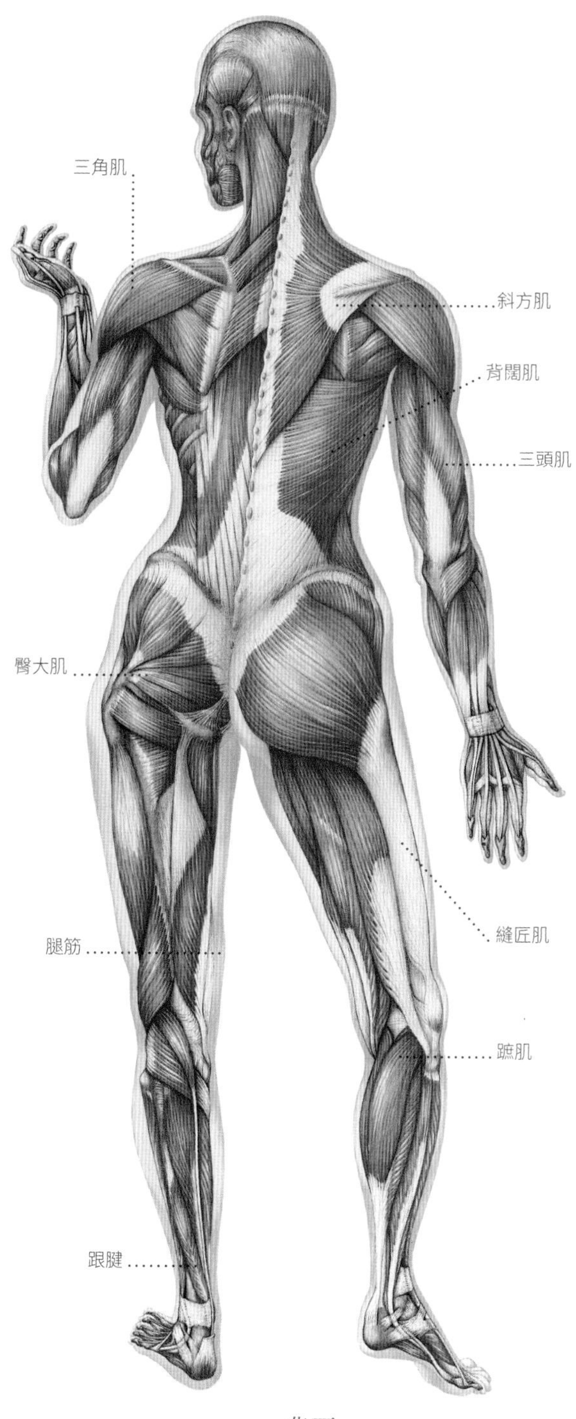
三角肌
斜方肌
背闊肌
三頭肌
臀大肌
縫匠肌
腿筋
蹠肌
跟腱

背面

詞彙對照

Abhyantara 吸氣
Ahankara 我執
Ahimsa 非暴力、不傷害
Ajna chakra 眉心輪
Alabdha bhumikatva 精神不集中
Alasya 懶散
Anahata chakra 心輪
Anandamaya kosha 喜樂層，身體五層鞘中最重要的一個，可透過練習瑜伽觸及
Angamejayatva 身體不聽使喚
Annamaya kosha 食物層，五層鞘之一，意即肉身
Antara-kumbhaka 吸氣後止息
Antaranga-sadhana 修心之道，可藉由遵循瑜伽八肢獲得
Antaratma-sadhana 靈性的修行，可藉由遵循瑜伽八肢獲得
Anusasanam 紀律
Aparigraha 不貪圖
Arambhavastha 瑜伽初始階段，僅在鍛練身體的層次
Asmita 自我本位
Astanga yoga 八肢瑜伽，以練習瑜伽來自我實現的步驟
Asteya 不偷盜
Atman 真我、大我
Avirati 感官享樂
Ayama 儲存與分配
Bahya 吐氣
Bahya-kumbhaka 吐氣後止息
Bahiranga-sadhana 修身之道，瑜伽的三個法門之一，也包含道德操守
Bhakti manga 愛與奉獻的虔道
Bharadvaja 聖人巴拉瓦伽，戰士德羅納之父
Bharanti darshana 謬見
Brahmacharya 不縱慾
Buddhi 智性
Chitta 意識，心智
Chittavritti 心緒波動
Chakras 脈輪，人體的關鍵功能，被認為位於脊椎上，受到體式和呼吸法刺激時，便能將宇宙能量轉化為精神能量
Dharana 心靈集中，瑜伽八肢的第六肢
Dhyana 禪定，瑜伽八肢的第七肢
Dronacharya 勇士德羅納，聖人巴拉瓦伽之子，史詩《摩訶婆羅多》的主角
Dorsal region 背部區域，中背到上背
Duhkha 苦
Ekagra 專注的心靈狀態
Floating ribs 浮肋，最後兩根肋骨，並未與胸骨連接
Ghatavastha 瑜伽第二階段，心智與身體開始整合
Gheranda Samhita《葛蘭達本集》，由聖哲葛蘭達撰寫於十五世紀
Guru 上師，向門徒傳授知識體系的人
Guru-sishya parampara 師徒傳統，千古以來的制度
Hatha yoga 哈達瑜伽，約束能量以照見靈魂
Hathayoga Pradipika《哈達瑜伽經》，由聖哲斯瓦特瑪拉摩撰寫於十五世紀
Isvara pranidhana 對神奉獻
Jivatma 個體自我
Jnana marg 智道，修行者得以區分真實與虛假
Kaivalya 解脫
Karma marg 業道，無私付出不求回報
Karana sharira 因身，三身之一
Karya sharira 粗顯身，三身之一
Kathopanishad《加德奧義書》，編寫於西元前三百至四百年間的古老典籍
Klesha 煩惱，由自大、慾望、無知、依戀與憎恨引起
Ksipta 散亂
Kundalini 拙火，人類體內的宇宙能量
Kumbhaka 止息
Leukorrhoea 白帶
Manas 心智
Manava (manusya) 有智慧與意識的人類
Mahabharata《摩訶婆羅多》，印度最古老的史詩之一，可追溯到西元前數世紀
Manipuraka chakra 臍輪，恐懼與憂慮的所在
Manomaya kosha 心智層，五層鞘之一
Marichi 聖哲馬里奇，創造之神梵天之子
Menorrhagia 月經過多
Metrorrhagia 子宮不正常出血
Mudha 愚鈍
Muladhara chakra 海底輪，控制性能量
Nadi 經脈，脈輪用以輸送能量的管道
Nirbija 無種
Niruddha 控制心智
Nishpattyavastha 最終階段，達至完滿境界
Niyama 內修
Paramatma 集體自我
Parichayavastha 第三階段，智慧與身體合一
Parigraha 占有慾
Patanjali Yoga Darshana 帕坦伽利瑜伽真知，西元前三百年至西元三百年間由聖哲帕坦伽利編寫而成
Patanjali 聖哲帕坦伽利，瑜伽之父，據信活在西元前三百年至西元三百年間
Perineum 會陰部，大腿之間，位在生殖器官後方、肛門前面
Pramada 冷漠
Prakriti shakti 自然能量
Prana 氣，生命能量
Pranamaya kosha 能量層，五層鞘之一
Pranayama 呼吸法，透過呼吸控制能量
Pratyahara 感官收攝，抽離外在世界
Psoriasis 乾癬，一種皮膚乾燥並生出鱗狀斑塊的疾病
Purusha shakti 靈魂能量
Raja yoga 勝王瑜伽，約束意識以照見靈魂
Rajasic 激性食物，辛辣刺激性的食物
Sahasrara chakra 頂輪，最重要的脈輪，通暢時修行者將獲得自由
Samadhi 三摩地，自我實現
Samshaya 質疑
Samyama 三夜摩，身體、呼吸、心靈、智慧與自我的合一
Santosa 知足
Sarvanga sadhana 整體修習，身體、心靈、自我合一
Sattvic 悅性食物，天然有機的蔬果
Satya 真誠，不說謊
Saucha 純淨
Scoliosis 脊椎側彎
Shakti 靈魂，能量與自我感知，能決定一個人的情緒、意志與思想
Shvasa-prashvasa 呼吸不均勻
Styana 倦怠
Sukshma sharira 細微身，三身之一
Svadhyaya 自省，省視身體、心靈、智慧與自尊
Svatmarama 斯瓦特瑪拉摩，《哈達瑜伽經》的作者
Swadhishtana chakra 生殖輪，世俗慾望的所在
Tamasic 惰性食物，包含肉類與酒精
Tapas 苦修，嚴格不懈地全心練習瑜伽
Vijnanamaya kosha 意識層，五層鞘之一
Viksipta 分心
Virabhadra 傳奇戰士維拉巴鐸
Vishuddhi chakra 喉輪，智慧意識的所在
Vyadhi 身體疾病
Yama 持戒，日常的道德戒律
Yoga 瑜伽，將身體、感官、心靈及智慧與自我相結合的途徑
Yoga-agni 瑜伽之火，能點燃靈量
Yogabhrastha 偏離瑜伽的初衷
Yogacharya 瑜伽大師
Yoga marg 瑜伽道，自我實現的旅途，心靈與其行動接受到控制的過程
Yoga Sutras《瑜伽經》，一本關於瑜伽練習的格言，由尋求真理的修行者聖哲帕坦伽利所撰

體式列表

體式	譯名
Adhomukha Paschimottanasana	臉向下加強背部伸展式
Adhomukha Svanasana	下犬式
Adhomukha Swastikasana	臉向下吉祥坐
Adhomukha Virasana	臉向下英雄式
Ardha Chandrasana	半月式
Baddhakonasana	束角式
Bharadvajasana	巴拉瓦伽式
Bharadvajasana on a chair	巴拉瓦伽式（椅子輔助）
Dandasana	手杖式
Halasana	犁式
Janu Sirsasana	頭碰膝式
Marichyasana	聖哲馬里奇式
Paripurna Navasana	船式
Parsva Virasana	英雄坐姿扭轉式
Parsvottanasana	加強側伸展式
Paschimottanasana	加強背部伸展式
Prasarita Padottanasana	分腿前彎式
Salamba Sarvangasana	肩倒立式
Salamba Sirsasana	頭倒立式
Savasana	攤屍式
Setubandha Sarvangasana	橋式
Supta Baddhakonasana	仰卧束角式
Supta Padangusthasana	仰臥手抓腳趾伸展式
Supta Virasana	仰臥英雄式
Swastikasana	吉祥坐
Tadasana	山式
Tadasana Samasthithi	山式站姿
Tadasana Gomukhasana	站姿牛面式
Tadasana Paschima Baddha Hastasana	站姿後背束手式
Tadasana Paschima Namaskarasana	站姿反轉祈禱式
Tadasana Urdhva Baddhanguliyasana	上舉手指交扣山式
Tadasana Urdhva Hastasana	手臂上舉山式
Trianga Mukhaikapada Paschimottanasana	半英雄面碰膝加強背部伸展式
Ujjayi Pranayama	勝利呼吸法
Upavista Konasana	坐角式
Urdhva Dhanurasana	上弓式
Urdhvamukha Janu Sirsasana	臉向上單腳屈膝式
Ustrasana	駱駝式
Uttanasana	加強前屈伸展式
Utthita Marichyasana	伸展聖哲馬里奇式
Utthita Parsvakonasana	側角伸展式
Utthita Trikonasana	三角伸展式
Viloma 2 Pranayama	間斷呼吸法二
Viparita Dandasana	反向手杖式
Viparita Karani	倒箭式
Virabhadrasana 1	戰士一式
Virabhadrasana 2	戰士二式
Virasana	英雄式

INDEX

A

B

C

致謝

出版社致謝

多林金德斯利出版社欲感謝位於印度浦納的拉瑪瑪妮艾揚格瑜伽紀念學院（Ramamani Memorial Yoga Institute），授權敝社使用艾揚格的照片。敝社亦感謝蘇達·馬利克（Sudha Malik）擔任本計畫顧問、阿米特·卡薩尼（Amit Kharsani）擔任梵文顧問，以及R·C·沙瑪（R.C. Sharma）擔任編排顧問。此外還要感謝克萊爾·謝登（Clare Sheddon）及薩利瑪·希拉尼（Salima Hirani）在本計畫的籌備階段給予許多幫助和建議，而阿披耶·穆克吉（Abhijeet Mukherjee）則提供了我們諸多製作上的協助。

二〇〇八年修訂

多林金德斯利出版社欲感謝攝影師約翰·費里曼（John Freeman）及他的助手傑米·蘭恩（Jamie Laing），並感謝露絲·霍普（Ruth Hope）擔任藝術指導，妮塔·帕特爾（Nita Patel）則在拍攝之前及拍攝期間提供許多協助和支持，並撰寫了第一章的第8-29頁的文字（多林金德斯利出版社版權所有）。感謝阿魯內什·塔拉帕特拉（Arunesh Talapatra）及羅漢·辛哈（Rohan Sinha）在拍攝過程中也給予了諸多協助，並感謝模特兒科布拉·古爾納茲·達什蒂（Kobra Gulnaaz Dashti）、傑克·克來內爾（Jake Clennell）、拉雅·烏瑪達塔（Raya Umadatta）、費羅扎·M·阿里（Firooza M. Ali），拉傑維·H·梅塔（Rajvi H. Mehta）、阿蒂·H·梅塔（Arti H. Mehta）、比約·梅塔（Birjoo Mehta）、烏代·V·波薩爾（Uday V. Bhosale）以及N·拉傑克斯米夫人（N. Rajlaxmi）。敝社亦感謝錢德魯·梅爾瓦尼（Chandru Melwani）在本書兩個版本的編寫過程中提供了許多幫助。感謝位於印度浦納的拉瑪瑪妮艾揚格瑜伽紀念學院授權敝社使用他們資料庫中的照片。感謝位於倫敦的生命中心健康會館（Life Centre, 15 Edge Street, London W8 7PN, www.thelifecentre.com），以及agoy網站（www.agoy.com），提供我們第100-101、112-113、126–127、136–137、154–155、164–165頁照片中所使用的瑜伽墊。特別感謝普拉卡什·卡爾馬迪博士（Dr. Prakash Kalmadi）的幫助，並讓我們使用位於印度浦納的場地卡勒阿育吠陀會館（Kare Ayurvedic Retreat, Mulshi Lake, Pune, India, www. karehealth.com）。

二〇一四年更新

多林金德斯利出版社欲感謝阿帕娜·夏瑪（Aparna Sharma）對本計畫的指導與支持，感謝格蘭達·費南德斯（Glenda Fernandes）在計畫執行過程中的支持並協助前往印度貝魯爾進行研究，亦感謝帝亞·錢朵克（Divya Chandok）為我們校對。敝社也感謝阿迪亞·卡普爾（Aditya Kapoor）提供了第一章中的新照片，至於第16頁，以及第26、31頁中，印度浦納拉瑪瑪妮艾揚格瑜伽紀念學院兒童瑜伽課的照片，則是由雷亞·U·D所拍攝。

照片版權

多林金德斯利出版社感謝以下人夥伴授權印製他們的照片：新德里國家博物館，第36、49上、55上及下、56、57頁。新德里美國印度文化研究所（American Institute of Indian Studies），第36上及左、37、48、50上、59頁。馬克斯·亞歷山大（Max Alexander）第48頁、喬·康沃尼許（Joe Cornish）第54頁、阿肖克·迪瓦利（Ashok Dilwali）第34頁、約翰·弗里曼第43、248頁。艾米許·戈什（Ashim Ghosh）第60頁、史蒂夫·高頓（Steve Gorton）第37頁上及右、阿利斯泰爾·休斯（Alistair Hughes）第50頁、蘇比爾·庫梅丹（Subir Kumedan）第406頁。印度浦納的錢德魯梅爾瓦尼工作室，第29頁上。史蒂芬·帕克（Stephen Parker）第6頁、珍妮特·佩卡姆（Janet Peckam）第46頁、金·塞爾（Kim Sayer）第177頁、哈什馬特·辛格（Hashmat Singh）第174頁、班卡加·烏斯拉尼（Pankaj Usrani）第51頁下、艾瑪·塔爾瓦（Amar Talwar）第258頁、科林·沃爾頓（Colin Walton）第178頁上及中。PunchStock網站電子檔，第261頁上。多林金德斯利照片版權所有，包含第68-69、96-97、96-97、195下、196、200、201上、202-203、204上及右、209-213、217-221、234-236、237上、240-241、244-245頁，以上由哈明德·辛格（Harminder Singh）拍攝，而第8、14-28、29中、31、33、66-67、100-101、112-113、126-127、136-137、154-155、164-165、250-251頁，則由約翰·費里曼拍攝。

本社已盡全力追溯出照片的版權擁有者。若有任何遺漏，多林金德斯利出版社深表歉意，未來必將進行修正。更多相關資訊，請見www.dk.images.com。

相關地址

艾揚格網站：B.K.S. Iyengar website: www.bksiyengar.com

英國及歐洲

Iyengar Yoga Institute (Maida Vale)
223a Randolph Avenue, London W9 1NL
www.iyi.org.uk

Iyengar Yoga Association of the UK (IYA (UK))
www.iyengaryoga.org.uk

Iyengar Yoga Silkeborg
Lyngbygade 8 Silkeborg 8600, Denmark
www.iyengaryoga-silkeborg.dk

Association Francaise de Yoga Iyengar
83 Boulevard Magenta, 75010, Paris, France
www.yoga-iyengar.asso.fr

Centre de Yoga Iyengar de Paris
Association Francaise de Yoga Iyengar
35, Avenue Victor Hugo, 75016 Paris, France
www.sfbiria.com

Light on Yoga Italy
(Iyengar Yoga Association Italy)
Via Leonardo Fibonacci, 27 - 50131, Firenze
www.iyengaryoga.it

B.K.S. Iyengar Yoga Vereinigung Deutschland e.V.
Pappelallee 24, 10437 Berlin, Germany
www.iyengar-yoga-deutschland.de

B.K.S Iyengar Yoga Vereniging Nederland
www.iyengaryoga.nl

The Iyengar Yoga Studio,
ul. Przyjaciol Zolnierza 88/10 71-670 Szczecin, Poland

Asociacion Espanola de Yoga Iyengar
C/Gran Vía, 40–9º pta 4 – 28013 Madrid, Spain
www.aeyi.org

Centro de Yoga Iyengar de Madrid
Carrera de San Jeronimo, 16–5 izda
Madrid 28014, Spain
www.eyimadrid.com

Institute of Iyengar Yoga and Physiotherapy
Fysikgrand 23, SE-907 03 Umea, Sweden

Iyengar-Yoga-Vereinigung Schweiz
CH-3000 Bern, Switzerland
www.iyengar.ch

加拿大

B.K.S. Iyengar Yoga Association
(Vancouver)
P.O. Box 60639 Granville Park Post Office,
Vancouver, British Columbia V6H 4B9
www.iyengaryogavancouver.com

Iyengar Yoga Association of Canada
www.iyengaryogacanada.com

美國

B.K.S. Iyengar Yoga National Association of the United States
PO Box 538, Seattle, WA, 98111 USA
www.iynaus.org

The Iyengar Yoga Institute of New York
150 West 22nd Street, 11th floor, New York, NY 10011
www.iyengarnyc.org

澳洲及紐西蘭

BKS Iyengar Association of Australia Ltd
PO Box 1280, Neutral Bay NSW 2089
www.iyengaryoga.asn.au

B.K.S. Iyengar Yoga Association of New Zealand
P.O. Box 4023, Nelson South 7045,
New Zealand
www.iyengar-yoga.org.nz

亞洲地區

台灣艾揚格瑜伽協會(Iyengar Yoga Association of Taiwan)
官方網址：http://iyengaryogataiwan.org/
臉書：https://www.facebook.com/iyengaryogatw/